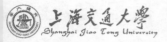
上海交通大学 Shanghai Jiao Tong University

（第3版）

当代麻醉手册
CURRENT MANUAL OF ANESTHESIA

主　编　杭燕南　俞卫锋
于布为　王祥瑞

U0341742

世界图书出版公司
上海·西安·北京·广州

图书在版编目(CIP)数据

当代麻醉手册 / 杭燕南等主编. —3 版. —上海:
上海世界图书出版公司,2016.3
ISBN 978 - 7 - 5192 - 0542 - 3

Ⅰ.①当… Ⅱ.①杭… Ⅲ.①麻醉—手册 Ⅳ.
①R614 - 62

中国版本图书馆 CIP 数据核字(2015)第 304367 号

当代麻醉手册(第 3 版)

主　　编　杭燕南　俞卫锋
　　　　　于布为　王祥瑞

责任编辑　胡　青
装帧设计　齐　虹

出版发行　上海世界图书出版公司　www.wpcsh.com.cn
地　　址　上海市广中路 88 号　　www.wpcsh.com
电　　话　021 - 36357930
邮政编码　200083
经　　销　各地新华书店
印　　刷　上海景条印刷有限公司　如发现印装质量问题
开　　本　889×1194　1/32　　请与印刷厂联系　021 - 59815625
印　　张　25
字　　数　900 000
版　　次　2016 年 3 月第 1 版
印　　次　2016 年 3 月第 1 次印刷
书　　号　ISBN 978 - 7 - 5192 - 0542 - 3/R·360
定　　价　100.00 元

编 委 会 名 单

内 容 简 介

　　《当代麻醉手册》第3版共分8个部分,98章,附录3篇,内容包括麻醉前准备和术前病情估计、麻醉药理、麻醉方法、各科手术麻醉、特殊患者麻醉、重症监测方法、重病治疗技术以及疼痛治疗等。本手册在第2版基础上,吸取近年国内外麻醉手册的精华,参考循证麻醉医学、各类指南,结合工作在临床第一线专家们的经验,对第2版的每一个方面进行仔细修改和补充,尽量做到简明扼要,内容新颖,紧密结合临床实际。本手册为麻醉与危重病医学提供实用参考资料,有助于广大麻醉医师,尤其是麻醉住院医师和主治医师的临床实践。

　　本手册由上海交通大学12所附属医院和教学医院麻醉科通力合作,由我国著名麻醉学专家杭燕南、俞卫锋、于布为和王祥瑞教授主编,李士通、江伟、石学银、徐美英、张马忠、皋源、姜虹、罗艳、闻大翔和陈杰教授为副主编,德高望重的孙大金、庄心良、朱也森和马家骏教授审阅。希望《当代麻醉手册》第3版能成为临床麻醉医师的良师益友及有重要价值的麻醉和围术期医学的参考资料。

序

虽说是麻醉学科的门外汉，但欣闻《当代麻醉手册》(第3版)又将面世，依然十分高兴。在该手册出版前夕，应老师之邀，写上几句，恐怕只好恭敬不如从命，也以此作为我对麻醉学科专家们的敬重，对麻醉学科实现更好更快发展的期待。

编者和我所工作的上海交通大学医学院始于1952年由圣约翰大学医学院、震旦大学医学院和同德医学院合并而成的上海第二医学院。历经近60多年的快速发展，我院的师资队伍显著提高，人才培养追求卓越，基础学科快速发展，拥有12家附属医院(其中11家为三级甲等医院)丰富的医疗资源和享有盛誉的各类临床学科。可以说，我们正在从一所地方医科大学发展成为教育部、卫生部和上海市共建的综合大学医学院。目前，我院秉承"凝心聚力、求真务实、改革创新、科学发展"的精神，正在创建世界一流医学院的伟大征程上阔步前进。

创新是民族的灵魂，也是学科发展的不竭动力。但是，创新必须从掌握基本理论、基本知识和基本技能开始。麻醉学是一门高风险的临床学科，也是保障医疗安全的关键学科。我院的杭燕南、俞卫锋、于布为、王祥瑞、李士通、江伟、马家骏、朱也森等一批正活跃在我国麻醉学科领域的教授们心怀推动麻醉学发展的宏愿，立足教学一线，注重理论探索，加强实践操作，于2002年编著了《当代麻醉手册》(第1版)，2010年又编著了第2版。近年来，有感于人类医学知识的不断更新和麻醉医学水平的不断提高，诸位专家对《当代麻醉手册》(第2版)进行了认真修订，增加了有关麻醉学的新理论、新技术、新素材，增加了编者的新认识、新思路、新体会。

腹中有经纶，笔下定乾坤。据我了解，《当代麻醉手册》(第3版)凝聚了上海交通大学医学院诸位麻醉学专家的理论探索、临床经验和教学认知,内容更加先进、更加全面、更加实用,代表了当前麻醉与复苏领域的发展水平,值得麻醉界同道在临床实践中学习与参考。

衷心希望我院麻醉专业的医师和专家教授们潜心研究,锐意创新,不断提高理论水平,不断增强临床能力,为切实保障医疗安全、维护人类健康、促进我国麻醉医学事业发展作出新的更大贡献。

中国科学院院士

上海交通大学副校长

上海交通大学医学院院长

陈国强

2015 年 12 月

前　言

《当代麻醉手册》第 2 版出版又历时 5 年，深受广大读者的欢迎。由于麻醉学发展很快，学术交流频繁，麻醉患者大量增多，全国各地积累了丰富的临床经验。近年来，年轻麻醉医师不断增加，全国各大城市开始启动麻醉住院医师规范化专业培训工作，需要更多临床实用的参考书。为了跟上时代发展和满足读者的需要，我们启动《当代麻醉手册》第 3 版编写。

上海交通大学医学院，现有瑞金医院、仁济医院、新华医院、儿童医学中心、市九人民医院五所附属医院的基础上，还有上海交通大学附属第一人民医院、第六人民医院、胸科医院、儿童医院、国际妇幼保健院和精神卫生中心等医院，以及 2013 年加盟的历史悠久的同仁医院，上海交通大学附属医院的临床各科医疗更加齐全，麻醉学科医、教、研实力进一步提升，增强了我们编写第 3 版的信心。

《当代麻醉手册》第 2 版原有正文 96 章，修改后的第 3 版为 98 章，附录 3 篇，内容约增减了 1/4，把腹腔镜手术麻醉从腹部手术中分出来，还增加了日间手术麻醉和精神障碍患者麻醉，丰富了产科麻醉的内容等。同时，对每一章进行仔细修改和补充，参考新的中华医学会麻醉学分会的专家共识、美国和欧洲的循证临床麻醉有关资料。内容更加新颖、实用和简明扼要。希望《当代麻醉手册》第 3 版能成为麻醉与围术期医学的实用参考资料，有助于广大麻醉医师，尤其是麻醉住院医师的临床实践，使之成为他们的良师益友。

本手册经过上海交通大学各附属医院麻醉科的通力合作，《当代麻醉手册》第 3 版的编写作者增添了许多新生力量，少数老专家及调离上海交通大学系统的专家不再参与第 3 版编写，在此对他们表示衷心感谢。为了继承历史和发展学术，新增俞卫锋、于布为和王祥瑞教授为主编,由李士通、江伟、石学银、徐美英、张马忠、姜虹、罗艳、闻大翔、皋源、陈杰教授为副主编,德高望重的孙大金、庄心良、朱也森和马家骏教授审阅。希望这本由上海交通大学附属医院编写的《当代麻醉手册》今后每隔5年修订一次,不断提高质量,永远传承。

在第3版编写过程中,仁济医院麻醉科陈杰和王珊娟主任及重症医学科皋源主任大力支持,许多中青年医师,以及周仁龙博士和黄萍医师付出辛勤劳动。虽经大家认真校对,尽量减少错误,难免也有不足之处,敬请读者指正和谅解。

杭燕南

2015 年 12 月

主 编 简 介

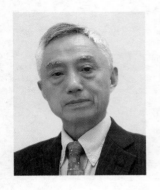

杭燕南

上海交通大学医学院附属仁济医院麻醉和

重症医学科教授,博士生导师

中国药学会麻醉药理分会顾问

中华麻醉学杂志顾问

上海医学会麻醉学专业委员会顾问

上海医学会疼痛学专业委员会顾问

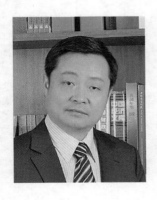

俞卫锋

上海交通大学医学院附属仁济医院麻醉科

主任,教授,博士生导师

中国医师学会麻醉学分会会长

中华医学会麻醉学分会副主任委员

上海医学会麻醉专业委员会主任委员

中华麻醉学杂志副主编,临床麻醉学杂志

副主编

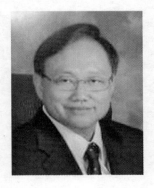

于布为

上海交通大学医学院附属瑞金医院麻醉科主任,教授,博士生导师

中华医学会麻醉学分会前任主任委员

中国医师学会麻醉学分会副会长

上海医师学会麻醉学分会会长

中华麻醉学杂志副主编,临床麻醉学杂志副主编

世界麻醉学会联合会学术组理事

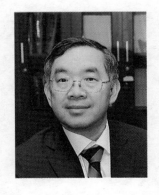

王祥瑞

上海交通大学医学院附属仁济医院疼痛科主任,教授,博士生导师

全国中西医结合麻醉与疼痛分会副主任委员

上海医学会疼痛专业委员会主任委员

上海中西医结合麻醉与疼痛分会主任委员

中华麻醉学杂志编委,临床麻醉学杂志编委

目　　录

I

麻醉前准备和术前病情估计

1 麻醉前准备

麻醉前准备是为了减少患者焦虑、恐惧,治疗并存症,提高患者对麻醉和手术耐受性,降低麻醉并发症和死亡率。同时与患者和家属沟通,减少医患纠纷。

1.1 患者准备

选择性手术应在麻醉前1日对患者进行访视和评估,麻醉前访视和评估也可以在麻醉门诊进行。手术当日麻醉前应对患者情况进行再评估。急诊手术也要于麻醉前对患者进行全面评估。术前访视的内容有:① 了解有关病史、体格检查和化验情况,患者所患外科疾病和并存疾病。② 评估麻醉和手术的危险性。③ 建立良好的医患关系,使患者熟悉有关的麻醉问题,包括麻醉方法和可能发生的危险以及防治措施,解除焦虑心理。④ 进行麻醉前谈话,由患者、家属或其委托人签订麻醉同意书。⑤ 制订麻醉方案和麻醉前用药。具体内容如下。

(1) 阅读病史了解患者与麻醉手术的有关情况 ① 一般情况:年龄、性别、身高、体重、营养、活动状况、体温、血压、脉搏、呼吸等。② 现病史、过去史、药物过敏史、有无烟酒嗜好、有无神经、呼吸、循环、肝肾等器官系统重要疾病及其严重程度,对女患者应了解月经史及有无怀孕。③ 手术麻醉史:进行过何种手术,用过何种麻醉方法和麻醉药,有无麻醉并发症,家庭成员中是否发生过与麻醉有关的严重问题如恶性高热等。④ 了解特殊药物的应用情况:如降血压药、β受体阻滞药、皮质激素、抗生素、利尿药、镇静安定药、降糖药、抗癌药、单胺氧化酶抑制药等,这些药物与麻醉药有相互作用(表1-1)。⑤ 复习化验资料:红细胞、白细胞、血小板、血红蛋白、尿常规、出凝血时间、肝肾功能、血电解质、血糖、血气分析资料等。

表 1-1 药物与麻醉药相互作用

药　物	与麻醉药相互作用	注　意　事　项
巴比妥盐	长期应用引起肝脏酶诱导,使药物代谢加速	麻醉诱导药及阿片类药应用剂量可能需要加大
咪达唑仑	与中枢神经抑制药和非去极化肌松药有协同作用	麻醉诱导药和阿片类药减量,可增强非去极化肌松药作用
抗惊厥药(苯妥英钠、卡马西平)	有肝酶诱导作用	镇静药、麻醉药需要量可能增加
抗高血压药	血管紧张素转化酶抑制剂(ACEI)和血管紧张素Ⅱ受体拮抗剂(ARB)	患者在麻醉过程中出现低血压,全麻药应减量,以免引起低血压
β受体阻滞药	负性心肌力作用,与麻醉药合用时引起低血压,掩盖代偿性心动过速	谨慎应用心血管抑制药
钙通道阻滞药	抑制房室传导及应激性,与吸入麻醉药相互作用,引起缓慢型心律失常和心输出量降低	用吸入麻醉药时应降低浓度
抗生素	新霉素、卡那霉素、链霉素、多黏菌素等可使肌松药作用增强	肌松药需减量,必要时进行肌松药作用监测,可用钙剂拮抗
抗凝药(华法林口服)	延长凝血酶原时间	避免术中肌注,禁用硬膜外阻滞及脊麻,鼻腔插管易引起出血,维生素K可拮抗华法林作用
抗胆碱酯酶药(毒扁豆碱滴眼液)	抑制血浆胆碱酯酶,拮抗非去极化肌松药作用,增强去极化肌松药作用	避免应用去极化肌松药
利尿药	可引起低血钾,导致非去极化肌松药作用延长	测定血钾
洋地黄	应用钙剂可引起心律失常,低血钾增强洋地黄毒性,琥珀胆碱加强其毒性,可引起心动过缓	避免用钙剂,测定血钾,慎用琥珀胆碱
胰岛素	与β受体阻滞药及椎管内麻醉合用,使降糖作用增强	监测血糖
避孕药	增加深静脉栓塞发生率,但单用黄体酮无此危险性	停用避孕药至少6周才可以减少此危险,急症手术用小剂量肝素预防

2

（续　表）

药　　　物	与麻醉药相互作用	注　意　事　项
单胺氧化酶抑制药（MAOI）	与阿片类药合用可引起昏迷，抽搐。中枢神经兴奋导致损伤用升压药可引起严重高血压反应	虽然并非全部患者均发生不良反应，但最好术前停药。改用其他抗抑郁药
激素	长期应用皮质激素引起肾上腺皮质功能不全，手术时发生低血压	术前及术中应用激素治疗
左旋多巴	氟哌利多可拮抗其作用，糖尿病患者应用使血糖更高	手术当日停药
镁剂	肌松药作用增强	肌松药减量
抗癌药（环磷酰胺）	抑制血浆胆碱酯酶	慎用琥珀胆碱
三环抗抑郁药	抑制儿茶酚胺代谢，引起心律失常。丙咪嗪增强肾上腺素心血管作用	避免应用拟交感神经药，术前不停用三环抗抑郁药

（2）进行必要的体格检查　①检查呼吸、循环及其他系统。应观察患者呼吸次数和深度，有无呼吸道不通畅或胸廓畸形，进行肺部听诊并参阅胸部Ｘ线片，检查有无气管移位或狭窄，肺部有无炎症。应测量血压及脉搏，观察皮肤黏膜色泽，心脏听诊注意心率及心律，有无心律失常及杂音。②根据麻醉方式进行特殊检查，椎管内麻醉需检查脊柱有无畸形，背部皮肤有无感染。全身麻醉注意有无假牙。气管插管麻醉需检查门齿是否完整，牙齿活动情况、张口程度，头颈部活动度以及下颌至甲状软骨切迹的距离等。

（3）与患者进行交流，了解患者精神状态和对麻醉的要求，做好术前解释工作，消除患者的顾虑，增强患者对手术麻醉的信心。

（4）根据患者情况，手术要求和麻醉条件，决定麻醉方法和术前用药。

（5）应有的检查及化验尚未进行或需要复查，或麻醉有困难和危险时，与外科医师讨论，并向本科上级医师汇报。

循证医学证据表明，麻醉前评估不需要常规实验室检查。然而，当检查结果会影响对风险的评价，以及影响麻醉和手术的处理时，应该有相应的实验室检查。术前检查应该根据患者的病史、手术的性质、现有的症状等个体化临床状况确定。年龄本身不是任何检查的指征；但应当辨认一些可能因年龄增长而发生的特定情况；除非手术本身可能导致较大的生理性应激，或者需要有术前的生理基础值以便手术前后比较,接受择期手术的任何年龄、健康而无其他疾病的患者都不需要任何实验室检查。进一步的实验室检查应根据患者手术前的病史和体检情况而定。随机前瞻性研究发现,对无大量失血的择期手术患者,术前血红蛋白浓度不能预测术后不良反应。基础血红蛋白是大失血后是否需要输血的一个预测指标。尽管心肺功能良好的患者对中度贫血有良好的耐受性,但耐受程度是有限的。基础血红蛋白水平测定对血液稀释有指导意义。对有显著心肺疾病的患者,术前贫血耐受性较差,决定术前是否需要输血需要根据术前血红蛋白浓度、预计失血量和心肺功能而定。手术的创伤大、肝病、极端的年龄(老年或婴幼儿)或血液系统疾病是检测术前血红蛋白水平的适应证。

(6)与患者及其亲属作麻醉前谈话,内容包括麻醉选择,可能发生的麻醉并发症以及术中所用药物、输血输液的不良反应等,取得理解和同意后由患者或其委托人签字,委托人(包括亲属)签字需有患者签署全权委托书。术前检查和会诊的标准和指南应由麻醉科制订。

1.2　器械准备

施行全身麻醉前应准备好氧、吸引器、面罩、通气道、气管导管(或喉罩)、喉镜、简易呼吸器、呼吸回路、麻醉机。施行椎管内麻醉前应准备好椎管内麻醉包,面罩、氧及麻醉机。

(1)面罩　中央部应透明,便于观察口唇颜色、边缘应与患者面部紧密贴合。不应有漏气。应备有从新生儿至成人的各种大小面罩。

(2)通气道　分口咽通气道及鼻咽通气道,口咽通气道适用于麻醉诱导和麻醉后呼吸道不通畅患者,鼻咽通气道在清醒和浅麻醉患者比口咽通气道易于耐受,但插入时要避免鼻腔出血和损伤。应备齐从新生儿到成人各种大小尺寸的通气道,如特大号,可供身材高大和肥胖患者通气困难时使用。

(3)气管导管　应根据患者年龄、身高等准备相应大小的气管导管。新生儿3号(内径3 mm);儿童按4+年龄/4估计;成人男性7.5～8.0,女性7.0～7.5。一般还需要准备小一号的气管导管。

(4)简易呼吸器　使用前检查贮气囊有否老化,活瓣启闭是否灵活,活瓣接口与面罩,气管导管是否匹配。

(5)呼吸回路　适用于呼吸抑制时施行人工呼吸,也常用于患儿全身麻醉,包括T管装置,Jackson Rees装置和Bain同轴回路。

(6)麻醉机　施行全身麻醉前应对麻醉机进行全面检查,以确保使用安全(见"28 麻醉机的结构和安全使用")。

(7)椎管内麻醉包(一次性)应包含硬膜外穿刺针(或脊椎穿刺针)和导管,注射器、纱布、胶布等物品。

(8)术后镇痛泵。

4

1.3 药物准备

麻醉前根据麻醉方案准备好各种麻醉用药、辅助用药和急救用药（表1-2）。

表1-2　麻醉科常用药物

吸入全麻药	恩氟烷、异氟烷、七氟烷、地氟烷、氧化亚氮
静脉全麻药	丙泊酚、依托咪酯、氯胺酮
局部麻醉药	普鲁卡因、丁卡因、利多卡因、布比卡因、罗哌卡因
麻醉性镇痛药及拮抗药	吗啡、芬太尼、瑞芬太尼、舒芬太尼、纳洛酮
镇静安定药	咪达唑仑、氟哌利多、右美托咪定
肌松药	维库溴铵、罗库溴铵、顺阿曲库铵、琥珀胆碱
血管收缩药	麻黄碱、肾上腺素、去甲肾上腺素、去氧肾上腺素（新福林）、多巴胺、多巴酚丁胺
血管扩张药	酚妥拉明（苄胺唑啉）、硝普钠、硝酸甘油、乌拉地尔
正性肌力药	去乙酰毛花苷丙（西地兰）、氨力农、米力农
抗心律失常药	阿托品、利多卡因、普罗帕酮、艾司洛尔、拉贝洛尔、维拉帕米、胺碘酮
利尿药	呋塞米（速尿）、20%甘露醇
输液用药	乳酸钠林格液、0.9%氯化钠液、5%葡萄糖盐水、5%碳酸氢钠、琥珀酰明胶、羟乙基淀粉等
抗恶心呕吐药	氟哌利多、甲氧氯普胺、恩丹司琼等
其他	肝素、鱼精蛋白、维生素K_1、氢化可的松、地塞米松

对所用药物应仔细核对，检查有效日期，药物抽吸至注射器后应贴上标签，注明药物名称及稀释后每毫升所含药物剂量。

（李士通）

2　术前病情估计

正确的术前病情估计可了解患者麻醉和手术风险，由于目前有众多各专业的相关指南和共识，要求麻醉医师对其充分了解，这有助于制订有效对策，提高患者麻醉和围术期的安全性。一个有序高效的术前评估系统，毫无疑问对患者、医师和医院都是有益的，而术前门诊是其中的关键部分。有证据表明在麻醉科参与下的术前检查可减少检查项目，节约医疗费用；同样，术前门诊可以减少门诊手术的临时取消率。术前评估方式主要取决于医院的规模大小、患者的情况和数量、所做手术的种类、患者收转院机制和地理环境条件。对于门诊手术，创伤较大的手术和需要术前检查或治疗的复杂患者，应该设立一个术前筛查门诊,并有 1 名麻醉医师能随时会诊。

2.1 全身一般情况

观察患者发育营养活动情况,了解近期体重变化,成人标准体重(kg)可按身高(cm)减 100 计算,小儿体重(kg)按年龄×2+8 计算,实际体重超过标准体重 10%以上为体重过重,低于标准体重 10%以上为体重过轻。对患者体温、血压、脉搏、呼吸等情况也应观察,注意有无贫血,脱水、水肿、发绀等,有无并发其他系统疾病,然后根据美国麻醉医师协会(ASA)病情估计分级(表 2-1)对患者进行评级。

表 2-1　美国麻醉医师协会(ASA)病情估计分级表 (2015 年更新版)

分级	定义	举例(包含但不限于以下内容)
ASA Ⅰ	正常健康患者	健康、不吸烟、不饮酒或少量饮酒。
ASA Ⅱ	合并轻微系统疾病	轻微的系统性疾病,没有实质性器官功能限制。 例如:吸烟至今者、社交饮酒者、孕妇、肥胖(体重指数(BMI)大于 30,但小于 40)、糖尿病/高血压控制良好、轻度肺疾病患者。
ASA Ⅲ	合并严重系统疾病	实质性器官功能受限制;合并 1 种或多种中度到重度疾病。 例如:糖尿病/高血压控制较差、COPD、病态肥胖(BMI 大于 40)、活动性肝炎、酒精依赖或酗酒、心脏起搏器植入后、心脏射血分数中度下降、终末期肾病进行定期规律透析、早产儿孕龄小于 60 周、心肌梗死、脑血管意外、短暂性脑缺血发作病史或冠状动脉疾病/冠脉支架植入(发病至今超过 3 个月)。
ASA Ⅳ	合并严重系统疾病,危及生命安全	例如:近 3 个月内发生过心肌梗死、脑血管意外、短暂性脑缺血发作病史或冠状动脉疾病/冠脉支架植入,合并心肌缺血或严重心脏瓣膜功能异常、心脏射血分数重度下降、脓毒症、弥散性血管内凝血(DIC)、急性呼吸道疾病(ARD)或终末期肾病未接受定期规律透析。
ASA Ⅴ	濒死的患者,如不进行手术则无生存可能	例如:胸/腹主动脉瘤破裂、严重创伤、颅内出血并有压迫脑组织作用、缺血性肠病面临严重心脏病理改变或多器官/系统功能障碍。
ASA Ⅵ	已宣布脑死亡的患者,作为供体,手术取出器官进行移植	

* 分级中加上"E"代表急症手术

6

如系急症,在每级前加注"急"(或 E)字。

Ⅰ级、Ⅱ级患者一般对麻醉耐受力良好,Ⅲ级患者麻醉有一定危险性,应做好充分麻醉前准备和并发症防治,Ⅳ级、Ⅴ级患者手术麻醉中随时可能发生意外,术前必须向手术医师和家属解释清楚。

2.2 心血管疾病

(1)心脏功能分级及对麻醉耐受力的评估(表 2-2)。

表 2-2 心脏功能分级及其临床意义

心脏功能	屏气试验	临 床 表 现	临床意义	麻醉耐受力
Ⅰ级	30 s 以上	普通体力劳动、负重、快速步行、上下坡,不感到心慌气短	心功能正常	良好
Ⅱ级	20～30 s	能胜任正常活动、但不能跑步或做较用力的工作,否则会心慌气短	心功能较差	如麻醉处理恰当,耐受力仍好
Ⅲ级	10～20 s	必须静坐或临床休息,轻度体力活动后即出现心慌气短	心功能不全	麻醉前应充分准备,麻醉中避免增加心脏负担
Ⅳ级	10 s 以内	不能平卧、端坐呼吸,肺底啰音,任何活动即出现心慌气短	心功能衰竭	麻醉耐受力极差,手术必须推迟

(2)心脏病患者危险因素计分(详见"59 心脏病患者非心脏手术麻醉")。

(3)先天性心脏病 房缺、室缺如分流量较小的患者对麻醉的耐受力较好;如分流量大可致心衰或严重肺动脉高压,则麻醉和手术的危险性增加。法洛四联症存在红细胞增多和右心流出道狭窄,麻醉后易致心输出量骤减和严重低氧血症,麻醉危险性大。

(4)瓣膜性心脏病 麻醉危险性取决于病变的性质及心功能受损程度,应了解有无心力衰竭以及肺血管受累情况,心功能Ⅰ～Ⅱ级瓣膜性心脏病患者麻醉耐受好,Ⅲ～Ⅳ级的患者手术麻醉危险性大。为预防细菌性心内膜炎,瓣膜患者术前应常规使用抗生素。

(5)缺血性心脏病 应明确是否存在心绞痛,是否发生过心肌梗死以及目前心功能情况,有心肌梗死史的患者手术后发生心肌梗死的危险性是无心肌梗死史患者的 50 倍,心肌梗死 6 个月内患者不宜进行选择性手术。

(6)心律失常 心律失常患者应请内科治疗,室性早搏应少于 5

次/min,对快速房颤的患者应控制心率慢于 100 次/min。完全性房室传导阻滞或双束支传导阻滞伴心动过缓小于 50 次/min,对药物无反应,以及病态窦房结综合征的患者,术前应安装起搏器。已安装起搏器的患者,应请心脏内科医师会诊和调整设置,对术中使用电刀等电子设备的危险性应充分重视,可能情况下以双极电刀替代单极电刀。

(7)高血压病　麻醉危险性取决于是否存在继发性重要脏器(脑、心、肾)的损害及其损害程度,如合并肥胖及糖尿病,麻醉手术危险性增加。高血压患者术前应使用降压药,使血压控制在 160/100 mmHg 以下,降压药应一直用至手术日晨(肾上腺素能神经阻断性抗高血压药,如利血平等需要术前停药 1 周)。这类患者的术前准备还应包括改善重要脏器功能、维持水电解质平衡。

2.3　呼吸系疾病

(1)呼吸困难程度分级(表 2-3)。

表 2-3　呼吸困难程度分级

0 级	正常行走,无呼吸困难症状
Ⅰ 级	能按需行走,但易疲劳
Ⅱ 级	行走距离有限制,走 1~2 条街后,需停步休息
Ⅲ 级	短距离行走即出现呼吸困难
Ⅳ 级	静息时出现呼吸困难

(2)手术后易发生肺功能不全的高危指标(表 2-4)。

表 2-4　手术后并发肺功能不全的高危指标

肺功能检验项目	正常值	高度危险值
肺活量(VC)	2.44~3.47 L	小于 1.0 L
第一秒时间肺活量(FEV_1)	2.83 L	小于 0.5 L
最大呼气流率(MEFR)	336~288 L/min	小于 100 L/min
最大通气量(MVV)	82.5~104 L/min	小于 50 L/min
动脉血氧分压(PaO_2)	75~100 mmHg	小于 55 mmHg
动脉血 CO_2 分压($PaCO_2$)	35~45 mmHg	大于 45 mmHg

(3)急性呼吸系统感染患者手术后极易并发肺不张和肺炎,择期手术必须推迟至完全治愈 1~2 周后进行。

(4)慢性呼吸系疾病术前 4~6 周禁烟,术前应练习深呼吸和咳嗽排痰动作,术前 3~5 d 用抗生素治疗。

(5) 高危患者术后易并发呼吸功能不全,术前应与家属说明,术后可能需要用呼吸机进行呼吸支持。

2.4 肝脏疾病

(1) 肝功能损害程度评估分级(表2-5)。

表2-5 肝功能损害程度评估分级

项 目	肝功能损害		
	轻度	中度	重度
血清胆红素(μmol/L)	小于25	25~40	大于40
血清白蛋白(g/L)	35	28~35	小于28
凝血酶原时间延长	1~4	4~6	大于6
脑病分级	无	1~2	3~4
每项异常记分	1分	2分	3分
手术麻醉危险性评估	小	中	大

注:总分1~3分为轻度肝功能损害,4~8分为中度损害,9~12分为重度损害。

(2) 肝脏患者有黄疸腹水,低蛋白血症和凝血功能障碍,手术麻醉危险性增加。

(3) 术前给高蛋白质、高碳水化合物饮食,保肝治疗并给予大量维生素B、维生素C和必要时静脉滴注GIK溶液(10%葡萄糖液500 ml加胰岛素10 U,氯化钾1 g)。

(4) 输注白蛋白或鲜血,血浆,提供凝血因子和血小板。

(5) 控制腹水,注意水电解质平衡。

2.5 肾脏疾病

(1) 肾功能损害程度评估(表2-6)。

表2-6 肾功能损害程度

	损 害 程 度			
	轻 度	中 度	重 度	正常值
肌酐(μmol/L)	176	353	707	53~140
尿素氮(mmol/L)	7.5~14.3	14.3~25	25~35.7	2.5~7.5

(2) 术前纠正贫血,补充血容量,纠正水和电解质平衡。

(3) 避免使用经肾排泄和损害肾功能的药物。

(4) 避免使用血管收缩药,以免减少肾血流量,加重肾功能损害。

(5) 使用抗生素控制感染。

2.6　内分泌疾病

（1）甲亢患者麻醉前应达到以下要求　①甲亢症状基本控制。②心率慢于 90 次/min。③血压和基础代谢正常。④蛋白结合碘 4 h 小于 25%，24 h 小于 60% 后进行手术麻醉。⑤甲状腺激素水平在正常范围（TSH 0～10 mμ/L，T3 1.8～2.9 nmol/L，T4 65～156 nmol/L，FT3 3～9 nmol/L，FT4 9～25 nmol/L）。

（2）糖尿病患者要求术前空腹血糖控制到 8.0 mmol/L 以下，尿糖阴性或弱阳性。对合并肥胖症和冠心病的患者应注意预防并发症。术中静脉滴注胰岛素和葡萄糖的比例是 1 U：4～5 g。

（3）嗜铬细胞瘤患者术前用 α 受体阻滞药（如多沙唑嗪 4 mg，每天一次，必要时加量）和 β 受体阻滞药控制血压和心率，必要时也可加用钙通道阻滞剂。

（4）皮质醇增多症患者（库欣病）和长期使用皮质激素患者术前及术中应加大激素剂量，一般在术前晚和手术日晨各肌注甲泼尼龙 40 mg，术中静脉滴注氢化可的松或甲泼尼龙。

2.7　血液疾病

（1）贫血患者术前用铁剂、叶酸和维生素 B_{12}，使血红蛋白达到 90 g/L 以上。急症手术术前应输入红细胞浓缩液。

（2）血小板减少症患者血小板数要求在 $6×10^9$/L 以上，实施椎管内麻醉者至少在 $7.5×10^9$/L。血小板过低，术前应输注血小板浓缩液。每输 1 单元浓缩血小板可提高血小板 $(4～20)×10^9$/L。血小板减少患者不宜选用连膜外阻滞。

（3）白血病、血友病患者手术应与血液科医师一起作特殊手术前准备。

2.8　感染性疾病

（1）手术患者因创伤性操作和疾病、手术、麻醉导致免疫功能下降，易于发生感染。

（2）患有感染性疾病（结核病、乙型肝炎、艾滋病）的手术患者，麻醉医师在进行麻醉操作时要预防这些感染性疾病在患者之间和患者与麻醉医师间的交叉感染。

（3）麻醉医师经常接触血液和针头、刀片等锐利物品，肝炎病毒抗原除存在于血液中外，在唾液、尿液中也有存在，故麻醉医师是乙型肝炎病毒感染的高危人群。据统计麻醉科住院医师乙肝表面抗体（抗HBs）阳性率达 17%～23%。

（4）对疑有乙型肝炎患者，应作血液乙型肝炎标志物检查，检查结果的临床意义（表 2-7）。

表 2 - 7　乙型肝炎标志物检查的临床意义

HBsAg	抗 HBs	HBeAg	抗 HBe	抗 HBc	临　床　意　义
−	−	−	−	−	正常
+	−	−	−	−	急性乙肝病毒感染潜伏期后期
+	−	+	−	−	急性乙肝早期,传染性强
+	−	+	−	+	急、慢性乙肝,病毒复制活跃,传染性强
+	−	−	−	+	急、慢性乙肝
+	−	−	+	+	急、慢性乙肝,传染性弱
−	−	−	−	+	乙肝病毒隐性携带者,窗口期,有既往感染史
−	−	−	+	+	急性乙肝病毒感染恢复期或有既往感染史
−	+	−	+	+	乙肝恢复期,已有免疫力
−	+	−	−	−	接种乙肝疫苗后或乙肝病毒感染后康复,已有免疫力

注：HBsAg 乙型肝炎表面抗原;抗 HBs 乙型肝炎表面抗体;抗 HbeAg 乙型肝炎 e 抗原;抗 Hbe 乙型肝炎 e 抗体;抗 HBc 乙型肝炎核心抗体。

当血液检测出 HbsAg、HBeAg、抗 HBc 同时呈阳性,临床上称为"大三阳",说明乙肝病毒在人体内复制活跃,这时患者的血液、唾液、精液、乳汁、尿液、宫颈分泌物都可能带有传染性,手术应待治疗后进行,但急诊及癌症患者除外。如手术必须进行应注意隔离。当 HBsAg、抗 HBe、抗 HBc 呈阳性,称为"小三阳",表明乙肝病毒复制减少,传染性减小,是病程相对稳定阶段,HBsAg 阳性,有条件的医院应测 HBV - DNA,对判断乙肝病毒是否复制更敏感。麻醉医师操作时应戴手套,注射针头应加针套,以避免被穿刺针损伤,必要时可注射乙肝疫苗预防。

（5）艾滋病（AIDS）由人类免疫缺陷病毒（HIV）感染导致的疾病。故手术患者也有可能携带艾滋病病毒,术前应对患者进行 HIV 感染初筛试验,试验呈阳性的患者再作蛋白印迹法确诊。HIV 可在血液、精液,阴道分泌物,尿液,泪液,脑脊液,胸腔内液,心包液和乳汁中检测到。流行病学资料表明,血液是医护人员最重要的感染媒介,而麻醉医师最可能的 HIV 感染途径是针刺损伤直接种或与血污染的黏膜和分泌物的接触。资料表明,被污染的针头刺伤后,HIV 感染率约为 20%。麻醉医师应注意预防被感染,在进行动静脉穿刺,气管插管和拔管,放置胃管、口腔及鼻咽部吸引时要戴手套。完成操作后,在接触其他未污染物件前要脱去手套,并立即洗手,应穿手术衣,戴口罩及保护眼镜,如发现被血液或其他体液污染,应更换衣服及手套,麻醉过程尽量使用一次性物品,用过后集中消毒或销毁。

2.9　水、电解质和酸碱平衡失调

(1) 较长时间不能进食以及应用脱水药和利尿药的患者,术前应补充液体(晶体液和/或胶体液),必要时测定中心静脉压,根据中心静脉压补充液体。下午手术特别是老年和体弱的患者,应在上午适当输液。

(2) 低钠血症(血钠低于 135 mmol/L)时体液容量可能不足,也可增加或正常。术前应根据不同病因进行纠正。对低血容量性低钠血症,应补充含钠较多的液体,并应补充血容量。对正常血容量性低钠血症,宜用含钠等渗液,对高血容量性低钠血症,可应用 5％氯化钠溶液及呋塞米利尿。

(3) 低钾血症(血钾低于 3.5 mmol/L)较常见,应在尿量正常后,静脉缓慢补钾,速度不应超过 20 mmol/h,补钾应同时纠正病因及代谢性碱中毒,并应监测心电图。

(4) 轻度代谢性酸中毒常随脱水的纠正而好转,重度代谢性酸中毒除补充碳酸氢钠纠正外,保持呼吸循环功能正常尤为重要。代谢性碱中毒时应注意补充钾及氯离子。重度代谢性碱中毒应补充氯化铵。

(5) 呼吸性酸中毒术前应改善通气功能,必要时间歇正压通气。呼吸性碱中毒应注意原发病治疗,适当增加 CO_2 重吸入,合并低氧血症时必须给氧治疗。

2.10　急症患者病情估计

(1) 对急症患者应按病情轻重缓急,进行必要的术前准备,大出血或气道梗阻患者情况非常危急,极危重患者必须准备和抢救同步进行。而如急性阑尾炎、无肠梗阻腹股沟疝嵌顿患者病情相对较轻,也适当纠正水电解质紊乱。

(2) 严重创伤患者常有低血容量及休克,应估计失血量并紧急输液输血,及时补充血容量,进行麻醉及手术。

(3) 对气道梗阻、血气胸、颅脑损伤患者应及时吸氧,保证气道通畅,良好的通气和氧合,必要时行气管插管或气管切开进行呼吸支持。

(4) 严重创伤由于疼痛、恐惧、休克等使胃肠排空时间显著延长。肠梗阻患者有胃肠液体残留,全身麻醉时易引起呕吐,反流和误吸。故急症患者应考虑到饱胃的可能性。应用全麻时要快速气管插管,预防反流误吸。

(5) 急症患者常有水电解质紊乱,术前要适当补充水、电解质。

(6) 伴快速房颤的心脏病患者或高血压患者施行急症手术时,术前应适当心血管治疗。

(周仁龙　杭燕南)

麻醉药理

3　麻醉辅助药

3.1　毒蕈碱样受体阻滞药

3.1.1　药理特性

阻断毒蕈碱样受体,可引起心率增快,对血压无明显影响;使支气管平滑肌松弛,唾液腺、汗腺和呼吸道腺体抑制,呼吸道分泌物减少,瞳孔散大,眼内压增加,视力调节障碍,胃肠道平滑肌松弛。对中枢神经系统,特别是剂量较大时,产生明显的兴奋作用,引起烦躁不安、幻觉多语、谵妄等症状。东莨菪碱与阿托品相比,东莨菪碱抑制唾液分泌和对中枢神经系统的作用强,此药一般剂量产生中枢轻度抑制,有明显的镇静效果,加大剂量引起中枢兴奋症状,而对心脏、支气管平滑肌和胃肠道平滑肌的作用较之阿托品弱。格隆溴铵对毒蕈碱样受体的阻滞作用较强,而且阻滞作用时间较阿托品长 5～6 倍。

阿托品主要在肝脏代谢,其血浆蛋白结合率为 50%,分布半衰期为 1.0 min,消除半衰期为 140 min,稳态分布容积大,50%以原型排出体外,并可部分经肾小管主动分泌而排出,有 30%的阿托品经酶分解成无活性托品醇和托品酸再由尿排出,微量原型经汗腺和乳汁排除。东莨菪碱的消除半衰期为 1.6～3.3 h,分布容积为 1.2～2.7 L/kg,在体内主要经肝脏代谢,以仅 1%以原型经肾脏排出体外。抗胆碱能药物的药理学特性(表 3-1)。

表 3-1　抗胆碱能药物的药理学特性

	阿托品	东莨菪碱	格隆溴铵
心动过速	+++	+	++
支气管扩张	++	+	++
镇静	+	+++	－
抑制腺体分泌	++	+++	+++
抗恶心呕吐	+	+++	

注:+++,作用强;++,作用中等;+,作用弱;－,无作用。

3.1.2 临床应用

3.1.2.1 术前用药

大多数麻醉药和某些麻醉操作都能够抑制交感神经系统,使迷走反射增强,这类药作为术前用药的主要目的是防止迷走反射引起的心率减慢,以及镇静与减少唾液腺和呼吸道腺体分泌。东莨菪碱对网状激活系统的抑制作用较阿托品强 100 倍,对大脑皮质的其他部位也有抑制,从而能够产生镇静和遗忘作用。东莨菪碱和阿托品及格隆溴铵相比,镇静作用最强且时效长,小剂量东莨菪碱(0.3~0.5 mg)肌注有明显的镇静作用,而同样剂量的阿托品对中枢作用很小,格隆溴铵无镇静作用。东莨菪碱抑制唾液腺分泌作用较阿托品强 3 倍,格隆溴铵抑制唾液腺分泌作用较阿托品强 2 倍多,且作用时效长。毒蕈碱样受体阻滞药使呼吸道分泌减少、全麻诱导时喉痉挛的发生率降低,通气易于维持,但是当患者呼吸道分泌物过多时,给予这类药物后将使分泌物黏稠反而不易咳出,并可能增加气道阻力,甚至阻塞气道。

3.1.2.2 治疗心动过缓

阿托品能够阻断心脏毒蕈碱样受体的作用,使心率增快。因此,阿托品常用来治疗心动过缓。给予阿托品后心率增加的程度取决于用药前迷走神经的张力,阿托品使婴儿心率增快较儿童和成人明显。应该注意到小剂量阿托品 0.1~0.2 mg 能兴奋延髓迷走中枢,有的患者可引起心率变慢,在这种情况下应该及时增加阿托品的剂量才可逆转心动过缓。东莨菪碱对心率的影响虽比阿托品小,但较格隆溴铵强。

3.1.2.3 与胆碱酯酶抑制药联合应用

胆碱酯酶抑制药常规和毒蕈碱样受体阻滞药联合应用,以拮抗非去极化肌松药的残留肌松作用,这时应用毒蕈碱样受体阻滞药的目的是对抗胆碱酯酶抑制药引起的毒蕈碱样作用,确保神经肌肉传导功能恢复的同时不出现心动过缓等不良反应。

3.1.2.4 其他

(1)毒蕈碱样受体阻滞药对抗迷走神经兴奋引起的支气管平滑肌收缩,使支气管扩张,分泌物减少,气道阻力降低,使解剖死腔量和生理死腔量均增加。对支气管的扩张作用阿托品较东莨菪碱强,而与格隆溴铵近似,毒蕈碱样受体阻滞药降低气道阻力和增加死腔量与原来支气管平滑肌的张力有关,对哮喘和慢性阻塞性支气管炎患者其松弛作用更加明显。

(2)阿托品降低胆道和输尿管平滑肌张力,可预防吗啡引起的平滑肌痉挛。在治疗肾绞痛时,阿托品常与吗啡合用,治疗剂量的阿托品使膀胱底部平滑肌松弛,而膀胱括约肌收缩,因此,可能引起尿潴留。阿托品术前用药并不影响胃液和胃酸的分泌,大剂量的阿托品才能抑制胃酸和胃液分泌,但给予大剂量后,不良反应太多,尤其自 H_2 受体拮抗剂应用于临床以来,如西咪替丁和雷咪替丁的抗胃酸作用好,且不良反应少,因此,现已不再用该类药来减少胃液和胃酸的分泌。

(3)瞳孔括约肌及睫状肌均系第Ⅲ对脑神经的胆碱能纤维所支配,阿托品局部应用可使瞳孔扩大和睫状肌麻痹,使调节麻痹。阿托品的扩瞳和调节麻痹作用时间较长,可持续 7～14 d。东莨菪碱的扩瞳和睫状肌麻痹作用较阿托品强和起效迅速,其眼部作用的消退也较阿托品快。格隆溴铵对眼部的作用最弱。

(4)东莨菪碱能缓解晕动所致的恶心和呕吐,药膜贴于耳后乳突部经皮肤以 5 μg/h 的速度缓慢吸收,可长达 72 h,维持长时间的抗恶心呕吐的血药浓度,并能减少口干、调节麻痹和镇静作用等全身不良反应。东莨菪碱可以用来预防情绪障碍和术后恶心、呕吐,但是可能会伴有眼睛、膀胱、皮肤和精神方面的不良反应。

3.1.3 注意事项

毒蕈碱样受体阻滞剂的不良反应是其阻断了外周和中枢神经系统毒蕈碱样受体的结果,外周阻滞作用可以抑制腺体分泌,这对于依赖汗腺分泌调节体温的患儿,可能会导致高体温。老年患者可能不能够耐受毒蕈碱样受体被阻滞后出现的心脏、眼睛和尿道的症状。增加阿托品或东莨菪碱的剂量,可以引起明显的精神障碍,从思维紊乱到幻想、妄想、谵妄以及严重的精神症状,这些症状能够持续数周。甲状腺功能亢进和心动过速及高热的患者,应避免使用阿托品,可替用东莨菪碱。青光眼及有眼压升高倾向的患者,禁用阿托品。如果一定要使用阿托品来处理心动过缓,必须同时眼睛局部给予胆碱能药物或胆碱酯酶抑制药。

3.1.4 常用药物

常用抗胆碱能药物有阿托品、东莨菪碱和格隆溴铵,近年戊乙奎醚应用逐渐增多。这些药物在麻醉过程中的临床应用与它们对心血管系统、呼吸系统、脑、胃肠道和其他器官的作用有关。

(1)阿托品 可经静脉或肌内注射,0.01～0.02 mg/kg,普通成人常用剂量 0.4～0.6 mg。用于治疗严重心动过缓时,静脉可给予更大剂量,最高达 2 mg,可完全阻滞心脏迷走神经。阿托品主要在肝脏代谢,其血浆蛋白结合率为 50%,分布半衰期为 1.0 min,消除半衰期为 140 min,稳态分布容积大,50% 以原型排出体外,并可部分经肾小管主动分泌而排出,有 30% 的阿托品经酶分解成无活性托品醇和托品酸再由尿排出,微量原型经汗腺和乳汁排除。东莨菪碱的消除半衰期为 1.6～3.3 h,分布容积为 1.2～2.7 L/kg,在体内主要经肝脏代谢,以仅 1% 以原型经肾脏排出体外。

阿托品对心脏和支气管平滑肌的作用特别强,是治疗心动过缓最有效的抗胆碱能药物。患有冠心病的患者可能不能耐受阿托品引起的心肌需氧增加和氧供减少。阿托品的衍生物,异丙托溴铵,装入计量吸入器后可用于治疗支气管痉挛,它的季铵类结构明显抑制了全身的吸收。异丙托铵(0.5 mg 溶于 2.5 ml)与 β 受体激动剂(如沙丁胺醇)联合应用时,对治疗慢性阻塞性肺气肿特别有效。即使这种叔胺可以迅速通过血脑屏障,常规剂量的阿托品对中枢神经系统影响很小。阿托品与术后轻微的记忆缺失有关,中毒剂量通常导致兴奋性反应。肌内注射 $0.01\sim0.02$ mg/kg,能够确切地抑制腺体分泌。阿托品应慎用于闭角型青光眼、前列腺肥大或膀胱颈梗阻的患者。

(2) 东莨菪碱 抑制腺体分泌作用比阿托品更强,对中枢神经系统的作用也更强。临床剂量通常可导致嗜睡和健忘,也可能出现不安或谵妄。镇静可能是麻醉前用药期望的效果,但可能影响短时间手术的术后苏醒。另外,东莨菪碱还有预防晕动病(motion sickness)的作用。脂溶性特点使之可以经皮吸收。因为东莨菪碱对眼的作用明显,最好避免用于闭角型青光眼患者。

(3) 格隆溴铵 格隆溴铵是四级结构,因此不能通过血脑屏障,通常对中枢神经系统和眼几乎没有活性。格隆溴铵作为麻醉前用药的主要原理是它能够暂时抑制唾液腺和呼吸道分泌。静脉注射后心率通常加快,但肌注后心率不会加快。格隆溴铵作用时间($2\sim4$ h)比阿托品长(30 min)。

(4) 戊乙奎醚(penehyclidine) 商品名为长托宁,选择性作用于 M1、M3 和 N1、N2 亚型受体,对于 M2 亚型无明显作用,能够通过血脑屏障进入脑内,作用于中枢神经系统。治疗剂量的戊乙奎醚能较好地拮抗有机磷毒物中毒引起的中枢中毒症状和外周的毒蕈碱样中毒症状,但是由于对 M2 受体无明显作用,因而无心率增快的不良反应。

戊乙奎醚常用于麻醉前以抑制腺体分泌,特别是呼吸道黏液分泌。用于有机磷(农药)中毒急救治疗和中毒后期或胆碱酯酶(ChE)老化后维持阿托品化。主要用于要求口腔、呼吸道分泌物减少的手术。青光眼、眼内压升高患者禁用,老年人慎用。

用量适当时常常伴有口干、面红和皮肤干燥等。如量过大,可出现头晕、尿潴留、谵妄和体温升高等。一般不须特殊处理,停药后可自行缓解。患儿对本类药物较敏感,应慎用;伴有高热的患者更应慎用。对前列腺肥大的老年患者可加重排尿困难,用药时应严密观察。如与其他抗胆碱药(阿托品、东莨菪碱和山莨菪碱等)伍用时有协同作用,应酌情减量。

常用剂量和用法:术前 30 min 成人肌注剂量为 0.5 mg,或麻醉诱导前静注 0.3～0.5 mg。小儿 10 μg/kg。如剂量太大(大于 1 mg)则术后易发生躁动。

3.2 抗恶心呕吐药

抗恶心呕吐药可以分为：① 多巴胺 2(D_2)受体拮抗剂(甲氧氯普胺、氟哌利多)。② 5-羟色胺 4(5-HT_4)受体激动剂(昂丹司琼、托烷司琼、格雷司琼、阿扎司琼、莫雷司琼等)。③ 激素(地塞米松及甲泼尼龙)。④ 毒蕈碱样受体拮抗剂(东莨菪碱)。⑤ 组胺受体拮抗剂(异丙嗪)。⑥ 速激肽 1(NK_1)受体拮抗剂(阿瑞吡坦)。

3.2.1 甲氧氯普胺

3.2.1.1 药理作用

甲氧氯普胺又称胃复安或灭吐灵,是胃动力药,多巴胺 D_2 受体拮抗剂,对 5-HT_3 受体也有轻度抑制作用。作用于延髓催吐化学感受区(CTZ)中多巴胺受体而提高 CTZ 的阈值,作用于中枢产生止吐作用。作用于胃肠道多巴胺受体,具有强大的中枢性镇吐作用。可促进胃肠运动,提高食管下段括约肌张力,阻滞胃-食管反流,加强胃和食管蠕动,并松弛幽门和十二指肠,从而促进胃排空。这些作用也可增强甲氧氯普胺的镇吐效应。静脉注射后 1～3 min,肌内注射后 10～15 min,口服后 30～60 min 起效,作用持续时间一般为 1～2 h。本药口服有首过效应,生物利用度为 70%,直肠给药生物利用度为 50%～100%,口服吸收快,生物利用度 75%。血药峰浓度在口服后 40～120 min,易通过血脑屏障和胎盘屏障。进入血液循环后,根据用药剂量大小不同,肾衰竭或肝硬化患者的半衰期延长。本药经肾脏排泄,约口服量的 85% 以原形及葡萄糖醛酸结合物形式随尿排出,也可随乳汁排泄。13%～22% 的药物迅速与血浆蛋白(主要为白蛋白)结合。消除半衰期为 4～6 h。

3.2.1.2 适应证和禁忌证

(1) 适应证 术中、术后呕吐的预防和治疗。对于胃胀气性消化不良、食欲不振、嗳气、恶心、呕吐也有较好的疗效。可增加食管括约肌压力,从而减少全身麻醉时肠道反流所吸入性肺炎的发生率。

(2) 禁忌证 胃肠道梗阻者及对甲氧氯普胺过敏者禁用,孕妇不宜使用。

3.2.1.3 不良反应和注意事项

可引起中度困倦、紧张不安、锥体外系反应等不良反应,但均不严重。快速静注可引起胃痉挛。缓慢静注长于 3～5 min。吩噻嗪类药物能增强甲氧氯普胺的锥体外系副反应,不宜合用。抗胆碱药(如阿托品)能减弱该药的止吐效应,两药合用时应予注意。此外,能增加对乙酰氨基酚和减少地高辛吸收。

17

3.2.1.4 剂量和用法

成人常用量为肌注 10～20 mg。术中静注 10 mg,每日剂量不宜超过 0.5 mg/kg,否则易引起锥体外系反应。

3.2.2 氟哌利多

3.2.2.1 药理作用

氟哌利多是相对选择性 D_2 受体拮抗剂;有效作用于极后区 D_2 受体,丁酰苯类药物,有很强的镇静、镇吐作用,与昂丹司琼、地塞米松相当。同时也可产生嗜睡、低血压和锥体外系反应,该药物是通过阻滞中枢神经系统的多巴胺受体而发挥作用。静脉注射后 5～8 min 起效,最佳效应持续时间 3～6 h。其预防作用要强于术后抗呕吐作用。

3.2.2.2 适应证和禁忌证

(1) 适应证 预防和治疗术后恶心呕吐。

(2) 禁忌证 QT 间期延长和低血压患者。

3.2.2.3 不良反应和注意事项

可能阻断心肌细胞快速延迟整流钾电流,引起 QT 间期延长,甚至发生恶性室性心律失常。2001 年 FDA 提出是黑匣子警告,但 2007 年和 2013 年研究显示小剂量氟哌利多用于预防 PONV 并不增加心律失常和心脏死亡发生率。

3.2.2.4 剂量和用法

氟哌利多预防术后恶心症状无剂量相关性,常用剂量为 0.25～0.3 mg。而抗术后呕吐作用则与剂量有关,目前认为氟哌利多术中 1～2.5 mg 单次静注或肌注,即可产生抗呕吐作用,而小于 0.75 mg 可能无效,大于 2.5 mg 也不能进一步增加其作用,术后可重复使用。氟哌利多用于儿童术后抗呕吐剂量为 75 μg/kg。预防用小剂量小于 1 mg 或小于 0.15 mg/kg,有效预防剂量 0.25 mg、0.625 mg、1 mg、1.25 mg 之间无差异。

3.2.3 地塞米松

3.2.3.1 药理作用

激素类药抗恶心呕吐常用地塞米松,也可用甲泼尼龙。有抗炎作用、改善水肿,阻止花生四烯酸释放,减少炎症介质的合成,避免激动恶心呕吐中枢,可能直接作用于孤束核皮质醇受体,抑制 5 - HT_3 受体。单一用药,降低 PONV 发生率 25%,多与其他药联合应用。

3.2.3.2 不良反应和注意事项

术后高血糖、伤口感染。但有较多争议,最近未有研究认为可增加伤口感染率。

3.2.3.3 适应证和禁忌证

可用于防治 PONV,但糖尿病及术后高血糖易发人群避免使用。

3.2.3.4 剂量和用法

静注或肌注地塞米松 5～10 mg。

3.2.4 5-HT₃受体拮抗剂

围术期恶心呕吐的防治常用的短效 5-HT₃受体拮抗剂有昂丹司琼、托烷司琼、格雷司琼、阿扎司琼、莫雷司琼等,长效 5-HT₃受体拮抗剂帕洛诺司琼(palonosetron)是目前防治化疗导致恶心、呕吐的主要药物。抗恶心呕吐药有相似的化学结构、作用机制和临床应用范围,在药物代谢、作用时效、不良反应等方面差异也不大(表3-2)。

表3-2 各类5-HT₃受体拮抗剂

英文名	半衰期 (h)	5-HT₃ 受体亲和力	常用静脉剂量	常用口服剂量
ondansetron 昂丹司琼	4	8.07	4 mg/支,8～12 mg,0.15 mg/kg,每日最大不超过32 mg	4 mg/片 16～24 mg/d
granisetron 格雷司琼	8.9	8.42	3 mg/支,1～3 mg,0.01 mg/kg	1 mg/片;1～2 mg/d
tropisetron 托烷司琼	8	8.81	5 mg/支;5 mg/d	5 mg/片;5 mg/d
ramosetron 雷莫司琼	9	—	0.3 mg/支;0.3 mg/d	0.1 mg/片;0.1 mg/d
azasetron 阿扎司琼	9	—	10 mg/支;10 mg/d	
dolasetron 多拉司琼	7.5	7.6	20 mg/ml;12.5 mg/0.5 ml;1.8 mg/kg or 100 mg	50,100 mg/片;100 mg/d
palonosetron 帕洛诺司琼	40	10.45	0.25 mg/5 ml,0.25 mg	

(1) 昂丹司琼(ondansetron) 又名恩丹西酮,枢复宁。是强效、高选择性的 5-HT₃受体拮抗剂,有强镇吐作用。化疗药物和放射治疗可造成小肠释放 5-HT,触发呕吐反射。昂丹司琼能阻断这一反射的触发。昂丹司琼对化疗、放疗引起的恶心、呕吐,系通过拮抗位于周围和中枢神经局部的神经元的 5-HT 受体而发挥止吐作用。昂丹司琼尚能抑制因阿片诱导的恶心。由于昂丹司琼的高选择性作用,因而不具有其他止吐药的不良反应,如锥体外系反应、过度镇静等。

口服吸收迅速,单剂量 8 mg,t_{max} 为 1.5 h,C_{max} 为 30 ng/ml,口服生物利用度约为 60%;V_d 约为 140 L,$t_{1/2}\beta$ 约 3 h;血浆蛋白结合率为 70%～76%。主要自肝脏代谢,代谢产物主要自粪和尿排泄,50%以内的该药以原形经尿液排出。老年人由于代谢减慢，服用后消除半衰期延长（5 h），同时口服生物利用度提高（65％）；严重肝功能障碍患者系统清除率可显著减少，消除半衰期可延长至 15～32 h，同时口服生物利用度可接近 100％。

临床应用：① 成人剂量一般为 8～12 mg；术后呕吐的预防，可于麻醉诱导时静脉滴注 4 mg，或于麻醉前 1 h 口服 8 mg，之后每隔 8 h 口服 8 mg，共 2 次。已出现术后恶心呕吐时，可缓慢静注 4 mg 治疗。化疗和放疗引起的中度呕吐，应在患者接受治疗前，缓慢静注 8 mg；或在治疗前 1～2 h 口服 8 mg，之后间隔 12 h 口服 8 mg。昂丹司琼加入 50～100 ml 生理盐水中于化疗前静滴（15 min）。② 老年人可依成年人给药法给药，一般不需调整。③ 肾衰竭患者不需调整剂量、用药次数或用药途径。④ 肝脏衰竭患者：由于昂丹司琼主要自肝脏代谢，对中度或重度肝功能衰竭患者每日用药剂量不应超过 8 mg。⑤ 常见不良反应有头痛、腹泻、发疹、急性张力障碍性反应、便秘等；部分患者可有短暂性氨基转移酶升高；罕见不良反应：有支气管痉挛、心动过速、胸痛、低钾血症、心电图改变和癫痫大发作。曾有即时过敏反应的报道。偶见运动失调、癫痫发作。罕见胸痛、心律失常、低血压及心动过缓等。

（2）帕洛诺司琼 ① 药理作用：为亲和力较强的 5 - HT$_3$ 受体选择性拮抗剂。能安全地与皮质类固醇类、镇痛药、止吐药、解痉药和抗胆碱能药物一起使用。帕洛诺司琼引起不良反应的发生率及严重程度与昂丹司琼或多拉司琼相似。② 有较好的止吐作用。剂量：化疗前约 30 min，单剂量静注帕洛诺司琼 0.25 mg，注射时间为 30 s 以上。③ 注意事项：对于患有或可能发展为心脏传导间期延长的患者，尤其是 QTC 延长的患者应谨慎使用帕洛诺司琼。还包括低钾血症或低镁血症，先心天性 QT 延长综合征患者，服用抗心律失常或其他药物导致 QT 间期延长的患者。使用帕洛诺司琼注射液前、后均需应用生理盐水冲洗输注管路。孕妇和哺乳期慎用或停用。老年患者无需调整剂量和特殊监护。

（周姝婧　陈　杰）

4　吸入麻醉药

理想的吸入麻醉药应具备以下标准：① 理化性质稳定。② 对气道无刺激性。③ 在血和组织中溶解度低，可控性强。④ 麻醉作用强。⑤ 诱导和苏醒迅速、平稳、舒适。⑥ 良好的镇痛、肌松、安定和遗忘作用。⑦ 抑制异常应激反应。⑧ 代谢率低，代谢物无药理作用和毒性。⑨ 安全范围大，毒性低。⑩ 所需设备简单，使用方便，性价比高。目前临床应用有异氟烷、七氟烷、地氟烷和氧化亚氮（表 4 - 1）。

表 4-1 吸入麻醉药分类

按化学结构分类	代表药物	血气分配系数分类	代表药物
烃基醚	乙醚	易溶性	乙醚 甲氧氟烷
卤代烃基醚	甲氧氟烷 恩氟烷 异氟烷七氟烷 地氟烷	中等溶解度	氟烷 恩氟烷 异氟烷
卤烃	氟烷	难溶性	N_2O 七氟烷 地氟烷 氙气

注：气体吸入麻醉药包括 N_2O、环丙烷、乙烷、氙气。

4.1 吸入麻醉药分类及药理特性

4.1.1 药理特性(表 4-2)

表 4-2 吸入麻醉药的药理特性

药理特性	氟烷	恩氟烷	异氟烷	七氟烷	地氟烷	氧化亚氮
分子量	197.4	184.5	184.5	200.06	168	44
蒸气压	243	175	239	157		39 000
分配系数						
血/气	2.3	1.8	1.4	0.63	0.42	0.47
脑/气	6.7	2.6	2.6	1.24		
脑/血	2.6	2.6	3.7	1.7	1.3	
MAC(吸纯氧)	0.75	1.68	1.15	2.0	6.0	105
诱导浓度	0.5～4	0.5～4	0.5～2.5	0.5～4	6～15	50～70
维持浓度	0.5～1.5	0.5～2.5	0.5～2.0	0.5～2.0	6～10	50～70
诱导苏醒速度	快	较快	快	快	快	快
镇痛作用	—	+	+	+	+	+
气道刺激性	—	+	++	—	++	—
呼吸次数	↑↑	↑↑	↑↑	↑		—
分钟通气量	↓	↓	↓	↓	↓	↓
心输出量	↓	↓	↓	↓	↓	↓
心率	↓	↑	↑	—	↑	—
血压	↓	↓	↓	↓	↓	↓
末梢血管扩张	+	+	+	+	+	+
诱发心律失常	+++	+	+	+	+	—
肾上腺素致颤阈	1	1/6	1/3	1/3		—
肌松作用	—	+	+	+	+	—

(续　表)

药理特性	氟烷	恩氟烷	异氟烷	七氟烷	地氟烷	氧化亚氮
子宫收缩抑制	＋	＋	＋	＋	＋	－
肝损害	氟烷肝炎	±	－	－	－	－
肾损害	－	±	－	－	－	－
恶心呕吐	±	±	±	±	±	±
脑压	＋＋	＋	±	＋	＋	－
血糖	－	－	－	－	－	－

注：↑增加，↓减少，＋有，－无临床上已停用氟烷和恩氟烷。

4.1.2　MAC及其扩展值

1 MAC所达到的麻醉深度大都不能满足临床麻醉所需的深度,因此在麻醉时必须增加MAC或与其他麻醉药如阿片类药、静脉麻醉药和肌肉松弛药联合应用。MAC提供了一种麻醉药效能的测量方法,它反映的是吸入麻醉药量-效反应曲线中的一个设定点即有效剂量的中位数,其他端点则代表了不同水平的麻醉深度,由此而衍生出一系列MAC扩展值(表4-3)。

表4-3　常用的MAC扩展值

$MAC_{awake50}$	1/4～1/3 MAC
MAC_{95}(切皮无体动)	1.3 MAC
MAC EI_{50}	1.5 MAC
MAC EI_{95}	1.9 MAC
MAC_{BAR}	1.7 MAC

(1) 半数苏醒肺泡气浓度($MAC_{awake50}$)指50%患者对简单指令能睁眼时的肺泡气吸入麻醉药浓度,可视为患者苏醒时脑内麻醉药分压,为1/4～1/3 MAC(表4-4)。

表4-4　常用吸入麻醉药 $MAC_{awake50}$

吸入麻醉药	$MAC_{awake50}$	$MAC_{awake50}$/MAC
氧化亚氮	68%	0.64
氟　烷	0.41%	0.55
异氟烷	0.49%	0.38
七氟烷	0.62%	0.34
地氟烷	2.5%	0.34

（2）95％有效剂量（MAC$_{95}$）

指使 95％人（或动物）在受到伤害性刺激不发生体动时的肺泡气吸入麻醉药的浓度，相当于 1.3 MAC。

（3）半数气管插管肺泡气浓度（MAC EI$_{50}$）

指吸入麻醉药使 50％患者于喉镜暴露声门时容易显露会厌、声带松弛不动，插管时或插管后不发生肢体反应时的肺泡气吸入麻醉药浓度。MAC EI$_{95}$是指 95％患者达到上述气管插管标准时吸入麻醉药的肺泡气浓度。

（4）MAC$_{BAR}$ 指阻滞自主神经反应的肺泡气吸入麻醉药浓度，相当于 1.7 MAC。与其他吸入麻醉药不同，七氟烷的 MAC$_{BAR}$ 为2.2 MAC。术中知晓是临床麻醉中较为严重的并发症，一直受到麻醉医师的关注。当吸入麻醉药达到 0.6 MAC 以上时就具有很好的意识消失和遗忘作用，因此建议临床应用时须达到 0.6 MAC 以上，或同时使用其他静脉麻醉药。

4.1.3 影响吸入麻醉药 MAC 的因素

4.1.3.1 降低吸入麻醉药 MAC 的因素

（1）年龄 随着年龄的增加，中枢神经系统对吸入麻醉药的敏感性有所增加。因此，MAC 随年龄的增长有所减小。6～12 个月患儿的MAC 最大，80 岁时大约是患儿的一半。

（2）低体温 随着体温的降低，吸入麻醉药 MAC 亦有所下降。体温每降低 1℃，MAC 值降低 2％～5％。

（3）合并用药 多种药物可使吸入麻醉药的 MAC 值降低，包括阿片类药、静脉麻醉药、α$_2$受体激动剂、局麻药及使中枢神经儿茶酚胺减少的药物如利血平等。

（4）妊娠 妊娠期妇女对麻醉药的敏感性增加，吸入麻醉药的MAC 值也随之降低。妊娠 8 周时 MAC 降低 1/3，而产后 72 h MAC 恢复至正常水平。

（5）中枢神经系统低渗，如脑内钠离子浓度降低。

（6）急性大量饮酒。

4.1.3.2 增加吸入麻醉药 MAC 值的因素

（1）随着年龄的降低，MAC 值有所增加。

（2）体温升高时吸入麻醉药的 MAC 值增加，但超过 42℃后反而降低。

（3）兴奋中枢神经系统的药物，如右旋苯丙胺、可卡因等。

（4）慢性嗜酒。

（5）中枢神经系统高渗，如脑内钠离子浓度增加。

4.2 异氟烷

4.2.1 药理作用

（1）神经系统 ① 全麻效能强于恩氟烷，镇痛作用较强。② 不引

23

起惊厥性脑电变化和肢体抽搐。③ 因有难闻的气味限制其吸入,不宜用作诱导,苏醒较恩氟烷快。④ 大于 1.1 MAC 时扩张脑血管、增加脑血流,增加颅内压。

(2) 呼吸系统 ① 呼吸抑制作用强于氟烷,而比恩氟烷轻。② 对呼吸道有一定的刺激作用,可造成屏气和咳嗽。③ 使收缩的支气管扩张。

(3) 循环系统 ① 心血管功能抑制作用轻微,但浓度增加时,由于血管扩张而降低血压,心率加快,心输出量无明显影响。② 对心肌抑制作用较氟烷和恩氟烷轻,心脏麻醉指数大于氟烷和恩氟烷。③ 不增加心肌对儿茶酚胺的敏感性,极少引起心律失常。④ 降低冠脉血管阻力,保持或增加冠脉血流量,降低心肌氧耗。但异氟烷动物实验有引起冠心病患者的"冠脉窃血"的报道,而临床至今仍未证实。

(4) 对运动终板的影响 可影响神经肌肉接头,有明显的肌松作用,并且与非去极化肌松药有显著协同作用。

(5) 其他 ① 降低眼内压,但弱于恩氟烷。② 不升高血糖。③ 有微弱致吐作用。④ 深麻醉时,抑制子宫平滑肌。

4.2.2 适应证
(1) 异氟烷适用于各种年龄、各个部位和疾病手术的麻醉。

(2) 对糖尿病、冠心病、癫痫、哮喘、重症肌无力、嗜铬细胞瘤等患者均可使用异氟烷。

(3) 用于辅助控制性降压。

4.2.3 禁忌证
无明确的禁忌证。但深麻醉时抑制子宫平滑肌,使子宫出血增加,不宜用于产科手术。

4.2.4 不良反应
(1) 肝毒性 异氟烷的肝毒性轻微,但与氟化类吸入麻醉药可有交叉反应,如其他氟化类吸入麻醉药如氟烷曾有肝损害,也不宜使用异氟烷。

(2) 肾毒性 异氟烷是恩氟烷的异构体,其脱氟作用低于恩氟烷,无明显肾毒性。

(3) 产生一氧化碳 异氟烷可与 CO_2 吸收剂相互作用产生 CO,但其作用弱于恩氟烷。

(4) 对呼吸道有一定的刺激作用,可引起咳嗽、屏气、上呼吸道分泌物增多,但喉和支气管痉挛少见。

4.2.5 剂量和用法
主要用于麻醉维持,常用维持浓度 0.8%～2%。

4.3 七氟烷
4.3.1 药理作用
(1) 神经系统 ① 全麻效能弱于其他强效吸入麻醉药,镇痛作用较弱。

② 意识消失后出现节律性高振幅慢波,随麻醉加深,脑电图变为平坦波形而类似于巴比妥类诱发的棘波。深麻醉时给予连续感觉刺激,出现全身痉挛,但其诱发痉挛可能性极低,作用比恩氟烷弱。③ 麻醉诱导迅速、平稳,苏醒快。④ 不增加脑血流,脑耗氧量下降,颅内压增加不明显。

(2)呼吸系统 ① 呼吸抑制使潮气量减少,而不出现代偿性呼吸频率增加,通气量明显减少。② 略有甜味,对呼吸道无刺激作用,可平稳地进行面罩吸入缓慢诱导。③ 松弛支气管平滑肌,随用量增加,可以抑制乙酰胆碱、组胺引起的支气管平滑肌收缩。④ 不抑制低氧血症相关性的低氧性肺血管收缩。

(3)循环系统 ① 剂量依赖性抑制心肌收缩力,扩张外周血管,使血压下降,但降压作用弱于异氟烷;每搏量和心输出量减少,对心率影响较小。② 增加心肌对儿茶酚胺的敏感性,引起心律失常的阈值介于氟烷和异氟烷之间,肾上腺素诱发性心律失常发生率极低。③ 不增加心肌对儿茶酚胺的敏感性,极少引起心律失常。④ 与异氟烷相同的冠脉血管扩张作用使冠状血管的自我调节能力减弱。

(4)对运动终板的影响 有一定的肌松作用,增加并延长非去极化肌松药的作用,大大减少肌松药的用量。

(5)其他 ① 七氟烷代谢不会形成三氟乙酰蛋白,不引起免疫性肝损害。其代谢终产物 F^-、六氟异丙醇和 CO 也无肝毒性作用。② 轻度抑制子宫收缩作用,但不影响子宫对缩宫素、甲基麦角新碱等缩宫药的反应。

4.3.2 适应证

(1)适用于各种年龄、各个部位和疾病手术的麻醉维持,特别适用于患儿全麻诱导。

(2)用于哮喘、嗜铬细胞瘤、肝功能损害、剖宫产及老年患者。

4.3.3 禁忌证

(1)卤族麻醉药过敏者。

(2)恶性高热敏感者。

4.3.4 不良反应

(1)肾毒性 七氟烷的脱氟代谢稍强于恩氟烷,血浆 F^- 浓度有时超过肾损害阈值($50\ \mu mol/L$),但临床并未见肾毒性。此外,七氟烷可与吸收剂作用分解产生三氟甲基和复合物 A,复合物 A 有肾毒性作用。低流量麻醉、CO_2 吸收剂干燥、高温、高浓度七氟烷和长时间麻醉,均可增加回路内复合物 A 的浓度。

(2)七氟烷与琥珀胆碱合用可诱发恶性高热,但较氟烷更为罕见。

(3)术后恶心呕吐发生率高。

4.3.5 剂量与用法

(1)患儿全麻诱导可用面罩吸入诱导法,与成人相似。将面罩贴紧面部,快速加大吸入七氟烷浓度至 2 MAC(4.0%～8.0%)左右。一般 2 min 内患儿可入睡,同时需注意呼吸抑制,必要时进行辅助呼吸。

(2)麻醉维持　常用维持浓度 0.5%～2%。

(3)用于剖宫产时,胎儿取出后,七氟烷浓度宜低于 1 MAC,以避免抑制子宫收缩而增加出血。

4.4　地氟烷

4.4.1　药理作用

(1)神经系统　① 全麻效能弱,约是异氟烷的 1/5,但其遗忘强度是氧化亚氮的 2 倍。② 地氟烷麻醉时脑电图与异氟烷相似。在深麻醉和低碳酸血症时,不具有致癫痫作用。③ 麻醉平稳,血/气分配系数最低(0.42),苏醒最快。④ 剂量依赖性扩张脑血管,增加脑血流,脑耗氧量下降,增加颅内压和脑脊液压力的作用强于异氟烷。0.5～1.5 MAC的浓度即可增加颅内压,抑制脑血压管自动调节能力。

(2)呼吸系统　① 产生剂量依赖性的呼吸抑制,使潮气量减少,呼吸频率代偿性增加,但通气量仍减少。抑制 CO_2 增强呼吸通气的效应。② 对呼吸道有刺激作用,可出现咳嗽、屏气、兴奋、分泌物增多、喉痉挛、呼吸暂停等。③ 通过直接作用及抑制迷走神经传导通路,使支气管平滑肌松弛。

(3)循环系统　① 对循环功能影响小。剂量依赖性抑制心肌收缩力,扩张外周血管,使血压下降,但弱于异氟烷;每搏量减少而心率代偿性增快,因此心输出量无明显减少。② 不增加心肌对儿茶酚胺的敏感性,但深麻醉时可出现心律失常。③ 与异氟烷一样,可扩张冠脉血管,增加冠脉血流。④ 对迷走神经的抑制大于对交感的抑制,有明显交感兴奋作用。高浓度吸入地氟烷或突然增加吸入浓度时,可引起交感活性增强,心率和血压短暂性增加。

(4)对运动终板的影响　① 有显著的肌松作用,神经肌肉阻滞作用强于其他氟化类吸入麻醉药,单用地氟烷可完成喉镜检查。② 增强并延长非去极化肌松药的作用,减少肌松药的用量。

(5)其他　地氟烷在体内几乎无分解代谢,在肝脏代谢仅 0.02%,生物转化率只有异氟烷的 1/10,麻醉后血液中三氟醋酸含量极低,血清 F^- 也无增加。因此,地氟烷对肝肾毒性极低或没有毒性。

4.4.2　适应证

可用于肝功能损害、哮喘、癫痫、剖宫产及老年患者。

4.4.3　禁忌证

(1)卤化类吸入麻醉药过敏、恶性高热易感患者。

(2)不用于麻醉诱导。

(3)嗜铬细胞瘤、冠心病等患者使用时,应避免交感活性增强。

(4)颅内压增高患者不宜单纯使用地氟烷诱导及麻醉维持。

4.4.4　不良反应

（1）呼吸道刺激作用。

（2）交感活性增强,高浓度或突然增加吸入地氟烷浓度,可引起交感活性增强,而出现短暂血压升高、心率加快、心律失常。

（3）在动物模型,有引起恶性高热的报道,但在人体尚未发现。

（4）术后恶心、呕吐发生率与异氟烷类似,谵妄发生率低于异氟烷。

（5）与 CO_2 吸收剂作用降解产生 CO,CO_2 吸收剂的种类、干燥和温度影响 CO 的产生,钡石灰较钠石灰产生更多的 CO,干燥和温度升高使 CO 产生增加。在相同 MAC 时产生 CO 量的顺序是地氟烷大于恩氟烷大于异氟烷,而七氟烷和氟烷不产生 CO。

4.4.5　剂量与用法

（1）用于全麻维持,避免突然增加地氟烷浓度而使交感活性增强。预防交感活性增强的方法包括：初始吸入浓度小于 6%；按每次增加 0.5%～1% 的速度缓慢增加吸入浓度；静注阿片类镇痛药或短效 β 阻滞剂。

（2）脑外科手术呼气末浓度小于 MAC,可避免颅内压升高。

4.5　氧化亚氮

4.5.1　药理作用

（1）神经系统　①　全麻效能弱,但镇痛作用强。②　麻醉诱导、苏醒均迅速,即使长时间吸入,停药后数分钟内可完全清醒。③　扩张脑血管,增加脑血流,升高颅内压,但脑血流对 CO_2 仍有反应。与氟化类吸入麻醉药不同,氧化亚氮兴奋交感神经中枢系统,使脑代谢增加。

（2）呼吸系统　①　呼吸抑制轻微,通气量无明显变化。吸入 50% 氧化亚氮时,对缺氧的反应减弱,而对 CO_2 的反应无明显影响。但可增强其他吸入麻醉药、静脉麻醉和麻醉性镇痛药的呼吸抑制作用。②　对呼吸道无刺激作用,不增加呼吸道分泌物。③　因氧化亚氮分子量较大,可稍微增加气道阻力。④　增加肺泡-动脉血氧分压差。

（3）循环系统　①　轻度心肌抑制作用,但兴奋交感神经系统,使皮肤血管收缩。②　不增加心肌对儿茶酚胺的敏感性,但可增加儿茶酚胺的释放,使心率加快而增加心肌氧耗。③　收缩肺血管、增加右房压,使先天性心脏病患者的右向左分流增加,从而降低动脉血氧饱和度。

（4）对运动终板的影响　无肌肉松弛作用,不增强非去极化和去极化肌松药的作用。

（5）其他　在体内几乎不分解,对肝肾无毒性。不抑制子宫收缩。

4.5.2　适应证

各种手术的麻醉诱导、维持；各种危重、休克患者；用于分娩镇痛尚有争议,目前已较少应用。

4.5.3　禁忌证

(1) 肠梗阻、气胸、空气栓塞、阻塞性肺气肿等体内有闭合性空腔患者。

(2) 鼻窦、坐位、中耳等部位手术。

(3) 早孕妇女。

(4) 低温麻醉。

(5) 麻醉机的氧化亚氮或氧气流量计不准确。

4.5.4　不良反应

(1) **弥散性缺氧**　麻醉结束,体内大量氧化亚氮迅速从血液进入肺泡,使肺泡内氧被稀释而氧分压降低,造成缺氧,因此应继续吸氧。

(2) **闭合空腔增大**　氧化亚氮在体内的弥散速度远大于氮气,容易进入体内正常或疾病造成的密闭性空腔,从而使这些空腔的体积增大或压力升高。

(3) **毒性作用**　氧化亚氮抑制蛋氨酸合成酶、干扰叶酸代谢、影响维生素 B_{12} 和 DNA 合成。长时间接受麻醉浓度的氧化亚氮,可导致骨髓抑制,出现巨幼红细胞贫血,甚至引起神经系统毒性和恶性贫血。

(4) **致畸作用**　氧化亚氮是目前能直接使实验动物致畸的吸入麻醉药,其机制是抑制甲硫氨酸和胸腺嘧啶合成酶,从而抑制 DNA 合成。但在人尚未证实有致畸作用。

4.5.5　剂量与用法

一般不用氧化亚氮单独作为麻醉诱导和维持。诱导时与其他吸入麻醉药如七氟烷等合用,吸入浓度一般不超过 70%。麻醉维持可与其他吸入麻醉药或静脉麻醉复合应用,维持吸入浓度一般不超过 50%。氧化亚氮麻醉时,应充足供氧。氧化亚氮麻醉结束后,应继续吸氧不短于 10 min,避免弥散性缺氧发生。

（罗　艳　于布为）

5　静脉麻醉药

静脉麻醉药的优点为诱导快,呼吸道无刺激,无环境污染,使用时无需特殊设备。理想的静脉麻醉药应易溶于水,溶液稳定,可长期保存;对静脉无刺激性,不产生血栓或血栓性静脉炎;漏至皮下不引起疼痛,对组织无损伤;误注入动脉不引起栓塞、坏死等严重并发症。麻醉起效迅速,且苏醒期短。在体内无蓄积,可重复用药或静脉滴注,不易过量。并具有镇痛作用。此外,静脉麻醉药对呼吸、循环系统应无明显影响,术后并发症少。目前所用的静脉麻醉药虽都各有优点,但还没有一种较理想的静脉麻醉药。静脉全麻药按其化学性质分为巴比妥类和非巴比妥类两大类,硫喷妥钠、地西泮、劳拉西泮及 γ 羟基丁酸钠等目前临床上基本不用。非巴比妥类镇静催眠药麻醉诱导后血流动力学变化(表 5-1)。

表 5-1　非巴比妥类镇静催眠药麻醉诱导后血流动力学变化

	硫喷妥钠	地西泮	依托咪酯	氯胺酮	劳拉西泮	咪达唑仑	丙泊酚
HR	0～36%	-9±13%	-5±10%	0～59%	不变	-14±12%	-10±10%
MBP	-18%～8%	0～19%	0～17%	0±40%	-7%～20%	-12%～26%	-10%～40%
SVR	—	-22±13%	-10±14%	0±33%	-10%～35%	0～20%	-15%～25%
PAP	—	0～10%	-9±8%	+44±47%	—	不变	0～10%
PVR	—	0～19%	-18±6%	0±33%	不变	不变	0～10%
PCWP	—	不变	不变	不变	—	0～25%	不变
RAP	—	不变	不变	+15±33%	不变	不变	0～10%
CI	0～24%	不变	-20±14%	0±42%	0±16%	0～25%	-10%～30%
SV	-12%～35%	0～8%	0～20%	0～21%	不变	0～18%	-10%～25%
LVSWI	—	0～36%	0～33%	0±27%	—	-28%～42%	-10%～20%
dP/dt	-14%	不变	0～18%	不变	—	0～12%	下降

CI,心指数;HR,心率;LVSWI,左室每搏做功指数;MBP,平均血压;PAP,肺动脉压;PVR,肺血管阻力;PCWP,肺动脉楔压;RAP,右房压;SV,每搏输出量;SVR,全身血管阻力;一,无数值。

5.1 硫喷妥钠

5.1.1 药理作用

(1)硫喷妥钠是超短效巴比妥类静脉全麻药,水溶液呈强碱性,pH为10～11,室温下可保存24 h,但容易析出结晶。通常稀释为2.5%溶液供静脉注射用。

(2)易透过血脑屏障,增强脑内抑制性神经递质γ氨基丁酸(GABA)的抑制作用,从而影响突触的传导,抑制网状结构的上行激活系统。

(3)脂溶性高,静脉注射后几秒钟即可进入脑组织,麻醉作用迅速,无兴奋期。从脑组织转运到肌肉和脂肪等组织,因而作用维持时间短。

(4)硫喷妥钠的镇痛效应差,肌肉松弛不完全,主要用于麻醉诱导、基础麻醉和脓肿的切开引流、骨折、脱臼的闭合复位等短小手术。

(5)对循环和呼吸呈剂量相关性抑制,可使心排血量下降,周围血管扩张、血压降低和潮气量减少,呼吸中枢对CO_2的敏感性降低;阿片类药物可加重其对呼吸的抑制。

(6)对交感神经的抑制较副交感神经强,易诱发喉头和支气管痉挛,支气管哮喘者禁用。

5.1.2 适应证和禁忌证

(1)适应证 ① 全麻诱导。② 短小手术的基础麻醉。③ 在颅脑手术中使用静脉麻醉有降低颅内压作用。④ 用于抑制中枢性兴奋、惊厥或癫痫。

(2)禁忌证 ① 对巴比妥类过敏。② 肝功能严重不全、支气管哮喘、低血压及心脏病等患者以及新生儿忌用。③ 卟啉症患者。

5.1.3 注意事项

(1)休克、心衰、严重脱水、贫血、高血钾、气道梗阻、重症肌无力、肌营养不良症、黏液水肿及其他代谢性疾病、肾上腺皮质、甲状腺和肝功能不全者应慎用。

(2)结肠或直肠出血、溃疡或肿瘤时,避免经直肠给药。

(3)对呼吸及循环系统有抑制作用,小剂量或缓慢注射可减少发生率。

(4)静注时勿漏于血管外;勿与酸性药物配伍;潮解后或配成溶液后,易变质而增加毒性,不宜再用。

(5)服用磺胺异噁唑者减量。

5.1.4 剂量和用法

(1)静脉麻醉诱导 2.5%溶液缓慢静注,2～5 mg/kg,不超过1 g,经30～40 s即可进入麻醉状态。作用时间15～20 min。极量:1 g/次

（即 5%溶液 20 ml）。

（2）基础麻醉 用于小儿、甲状腺功能亢进症及精神紧张的患者。小儿 5～10 mg/kg,作深部肌注。

（3）脑保护 硫喷妥钠降低脑代谢,从而对脑提供保护作用,其机制可能是干扰一氧化氮环鸟苷酸系统（NOcGMP system）而抑制兴奋性传导。心肺复苏后分次静脉缓注总量 30 mg/kg,可用以防治缺氧性脑损伤。但大剂量的硫喷妥钠对循环有明显抑制作用,谨慎使用。

（4）抗惊厥 缓慢静注,每次 0.05～0.1 g,如局麻药中毒引起惊厥效果较好,必要时可反复使用或持续输注,小儿慎用。

5.2 丙泊酚

5.2.1 药理作用

（1）丙泊酚（异丙酚） 不溶于水,高度脂溶性。静注后迅速分布于全身,主要在肝内代谢,代谢产物经肾脏排泄。可以不稀释,直接给药,或者用 5%葡萄糖稀释,稀释比例不得超过 1∶5（每毫升含 2 mg）,并在 6 h 内使用。

（2）催眠、镇静与遗忘作用 静注丙泊酚诱导起效迅速、经过平稳,无肌肉不自主运动、咳嗽、呃逆等不良反应。持续时间短,苏醒快而完全,没有兴奋现象,是较理想的催眠性静脉全麻药。静注丙泊酚 2.5 mg/kg,约经 1 次臂脑循环时间便可发挥作用,90～100 s 作用达峰值。持续时间 5～10 min。

（3）抗惊厥作用 具有剂量依赖性,认为此药可用于处理癫痫发作。对颅内压正常与升高的患者,丙泊酚均可降低颅内压和脑氧代谢率。

（4）对心血管作用 诱导剂量的丙泊酚对心血管有明显的抑制,可使动脉压显著下降,且呈剂量与血药浓度依赖性。其降低血压系由于外周血管扩张与直接心脏抑制的双重作用。对心血管系统的抑制与患者年龄和注药速度有关。

（5）对呼吸影响 注药后先有瞬间的呼吸急促,然后呼吸呈轻度抑制,呼吸减浅、变慢,潮气量、每分通气量和 SpO_2 均稍下降。若与阿片类药并用,呼吸暂停时间能长达 30 s 以上。丙泊酚对潮气量的影响较对频率的影响持续时间长,抑制程度与剂量相关。

（6）抗呕吐作用 亚催眠剂量的丙泊酚有明显的抗呕吐作用,1 次静注 10 mg 可用于治疗手术后呕吐。

（7）单次静注或连续输注丙泊酚不影响皮质甾体的合成,也不改变 ACTH 刺激的正常反应,对肾上腺皮质功能无影响。

5.2.2 适应证和禁忌证

（1）适应证 ① 单次静注适合于麻醉诱导及短小手术的麻醉镇

静。② 全身麻醉的维持，可用持续输注方法。③ ICU 内施行机械通气与术后镇静，均采用持续输注。蓄积作用较轻，清醒迅速而完全。

（2）禁忌证　对丙泊酚过敏者禁用。

5.2.3　注意事项

（1）丙泊酚降低血压程度在老年患者可超过 40%，用于年老体弱、心功能不全患者血压下降尤其明显，故剂量应酌减，应缓慢静注。

（2）其他不良反应有注射部位疼痛、肌阵挛与较少见的血栓性静脉炎。

（3）在诱导麻醉时，常常会发生呼吸暂停，可能持续 60 s 上，需要提供人工通气设备。

（4）丙泊酚输注综合征较为罕见，但危及生命。当输注速度超过 5 mg/(kg·h) 且输注时间长达 48 h 以上有可能发生。临床表现为心肌病、急性心力衰竭、代谢性酸中毒、骨骼肌病、高钾血症、肝肿大和高脂血症。可能是由于游离脂肪酸进入线粒体过程受抑制，以及线粒体呼吸链功能障碍引起游离脂肪酸代谢障碍所致。

5.2.4　剂量和用法

（1）全麻诱导　① 间断静注：剂量为 $1 \sim 2.5$ mg/kg，95% 有效量（ED_{95}）成人未给前药者为 $2 \sim 2.5$ mg/kg，术前给阿片类或苯二氮䓬类药者应酌减。60 岁以上诱导量，给术前药者 1 mg/kg，未给术前药者 1.5 mg/kg。儿童诱导量需稍增加，其 ED_{95} 为 $2 \sim 3$ mg/kg。通常需与镇痛药、肌松药合用。② 靶控输注：单纯应用丙泊酚诱导时靶控血浆浓度一般设定血浆浓度为 $3 \sim 6$ μg/ml，复合诱导时的靶控浓度一般设定在 $2.5 \sim 3.5$ μg/ml 待患者意识消失后根据血流动力学变化调节。

ASA Ⅲ～Ⅳ级的患者在丙泊酚诱导时应采用"分步 TCI"。初始靶浓度降低到 1 μg/ml，每隔 $1 \sim 2$ min 增加靶浓度 $0.5 \sim 1$ μg/ml，直到患者的意识消失。

（2）麻醉维持　① 间断静注：麻醉诱导后每隔数分钟追加 $10 \sim 40$ mg 维持麻醉。② 连续输注：一般在诱导后持续给 $50 \sim 150$ μg/(kg·min)，然后根据患者对手术刺激的反应调整注药速度。成人每小时连续静滴 $4 \sim 12$ mg/h 基本上可维持较满意的麻醉水平。由于丙泊酚缺乏镇痛作用，故麻醉维持常与氧化亚氮或阿片类药物如吗啡、芬太尼或阿芬太尼相复合，则药量宜减少至 $30 \sim 100$ μg/(kg·min)。③ 靶控输注：靶控浓度维持在 $3 \sim 6$ μg/ml，并且应该同时应用阿片类药物。

（3）ICU 镇静根据患者状况、反应、血脂情况、生命体征，丙泊酚的用药应该个体化。采用持续输注的方法。一般输注 $10 \sim 30$ μg/(kg·

min)以上便能使记忆消失,长时间的镇静也能迅速苏醒。镇静与苏醒时的血浆药物浓度,在 24 h 与 96 h 时相似。与咪达唑仑镇静相比,丙泊酚苏醒更快,可控性强,有利于早期拔除气管内导管及恢复呼吸道的咳嗽反射。

(4) 止吐和瘙痒 静脉注射 10～20 mg。

5.3 咪达唑仑

5.3.1 药理作用

(1) 咪达唑仑是水溶性的苯二氮䓬类药物,在体内生理性 pH 条件下,其亲脂性碱基释出,可迅速透过血脑屏障。其制剂可溶于生理盐水0.5%葡萄糖溶液或乳酸盐林格液,静注、肌注均可。单次静注后分布半衰期为 0.31 ± 0.24 h,相当于地西泮的 1/2,消除半衰期 2.4 ± 0.8 h,约为地西泮的 1/10。

(2) 咪达唑仑与特异性受体结合,影响 γ-氨基丁酸(GABA)与中枢系统中 GABA 受体的亲和力,使与受体耦联的氯通道开放,氯离子进入细胞,使细胞超极化,降低了中枢神经系统的兴奋性。

(3) 无镇痛作用,但可增强其他麻醉药的镇痛作用,可降低吸入麻醉药的 MAC 值。使脑血流量和颅内压轻度下降,对脑代谢无影响。

(4) 具有抗焦虑、催眠、抗惊厥、肌松和顺行性遗忘等作用。

(5) 对心血管系统影响轻微,表现为心率轻度增快,体血管阻力和平均动脉压轻度下降,以及左室充盈压和每搏量轻度下降,但对心肌收缩力无影响。

(6) 有呼吸抑制作用,其程度与剂量相关。静脉诱导时呼吸暂停发生率低于等效剂量的硫喷妥钠。呼吸暂停持续时间约 30 s。

5.3.2 适应证和禁忌证

(1) 适应证 ① 麻醉前用药。② 麻醉诱导与维持。③ ICU 患者镇静。④ 诊断或治疗性操作前催眠镇静用药。

(2) 禁忌证 对苯二氮䓬类药物过敏者。

5.3.3 注意事项

(1) 严重呼吸功能障碍或一般健康状况不佳者须慎用或减少剂量,注意发生呼吸抑制。

(2) 使用后困倦、嗜睡及共济失调。

5.3.4 剂量和用法

(1) 诊断或治疗性操作前清醒镇静(静脉注射),特别适用于消化道内镜检查、心导管检查、心血管造影、脑血管造影、心律转复等诊断性和治疗性操作。一般剂量为 $0.05 \sim 0.1$ mg/kg。

(2) 术前用药肌内注射剂量为 5～8 mg,注射后 10～15 min 产生镇静效应,经 30～45 min 产生最大效应,对呼吸和循环无明显影响。口服剂量加倍。对小儿肌注为 0.08～0.15 mg/kg,小儿麻醉前口服剂量为 0.5 mg/kg。老年人适当减量。

(3) 全麻诱导剂量为 0.5～2 mg。静注后 0.5～4 min 迅速起效。诱导剂量受患者的年龄、生理状况、术前用药及静注速度等影响。

(4) 咪达唑仑一般不用于麻醉维持。

(5) ICU 患者辅助镇静可用静注 0.5～1 mg,可重复给药,一般不持续输注。

5.4 依托咪酯

5.4.1 药理作用

(1) 依托咪酯有水剂和乳剂,目前常用乳剂。静注后迅速分布于脑组织及其他器官,主要经肝脏代谢,随胆汁和尿排出。

(2) 起效快,患者可在一次臂脑循环时间内迅速入睡。诱导期安静、舒适、平稳、无兴奋挣扎且有遗忘现象。

(3) 对肾上腺皮质功能有一定抑制,但单次注射或短时间应用对肾上腺皮质功能并无明显影响。长时间给药对肾上腺皮质功能有抑制作用。

(4) 在不影响平均动脉压的情况下,脑血流减少 34%,脑氧代谢率(CMRO$_2$)降低 45%。脑灌注压稳定或稍增加,有利于脑的氧供/需比率提高。颅内压升高的患者用此药麻醉至脑电波呈突发性抑制时,颅内压下降 50%。麻醉时脑血管的反应性不消失。

(5) 对心率、血压和心输出量的影响很小,易保持心血管系统稳定。对冠状血管有轻度扩张作用,使其血流增加、心肌耗氧量降低,有利于心肌氧供或血供受损的患者。

(6) 产生剂量依赖性呼吸频率和潮气量降低,可发生一过性呼吸暂停。

5.4.2 适应证和禁忌证

(1) 适应证 主要用于麻醉诱导。适合于老年、心血管疾病、呼吸系疾病、重危休克及颅内高压等疾病,以及不宜采用其他药物的患者施行麻醉诱导。

(2) 禁忌证 ① 长时间用药,可抑制肾上腺皮质功能。② 有免疫抑制和脓毒症者。③ 器官移植患者。④ 紫质症。⑤ 癫痫。

5.4.3 注意事项

(1) 可有呃逆和术后恶心、呕吐。

(2) 诱导期有时出现肌肉不协调运动、震颤、阵挛和强直等,缓慢静注及术前应用阿片类镇痛药可减少或避免发生。

(3) 静注时可致局部疼痛和静脉炎。

(4) 依托咪酯轻度增强非去极化肌松药的神经肌肉阻滞作用。血浆胆碱酯酶活性低的患者,在依托咪酯诱导后再给琥珀胆碱,后者的作用会明显延长。

(5) 短期 4 h 内持续输注仅引起肾上腺类醇浓度波动,长期使用抑制肾上腺类固醇的合成长达 24 h,不推荐使用连续输注方法。

5.4.4 剂量和用法

(1) 诱导剂量为 0.2～0.4 mg/kg,起效甚快,持续时间与剂量相关,0.1 mg/kg 睡眠约持续 100 s。

(2) 麻醉维持 依托咪酯连续静脉输注 10 μg/(kg·min),需与 N_2O 及阿片类药物复合。

(3) 依托咪酯用于镇静,仅限于短时间的操作,例如心律转复术。

5.5 氯胺酮

5.5.1 药理作用

(1) 主要成分为盐酸氯胺酮,是无色的澄明液体。呈高度脂溶性,因而能迅速透过血脑屏障进入脑内。静注后 1 min,肌注后 5 min 血浆药物浓度达峰值,迅速入睡。随着氯胺酮从脑部向其他器官和组织转移,这种再分布现象促使神志迅速恢复。静注后 10 min,70% 的药物集中在骨骼肌、肠、肝和皮肤内,随后再分布于脂肪和其他血管少的组织。

(2) 氯胺酮是唯一具有镇静和镇痛作用的静脉麻醉药。单独注射氯胺酮时不像其他全麻药类自然睡眠状,而呈木僵状。麻醉后眼睛睁开,虽然各种反射如角膜反射、咳嗽反射与吞咽反射依然存在,但无保护作用。对麻醉与手术失去记忆,神志完全消失,但肌张力增强、眼球呈凝视状或震颤,外观似浅麻醉,但镇痛效果好。这种现象为分离麻醉。

(3) 氯胺酮麻醉时对体表镇痛作用明显,内脏镇痛作用差,但诱导迅速。适用于各种表浅、短小手术麻醉、不合作患儿的诊断性检查麻醉及全身复合麻醉。

(4) 氯胺酮能增加脑血流,可导致颅内压与脑脊液压升高。脑代谢与脑氧代谢率（$CMRO_2$）亦随之增加。

(5) 对交感神经和循环有兴奋作用,表现在血压升高、心率加快、肺动脉压及心输出量皆高。但对心肌有直接抑制作用,在循环衰竭患者更为突出。

(6) 氯胺酮对呼吸的影响轻微,具有支气管平滑肌松弛作用。临床麻醉剂量时偶有短暂的呼吸抑制,多能自行恢复,剂量过大,特别是老年人和小儿静脉注射速度过快时,可出现一过性呼吸暂停。麻醉后唾液分泌增多,患儿尤为明显。

(7) 增强妊娠子宫肌肉的张力和收缩频率。

5.5.2 适应证和禁忌证

(1) 适应证 ① 适用于无需肌肉松弛的短小手术,尤其是烧伤后的清创、植皮与换药等。② 静脉给药用于全麻诱导。③ 肌注作为小儿基础麻醉。④ 与其他药物合用维持麻醉。⑤ 麻醉期间治疗支气管痉挛。⑥ 防治谵妄和术后认知障碍。

(2) 禁忌证 ① 癫痫患者、有脑血管意外史、颅内压增高、颅内占位性病变的患者禁用。② 眼球破裂、眼压过高、颅内压过高、精神异常及甲状腺功能亢进危象发作者禁用。③ 高血压、心肌供血不全不宜应用。休克患者应在充分纠正后才能应用。④ 氯胺酮的防腐剂有的用三氯叔丁醇(chlorobutanol),此药具有神经毒性,故禁忌蛛网膜下腔注射。

5.5.3 注意事项

(1) 静脉注射后85%以上的患者有血压升高及心率增加,但也可出现不寻常的低血压,心动过缓和心律失常。失代偿的休克患者或心功能不全患者可引起血压剧降,甚至心搏骤停。

(2) 给药速度过快或用药量较大时可抑制呼吸功能,表现为呼吸减慢、窒息、喉痉挛等,须缓慢静注,否则易致一过性呼吸暂停。

(3) 用药后肌肉张力增高,肌肉异常收缩偶见,极少有癫痫样发作。

(4) 可出现复视、眼球震颤、恶心、呕吐、流泪、多涎、眼压及颅内压增高。

(5) 苏醒期可有恶梦幻觉,预先应用镇静药,可减少此反应。完全清醒后心理恢复正常需一定时间,24 h内不得驾车和操作精密性工作。

(6) 可使妊娠子宫的压力及收缩强度与频率增加。可迅速通过胎盘,使胎儿肌张力增加。

(7) 反复多次给药,会出现快速耐药性,需要量逐渐加大。

5.5.4 剂量和用法

(1) 全麻诱导 静注 0.5～2 mg/kg,肌内注射为 4～6 mg/kg,老年人与危重患者酌减。

(2) 基础麻醉 个体间差异大,小儿肌注按体重 4～6 mg/kg,必要时追加 1/2～1/3 量。氯胺酮口服 3～10 mg/kg 镇静持续 20～45 min,合用苯二氮䓬类药应减量,10 mg/kg 能使87%的儿童镇静达45 min。

(3) 疼痛治疗 镇静剂量 1 μg/(kg・min)静脉持续给药用于术后镇痛,可减少阿片类药剂量,尤其适用于哮喘患者。含三氯叔丁醇为防腐剂的氯胺酮禁忌硬膜外腔给药。

(2) 右美托咪定静注后可发生低血压和心动过缓。必要时用阿托品和升压药治疗。应在严密心电图和血压监测下谨慎给药。

(3) 在负荷剂量期间观察到出现暂时性高血压,与右美托咪定的外周血管收缩作用有关。暂时性高血压通常不需要治疗,可减慢负荷剂量的输注速度。

(4) 如果 ICU 中给药超过 24 h 并且突然停止,可能导致停药症状,包括紧张、激动和头疼,并伴随血压迅速的升高。

(5) 由于右美托咪定的清除率随着肝脏损伤的严重程度下降,对于肝脏功能障碍患者应该考虑减少剂量。

(6) 孕产妇及 18 岁以下的儿童患者的安全性和有效性尚不明确。

(7) 老年患者肾功能减退,应当谨慎用药,65 岁以上患者使用时需减少负荷剂量,以 $0.2\sim0.5\ \mu g/kg$,输注 10 min 以上。

(8) 同时给予右美托咪定和麻醉药、镇静药、催眠药和阿片类可能导致药物作用的增强。

5.6.4 剂量和用法

给药前肉眼检查药品有无颗粒物质和颜色是否改变。并用右美托咪定 2 ml 加入 0.9% 的氯化钠注射液 48 ml 中稀释成总量为 50 ml 的溶液,轻轻摇动使均匀混合。成人剂量:配成的 $4\ \mu g/ml$ 浓度溶液备用。① 全麻诱导:为静脉负荷剂量 $0.5\sim1\ \mu g/kg$,输注时间超过 $10\sim15$ min。然后以 $0.2\sim0.5\ \mu g/(kg \cdot h)$ 维持。若手术时间较长应该早停药,以免苏醒延迟。② 镇静:区域阻滞时通常以 $0.2\sim0.7\ \mu g/(kg \cdot h)$ 静脉持续输注给药可使患者得到满意的镇静,对呼吸没有明显的抑制作用。拟行清醒插管的患者可静脉泵注 $0.7\sim1\ \mu g/kg(10\sim15$ min),然后以 $0.2\sim0.7\ \mu g/(kg \cdot h)$ 维持,在完善的表面麻醉下可以获得满意的效果。ICU 镇静 $0.2\sim0.7\ \mu g/(kg \cdot h)$。

(苏殿三　俞卫锋)

6　麻醉性镇痛药及其拮抗药

理想的阿片类药物应包括:① 起效和作用消失快。② 药效强,量效关系明显。③ 无蓄积作用。④ 使用方便,可多途径给药。⑤ 不依赖于肝肾功能。⑥ 代谢产物无活性。⑦ 不良反应小。⑧ 药物依赖的可能性小。⑨ 有拮抗药。目前尚无完全理想的麻醉性镇痛药。

6.1　麻醉性镇痛药及阿片受体分类

麻醉性镇痛药是中枢性镇痛药,能解除或减轻疼痛并改变对疼痛的情绪反应。在临床麻醉、疼痛治疗中应用很广,可作为麻醉前用药、麻醉辅助用药、复合全麻及术后镇痛及癌痛治疗。目前所知阿片受体有 μ、κ、δ、σ 和 ε 等 5 种。另外,μ、δ 和 κ 受体又分别分为 μ_1,μ_2,δ_1,δ_2,

5.6 右美托咪定

5.6.1 药理作用

盐酸右美托咪定化学名为（＋）4（S）［1（2，3 二甲基苯基）乙基］1H 咪唑单盐酸盐，为无色或几乎无色的澄明液体。经皮下或肌肉给药后快速吸收，达峰时间为 1 h。在体内经广泛代谢后，代谢物主要随尿液排泄，消除半衰期约为 2 h，清除率约为 39 L/h。其主要的代谢途径主要为经 N 葡糖醛酸苷化而失活。

（1）镇静作用　作用于蓝斑 α_2 肾上腺素受体产生镇静、催眠和抗焦虑作用。注射后 10 min 剂量依赖性镇静作用最强，持续 4 h 左右。α_2 肾上腺素能受体受体激动药具有剂量依赖性脑血流下降作用，但脑氧耗不变，并保持对二氧化碳的反应性和脑血管自主调节功能。研究证实，还具有明确的脑保护作用。

（2）镇痛作用　作用于蓝斑和脊髓背角内的 α_2 肾上腺素受体产生镇痛作用。与阿片类药物不同，右美托咪定不引起痛觉过敏，停药后也无痛敏。

（3）心血管系统　主要是减慢心率，心肌收缩力、心输出量和血压降低，血压一过性升高后降低，重要器官血流保持不变。老年患者心率减慢和血压降低较明显。

（4）呼吸功能　影响较小，主要为潮气量减少，而呼吸频率变化不大，对阿片类镇痛药的呼吸抑制作用无协同效应。

（5）肌肉松弛作用　常与其镇静作用相伴随存在，可有效缓解中枢性损伤如脑血管意外、手术后遗症、脊髓小脑变性、多发性硬化症、肌萎缩性侧索硬化症等造成的强直性痉挛。

（6）内分泌系统　可减少围术期应激激素水平，减轻手术应激反应。

（7）其他作用　减少唾液分泌和提高低温所致的寒战的阈值。

5.6.2 适应证和禁忌证

（1）适应证　① ICU 患者机械通气时的镇静。② 全麻诱导。③ 预防和治疗手术后谵妄。④ 治疗戒断综合征，不引起痛觉过敏，使用后可达到平稳迅速撤药，无烦躁、高血压、心动过速等。⑤ 治疗周期性呕吐综合征。

（2）禁忌证　过敏者禁用。老年人、低血容量者、应用血管扩张药或负性肌力药、心律失常或心血管疾病、糖尿病、高血压、肝肾功能障碍、孕妇、哺乳期妇女慎用。

5.6.3 注意事项

（1）右美托咪定应在具备医疗监护设备的条件下使用，输注时连续监测心率、血压和氧饱和度。

κ_1，κ_2，κ_3 等亚型,激动不同的阿片受体可产生完全不同的药理作用,阿片受体分型及各种受体激动后产生的效应,以及与其相应的内源性阿片样肽和激动药的代表(表6-1,表6-2)。

表6-1 阿片受体分类及选择性配体

受体	亚型	激动剂	拮抗药	内源性阿片样肽
μ	μ_1	大部分阿片类药	纳洛酮	β-内啡肽
	μ_2	吗啡类药物		β-内啡肽
δ	δ_1	脑啡肽	Naltrindole, ICI 174 864	
	δ_2(δ复合物)	deltorphin Ⅱ	5′ NTII	亮非肽
κ	κ_1	benzenacetamide		强啡肽
	κ_2	无		
	κ_3		纳洛酮	丙基去甲吗啡
б	$б_1$	喷他佐辛		SKF 10047
	$б_2$	喷他佐辛		SKF 10047
ε		β-内啡肽		

表6-2 阿片受体激动后作用

受体		作 用
μ	μ_1	脊髓以上镇痛、镇静、催乳素分泌
	μ_2	呼吸抑制、心动过缓、欣快感、瘙痒、缩瞳。抑制肠蠕动、恶心、呕吐
κ		脊髓镇痛、镇静、致幻作用、利尿(抑制抗利尿激素释放)
δ		脊髓镇痛,呼吸抑制、缩瞳、调控 μ 受体活性
б		呼吸增快、心血管激动(心率增快,血压升高)、致幻作用、瞳孔散大
ε		激素释放

临床应用的阿片类药物分成三大类:阿片受体激动剂、阿片受体激动—拮抗剂和阿片受体拮抗剂(表6-3)。

表6-3 阿片受体类药分类

分 类	药 物
阿片受体激动剂	吗啡、哌替啶、苯哌利啶、芬太尼
阿片受体激动-拮抗剂	
以激动为主的药物	喷他佐辛、丁丙诺啡、布托啡诺、纳布啡
以拮抗为主的药物	烯丙吗啡
阿片受体拮抗药	纳洛酮、纳屈酮、纳美芬(nalmefene)

39

阿片受体激动药主要激动 μ 受体;阿片受体激动-拮抗药主要激动 κ 和 δ 受体,对 μ 受体有不同程度的拮抗作用;阿片受体拮抗药主要拮抗 μ 受体,对 κ 和 δ 受体也有一定的拮抗作用。

6.2　常用阿片受体激动药

6.2.1　吗啡

6.2.1.1　药理作用

(1) 镇痛　吗啡(morphine)对各种疼痛均有强大镇痛作用,对钝痛比锐痛、绞痛效果好,并能消除疼痛引起的焦虑、紧张等情绪反应,部分患者产生欣快感。兼有镇静作用,环境安静时易入睡。

(2) 抑制呼吸　有显著的呼吸抑制作用,表现为呼吸频率减慢,潮气量的变化则依给药途径而异。系因吗啡抑制呼吸中枢和降低外周化学感受器对缺氧的反应性所致。

(3) 镇咳　强效,可使患者耐受清醒气管内插管。

(4) 心血管作用　对心肌无明显抑制作用,治疗量时对血容量正常者的心功能无明显影响。较大剂量时心率可减慢,可能与延脑迷走神经核被兴奋及窦房结受抑制有关。促进组胺释放和对血管平滑肌的直接松弛作用,血管扩张、血压下降。脑血流量增加、颅内压增高。

(5) 兴奋平滑肌　使胃肠道、胆道、支气管、输尿管、膀胱及多种平滑肌收缩,产生止泻和致便秘、胆内压增高、支气管痉挛、尿潴留等作用。

(6) 其他　抑制体温调节中枢,加上血管扩张,使体温下降;兴奋交感中枢,使血糖增高;促进抗利尿激素释放,使尿量减少;缩瞳;致吐;降低基础代谢率。

(7) 静注后能透过血脑屏障,显著抑制新生儿呼吸;亦能从乳汁排出。

6.2.1.2　适应证

用于镇痛,尤其是严重创伤、心肌梗死及手术后疼痛,也用于心源性哮喘的治疗。麻醉前给药、复合全麻的辅助用药。

6.2.1.3　禁忌证

支气管哮喘、上呼吸道梗阻、颅内高压、严重肝功能障碍、临产妇和婴儿禁用,哺乳期妇女忌用。治疗胆绞痛、肾绞痛时,应与阿托品合用。

6.2.1.4　不良反应和注意事项

(1) 常有低血压、眩晕、呕吐、便秘和排尿困难等不良反应。过量可造成急性中毒,出现昏迷、呼吸深度抑制(包括延迟性呼吸抑制),瞳孔缩小成针尖样,血压和体温下降,甚至可因呼吸麻痹致死,可用纳洛酮解救。

(2) 恶心呕吐,可用神经安定药和抗恶心呕吐药缓解。

(3) 呼吸抑制,首先应进行有效的人工通气,并补充血容量,同时可用纳洛酮拮抗。

(4) 反复应用吗啡可产生耐受性,且易成瘾,应严格控制使用。

6.2.1.5 剂量和用法

(1) 镇痛 成人 0.1 mg/kg,稀释后缓慢静注或 5～10 mg 肌内或皮下注射;小儿 0.01～0.02 mg/kg,稀释后缓慢静注或 0.1～0.2 mg/kg 肌内或皮下注射;成人椎管内镇痛为每次 2～4 mg。

(2) 麻醉前给药 多用于有急性疼痛的患者。成人术前肌内或皮下注射 5～10 mg。

(3) 复合全麻的辅助用药 常与无镇痛作用的全麻药合用,5～10 mg 静注或肌注。

(4) 心源性哮喘 成人 5～8 mg,肌内或皮下注射或缓慢静注。

6.2.2 哌替啶

6.2.2.1 药理作用

(1) 哌替啶 又名杜冷丁,与吗啡相似,但作用较弱;镇痛效力为吗啡的 1/10,维持时间较短,为 2～4 h。没有缩瞳作用。

(2) 对心肌有直接抑制作用。增高胆内压的作用比吗啡弱,并能促进组胺释放,快速静注可引起明显的血管扩张、心动过速、血压下降,甚至发生虚脱。

(3) 对呼吸有明显的抑制作用,由于呼吸抑制,$PaCO_2$ 升高,颅内压可增高。

6.2.2.2 适应证

主要用于镇痛、心源性哮喘的治疗,麻醉前用药,各种麻醉的辅助用药和作为复合全麻的组成部分,术后镇痛以及与丙嗪类药组成冬眠合剂。

6.2.2.3 禁忌证

与吗啡相似。

6.2.2.4 不良反应和注意事项

(1) 使用后可有眩晕、出汗、恶心、呕吐等不良反应。

(2) 快速静注或用量过大,可引起谵妄、瞳孔扩大、抽搐、严重循环和呼吸抑制及昏迷。

(3) 出现呼吸抑制时,可用纳洛酮拮抗。

(4) 长期使用,代谢产物去甲哌替啶可引起震颤,惊厥,故现已不用该药在术后镇痛或癌痛治疗时进行持续静脉输注。一旦发生可用地西泮或巴比妥类对抗。

(5) 接受单胺氧化酶抑制药的患者合用哌替啶,同样可以发生严重的毒性反应。表现为严重高血压、抽搐、呼吸抑制长时间昏迷甚至死亡。

(6) 对心血管影响大,一般不作为复合全麻的主要用药,久用也能成瘾。

41

6.2.2.5 用法和剂量

（1）镇痛 成人每次 50～100 mg,小儿 0.5 mg/kg,肌注。

（2）全麻辅助用药 成人每次 25～50 mg,小儿每次 0.1～0.2 mg/kg 稀释后缓慢静注或静滴,以增强镇痛作用。

（3）麻醉前给药 1 mg/kg 于麻醉前 0.5～1 h 肌注;或 0.5～1 mg/kg 于麻醉前 10～15 min 静注。

6.2.3 芬太尼、舒芬太尼、阿芬太尼、瑞芬太尼

6.2.3.1 药理作用

芬太尼类药均为苯基哌啶衍生物,芬太尼(fentanyl)为其枸橼酸盐。芬太尼脂溶性高,反复多次注射可产生蓄积作用,与其再分布有关。消除半衰期为 4 h。主要在肝内代谢,代谢产物随尿液和胆汁排出,不到 8% 以原形从尿中排出。舒芬太尼(sufentanil)的亲脂性约为芬太尼的 2 倍,更易通过血脑屏障。镇痛作用较芬太尼强,持续时间也长,是由于其与阿片受体的亲和力强所致。消除半衰期 2.5 h,在肝内代谢。阿芬太尼(alfentanil)的脂溶性较芬太尼低,与血浆蛋白的结合率却较高。消除半衰期 1.2～1.5 h,故作用持续时间也短,阿芬太尼在肝内转化为无药理活性的代谢物。瑞芬太尼具有起效快、恢复迅速、无药物蓄积等优点。消除半衰期 10～21 min,镇痛强度与芬太尼相同。芬太尼的镇痛效价为吗啡的 100～180 倍(表 6-4),静脉注射后立即生效,持续时间约 30 min,舒芬太尼镇痛效价为芬太尼的 5～10 倍,作用持续时间约其 2 倍。阿芬太尼镇痛效价为芬太尼的 1/4,作用持续时间约为其 1/3。瑞芬太尼(remifentanil)镇痛效价约是阿芬太尼的 15～30 倍,但恢复时间较阿芬太尼快。4 种药物对呼吸均有抑制作用,主要表现为呼吸频率减慢,瑞芬太尼抑制作用最轻。对心血管系统影响较轻,不抑制心肌收缩力,心率减慢,无组胺释放作用。

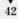

表 6-4 芬太尼类药的药效和药代学参数

药 名	效能	分布容积 (L/kg)	清除率 ml/(kg·min)	消除半衰期 (h)
吗 啡	1	3.2～3.7	14.7～18	2～3
哌替啶	0.1	3.8	10.4～15.1	2.4～4
芬太尼	100(75～175)	4.1	11.6～13.3	4.2
舒芬太尼	500～1 000	1.7	12.7	2.5
阿芬太尼	25	0.86	6.4	1.2～1.5
瑞芬太尼	100	0.39	41.2	9.5 min

6.2.3.2 适应证

麻醉诱导和麻醉维持,特别是心脏手术麻醉。此外,还可用于疼痛

治疗。

6.2.3.3 禁忌证

与吗啡相似。

6.2.3.4 不良反应

常见为眩晕、恶心、呕吐、出汗、嗜睡、便秘及体位性低血压,静脉注射时可引起胸壁肌肉强直,注射速度过快,可出现呼吸抑制。芬太尼不宜与单胺氧化酶抑制剂合用。

6.2.3.5 用法和剂量

(1)复合麻醉诱导和维持 ① 芬太尼的诱导剂量:小剂量 3～5 $\mu g/kg$,中剂量 10～20 $\mu g/kg$,大剂量 20～50 $\mu g/kg$。维持剂量 1～2 $\mu g/kg$,一般 45～60 min 追加 1 次。② 舒芬太尼诱导剂量 0.5～1 $\mu g/kg$,维持剂量 0.25～1 $\mu g/kg/h$,1～1.5 h 追加 1 次。③ 瑞芬太尼用静脉持续输注,诱导剂量单次推注 0.5～1.5 $\mu g/kg$,给药时间需大于 60 s。持续输注 0.5～1.5 $\mu g/(kg \cdot min)$,麻醉维持持续输注剂量 0.1～2 $\mu g/(kg \cdot min)$。老年与肥胖患者剂量酌减。

(2)疼痛治疗 芬太尼 1～5 $\mu g/ml$ 和 0.05～0.15%布比卡因或 0.2%罗哌卡因联合硬膜外持续镇痛或患者自控硬膜外镇痛(PCEA),用于手术后镇痛和无痛分娩。小剂量静脉注射芬太尼 50～100 μg 和丙泊酚 1～3 mg/kg 用于人工流产术。芬太尼经皮敷贴剂多瑞吉(durogesic),剂量有 25 $\mu g/h$,50 $\mu g/h$,75 $\mu g/h$ 和 100 $\mu g/h$ 四种,按年龄体重和全身情况不同选用,并应在给药后定期进行剂量评估。可以持续释放芬太尼进入血液循环达 72 h,适用于慢性疼痛和癌痛治疗。首次使用多瑞吉后,经 6～12 h,芬太尼血浆浓度可产生镇痛效应,经 12～24 h 血浆浓度达稳定状态,一旦到达峰值可维持 72 h,每 72 h 更换 1 次。取下多瑞吉贴剂后,芬太尼血浆浓度渐下降,经 17 h 下降约 50%。不良反应包括恶心、呕吐、便秘、低血压、嗜睡、精神错乱、幻觉、欣快、瘙痒及尿潴留。与所有的强效阿片类制剂相同,最严重的不良反应为呼吸抑制和肺通气不足。用药后应注意观察病情,及时处理和调整剂量或停药。通常在去除贴剂后 24 h 内作用消失。支气管哮喘、呼吸抑制及重症肌无力患者禁用芬太尼。

6.2.4 曲马多

曲马多(tramadol)为人工合成的阿片受体激动剂,但与阿片受体亲和力较弱,镇痛效价为吗啡的 1/10,口服起效快,可维持 4～5 h,不引起便秘及排尿困难。临床用于各种急慢性疼痛治疗,经肝脏代谢,较少产生耐药性。

6.2.4.1 药理作用

曲马多的阿片活性取决于 μ 阿片受体对原始药物复合物的低亲和力以及对 O-脱甲基代谢产物 M1 的高亲和力。40%作用于 μ 受体,

40%通过曲马多的代谢产物 M1 和 20%通过抑制去甲肾上腺素和 5-羟色胺的摄取起作用。作用于人体时,曲马多和 M1 对镇痛的作用取决于它们的血浆浓度。无论是曲马多还是 M1,其活性远较吗啡为低。

6.2.4.2 适应证

适用于中度到重度的疼痛治疗,包括各类型的慢性疼痛及癌性疼痛,也可用于术后镇痛。

6.2.4.3 禁忌证

曲马多及其药物赋型剂过敏的患者;酒精,安眠药,镇痛药,阿片药或其他抗精神药物中毒的患者;以及接受单胺氧化酶抑制剂治疗或在过去 14 d 内服用过上述药物的患者。

6.2.4.4 不良反应

头晕和恶心呕吐。

6.2.4.5 剂量和用法

(1) 口服　片剂 50 mg 和 100 mg,每日 3 次;缓释片或胶囊 100 mg 和 150 mg,每日 1 次或 2 次。

(2) 静脉注射　针剂 100 mg,每次 50～100 mg。

(3) 术后镇痛　负荷剂量 50 mg,持续输注 20～40 mg/h。

44

6.3　常用阿片受体激动-拮抗药

阿片受体激动-拮抗药与纯粹的阿片受体激动药相比有以下区别:① 镇痛效价一般较小。② 对呼吸抑制作用较轻。③ 不产生欣快感。④ 很少产生依赖性。

6.3.1　地佐辛

(1) 药理作用　地佐辛(dezocine)是一种强效阿片类镇痛药。主要通过激动 κ 受体产生镇痛作用,起效快、镇痛时间久、镇痛效果强。对 μ 受体具有激动和拮抗双重作用,使呼吸抑制和成瘾的发生率降低。静注 10 mg 后肝硬化患者的全身清除率没有变化,但分布容积与半衰期比正常者增加 30%～50%。地佐辛主要是以葡萄糖苷酸的共轭物由尿排泄,肾功能不全者应减量、谨慎使用。

(2) 适应证　治疗各种疼痛、麻醉镇痛和术后镇痛

(3) 肌注　① 静注:初剂量为 5 mg,以后 2.5～10 mg/2～4 h。② 术后镇痛方案为术毕先静注地佐辛 2.5 mg,必要可追加 2.5 mg。③ 静脉 PCA 配方为地佐辛 50 mg/100 ml,持续输注 1 ml/h,PCA 2 ml,锁定时间 20 min,可用 48 h。如适当减少地佐辛与非甾体类止痛药合用则效果更好。

(4) 不良反应为　① 恶心、呕吐、镇静及注射部位反应发生率为 3%～9%。② 头晕发生率在 1%～3%。③ 出汗、寒战、脸红、低血压、便秘、尿潴留、瘙痒、红斑等发生率小于 1%。④ 碱性磷酸酶及血清谷丙

转氨酶升高、呃逆、耳充血、耳鸣。

(5) 注意事项 ① 地佐辛含有焦亚硫酸钠,硫酸盐对于某些易感者可能引起过敏反应和严重哮喘。② 具有阿片拮抗剂的性质,对麻醉药有躯体依赖性的患者不推荐使用。③ 颅内压高的患者,如可能发生呼吸抑制会使脑脊液压力升高。④ 患有呼吸抑制、支气管哮喘、呼吸道梗阻的患者应减量。⑤ 肝、肾功能不全者应减量。

6.3.2 喷他佐辛(镇痛新)

喷他佐辛(pentazocine)镇痛效价为吗啡的 1/4,口服容易吸收,肌内注射后 20 min 起效,无欣快感。较大剂量可产生焦虑不安,血压升高、心率增快等症状。对大剂量引起的呼吸抑制不能用烯丙吗啡拮抗,但可用纳洛酮拮抗。此药主要用于镇痛。

(1) 药理作用 ① 阿片受体的部分激动剂,又有较弱的拮抗作用,而以激动为主。② 镇痛药效为吗啡的 1/4～1/3。③ 起效慢(20 min),作用持续约 3 h。④ 镇静作用弱,无欣快感,剂量加大,反可产生焦虑、不安和幻觉。⑤ 对心血管影响小,用量加大可使血中儿茶酚胺增多而使血压升高,心率增快。可增加心脏负担。⑥ 等效剂量时,对呼吸的抑制作用与吗啡相似,很少引起恶心、呕吐,升高胆道内压力的作用比吗啡弱,无缩瞳作用。⑦ 成瘾性很小,已列为非麻醉药品,故尤适于各种慢性疼痛。

45

(2) 适应证 主要用于慢性剧痛和麻醉前给药。

(3) 禁忌证 颅内压增高、哮喘、癫痫患者。

(4) 不良反应和注意事项 ① 对呼吸的抑制作用较强,并易透过胎盘影响胎儿;孕妇和新生儿禁用。呼吸抑制时,可用纳洛酮解救。② 有眩晕、恶心、呕吐、出汗等,大剂量可引起心动过速,血压升高。③ 能减弱吗啡的镇痛作用,并使成瘾者诱发戒断症状。④ 心肌梗死,肝、肾功能减退,脑外伤患者慎用。

(5) 用法和剂量 慢性剧痛和麻醉前给药。成人每次肌注 30 mg,或每次静注 10～20 mg。一日最大剂量不超过 240 mg。

6.3.3 烯丙吗啡(丙烯吗啡)

6.3.3.1 药理作用

(1) 烯丙吗啡(nalorphine)是以拮抗为主的混合型阿片受体激动-拮抗药。

(2) 对未接受麻醉性镇痛药者,其镇痛、呼吸抑制、减慢心率和缩瞳、恶心呕吐作用较吗啡弱。

(3) 不产生欣快感,有时引起烦躁不安。

(4) 无成瘾性,反可诱发麻醉性镇痛药成瘾者的戒断症状。

(5) 拮抗麻醉性镇痛药镇痛、欣快、呼吸抑制以及缩瞳作用。大约 1 mg 可拮抗吗啡 3～4 mg,起效快,作用可持续 1.4 h。

6.3.3.2 适应证、用法和剂量

用于麻醉性镇痛药中毒的解救,以及全麻后拮抗其残余作用,促使自主呼吸的恢复。先静注 10 mg 或 150 μg/kg,10 min 后再给半量。

6.3.3.3 不良反应

因有严重的眩晕、幻觉、焦虑等不良反应,故不作镇痛药使用。对喷他佐辛和巴比妥类及全身麻醉药拮抗无效,反而可加重对呼吸的抑制。由于其对阿片受体仍有一定的激动作用,临床应用已逐渐被纳洛酮代替。

6.3.4 纳布啡(纳丁啡)

(1) 药理作用 ① 纳布啡(nalbuphine)则属 κ 受体激动剂,κ 受体有止痛、镇静作用,在脊髓内分布浓度较高。无心血管不良反应,呼吸抑制亦轻微,并有封顶效应,通常 2~3 min 起效,30 min 达峰作用,可维持 3~6 h 镇痛,与吗啡维持时间相当。② 以激动为主的激动-拮抗药。镇痛强度与吗啡相似,拮抗作用介于喷他佐辛和烯丙吗啡之间,约为后者的 1/4。③ 镇痛作用封顶效应的剂量是 0.3~0.5 mg/kg。其呼吸抑制作用与吗啡相似,但有"封顶效应",即超过一定剂量,呼吸抑制作用不再加重。在封顶剂量时可出现嗜睡现象,消化系统作用也远比吗啡弱,恶心呕吐发生率为 5% 左右。④ 很少产生不适感,但可产生依赖性。

(2) 剂量和用法 主要用于术后镇痛:① 在吗啡或芬太尼麻醉后,给予纳布啡既可拮抗这些药物的呼吸抑制作用,又可利用其镇痛作用。肌注或静注 10 mg/次,必要时 3~6 h 可重复给予,每日最大剂量160 mg。② 硬膜外自控镇痛用 0.033% 纳布啡;泵药盒内药物总量为 100 ml。背景剂量和 PCA(bolus)剂量的设置为 0.05 mg/h 和 0.2 mg/次,锁定时间为 20 min。24 h 内由硬膜外腔注入纳布啡总量仅 14.00±5.41 mg(0.25 mg/kg),未超过一次性注射的封顶效应剂量,基本无不良反应。

6.4 阿片受体拮抗药

纳洛酮是纯粹的阿片受体拮抗剂,对 μ 受体有很强的亲和力,对 κ 和 δ 受体也有定的亲和力,而产生拮抗作用。

6.4.1 药理作用

纳洛酮(naloxone)拮抗麻醉性镇痛药的效价是烯丙吗啡的 30 倍,可拮抗吗啡等纯粹阿片受体激动剂和拮抗喷他佐辛等阿片受体激动-拮抗剂的作用,亲脂性很强,易透过血脑屏障,静脉注射后脑内浓度可达血浆浓度的 4.6 倍,而吗啡脑内浓度仅为血浆浓度的 1/10。应用纳洛酮拮抗麻醉性镇痛药,由于痛觉突然恢复,可产生交感神经兴奋现象,表现为血压升高、心率增快、心律失常,甚至肺水肿和心室颤动。纳洛酮静注后立即起效,在肝内代谢,主要与葡萄糖醛酸结合。作用维持 1~4 h,$t_{1/2}$ 为 1 h。口服也能吸收,但作用只及胃肠外给药的 2%。

6.4.2 适应证、用法和剂量

(1) 用于拮抗麻醉性镇痛药中毒 成人用量,一次 $0.3 \sim 0.4$ mg 或 0.01 mg/kg,必要时 $2 \sim 3$ min 后重复使用,皮下、肌内或静脉注射。

(2) 拮抗麻醉性镇痛药的残余作用,皮下、肌内或静脉注射 $1.3 \sim 3.0$ μg/kg。

(3) 用于急性酒精中毒,轻度中毒(表现为兴奋症状),纳洛酮 $0.4 \sim 0.8$ mg 加入 5% 葡萄糖 $20 \sim 40$ ml 静脉注射。重度中毒,纳洛酮 $0.8 \sim 1.2$ mg 加入 5% 葡萄糖液静脉注射,1 h 后再给 $0.4 \sim 0.8$ mg,直至清醒。

(4) 用于脑梗死的治疗 脑梗死时可产生 P 内啡肽,纳洛酮可以拮抗。方法:$0.8 \sim 1.2$ mg 溶于生理盐水 250 ml 静脉注射,每日 1 次,1 个疗程为 15 次。

(5) 治疗因苯二氮䓬类、氯丙嗪、氯氮平、苯巴比妥药的过量所致的症状,成人量 $0.4 \sim 0.8$ mg/h 静脉注射。

(6) 抢救新生儿窒息,可用于麻醉性镇痛药引起的新生儿窒息,对非麻醉性镇痛药引起的窒息疗效也好,应早期使用。肌内或皮下注射 0.07 mg/kg,或经脐静脉给予 10 μg/kg。

(7) 对麻醉性镇痛药成瘾者,此药可激发戒断症状,作为诊断标准之一。肌内注射纳洛酮 0.4 mg,$20 \sim 30$ min 内如无反应可再肌内注射 0.4 mg。

6.4.3 禁忌证

(1) 高血压患者。

(2) 巨大肿瘤压迫大血管,使静脉回流受阻患者。

(3) 心肺实质性病变患者。

6.4.4 不良反应及注意事项

恶心、呕吐、血压升高、心率增快、心律失常、肺水肿及心室颤动。使用时注意:对有心血管疾病患者采用小剂量分次给药。

(周仁龙 杭燕南)

7 骨骼肌松弛药

骨骼肌松弛药又称神经肌肉接头阻滞药(简称肌松药),主要作用于接头后膜处的乙酰胆碱 N_2 受体,能暂时干扰神经肌肉接头的兴奋(冲动)传导,产生一过性骨骼肌松弛。肌松药用于临床麻醉后改变了靠加深全麻获得肌肉松弛以满足手术的要求。肌松药也可用于 ICU 机械通气的患者。

7.1 肌松药的分类

(1) 非去极化肌松药 与接头后膜的乙酰胆碱受体(N_2乙酰胆碱受体)结合,不引起膜通透性的改变,接头后膜处于极化状态而不能去极化。因与乙酰胆碱共同竞争性地与乙酰胆碱受体相结合,又称为竞争性肌松药。常用药物包括维库溴铵、罗库溴铵和顺阿曲库铵等。非去极化神经肌肉阻滞特征为：① 肌肉松弛前无肌震颤即肌纤维成束收缩（fasciculation）现象。② 强直刺激及"四个成串"刺激时出现衰减（fade）。③ 强直刺激后继以单刺激，出现强直后易化（post-tetanicfacilitation）现象。④ 阻滞可被抗胆碱酯酶药所拮抗。

（2）去极化肌松药　与乙酰胆碱受体结合后可产生乙酰胆碱样作用，接头后膜处于持续去极化状态，可见不同步的肌纤维成束收缩。由于接头后膜的持续去极化，使其对以后的神经兴奋所释放的乙酰胆碱不再发生反应而形成去极化阻滞，也称Ⅰ相去极化阻滞。临床应用的去极化肌松药为琥珀胆碱。去极化神经肌肉阻滞特征为：① 肌松前出现肌纤维成束收缩。② 强直或"四个成串"刺激无衰减现象。③ 无强直后易化现象。④ 抗胆碱酯酶药可增强其阻滞程度。

大剂量或多次重复应用去极化肌松药后，接头后膜神经肌肉阻滞的性质容易发生改变，肌松时间延长，阻滞特征类似于非去极化阻滞。由Ⅰ相去极化阻滞演变为Ⅱ相阻滞，称为双相阻滞或脱敏感阻滞。临床表现为呼吸抑制延长，可有不同程度的衰减和强直后易化现象。

7.2　肌松药的药理作用

（1）骨骼肌对肌松药的敏感性　不同部位的肌群对肌松药的敏感性存在很大差异。眼部、颜面部、咽喉部及颈部做精细动作的肌肉较易被阻滞，其次为上下肢、肋间肌和腹部肌肉，膈肌最后松弛。肌力恢复的顺序与此相反，最后松弛的肌群最早恢复肌力，最先松弛的肌群则最晚恢复。

（2）心血管效应　肌松药也可不同程度地作用在位于神经节细胞的 N_1 乙酰胆碱受体和 M（毒蕈碱样）乙酰胆碱受体，通过兴奋或抑制周围自主神经系统产生心血管效应。某些肌松药还有组胺释放作用，可导致血流动力学改变。如阿曲库铵等可促使肥大细胞释放组胺，引起血压下降，筒箭毒碱还兼有神经节阻滞作用。泮库溴铵有一定的心脏M乙酰胆碱受体阻滞作用，用药后可致心率增快及血压升高。琥珀胆碱激动所有的胆碱能受体，可引起一过性心律失常，如窦性心动过缓、结性心律等。非去极化肌松药维库溴铵、哌库溴铵、罗库溴铵和顺阿曲库铵均无明显的心血管不良反应（表 7-1）。

表 7-1　肌松药对自主神经的作用及组胺释放

药　名	自主神经节	心脏毒蕈碱受体	组胺释放
琥珀胆碱	+	+	+
筒箭毒碱	— —	0	+ +
二甲箭毒	—	0	+ +
加拉碘铵	0	— — —	0
阿库氯铵	—	—	0

（续　表）

药　　名	自主神经节	心脏毒蕈碱受体	组胺释放
阿曲库铵	0	0	0，＋
顺阿曲库铵	0	0	0
米库氯铵	0	0	0，＋
杜什库铵	0	0	0
泮库溴铵	0	——	0
维库溴铵	0	0	0
哌库溴铵	0	0	0
罗库溴铵	0	0，—	0

注：＋，＋＋：轻度，中度兴奋；—，——，———：轻度，中度，重度抑制；0：
无影响。

7.3　药代动力学

49

　　肌松药具有高度离子化的特点，不能穿过细胞的膜性结构，分布容
积有限，一般为 80～140 ml/kg，与血容量相差无几。非去极化肌松药
的分布半衰期多为 2～10 min，但消除半衰期各药差异较大。血浆白蛋
白降低时，肌松药分布容积变小，作用增强。各种肌松药与白蛋白的结
合率不同，如筒箭毒碱与血浆白蛋白结合率为 10％，泮库溴铵的结合率
为 34％。结合率高者，分布容积也相应增大，神经肌肉接头的浓度降
低。但已结合的药物游离后仍能与受体结合，并使肌松药的作用时间
延长。疾病和病理生理变化可改变肌松药消除的速率，并改变神经肌
肉接头对肌松药的敏感性。肾功能衰竭严重影响肌松药的药代动力
学。加拉碘铵全部经肾排出，二甲箭毒和筒箭毒碱、泮库溴铵、哌库溴
铵也多从肾脏排出。肾功能障碍患者以选用维库溴铵和顺阿曲库铵为
好。维库溴铵仅 10％～20％经肾排出，其余则以原形和代谢产物形式
经胆汁排泄。顺阿曲库铵有两种分解途径。其一是霍夫曼（Hoffmann）
消除，即在生理 pH 和常温下通过盐基催化自然分解，是单纯的化学反
应，其二是经血浆中酯酶进行酶分解（表 7-2）。

表 7-2　肌肉松弛药的消除与排泄

药　名	消除半衰期（min）	消除与排泄		
		经肾（％）	肝内代谢	其　他
琥珀胆碱	2～8			血浆胆碱酯酶水解
筒箭毒碱	90～150	40～60	40％经胆汁	
二甲箭毒	360	80～100		

(续　表)

药　名	消除半衰期 (min)	消除与排泄		
		经肾(%)	肝内代谢(%)	其　他
加拉碘铵	180	100		
阿曲库铵	15~20	小于 5	小于 40%	Hoffmann 消除 及酯酶水解
顺阿曲库铵	24	10~15		80%为 Hoffmann 消除
米库氯铵	3~5	小于 10	少量经胆汁	血浆胆碱酯酶 水解
杜什库铵	90~120	60~90	少量经肝	
泮库溴铵	110~127	60~80	15%~20%经胆汁 及肝	
维库溴铵	50~60	10~20	50%~80%经胆汁	
哌库溴铵	90~120	60~90	5% 经胆汁 3% 经肝	
罗库溴铵	60	10~20	50%~60%经胆汁	

7.4　肌松药的药效学
7.4.1　肌松药的药效学参数(表 7 - 3)

表 7 - 3　肌松药的药效学参数

肌松药	ED$_{95}$ (mg/kg)	气管插管量 (mg/kg)	起效时 (min)	T$_1$90%恢复 时间(min)	恢复指数 (min)
琥珀胆碱	0.5	1.0	1.0	6~12	
氯箭毒碱	0.3	0.6	4~5	80~100	40~60
泮库溴铵	0.05	0.07~0.1	3.5~4	120	30~40
维库溴铵	0.04	0.08~0.1	3	50~60	12
阿曲库铵	0.23	0.5	3~4	50~60	11~12
顺阿曲库铵	0.048	0.15	4~5	70~80	12~15
罗库溴铵	0.3	0.6	1.5	60~70	14
哌库溴铵	0.045	0.08	3.5~4	120	30~40
米库氯铵	0.08	0.2	3	30	6~7
杜什氯铵	0.03	0.05	6	120	40

7.4.2　影响肌松药效应的因素
(1)吸入性麻醉药　具有肌肉松弛效能,能增强神经肌肉阻滞作用,延长肌松时效,与非去极化肌松药有协同作用,强度依次为:异氟烷大于七氟烷大于恩氟烷大于氟烷大于氧化亚氮。

(2)低温 可延长非去极化肌松药的作用时间,从尿和胆汁中排泄延缓。新生儿和幼儿可能对非去极化肌松药敏感,老年人应用肾脏消除的肌松药时,其肌松作用明显延长。

(3)胆碱酯酶 琥珀胆碱和米库氯铵均被血浆胆碱酯酶所水解,胆碱酯酶量的减少和质的异常均可影响两药的代谢。血浆胆碱酯酶浓度下降可不同程度地延长琥珀胆碱的作用时间。

(4)重症肌无力患者 对非去极化肌松药异常敏感,而对去极化肌松药有轻度抵抗。术前应用抗胆碱酯酶药治疗时,则更难以预料肌松药的作用。

(5)肌肉失去神经支配 如外伤性截瘫、挤压伤和烧伤等数周至6个月之内,对琥珀胆碱十分敏感,有可能引起致命性高钾血症。

(6)两类不同类型肌松药合用 可能产生拮抗作用。

(7)两种非去极化肌松药合用 由于对接头前膜和后膜的亲和力不一样,可出现协同或相加作用。阿曲库铵和维库溴铵之间有协同作用,合用时剂量应减少。

51

(8)局麻药能增强肌松药的作用。

(9)抗生素增强肌松药的作用 氨基苷类抗生素中以新霉素和链霉素抑制神经肌肉传递的功能最强,庆大霉素、卡那霉素等均可加强非去极化和去极化肌松药的作用。多黏菌素引起的神经肌肉传递阻滞作用可有接头前膜和接头后膜双重作用,不能用钙剂和新斯的明拮抗。林可霉素和克林霉素亦可增强非去极化肌松药的作用。

7.5 临床应用

7.5.1 适应证

(1)用于气管内插管 与麻醉药物合用,进行快速诱导气管内插管。

(2)呼吸管理和手术操作 抑制膈肌运动,术者可在胸腔或腹腔内进行精细操作。肌肉松弛扩大了手术野,便于深部手术的操作。

(3)减少深全麻的危害 在浅全麻下应用肌松药可获得满意的肌松,从而减少长时间深全麻对机体的不利影响,同时也减少了麻醉药用量。

(4)降低代谢及体温 消除自主呼吸后由于呼吸肌没有做功和耗氧量减少,可降低机体代谢30%,能有效防止低温麻醉时的寒战,有利于降低代谢及降温。

(5)机械通气 应用肌松药改善患者与呼吸机的同步,有利于通气管理。对有些机械通气方式(如反比呼吸,容许性高碳酸血症),患者使用了较大量的镇静药仍然难以耐受时,可以应用肌肉松弛药。

(6)诊断和治疗某些疾病　应用肌松药鉴别骨关节活动受限是关节粘连还是肌肉痉挛的原因等。解除喉痉挛和顽固性肌痉挛,控制严重局麻药中毒反应引起的惊厥和破伤风或脑缺氧导致的肌肉抽搐等。

7.5.2　不良反应

(1)自主神经功能的改变　主要是血压下降、心律失常等。

(2)组胺释放　肌松药引起的过敏反应可释放组胺,但过敏反应≠组胺释放。组胺血浆浓度为 0.6 ng/ml,超过 2 ng/ml 时,表现为心率增快,血压下降,皮肤出现红斑;超过 15 ng/ml 时,心收缩力下降,心脏传导阻滞,发生支气管痉挛和肺血管收缩;超过 50 ng/ml 时,产生组胺性休克,严重者发绀甚至心脏骤停。

(3)过敏反应　一般属于I型(速发型)变态反应。当需要检测肌松药之间的交叉反应性时,术后 4～6 周进行,应选择皮内试验(表 7 - 4)。

表 7 - 4　皮肤试验所需肌松药最大浓度

肌松药	点刺试验			皮内试验	
	浓度 (mg/ml)	稀释 倍数	最大浓度 (mg/ml)	稀释 倍数	最大浓度 (μg/ml)
顺阿曲库铵	2	未稀释	2	1/100	20
罗库溴铵	10	未稀释	10	1/100	100
维库溴胺	4	未稀释	4	1/10	400
琥珀胆碱	50	1/5	10	1/500	100
阿曲库铵	10	1/10	1	1/1 000	10
米库氯铵	2	1/10	0.2	1/1 000	2
泮库溴铵	2	不稀释	2	1/10	200

7.5.3　注意事项

(1)肌松药均产生不同程度的呼吸抑制,用药后必须严密观察呼吸,加强呼吸管理(面罩吸氧和人工呼吸)。只有在保证充分给氧和有效的通气量前提下(如气管内插管)才可使用肌松药。

(2)应根据病情(如肝肾功能)、手术种类和时间等选用适宜的肌松药。避免用药剂量过大,反复多次给药产生蓄积现象,使患者术毕能及早恢复肌张力。肌松药个体差异较大,为合理应用肌松药,必要时应用肌张力监测仪监测肌松程度。

(3)肌松药是全麻辅助用药,其本身没有麻醉和镇痛作用。在维持一定全麻深度的情况下才能使用肌松药。

(4)两类肌松药合用时,一般先用短效的去极化肌松药,后用长效非去极化肌松药维持肌肉松弛。同时混合或次序颠倒应用可造成增强及延长神经肌肉阻滞。

(5) 应用肌松药的患者，术毕已经苏醒，必须严密观察，待通气量、各种保护性反射、肌张力恢复正常，排除残余肌松作用才能拔管回病房。

(6) 一般不主张拮抗Ⅱ相阻滞。主要靠维持人工通气待其自然恢复，同时输入新鲜全血或血浆，补充血浆胆碱酯酶制剂，注意纠正电解质及酸碱失衡。

7.6 常用肌松药使用注意点

7.6.1 琥珀胆碱

琥珀胆碱反复静注或静滴可发展为脱敏感阻滞。普鲁卡因和利多卡因能显著增强此药的肌松作用，其肌松作用不能被新斯的明所拮抗，反可增强肌松作用。不易通过胎盘，是产妇全麻中可选的肌松药之一。严重肝脏疾病、营养不良、妊娠末期及产后期、慢性肾衰竭、甲状腺功能衰退等可能存在血浆胆碱酯酶浓度或活性较低。新斯的明、吡啶斯的明、普鲁卡因、氯胺酮、异丙嗪、氯丙嗪等药物，可减弱血浆胆碱酯酶的活性，无论是血浆胆碱酯酶浓度降低或活性减弱，均可延长或增强琥珀胆碱的作用。以下患者禁用：① 高钾血症或肾衰竭。② 眼内压、颅内压和腹内压增高的患者，以及上消化道出血和饱食的患者。③ 严重创伤如多发性骨折、四肢躯干组织广泛挫伤、大面积烧伤、严重腹腔感染等在伤后 3～8 周内。④ 上、下运动神经元损伤或病变和脊髓病变如截瘫等失去神经支配的患者。

7.6.2 泮库溴铵

泮库溴铵有一定的解迷走神经作用，能促进去甲肾上腺素的释放并抑制其摄取，兴奋心血管系统。适用于麻醉和手术时间长的患者，以及冠脉搭桥手术用大剂量芬太尼心率较慢的患者。心动过速、严重高血压患者禁用，重症肌无力、肾功能衰竭的患者禁用。可引起流涎、出汗和流泪等。偶有心律失常，反复使用有蓄积作用。

7.6.3 维库溴铵

维库溴铵适用于气管插管麻醉。尤其适用于心血管手术。对该药或溴离子过敏史者禁用。阻塞性黄疸及肝硬化患者，作用时程可延长，应减量使用或慎用。重症患者维持机械通气可间隔 20～30 min 静注，每次 1～2 mg。

7.6.4 阿曲库铵

阿曲库铵剂量增大时血中组胺浓度明显升高，可出现皮肤潮红及皮疹等反应，甚至于诱发支气管痉挛，低血压等不良反应，控制用量及给予 H_1 和 H_2 受体拮抗药可防治组胺释放反应。尤其适用于对其他肌松药有禁忌证者，如肝、肾功能不良者，重症肌无力患者，以及假性胆碱酯酶活性异常等患者,嗜铬细胞瘤手术、体外循环手术及短小手术如关节复位。对该药过敏者及严重支气管哮喘患者禁用。用于 ICU 重症患者的机械通气,持续剂量 $4\sim12\ \mu g/(kg\cdot min)$ 静滴。儿童与老年人的恢复与成人一样,不因持续用药而要降低药量或延长注药间隔时间。

7.6.5　顺阿曲库铵

顺阿曲库铵安全范围大。临床剂量时无解迷走神经的心血管效应。肌松作用易被抗胆碱酯酶药拮抗。适应证与阿曲库铵相同,没有组胺释放,更适应用于老年、心脏及肝肾功能不全患者。低温及酸中毒时作用增强,宜减量。不宜与硫喷妥钠等碱性药物混合,该药需冷藏。持续静滴剂量为 $1\sim2\ \mu g(kg\cdot min)$。

7.6.6　罗库溴铵

罗库溴铵是非去极化肌松药中起效最快的药物。3 倍 ED_{95} $0.9\ mg/kg$ 可在 $60\sim90\ s$ 内完成气管插管。对心血管影响轻微,无组胺释放。适用于琥珀胆碱禁用时作气管插管。肝功能不全时效延长,老人应减量。持续静滴剂量 $5\sim12\ \mu g(kg\cdot min)$。

7.6.7　米库氯铵

米库氯铵作用时间短,无蓄积作用,适用于静注或连续输注。该药对循环影响轻微,停药后肌力迅速恢复,而不需要用抗胆碱酯酶药拮抗。肝和肾功能均不良者,可影响米库氯铵分解血浆胆碱酯酶,应避免使用该药。血浆胆碱酯酶活性低下者时效延长,使用抗胆碱酯酶药的患者禁用。$2.5\sim3.0$ 倍 ED_{95} 量因组胺释放可致一过性低血压及面部红斑。

气管插管量为 $0.2\ mg/kg$,待 $1.5\ min$ 后可作气管插管,临床肌松维持 $15\sim20\ min$。持续静脉输注给药速度维持在 $3\sim10\ \mu g(kg\cdot min)$。不论输注时间多长,肌颤搐从 5% 恢复到 95% 的时间约为 15 min,无蓄积趋势。小儿起效及时效较成人快,老年人起效稍慢,时效延长 $20\%\sim30\%$。此药尤其适用于停药后需肌力迅速恢复,而又不需要用抗胆碱酯酶药拮抗的患者、用于需气管插管的短时间手术、喉罩麻醉以及小儿手术等。

7.7　肌松药的拮抗药

去极化肌松药至今尚无满意而有效的拮抗药。非去极化肌松药可用抗胆碱酯酶药拮抗。

7.7.1　抗胆碱酯酶药

(1) 药理作用　拮抗药物为抗胆碱酯酶药,主要包括新斯的明、溴吡斯的明和依酚氯铵(表 7-5)。当用抗胆碱酯酶药后,乙酰胆碱酯酶活性受抑制,乙酰胆碱存在时间延长,有足够时间可反复参与肌松药竞争受体使终板电位总量增加,超过激发肌纤维动作电位的阈值,从而逆转非去极化肌松药的阻滞作用。但肌松药仍残留在神经肌肉接头内,其最终消失作用有赖于肌松药进入循环而被清除。依酚氯铵借阳电荷氮原子与乙酰胆碱分子中阴电荷结合,从而防止乙酰胆碱酯酶与乙酰胆碱作用而起到拮抗作用。起效时间依酚氯铵最快小于 5 min,新斯的明 7～10 min,吡啶斯的明最慢为 10～15 min。

表 7-5　抗胆碱酯酶药的临床药理

药　物	剂　量	最强拮抗时间(min)	拮抗持续时间(min)	消除方式	阿托品剂量(μg/kg)
依酚氯铵	0.5～1 mg/kg	1	40～65	70%经肾30%经肝	7～10
新斯的明	0.03～0.07 mg/kg,最大用量为 5 mg	7	55～75	50%经肾50%经肝	15～30
吡啶斯的明	0.15～0.25 mg/kg	10～13	80～130	75%经肾25%经肝	15～20

(2) 适应证　拮抗非去极化肌松药。

(3) 禁用或慎用　抗胆碱酯酶药:① 支气管哮喘。② 心律失常、心动过缓,尤其是房室传导阻滞。③ 机械性肠梗阻、尿路感染和尿路梗阻。④ 孕妇。⑤ 心肌缺血、瓣膜狭窄患者。⑥ 溴化物敏感者。⑦ 血压过低。⑧ 胃肠吻合术患者。

55

阿托品:① 婴幼儿对阿托品的毒性反应敏感,特别是痉挛性麻痹与脑损伤的小儿,反应更强。环境温度较高时,因闭汗有体温骤升高的危险,应用时要严密观察。② 老年人容易发生抗 M 胆碱样作用,如排尿困难、便秘、口干(特别是男性)。阿托品对老年人尤易致汗液分泌减少,影响散热,故夏天慎用。③ 脑损害,尤其是儿童。④ 心脏疾病,特别是心律失常,充血性心力衰竭、冠心病、二尖瓣狭窄等。⑤ 反流性食管炎、食管与胃的运动减弱、下食管括约肌松弛,可使胃排空延迟,从而促成胃内容物潴留,并增加胃食管的反流。⑥ 青光眼患者。⑦ 溃疡性结肠炎。⑧ 前列腺肥大引起的尿路感染(膀胱张力减低)及尿路阻塞性疾病,可导致完全性尿潴留。

(4) 不良反应　① 拮抗药剂量不足,仍有肌松药残余作用,可再发通气功能不全。② 心率减慢、支气管收缩和分泌物增多、胃肠蠕动增加和心律失常(心动过缓、室性早搏、房性或结性心律、房室传导阻滞)等。③ 新斯的明逾量的症状:瞳孔缩小、唾液及支气管黏液分泌异常增多、低血压,甚至发生意识障碍、抽搐或阵挛。

(5) 剂量和用法　① 新斯的明剂量　0.03～0.07 mg/kg,一次最大量不应超过 5 mg。新斯的明,起效时间 7 min,从起效至峰值效应时间为 7～10 min。吡啶斯的明剂量 0.15～0.25 mg/kg(总量不超过 20 mg/次)。起效时间 12 min,高峰值效应时间 10～15 min。如果新斯的明、吡啶斯的明和依酚氯铵的药量分别超过了各自的最大剂量,而拮抗效果仍不明显时,不宜再继续给拮抗药,应认真分析影响抗胆碱酯酶药效果的因素。② 阿托品的使用方法 阿托品的剂量 0.01～0.02 mg/kg。静注后 2 min 起效,至峰值效应时间不超过 5 min。等效剂量的新斯的明(0.04 mg/kg)、吡啶斯的明(0.2 mg/kg)需用相同剂量的阿托品(0.015 mg/kg),由于阿托品峰值时间在 47～65 s,而新斯的明显效时间为 6～10 min,两药同时注射可出现心率先快后慢现象。因此,宜先与新斯的明同时静注 1/3 量的阿托品,4 min 后再追加预计值的 2/3,可有效地拮抗新斯的明对窦房结的抑制作用。依酚氯铵的拮抗强度仅为新斯的明的 1/15,有直接刺激终板的作用,毒蕈碱样不良反应小,依酚氯铵最好和阿托品一起使用,两药起效的时间相对较快。可同时或先静注阿托品 0.02 mg/kg 或格隆溴铵 0.01 mg/kg。

(6) 注意事项 ① 应用拮抗药前,应明确拮抗药只适用于周围性呼吸抑制而非中枢性呼吸抑制的患者。术毕肌张力恢复不够,如苏醒时患者面无表情、上睑下垂、下颌松弛、不能伸舌、抬头不能持续 5 s、每分通气量不足、四个成串刺激(TOF)的比值小于 0.7 等均可应用拮抗药。② 抗胆碱酯酶药应与抗胆碱药合用,如阿托品或格隆溴铵(glycopyroniumbramide),以消除抗胆碱酯酶药特别是新斯的明引起的毒蕈碱样(M 乙酰胆碱受体)不良反应,如心动过缓、瞳孔缩小、支气管收缩和分泌增多以及胃肠蠕动增快等。使用新斯的明必须连续监测心率或脉率的变化。③ 一般用拮抗药后肌张力恢复时间直接取决于用拮抗药时的肌松程度。在非去极化阻滞恢复期,如对 TOF 或单刺激(0.1 Hz)无反应则不能用拮抗药。用拮抗药后神经肌肉阻滞的逆转率也与用拮抗药时肌颤搐的高度有关。一般于 TOF 出现 T_1 反应后给药,TOF 比值达到 0.7 需 10～30 min;当 TOF 出现 4 次反应时用拮抗药,用药后 10 min 内 TOF 比值即可达到 0.7%。因此,应恰当掌握给拮抗药的时机,不能在神经肌肉阻滞作用较强时给药,否则易导致"再箭毒化"的不良后果。④ 呼吸性酸中毒、代谢性酸中毒、低钾血症和高镁血症等酸碱和电解质失衡及低温可影响抗胆碱酯酶药的作用。⑤ 拮抗抗生素引起肌松药作用增强的机制较为复杂。新霉素、链霉素、妥布霉素、庆大霉素的作用可为钙和抗胆碱酯酶药拮抗;钙和新斯的明只能部分拮抗林可霉素和克林霉素的非去极化肌松作用。多黏菌素所致的肌松作用不能用钙和新斯的明拮抗,用氨基吡啶有一定拮抗效果。考虑到有抗生素增强肌松作用的因素存在时,最好维持人工通气,使其自然恢复肌张力。

7.7.2 新肌松药拮抗药——商品名布瑞亭(Bridion)

是一种经修饰的 γ 环糊精(γ - Cyclodextrins, Org25969, Sugammadex),结构上属于环糊精家族。环糊精是一组寡糖,具有亲脂内核心和亲水外端的圆柱体胶囊。γ环糊精有高度水溶性和生物相容性,其亲脂内心能够结合外来分子(如罗库溴铵),形成宿主-外来分子融和复合物(即化学包裹),使血浆、组织以及神经肌肉接头处具有肌松作用的游离肌松药分子浓度急剧下降,直接消除肌松药的作用,包裹了外来分子的 sugammadex 经肾脏排出。sugammadex 能高度选择性地迅速消除罗库溴铵肌松效应,静注罗库溴铵 0.6 mg/kg 后 TOF 恢复到 T_2 出现时,给予 sugammadex 2 mg/kg,重复给予罗库溴铵维持深肌松,当 PTC＝1～2 时给予 sugammadex 不小于 4 mg/kg,3 min 神经肌肉传导功能能够恢复;静注罗库溴铵 1.2 mg/kg 后,即刻给予 sugammadex 16 mg/kg,能够立即扭转罗库溴铵的肌松作用。sugammadex 已经在我国进行临床注册验证,不久将会在国内临床麻醉中应用,但 sugammadex 也有局限性,仅对罗库溴铵和维库溴铵有拮抗作用。罗库溴铵静注后遇困难插管时应用 sugammadex 后使肌松作用消失,为临床麻醉中应用肌松药和术后肌松作用的消退提供安全保证。

(闻大翔　怀晓蓉　杭燕南)

8　局部麻醉药

8.1　药理作用

局部麻醉药是作用于神经干或神经末梢,可逆地阻断神经冲动的发生或传导,在意识清醒的条件下引起局部感觉丧失的药物。

8.1.1　分类

局麻药为弱碱基,其化学结构由芳香环基-中间链-氨基,芳香环基是亲脂基结构,氨基是亲水基结构,中间链为羰基,根据其结构又可分为酯键或酰胺键,据此可将局麻药分为酯类和酰胺类。

(1)酯类局麻药　包括普鲁卡因、氯普鲁卡因、丁卡因、可卡因,在血浆内水解或被胆碱酯酶分解,主要代谢产物对氨基苯甲酸,容易引起变态反应。

(2)酰胺类局麻药　包括利多卡因、甲哌卡因、布比卡因、依替卡因、罗哌卡因,主要在肝内被酰胺酶分解,很少发生变态反应,但严重肝病患者对酰胺类局麻药容易发生不良反应。甲哌卡因、布比卡因和罗哌卡因的分子中含有一个不对称的碳原子,因此具有左旋和右旋两种映像异构体。异构体的立体结构不同,其与受体或酶的结合也不同,药理活性有一定差异。研究表明,布比卡因和罗哌卡因左旋异构体的时效优于右旋或混旋异构体,毒性也较低。

8.1.2　作用机制

局麻药产生神经阻滞的机制有受体部位学说、膜膨胀学说和表面电荷学说,以受体部位学说最受重视。局麻药在体内以离子化和非离子化的自由碱基形式存在,自由碱基具亲脂性,可进入神经轴突,通过阻滞神经轴突的动作电位的传导起到神经阻滞的作用。受体部位学说认为,局麻药在非解离状态下以被动扩散的形式透过细胞膜,然后在解离状态下与神经细胞膜 Na^+ 通道上的特异性受体结合,阻断 Na^+ 内流,从而阻滞神经传导。

要获得满意的神经阻滞,应具备三个条件:① 局麻药须达到足够的浓度。② 必须有足够的时间使局麻药到达神经膜上的受体部位。③ 有足够的神经长轴与局麻药直接接触或有连续三个以上的神经节受到阻滞。

8.1.3 影响局麻药作用的因素

局麻药临床作用最重要的是其药效强度、起效快慢和时效长短。

(1) 脂溶性 局麻药的脂溶性影响药效速度。脂溶性高的局麻药易通过神经膜,如布比卡因、依替杜卡因和丁卡因用于神经阻滞时较低浓度就有较好的效果,而脂溶性低的局麻药如普鲁卡因和氯普鲁卡因,必须应用较高浓度才能有满意的效果。

(2) 蛋白结合率 局麻药与蛋白质结合的多少明显影响局麻药的时效。局麻药与蛋白质结合越多,局麻药与受体蛋白质结合时间越长,时效延长。普鲁卡因的蛋白质结合率仅 6%,时效较短。

(3) 解离常数 局麻药在水溶液中解离为 50% 带电荷季胺离子和 50% 不带电荷的氨基形式时的 pH 称为解离常数(pKa),而只有不带电荷氨基形式的局麻药可溶于脂而不溶于水,能透过神经膜。pKa 越接近生理 pH(7.4),氨基形式的局麻药越多,穿透力越强,起效越快。丁卡因和普鲁卡因 pKa 较利多卡因高故起效较后者快。

(4) 组织弥散性 组织弥散性越高,起效越快。氯普鲁卡因虽然 pKa 高,但起效快,除了临床用药浓度高、药量大外,另一原因可能是该药的组织弥散性高。

(5) 血管平滑肌作用 影响局麻药的强度和时效,局麻药对血管平滑肌的作用是双相的,极低浓度局麻药引起血管收缩,而在临床麻醉浓度一般致血管扩张,因此使局麻药吸收入血的速度加快,局麻药浓度下降,与神经组织接触的时间缩短,从而降低了局麻药的药效、缩短时效。

(6) 药量 决定其起效、时效与麻醉效果。局麻药的总量取决于浓度和容量。常用增加局麻药的容量来增加麻醉范围,升高局麻药浓度来缩短起效时间、增强药效和延长时效。

(7) 神经纤维的差异性阻滞 周围神经可以根据粗细和功能分类。一般说来,细神经纤维较粗神经纤维更容易被阻滞,有髓鞘的神经纤维较无髓鞘神经纤维更容易被阻滞,因为局麻药只需作用于有髓鞘神经纤维的郎飞氏结即可。不同结构的神经纤维承担的功能不同,这可能是局麻药产生差异性阻滞的原因。临床上周围神经阻滞的顺序为:① 交感神经阻滞,引起外周血管的扩张和皮肤温度上升。② 痛觉和温觉丧失。③ 本体感觉丧失。④ 触压觉丧失。⑤ 运动麻痹。

(8)局麻药复合应用 临床常将两种局麻药复合应用,目的是缩短起效时间和延长时效,如常用起效快的利多卡因与时效长的丁卡因复合液做硬膜外阻滞。但临床利多卡因与丁卡因合液用于硬膜外阻滞,时效仅较单用利多卡因稍有延长,可能的原因是两种局麻药复合应用使两药的浓度降低,影响各药的局麻作用。

(9)血管收缩剂 在局麻药中加入血管收缩剂可以延缓局麻药吸收入血,增加局麻药与神经接触时间,延长时效,并降低局麻药的血药浓度,减少不良反应。常用的血管收缩剂有 1 : 200 000 肾上腺素、去甲肾上腺素和去氧肾上腺素。普鲁卡因、利多卡因和甲哌卡因与肾上腺素合用可延长局部浸润、周围神经阻滞以及硬膜外阻滞的时效,并降低血药浓度 25%。肾上腺素与布比卡因、依替杜卡因合用延长时效的作用有限,降低两药血药浓度的作用也不明显。

(10)给药部位 给药部位的解剖结构包括局部血供影响局麻药起效、时效和药效,同一种局麻药蛛网膜下腔阻滞较硬膜外阻滞的起效快。

(11)温度 温度升高使 pKa 降低,因此增加局麻药的温度可缩短起效时间。

(12)病理生理因素 ① 妊娠:孕妇的局麻药需要量较非妊娠妇女小,且周围神经阻滞、硬膜外阻滞和蛛网膜下腔阻滞起效也较快。动物实验证明,这可能与妊娠期黄体酮的作用有关。② 心输出量减少:可降低局麻药在血浆和组织中的清除率,血药浓度升高,毒性增加。③ 严重肝脏疾病:可延长酰胺类局麻药的作用时间。④ 肾脏疾病:对局麻药的影响较小。⑤ 胆碱酯酶活性:胆碱酯酶活性降低的患者(新生儿和孕妇)和胆碱酯酶缺乏的患者发生酯类局麻药中毒的可能性增大。⑥ 胎儿酸中毒:可使母体内局麻药容易通过胎盘转移入胎儿体内,使胎儿发生局麻药中毒的危险性增加。⑦ 脓毒血症、恶病质等情况:α_1酸性糖蛋白浓度增加,使血浆游离状态局麻药浓度降低。

8.1.4 药代动力学参数(表 8-1)

表 8-1 常用局麻药的药代动力学参数及理化性质

种 类	分子量	pKa	脂溶性	血浆蛋白结合率(%)	分布容积(L)	清除率(L/min)	清除半衰期(min)
普鲁卡因	273	8.92	0.6	6			
丁卡因	300	8.49	80	76			
利多卡因	271	7.85	2.9	70	91	0.95	96

(续　表)

种　类	分子量	pKa	脂溶性	血浆蛋白结合率(%)	分布容积(L)	清除率(L/min)	清除半衰期(min)
甲哌卡因	285	7.65	1	77	84	0.78	114
丙胺卡因	257	7.9	0.9	55			
依替杜卡因	312	7.74	141	94	133	1.22	156
布比卡因	324	8.05	28	95	73	0.47	210
左旋布比卡因	288.4			97			
罗哌卡因	328.8	8.07		94	41	0.44	108
氯普鲁卡因	307.2	9.0					

8.1.5　局麻药的不良反应

8.1.5.1　局麻药的毒性反应

（1）蛛网膜外腔会引起神经毒性反应。

（2）全身毒性反应　主要是药物误注入血管内或用药过量引起血药浓度升高所致。注药前回抽并在局麻药中加入肾上腺素可以预防。

60

（3）中枢神经系统的毒性　局麻药能通过血脑屏障，中毒剂量的局麻药引起中枢神经系统兴奋或抑制，表现为舌唇发麻、头晕、紧张不安、烦躁、耳鸣、目眩，也可能出现嗜睡、语言不清、寒战以及定向力或意识障碍，进一步发展为肌肉抽搐、意识丧失、惊厥、昏迷和呼吸抑制。治疗原则是出现早期征象应立即停药给氧。若惊厥持续时间较长，应给予咪达唑仑 1～2 mg，或硫喷妥钠 50～200 mg，或丙泊酚 30～50 mg 抗惊厥治疗。一旦影响通气可给予琥珀胆碱并进行气管插管。

（4）心血管毒性反应　表现为心肌收缩力减弱、传导减慢、外周血管阻力降低，导致循环衰竭。治疗原则是立即给氧，补充血容量保持循环稳定，必要时给予血管收缩药或正性肌力药。治疗布比卡因引起的室性心律失常溴苄铵的效果优于利多卡因。

（5）变态反应　酯类局麻药的代谢产物对氨基苯甲酸能导致变态反应。

（6）超敏反应　局部超敏反应多见，表现为局部红斑、荨麻疹、水肿。全身超敏反应罕见，表现为广泛的红斑、荨麻疹、水肿、支气管痉挛、低血压甚至循环衰竭。治疗原则是对症处理和全身支持疗法。

（7）高铁血红蛋白血症　丙胺卡因的代谢产物甲苯胺可使血红蛋白转化为高铁血红蛋白，引起高铁血红蛋白血症，其用量应控制在 600 mg 以下。

8.1.5.2 局麻药的不良反应的预防原则

(1)掌握局麻药的安全剂量和最低有效浓度,控制总剂量。

(2)在局麻药溶液中加用血管收缩剂,如肾上腺素,以减少局麻药的吸收和延长麻醉时效。

(3)防止局麻药误注入血管内,必须回抽有无血液。可在注入全剂量前先注试验剂量以观察患者反应。

(4)警惕毒性反应的先驱症状,如惊恐、突然入睡、多语或肌肉抽动。

(5)应用巴比妥类药物(1~2 mg/kg)作为麻醉前用药,达到镇静作用、提高惊厥阈。术前口服咪达唑仑 5~7.5 mg 对惊厥有较好的保护作用。

8.1.5.3 局麻药不良反应的治疗原则

(1)立即停药,给氧,查出原因,严密观察,轻症者短时间内症状可自行消失。

(2)中度毒性反应可静注咪达唑仑 2~3 mg。

(3)重度者应立即面罩给氧,人工呼吸,静注咪达唑仑或丙泊酚,必要时可给予肌松药并行气管插管和呼吸支持。

(4)当循环系统发生抑制时,首先进行支持疗法,补充体液,并适时使用血管升压药。

(5)如发生心跳停止,应给予标准的心肺复苏措施。

(6)在复苏困难的布比卡因和左旋布比卡因严重心血管中毒反应时可经静脉使用脂肪乳剂,文献报道可用 20%的脂肪乳剂 1 ml/kg 缓慢静注(3~5 min)。也可用 0.5 ml/(kg·min)持续静脉输注,心跳恢复后减量 0.25 ml/(kg·min)。

8.2 常用局麻药

8.2.1 普鲁卡因

(1)药理作用 普鲁卡因化学结构为对氨基苯二乙胺乙醇,是短时效局麻药,时效 45~60 min,解离常数(pKa)高,在生理 pH 范围呈高解离状态,扩散和穿透力都较差。具有扩张血管作用,能从注射部位迅速吸收。普鲁卡因经血浆胆碱酯酶水解,半衰期仅 8 min。

(2)适应证和禁忌证 用于浸润麻醉、神经阻滞麻醉和蛛网膜下腔阻滞。一般不用于表面麻醉。持续输注小剂量普鲁卡因可与静脉全麻药、吸入全麻药或麻醉性镇痛药合用施行普鲁卡因静吸复合或静脉复合全麻。

(3)剂量和用法 针剂可用于局麻,粉剂可用于脊麻。浸润麻醉浓度为 0.25%~1.0%,极量 500 mg;神经阻滞浓度为 1.5%~2.0%,极量1 g;蛛网膜下腔阻滞浓度为 2%~3%,极量 0.15 g。

8.2.2 丁卡因

(1)药理作用 丁卡因化学结构是以丁氨根取代普鲁卡因芳香环上的对氨基,并缩短其烷氨尾链。长时效局麻药,起效时间 10~

15 min,时效超过 3 h,药效与毒性均为普鲁卡因的 10 倍,常与起效快的局麻药合用。

(2)适应证　用于表面麻醉、硬膜外阻滞和蛛网膜下腔阻滞。

(3)剂量和用法　表面麻醉时,眼科浓度为 1%;鼻腔、咽喉和气管浓度为 2%,极量 40～60 mg;尿道浓度为 0.1%～0.5%,极量 40～60 mg;硬膜外阻滞较少单独应用,常用是 0.1%～0.2%丁卡因与 1.0%～1.5%利多卡因合用。

8.2.3　氯普鲁卡因

(1)药理作用　氯普鲁卡因与普鲁卡因相似,短时效局麻药,起效短 6～12 min,时效 30～60 min。在血内水解的速度比普鲁卡因快 4 倍,毒性低,胎儿、新生儿血内浓度低。

(2)适应证和禁忌证　多用于硬膜外阻滞,尤其是产科麻醉。不适用于表面麻醉和神经阻滞。含有防腐剂的氯普鲁卡因制剂不能用于蛛网膜下腔阻滞。

(3)剂量和用法　局部浸润为 1%,极量 0.8～1.0 g。

8.2.4　利多卡因

(1)药理作用　利多卡因(lidocaine)是氨酰基酰胺类中时效局麻药,起效快,时效 60～90 min,弥散广,穿透力强,对血管无明显扩张作用。临床应用浓度 0.5%～2%。

(2)适应证　可用于表面麻醉、局部浸润麻醉、神经阻滞、硬膜外阻滞和蛛网膜下腔阻滞,毒性与药液浓度有关。静脉给药可以治疗室性心律失常,血浆浓度大于 5～6 μg/ml,出现毒性症状;血浆浓度大于 7～9 μg/ml,出现惊厥症状。

(3)剂量和用法　针剂 2%5 ml、2%20 ml;气雾剂每瓶利舒卡总量 25 g,内含利多卡因 1.75 g,每按压一次阀门,约释放利多卡因 4.5 mg。乳剂 EmlA 1 g 含 25 mg 利多卡因和 25 mg 丙胺卡因的混合液,用于表面皮肤的镇痛和口鼻黏膜麻醉,尤其是小儿血管内置管时的麻醉,起效时间 45～60 min。浸润麻醉浓度为 0.25%～0.5%,极量0.5 g;神经阻滞浓度为 1.0%～2.0%,极量 0.4 g;硬膜外阻滞浓度为1.5%～2.0%,极量 0.4 g～0.5 g;表面麻醉浓度为 2.0%～4.0%,极量 0.2 g。

8.2.5　布比卡因和左旋布比卡因

(1)药理作用　布比卡因结构与甲哌卡因相似,毒性仅为甲哌卡因的 1/8,但心脏毒性较明显,误注入血管可引起心血管虚脱及严重的心律失常,而且复苏困难。可能与目前所用的布比卡因是由左旋和右旋镜像体 50∶50 组成的消旋混合物有关。与等量布比卡因相比,左旋布比卡因的感觉和运动阻滞的起效时间、持续时间和肌肉松弛程度相似。左旋布比卡因引起心搏停止和心律失常的剂量小于罗哌卡因,但显著

62

高于布比卡因。布比卡因是长时效局麻药,麻醉效能是利多卡因的 4 倍,弥散力与利多卡因相似,对组织穿透力弱,不易通过胎盘。时效因阻滞部位不同而异,产科硬膜外阻滞时效约 3 h,而外周神经阻滞时效达 16 h。临床常用浓度为 0.25%～0.75%,成人安全剂量为 150 mg,极量为 225 mg。胎儿/母体的血液浓度比率为 0.30～0.44,对新生儿无明显的抑制。但有文献报道,产妇应用布比卡因产生的心脏毒性难以复苏,因此建议产妇应慎选布比卡因的浓度和剂量。布比卡因的特点是可通过改变药液浓度而产生感觉-运动神经阻滞的分离,0.125%～0.25%布比卡因阻滞交感神经而较少阻滞感觉神经,0.25%～0.5%药液产生最大感觉神经阻滞而运动神经阻滞最小,而 0.75%药液则产生完全的运动神经阻滞。因此,布比卡因可单独或和麻醉性镇痛药复合用于术后或分娩镇痛。

(2)适应证　用于浸润麻醉、神经阻滞、硬膜外阻滞和蛛网膜下腔阻滞。可用于产科麻醉和分娩镇痛。

(3)剂量和用法　浸润麻醉浓度为 0.125%～0.25%;神经阻滞浓度为 0.25%～0.5%;蛛网膜下腔阻滞浓度为 0.5%～0.75%;硬膜外阻滞、骶管、上胸段浓度为 0.25%～0.5%;下胸段、腰段浓度为 0.5%～0.75%;术后镇痛和分娩镇痛浓度为 0.125%。一次最大剂量为 10～15 mg,成人极量为每次 2 mg/kg。

63

(4)长效布比卡因制剂　EXPAREL 是一种单剂量的局部镇痛药,EXPAREL 术后镇痛:单剂量注射在手术部位维持时间为 72 h,减少阿片类药物用量,无需导管或泵注。通过利用贮库泡沫技术,贮库泡沫是小于 3%的脂质,能生物降解,具备生物相容性,贮库泡沫利用膜成分,这些膜成分是来源于自然和耐受良好的物质,能通过正常途径代谢。EXPAREL 能超时释放治疗剂量的布比卡因,压缩药物而不改变药物分子量,然后在所期望的时间内释放。长效布比卡因可用于腹横肌筋膜阻滞。

8.2.6 罗哌卡因

(1)药理作用　罗哌卡因是新型长效局麻药,化学结构介于甲哌卡因和布比卡因之间,罗哌卡因是纯的左旋对映异构体,物理和化学性质与布比卡因相似,但脂溶性低于布比卡因,蛋白结合率和 pKa 与布比卡因接近。经动物实验和临床广泛应用,证实罗哌卡因不仅具有布比卡因的临床特性,而且还具有以下优点:① 高浓度时提供有效、安全的手术麻醉;低浓度时感觉-运动阻滞分离现象明显,可用于镇痛。② 心脏毒性低于布比卡因,引起心律失常的阈值高,过量后复苏的成功率高。③ 具较低的中枢神经系统毒性,致惊厥的阈值高。④ 具有血管收缩作用,无需加肾上腺素。⑤ 对子宫胎盘血流无影响,可用于产科麻醉和镇痛。

(2)适应证　用于硬膜外阻滞、外周神经阻滞、术后镇痛和分娩镇痛。

（3）剂量和用法　硬膜外阻滞浓度为 0.75%～1%；外周神经阻滞浓度为 0.5%～0.75%；术后镇痛和分娩镇痛浓度为 0.2%或 0.1%和麻醉药合用。

8.2.7　常用局麻药的浓度剂量用法（表 8-2）。

表 8-2　常用局麻药的浓度剂量用法

局麻药	用　法	浓度(%)	起效	作用时效(h)	一次最大剂量(mg)
利多卡因	局部浸润	0.5～1.0	快	1.0～2.0	300
	静脉局部麻醉	0.25～0.5			500+肾上腺素
	神经阻滞	1.0～1.5	快	1.0～3.0	500+肾上腺素
	硬膜外阻滞	1.5～2.0	快	1.0～2.0	500+肾上腺素
	蛛网膜下腔阻滞	5	快	0.5～1.5	100+肾上腺素
	表面麻醉	4	中等	0.5～1.0	500+肾上腺素
布比卡因	局部浸润	0.25	快	2.0～4.0	175
					225+肾上腺素
	神经阻滞	0.25～0.5	慢	4.0～12.0	225+肾上腺素
	分娩产科硬膜外阻滞	0.25～0.5	中等	2.0～4.0	225+肾上腺素
	手术硬膜外阻滞	0.5～0.75	中等	2.0～5.0	225+肾上腺素
	蛛网膜下腔阻滞	0.5～0.75	快	2.0～4.0	15
左旋布比卡因	局部浸润	0.25	快	2.0～4.0	150
	神经阻滞	0.25～0.5	慢	4.0～12	150
	分娩产科硬膜外阻滞	0.5	中等	2.0～4.0	150
	手术硬膜外阻滞	0.5～0.75	中等	2.0～5.0	150
	蛛网膜下腔阻滞	0.5～0.75	快	2.0～4.0	
罗哌卡因	局部浸润	0.2	快	2.0～4.0	
	神经阻滞	0.25～0.5	慢	4.0～12.0	200
	硬膜外术后镇痛	0.2			
	产科硬膜外镇痛	0.2			
	手术硬膜外阻滞	0.75～1.0	中等	2.0～4.0	
普鲁卡因	表面麻醉	2.0	慢	30～60	50
	局部浸润	1.0	慢	30～60	1 000
	神经阻滞	1.0～2.0	慢	30～60	1 000
	硬膜外阻滞	2.0～3.0	慢	30～60	1 000
	蛛网膜下腔阻滞	5.0	中等	30～60	150

（续 表）

局麻药	用　法	浓度(%)	起效	作用时效 (h)	一次最大 剂量(mg)
丁卡因	蛛网膜下腔阻滞	2.0	快	2.0～4.0	20
	表面麻醉	0.5～1.0	慢	30～60	20
氯普鲁卡因	局部浸润	0.5～1.0	慢	45～60	1 000
	神经阻滞	1.0～2.0	快	30～45	
	硬膜外阻滞	2.0～3.0	快	30～45	
	蛛网膜下腔阻滞	2.0			

（蒋　茹　王珊娟）

9　非甾体类抗炎药及其辅助用药

由于麻醉性镇痛药有呼吸抑制、恶心呕吐、便秘、成瘾等不良反应，临床应用受到一定限制，而非甾体类抗炎药在一般治疗范围内，不会引起上述不良反应，故广泛用于治疗慢性疼痛。近年来，其静脉针剂也应用于急性疼痛治疗和术后镇痛。常用的镇痛辅助药包括抗癫痫药、抗抑郁药等，如加巴喷丁和普瑞巴林，对可用于神经病理性疼痛的治疗。

9.1　非甾体类抗炎药分类

（1）水杨酸类　阿司匹林、水杨酸钠、水杨酸镁等。

（2）吡唑酮类　氨基比林、安乃近、保泰松、安替比林、异丙安替比林等。

（3）苯胺类　非那西丁、贝诺酯等。

（4）吲哚类和吲唑类　吲哚美辛、阿西美辛、节达明和桂美辛等。

（5）苯乙酸类　双氯芬酸钠、乙丁芬酸、苯克洛酸等。

（6）邻氨基苯甲酸类　甲芬那酸、氯芬那酸、氟芬那酸、甲氯芬那酸等。

（7）异丁芬酸类　丁苯羟酸、酮咯酸、舒林酸、依托度酸等。

（8）芳基及杂芳基丙酸类　布洛芬、吡洛芬、卡洛芬、非诺洛芬、酮洛芬、舒洛芬、氟比洛芬、普拉洛芬、吲哚洛芬、阿明洛芬、莱普生、噻洛芬酸等。

（9）苯丙噻嗪类　吡罗昔康、舒多昔康及伊索昔康等。

（10）其他　氯唑沙宗、苯丙胺酯、美索巴莫、巴氯芬、金诺芬、卫矛醇、牛磺酸、豆腐果苷、汉防己甲素等。

9.2　药理作用

前列腺素（PG）的前体是花生四烯酸，存在于细胞膜内，其通过环氧化酶和5-酯氧酶途径生成PG,血栓素A_2(TxA_2)和白烯酸(LT)。而非甾体类抗炎药能够抑制环氧化酶的活性,从而影响到PG的生成。根据这一机制,可解释该类药物的解热、镇痛、抗炎、抗风湿等治疗作用,以及它们的一些较为共同的不良反应。

(1)解热作用 非甾体类抗炎药由于能够抑制局部PG的生成和释放,使体温调节点回移,增加散热反应的过程,起到解热的作用。

(2)镇痛作用 组织损伤、炎症或过敏反应时,由于局部受到刺激使致痛的化学物质释放。包括缓激肽、组胺、5-羟色胺以及PG等。作用于局部的痛觉感受器,肿胀使局部神经受到牵扯或压迫而产生疼痛。非甾体类抗炎药由于能够抑制PG的生成,故可起到镇痛作用。

(3)抗炎、抗风湿作用 非甾体类抗炎药同样通过抑制PG的合成而发挥抗炎作用。通过上述解热、镇痛,特别是抗炎而起到抗风湿作用。

(4)环氧化酶 分两种亚型COX-1和COX-2,抑制COX-2起解热镇痛消炎作用;抑制COX-1引起胃肠道溃疡出血、肾功能损害和影响血小板功能等产生不良反应。各种非甾体类抗炎药与COX-1和COX-2的结合力决定该药前景,如吲哚美辛COX-1的结合力是COX-2的10倍,不良反应重;酮咯酸与COX-1和COX-2结合力相等,该药临床应用价值有限;塞来西布COX-2/COX-1的选择性为372,故不良反应较以前的非甾体类抗炎药大大下降。

9.3 非甾体类抗炎药的不良反应

(1)胃肠道的影响 包括腹胀、消化不良、恶心、呕吐、腹泻和消化道溃疡等,严重者可致穿孔或出血甚至死亡。不良反应的发生与药物的种类、剂量、疗程,以及是否有溃疡病史、患者年龄和吸烟史等因素相关。

(2)血液系统的影响 表现为血细胞减少和缺乏,如粒细胞减少和再生障碍性贫血,但发生率不高。多数NSAIDs药物都可抑制血小板凝集,降低血小板黏附力,使出血时间延长,除阿司匹林外,其他NSAIDs对血小板的影响是可逆的。长期服用阿司匹林的患者,需停药1周,待新的血小板生成后,方可消除阿司匹林对凝血功能的影响。

(3)肝脏、肾脏的影响 表现为轻度的转氨酶升高或严重的肝细胞坏死。大剂量长期使用对乙酰氨基酚可导致严重肝损害,尤其在并存肝脏疾患,由于对乙酰氨基酚经肝细胞色素P450氧化酶代谢后,产生过量活性代谢产物N-乙酰对苯醌亚胺所致。NSAIDs可能导致急性肾衰、肾病综合征、肾乳头坏死、水肿、高血钾和/或低血钠等。

(4)心血管系统的影响 对多数抗高血压药的药效有部分或完全的拮抗作用。两药合用发生明显的相互作用,对老年人或肾素活性低的高血压患者危险性更大。可减弱噻嗪类、袢利尿药和肾上腺素能阻滞药,以及血管紧张素转换酶(ACE)抑制剂的抗高血压作用。

循证医学证据,长期大量使用罗非昔布将增加心血管意外的风险。而一项荟萃分析显示,塞来昔布与安慰剂和非选择性 NSAIDs 比较,心血管意外的发生率无显著差异。有分析指出,塞来昔布与罗非昔布虽同类特异性 COX-2 抑制剂,但由于两者的化学结构和 IC50 COX-2/IC50 COX-1 不同,因此药理作用也不同,否认了罗非昔布的心血管不良事件属于特异性 COX-2 抑制剂"类效应"的观点,认为塞来昔布可以安全地用于临床。但美国 FDA 还是要求在塞来昔布的说明书中加入黑匣子警告——该类药物存在心血管方面的风险。鉴于此,在临床实践中,对于有胃肠道疾患和心血管风险的患者采取其他治疗方式。

(5)对神经系统的影响 常见的不良反应有头痛、头晕、耳鸣、耳聋、嗜睡、失眠、感觉异常和麻木等,还可发生视神经炎和球后神经炎;偶有多动、兴奋、肌阵挛、震颤、共济失调及幻觉等。发生率小于 5%,但吲哚美辛可高达 10%~15%。大剂量阿司匹林有可能引发水杨酸综合征(salicylism syndrome),表现为眩晕、耳鸣、呕吐、精神错乱及呼吸中枢兴奋等,严重者可导致通气过度甚至呼吸性碱中毒。

(6)过敏反应 可表现为皮疹、荨麻疹、瘙痒及光敏,也有中毒性表皮坏死松解以及多形红斑。阿司匹林过敏反应常表现为哮喘急性发作,既往多有过敏史,其发生的原因为阿司匹林过度抑制了 AA 代谢途径中的 COX 路径,从而使通过另外一条 LOX 代谢路径,比如白三烯等增多,导致气道高反应的发生。

9.4 常用药物
9.4.1 阿司匹林
9.4.1.1 药理作用
阿司匹林具有解热、镇痛、抗炎、抗风湿的功能,解热镇痛和抗炎、抗风湿作用均较强。又能减少体内血栓素 A_2 的形成,从而抑制血小板的凝集,延长出血时间,对于防止血栓形成、降低血液黏稠度及改善血流状况均十分有益。

9.4.1.2 适应证
(1)解热镇痛及抗炎、抗风湿。
(2)抗血栓形成常用来预防和治疗冠状动脉和脑动脉栓塞性疾病。

9.4.1.3 禁忌证
严重的肝、肾功能异常及孕妇、哺乳期妇女禁用。胃溃疡慎用。

9.4.1.4 不良反应和注意事项
(1)胃肠道反应 胃黏膜直接刺激引起的胃肠道反应,如恶心、呕吐、上腹部不适及疼痛。故尽量避免在空腹时服用。

（2）消化道出血和溃疡 表现为上腹部剧痛，呕吐血性及咖啡样物，血性或柏油样便。该药不可与糖皮质激素合用，因糖皮质激素可刺激胃酸分泌、降低黏膜的抗酸能力，促进或加重出血。服用抗酸剂或可减轻这种反应。

（3）过敏反应 出现皮疹、荨麻疹、黏膜充血、哮喘发作。其中后者较为多见也严重，称为"阿司匹林哮喘"。所以过敏体质及有哮喘史的患者应慎用或禁用。

（4）肝、肾功能的损害 表现为肝、肾功能异常，一般在停药后可恢复。但原已有肝功能减退或肾功能异常的患者应慎用。

（5）水杨酸反应 慢性水杨酸中毒的表现，有头痛、头晕、恶心、呕吐、视听觉下降，严重者可有谵妄、皮疹、出血、呼吸紊乱等。对出现这类症状的患者应及时停药，碱化尿液，多饮水或输入葡萄糖溶液，加速药物的排出。

9.4.1.5 剂量和用法

口服每次 250～500 mg，每 4～6 h 1 次，每日最大剂量 3 000 mg。用于预防动脉血栓形成，一般每日口服 75～100 mg。

9.4.2 吲哚美辛

9.4.2.1 药理作用

吲哚美辛为类白色或微黄色结晶性粉末，口服后经胃肠道吸收迅速而完全，生物利用度达到 98%。药物吸收入血后 90% 与血浆蛋白结合，1～4 h 血药浓度达到高峰，血浆 $t_{1/2}$ 为 2～3 h。绝大部分经肝脏代谢为去甲基物和去氯苯甲酰化物，并经肾脏排泄占 60%，胆汁排泄占 33%。其作用特点为抗炎作用，也具有较强的解热、镇痛效应。

9.4.2.2 适应证

急、慢性风湿，类风湿关节炎的抗炎镇痛治疗，对其炎性疼痛有明显的缓解作用，对于强直性脊柱炎和急性痛风性关节炎也有较好的疗效。还可用于恶性肿瘤引起的顽固发热和其他难以控制的发热。由于不良反应较多，某种情况下还较严重，故目前已较少使用，仅用于对其他药物不能耐受或疗效不显著的病例。

9.4.2.3 禁忌证

对于孕妇、哺乳期妇女、儿童禁用，老人应慎用。对有消化道溃疡、有肝肾功能异常、有出血倾向或出血性疾病等的患者禁用。服药时应选用最小有效剂量，并注意与其他药物合用可能使不良反应加重。

9.4.2.4 不良反应和注意事项

不良反应的发生率相当高，约有 20% 的患者因不能耐受而停药。

（1）胃肠道反应 如恶心、呕吐、腹痛、腹泻、胃口差等，严重者甚至可出现溃疡并引起出血和穿孔等，应避免空腹服药。

（2）中枢神经系统反应　常见有头痛、头晕、乏力等,偶有惊厥、精神错乱、晕厥等。

（3）过敏反应　如皮肤瘙痒、红斑、荨麻疹等以及少有的哮喘发作、呼吸困难,甚至呼吸、循环的抑制。

（4）造血系统　有抑制作用,如粒细胞减少、再障贫血、血小板减少等,虽然罕见,但后果较为严重。

9.4.2.5　剂量和用法

口服每次 25～50 mg,每日 3 次,最大剂量 200 mg。吲哚美辛控释胶囊 75 mg 口服,每日 1 次,吲哚美辛栓剂,直肠给药 50 mg/次,50～100 mg/d。

9.4.3　氯诺昔康

9.4.3.1　药理作用

为 COX-1 和 COX-2 的平衡抑制剂,不抑制 5-脂氧化酶的活性,因此不抑制白三烯的合成,也不将花生四烯酸向 5-脂氧化酶途径分流。大剂量时对 IL6 和诱导型一氧化氮合酶有抑制作用,能激活阿片神经肽系统,发挥中枢性镇痛作用。氯诺昔康口服生物利用度在 90％以上,口服 2.5 h 后达血药峰浓度,肌内注射 0.4 h 后达峰,血浆蛋白结合率 99％,平均半衰期 3～5 h,65 岁以上老年人血浆清除率大约降低 30％～40％,清除半衰期将延长。氯诺昔康 1/3 经肾脏、2/3 经肝脏清除,主要通过肝脏细胞色素 P450 酶系统进行代谢,与西咪替丁、口服抗凝药、锂盐及某些治疗糖尿病的药物合用可导致氯诺昔康血药浓度增高,氯诺昔康还可能增加甲氨蝶呤和环孢素的血药浓度,能降低地高辛的肾脏清除率。其最常见的不良反应是头晕、头痛、肠胃功能障碍;注射剂可能引起注射部位的疼痛、发热、刺痛样紧张感等。

9.4.3.2　适应证

有片剂和注射剂型,片剂主要用于各种轻至中度的急、慢性疼痛。

9.4.3.3　用法用量

肌注或静注:起始剂量为 8 mg,镇痛效果不佳可追加 8 mg,术后第 1 日总量可用至 24 mg,其后剂量为 8 mg,每日 2 次,每日总剂量不应超过 16 mg。口服:急性轻度或中度疼痛,每日剂量为 8～16 mg,分 2～3 次服用。每日最大剂量为 16 mg。

9.4.4　双氯芬酸钠

9.4.4.1　药理作用

双氯芬酸钠（双氯灭痛）为无色结晶性粉末,口服后吸收快,与血浆蛋白的结合率达 99.7％,$t_{1/2}$ 为 1～2 h。经肝脏代谢后,其代谢产物较大部分通过肾脏排出,部分经胆肠途径排出。为苯乙酸类 PG 合成抑制剂,具有显著的消炎、镇痛、解热、抗风湿作用。其作用较乙酰水杨酸强

26～50倍。有作用强、不良反应少、个体差异小的特点。

9.4.4.2　适应证

适用于风湿和类风湿关节炎、强直性脊柱炎、关节疼痛、各种神经痛、手术后及创伤后疼痛等中等度疼痛的镇痛。

9.4.4.3　不良反应及注意事项

不良反应包括交叉过敏反应等，但程度较轻。

9.4.4.4　剂量和用法

片剂口服25 mg，每日3次，双氯芬酸钠缓释片75 mg，每日1次。

9.4.5　奈普生

9.4.5.1　药理作用

奈普生为白色结晶性粉末，在碱性溶液中易溶。口服吸收完全而迅速，在体内半衰期长（12～14 h），血浆蛋白结合率高（98%）。大部分在肝内代谢，95%的代谢物和原形药由肾脏排出。本药属苯丙酸类，其具有较强的抗炎、抗风湿、镇痛、解热等作用，镇痛及解热作用比阿司匹林分别强7倍和22倍，而不良反应发生率则相对较低，故有高效低毒的特点。

9.4.5.2　适应证

适用于风湿和类风湿关节炎、骨关节炎、痛风、关节及肌肉软组织损伤等引起的疼痛和炎症的治疗。由于体内的代谢特点，其治疗维持时间较长，疗效肯定。

9.4.5.3　不良反应

不良反应的种类与其他非甾体类抗炎药相类似，但发生率较低，程度较轻。

9.4.5.4　剂量和用法

口服首剂500 mg，然后250 mg每6～8 h 1次，每日最大剂量1 250 mg。

9.4.6　布洛芬

9.4.6.1　药理作用

布洛芬缓释胶囊商品名为芬必得，白色结晶性粉末。口服快而完全，1～2 h后达血药高峰浓度，$t_{1/2}$约为2 h，与血浆蛋白结合率达99%。可透过骨膜在关节腔内保持较高的浓度。经肝脏代谢的产物大部分由肾脏排出。本品为苯丙酸类，有较强的抗炎、镇痛、解热等作用。作用强度类似于阿司匹林，不良反应较轻。

9.4.6.2　适应证

适用于风湿及类风湿关节炎、骨关节炎、痛风等引起的中度疼痛、发热治疗。其对胃肠道的刺激较小，特别适于阿司匹林不能耐受者。

9.4.6.3 禁忌证

哮喘患者、孕妇和哺乳期妇女禁用；有溃疡病史者、肝肾功能已有损害者、有血液病史者、心功能不全者等慎用。

9.4.6.4 不良反应及注意事项

不良反应发生的程度较低。如恶心、呕吐、上腹部疼痛或不适等胃肠道反应的发生率也可达 3%～9%。而消化道出血、肝肾损害、哮喘、精神症状等的发生明显少于阿司匹林、吲哚美辛等。

9.4.6.5 剂量和用法

口服 200 mg 每 8 h 1 次，其缓释胶囊（芬必得）：300 mg 每 12 h 1 次。每日最大剂量 2 400 mg。

9.4.7 酮咯酸

9.4.7.1 药理作用

酮咯酸口服后吸收快而完全，空腹服药 30 min 血药浓度可达高峰。其与血浆蛋白的结合率达 99%，$t_{1/2}$ 为 4～6 h。主要在肝脏通过与葡萄糖醛酸结合而代谢，其代谢物及部分原形药物经肾排出，肝、肾功能损害者可使半衰期延长。为异丁芬酸类非甾体类抗炎药。其镇痛作用远强于阿司匹林等，主要特点是有较强的全身镇痛作用。肌注 30 mg 相当于吗啡 12 mg 或哌替啶 100 mg。具有抗血小板凝集作用。

9.4.7.2 适应证

各种疼痛的短期治疗包括术后疼痛和各种原因引起的急性骨骼肌疼痛，如扭伤、错位、骨折和软组织损伤，以及其他疾病引起的疼痛如产后痛、牙痛、坐骨神经痛、晚期癌痛、胆绞痛等。

9.4.7.3 禁忌证

肝肾功能不全，凝血功能障碍者应慎用或禁用。小儿、老人和孕妇慎用。

9.4.7.4 不良反应及注意事项

发生率较低，常见的不良反应为胃肠道反应如恶心、呕吐等和神经系统反应如头痛、头晕等。用量大时可出现胃痛等。但如用量大且用药时间长，则也可能出现较严重的不良反应和并发症，可能有胃肠道出血、肝肾功能的严重损害、严重过敏反应等，甚至有死亡的病例报道，应引起高度的重视。需掌握好适应证和用药的剂量，尽量避免长时间用药。

9.4.7.5 剂量和用法

口服首次 10～20 mg，后每 4～6 h 10 mg，每日最大剂量 40 mg。

9.4.8 塞来昔布

9.4.8.1 药理作用

塞来昔布又名西乐葆，为环氧化酶-2 特异性抑制剂。治疗剂量的塞来昔布不干扰组织中与环氧化酶-1相关的正常生理过程,尤其在胃、肠、血小板和肾等组织中。因此,胃肠道不良反应少,安全性较好。塞来昔布口服吸收良好,2~3 h达到血浆峰浓度。胶囊口服后的生物利用度为99%。在治疗剂量范围内,塞来昔布具有线性且与剂量呈正比的药代动力学。

9.4.8.2　适应证

急慢性疼痛和骨关节炎及类风湿关节炎的患者。

9.4.8.3　用法用量

急性疼痛:推荐剂量首剂400 mg,必要时可在用药后4~6 h追加200 mg,以后根据需要,1次200 mg,每日2次。用于骨关节炎治疗的剂量为200 mg,每日1次口服,临床最大剂量每日400 mg。类风湿关节炎:每次100 mg或200 mg,每日2次。

9.4.9　帕瑞昔布钠注射液

9.4.9.1　药理作用

商品名特耐,为选择性COX-2抑制剂伐地昔布的前体药。帕瑞昔布在体内经肝脏酶水解,迅速而完全地转化为有活性的伐地昔布和丙酸,伐地昔布血浆蛋白结合率可达98%,血浆半衰期为22 min,其在肝脏内可经多种途径消除,包括细胞色素P450(CYP大于3A4)和CYP2C9同工酶及磺胺葡萄糖醛化(约占20%)等,伐地昔布的羟化代谢产物也具有药理活性,但含量少。约70%的药物以非活性代谢物形式经尿液排泄。静注或肌注后,伐地昔布的消除半衰期约为8 h。老年人及有轻度肝损害的患者需酌情减少剂量。

帕瑞昔布与华法林等抗凝血药物同时使用将增加此类药的出血倾向,但不影响阿司匹林抑制血小板聚集的作用。与其他NSAIDs类药同时使用将增加消化道溃疡等并发症的风险。能减弱利尿药抗高血压药的作用,当与ACEI类降压药或利尿药合用时将增加发生急性肾功能不全的风险。帕瑞昔布与环孢素或他克莫斯合用将增加这些药物的肾毒性。在药物相互作用方面,肝酶抑制剂如酮康唑(CYP3A4抑制剂)、氟康唑(CYP2C9抑制剂)或肝酶诱导剂如利福平、苯妥英、卡马西平及地塞米松等能影响帕瑞昔布的代谢,同时帕瑞昔布还能影响其他经肝酶代谢的药物,如右美沙芬(经CYP2D6代谢)、奥美拉唑(经CYP2C19代谢)、苯妥英、地西泮或丙咪嗪(经CYP2C19代谢)等,尤其对治疗剂量窗狭窄的药物如氟卡尼、普罗帕酮及美托洛尔等,合用时应密切监测,注意用药安全。

9.4.9.2　适应证

用于手术后疼痛的短期治疗,临床连续使用不超过3 d。与阿片类药物合用时具有协同作用,能减少阿片类药物的用量。

9.4.9.3 禁忌证

活动性消化道溃疡或胃肠道出血；支气管痉挛、急性鼻炎、鼻息肉、血管神经性水肿、荨麻疹，以及服用阿司匹林或非甾体抗炎药出现过过敏反应的；严重肝功能损伤；炎症性肠病；充血性心力衰竭；冠脉搭桥术后；缺血性心脏病、外周动脉血管或脑血管疾病。

9.4.9.4 用法用量

推荐剂量为 40 mg 静注或肌注，随后可 6～12 h 再给予 20 mg 或 40 mg，每日总剂量不超过 80 mg。对于老年患者不小于 65 岁不必进行剂量调整，但体重低于 50 kg 的老年患者，应减至常规推荐剂量的一半，且每日最高剂量应减至 40 mg。中度肝功能损伤(Child－Pugh 评分 7～9)应慎用，剂量应减半，且每日最高剂量降至 40 mg。不推荐用于青少年和儿童。为避免发生沉淀，帕瑞昔布钠需要专用的溶液配制，也可用 0.9％氯化钠注射液、5％葡萄糖注射液或 0.45％氯化钠加 5％葡萄糖注射液配制，不可与乳酸林格液或其他药物同时配制。

9.4.10 依托考昔

9.4.10.1 药理作用

依托考昔(etoricoxi)，商品名：安康信(Arcoxia)。

（1）急速起效/持久有效　大约 1 h 能达到血药浓度高峰，半衰期为 22 h，能有效维持药效 24 h。

（2）强效镇痛抗炎　依托考昔 60 mg 即等效于高剂量双氯芬酸(150 mg)，依托考昔 30 mg 即等效于高剂量布洛芬(2 400 mg)或者塞来昔布 200 mg。但胃肠道不良事件发生率更低。

（3）兼具胃肠道与心血管安全性　MEDAL 项目研究了安康信与目前全世界最广泛使用的传统 NSAID 药物双氯芬酸在血栓性心血管疾病方面的不良反应发生率，结果显示依托考昔 60 mg 和 90 mg 组与双氯芬酸 150 mg 组血栓性心血管事件发生率无统计学差异，但胃肠道的安全性和耐受性更好。

9.4.10.2 适应证

治疗急性期和慢性期的骨关节炎及急性痛风性关节炎。

9.4.10.3 剂量和用法

（1）骨关节炎　推荐剂量为 30 mg，每日 1 次口服。对于症状不能充分缓解者，可以增加至 60 mg 每日 1 次。每日使用 60 mg，4 周以后疗效仍不明显时，应考虑其他治疗。治疗骨关节炎最大推荐剂量为每日不超过 60 mg。

（2）急性痛风性关节炎　症状急性发作期推荐剂量为 120 mg 每日 1 次，使用 8 d。治疗急性痛风性关节炎最大推荐剂量为每日不超过 120 mg。

老年人,不同性别,不同种族的人不需要调整剂量。轻度肝功不全患者(Child - Pugh 评分 5~6 分),剂量不应超过 60 mg,每日 1 次。中度肝功能不全患者(Child - Pugh 评分 7~9 分),应当减量,不应超过每隔 1 日 60 mg。且可以考虑 30 mg 每日 1 次。肾功能不全(肌酐清除率小于 30 ml/min)的患者不推荐使用。对轻度肾功能不全(肌酐清除率不小于30 mL/min)患者不需要调整剂量。

9.4.11 加巴喷丁

9.4.11.1 药理作用

(1) 加巴喷丁(gabapentin)具有明显抗癫痫作用和镇痛作用;小剂量时有镇静作用,并可改善精神运动性功能。加巴喷丁在结构上与神经递质 GABA 相关。对许多常见受体位点无亲和力,如苯二氮䓬受体、谷氨酸受体等;最近发现可作用于 Ca^{2+} 通道的亚单位 $\alpha_2 - \delta$。另外,加巴喷丁的作用也可能与 GABA、突触前 NMDA 受体、去甲肾上腺素、脊髓 α_2 肾上腺素能受体、腺苷 A_1 受体有关。

(2) 口服易吸收,2~3 h 达峰浓度。生物利用度与剂量有关,每日剂量 900 mg 分 3 次口服时,生物利用度约为 60%;当剂量增加时,生物利用度降低。与血浆蛋白结合率小于 3%。静注加巴喷丁 150 mg 后的表观分布容积约为 58 L。癫痫患者脑脊液中加巴喷丁的稳态谷浓度大约为相应血浆浓度的 20%。加巴喷丁不诱导肝药酶,在人体内的代谢不明显,其药理作用来自母体化合物的活性。主要以原形通过肾脏排泄,消除半衰期为 5~7 h,肾脏损伤时其排泄减慢。加巴喷丁可通过血液透析从血浆中清除。

(3) 药物相互作用 与其他抗癫痫药(苯妥英钠、卡马西平、丙戊酸钠、苯巴比妥)和避孕药等无明显相互作用。需注意吗啡可以使加巴喷丁血药浓度增高。

9.4.11.2 适应证和禁忌证

(1) 适应证 治疗神经病理性疼痛,如成人带状疱疹后神经痛及 12 岁以上的部分性癫痫发作(伴随或不伴随继发全身性发作)的辅助治疗。

(2) 禁忌证 对加巴喷丁过敏者。

9.4.11.3 用法及剂量

治疗成人带状疱疹后神经痛时,第 1 日口服单剂量 300 mg;第 2 日 600 mg,分 2 次;第 3 日 900 mg,分 3 次;以后 1 d 剂量可增至 1 800~3 600 mg,分 3 次,直至疼痛缓解。

9.4.11.4 不良反应及注意事项

(1) 不良反应 常见不良反应有头晕、嗜睡、运动性共济失调、疲劳、眼球震颤、周围性水肿等,小儿可出现恶心、呕吐、发热、急躁易怒等。这些不良反应常见于用药早期,只要从小剂量开始,缓慢地增加剂量,多数患者都能耐受,毒性较低。

(2)注意事项 避免药物过量。换药或停药应逐渐减量,至少在1周以上的时间内逐步进行。加巴喷丁可引起神经系统抑制,故驾驶员、机器操作者慎用。肾功能不良者应减少剂量。孕妇、哺乳期妇女和老年人慎用。

9.4.12 普瑞巴林

普瑞巴林(Pregabalin),商品名有乐瑞卡(Lyrica),为 γ-氨基丁酸类似物,也译为普加巴林,为加巴喷丁的后续产品。

9.4.12.1 药理作用

(1)普瑞巴林的抗癫痫作用机制尚不清楚,可能与加巴喷丁相似。普瑞巴林主要作用于中枢神经系统的电压依赖性 Ca^{2+} 通道,与 Ca^{2+} 通道辅助性亚单位 α_2-δ 蛋白结合后产生抗癫痫和止痛的作用。可能通过调节 Ca^{2+} 通道功能而减少个别 Ca^{2+} 依赖性神经递质的释放。长期应用普瑞巴林可以增加 GABA 转运蛋白的浓度和功能性 GABA 的转运速率。

(2)口服吸收快和起效快,药效持续时间长,具有口服生物利用度高、达峰时间短、半衰期长的特点。抗惊厥活性比加巴喷丁强3~10倍,15 h 内可达血药浓度峰值;达稳态血药浓度的时间为 24~48 h。生物利用度不小于 90%,明显高于加巴喷丁(60%)。不与血浆蛋白结合,表观分布容积约为 0.5 L/kg。进人体内后的主要代谢产物为 N-甲基化衍生物。几乎以原药形式经尿液排泄,因而不会产生明显的药物相互作用,血浆消除半衰期约为 6 h。普瑞巴林能通过血脑屏障和胎盘,能分泌乳汁。

(3)药物相互作用 与其他药物无明显相互作用。合用可以增强疗效。

9.4.12.2 适应证及禁忌证

治疗部分性癫痫发作及对其他抗癫痫药物无效的顽固性癫痫时,疗效优于加巴喷丁,治疗神经性疼痛的疗效两者相当。

(1)适应证 适用于糖尿病性神经痛和带状疱疹后神经痛的治疗,也适用于部分性癫痫发作、广泛性焦虑的辅助治疗。

(2)禁忌证 禁用于对普瑞巴林过敏者。

9.4.12.3 剂量和用法

(1)用于糖尿病性神经痛治疗,初始剂量为 150 mg,每日 2 次,根据药物疗效和耐受性,可以在 1 周内增加剂量至每日 300 mg。最大推荐剂量为每日 300 mg,每日 3 次。

(2)带状疱疹后神经痛 推荐剂量为每日 150~300 mg,2 次/日或3 次/日。初始剂量为 150 mg,2 次/日或 3 次/日,根据药物疗效和耐受性,可以在 1 周内增加剂量至每日 300~600 mg。

(3)成人部分性癫痫发作辅助治疗 推荐初始剂量为 150 mg 或更低,2 次/日或 3 次/日,最大每日剂量为 600 mg。

9.4.12.4 不良反应及注意事项

(1)不良反应 常见的不良反应是口干、头晕、嗜睡、视力模糊、体重增加、水肿、肌酸激酶上升、血小板计数降低、心电图 PR 间期延长等。

(2)注意事项 避免药物过量和突然停药。肾功能下降者应减少剂量。小儿、老人、孕妇及哺乳期妇女慎用。

(郑蓓洁 曹建国 江 伟)

10 增强心肌收缩药

增强心肌收缩药包括正性肌力药和强心药,可加快心肌纤维缩短的速度,从而增加心肌收缩力,用于支持循环功能。理想的增强心肌收缩药应具备的条件为:① 增强心肌收缩力,心升高输出量(CO)和平均动脉压(MAP),改善组织供氧、减轻酸中毒和增多尿量。② 不增加心肌氧耗,不引起心率增快和心律失常,并能维持舒张压和增加冠脉血流。③ 不产生耐药性。④ 可控性强,起效和排泄迅速。⑤ 可与其他药物配伍,无毒性。

10.1 肾上腺素类药

10.1.1 药理作用

(1)肾上腺素兼有 α 受体和 β 受体激动作用。α 受体激动引起皮肤、黏膜、内脏血管收缩,血压升高。β 受体激动使冠状血管扩张,心肌兴奋和心率增快,支气管和胃肠道平滑肌松弛。

(2)多巴胺激动肾上腺受体和多巴胺受体(DA1 和 DA2 两种受体)。其效应呈剂量依赖性。较大剂量时,激动 α、β 受体,导致心率增快,周围血管阻力增加,肾血管收缩,肾血流量及尿量反而减少。此时,多巴胺加速心率的作用强于多巴酚丁胺,并且有可能加重缺血性心脏病患者心脏收缩和舒张功能的损害。DA1 受体位于突触后膜,分布于内脏、脾、肾、冠状血管的平滑肌。通过兴奋腺苷环化酶和增加 cAMP 浓度,扩张血管,增加肾和肠系膜的血流量。

(3)多巴酚丁胺是可以同时兴奋 α、β₁、β₂ 受体的消旋混合物,(一)对映体是 β₁ 受体激动剂,而(十)对映体仅有非常弱的部分激动作用。直接作用于心脏。多巴酚丁胺作用于 β₁ 受体,通过 G 蛋白激活鸟苷酸调节级联反应,从而增加腺苷酸环化酶活性,加速 ATP 向第二信使 cAMP 的转化。细胞内 cAMP 导致肌浆网的钙离子释放,增加心肌收缩力。对血管的作用,体循环血管阻力和静脉充盈压轻度降低。多巴酚丁胺使心肌收缩力有所增强,冠状动脉血流及心肌耗氧量常增加。

由于心输出量增加,肾血流量及尿量常增加。

10.1.2 常用药物

10.1.2.1 肾上腺素

(1) 适应证 ① 心脏术后低心输出量和心功能减退。② 低血压休克。③ 过敏反应引起的血压下降或支气管痉挛等。④ 心肺复苏时的首选药物。⑤ 加入局麻药内可延缓其吸收。

(2) 禁忌证 器质性心脏病,高血压,冠状动脉病变,糖尿病,甲状腺功能亢进。

(3) 剂量与用法 静注 $1\sim2$ $\mu g/min$,主要兴奋周围血管的 β_2 受体;4 $\mu g/min$ 兴奋 β_1 受体,出现强效的正性肌力作用;大于 0.03 $\mu g/(kg \cdot min)$,α_1 受体的兴奋增强,其结果为正性肌力作用和血管收缩作用,肾血管血流量进行性下降;大于 0.1 $\mu g/(kg \cdot min)$,血管收缩作用显著,静脉容量减少。单次静注 $2\sim8$ μg,产生暂时性心肌兴奋,升高血压,持续时间 $1\sim5$ min。心肺复苏时推荐用常规量 1 mg 静注,必要时可每间隔 $3\sim5$ min 重复应用;采用气管内注射,剂量应增大 $2\sim3$ 倍。过敏反应血压下降时,可给予静注 $4\sim8$ μg(根据需要增加用量),心源性休克伴严重低血压,静注 $0.1\sim0.5$ mg,随后输注 $2\sim4$ $\mu g/min$。支气管痉挛时以 0.3 mg 肌内或皮下注射,必要时可重复用药。

10.1.2.2 多巴胺

(1) 适应证 心源性休克,脓毒性休克,心衰及其他需要循环支持的患者。

(2) 剂量与用法 小剂量多巴胺 $0.5\sim3$ $\mu g/(kg \cdot min)$,对 DA1 的作用最大,使肾和冠状血管扩张,DA2 受体也兴奋,促进血管扩张。中等量 $2\sim5$ $\mu g/(kg \cdot min)$ 时,β_1 受体兴奋,正性肌力作用增强,血压和 CO 升高,肾血流增加更多。从每分钟 5 $\mu g/kg$ 开始,对 α_1 受体的作用增强,使 SVR、肺循环阻力(PVR)和肺小动脉楔压(PCWP)升高,而 CO 并不同步增加,并因此导致 MVO_2 增加。剂量大于 10 $\mu g/(kg \cdot min)$,兴奋周围血管的 α_1 受体,表现为心动过速和血管收缩。心衰患者,若 HR 和 SVR 已增加,则可选小剂量多巴胺和多巴酚丁胺合用,则效果较好。

(3) 注意事项 ① 不能皮下或肌内注射。② 不能与三环类抗抑郁药同用,可能增加多巴胺的心血管作用,引起心律失常、心动过速、高血压。抗高血压药物治疗患者慎用;注意可能诱发的心律失常。③ 严重败血症时产生的内毒素抑制多巴胺 β 羟基化酶使多巴胺转化为去甲肾上腺素受到阻碍,可能降低其疗效,可追加少量去甲肾上腺素或肾上腺素即可恢复多巴胺效应。④ 剂量过大能出现心动过速、心律失常及肢体远端坏死。⑤ 多巴胺可增加肺动脉压,右心力衰竭时应慎用。⑥ 与单胺氧化酶抑制剂同用,可延长及加强多巴胺的效应;多巴胺是通过单胺氧化酶代谢,在给多巴胺前2～3周曾接受单胺氧化酶抑制剂的患者,初量至少减到常用剂量的1/10。⑦ 与苯妥英钠同时静注可产生低血压与心动过缓。在用多巴胺时,如必须用苯妥英钠抗惊厥治疗时,则须考虑两药交替使用。⑧ 术后需要静脉输注多巴胺维持血压的患者,如有低氧无通气量减少,应注意加强呼吸管理。⑨ 目前不建议以小剂量多巴胺小于 4 μg/(kg·min)治疗急性肾衰竭少尿期。甚至有报道认为多巴胺对肾小管功能有损害作用,对多巴胺在危重患者的抗休克作用也提出质疑。

10.1.2.3 多巴酚丁胺

(1)适应证　充血性心衰,术后的低心排综合征,心肌梗死。

(2)禁忌证　梗阻性肥厚型心肌病不宜使用。下列情况应慎用:① 房颤,多巴酚丁胺能加快房室传导,心室率加速。② 高血压、低血容量、室性心律失常可能使病情加重。③ 严重的机械梗阻,如重度主动脉瓣狭窄,多巴酚丁胺可能无效。④ 心肌梗死后,使用大量可能使心肌耗氧量增加而加重缺血。⑤ 不推荐常规使用多巴酚丁胺,一般用在心肌抑制的患者。

(3)剂量与用法　2～15 μg/(kg·min)静滴。

(4)注意事项　不良反应类似多巴胺;近期接受β受体阻滞剂的患者本药可能无效。确实存在心肌收缩功能减退才可应用。可使窦性心率加快或血压升高,尤其是收缩压升高和引发室性异位搏动,可诱致各种心律失常及心绞痛。与剂量有关,应减量或暂停用药。

10.1.2.4 异丙肾上腺素

(1)适应证　① β受体阻滞药过量。② 急性心动过缓,传导阻滞。③ 先天性心脏病术后的心衰。④ 原发性肺高压和肺循环阻力升高。⑤ 心脏移植术后,常规应用,以增强自律性和正性肌力作用,并可以扩张肺动脉。⑥ 右心衰竭合并肺高压时,能增强右心功能和扩张肺血管。

(2)禁忌证　心绞痛,心肌梗死,甲状腺功能亢进,嗜铬细胞瘤。

(3)剂量与用法　严重心动过缓 2～10 μg/次静注,0.01～0.05 μg/(kg·min)静滴。

(4)注意事项　过量增加心肌耗氧,易致心律失常,甚至室颤。

10.2　磷酸二酯酶抑制药

磷酸二酯酶抑制药(PDE)为非儿茶酚胺、非肾上腺素型的新强心药。其作用不依赖β受体兴奋,不会因β受体下调而减效。用药后血压升高是由于心输出量的增加。具有正性肌力作用和正性舒张作用,并同时使血管扩张,故称为"变力性扩血管药"。

10.2.1 药理作用

(1) 正性肌力作用 心肌收缩力来源于收缩蛋白(肌动蛋白和肌球蛋白)的相互作用,并且有一组蛋白(原肌凝蛋白)进行调节。cAMP 量增多,Ca^{2+} 进入细胞和从贮存库的释放增加,结果心肌收缩力增加。心肌细胞内的。cAMP 由腺苷环化酶催化生成,再被磷酸二酯酶水解为 AMP,磷酸二酯酶抑制药可阻碍。cAMP 的水解,使 cAMP 的浓度增加,促进 Ca^{2+} 的内流和释放,从而产生正性肌力作用。

(2) 正性舒张作用 可通过 cAMP 激活肌浆网中的钙 ATP 酶,加速 Ca^{2+} 进入贮存库,同时也使原钙蛋白 C 和 Ca^{2+} 的亲和力下降。结果是心肌舒张的速度加快,过程缩短,具有重要的生理意义。因为当交感神经兴奋使心率增快时,上述作用可以提供充分的心室充盈和冠状循环血流。充血性心力衰竭的心脏常同时有舒张功能减退。心衰患者心室肌细胞内 Ca^{2+} 浓度下降的速度显著减慢。PDE 对心衰患者具有心肌舒张速率加快作用。

(3) 血管扩张作用 在血管平滑肌细胞内,增加环核苷酸或者减少 Ca^{2+} 的内流都将导致血管扩张。cAMP 促进 Ca^{2+} 进入贮存库,使血管收缩时可利用的 Ca^{2+} 减少,因而使血管扩张。磷酸二酯酶抑制药使 cAMP 增加,还可以增加二氧化氮从血管内皮的释放,故可直接扩张血管。

10.2.2 常用药物米力农

(1) 适应证 充血性心力衰竭,双心室衰竭和右室衰竭。心脏术后低心排综合征和心功能减退,以及等待心脏移植的重症患者。

(2) 严重肝肾功能不全,急性心肌梗死早期,孕妇。

(3) 剂量与用法 有效血浓度为 100 ng/ml。静注 $25\sim75$ μg/kg 后,5 min 血浓度达峰值,大于 150 ng/ml,但 30 min 内迅速下降至 100 ng/ml 以下。因此,单次静注米力农 $25\sim50$ μg/kg 后,随之滴注 $0.375\sim0.75$ μg/(kg·min),可以维持血内有效浓度;血流动力学变化最理想,并且心律失常的危险性也小。

(4) 并发症 用于儿童,其最严重并发症为血小板减少症小于 10×10^{10}/L,并且随着用药时间的延长而增加,其次为心动过速。

10.3 洋地黄类药

10.3.1 药理作用

正常心肌细胞内三磷腺苷酶产生能量,在动作电位的第 4 相时,将 Na^+ 从细胞内排出。洋地黄苷可以和 Na^+/K^+ - ATP 酶上的 α 亚单位结合,从而完全抑制了上述作用,结果为细胞内 Na^+ 增多。Na^+ 再通过细胞膜上的 Ca^+/Na^+ 交换途径与细胞外 Na^+ 交换使 Na^+ 进入细胞内,最终使细胞内 Na^+ 增多。此外,Na^+ 增多也促进了收缩蛋白对 Na^+ 的利用。因而使心肌的收缩性增强。

10.3.2　常用药物

10.3.2.1　地高辛

(1) 适应证　① 中到重度的左心收缩功能衰竭。② 急性心肌梗死伴房颤。③ 充血性心衰伴房颤。④ 室上性心动过速(预激综合征者禁用)和快速房颤。

(2) 禁忌证　① 急性心肌梗死伴窦性心律和轻度心衰。② 仅有右心室衰竭者。③ 房室传导阻滞。④ 肥厚性梗死性心肌病。

(3) 剂量与用法　口服地高辛片剂用于术前准备控心率,$0.125\sim$ 0.25 mg,每日 $1\sim2$ 次。充血性心衰患者需要快速洋地黄化时,可首次静注 $0.5\sim0.75$ mg,随后在 $1\sim3$ h 内,分次追加 $0.125\sim0.25$ mg,根据需要和患者情况,总量可达 2 mg。其作用于 $1\sim3$ h 达高峰,12 h 内可完全洋地黄化。肾功能减退时应减少剂量。

最近美国心脏病学院杂志(ACC)刊登文章,研究者纳入 122 000 例患者,多数为男性,平均年龄 72 岁。接受地高辛治疗 3 年较相同年龄组死亡风险增加超过 20%。结论为地高辛增加房颤患者死亡风险。

10.3.2.2　去乙酰毛花苷(西地兰)

(1) 适应证　急慢性心功能不全,严重左心衰伴急性肺水肿,阵发性室上速、快速房颤(减慢心室率)。

(2) 禁忌证　心肌梗死。

(3) 剂量与用法　静注 $0.2\sim0.4$ mg/次,每日 $1\sim2$ 次,麻醉期间快速房颤可用 $0.2\sim0.4$ mg 稀释至 20 ml 静注。

10.4　钙剂

10.4.1　药理作用

钙对维持心脏工作非常重要,Ca^+ 水平对心肌收缩有重大影响。严重低血 Ca^+ 时可抑制心肌收缩,使每搏量减少,并使血管扩张。用钙剂可增加每搏量和 dp/dt;同时降低 LVEDP 和心率,SVR 不变或下降。但血 Ca^+ 正常者,心功能改善很少,且 SVR 升高显著。钙剂可增加钙通道的离子阶差,使细胞内 Ca^+ 浓度升高,但极少作为正性肌力药。最近提出,无症状的低钙血症不需治疗,只有当 ECG 出现异常时才用钙剂。低钙血症治疗的目的是消除症状,而不是要恢复血 Ca^+ 至正常水平。肝移植时,低血 Ca^+ 可引起心肌抑制,用氯化钙可以纠正。患儿肝切除时,亦用氯化钙维持血钙于正常水平,以避免因此所引起的心肌抑制。烧伤患者可有持续的低血钙(可能为其心肌抑制的原因),所以主张用钙。

10.4.2　适应证

(1) 绝对适应证　① 有症状的低钙血症(抽搐、肌肉痉挛、喉痉挛、惊厥)。② 高钾血症。③ 钙通道阻滞药过量。

（2）相对适应证　①β受体阻滞药过量。②依赖升压药维持的患者,有显著低钙血症时。③低钙血症引起的对地高辛的不敏感。④ $MgSO_4$ 过量或有症状的高镁血症。⑤氢氟酸中毒。但用于大量输血、体外循环、顽固性心肌电机械分离或收缩停止尚有争议。

10.4.3　不良反应

静注钙剂可以引起心动过缓,房室分离和结性心律失常,注入速度过快可使心室舒张功能下降。其安全性取决于钙剂用量、注射速度、钙离子的生物利用度以及最初的分布容积等。血浆内钙离子浓度的绝对值和变化速度决定了是否发生心脏的节律和传导异常。

10.4.4　剂量和用法

静注钙剂有氯化钙和葡萄糖酸钙。其中 Ca^+ 含量 10％的氯化钙为680 mmol/L,10％葡萄糖酸钙为 225 mmol/L,后者对酸碱平衡的影响较氯化钙小。氯化钙的用量一般为 7～10 mg/kg,葡萄糖酸钙为15 mg/kg缓慢静注。

10.4.5　注意事项

（1）静注速度应缓慢。

（2）洋地黄化的患者,再注钙剂引起心律失常的危险性显著增加,并且可加重洋地黄苷的毒性,尤其是低血钾患者应慎用。

（3）静脉输注钙剂,可刺激血管壁,渗入皮下则引起组织坏死。新生儿经脐动脉插管注入 10％葡萄糖酸钙后,有发生臀部皮肤损害的报道。

（4）钙剂不可在输血器的管道内同时注射。

（杭燕南）

11　血管收缩药

围术期低血压的发生率非常高。椎管内麻醉、吸入和静脉麻醉,以及药物、毒素或其他原因使血管扩张、急性或大量失血,造成循环血量的相对或绝对不足,均能引起血压的下降,严重时可危及生命。为了维持循环功能的稳定,保护重要脏器功能,及时合理地使用血管收缩药物是至关重要的。临床上常用的血管收缩药主要是肾上腺素能受体激动剂,包括儿茶酚胺类和非儿茶酚胺类。

11.1　肾上腺素能受体分布和血管收缩药分类

11.1.1　肾上腺素能受体分布及其效应（表11-1）

表11-1　肾上腺素能受体分布及效应

效应器官	受体类型	作　用
心脏		
传导系统	β_1	心率和传导加快++

效应器官	受体类型	作　　用
心房肌	β_1	收缩性和传导增快++
心室肌	β_1和α_1	收缩性、传导性、自律性及异位节律增加++
小动脉		
皮肤、黏膜	α	收缩+++
骨骼肌	α,β_2	收缩+,舒张++
腹腔内脏	α,β_2	收缩+++,舒张+
冠状动脉	α,β_2	收缩+,舒张++
脑	α,β	收缩±,舒张
肺	α,β_2	收缩+,舒张
肾	α,β_1,β_2	收缩+++,舒张+
静脉	α,β_2	收缩++,舒张++
肾脏	β_1	肾素分泌++
心血管中枢	α_1	促进去甲肾上腺素释放

82

11.1.2　肾上腺素能受体激动药(血管收缩药)分类(表 11-2)

表 11-2　肾上腺素能受体激动药(血管收缩药)分类

分　　类	药　　　　物
α-肾上腺素能受体激动(α激动药)	
① 非选择性α激动药	去甲肾上腺素、间羟胺
② α_1激动药	甲氧胺、去氧肾上腺素
α,β激动药	肾上腺素、多巴胺、麻黄碱、美芬丁胺

11.2　常用血管收缩药

11.2.1　去甲肾上腺素

(1)药理作用　去甲肾上腺素(正肾上腺素)具有强大的 α 受体效应。① 兴奋 α 受体,血管收缩,SVR 增加,但冠脉血流增加。② 心肌收缩力增强,CO 增加不明显或下降,血压升高可引起反射性心动过缓。③ 静注 $10\ \mu g/min$,SBP 升高,脉压增大;较大剂量,SBP 和 DBP 增加,脉压减少。

(2)适应证　① 危及生命的严重低血压。② 嗜铬细胞瘤切除术后严重低血压。③ 严重低血压休克,近年使用有增多趋势。

（3）禁忌证　高血压、动脉粥样硬化、器质性心脏病及无尿患者。

（4）剂量和用法　治疗顽固性低血压开始静脉输注 $4\sim16\ \mu g/min$ 并以 $2\sim4\ \mu g/min$ 维持；感染性低血压休克用 $0.03\sim0.5\ \mu g/(kg\cdot min)$，治疗严重心源性低血压休克时小剂量去甲肾上腺素 $0.03\sim0.15\ \mu g/(kg\cdot min)$ 与小剂量多巴胺合用。

（5）不良反应及注意事项　药液外渗可致组织坏死、剂量过大可致少尿和急性肾衰竭、长时间应用突然停药可出现血压骤降。

11.2.2　去氧肾上腺素

（1）药理作用　去氧肾上腺素（新福林）和去甲肾上腺素相似，但作用较弱，持续时间较长。主要直接兴奋 α_1 受体，血管收缩，内脏的血流减少，而冠脉血流增多，SBP 和肺动脉压升高，可致反射性心动过缓。

（2）适应证　① 成人椎管内麻醉导致交感神经阻滞，或吸入及静脉麻醉后血管扩张所引起的血压下降。② 冠心病或主动脉瓣狭窄患者的围术期低血压。③ 严重室上速时，去氧肾上腺素升高血压，反射性减慢心率。④ 法洛四联症患者术中发生心内右向左分流增加，出现发绀时静注去氧肾上腺素可升高体循环血压，逆转右向左分流。⑤ 加入局麻药内，延长麻醉时间。

83

（3）剂量和用法　单次静注 $50\sim300\ \mu g$，1 min 内起作用，维持 $5\sim10\ min$，静滴为 $20\sim50\ \mu g/min$。阵发性室上性心动过速初量静脉注射 $0.5\ mg$，$20\sim30\ s$ 入注，以后用量递增，每次加药量不超过 $0.1\sim0.2\ mg$，一次量以 $1\ mg$ 为限。

（4）不良反应　① 胸部不适或疼痛、眩晕、易激怒、震颤、呼吸困难、虚弱等，一般少见，但持续存在时需注意。② 持续头痛以及异常心率缓慢，呕吐，头胀或手足麻刺痛感，提示血压过高而逾量应立即重视，调整用药量；反射性心动过缓可用阿托品纠正，其他逾量表现可用 α 受体阻滞剂如酚妥拉明治疗。③ 静注给药治疗阵发性心动过速时常出现心率加快或不规则，提示过量。

（5）注意事项　① 交叉过敏反应：对其他拟交感胺如苯丙胺、麻黄碱、肾上腺素、异丙肾上腺素、去甲肾上腺素、奥西那林过敏者，可能对本药也异常敏感。② 下列情况慎用：严重动脉粥样硬化、心动过缓、高血压、甲状腺功能亢进、糖尿病、心肌病、心脏传导阻滞、室性心动过速、周围或肠系膜动脉血栓形成等患者。③ 治疗期间除应经常测量血压外，须根据不同情况作其他必要的检查和监测。④ 防止药液漏出血管，出现缺血性坏死。⑤ 妊娠晚期或分娩期间使用，血压升至过高，可使子宫的收缩增强，血流量减少，引起胎儿缺氧和心动过缓。故孕妇应谨慎使用。⑥ 吸入氟烷麻醉时可促发心律失常。⑦ 老年人慎用，以免引起严重的心动过缓或/和心输出量降低，应适当减量。

11.2.3　麻黄碱

(1)药理作用　麻黄碱与肾上腺素相似,但效能较后者小250倍,而作用持续时间长达10倍。直接作用是通过兴奋 β_1、β_2 和 α_1 受体,间接作用是通过促使神经末梢释放去甲肾上腺素。① 对容量血管的作用大于动脉阻力血管;内脏血流减少,冠脉和骨骼肌的血流增加,SVR 变化不大。② 心肌收缩增强,前负荷增加,SBP 升高大于 DBP 升高,HR 增快,CO 增加。

(2)适应证　① 椎管内麻醉,吸入及静脉麻醉引起的血压下降。② 不减少子宫动脉血流,适用于剖宫产时的血压下降。③ 预防支气管哮喘发作。

(3)禁忌证同肾上腺素。

(4)不良反应及注意事项　可引起精神兴奋、不安及失眠。重复使用可产生快速耐受性,这可能与神经末梢贮存和释放的去甲肾上腺素减少,以及麻黄碱升压后仍占据受体有关。

(5)剂量和用法　静注 5~10 mg,肌内注射 30 mg。

11.2.4　间羟胺

(1)药理作用　间羟胺与去甲肾上腺素相似,主要兴奋直接 α 受体,作用弱而久。① 外周血管收缩效应大于心脏效应,SBP、DBP 升高,HR 反射性减慢,CO 不变或减少,事先应用阿托品可使 CO 显著增加。② 对肾血管和血流影响轻。

(2)适应证　主要作为去甲肾上腺素代替品用于各种休克早期。

(3)禁忌证　心脏病、甲亢、糖尿病、高血压患者慎用。

(4)剂量和用法　成人静脉单次用量 1~3 mg,静滴 40~200 $\mu g/min$。

11.2.5　甲氧胺

(1)药理作用　甲氧胺选择性兴奋 α_1 受体,对 β 受体无作用,作用持久。引起广泛的小动脉收缩,SVR、SPB、DBP 和 MAP 均升高,CO 不变或降低,HR 反射性减慢;肾血流减少作用显著,而冠脉血流增多。

(2)适应证　主要用于制止阵发性室上速发作。

(3)禁忌证　严重心肌病、冠心病或应用 MAO 抑制剂患者、剖宫产术中低血压。

(4)不良反应及注意事项　严重高血压、心动过缓、头痛、呕吐等;静注时注意补足血容量。

(5)剂量和用法　成人肌注 10~20 mg,单次静注 3~5 mg,静滴 40~120 $\mu g/min$。

11.2.6　血管加压素

(1)药理作用　目前应用于临床的血管加压素及衍生物主要有三种,即精氨酸加压素(AVP)、去氨精加压素(desmopressin)和特利加压素(terlipressin)。血管加压素受体有三种亚型,V_1、V_2 和 V_3 型。AVP作为人体提取物,可同时作用三种受体。V_1 受体的激活引起血管收缩。特利加压素是特异性 V_1 受体激动剂,用于治疗各型严重低血压休克;肾集合管细胞有 V_2 受体表达,介导水的潴留。尿崩症可以使用 V_2 受体激动剂去氨精加压素治疗。去氨精加压素也可以增加Ⅷ因子及 vWF 因子的浓度,减少出血。V_3 受体主要分布于中枢神经系统,特别是垂体前叶,V_3 受体的激活调节促肾上腺皮质激素的分泌。血管加压素可引起动脉血管收缩,但近期文献报道,血管加压素不引起肺动脉收缩,有可能用于肺高压患者低血压休克时升血压。

(2) 适应证 ① 麻醉期间顽固性低血压。② 感染性休克。③ 难治性失血性休克。④ 血管扩张性休克。⑤ 心肺复苏。

(3) 禁忌证 与去甲肾上腺素相同。

(4) 剂量和用法 我国尚无血管加压素,可用垂体后叶素代替。静脉输注 0.01～0.04 U/min,中等剂量的 AVP(0.04 U/min)不会引起严重的消化道血流灌注不足。大剂量 AVP(超过 0.1 U/min)可能引起肠系膜及肾脏缺血和心脏指数、氧输送和氧摄取的减少。单独使用 AVP作为血管加压药时,需要给予大剂量(可高至 1.8 U/min)以维持血压。术后低血压的患者持续输注 AVP(0.1 U/min)可以停用儿茶酚胺。对心肺转流术的高危患者预防性使用血管加压素也有取得成功。心肺复苏用量为静注 20～40 U。

(杭燕南)

12 抗高血压药和控制性降压药

12.1 抗高血压药

12.1.1 利尿药

12.1.1.1 疗效评价

利尿药是最有效的抗高血压药物之一,可降低高血压的并发症发生率和病死率,并能对靶器官损害起一定的保护作用。小剂量利尿药使卒中和心肌缺血发生率降低,未发现血糖升高。

12.1.1.2 适应证

轻中度高血压,尤其老年高血压包括老年单纯性收缩期高血压、肥胖以及并发心力衰竭者。

12.1.1.3 剂量和用法

降压治疗中比较常用的利尿药有:氢氯噻嗪 12.5～25 mg,每日 1次;吲达帕胺 1.25～2.5 mg,每日 1 次;阿米洛利 5～10 mg,每日 1 次;氨苯蝶啶 25～50 mg,每日 1 次;氯噻酮 12.5～25 mg,每日 1 次。呋塞米针剂用于麻醉科和 SICU,每次静注 10～40 mg。

12.1.1.4　不良反应和注意事项

（1）可引起低血钾，长期应用者应适量补钾。

（2）伴糖尿病或糖耐量降低、痛风或高尿酸血症以及肾功能不全者不宜应用利尿药，伴高脂血症者慎用。

（3）不良反应如低血钾，糖耐量降低，室性早搏，脂质异常和阳痿多见于大剂量。使用小剂量可减少不良反应。

12.1.2　β受体阻滞药

12.1.2.1　疗效评价

β受体阻滞剂不仅具有良好降压和抗心律失常作用，而且能减少心肌耗氧量，对高血压合并冠心病心绞痛有良好治疗效果，并有心肌保护作用。对心功能不全患者，可从极小剂量开始，根据心功能情况逐渐调整剂量。

12.1.2.2　适应证

轻中度高血压，尤其在静息时心率较快大于 80 次/min 的患者，也适用于高肾素活性的高血压、伴心绞痛或心肌梗死后及伴室上性快速心律失常者。

12.1.2.3　剂量和用法

（1）选择性阻滞 $β_1$ 受体，如美托洛尔 12.5～50 mg，每日 1～2 次；比索洛尔 2.5～5 mg，每日 1 次。短效 β 受体阻滞剂艾司洛尔（详见抗心律失常药）。

（2）具有 α 受体阻滞作用的 β 受体阻滞药，如拉贝洛尔（柳胺苄心定）。用于麻醉和围术期，从小剂量开始，可用 5～10 mg 单次静注，也可用 1～4 mg/min 维持。

12.1.2.4　不良反应和注意事项

常见的不良反应有疲乏和肢体冷感，可出现激动不安、胃肠功能减退等，还可影响糖代谢、脂代谢以及诱发高尿酸血症。伴有心脏传导阻滞、哮喘、呼吸道阻塞性疾病和周围血管疾病列为禁忌，胰岛素依赖性糖尿病患者宜慎用。长期应用者突然停药可出现反跳现象，常见有血压反跳，伴头痛、焦虑、震颤、出汗等，称为停药综合征。美国 2014 ACC/AHA 非心脏手术患者围术期心血管评估和管理指南：① 患者长期使用 β 受体患者可继续应用（ⅠB）。② 术前中、高危缺血记录患者，启动应用（Ⅱb，C）。③ 大于 3 个危险因素（如糖尿病、心衰、冠心病）术前开始用是合理的（Ⅱb，B）。④ 重申术前停用 β 受体是有害的。

12.1.3　钙通道阻滞剂

12.1.3.1　疗效评价

钙通道阻滞剂（CCB）的降压作用十分可靠且稳定。不影响糖和脂代谢，并有保护靶器官作用。常规剂量可使 50% 以上的患者达到降压目标,76％的患者的舒张压降至小于 90 mmHg,65 岁以上老年人的有效率约 85％,伴糖尿病或超重者亦呈同样良好的降压反应。

12.1.3.2 适应证

不同程度高血压,尤其是老年高血压、伴冠心病心绞痛、周围血管疾病、糖尿病或糖耐量异常、妊娠期高血压以及合并肾脏损害者。

12.1.3.3 剂量和用法

(1) 苯烷基胺类,如维拉帕米缓释片 120 mg,每日 1～2 次。

(2) 二氢吡啶类,如硝苯地平控释片 30 mg,每日 1 次;非洛地平(波依定)缓释片 5～10 mg,每日 1 次;拉西地平 4～6 mg,每日 1 次;氨氯地平(络活喜)5～10 mg,每日 1 次;尼群地平普通片剂 10 mg,每日 2～3 次。

(3) 地尔硫类,如地尔硫䓬缓释片 90 mg,每日 1～2 次。

12.1.3.4 不良反应和注意事项

不良反应为血管扩张所致的头痛、颜面部潮红和踝部水肿,发生率在 10％以下。踝部水肿是由于毛细血管前血管扩张而非水钠潴留所致。硝苯地平的不良反应较明显且可引起反射性心率增快,但若从小剂量开始逐渐加大剂量,仍可明显减轻或减少这些不良反应。维拉帕米的负性肌力和负性频率作用较明显,可抑制心脏传导系统和引起便秘。

87

12.1.4 血管紧张素转化酶抑制剂(ACEI)

12.1.4.1 疗效评价

ACEI 阻止无活性的血管紧张素Ⅰ转换成有活性的血管紧张素Ⅱ,阻断肾素的作用,减弱血管收缩。抑制包括缓激肽在内的血管扩张剂激肽内的降解,这些物质在组织中浓度增加。其次,通过降低肾上腺分泌醛固酮和刺激前列腺素的释放来增加尿钠的排出。最后,激肽通过血管扩张发挥抗高血压作用。ACEI 对伴有冠心病的高血压患者有益,能扩张冠脉且不增加心率,同时降低心肌氧耗。对左室肥厚的重塑,或合并心衰者尤为适用,能降低心衰患者病残率和死亡率。对脂代谢、糖代谢有较好影响,能有效地延缓Ⅰ型糖尿病患者,特别是伴有蛋白尿的患者肾脏损害的加重。

12.1.4.2 适应证

治疗轻中度或严重高血压,尤其适用于伴左心室肥厚、左室功能不全或心力衰竭、糖尿病并有微量蛋白尿增多、肾脏损害并有蛋白尿等患者。还可安全地使用于伴有慢性阻塞性肺部疾患和哮喘、周围血管疾病、抑郁症及胰岛素依赖性糖尿病患者。对于严重和急进型高血压,ACEI 和 CCB 合用很有效。

12.1.4.3　剂量和用法

（1）卡托普利(开博通)　剂量为 12.5～25 mg,每日 2～3 次。

（2）依那普利(悦宁定)　剂量 2.5～10 mg,每日 1～2 次,最大降压效应 12 h 左右,可维持 20 h。

12.1.4.4　不良反应和注意事项

最常见不良反应为持续性干咳,发生率为 3%～22%,多见于用药早期,症状不重者应坚持服药,半数可在 2～3 个月内咳嗽消失。其他可能发生的不良反应有低血压、高钾血症、血管神经性水肿(偶可致喉痉挛、喉或声带水肿)、皮疹以及味觉障碍。双侧肾动脉狭窄或单侧肾动脉严重狭窄、合并高钾血症或严重肾功能衰竭、严重主动脉瓣狭窄、梗阻性肥厚型心肌病等患者 ACEI 应列为禁忌。因有致畸形危险,不能用于孕妇。

12.1.5　血管紧张素Ⅱ受体拮抗剂(ATⅡ或 ARB)

12.1.5.1　疗效评价

有与 ACEI 相同的特点,但无咳嗽等不良反应。ATⅡ有肯定的降压效应,且呈明显的剂量依赖关系。其降血压、保护心功能、治疗心力衰竭、保护肾功能和延缓肾脏损害进展、逆转左心室肥厚以及防止左心室重塑和血管重塑的作用,均与 ACEI 相似或更强。

12.1.5.2　适应证

目前主要用于 ACEI 治疗后发生干咳等不良反应且不能耐受的患者。氯沙坦(iosarton,科素亚)有降低血尿酸作用,尤其适用于伴高尿酸血症或痛风的高血压患者。

12.1.5.3　剂量和用法

（1）氯沙坦　拮抗血管紧张素Ⅱ受体,阻断血管紧张素Ⅱ而发挥降压效应。50～100 mg,每日 1 次。其优点是对心肾功能有改善作用,并不影响血管紧张素转换酶,故不引起缓激肽增加,亦无咳嗽和血管性水肿不良反应。氯沙坦与小剂量氢氯噻嗪(每日 12.5～25 mg)合用,可明显增强降压效果。

（2）缬沙坦(代文)80～160 mg,每日 1 次。

（3）伊贝沙坦 150 mg,每日 1 次。

12.1.5.4　不良反应和注意事项

不良反应轻微而短暂,需中止治疗者极少。有头晕、与剂量有关的体位性低血压、皮疹、血管神经性水肿、腹泻、肝功能异常、肌痛和偏头痛等。

12.1.6　α受体阻滞剂

12.1.6.1　疗效评价

分为选择性和非选择性两类,后者如酚妥拉明除用于嗜铬细胞瘤患者外,一般不用于治疗高血压。临床上用于治疗高血压的 α 受体阻滞剂多为选择性 $α_1$ 受体阻滞剂,阻滞血管平滑肌突触后膜 $α_1$ 受体,使小动脉和静脉扩张,外周阻力降低,从而能安全有效地降低血压。长期应用对糖代谢无不良影响,且可改善脂代谢,升高高密度脂蛋白(HDLC)水平,还能减轻前列腺增生患者的排尿困难,缓解症状。

12.1.6.2 适应证

一般用于轻中度高血压,尤其适用伴血脂和糖耐量异常或前列腺肥大的患者。

12.1.6.3 剂量和用法

(1)哌唑嗪 $0.5 \sim 3$ mg,每日 $2 \sim 3$ 次。

(2)多沙唑嗪 $1 \sim 6$ mg,每日 1 次。

(3)特拉唑嗪 $2 \sim 4$ mg,每日 1 次。

12.1.6.4 不良反应和注意事项

多见于首次给药后 $30 \sim 90$ min,表现为严重的体位性低血压、眩晕、晕厥、心悸等,系由于内脏交感神经的缩血管作用被阻滞后,静脉舒张使回心血量减少。合用 β 受体阻滞药、低钠饮食或曾用过利尿剂者较易发生"首剂现象"。防治方法是首剂量减半,临睡前服用,服用后平卧或半卧休息 $60 \sim 90$ min,并在给药前至少 1 日停用利尿剂。其他不良反应有头痛、嗜睡、口干、心悸、鼻塞、乏力、性功能障碍等,常可在连续给药过程中自行减轻或缓解。

12.1.7 乌拉地尔(压宁定)

乌拉地尔具有外周和中枢双重的扩张血管的作用机制,主要通过对突触后 $α_1$ 肾上腺能受体起拮抗作用。在降血压时不改变颅内压。降低心脏前后负荷和平均动脉压,改善每搏量和心输出量,增加肾血流,降低肾血管阻力。在慢性阻塞性肺部疾患时,明显降低体循环和肺动脉的血压,并改善运动时的气体交换。乌拉地尔治疗冠脉搭桥术后的高血压使收缩压和舒张压显著降低,外周血管阻力下降。不影响心率,使用相当安全。对高血压效果显著,而对血压正常者无效果。可用于治疗轻、中、重度高血压,预防气管插管时心血管不良反应和治疗围术期高血压。常用口服剂量 $30 \sim 90$ mg,每日 2 次。静脉注射 $12.5 \sim 25$ mg,5 min 后可重复,也可用 0.25％溶液持续静脉输注 $5 \sim 25$ mg/h。老年患者应减量。不良反应多较轻微和暂时性。主要有头昏、立位性低血压、恶心、头痛、软弱和心悸等。

12.1.8 选择和应用抗高血压药的原则

高血压治疗应采取个体化原则,根据高血压危险因素、靶器官损害以及合并疾病等情况选择初始降压药物。

（1）应以小剂量开始，如未能达到目标，应根据患者的耐受情况增加药量。

（2）第一种药物疗效很差或耐受性差，可换另一类降压药。如第一种药无效，应选用合理的联合用药，通常是加用小剂量的第二种抗高血压药物，而不是加大第一种药物的剂量。有效的联合用药组合是：利尿剂＋β受体阻滞剂；利尿剂＋ACEI；钙拮抗剂＋ACEI；α受体阻滞剂＋β受体阻滞剂。

（3）最好选用每日1次具有24 h平稳降压的长效药物。提高患者治疗的顺从性；更平稳地控制血压；保护靶器官，减少发生心血管病事件的危险性。

（4）应特别注意药物的相互作用，包括抗高血压药与麻醉药的相互作用以及麻醉药与术中选用的抗高血压药的相互作用。前者应注重降压治疗基础上的降压反应，而后者则应注重麻醉下的降压反应。术前接受抗高血压治疗的患者，由于术前的基础状态有较大差异，应全面估价：① 利尿药引起的低血钾术中易诱发严重的心律失常。② β受体阻滞作用的存在，可抑制吸入麻醉药降压后的反射性心率增快，减弱心脏代偿功能。③ 钙拮抗剂与氟类吸入麻醉药合用，则明显抑制心脏传导系统功能。④ 用ACEI治疗的高血压患者，由于肾素血管紧张素系统阻滞，用芬太尼和咪达唑仑诱导后，50％发生低血压。

（5）麻醉状态下尤其是全麻过程中的高血压反应与各种刺激因素有关，必须选用降压药时，应特别注意针对患者的特殊类型，个体化选择不同机制的抗高血压药物。用药以小剂量、分次、微调为宜，避免过度降压造成的不良影响。

12.2　控制性降压药

控制性降压多采用气管内全麻或复合硬膜外阻滞，并用血管扩张药的方法。

12.2.1　吸入麻醉药

目前常选用异氟烷降压。因可扩张外周血管，降低心脏后负荷，1.9 MAC时可使周围血管阻力降低50％，对心肌收缩力抑制作用较小，心输出量可保持不变，吸入浓度在1.4～2.3 MAC时，异氟烷对脑有保护作用主要与降低脑组织的氧耗有关，能更好地维持脑组织氧供需平衡。也可选用七氟烷或地氟烷降压。

12.2.2　常用扩血管药

除控制性降压外，围术期平均动脉压（MAP）增加20 mmHg即应处理，严重高血压常常需要静注或持续输注扩张血管药，常用静脉降压药如下（表12-1）。

表 12-1 临床常用扩血管药的用法

药　物	主要作用	剂　量	不良反应
酚妥拉明	主要扩张动脉	持续输注 0.5～20 μg/(kg·min)或以 0.1 mg/min 开始，每 5～10 min 可增加 0.1 mg/min，最大剂量为 2 mg/min	心动过速、低血压
硝酸甘油	主要扩张静脉	持续输注 0.5～5.0 μg/(kg·min)开始 10 μg/min，每 5～10 min 逐渐增加 5～10 μg/min，最大剂量为 20 μg/min	头痛心动过速
硝普钠	扩张动脉和静脉	开始 15 μg/min，每 5～10 min 可逐渐增加 5～20 μg/min，最大剂量为 300 μg/min	耐药性及停药后反跳
三磷腺苷	①起效快。②舒张阻力血管，降压效果强而平稳。③心率稳慢，心排血量增加，器官灌注良好。④停药后血压恢复快，无反跳。⑤没有氰化物中毒	单次静注 0.36～2.9 mg/(kg·min)使收缩压和舒张压平均下降 27 mmHg 和 25 mmHg，常用 0.5%～1.0%溶液连续输注，当药量达 310±149 μg/(kg·min)时，平均动脉压可下降 30%～57%	浓度过高、剂量过大常出现不同程度的心动过缓、心律失常或房室传导阻滞
尼卡地平	钙通道阻滞剂，作用缓和，降压同时可扩张冠状动脉	静注 20～30 μg/kg，持续输注 5～6 μg/(kg·min)或 4～12 mg/min	剂量大时使心率增快

91

（杭燕南）

13　抗心律失常药

围术期各种心律失常发生率较高，尤其是在心血管和颅脑手术中更高，其中严重心律失常需用药物或电学治疗。

13.1　抗心律失常药分类

抗心律失常药主要作用于心脏的离子通道或肾上腺素受体，其作用主要包括抑制异位起搏点、延长绝对不应期或缩短相对不应期、降低期前激动、阻断兴奋折返等。根据作用的离子通道和肾上腺受体分为四类(表 13-1)。

表 13 - 1 抗心律失常药分类

分 类	作 用	作用靶位	EGG 变化	药 物
I A	降低 0 相除极速率	Na⁺ 和 K⁺ 通道	QRS 和 QT 延长	普鲁卡因胺 奎尼丁 胺碘酮
I B	降低 0 相除极速率	Na⁺ 通道	QRS 不变或缩短	利多卡因 苯妥英 美西律
I C	降低 0 相除极速率	Na⁺ 通道(强)	QRS 轻度延长	普罗帕酮
II	抑制 4 相自动除极,间接阻滞 Ca²⁺ 通道	β 受体	PR 延长	艾司洛尔 胺碘酮
III	阻止 K⁺ 外流	K⁺ 通道	QRS 和 QT 延长	胺碘酮 溴苄胺
IV	抑制 Ca²⁺ 内流	Ca²⁺ 通道	PR 延长	维拉帕米 地尔硫草 胺碘酮 腺苷 三磷腺苷

13.2 抗心律失常药药理(表 13 - 2,表 13 - 3)

表 13 - 2 各类抗心律失常药药理

药 物	药理作用	药动学	适应证	禁忌证	剂量和用法
利多卡因(I B 类)	①降低浦肯氏纤维自律性。②缩短动作电位时程。③4 相除极速率下降,减慢传导。④降低后除极电位幅度	静注 5 min 血药达高峰,维持 15~30 min,有效血药浓度 3~5 μg/ml。半衰期 90~120 min,72%肝代谢,小于 10%经肾排出	①室性心律失常。②尤其适用于急性心肌缺血或心梗引起的心律失常		静注 1~2 mg/kg,以后 2~4 mg/min 维持,总量小于 1 500 mg/24 h

（续表）

药　物	药理作用	药动学	适应证	禁忌证	剂量和用法
美西律（ⅠB类）	抑制除极速率而不改变静息电位或动作电位时程，其他作用与利多卡因类似	静注1～2 min见效，有效血药浓度0.5～2.0 μg/ml，半衰期10～11 h，主要肝代谢经肾排出	①有症状的室性心律失常。②难治性心律失常。③强心苷中毒的心律失常	①房室传导阻滞。②未经洋地黄化的房颤或房扑	静注250 mg，然后500 mg，1次/6 h
苯妥英钠（ⅠB类）	①降低窦房结和浦氏纤维自律性。②缩短不应期。③抑制和降低心肌应激性	口服8～12 h血药达高峰，半衰期22～24 h，有效血药浓度10～12 μg/ml，主要肝代谢	特别适用于强心苷中毒所致的各种心律失常	低血压、心动过缓、房室阻滞，严重心肝肾衰竭，孕妇	缓慢静注50～100 mg，每隔15 min可重复1次，最大量10～15 mg/kg
普罗帕酮（心律平）（ⅠC类）	①降低0相最大上升速率，减慢传导。②轻度延长动作电位时程和有效不应期。③中度β受体和钙离子拮抗作用	静注2～3 min起效，有效血药浓度0.2～3.0 μg/ml，半衰期8 h，主要肝代谢	①室上性或室性心动过速或异位搏动。②预激综合征。③复律后室颤	①心衰、严重低血压和心动过缓、心内传导阻滞及病窦。②严重COPD	静注1～2 mg/kg，或70 mg葡萄糖液稀释，5～10 min注完
艾司洛尔（Ⅱ类）	降低窦房结自律性和房室结传导性	静注利用率高，消除半衰期9～10 min，主要由红细胞水解消除，并经肾排出	①快速室上性心律失常。②急性心肌梗死和不稳定型心绞痛。③高血压	严重心动过缓和房室传导阻滞，心衰，POCD	静注5～10 mg，然后50～200 μg/(kg·min)维持
胺碘酮（Ⅲ类）	①降低窦房结自律性。抑制浦氏纤维和房室结传导。②延长动作电位和有效不应期。③非竞争性α受体和β受体阻滞作用	静注5～10 min见效，有效血药浓度1.0～2.5 μg/ml，半衰期10～11 h，主要肝代谢	最有效的抗心律失常药之一，可治疗难治性的房性或室性心律失常	①窦房、房室或室内传导阻滞。②碘过敏、孕妇或哺乳期妇女	静注1～3 mg/kg，然后静20 min内注完，24 h可用至脉输注900～1 200 mg

（续 表）

药 物	药理作用	药动学	适应证	禁忌证	剂量和用法
溴苄胺（Ⅲ类）	①延长动作电位和有效不应期，阻止折返。②降低损伤区和正常组织间膜电位差别，提高室颤阈值	静注15 min起效，4 h作用最强，有效血药浓度0.5～1.5 μg/ml，半衰期5～10h，主要以原型经肾排出	室速、室颤，尤其是经历除颤和心外按压的患者		静注5～10 mg/kg，总量20～30 mg/kg；维持5 mg/kg，1次/6 h或1～2 mg/kg滴注
维拉帕米（异搏定）（Ⅳ类）	①降低窦房结自律性。②抑制房室结传导。③抑制延迟后除极	静注1～3 min生效，有效血药浓度80～100 μg/ml，半衰期3～5 h，主要肝代谢	①室上性心律失常。②心绞痛和高血压	①房室阻滞、房颤并预激、心源性休克或喘喘。②已用β阻滞剂	静注1～5 μg/(kg·min)，或2 mg稀释至20 ml缓慢静注
腺苷（Ⅳ类）	开放钾通道，取消钙离子通道开放所需膜极性，抑制窦房结的自律性和房室传导↑		①室上性心律失常和房室折返性心动过速。②患儿伴发性室上性心动过速	①Ⅱ～Ⅲ°房室传导阻滞及病窦综合征。②药物过敏者	腺苷6 mg，2 s内注完，如需可再次给药6～12 mg；三磷腺苷(ATP)10～20 mg缓慢静注
去乙酰毛花苷丙（西地兰）	降低窦房结自律和房室结传导，降低心房肌应激性小	静注10～30 min起效，1～3 h达高峰，3～6 d药效消失	①室上性快速心律失常。②快速房颤或房扑。③中、重度收缩性心衰	①洋地黄中毒。②肥厚梗阻性心肌病伴心衰。③房室阻滞	0.2～0.4 mg稀释到20 ml缓注，必要时重复，总量1.0～1.2 mg
硫酸镁	①纠正低钾，降低自律性和传导，阻止折返。②降低兴奋性		①室上性心动过速。②洋地黄中毒、低钾性心律失常。③室速尖端扭转室速		1.0～2.5 g稀释至25～40 ml缓慢静推，或2.5 g加入500 ml葡萄糖液静滴

表 13－3　常用抗缓慢心律失常药物药理学

药　物	适　应　证	剂量和用法	主要不良反应
异丙肾上腺素	高度或完全房室传导阻滞、病窦综合征、尖端扭转型室速	静注 2～8 μg,加入或 5% 葡萄糖液静脉输注 2～8 μg/min	头痛、眩晕、震颤、皮肤潮红、恶心、心绞痛加重、快速心律失常
麻黄碱	高度或完全房室传导阻滞	静注 5～30 mg/次	神经过敏、眩晕、失眠、快速心律失常、高血压
肾上腺素	高度或完全房室传导阻滞、心跳骤停	静注 2～8 μg/min,加入或 5% 葡萄糖液静脉输注 2～8 μg/min	神经过敏、面色苍白、震颤、高血压、快速心律失常
阿托品	病窦综合征、房室传导阻滞	0.5～1 mg 肌内或静脉注射	口干、眩晕、尿潴留、青光眼加重、快速心律失常
克分子乳酸钠	酸中毒或高血钾引起的房室传导阻滞、心搏骤停	快速静脉滴入25～50 ml,继而 5～7 ml/kg,在数小时内滴完	心衰、碱中毒、低血钾、快速心律失常

13.3　围术期心律失常常用药物

13.3.1　利多卡因

利多卡因对心脏的直接作用是抑制 Na^+ 内流,促进 K^+ 外流,对 $I_{K(ATP)}$ 通道也有明显抑制作用。

13.3.1.1　主要药理作用

(1) 降低自律性　治疗血浆浓度(2～5 μg/ml)能降低浦肯野纤维的自律性,对窦房结没有影响。由于 4 相除极速率下降而提高阈电位,降低心肌自律性,又能减少复极的不均一性,故能提高致颤阈。

(2) 传导速度　血液趋于酸性时,将增强减慢传导的作用。心肌缺血部位细胞外 K^+ 浓度升高且血液偏于酸性,所以利多卡因对此有明显的减慢传导作用。这可能是其防止急性心肌梗死后心室纤颤的原因之一。对血 K^+ 降低或部分(牵张)除极者,则因促 K^+ 外流使浦肯野纤维超极化而加速传导速度。高浓度(10 μg/ml)的利多卡因则明显抑制 0 相上升速率而减慢传导。

(3) 缩短不应期　利多卡因缩短浦肯野纤维及心室肌的 APD、ERP,且缩短 APD 更为显著,故为相对延长 ERP。这些作用是阻止 2 相小量 Na^+ 内流的结果。

13.3.1.2　体内过程

静脉注射给药作用迅速,仅维持 20 min 左右。血浆蛋白结合率约

70%,在体内分布广泛迅速,心肌中浓度为血药浓度的 3 倍。表观分布容积为 1 L/kg。有效血药浓度 1～5 $\mu g/ml$。利多卡因几乎全部在肝中经脱乙基而代谢。仅 10%以原型经肾排泄,$t_{1/2\beta}$ 约 2 h,作用时间较短,常用静脉滴注以维持疗效。

13.3.1.3 适应范围

利多卡因仅用于室性心律失常,特别适用于治疗急性心肌梗死及强心甙所致的室性早搏,室性心动过速及室颤。对室上性心律失常无效。由于利多卡因抑制房室旁路的传导及延长旁路的有效不应期,因而对预激综合征患者的室上性心动过速可能有效。治疗剂量利多卡因可促进复极化而不延长 QT 间期,因而可用于低血压或脑血管意外所致伴有巨大 U 波的延迟复极性心律失常的治疗。

13.3.1.4 剂量与用法

静注起始剂量为 1～2 mg/kg,20～40 min 后可重复 1 次,剂量为首次的一半。总负荷量不大于 400 mg,继以 1～4 mg/min 的速度持续静脉输注对心功能不全的患者,利多卡因总负荷量降低,其后的静脉输注速度也应减慢;应测定血药浓度,调整剂量以确保血药浓度在治疗窗范围内(1.5～5 $\mu g/ml$),并可最大限度地减少毒性。

13.3.1.5 不良反应及注意事项

常见不良反应为与剂量相关的中枢神经系统毒性:嗜睡、眩晕,大剂量引起语言障碍、惊厥、甚至呼吸抑制,偶见窦性心动过缓、房室阻滞等心脏毒性。此外,可取消心室自发性起搏点的活性,故慎用或禁用于病态窦房综合征、Ⅱ度Ⅱ型和Ⅲ度房室传导阻滞者。

13.3.2　β受体阻滞药-艾司洛尔(esmolol)

(1) 药理作用　为超短效β受体阻滞药。主要作用于心肌的 β_1 肾上腺素受体,大剂量时对气管和血管平滑肌的 β_2 肾上腺素受体也有阻滞作用。艾司洛尔β受体阻滞作用的特点为:① 作用迅速、持续时间短。分布半衰期约 2 min,消除半衰期约 9 min。经适当的负荷量(0.5 mg/kg),继以 0.05～0.3 mg/(kg·min)的剂量静点,5 min 内即可达到稳态血药浓度。② 选择性地阻断 β_1 受体,艾司洛尔心脏选择性指数为 42.7,普萘洛尔仅为 0.85。③ 作用强度弱。④ 无内源性拟交感活性。⑤ 无α阻滞作用。

(2) 临床应用　艾司洛尔在围术期应用较其他β受体阻滞药有更多的优点,主要用于室上性心动过速、心绞痛、心肌梗死和高血压等的治疗。适用范围:① 减少气管插管的心血管反应,插管后心率和血压均无显著变化。和芬太尼相比,艾司洛尔不仅可减慢心率,而且可保持心肌灌注压。静脉输注艾司洛尔可降低吸入麻醉药的 MAC。② 治疗室上性心动过速,艾司洛尔和地高辛合用会提高治疗房颤的有效率。

③ 控制房颤、房扑的心室率,成人先静注负荷量：0.5 mg/kg,约 1 min,随后静脉维持量：自 0.05 mg/(kg·min)开始,4 min 后若疗效理想则继续维持,疗效不佳可重复给予负荷量并将维持量以0.05 mg/(kg·min)的幅度递增。维持量最大可加至 0.3 mg/(kg·min)。

(3) 禁忌证　支气管哮喘或有支气管哮喘病史;严重慢性阻塞性肺病;窦性心动过缓;Ⅱ、Ⅲ度房室传导阻滞;难治性心功能不全;心源性休克;过敏者。

(4) 不良反应　① 低血压：常见于术后、心房颤动及老年患者。② 出现头昏、嗜睡、头痛、精神错乱和激动。③ 可出现恶心,少数可出现呕吐。④ 可引起支气管痉挛、肺水肿、喘息、呼吸困难、干啰音和鼻充血,可引起哮喘患者或慢性气管炎患者哮喘发作。

(5) 药物相互作用　① 与交感神经节阻断剂合用,有协同作用,应防止发生低血压、心动过缓、晕厥。② 与地高辛合用时,地高辛血药浓度可升高 10%～20%。③ 与吗啡合用时,稳态血药浓度会升高 46%。④ 与琥珀胆碱合用可延长琥珀胆碱的神经肌肉阻滞作用 5～8 min。⑤ 与维拉帕米合用于心功能不良患者可导致心动过缓和心脏停搏。

13.3.3　胺碘酮

13.3.3.1　药理作用

胺碘酮抗心律失常作用通过多种机制,有Ⅰ,Ⅱ,Ⅲ,Ⅳ类抗心律失常药的作用,其代谢产物乙基胺碘酮具有抗心律失常药的作用,作用出现稍晚。胺碘酮既有 β 受体阻滞作用,又有钙拮抗效应。① 自律性：能降低窦房结起搏细胞的自律性。② 传导速度：一般对心肌的传导速度并无影响,给药数周后,略有减慢,对浦肯野纤维和房室结的传导速度则有抑制作用。③ 不应期：用药数周后,心房肌、心室肌及浦肯野纤维的 APD、ERP 都明显延长,并且能延长 WPW 综合征患者的附加通路的不应期,这一作用比其他抗心律失常药更为明显。上述三方面电生理效应与其阻滞钠、钾、钙等通道的作用有关。④ 血管平滑肌：胺碘酮静脉给药能降低外周阻力,增加冠脉血流量,降低血压,减少心肌氧耗量,这与松弛血管平滑肌的作用所致。可能与其 α 受体阻断和 Ca^{2+} 拮抗作用有关。有时对治疗有利,个别情况需停药。

13.3.3.2　临床应用

是广谱抗心律失常药。适用于各种室上性和室性心律失常,如房颤、房扑、心动过速以及伴预激综合征的快速心律失常,长期给药治疗反复发作的室性心动过速有良好效果,对房性或室性早搏疗效较差。临床应用时小剂量胺碘酮(100～200 mg/d)对阵发性房颤有效,并能有效地维持窦律,且不良反应低,患者易耐受。对室性心律失常,如室性早搏、室性心动过速疗效可达 80% 左右,对预激综合征合并房颤或室性心动过速者,其疗效可达 90% 以上。房室传导阻滞及心动过缓患者忌用。

13.3.3.3 剂量与用法

胺碘酮单次静脉注射为 0.5～2 mg/kg,持续输注起始量为 10 min 内 15 mg/min,随后 6 h 为 1 mg/min,剩下的 18 h 以 0.5 mg/min 滴注。在最初 10 min 内注入 150 mg 可用以治疗窦性快速性心律失常或室性心律失常。静脉滴注在 2～3 周内是安全的。射血分数降低的患者静滴胺碘酮时需密切注意有无低血压。

13.3.3.4 不良反应及注意事项

(1) 心脏毒性 窦房结或房室结原有病变患者,胺碘酮可引起症状性心动过缓或心脏骤停;也可诱发和加重心力衰竭。由于静脉用药疗程短(一般仅用药几日),故较之口服用药(易蓄积)不良反应少,但常导致低血压和心动过缓。

(2) 心脏外毒性 包括:① 长期应用可造成有潜在生命危险的肺纤维化。其毒性反应多寡和程度大小与药物蓄积程度有关,必要时限制其应用(特别是用量大时,如每日剂量接近或超过 400 mg 时)。② 胺碘酮可浓集于组织中,但全身分布广泛,用药数周,即可在角膜形成黄棕色沉积-微小结晶。这种沉积物一般不影响视力,但有时,特别是夜间也会出现视物模糊。一旦出现视力减退,应停药或减量;皮肤沉积 25% 患者引起光敏性皮炎,故用药者应避免日光下暴晒;近 5% 患者皮肤发生褪色反应,局部呈灰蓝色。③ 感觉异常、震颤、共济失调和头痛等神经系统不良反应也常见。④ 约 5% 患者出现甲状腺功能低下或亢进,用药前和用药过程中应注意检查甲状腺功能,并测定 T_3、T_4 及 rT_3 的血药浓度。⑤ 胺碘酮也可引起胃肠道反应,20% 患者出现便秘,部分患者可出现肝细胞坏死,也可能出现肺炎或肺纤维化。其中肺纤维化发生率为 5%～15%,甚至个别有生命危险。⑥ 胺碘酮与其他药物合用也可互相影响,胺碘酮可降低华法林、茶碱、奎尼丁、普鲁卡因胺、氟卡尼等药的清除率。

(杭燕南)

14　止血药和抗凝药

14.1　止血药

14.1.1　维生素 K

14.1.1.1　药理作用

维生素 K 参与肝内合成凝血因子 Ⅱ、Ⅶ、Ⅸ、Ⅹ。维生素 K_1 为天然维生素,起效快,作用维持时间长。维生素 K_3 由人工合成,作用较缓慢,还有镇痛作用,也可能有解痉作用,用于胆、胃、肠痉挛、绞痛有明显效果。

14.1.1.2 适应证

(1)梗阻性黄疸、双香豆素类和水杨酸类药物或其他原因导致凝血酶原过低而引起的出血。

(2)预防和治疗维生素 K 缺乏。

14.1.1.3 不良反应和注意事项

(1)新生儿应用后可能出现高胆红素血症、黄疸和溶血性贫血,对红细胞缺乏葡萄糖 6 磷酸脱氢酶者可诱发急性溶血性贫血。

(2)维生素 K_1 静注宜缓慢,每分钟不超过 $4 \sim 5$ mg,静注过速时,可有面部潮红、出汗、血压下降甚至虚脱。

(3)维生素 K_1 注射液如有油滴析出或分层,则不宜使用,但可在遮光条件下加热至 $70 \sim 80$℃,振摇使其冷却,如澄明度正常仍可继续使用。

(4)维生素 K_3 常致胃肠道反应。肝功能不良者慎用维生素 K_3,可选用维生素 K_1。

14.1.1.4 剂量和用法

(1)维生素 K_1 肌注或缓慢静注 每次 10 mg。手术前可每日肌注 $25 \sim 30$ mg,严重出血可静注。小儿量同成人,新生儿每次 $2.5 \sim 5$ mg。

(2)维生素 K_3 促凝血 每次肌注 4 mg,每日 $2 \sim 3$ 次。防止新生儿出血:产妇在产前 1 周每日肌注 $2 \sim 4$ mg。胃肠道及胆绞痛:每次肌注 $8 \sim 16$ mg。

14.1.2 氨甲苯酸(对羧基苄胺,止血芳酸,抗血纤溶芳)

14.1.2.1 药理作用

氨甲苯酸能竞争性对抗纤溶酶原激活因子的作用,使纤溶酶原不能转变成纤溶酶,从而抑制纤维蛋白的溶解,达到止血效果。也可防止血浆中纤维蛋白原的降解。

14.1.2.2 适应证

仅适用于纤维蛋白溶解活性增高的出血,如产后出血,前列腺、肝、胰、肺等手术后的出血,因这些脏器内存在大量纤溶酶原激活因子。

14.1.2.3 不良反应和注意事项

应用过量可能形成血栓,并可诱发心肌梗死。对纤维蛋白溶解活性不增高的出血无效。

14.1.2.4 剂量和用法

(1)口服每次 $0.25 \sim 0.5$ g,每日 3 次。

(2)缓慢静注或与葡萄糖、生理盐水混合后缓慢静滴,每次 $0.1 \sim 0.2$ g,每日最大注射量为 0.6 g。出血以及创伤出血无止血作用,对一般慢性渗血效果较显著。

14.1.3 氨基己酸(6 氨基己酸,氨己酸)

14.1.3.1 药理作用

氨基己酸作用机制与氨甲苯酸相似,高浓度对纤溶酶有直接抑制作用。作用比氨甲苯酸弱,排泄较快。

14.1.3.2 适应证

适用于纤维蛋白溶解活性增高的出血。

14.1.3.3 不良反应和注意事项

(1)偶有腹泻、腹部不适、结膜充血、鼻塞、皮疹、低血压、呕吐、胃灼热感和尿多等反应。

(2)因排泄快,需持续给药,否则血药浓度很快降低。

(3)本品从肾脏排泄,且能抑制尿激酶,可引起血凝块而形成尿路阻塞,泌尿道手术后血尿的患者慎用。

(4)过量可形成血栓,有血栓形成倾向或过去有栓塞性血管病者禁用或慎用。

14.1.3.4 剂量和用法

(1)静滴 初用量 4~6 g,以 5%~10%葡萄糖或生理盐水 100 ml 稀释,15~30 min 内滴完,维持量为每小时 1 g,持续 12~24 h 或更久,依病情而定。

(2)口服 每次成人 2 g,小儿 0.1 g/kg,每日 3~4 次,依病情服用 7~10 日或更久。

14.1.4 酚磺乙胺(止血敏)

14.1.4.1 药理作用

酚磺乙胺能增加血小板生成,增强其聚集及黏合力,促使凝血活性物质释放,缩短凝血时间,达到止血效果。还有增强毛细血管抵抗力,减少其通透性的功效。

14.1.4.2 适应证

用于防治手术前后及血管因素出血。

14.1.4.3 不良反应和注意事项

(1)有血栓形成史者慎用。

(2)酚磺乙胺应在高分子量人工胶体之前使用。

(3)勿与氨基己酸混合注射,以免引起中毒。

14.1.4.4 剂量和用法

(1)肌注或静注 每次 0.25~0.5 g,每日 2~3 次。静注时以 5%葡萄糖注射液 20 ml 稀释。预防用:手术前 10~30 min 注射 0.25~0.5 g,必要时 2 h 后重复 1 次。治疗用:开始 0.75~1 g,后用维持量,每次 0.5 g,每 4~6 h 1 次。静滴:每次 2.5~5 g,用 5%葡萄糖注射液

500 ml 稀释。

（2）口服　每次 0.5～1 g，每日 3 次；小儿每次 0.25 g，每日 3 次。

14.1.5　卡巴克络（安络血）

14.1.5.1　药理作用

卡巴克络能增强毛细血管的抵抗力，减少其通透性，使断裂的毛细血管回缩，但对凝血过程无影响。

14.1.5.2　适应证和禁忌证

（1）用于毛细血管通透性增加而产生的出血如各种出血与血小板减少性紫癜等。

（2）对水杨酸盐过敏者禁用。

14.1.5.3　不良反应和注意事项

（1）抗组胺药可以抑制本品的药效，故于使用 48 h 前，应停止抗组胺药的使用；有癫痫史和精神病史的患者慎用。

（2）毒性低。大量服用可引起精神紊乱；注射部位有痛感；对癫痫患者可引起异常脑电活动。

14.1.5.4　剂量和用法

（1）肌注　每次 10 mg，每日 2～3 次。严重病例每次 10～30 mg，每 2～4 h 1 次。

（2）口服　每次 2.5～5 mg，每日 2～3 次。

14.1.6　鱼精蛋白

14.1.6.1　药理作用

鱼精蛋白是从鱼类精子中提取的蛋白质，含有丰富的精氨酸，分子量约 4 500，呈强碱性。单独使用时具有抗凝作用，可促进血小板黏附、聚集、肺小动脉收缩。在体内大量肝素存在时，强碱性的鱼精蛋白可与强酸性的肝素以离子键按 1∶1 的比例结合，即每 1 mg 鱼精蛋白可中和 100 U 肝素。

14.1.6.2　适应证

拮抗肝素的作用，用于因注射肝素过量引起的出血，以及自发性出血等。

14.1.6.3　不良反应和注意事项

（1）不良反应分为三种类型　①Ⅰ型：快速给药反应，最常见。当注射速度过快时易引起心肌抑制，外周血管阻力下降导致低血压。②Ⅱ型：过敏反应。表现为皮肤潮红、黏膜和内脏水肿，支气管痉挛，外周血管阻力和血压下降。③Ⅲ型：严重肺血管收缩型。肺血管收缩、肺动脉压力升高、右室膨胀、呼吸道阻力上升、血压下降。临床较为罕见，预后较差。

（2）防止和减轻不良反应　①应用前给予糖皮质激素和抗组胺药

物。②缓慢静注或静滴鱼精蛋白。③用药前静注10%氯化钙6～10 ml。④常规配制肾上腺素及多巴胺接入输液通道,发生意外立即使用。⑤对严重低心输出量综合征者,立即二次转流辅助循环,同时应用正性肌力药物,停机后应用其他药物控制出血避免再次使用鱼精蛋白。

14.1.6.4 剂量和用法

(1)抗肝素过量　静注用量与末次肝素用量相当,但1次不宜超过50 mg。

(2)抗自发性出血　静滴,每日5～8 mg/kg,分2次,间隔6 h,以生理盐水300～500 ml稀释,不宜超过3 d,必须超过时,应减为半量。

(3)体外循环后以1.3∶1～1.5∶1拮抗肝素,先静注10%氯化钙6～10 ml后,缓慢静注鱼精蛋白,20 min后测定ACT不大于120 s为准。

14.1.7　垂体后叶素

14.1.7.1　药理作用

垂体后叶素是从牛、猪的垂体后叶中提取的粗制品,内含等量的缩宫素(催产素)和加压素(抗利尿素),故可兴奋子宫,增加肾集合管对水分的重吸收而减少尿量,还能收缩血管,特别是毛细血管和小动脉,故有止血功能。

14.1.7.2　适应证和禁忌证

(1)可用于肺出血、门脉高压引起的食管静脉曲张破裂出血的止血。

(2)冠心病、严重高血压禁用。

14.1.7.3　不良反应和注意事项

可收缩冠状血管、升高血压、兴奋胃肠道平滑肌,故不良反应有面色苍白、心悸、胸闷、恶心、呕吐及过敏反应等。

14.1.7.4　剂量和用法

止血　皮下或肌注,每次5～10 U;静注或静滴,每次10 U,静滴时以5%葡萄糖液或生理盐水500 ml稀释后应用。

14.1.8　巴特罗酶(立止血)

14.1.8.1　药理作用

巴特罗酶具有类凝血酶样作用及类凝血激酶样作用。其凝血酶样作用能促进出血部位(血管破损部位)的血小板聚集,释放一系列凝血因子,其中包括血小板因子3(PF3),促进纤维蛋白原降解生成纤维蛋白1单体,进而效联聚合成难溶性纤维蛋白,可在出血部位血栓形成和止血。其类凝血激酶样作用是由于释放的PF3引起,凝血激酶被激活后,可加速凝血酶的生成,因而促进凝血过程。巴特罗酶在完整无损的血管内没有促进血小板聚集作用,不能激活血管内纤维蛋白稳定因子(因子ⅩⅢ),因此,其促进生成的纤维蛋白 1 单体所形成的复合物,易在体内被降解而不致引起血管内弥漫性凝血(DIC)。能缩短出血时间,减少出血量。

14.1.8.2 适应证和禁忌证

可用于治疗和预防多种原因的出血。

14.1.8.3 不良反应和注意事项

(1) 动脉及大静脉出血时,仍需进行手术处理,使用时可减少出血量。

(2) DIC 导致的出血时禁用。

(3) 血液中缺乏某些凝血因子时,作用可被减弱,宜补充后再用。

(4) 在原发性纤溶系统亢进的情况下,宜与抗纤溶酶药物合用。

(5) 治疗新生儿出血,宜与维生素 K 合用。

14.1.8.4 剂量和用法

急性出血时,可静脉注射,1 次 2 KU,5～10 min 生效,持续 24 h。非急性出血或防止出血时,可肌内或皮下注射,1 次 1～2 KU,20～30 min生效,持续 48 h。用药次数视情况而定,每日总量不超过 8 KU。

14.1.9 人纤维蛋白原

14.1.9.1 药理作用

人纤维蛋白原在血浆中受到凝血酶的作用,变为纤维蛋白而构成血凝块的基础(即血液凝固)。

14.1.9.2 适应证

用于因妊娠中毒症、死胎、胎盘早期剥离、产后大出血及因外伤、大手术因内出血等引起的纤维蛋白原缺乏而造成的凝血障碍。输注 4～6 g能使成人每 100 ml 血浆中的纤维蛋白原升高 100～150 mg。

14.1.9.3 不良反应和注意事项

溶解后于 2 h 内滴注完毕,静滴时使用有过滤器的输血器,以防止不溶性蛋白质微粒被输入。

14.1.9.4 剂量和用法

静滴:每次 1.5～8 g,临用前,每 1.5 g 加 20～30℃的灭菌注射用水 100 ml 轻轻摇动至全溶,以每分钟 40 滴的速度滴入。

14.1.10 人凝血酶原复合物

14.1.10.1 药理作用

人凝血酶原复合物系从健康人血浆中,采用低温乙醇结合层析纯化工艺分离提取的血浆冻干制剂,能保持凝血因子Ⅱ、Ⅶ、Ⅸ、Ⅹ的正常生物活性。

14.1.10.2 适应证和禁忌证

对凝血因因子Ⅱ、Ⅶ、Ⅸ、Ⅹ缺乏血症、抗凝剂过量、维生素 K 缺乏

103

症、因肝病导致的凝血机制紊乱以及凝血酶原时间延长而拟作外科手术等患者,均有显著效果。

14.1.10.3 不良反应和注意事项

(1) 除肝病出血患者外,一般在用药前应确诊患者是缺乏Ⅱ、Ⅶ、Ⅸ、Ⅹ因子,方能对症下药。

(2) 不得用于静脉外的注射途径。

(3) 应严格单独输注,禁止与任何其他药物或液体混合使用。

(4) 开瓶后应立即使用(不得超过 4 h),未用完部分不能保留再用。

14.1.10.4 剂量和用法

专供静脉输注。用带有滤网的输血器滴注,开始速度要缓慢,15 min后稍加快滴注速度,一般每瓶 200 血浆当量单位在 30～60 min滴完。滴注时要随时注意使用情况,若发现 DIC 的临床症状要立即终止使用,并用肝素拮抗。使用剂量随所缺乏的因子而异,一般每 kg 体重输10～20 血浆当量单位。在出血量较大或大手术时可根据病情适当增加剂量。在凝血酶原时间延长如拟作脾切除者要先于手术前用药,术中和术后根据病情而定。

14.1.11 去氨加压素

14.1.11.1 药理作用

去氨加压素为天然精氨盐加压素的结构类似物,可使血浆中凝血因子Ⅷ(Ⅷ：C)的活力增加 2～4 倍;也使 von Willebrand 因子抗原(vWF：AG)的含量增加。同时,释放出组织型纤维蛋白溶酶原激活因子(tPA)。

14.1.11.2 适应证和禁忌证

去氨加压素用于控制各种出血时间过长患者的出血现象;试验剂量呈阳性反应的轻度甲型血友病患者及血管血友病患者进行小型手术时出血的控制或预防。

14.1.11.3 不良反应和注意事项

(1) 疲劳、头痛、恶心和胃痛。一过性血压降低,伴有反射性心动过速及面部潮红,眩晕。治疗时若有对水分摄入进行限制,则有可能导致水潴留,并有伴发症状,如血钠降低、体重增加、严重情形下可发生痉挛。

(2) 过量使用会增加水潴留和低钠血症的危险性。

14.1.11.4 剂量和用法

静脉滴注用于控制出血或术前预防出血,按体重 0.3 μg/kg,用生理盐水稀释至 50～100 ml,在 15～30 min 滴完,若效果显著,可 6～12 h重复1～2 次。

14.2 抗凝血药

14.2.1 肝素

14.2.1.1 药理作用

(1)肝素在体内外均有迅速而强大的抗凝血作用。

(2)静注后 10 min 内,血液凝固时间、凝血酶时间和凝血酶原时间都显著延长,作用可维持 3~4 h。

(3)其机制为激活抗凝血酶,加快多种凝血因子的灭活,影响凝血过程的许多环节。

14.2.1.2 适应证和禁忌证

(1)血栓栓塞性疾病,防止血栓形成和扩大,包括预防术后深部静脉血栓形成。

(2)弥散性血管内凝血,早期使用可防止纤维蛋白原及其他凝血因子的消耗,避免继发性出血。

(3)体内外抗凝,如心血管手术、心脏导管检查、体外循环、血液透析。

(4)禁用于出血性体质、肝肾功能不全、溃疡病、恶性高血压、脑出血、孕妇、先兆流产和产妇分娩后。

14.2.1.3 不良反应和注意事项

(1)过量可致自发性出血,注射前应测定凝血时间。

(2)注射后引起严重出血,可静注硫酸鱼精蛋白中和。

(3)过敏体质者应先试用 10 mg(1 000 U),如无反应,方可用至足量。

14.2.1.4 剂量和用法

(1)静注或静滴 0.5~1 mg/kg(62.5~125 U/kg),稀释后静注或静滴,血栓栓塞性疾病,术中主动脉阻断前 30 min 使用,2 h 后追加首次剂量 1/2。

(2)体外循环前全身肝素化 按 2.5~3 mg/kg(312.5~375 U/kg)将肝素注入右房或颈内静脉内,维持 ACT 在 480 s 以上。

(3)有创动脉测压管道冲洗液:氯化钠 500 ml+肝素 20 mg。

(4)局部应用:0.1%~0.2%肝素稀释液。

14.2.2 低分子肝素钙

14.2.2.1 药理作用

与肝素基本相同,但因子 Xa 活性与抗因子 Ⅱa 活性之比值为 2.5~5.0,而普通肝素为 1.0 左右,因此,对体内、外血栓,动、静脉血栓的形成有抑制作用。

14.2.2.2 适应证和禁忌证

(1)预防血栓栓塞性疾病。

(2)治疗血栓栓塞性疾病。

(3)在血液透析中预防血凝块形成。

（4）有低分子肝素钙引起的血小板减少症病史、与凝血障碍有关的出血征象或出血危险性（非肝素诱导的弥漫性血管内凝血除外）、容易出血的器质性病变（如活动性消化性溃疡）、脑血管出血性意外、急性细菌性心内膜炎者禁用。

14.2.2.3　不良反应和注意事项

（1）不同部位的出血，偶有注射部位小血肿。

（2）偶有血小板减少症和血栓形成报道。

（3）肝素和低分子肝素治疗时极少数有报道皮肤坏死，一般发生在注射部位，其先兆表现为紫癜、浸润或疼痛性红斑，如出现皮肤坏死应立即停药。

（4）皮肤反应。

（5）治疗前应进行血小板计数，在用药初 1 个月内定期血小板计数。

（6）停药后可使嗜酸性粒细胞增多。

（7）全身性过敏反应，包括血管神经性水肿。

14.2.2.4　低分子肝素钙剂量和用法（1 025 U＝0.1 ml）

商品名速碧林 4 000 U，2 次/天，皮下注射。

（1）预防血栓栓塞性病症　① 普外手术：每日 1 次，每次 0.3 ml，通常至少持续 7 日。在老年病例中，整个危险期均应预防性用药，至少至患者可以下床活动。普外手术首剂应在术前 2～4 h 用药。② 骨科手术：首剂应于手术前 12 h 及术后 12 h 时给予，每日 1 次的剂量可依（表 14‑1）体重调整。治疗应持续至少 10 日。对所有病例，在整个危险期应预防性用药，至少到患者可以下床活动。

表 14‑1　根据体重调整剂量

体重(kg)	术前术后第 3 日	术后第 4 日
小于 50	0.2 ml	0.3 ml
50～69	0.3 ml	0.4 ml
不小于 70	0.4 ml	0.6 ml

重症监护病房（ICU）患者预防血栓性疾病低分子肝素钙用量（表 14‑2）。

表 14‑2　预防血栓性疾病用量

体重(kg)	每日一次皮下注射剂量
不大于 70	0.4 ml
大于 70	0.6 ml

（2）治疗血栓栓塞性病症　每日 2 次（每 12 h）皮下注射，通常疗程为 10 日，剂量为 0.1 ml/10 kg，每日 2 次。除非有禁忌证，应尽早给予口服抗凝药。给予本品治疗应直至达到 INR 指标，治疗过程中都应监测血小板计数。

（3）血透时预防血凝块形成　应考虑患者情况和血透技术条件选用最佳剂量，每次血透开始时应从动脉端给予单一剂量。对没有出血危险的患者，应根据体重使用下列起始剂量（表 14-3）。

表 14-3　根据体重注射起始剂量

体重（kg）	血透时开始注射剂量
小于 50	0.3 ml
50～69	0.4 ml
不小于 70	0.6 ml

在有出血危险的患者血透时，用量可以是推荐剂量的一半。若血透时间超过 4 h，血透时可再给予小剂量，随后血透所用剂量应根据初次血透观察到的效果进行调整。

14.2.2.5　低分子肝素钠剂量和用法（0.5 mg＝5 000 U）

商品名克塞 4 100 U（41 mg），2 次/天，皮下注射。

（1）静脉给药　急性血栓栓塞时给予单剂 2 500 U，随后 24 h 持续静滴 12 500 U。DIC 时，每日 75 U/kg，持续静滴，连续 5 日。

（2）皮下给药　① 预防深静脉栓塞：腹部手术患者，术前 1～2 h 2 500 U，术后每日 1 次，连续 5～10 日。髋关节手术患者，术前 1～2 h 2 500 U，术后当晚 2 500 U，以后每日 1 次 5 000 U。② 治疗深静脉栓塞：200 U/kg，每日 1 次。③ 不稳定心绞痛和无 Q 波心肌梗死：120 U/kg，12 h 给药 1 次，联合阿司匹林，直至患者稳定。④ 血液透析：5 000 U/3～4 h。⑤ 预防再发性血栓栓塞：5 000 U，每日 1 次，连续 3～6 个月。

14.2.3　华法林（苄丙酮香豆素钠）

14.2.3.1　药理作用

（1）华法林能竞争抑制肝脏合成维生素 K 依赖性凝血因子Ⅱ、Ⅲ、Ⅳ、Ⅴ，并阻碍其前体物质活化。

（2）降低凝血酶诱导的血小板聚集反应，具有抗凝和抗血小板聚集作用。

（3）间接性抗凝血药，只在体内有效。

（4）用药后 12～18 h 开始起作用，36～48 h 达高峰，持续 5～6 日，消除时相半减期为 42～54 h。

14.2.3.2　适应证

用于防治血栓形成及栓塞性静脉炎。

14.2.3.3 不良反应和注意事项

对心肾肝功能减退、严重高血压,有出血倾向或不能测定凝血酶原时间者忌用。过量时应输新鲜血、凝血酶原复合物或维生素 K1 静滴。广谱抗生素、麻醉药等可增加其抗凝作用。用药过程应监测凝血酶元时间。

14.2.3.4 剂量和用法

口服。首日 6～20 mg,第 2 日停药,第 3 日根据凝血酶原时间调整剂量或用维持量,维持量每日 2～12 mg,年老体弱者酌减。凝血酶原维持在正常值的 20%～30%。

14.2.4 枸橼酸钠

14.2.4.1 药理作用

枸橼酸钠的酸根可与钙离子形成难解离的可溶性结合物,导致血中钙离子浓度降低,发挥抗凝作用。

14.2.4.2 适应证

仅适用于体外抗凝。

14.2.4.3 不良反应和注意事项

输入含枸橼酸钠的血液或血浆过量或过快,可引起血钙降低,导致心功能不全,应静注适量葡萄糖酸钙或氯化钙。新生儿因酶系统发育不全,输血时尤需注意。每支(0.25 g)先用等渗盐水 10 ml 稀释。

14.2.4.4 剂量和用法

输血时每 100 ml 时全血中加入 2.5%枸橼酸钠 10 ml,使血液不凝固。

14.2.5 链激酶(溶栓酶)

14.2.5.1 药理作用

链激酶(Streptokinase)能激活纤溶酶原激活因子前体物,使之变为激活因子,后者可使纤溶酶原转变为有活性的纤溶酶,使血栓溶解,其内部溶解比表面溶解作用强。但对形成已久并已机化的血栓则无溶解作用。

14.2.5.2 适应证和禁忌证

(1)用于治疗血栓栓塞性疾病,如急性肺栓塞、深部静脉栓塞及导管给药所致的栓塞。

(2)禁与抗凝血药或血小板抑制药合用。出血性疾病、新近创伤、正在愈合的伤口、严重高血压患者、溃疡病等禁用。

14.2.5.3 不良反应和注意事项

主要不良反应是易引起出血,注射局部可出现血肿。如发生严重出血可用氨甲苯酸对抗。此外,链激酶具抗原性可引起发热,甚至严重过敏反应如过敏性休克。

14.2.5.4 剂量和用法

静注给药：开始用 50 万 U 溶于 100 ml 生理盐水或 5％葡萄糖溶液中,在 30 min 内静注完毕。然后给维持量:60 万 U 溶于 5％葡萄糖溶液 250～500 ml 中,另加地塞米松 1.25～2.5 mg,静脉滴注 6 h,每日 4 次。疗程长短视病情而定,一般 12 h 至 5 d。

14.2.6 尿激酶

14.2.6.1 药理作用

尿激酶可直接激活纤溶酶原变为纤溶酶。

14.2.6.2 适应证和禁忌证、不良反应和注意事项与链激酶相似

14.2.6.3 剂量和用法

将尿激酶以 3～5 ml 注射用水溶解,置于 10％葡萄糖溶液 20～40 ml 静注或 5％葡萄糖 250～500 ml 静滴。开始用量每日 3 万～4 万 U。疗程长短视病情而定。一般 10 d 为一个疗程。

14.2.7 去纤酶(去纤维蛋白酶)

109

14.2.7.1 药理作用

(1)去纤酶能使血浆纤维蛋白原及血液黏度显著下降,凝血时间和凝血酶原时间均显著延长,但对其他凝血因子及血小板数量无明显影响。

(2)去纤酶具有纤维蛋白溶解活性,并不激活第Ⅷ因子,形成的凝块是非交联的,故不会在体内产生凝块。

(3)起效迅速、安全。

14.2.7.2 适应证和禁忌证

(1)适用于治疗闭塞性血管疾病,对脑血栓形成、脑栓塞、四肢动静脉血栓形成等有较好疗效;对冠心病、心绞痛、心肌梗死有一定的疗效。

(2)有出血性病灶和凝血功能低下者禁用。

14.2.7.3 不良反应和注意事项

(1)有头晕、乏力、齿龈出血、皮下出血点、瘀斑及荨麻疹等,多在给药后 24～48 h 出现,在 3～5 d 自行消失。

(2)治疗期间须注意出血倾向。过敏体质者慎用。

(3)注射前必须先做皮试。用药后 5～10 d 内应防止意外创伤。

14.2.7.4 剂量和用法

(1)静滴 滴注前须作皮试,阴性者方可用药。每次 0.025～0.05 U/kg,加入 250～500 ml 液体中静滴 4 h,隔 4～7 日 1 次,3～4 次为一个疗程。

(2)皮试 将去纤酶注射液 0.1 ml 用生理盐水稀释 1 ml,皮内注

射 0.1 ml,15 min 后观察;丘疹直径不超过 1 cm,伪足在 3 个以下者为阴性。

(陈锡明　杭燕南)

15　激素和抗组胺药

15.1　糖皮质激素

糖皮质激素具有重要的生理作用,可影响糖、蛋白质、脂肪代谢及水和电解质代谢。另有广泛的治疗作用,如抗炎、免疫抑制、抗休克、抗毒素、增强机体应激能力等。作用与用药种类、剂量、时程等密切相关。应用不当会产生显著的不良效应。围术期应合理使用糖皮质激素。

15.1.1　药理作用

(1) 抗炎作用　糖皮质激素有强大的抗炎作用,能对抗各种原因如物理、化学、生理、免疫等所引起的炎症。在炎症早期可减轻渗出、水肿、毛细血管扩张、白细胞浸润及吞噬反应,从而改善红、肿、热、痛等症状;在后期可抑制毛细血管和成纤维细胞的增生,延缓肉芽组织生成,防止糖连及瘢痕形成,减轻后遗症。但必须注意,炎症反应是机体的一种防御功能,炎症后期的反应更是组织修复的重要过程。因此,糖皮质激素在抑制炎症、减轻症状的同时,也降低机体的防御功能,可致感染扩散、阻碍创口愈合。糖皮质激素的靶细胞广泛分布于肝、肺、脑、骨、胃肠平滑肌、骨骼肌、淋巴组织、成纤维细胞、胸腺等处。各类细胞中受体的密度也各不相同。

(2) 免疫抑制作用　对免疫过程的许多环节均有抑制作用。首先抑制巨噬细胞对抗原的吞噬和处理。其次,对敏感动物由于淋巴细胞的破坏和解体,使血中淋巴细胞迅速减少;糖皮质激素对人也引起暂时性淋巴细胞减少,其原因可能与淋巴细胞移行至血液以外的组织有关,而不是淋巴细胞溶解所致。

(3) 抗休克作用　皮质激素可用于各种严重休克,特别是过敏性休克的治疗。其作用与下列因素有关:① 扩张痉挛收缩的血管和增强心脏收缩。② 降低血管对某些缩血管活性物质的敏感性,使微循环血流动力学恢复正常,改善休克状态。③ 稳定溶酶体膜,减少心肌抑制因子(myocardio-depressant factor,MDF)的形成。④ 提高机体对细菌内毒素的耐受力。保护动物耐受脑膜炎双球菌、大肠杆菌等内毒素致死量数倍至数 10 倍。目前认为感染性休克用常规剂量治疗。

(4) 其他作用　① 血液与造血系统:皮质激素能刺激骨髓造血功能,使红细胞和血红蛋白含量增加,大剂量可使血小板增多并提高纤维蛋白原浓度,缩短凝血时间;促使中性白细胞数增多,但却降低其游走、

110

吞噬、消化及糖酵解等功能，因而减弱对炎症区的浸润与吞噬活动。对淋巴组织也有明显影响，在肾上腺皮质功能减退者，淋巴组织增生，淋巴细胞增多；而在肾上腺皮质功能亢进者，淋巴细胞减少，淋巴组织萎缩。② 中枢神经系统：能提高中枢神经系统的兴奋性，出现欣快、激动、失眠等，偶可诱发精神失常。大剂量对儿童能致惊厥。③ 消化系统：糖皮质激素能使胃酸和胃蛋白酶分泌增多，提高食欲，促进消化，但大剂量应用可诱发或加重溃疡病。

15.1.2　临床应用

15.1.2.1　常用糖皮质激素(表 15 - 1)。

15.1.2.2　临床应用的基本原则

(1) 合理应用　① 掌握治疗适应证。② 正确、合理给药方案。

(2) 给药剂量　给药剂量(以泼尼松为例)可分为以下几种情况：① 长期服用维持剂量：2.5～15.0 mg/d。② 小剂量：小于 0.5 mg/(kg・d)。③ 中等剂量：0.5～1.0 mg/(kg・d)。④ 大剂量：大于 1.0 mg/(kg・d)。⑤ 冲击剂量：(以甲泼尼龙为例)7.5～30.0 mg/(kg・d)。

(3) 不同疾病的疗程不同　① 冲击治疗：疗程多短于 5 d。适用于危重症患者的抢救，如暴发型感染、过敏性休克、严重哮喘持续状态、过敏性喉头水肿、狼疮性脑病、重症大疱性皮肤病、重症药疹、急进性肾炎等。冲击治疗须配合其他有效治疗措施，可迅速停药。② 短程治疗：疗程短于 1 个月，包括应激性治疗。适用于感染或变态反应类疾病。短程治疗须配合其他有效治疗措施，停药时需逐渐减量至停药。③ 中程治疗：疗程 3 个月以内。适用于病程较长且多器官受累性疾病，如风湿热等。生效后减至维持剂量，停药时需要逐渐递减。④ 长程治疗：疗程大于 3 个月。适用于器官移植后排斥反应的预防和治疗、多器官受累的慢性自身免疫病等。⑤ 终身替代治疗：适用于原发性或继发性慢性肾上腺皮质功能减退症，并于各种应激情况下适当增加剂量。

(4) 重视疾病的综合治疗　糖皮质激素治疗仅是疾病综合治疗的一部分，应结合患者实际情况，联合应用其他治疗手段，如严重感染患者，在积极有效的抗感染治疗和各种支持治疗的前提下，为缓解症状，确实需要的可使用糖皮质激素。

(5) 监测糖皮质激素的不良反应　在使用中应密切监测不良反应，如感染、代谢紊乱(水电解质、血糖、血脂)、体重增加、出血倾向、血压异常、骨质疏松、股骨头坏死等，小儿应监测生长和发育情况。

(6) 注意停药反应和反跳现象　① 停药反应：长期中或大剂量使用糖皮质激素时，减量过快或突然停用可出现肾上腺皮质功能减退样症状，危重者甚至发生肾上腺皮质危象，需及时抢救。长期用激素者围

111

表 15 - 1 常用糖皮质激素类药物的比较

类别	药 物	对受体的亲和力*	水盐代谢(比值)	糖代谢(比值)	抗炎作用(比值)	等效剂量(mg)	半衰期(min)	半效期(h)	一次口服常用量(mg)
短效	氢化可的松	1	1.0	1.0	1.0	20	90	8~12	10~20
	可的松	0.01	0.8	0.8	0.8	25	90	8~12	12.5~25
中效	泼尼松	0.05	0.6*	3.5	3.5	5	大于200	12~36	2.5~10
	泼尼松龙	2.2	0.6	4.0	4.0	5	大于200	12~36	2.5~10
	甲泼尼龙	11.9	0.5	5.0	5.0	4	大于200	12~36	2.0~8
	曲安西龙(去炎松)	1.9	0	5.0	5.0	4	大于200	12~36	2.0~8
长效	地塞米松	7.1	0	30	30	0.75	大于300	36~54	0.75~1.5
	倍他米松	5.4	0	30~35	25~35	0.60	大于300	36~54	0.6~1.2
外用	氟氢可的松	3.5	125		12				
	氟氢松	1			40				

注: * ,胎儿肺细胞。

术期应增加剂量。② 反跳现象：在长期使用糖皮质激素时，减量过快或突然停用可使原发病复发或加重，应恢复糖皮质激素治疗并常需加大剂量，稳定后再慢慢减量。

15.1.2.3 围术期糖皮质激素的应用

（1）休克　① 感染性休克：每日糖皮质激素用量不大于氢化可的松 300 mg 或相当于 300 mg 氢化可的松的其他制剂。一般一疗程为 7 d。② 过敏性休克：皮质激素具有非特异性抗过敏抗休克作用，但起效缓慢，宜采用冲击剂量，一般用氢化可的松或甲泼尼龙。

（2）哮喘发作　严重急性哮喘发作时，静脉及时给予琥珀酸氢化可的松（200～1 000 mg/d）或甲泼尼龙（40～160 mg/d）。

（3）急性肺损伤和/或 ARDS　严重感染、休克、创伤和烧伤等疾病过程中发生 ARDS 时，一般不建议常规使用糖皮质激素治疗，在发生危及生命的低氧血症且其他治疗措施无效的情况下，可以考虑小剂量甲泼尼龙 1 mg/（kg·d）治疗。但 7 d 治疗时间足以提高氧合。对需持续糖皮质激素治疗者应进行风险和获益评估。

（4）急性脑水肿　糖皮质激素治疗有争议。可用于血管源性脑水肿，但脑缺血和创伤性脑水肿不建议使用；首选盐皮质激素活性较弱的地塞米松，起始剂量静注 10 mg，后续 5 mg，1 次/6 h，可连用使用数日，逐渐减量至撤停。

（5）器官移植排斥反应　① 肾脏移植给药方案：肾移植术中（手术当日）静脉给予甲泼尼龙 250～1 000 mg（5～15 mg/kg）；术后次日每日 250～500 mg，共 2 d，后快速减量改为口服，术后 1 个月每日泼尼松口服维持量为 5～10 mg 或甲泼尼龙 4～8 mg。② 肝移植围手术期应用：肝移植术中静注甲泼尼龙 500 mg，术后第 1 日 240 mg，后每日递减 40 mg。术后第 7 日改为泼尼松或甲泼尼龙口服给药。

（6）肾上腺皮质危象　肾上腺皮质危象时应积极抢救。静脉滴注糖皮质激素。纠正脱水和电解质紊乱。围术期不可擅自停用或减用糖皮质激素，应及时适当加量。

（7）术后恶心、呕吐的防治　地塞米松能降低术后恶心呕吐的发生率，常用剂量 0.05～0.15 mg/kg，可与抗恶心呕吐药昂丹司琼联合使用。临床中发现地塞米松不仅可以减少恶心呕吐发生率，同时减少了吗啡的消耗量，增加了镇痛效果。

（8）疼痛治疗　地塞美松硬膜外腔注射，有术后镇痛作用。倍他米松与局麻药联合局部注射，具有消炎止痛作用。

（9）其他　临床上许多医师为了预防和治疗喉罩、气管插管、双腔支气管导管后咽喉疼痛常用小剂量激素。有研究显示，地塞米松 0.2 mg/kg 具有降低双腔支气管导管插管后咽痛及声嘶的发生率。

15.1.3 围术期常用糖皮质激素

15.1.3.1 氢化可的松

(1) 适应证 退热、解毒、抗炎、抗过敏、抑制免疫。能改变机体反应性,达到缓解症状、减轻机体对各种刺激性损伤所导致的病理性反应,加强机体对升压药的反应,提高对药物治疗的敏感性。还可用于急、慢性肾上腺皮质功能减退症,严重感染,自身免疫性疾病,抗休克,血液病和心肺复苏。

(2) 剂量和用法 ① 大剂量冲击疗法:静滴首剂 200~300 mg,每日可大于 1 000 mg。② 一般剂量:100~200 mg/次,静滴或静注,每日 1~2 次。术前长期使用糖皮质激素药物者,术前及术中加大剂量。

(3) 注意事项 ① 应并用维生素 C 以保持肾上腺皮质功能和减轻变态反应作用。② 同时并用抗生素。③ 激素应用可影响伤口的愈合,并可诱发和加重胃肠道溃疡出血,血糖升高、骨质疏松、肌肉萎缩、精神失常等,应用时必须严密观察患者,突然停药可导致肾上腺皮质功能不全和反跳现象等。④ 限钠补钾:治疗中适当补充钾盐。⑤ 长期大量应用可导致类库欣综合征表现,出现水肿、高血压及肌无力等不良反应。

15.1.3.2 地塞米松

(1) 适应证 为长效糖皮质激素。强度为氢化可的松的 25~30 倍。对糖代谢作用强,对电解质作用弱,不产生钠滞留和排钾作用。可用于急性肺水肿,支气管哮喘等。气管导管拔管前后,应用地塞米松可预防术后喉头水肿的发生,还有防治术后恶心呕吐作用。

(2) 剂量和用法 成人 5~10 mg/次,静注或硬膜外腔内用药。小儿 1~1.5 mg/次。新生儿 0.5~1 mg/次。

(3) 注意事项 对孕妇应慎用,特别在妊娠 3 个月,以免造成胎儿和出生后婴儿的肾上腺皮质功能减退。

15.1.3.3 氢化泼尼松

(1) 适应证 氢化泼尼松为中效糖皮质激素。

(2) 剂量和用法 5~20 mg/次,3~4 次/d,小儿 1~2 mg/(kg·d),分 3~4 次。10~25 mg/次加于 5% 葡萄糖 100~200 ml 输注。

15.1.3.4 泼尼松

(1) 适应证 泼尼松为中效糖皮质激素。适应证同氢化可的松,但抗炎作用和对糖代谢的影响比氢化可的松强,水钠滞留作用弱。用途似氢化可的松,泼尼松 5 mg 与氢化可的松 20 mg 等效,为常用的口服制剂。

(2) 剂量和用法 5~15 mg/次,3~4 次/d;或将 2 日的总量隔日早晨 1 次给予(隔日疗法)。

(3) 注意事项 同氢化可的松。

15.1.3.5 甲泼尼龙

(1) 适应证 更强的抗炎、免疫抑制及抗过敏作用,水、钠潴留作用较弱。① 严重的支气管哮喘、药物过敏反应、吸入性肺炎。② 器官移植、血液病以及肿瘤等的免疫抑制治疗。③ 对常规治疗无反应的失血性、创伤性及感染性休克。④ 原发性或继发性肾上腺皮质功能不全的替代治疗。

(2) 剂量和用法 剂量为 20～40 mg,缓慢静脉注射。冲击疗法:初始剂量从 100～500 mg 不等。大剂量可用于短期内控制某些急性重症疾病,不大于 250 mg 的静注 5 min;不小于 250 mg 应静注 30 min。根据患者的反应及临床需要,间隔一段时间后可静脉注射或肌内注射下一剂量。婴儿和儿童可减量。每 24 h 的总量不应少于 0.5 mg/kg。

(3) 注意事项 ① 用药数日后,必须逐步递减用药剂量或逐步停药。中断长期治疗的患者也需要作医疗监护。② 不应用于治疗创伤性脑水肿。③ 特殊危险患者应尽可能缩短疗程。④ 糖尿病患者:可引发潜在的糖尿病或增加糖尿病患者对胰岛素和口服降糖药的需求。⑤ 高血压患者:使动脉性高血压病情恶化。⑥ 有精神病史者:已有的情绪不稳和精神病倾向可能会因服用皮质类固醇而加重。⑦ 皮质类固醇可能会掩盖感染的若干症状,治疗期间亦可能发生新的感染。⑧ 逐量递减用药量可减少因用药而产生的肾上腺皮质功能不全现象。⑨ 甲状腺功能减退和肝硬化会增强皮质类固醇的作用。⑩ 长期治疗后停药应在医疗监护下进行。

115

15.1.3.6 倍他米松

(1) 适应证 系长效糖皮质激素,为地塞米松的差向异构体,商品名为得保松,其作用与用途和地塞米松相似。抗炎作用较地塞米松强,且作用迅速、不良反应轻微。用于治疗活动性风湿病、严重支气管哮喘等。亦用于预防胎儿呼吸窘迫综合征及某些感染的综合治疗。

(2) 剂量和用法 静注 5～15 mg/次。骶管内和关节腔内注射 2～5 mg/次。

(3) 注意事项 长期应用可导致肾上腺皮质功能亢进,并加重感染,诱发加重消化道溃疡糖尿病、高血压、动脉粥样硬化、骨质疏松、抑制生长发育,可引起肾上腺皮质功能不全。

15.1.3.7 布地奈德

(1) 适应证 具有高效局部抗炎作用,抑制支气管收缩物质的合成和释放,减轻平滑肌的收缩反应。支气管局部应用,其抗炎作用较可的松强约 1 000 倍。适用于支气管哮喘和哮喘性支气管炎患者。

(2) 剂量和用法 开始使用布地奈德气雾剂的剂量:成人:200～1 600 μg/d,分成 2～4 次使用(轻症 200～800 μg/d,重症 800～

1 600 µg/d)。2～7 岁儿童：200～400 µg/d，分 2～4 次使用。7 岁以上的儿童：200～800 µg/d，分成 2～4 次使用。布地奈德鼻喷剂(雷诺考特)64 µg(120 喷)；用于过敏性鼻炎等喷雾，1～2 次/d。

(3) 注意事项 ① 不应靠吸入布地奈德快速缓解哮喘急性发作。② 过敏性疾病需应以全身的抗组胺药及(或)局部剂型控制症状。③ 肝功能下降可轻度影响布地奈德的清除。④ 肺结核及气道真菌、病毒感染者慎用。

15.2 抗组胺药

组胺(histamine)是广泛存在于人体组织的自身活性物质。组织中的组胺主要含于肥大细胞及嗜碱细胞中。因此，含有较多肥大细胞的皮肤、支气管黏膜和肠黏膜中组胺浓度较高，脑脊液中也有较高浓度。肥大细胞颗粒中的组胺常与蛋白质结合，物理或化学等刺激能使肥大细胞脱颗粒，导致组胺释放。组胺与靶细胞上特异受体结合，产生生物效应：小动脉、小静脉和毛细血管舒张，引起血压下降甚至休克；增加心率和心肌收缩力，抑制房室传导；兴奋平滑肌，引起支气管痉挛，胃肠绞痛；刺激胃壁细胞，引起胃酸分泌。组胺受体有 H_1、H_2、H_3 亚型。各亚型受体功能(表 15 - 2)。组胺受体阻断药在临床上却有重要价值。

表 15 - 2 组胺受体分布及效应

受体类型	所 在 组 织	效 应	阻 断 药
H_1	支气管，胃肠，子宫等平滑肌	收缩	苯海拉明 异丙嗪及氯苯那敏等
	皮肤血管	扩张	
	心房，房室结	收缩增强，传导减慢	
H_2	胃壁细胞	分泌增多	西咪替丁、雷尼替丁等
	血管	扩张	
	心室，窦房结	收缩加强，心率加快	
H_3	中枢与外周神经末梢	负反馈性调节组胺合成与释放	噻普酰胺

15.2.1 H_1 受体阻断药

15.2.1.1 药理作用

(1) 抗外周组胺 H_1 受体效应 H_1 受体被激动后即能通过 G 蛋白而激活磷脂酶 C，产生三磷酸肌醇(IP_3)与二酰基甘油(DG)，使细胞内 Ca^{2+} 增加，蛋白激酶 C 活化，从而引起胃、肠、气管、支气管平滑肌收缩。又释放血管内皮松弛因子(EDRF)和 PGI2，使小血管扩张，通透性增加。H_1 受体阻断药可拮抗这些作用。对组胺引起的血管扩张和血压下降，

H_1 受体阻断药仅有部分拮抗作用，H_2 受体也参与心血管功能的调节。

（2）中枢作用　治疗量 H_1 受体阻断药有镇静与嗜睡作用。作用强度因个体敏感性和药物品种而异，以苯海拉明、异丙嗪作用最强；阿司咪唑、特非那丁因不易通过血脑屏障，几无中枢抑制作用。苯茚胺略有中枢兴奋作用。H_1 受体阻断药的中枢抑制作用可能与阻断中枢 H_1 受体有关，拮抗脑内源性组胺介导的觉醒反应。个别患者也出现烦躁失眠。它们还有抗晕、镇吐作用，可能与其中枢抗胆碱作用有关。

（3）其他作用　多数 H_1 受体阻断药有抗乙酰胆碱、局部麻醉和奎尼丁样作用。各种 H_1 受体阻断药的作用特点（表 15-3）。

表 15-3　常用 H_1 受体阻断药作用的比较

药　物	镇静程度	止吐作用	抗胆碱作用	作用时间(h)
苯海拉明	+++	++	+++	4～6
异丙嗪	+++	++	+++	4～6
吡苄明	++	/	/	4～6
氯苯那敏	+	—	++	4～6
布可立嗪	+	+++	+	16～18
美克洛嗪	+	+++	+	12～24
阿司咪唑	—	—	—	10(d)
特非那定	—	—	—	12～24
苯茚胺	略兴奋	—	++	6～8

注：+++,作用强；++,作用中等；+,作用弱；—,无作用。

15.2.1.2　临床应用

（1）变态反应性疾病　本类药物对由组胺释放所引起的皮肤黏膜变态反应效果良好。对药疹和接触性皮炎有止痒效果。对慢性过敏性荨麻疹与 H_2 受体阻断药合用效果比单用好。本类药物能对抗豚鼠由组胺引起的支气管痉挛，但对支气管哮喘患者几乎无效。因引起人类哮喘的活性物质复杂，药物不能对抗其他活性物质的作用。对过敏性休克也无效。氯雷他定（开瑞坦）为高效、持久的三环类抗组胺药，选择性拮抗外周 H_1 受体，缓解过敏反应的症状。

（2）晕动病及呕吐　苯海拉明、异丙嗪、布可立嗪、美克洛嗪对晕动病、妊娠呕吐以及放射病呕吐有镇吐作用。

15.2.2　H_2 受体阻断药

以含有甲硫乙脒的侧链代替 H_1 受体阻断药的乙基胺链，获得有选择作用的 H_2 受体阻断药，它拮抗组胺引起的胃酸分泌，对 H_1 受体无作用。H_2 受体阻断药是治疗消化性溃疡很有价值的药。临床应用的有西咪替丁、雷尼替丁、法莫替丁和尼扎替丁。

15.2.2.1 药理作用

本类药物竞争性拮抗 H_2 受体，能抑制组胺、五肽胃泌素、M 胆碱受体激动剂所引起的胃酸分泌。能明显抑制基础胃酸及食物和其他因素所引起的夜间胃酸分泌。用药后胃液分泌量及氢离子浓度下降。晚饭时 1 次给药疗效与 1 日多次给药的疗效相仿或更佳。对胃溃疡疗效发挥较慢，用药 8 周治愈率为 75%～88%。雷尼替丁、尼扎替丁抑制胃酸分泌作用比西咪替丁强 4～10 倍，法莫替丁比西咪替丁强 40～50 倍。

15.2.2.2 临床应用

用于治疗十二指肠溃疡、胃溃疡，应用 6～8 周，愈合率较高，延长用药可减少复发。其他胃酸分泌过多的疾病如胃肠吻合溃疡，反流性食道炎等及消化性溃疡和急性胃炎引起的出血也可用。也用于饱胃患者预防误吸和吸入性肺炎，术前 60～90 min 口服西咪替丁 300 mg 或雷尼替丁 50～100 mg，或法莫替丁 40 mg（或静注 20 mg）。

15.2.2.3 不良反应

静脉滴注速度过快，可使心率减慢，心收缩力减弱。西咪替丁能抑制细胞色素 P - 450 肝药酶活性，抑制华法林、苯妥英钠、茶碱、苯巴比妥、地西泮、普萘洛尔等代谢。合用时，应调整药物剂量。雷尼替丁对细胞色素 P - 450 的作用很弱，法莫替丁、尼扎替丁对其无影响。

（黄　丹　陈　杰）

16　晶体液和胶体液

16.1　葡萄糖注射液

16.1.1　药理作用

葡萄糖是人体的重要营养成分和能量来源。5% 葡萄糖液系等渗溶液，体内迅速被氧化成二氧化碳和水，主要用于补充水和糖分，供给热量、增强肝脏解毒功能。25% 以上的高渗葡萄糖静注后提高血浆渗透压，引起组织脱水和短暂利尿。5% 葡萄糖注射液常用于静脉输注药物的稀释或载体。

16.1.2　适应证

（1）呕吐、腹泻、大失血等体内损失大量水分时，可静滴 5%～10% 葡萄糖溶液 200～1 000 ml，同时静滴适量生理盐水，以补充体液的损失及钠的不足。

（2）不能摄取饮食的重病患者，以补助营养。

（3）静注 50% 溶液 40～100 ml，用于血糖过低或胰岛素过量，以保护肝脏。对糖尿病酮症酸中毒须与胰岛素同用。

（4）25%～50% 溶液静注，因其高渗作用，使组织（特别是脑组织）

内液体进入循环系统内由肾排出。切勿注于血管外,以免刺激组织。

16.1.3 禁忌证

糖尿病患者。

16.1.4 不良反应和注意事项

(1) 低血压和休克患者使用较高浓度溶液可导致高渗性利尿。

(2) 高渗液脱水后有反跳现象,易引起血栓性静脉炎;静注液外漏刺激组织,引起疼痛。

16.1.5 剂量和用法

(1) 补充水和热量 5%~10%溶液静滴,用量据病情而定。

(2) 脱水 25%~50%溶液静注可用于脑水肿、肺水肿及降低眼内压,常与甘露醇等脱水药合用。一次静注 50%溶液 40~60 ml。

(3) 低血糖症 轻者可口服,重者可静注或静滴,用量及速率据病情而定。

(4) 高钾血症 与胰岛素合用,可促进钾离子转移入细胞内。10%溶液 500 ml,每 2~4 g 葡萄糖加 1 U 胰岛素,于 3~4 h 输完。

16.2 氯化钠注射液

16.2.1 药理作用

(1) 氯化钠注射液补充血容量和钠、氯离子,维持水、电解质和渗透压平衡。

(2) 0.9%浓度与血浆渗透压接近。林格液即复方氯化钠液,除 Na^+、Cl^- 外,还含 K^+、Ca^{2+},成分更接近血浆。

(3) 7%和10%氯化钠为高渗液,可通过细胞内液的转移增加血浆容量,通过肺的神经反射引起皮肤肌肉血管收缩,从而增加心输出量,提高血压。

16.2.2 适应证和禁忌证

用于严重失水、失钠,如烧伤、休克、严重吐泻,肾上腺皮质功能不全和手术后补液;0.9%溶液较适用于低渗性脱水的补液和低血压、休克患者扩容;7%和10%高渗液常用于低钠低氯患者。

16.2.3 不良反应和注意事项

(1) 应用高张盐水可能会出现癫痫样发作、过敏和出血倾向。

(2) 复方氯化钠含钠量很少,明显缺钾患者尚需另外补钾。

(3) 应用过量可致高血钠和低血钾,氯过高可引起碳酸氢根丢失。

(4) 慎用于充血性心力衰竭,周围或肺部水肿,肾功能损害,子痫前期,年幼和年老者。

16.2.4 剂量和用法

(1) 等渗性脱水 可用0.9%氯化钠或复方氯化钠注射液,用量及速度据病情而定,无明显电解质丢失者,盐水不超过全日输液总量的1/3～1/2。有心脏病、颅内高压、肾功能衰竭、老年及小儿、盐水的补充宁少勿多,一般不超过全日输液量的1/5。

(2)高血钾症 3‰～5‰氯化钠注射液 100 ml 静脉滴注,可使血钾快速下降。

(3)高渗性非酮症糖尿病昏迷 开始治疗时用 0.45%氯化钠注射液。

(4)外用冲洗伤口 0.9%氯化钠溶液。

16.3 5%葡萄糖氯化钠液

(1)药理作用 葡萄糖氯化钠液兼有 5%葡萄糖液和 0.9%氯化钠液的作用,渗透压接近血浆渗透压的 2 倍。

(2)适应证和禁忌证、不良反应和注意事项参考葡萄糖注射液和氯化钠注射液。

16.4 复方氯化钠液

16.4.1 药理作用

含氯化钠 0.85%、氯化钾 0.03%、氯化钙 0.033%。补充水和电解质。

16.4.2 适应证和禁忌证

各种原因所致的失水,包括低渗性、等渗性和高渗性失水;高渗性非酮症糖尿病昏迷;低氯性代谢性碱中毒。

16.5 乳酸钠林格液

16.5.1 药理作用

含乳酸钠 3.10 g,氯化钠 6.00 g,氯化钾 0.30 g,氯化钙($CaCl_2 \cdot 2H_2O$),0.20 g 注射用水适量。调节体液、电解质及酸碱平衡,还补充有效细胞外液量,降低血液的黏稠度和改善微循环。

16.5.2 适应证和禁忌证

术中补液和休克的防治。代谢性酸中毒或有代谢性酸中毒的脱水患者。

16.5.3 不良反应和注意事项

(1)大量输注时,血浆清蛋白浓度降低,可导致间质性肺水肿。

(2)肝功能不全,严重休克伴缺氧以及小儿均应避免用乳酸钠。

16.6 碳酸氢钠(重碳酸钠)

16.6.1 药理作用

碳酸氢钠为弱碱性药物,能直接增加机体的碱储备,防治代谢性酸血症;也可通过纠正酸血症提高血管活性药的作用,增加心肌应激性,提高心肌的室颤阈值,降低血钾浓度。

16.6.2 适应证

为防治代谢性酸中毒的首选药,也可用于休克的综合治疗和心肺脑复苏抢救。

16.6.3 不良反应和注意事项

(1) 不宜过量或连续使用,根据血气分析结果用药,以免引起碱中毒。

(2) 充血性心力衰竭、急性或慢性肾功能衰竭、缺钾或伴有二氧化碳滞留的患者,须慎用。

(3) 心肺脑复苏时应用,须保证良好的肺通气,促使 CO_2 排出。

(4) 药物对注射部位组织有刺激性,切勿漏出血管。

16.6.4 剂量和用法

(1) 纠正酸血症用量=[正常 BE(mmol/L)—测得 BE(mmol/L)]×0.5×体重(kg),先用推算剂量的 1/3～1/2 静滴,以后视病情给予;或先给 5%碳酸氢钠 2～3 ml/kg,以后再按公式及根据病情分批补给。

(2) 用于心肺脑复苏 一般先给 5%碳酸氢钠 50～100 ml,必要时 10～15 min 后在血气监测下再给 1/2 量。

16.7 复方电解质液(醋酸林格液)

16.7.1 药理作用

复方电解质液 pH 为 7.4,是水、电解质的补充源和碱化剂。其葡萄糖酸根和醋酸根在体内经氧化后最终代谢为二氧化碳和水。

16.7.2 适应证、禁忌证

适用于输血前或输血后输注(即作为预充液),或加入正在输注的血液组分中,或作为血细胞的稀释液。

16.7.3 不良反应和注意事项

(1) 注射部位局部感染、静脉栓塞、静脉炎、液体外渗和循环血容量过多。

(2) 心、肝、肾功能不全、高血钾、高血钠、代谢性或呼吸性碱中毒患者慎用。

(3) 可能会引起液体和/或溶质过量,导致血清电解质浓度降低、体内水分过多、充血、肺水肿。

(4) 对需长期注射治疗的患者,须根据临床症状和水、电解质、酸碱的变化而定。

(5) 对接受类固醇激素或促肾上腺皮质激素治疗的患者需慎用。

16.7.4 剂量和用法

静脉输注剂量视患者年龄、体重、临床症状和实验室检查结果而定。

几种晶体液成分比较(表 16-1)。

表 16-1　几种晶体液成分比较(mmol/L)

名　称	Na$^+$	Cl$^-$	K$^+$	Ca^{2+}	乳酸	总量
0.9%NaCl	154	154	—	—	—	308
乳酸林格液	131	111	5	2	29	280
醋酸林格液	140	103	4.2	3		294
5%,10%葡萄糖						252

16.8　右旋糖酐40(低分子右旋糖酐)

16.8.1　药理作用

右旋糖酐40(dextran 40)相对分子质量平均为40 000,作用与右旋糖酐70相似,但扩容作用较短暂,而改善微循环作用较佳。

16.8.2　适应证

仅可用于各种血栓性疾病,断肢再植术中。

16.8.3　不良反应和注意事项

(1) 少尿患者可引起肾小管细胞严重肿胀,致肾小管闭塞而发生肾功能衰竭的危险。

(2) 输入量过多,可引起红细胞凝聚;在检定血型及交叉试验时,可出现假凝聚现象;也可引起出血倾向和渗透性肾病。

(3) 心力衰竭、有出血倾向者、肾功能减退者慎用。偶有过敏反应。

16.8.4　剂量和用法

静注或静滴,视病情而定。一般静滴每次250~500 ml,滴速每分钟5~15 ml。每日总量不超过20 ml/kg。

16.9　羟乙基淀粉

16.9.1　药理作用

羟乙基淀粉(HES)的理化特性取决于其分子的羟乙基化程度和分子量大小,按分子量(Mw平均分子量,单位道尔顿,D划分),有低分子羟乙基淀粉(Mw小于100 000 D)、中分子羟乙基淀粉(Mw100 000~300 000 D)和高分子羟乙基淀粉(Mw大于300 000 D)三种。按取代程度(平均克分子取代级Ms表示)来分,有低取代级羟乙基淀粉(Ms 0.3~0.5)、中取代级(Ms0.6)和高取代级羟乙基淀粉(Ms不小于0.7)。分子量越大,取代级越高,越不易被淀粉酶分解,在体内存留时间越长,对肾脏和凝血功能影响越大。为达到有效性和安全性的统一,早期的高分子量、低分子量羟乙基淀粉或高取代级的羟乙基淀粉正逐渐被中分子低取代级的HES取代。目前贺斯(HES 200/0.5)临床已不用。主要有万汶和万衡。

(1) 万汶(HES 130/0.4)是一种中分子量低取代级的羟乙基淀粉

溶液,由玉米的支链淀粉制成,平均分子量大约 130 000 道尔顿,克分子取代级大约 0.4,pH 4.0～5.5。万汶扩充效应为其输注体积的 100%,该 100% 容量效应可稳定维持 4～6 h。

(2) 万衡　是羟乙基淀粉 130/0.4 复方电解质溶液,含钠 137 mmol/L,钾 4 mmol/L,镁 1.5 mmol/L,氯 110 mmol/L 和醋酸 34 mmol/L,其渗透浓度是 865.5 mmol/L。醋酸是碳酸氢根的代谢前体,醋酸迅速活化为乙酰辅酶 A,并代谢为二氧化碳,碳酸氢根可调节 pH,纠正酸血症。万衡比羟乙基淀粉 130/0.46% 氯化钠溶液,氯离子明显减少,由醋酸根代之,电解质溶液更接近于生理状态。即使短时间(1～2 h)输注乙基淀粉 130/0.46% 氯化钠溶液,也可发生高氯性代谢性酸血症,而万衡能维持满意的电解质和酸碱平衡。

16.9.2　适应证和禁忌证

(1) 适应证　休克、麻醉后低血压的防治、术中容量补充、等容或高容血液稀释等。

(2) 禁忌证　出血性疾病、充血性心力衰竭、感染性休克、肾功能不全无尿或少尿、淀粉过敏及水中毒状态、严重凝血功能障碍。

16.9.3　不良反应和注意事项

(1) 大剂量使用会影响肾脏和凝血功能。

(2) 极个别患者出现过敏样反应。

(3) 输注期间血清淀粉酶可能升高。

(4) 使用时温度应接近 37℃,余液勿贮存再用。

16.9.4　剂量和用法

(1) 开始 10～20 ml/kg 要缓慢静滴,密切观察患者(因有发生过敏反应的可能)。

(2) 每日剂量及输注速度应根据失血量和血液浓缩程度决定。每 24 h 不超过 50 ml/kg。

(3) 没有心血管或肺功能不全的患者使用时,Hct 应不低于 30%。

(4) 避免输注过快和用量过大导致的循环超负荷。

16.10　琥珀酰明胶

16.10.1　药理作用

(1) 佳乐施又称血定安是由牛胶原经水解和琥珀酰化后配制而成。其主要成分为 4% 灭菌琥珀明胶(改良液体明胶),平均分子量为30 000,含钠 154 mmol/L,含氯 125 mmol/L,pH 7.4±0.3,胶体渗透压为 34 mmHg,半衰期 4 h,经肾脏代谢。

(2) 能提高血浆胶体渗透压,增加血容量,峰值血浆增量效力70%,2 h 后为 35%,改善血流动力学、氧输送和氧消耗,改善血液流变学。

(3) 不影响凝血机制,不干扰交叉配血。

16.10.2 适应证和禁忌证

适用于低血容量性休克、全血或血浆丢失（如由于创伤、烧伤、术前血液稀释和自体输血）、心肺循环机预充液及预防脊麻或连续硬膜外麻醉时可能出现的低血压。

16.10.3 不良反应和注意事项

（1）偶可出现一过性皮肤反应（荨麻疹）、低血压、心动过速、心动过缓、恶心/呕吐、呼吸困难、体温升高和/或寒战等。但严重过敏反应病例如休克等则罕见。一旦发生时，应依据不良反应的性质和严重程度进行处理，首先应立即停止输注，并给以激素和抗过敏药物。当出现严重反应时，应即缓慢静注肾上腺素，以及大剂量激素。

（2）大剂量输入时应有监测，确保维持足够红细胞比（血细胞比容不宜低于25%），并注意稀释效应对凝血功能的影响。

16.10.4 剂量和用法

按个体情况和循环参数（如血压、心率、中心静脉压、尿量等）调整剂量及输注速度。

16.11 高渗氯化钠羟乙基淀粉40

16.11.1 药理作用

高渗氯化钠羟乙基淀粉40为血容量扩充剂，可扩充失血性休克患者的血容量，升高血压。

16.11.2 适应证和禁忌证

（1）适用于高渗扩容，减少输血输液，高渗利尿，增加尿量。

（2）禁用于对本药过敏者；有出血疾病或出血性疾病病史者；严重心脏病、高血压、严重神经系统疾病、严重肝肾功能不全、严重血液病。

16.11.3 不良反应和注意事项

（1）少数患者发生过敏反应，如皮肤潮红、红斑及荨麻疹等。

（2）推荐滴速10~15 ml/min，每250 ml在10~30 min给入，一般以15~25 min给入为佳。最大给药量不超过750 ml。

（3）在治疗过程中，连续2次测得收缩压达到100 mmHg以上，即可停用本药。

（4）使用本药可引起高血钠及高血氯。一般在停药24 h后可恢复。停用本药后应给予含钠量少的液体。

（5）停药后应监测电解质，如血钠过高（大于175 mmol/L），可给予适量的利尿剂，以加速钠的排出。

16.11.4 剂量和用法

预估失血量不大于1 000 ml，1 000~2 000 ml，不小于2 000 ml，高渗氯化钠羟乙基淀粉40用量分别为250 ml，500 ml，750 ml。

16.12 白蛋白

16.12.1 5％白蛋白

5％白蛋白的胶体渗透压大约 20 mmHg，与血浆渗透压相近。由于白蛋白有较好的热稳定性，通过分离和热灭菌制备过程清除了感染源。胶体渗透压降低的患者输入白蛋白能明显提高胶体渗透压，维持血管内容量的时间较长，目前没有证据表明使用白蛋白与使用相对价格便宜的晶体液或胶体液相比，能降低患者死亡率；但有随机对照临床试验结果显示，在危重症患者，使用白蛋白治疗反而增加了死亡率。尽管如此，大部分学者认为白蛋白特别适合在一些血管内蛋白丢失的疾病，如在腹膜炎和严重烧伤时使用。

16.12.2 25％白蛋白

25％白蛋白液含白蛋白是正常浓度的 5 倍，为高渗溶液。适合于血压尚能维持，总的细胞外液量已补足，血浆容量下降的患者。

16.12.3 血浆蛋白片段

血浆蛋白片段是从收集的人血、血清或血浆中提取的 5％选择性蛋白溶液，同白蛋白一样经过巴斯德消毒制作而成，是蛋白的混合液，白蛋白占 83％以上。

（黄贞玲　江　伟）

125

17　利尿药和脱水药

17.1 利尿药

利尿药是一类促进体内钠离子和水分排出而使尿量增加的药物，其主要药理作用是影响肾小球的滤过、肾小管的重吸收和分泌。正常人每日经肾小球滤过的原尿可达 180 L，但最终的排尿仅 1～2 L，绝大部分的原尿在形成终尿的过程中，流经肾小管时被再吸收。这主要是肾小管对 Na^+ 的重吸收的结果。凡能抑制肾小管对 Na^+ 再吸收的药物都可产生利尿作用。

17.1.1 分类

17.1.1.1 按作用强度分类

（1）高效利尿药　呋塞米、依他尼酸及布美他尼等。

（2）中效利尿药　噻嗪类利尿药及氯酰酮等。

（3）低效利尿药　留钾利尿药如螺内酯、氨苯蝶啶、阿米洛利和碳酸酐酶抑制剂乙酰唑胺。

17.1.1.2 按作用部位分类

（1）髓袢升支粗段髓质部　呋塞米、依他尼酸等。该类药降低了肾的稀释功能和浓缩功能而导致强大的利尿作用。

（2）髓袢升支粗段皮质部　噻嗪类和氯噻酮等。

（3）远曲小管和集合管　螺内脂、氨苯蝶啶等。

（4）近曲小管和集合管　乙酰唑胺等。

17.1.1.3　按利尿的物质分类

（1）利盐为主　如噻嗪类、呋塞米、氨苯蝶啶等，又称排盐利尿药。

（2）利水为主　又称渗透性利尿药或脱水药，如甘露醇、山梨醇和葡萄糖。

17.1.1.4　按对钾离子的作用分类

（1）排钾利尿药　如噻嗪类、呋塞米等。

（2）保钾利尿药　如螺内酯和氨苯蝶啶等。

17.1.2　常用利尿药作用特点（表 17-1）

表 17-1　常用利尿药作用特点

利尿药	作用机制和部位	对尿液电解质影响	肾外作用	不良反应
袢利尿药 呋塞米 布美他尼 托拉塞米	髓袢升支粗段，抑制 $Na^+-K^+-2Cl^-$ 共同转运	Na^+（++ +），Cl^-（+ + + +），K^+（+）	急性作用：扩张血管，降低体循环血管阻力 慢性作用：减少心脏前负荷	低钾血症，低钠血症，低镁血症，低钙血症，高尿酸血症，高血糖，脱水，血质不调，皮疹，血脂异常，耳毒性
噻嗪类利尿药 双氢克尿塞 氢氯噻嗪	远曲小管，抑制 Na^+-Cl^- 共同转运	Na^+（++），Cl^-（+ +），K^+（+），HCO_3^-（+）	扩张血管，升高血糖、血中低密度脂蛋白和甘油三酯水平	低钾血症，低钠血症，低镁血症，低钙血症，高尿酸血症，胰腺炎，皮疹，升高血中低密度脂蛋白和甘油三酯水平，阳痿
保钾利尿药 螺内酯	远曲小管及集合管，醛固酮拮抗药	Na^+（+），Cl^-（+），K^+（-）	性激素样不良反应	高钾血症
氨苯蝶啶	远曲小管及集合管，阻滞钠通道	HCO_3^-（+）		
碳酸酐酶抑制药 乙酰唑胺	近曲小管，抑制碳酸酐酶	Na^+（+），K^+（++），HCO_3^-（+ + +）	降低眼内压，降低胃酸分泌	骨髓抑制、皮肤毒性和磺胺样肾损害，尿液碱化，代谢性酸中毒

17.1.3 常用利尿药物

17.1.3.1 氢氯噻嗪

(1) 药理 主要通过抑制髓袢升支皮质部的 Na^+、Cl^-、K^+ 载体转运功能,使 Na^+、Cl^- 的重吸收受到抑制,Na^+、Cl^- 排出增多,该部管腔内渗透压增高而发挥利尿作用。由于运输至远端肾小管中 Na^+ 的增加,促进了 $Na^+ - K^+$ 交换,因而 K^+ 的排出也增加。该药有轻度抑制碳酸酐酶作用,使碳酸盐排泄增加而尿液碱化。口服后吸收迅速,1 h 即开始利尿,作用维持 12～18 h。药物主要以原型从尿中排出。

(2) 适应证 各种原因引起的水肿,如心脏性水肿、肾性水肿、肝硬化性水肿等。

(3) 剂量及用法 成人:每次 12.5～50 mg,每日 1～3 次(宜从小剂量开始),口服。儿童:每日 1～2 mg/kg,分 2～3 次口服。治疗高血压时多与其他降压药合用,开始每日 25～50 mg,早晚 2 次分服,1 周后减为维持量每日 12.5～25 mg。口服 1～2 h 显效,3～6 h 达高峰,维持 6～12 h,降压作用 3～4 日出现,停药后可持续 1 周。

(4) 不良反应与注意事项 最常见的不良反应为电解质紊乱,特别是低钾血症,长期服用需注意补钾或与潴钾利尿药合用,肝硬化者可因低血钾及血氨升高而诱发肝昏迷,应禁用。其次有高尿酸症、高血糖、使肾小球滤过率下降等不良反应,肾功能减退者和痛风、糖尿病患者慎用。少数患者有轻度胃肠道症状及过敏性皮疹。本药停药时须逐渐减量,以免引起水钠潴留。与酒同用时可引起严重低血压。

17.1.3.2 氯噻酮

(1) 药理 本品虽不属于噻嗪类,但其利尿作用与噻嗪类相似,口服后吸收较慢,2 h 起效,6 h 达高峰,作用时间较长,可维持 48～72 h。

(2) 适应证 同氢氯噻嗪。

(3) 剂量及用法 成人:每次 50～200 mg,隔日 1 次,口服。儿童:2 mg/kg,隔日 1 次,口服。

(4) 不良反应与注意事项 可能有致畸作用,其他不良反应参见氢氯噻嗪。

17.1.3.3 螺内酯

(1) 药理 醛固酮拮抗剂,与醛固酮竞争远曲小管末段及集合管皮质部上皮细胞浆内的醛固酮受体,影响醛固酮受体复合物形成,阻碍醛固酮诱导蛋白(ATP)的合成,抑制 $Na^+ - K^+$ 交换,减少 Na^+ 的再吸收和 K^+ 的分泌,从而使 Na^+、Cl^- 排出增多产生利尿保钾作用。利尿作用较弱且较缓慢,口服后 8～24 h 起效,2～3 d 后才达利尿高峰,但作用持久,停药后作用还可持续 2～3 d。

(2) 适应证 伴有醛固酮增高的水肿,如慢性心力衰竭水肿、肾病综合征及肝硬化腹水等。亦用于原发性醛固酮增多症引起的高血压、女子多毛症等。

（3）剂量及用法　成人：① 利尿：每次 20～40 mg，每日 3 次，口服。② 原发性醛固酮增多症术前准备或不能手术的患者进行药物治疗：每次 40～80 mg，每日 3 次，口服。当血钾、血压正常后改为维持量，每次 40～60 mg，每日 1 次，长期口服。③ 女子多毛症：每次 20 mg，每日 2 次，在月经第 4～22 日口服，连服数月。儿童：利尿每日 2 mg/kg，分 3 次，口服。

（4）不良反应与注意事项　少数患者可引起头痛、困倦、皮疹、乳腺分泌增多与精神异常、月经不调等。单独或长期应用可致高血钾；与氢氯噻嗪合用可增强疗效和减少失钾作用；不宜与氨苯蝶啶合用；肝肾功能不全、高血钾者忌用。

17.1.3.4　氨苯蝶啶

（1）药理　本品直接抑制远曲小管和集合管皮质部对 Na^+ 的再吸收，发挥保 K^+ 排 Na^+ 排 Cl^- 的利尿作用。单独服用效果较差，常与噻嗪类、呋塞米等排钾利尿剂合用，以增强其利尿效应和防止钾代谢失常。口服后 2 h 起效，4～8 h 达高峰，持续 12～16 h。

（2）适应证　用于心力衰竭、肝硬化、慢性肾炎引起的顽固性水肿或腹水，尤用于氢氯噻嗪或螺内酯无效的病例，也可用于痛风。

（3）剂量及用法　成人：每次 50～100 mg，每日 2～3 次，口服。儿童：每日 2～4 mg/kg，分 2～3 次，口服。

（4）不良反应与注意事项　主要不良反应为高血钾，偶见胃肠不适、嗜睡、皮疹等。孕妇、肝肾功能不全、高血钾、糖尿病患者禁用，本品不宜与其他储钾利尿剂合用。

17.1.3.5　阿米洛利

（1）药理　作用机制与氨苯蝶啶相似，但排 Na^+ 保 K^+ 作用比氨苯蝶啶强，口服后 4 h 内开始利尿，作用可持续 24 h 左右。

（2）适应证　心源性、肝性及肾性水肿。

（3）剂量及用法　成人：每次 5～10 mg，每日 1～2 次，口服。儿童：0.2～0.4 mg/(kg·d)，分 1～2 次口服。

（4）不良反应与注意事项　长期使用可引起高钾血症和高碳酸血症，故不主张单独使用。偶有低钠、高钙血症发生及皮疹等过敏反应。偶有较重的胃肠道反应。

17.1.3.6　呋塞米

（1）药理　髓袢利尿剂，能抑制髓袢升支粗段髓质和皮质部管腔膜的载体转运功能，使管腔内尿液中的 Na^+、Cl^- 的重吸收受到阻碍，从而干扰尿的稀释和浓缩功能而利尿，尿中排出大量 Cl^-、Na^+ 由于远曲小管内

Na^+ 含量增多,Na^+ 与 H^+、K^+ 的交换也增多,故尿中 H^+、K^+ 的排出量亦增加。利尿作用迅速、强大而短暂,口服后 $20\sim30$ min 起效,$1\sim2$ h 达高峰,维持 $6\sim8$ h。静注 $2\sim5$ min 起效,$0.5\sim1$ h 达高峰,维持 $4\sim6$ h。

(2) 适应证 用于严重心、肝、肾性水肿。静注用于急性肺水肿和脑水肿,大剂量可用于治疗急性肾衰竭。药物中毒时,配合大量补液,用本药强迫利尿,可加速毒物排泄。

(3) 剂量及用法 可以口服、肌注、静滴,剂量从每日 20 mg 开始,若无效则可成倍增长,口服剂量增大至每日 120 mg,每日剂量分 $2\sim3$ 次给予。从小剂量开始,每次 $10\sim20$ mg,静注每次不超过 200 mg,剂量再大则需加入补液中静滴,一般每日不超过 600 mg,小儿开始 $1\sim2$ mg/kg,可视病情渐增。连续用药 1 周以上,利尿作用明显减弱,故最好采用间歇疗法,即用药 $1\sim3$ d,停药 $2\sim4$ d。

(4) 不良反应与注意事项 主要为水、电解质紊乱引起低血容量、低血钾、低氯性碱中毒、胃肠道反应、耳毒性、高血糖、高尿酸血症、皮疹、光过敏及骨髓抑制等。应避免与氨基糖苷类抗生素合用,以免引起听力减退,避免与第一代头孢类抗生素合用,因可增加其肾毒性。静注需缓慢。重症肝病及孕妇、低血钾症忌用。肝炎、糖尿病、痛风、小儿等患者慎用。

17.1.3.7 依他尼酸

(1) 药理 药理作用与呋塞米相似。作用迅速,静注 $5\sim15$ min 起效,$1\sim3$ h 达高峰,持续 $6\sim7$ h;口服后 1 h 起效,$2\sim4$ h 达高峰,持续 $6\sim7$ h。药物大部分以原形从尿中排出,小部分从胆汁排出。

(2) 适应证 同呋塞米。

(3) 剂量及用法 成人:每次 $25\sim50$ mg,每日 $1\sim3$ 次,口服(应从小剂量开始,宜间歇给药,给药 $1\sim3$ d,停药 $3\sim4$ d)。或每次 $25\sim50$ mg,溶于 25% 葡萄糖液 40 ml 中,缓慢静注,必要时 $2\sim4$ h 后可重复 1 次(宜更换注射部位,以免发生血栓性静脉炎)。儿童:每次 $0.5\sim1$ mg/kg,每日 $1\sim3$ 次,口服。或每次 $0.5\sim1$ mg/kg,溶于适量 25% 葡萄糖液中,缓慢静注。

(4) 不良反应与注意事项 与呋塞米相似,但本药胃肠道不良反应明显,耳毒性也大,尤其在肾功能损害如肌酐消除率(Ccr)每分钟小于 10 ml 时更易产生不良反应,故临床已少用。

17.1.3.8 布美他尼

(1) 药理 髓袢利尿剂,主要抑制髓袢升支粗段对 Na^+、Cl^- 的再吸收,其作用机制与呋塞米相似,但还能抑制近曲小管对 Na^+、Cl^- 的再吸收,尿中 Na^+、Cl^- 排出增多,在较小程度上 K^+ 的排出也增多。其有效剂量为呋塞米的 1/50,但作用强度为呋塞米的 $20\sim60$ 倍。静注后数分钟内起效,作用持续 2 h 左右;口服后 30 min 起效,12 h 达高峰,作用持续 4～6 h。

(2) 适应证　用于各种顽固性水肿,急、慢性肾衰竭等,肾功能不全用呋塞米无效时,本药可能有效。

(3) 剂量及用法:成人:每次 0.5～1 mg,每日 1～3 次,口服。或每次 0.5～1 mg,溶于 25％葡萄糖液中,缓慢静注。儿童:每次 10～20 μg/kg,每日 1～3 次,口服。或每次 10～20 μg/kg,溶于适量 25％葡萄糖液中,缓慢静注。

(4) 不良反应与注意事项　大剂量或长时间用药可引起水电解质紊乱及皮肤肌肉疼痛,偶有胃肠道反应、皮疹、粒细胞、血小板降低和男性乳房发育等。妊娠初 3 个月及小儿不宜。

17.1.3.9　乙酰唑胺

(1) 药理　其利尿作用主要是由于抑制近曲小管的碳酸酐酶,排出碱性尿液。口服后 30 min 起效,2 h 达高峰,维持 12 h。

(2) 适应证　利尿消肿,现主要用于青光眼、伴有水肿的子痫及癫痫大小发作等,也用于急性胰腺炎,减少胰腺的分泌。

(3) 剂量及用法:成人:① 利尿消肿:每次 0.25～0.5 g,每日或隔日 1 次,口服。② 用于急性胰腺炎:每次 0.25 g,每日 2 次,口服。儿童:利尿消肿:每次 5 mg/kg,每日或隔日 1 次,口服。

(4) 不良反应与注意事项　常出现嗜睡、面部和四肢麻木,长期应用可致低血钾和代谢性酸中毒,需加服氯化钾及碳酸氢钠。可产生近视、眼调节功能丧失及磺胺类不良反应。孕妇、艾迪生综合征及肝功能衰竭者忌用。

17.1.3.10　托拉塞米

(1) 药理　本品为磺酰脲吡啶类利尿药,其作用于亨利氏髓袢升支粗段,抑制 Na^+ - K^+ - $2Cl^-$ 载体系统,使尿中 Na^+、K^+、Cl^- 和水的排泄增加,但对肾小球滤过率,肾血浆流量或体内酸碱平衡无显著影响。

(2) 适应证　适用于需要迅速利尿或不能口服利尿剂的充血性心力衰竭、肝硬化腹水、肾脏疾病所致的水肿患者,也可用于原发性高血压患者。

(3) 禁忌证　肾功能衰竭无尿患者,肝昏迷前期或肝昏迷患者,对本品或磺酰脲类过敏患者,低血压、低血容量、低钾或低钠血症患者,严重排尿困难(如前列腺肥大)患者禁用本品。

(4) 用法与用量　充血性心力衰竭所致的水肿、肝硬化腹水:一般初始剂量 5～10 mg,每日 1 次,缓慢静注,或稀释后静滴;如疗效不满意可增加剂量至 20 mg,每日最大剂量 40 mg,疗程不超过 1 周。肾脏疾病所致的水肿,初始剂量 20 mg,每日 1 次,以后根据需要可逐渐增加剂量至最大剂量每日 100 mg(10 支),疗程不超过 1 周。高血压患者从 5 mg

每日 1 次口服,4 周未达到疗效,可增加至每日 10 mg,效果不佳时需加用其他药物。

(5) 不良反应与注意事项 常见不良反应有头痛、眩晕、疲乏、食欲减退、肌肉痉挛、恶心呕吐、高血糖、高尿酸血症、便秘和腹泻;长期大量使用可能发生水和电解质平衡失调。治疗初期和年龄较大的患者常发生多尿,个别患者由于血液浓缩而引起低血压、精神紊乱、血栓性并发症及心或脑缺血引起心律失常、心绞痛、急性心肌梗死或昏厥等,低血钾可发生在低钾饮食、呕吐、腹泻、过多使用泻药和肝功能异常的患者。个别患者可出现皮肤过敏,偶见瘙痒、皮疹、光敏反应,罕见口干、肢体感觉异常、视觉障碍。本品与醛固酮拮抗剂或与保钾药物一起使用可防止低钾血症和代谢性碱中毒。

17.2 脱水药

脱水药又称渗透性利尿药(osmotic diuretics)是指能使组织脱水的药物,包括甘露醇、山梨醇、高渗葡萄糖等。它们的药物作用完全决定于溶液中药物分子本身所发挥的渗透压作用。它们应具备如下特点:① 易经肾小球滤过。② 不易被肾小管再吸收。③ 在体内不被代谢。④ 不易从血管透入组织液中。根据上述特性,这类药物在大量静脉给药时,可升高血浆渗透压及肾小管腔液的渗透压而产生脱不及利尿作用。

131

17.2.1 甘露醇

(1) 药理 脱水剂(渗透性利尿药),静脉给药后能迅速提高血浆渗透压,使组织间水分向血浆转移而产生组织脱水作用,并通过血液被稀释,增加血容量及肾小球滤过率;减少肾小管和集合管对水的再吸收。用药后 10 min 左右开始利尿,20 min 左右颅内压开始下降,2～3 h 达高峰,作用持续 6 h 左右。

(2) 适应证 降低颅内压治疗脑水肿,降低眼内压治疗青光眼,治疗急性少尿和预防急性肾衰竭。口服用于纤维结肠镜检查前清洁肠道,亦可作为口服肠道透析剂治疗慢性肾功能不全。

(3) 剂量及用法 ① 治疗脑水肿及青光眼。成人:1.0～2.0 g/kg(一般每次 250 mg),每 4～6 h 1 次,快速静滴(15～30 min 内滴完)。儿童参照成人按体重计算。② 急性少尿和预防急性肾衰竭:成人每次 125 ml,快速静滴(10～15 min 内滴完),观察 2～3 h,若尿量不能增加到 40 ml/h,则应按急性肾衰竭处理,若尿量大于 40 ml/h,则应继续静滴并调整静滴速度,使尿量达 50～100 ml/h(但脱水剂量不超过 100 g/24 h,并注意补足血容量)。儿童剂量酌减。③ 用于纤维结肠镜检查前清洁肠道:成人 250 ml 检查前 2 h 顿服,2～5 min 后继口服 5%葡萄糖盐水 500～1 000 ml,一般在服后 1～2 h 内可将粪便排净,即可插镜检查。儿童剂量酌减。④ 作为口服肠道透析剂治疗慢性肾功能不全:成人每日

250 ml,分 4 次,口服。儿童剂量酌减。

(4) 不良反应与注意事项　大量可造成水和电解质平衡紊乱,应注意电解质的监测与补充。偶有过敏反应,静注后 3～6 min 内出现喷嚏、鼻涕、舌肿、呼吸困难、发绀、意识丧失等。心功能不全、尿闭患者禁用。活动性颅内出血者慎用。

17.2.2　山梨醇

(1) 药理　为甘露醇的同分异构体,两者的利尿脱水作用相似,但山梨醇进入体内后部分在肝内转化为果糖,故其利尿脱水作用较弱。

(2) 适应证　同甘露醇。

(3) 剂量及用法　常用 25% 溶液 250～500 ml,在 20～30 min 内滴完,6～12 h 可重复 1 次。

(4) 不良反应与注意事项　同甘露醇。

(周仁龙　皋　源)

麻 醉 方 法

18　神经阻滞和局部静脉麻醉

满意的神经阻滞应具备三个条件：① 穿刺针正确达到神经附近。② 足够的局麻药浓度。③ 充分的作用时间使局麻药达到需阻滞神经的神经膜上的受体部位。

18.1　神经阻滞定位方法

18.1.1　解剖定位

根据神经的局部解剖特点寻找其体表或深部的标志，如特定体表标志、浅层的骨性突起、血管搏动、皮纹及在皮肤上测量到的定位点，深层标志如筋膜韧带、深部动脉或肌腱及骨骼。操作者穿刺时的"针感"，即感觉穿刺的深浅位置，各种深层组织的硬度、坚实感及阻力等。局麻药注入神经干周围后可浸润扩散到神经干表面，并逐步达到神经干完全阻滞。但解剖定位只局限于较细的神经分支，如腕部和踝部神经阻滞成功率高，而较粗神经除了腋路臂丛通过穿透腋动脉定位外，其他很少使用。

18.1.2　找寻异感定位

在解剖定位基础上，按神经干的走行方向找寻异感。理论上，获得异感后注药，更接近被阻滞神经，其效果应更完善。根据手术范围和时间等决定阻滞方法。应尽可能用细针穿刺，针斜面宜短，避免不必要的神经损伤。目前应用神经刺激器及超声引导神经定位，不需找寻异感定位。

18.1.3　神经刺激器定位

（1）工作原理　周围神经刺激器产生单个刺激波，刺激周围神经干，诱发该神经运动分支所支配的肌纤维收缩，并通过与神经刺激器相连的绝缘针直接注入局麻药，达到神经阻滞的目的。目前临床使用的神经刺激器都具有较大可调范围的连续输出电流，电流极性标记清晰。

（2）穿刺针选择　尽可能选用细的穿刺针，最好用 22 G。选用 B 斜面(19°角)或短斜面(45°角)的穿刺针。上肢神经阻滞通常选用 5 cm 穿刺针,腰丛和坐骨神经阻滞选用 10 cm 穿刺针(图 18-1)。神经刺激器的输出电流 0.2～10 mA,频率 0.5～2 Hz。需一次注入大剂量局麻药时,用大容量的注射器与阻滞针相连接,以确保在回吸和注药时针头位置稳定。

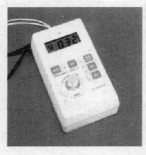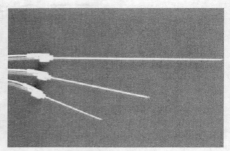

图 18-1 神经刺激器和绝缘的神经刺激针

(3) 操作方法 将周围神经刺激器的正极通过一个电极与患者穿刺区以外的皮肤相连,负极与消毒绝缘针连接。先设置电流强度为 1～1.5 mA,刺激频率为 2 Hz。该强度下局部肌肉收缩程度最小。穿刺针靠近神经时,减少刺激器的输出电流至最低强度(低于 0.5 mA)时仍能引起肌颤搐,可认为穿刺针尖最靠近神经,注入 2～3 ml 局麻药,肌肉收缩立即消除。此时,增加电流至 1 mA,若无肌肉收缩发生,逐渐注完余下的局麻药。如仍有肌肉收缩,应后退穿刺针重新调整位置及方向。

(4) 神经刺激效应 使用神经刺激器刺激运动神经分支,观察其支配肌肉的运动有助于精确定位,刺激正中神经、尺神经、桡神经、腓总神经和胫神经,可见所支配的肌肉收缩引起相应的运动反应(图 18-2)。

(5) 优缺点 使用周围神经刺激器定位无需患者诉说异感,可用于意识不清或儿童等不合作患者,提高阻滞成功率,减少并发症发生。但刺激的神经可能引起损伤。

18.1.4 超声定位

(1) 超声成像 超声在不同组织中传播速度不同,各种组织界面上产生反射波,超声图像就是由超声探头接收到的各个界面反射波信号重造而成的。

(2) 超声探头 临床应用的超声频率为 2.5～20 MHz,频率越高分辨率越好,但穿透性越差;频率越低穿透性越好,但分辨率会下降。对于表浅的神经小于 4 cm,应选用 7～14 MHz 的探头深度大于 6 cm 的目

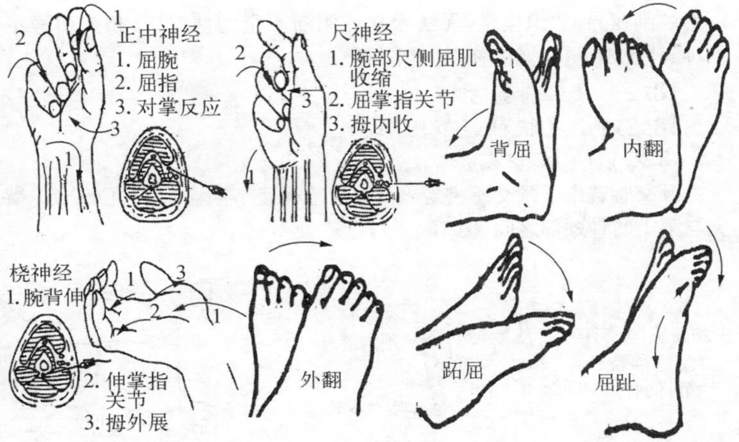

图 18-2 刺激正中神经、尺神经、桡神经、腓总神经和胫神经的运动反应

标神经,应选用 3～5 MHz 的探头。4～6 cm 的目标神经应选用 5～7 MHz 的探头。对于极为表浅的结构,可选用类似曲棍球棒的高频小探头。表浅的神经应选用线阵探头,图像显示更清楚,而深部的神经应选用低频率凸阵探头,可增加可视范围,有利于寻找目标神经。探头要先涂上超声胶,然后用已灭菌的塑料套或无菌手套包裹,并用弹性皮筋扎紧。在超声使用定位时,不管是深部或浅部神经,都与周围局部解剖学相结合。目前脉搏波或多普勒技术可以清楚地区分血管及血管中的血流,从而提高对于局部解剖的观察。

(3) 多普勒效应 当声波向观察部位运动时,频率增加,远离时则频率减低。目标的移动可发生声波频率的变化,这就是多普勒效应,在医学方面的应用有赖于探测物的移动,如血流方向、流量和湍流。在超声引导神经阻滞中探测目标神经附近的血管,区分动脉和静脉,作为引导神经阻滞的重要解剖标志。

(4) 优缺点 ① 优点:超声技术可以直接看到神经及相邻结构和穿刺针的行进路线,如臂丛神经阻滞的肌间沟径路和腹股沟部位股神经的超声显像十分清晰,此外,还可观察注射后的局麻药扩散,提高神经阻滞定位的准确性和阻滞效果。超声引导下神经阻滞能减少患者不适,避免局麻药血管内或神经内注射及其相关的并发症。② 缺点:超声的使用要有一定的设备和人员培训,增加了操作步骤,且仪器价格昂贵,有待临床普及。

但随着超声设备影像水平不断提高和经济改善,超声定位会逐渐增多,尤其是原来神经阻滞相对禁忌证的患者,如肥胖、创伤、肿瘤等引起的解剖变异,意识模糊,无法合作或阻滞不全的情况下,超声引导下的神经阻滞有更广阔的临床应用前景。

18.2 颈部神经阻滞

18.2.1 星状神经节阻滞

18.2.1.1 解剖

颈交感链由下颈交感神经及 T1 交感神经节融合而成,位于 C7 横突与第 1 肋骨颈部之间(图 18-3)。

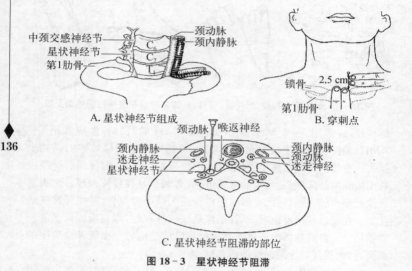

图 18-3 星状神经节阻滞

18.2.1.2 操作方法

(1)前路阻滞法:患者平卧、肩下垫小枕、颈部后仰,在环状软骨水平以两手指将胸锁乳突肌推至外侧,在环状软骨外侧垂直进针 2.5～4.0 cm 直至碰到骨质,退针 0.5 cm 仔细回抽无脑脊液和血液后注入局麻药 10～20 ml。

(2)超声引导侧路阻滞法 患者平卧,使用高频线阵探头,置于环状软骨平面,胸锁乳突肌表面作轴位扫面。探头上下移动,显示 C6 横突,随即可以看到被椎前筋膜覆盖位于横突前面的颈长肌,星状神经节位于颈长肌表面,椎前筋膜深面。在探头后方持穿刺针使用平面内技术进针,从外至内,从浅至深,突破椎前筋膜至颈长肌前方,回抽无血注入局麻药 5～10 ml(图 18-4)。如注药后 5 min 患者出现无汗、瞳孔收缩和上睑下垂的 Horner 综合征,则表明阻滞成功。

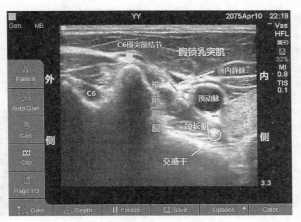

图 18 - 4 超声引导下星状神经节阻滞

18.2.1.3 适应证

头痛、雷诺病、创伤或血栓性血管阻塞、脑血管痉挛、闭塞性血管病、幻肢痛、带状疱疹、中枢神经系统损伤引起的疼痛、不定陈述综合征、面神经麻痹、耳聋和耳鸣等。

18.2.1.4 并发症

包括：① 药物误入血管或蛛网膜下腔。② 血肿和气胸。③ 喉返神经和/或膈神经麻痹。

18.2.2 颈神经丛阻滞

18.2.2.1 解剖

颈神经丛位于 C1～C4 颈椎的椎旁区域。由 C1～C4 脊神经根的前支构成，位于胸锁乳突肌的深面和中斜角肌的前面，与形成臂神经丛的神经很相邻。颈神经丛分为浅丛和深丛。浅丛在胸锁乳突肌后面向前穿出颈筋膜，支配枕部、颈侧、肩前部和侧部的皮肤。深丛支配颈部肌肉和深部组织，并参与组成膈神经。

18.2.2.2 操作方法

（1）浅丛阻滞 沿胸锁乳突肌的后缘中点，突破皮下及浅筋膜注入局麻药 10 ml。超声引导法患者取仰卧位，头偏向对侧，由内向外方向平面内技术穿刺。于环状软骨水平将穿刺针置入胸锁乳突肌侧深面，针尖位于胸锁乳突肌下方，椎前筋膜的上方，给予局麻药 10 ml。

（2）深丛阻滞 患者仰卧，头偏向对侧。在乳突和 Chassaignas 结节（C6 椎横突，环状软骨水平）间作一连线，平行此线后 1 cm 处再划直线。在乳突下方 1～2 cm 处可触摸到 C2 横突，C3 和 C4 横突在第二连线上，三者分别间隔 1 cm。在以上三点处，以 22 G、5 cm 针头垂直皮肤并稍向足倾斜刺入,进针 1.5～3 cm 直达横突,仔细回抽无脑脊液和血液后,分别注入局麻药 10 ml。

超声引导法　将高频线阵探头水平置于患者环状软骨水平(即 C6 横突水平),将探头向头端移动,依次发现 C5 至 C2 横突及相应节段的神经根(低回声),在直视下将局麻药注入相应节段的神经根附近(图 18 - 5)。

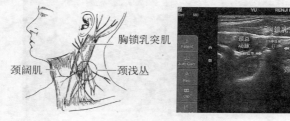

颈浅丛神经阻滞

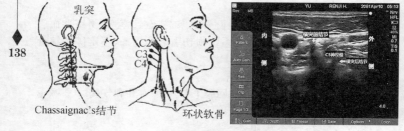

颈深丛神经阻滞

图 18 - 5　颈浅丛、颈深丛神经阻滞和超声影像图

18.2.2.3　适应证

颈浅丛神经阻滞适于颈肩部浅表手术。颈深丛阻滞是在椎旁阻滞构成颈深、浅丛神经的 C1～C4 脊神经根,颈深丛和浅丛都被阻滞。颈神经丛阻滞的适应证:① 甲状腺手术。② 颈动脉内膜切除术。③ 颈淋巴结活检或切除。④ 气管造口术。

18.2.2.4　并发症

(1)膈神经麻痹是最常见的并发症。对肺储备功能下降的患者应慎用颈深丛阻滞。应避免双侧颈深丛神经阻滞,以防止阻滞双侧膈神经和喉返神经引起的呼吸抑制。

(2)喉返神经麻痹可引起声音嘶哑和声带功能障碍。

(3)局麻药误入硬膜外腔,可致颈部硬膜外阻滞。

(4)局麻药注入椎动脉,可导致中枢神经系统毒性反应。

(5)穿刺针进入蛛网膜下腔可造成全脊麻。

（6）颈交感神经阻滞出现霍纳综合征。

18.3 上肢神经阻滞

18.3.1 臂神经丛阻滞

18.3.1.1 解剖

（1）除肩上和上臂内侧皮肤外，上肢由臂神经丛支配。肩上皮肤受颈神经丛支配，上臂内侧皮肤由肋间臂神经（T2脊神经的分支）支配。

（2）臂神经丛由 C5～C8 及 T1 脊神经的前支组成，有时 C4 和 T2脊神经也参与。每一脊神经前支从椎动脉的后方穿出椎间孔，向第一肋骨走行，并与其他脊神经前支汇合构成臂神经丛的上、中、下三条神经干。神经干走行于前、中斜角肌之间，由筋膜形成一鞘膜包围神经丛，为注射局麻药提供一个潜在的封闭间隙。

（3）三条神经干穿过前、中斜角肌间隙到达第一肋骨中外侧，与锁骨下动脉共同包于一个鞘膜中。神经根和神经干有许多小分支，支配颈部、肩周和胸壁。刺激这些神经，不能可靠地定位臂神经丛。

（4）神经干穿过第一肋骨在锁骨下走行，又重新组合成臂神经丛的三个神经束。神经束进入腋窝，并发出数条小的神经分支，最后形成大的终末神经分支支配上肢。外侧束和内侧束的分支形成正中神经，外侧束还发出分支形成肌皮神经，后束成为腋神经和桡神经。内侧束还形成尺神经、前臂内侧皮神经和上臂皮神经。在腋窝，正中神经位于腋动脉外侧，桡神经在后侧，尺神经位于内侧。腋神经和肌皮神经在腋窝上部穿出鞘膜，肌皮神经穿经喙肱肌后分布于肘部皮下（图18-6）。典型的臂丛三干超声成像（图18-7）。

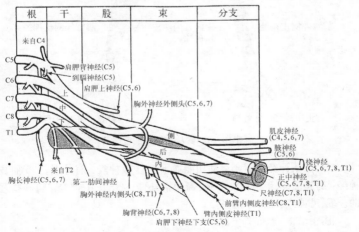

图18-6 臂丛神经的起源和分支

139

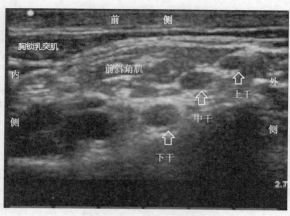

图 18 - 7　典型的臂丛三干超声图

(5)臂丛神经丛的上肢皮肤感觉分布(图 18 - 8)：上臂和前臂的内侧皮神经是内侧束的小分支。

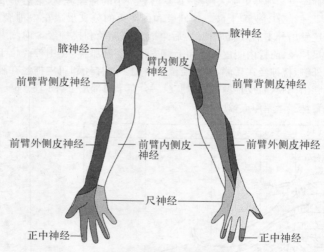

图 18 - 8　臂丛神经支配区域

(6)五条神经的主要运动功能如下：① 腋神经：肩外展。② 肌皮神经：肘屈曲。③ 桡神经：肘、腕和指外伸。④ 正中神经：腕和指屈曲。⑤ 尺神经：腕和指屈曲。

18.3.1.2　肌间沟经路

(1)操作方法　患者仰卧，头轻偏向对侧。先让患者抬头，找到胸锁乳突肌的后缘,前斜角肌在胸锁乳突肌后缘的下方。用手指从前斜角肌向后滚动,即可感到前中斜角肌的间隙。此肌间沟与环状软骨水平面的交叉点,为此入路的穿刺点。斜角肌是呼吸辅助肌,让患者深慢呼吸有助于定位。颈外静脉一般在 C6 水平穿过肌间沟,可作为辅助定位标志。穿刺针垂直皮肤进针,可引发相应部位异感或神经刺激器刺激臂丛神经,使其支配肌肉颤搐定位(图 18-9)。然后注入局麻药达到完全阻滞。局麻药的剂量为 20 ml。也可用超声技术引导(图 18-10):在环状软骨下 2 cm 水平,将高频线阵探头置于胸锁乳突肌表面作轴位扫描,在胸锁乳突肌外下方前中斜角肌间隙可以看到多个圆形或者椭圆形区域低回声葡萄样结构,此为臂丛神经根。采用平面内技术穿刺时,距探头侧面 1~2 cm 处进针,按由远及近的顺序,将局麻药物分次多点注入 C7、C6、C5 神经根周围,可以看到局麻药在肌间隙和包绕神经扩散的"面包圈"征象。

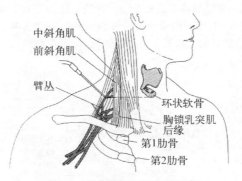

图 18-9　臂丛神经阻滞肌间沟径路

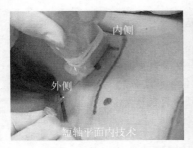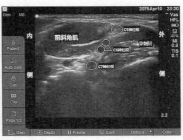

图 18-10　臂丛神经肌间沟径路阻滞后的超声图像

(2) 适应证　适用于肩关节脱位闭合复位、上臂下 1/3 和前臂或手部手术。一般桡神经支配部位效果较好,但有时尺神经阻滞不全,复合用肘部或腕部尺神经阻滞。

(3) 并发症　与颈神经丛阻滞基本相同,但还可能并发气胸。

18.3.1.3　腋路

(1) 操作方法　① 患者仰卧,上肢外展 90°,肘外旋并屈曲。在腋窝顶端触摸腋动脉。若不易触其搏动,则将患者手移向体侧或减少肩部外展的角度(图 18-11)。② 以 22 G 的 5 cm 长穿刺针在手指触摸点的上方或下方穿刺,指向腋窝顶部。借助异感或神经刺激器证实针尖确在神经鞘膜内,注入局麻药 40 ml。另外,也可在腋动脉搏动下方穿刺,两侧各注入局麻药液 20 ml。③ 穿入鞘膜往往有突破感,若针头随动脉搏动,确定针已刺入鞘膜内,即可注入局麻药。④ 在上臂的远端加压的同时,改变穿刺针方向以使上臂外展与身体成直角。穿刺和注射局麻药时上肢远端加压使针尖恰在腋动脉上方并与皮肤垂直。进针直至触及肱骨,然后针尖向上移动 30°弧度,呈扇形注入局麻药 5 ml。此种方法可阻滞喙肱肌内的肌皮神经。在腋动脉的下方至腋窝下缘的皮下注入局麻 5 ml,即可阻滞肋间臂神经。阻滞完肌皮神经和肋间臂神经后拔针,将患者的上肢置于体侧,同时在其远端加压。

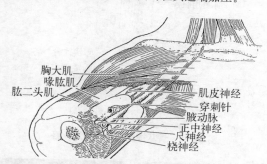

图 18-11　臂丛神经腋部径路

(2) 超声引导法　将高频线阵探头置于胸大肌和肱二头肌交点,探头呈矢状斜位与腋动脉走行垂直。先找到肱动脉并将其置于屏幕中央;正中神经、尺神经和桡神经依次位于肱动脉的前侧部、内侧和后方正中(可有位置变异和神经混合的现象存在);此平面肌皮神经已离开血管鞘向喙肱肌走行,且此神经呈较高回声梭形(图 18-12)。推荐平面内技术穿刺,穿刺时按先远后近、先深后浅的原则依次进行多点注射,阻滞桡神经、肌皮神经、尺神经和正中神经。

(3) 适应证　适合前臂尺侧和手部手术,腋路是最简单和安全的方法。由于肌皮神经和臂内侧皮神经已穿出鞘膜,腋路不能阻滞上述两神经,故不适合肘以上的手术。上臂内侧手术或应用止血带时,除臂丛

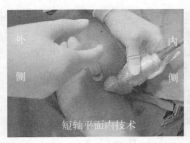

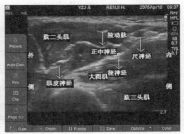

图 18-12　腋路臂丛横截面超声图

阻滞外,应阻滞肋间臂神经。

　　(4)并发症　局麻药误入腋动脉,可引起局麻药毒性反应。

18.3.1.4　尺神经阻滞

　　(1)肘部　在肱骨内上髁和尺骨鹰嘴间定位尺神经沟,注入局麻5~10 ml,再在尺神经沟近端扇形注入 3~5 ml(图18-13)。

　　(2)腕部　尺神经在尺侧腕屈肌腱的外侧,尺骨茎突水平。垂直皮肤刺入,在肌腱的外侧穿过深筋膜,注入药液 3~6 ml(图 18-14)。

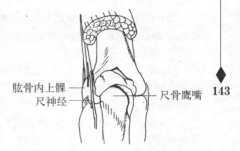

图 18-13　肘部尺神经阻滞

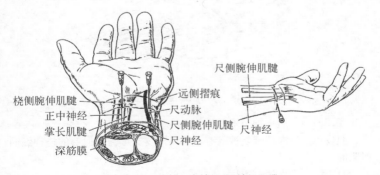

图 18-14　腕部正中神经、尺神经阻滞

18.3.1.5　正中神经阻滞

　　(1)肘部　正中神经恰在肱动脉的内侧。在肘部皱褶上 1~2 cm 处摸到动脉搏动后,其内侧扇形注入局麻药 5 ml(图 18-15)。

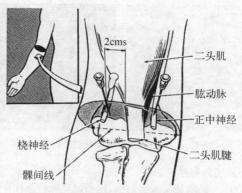

图 18－15　肘部正中神经和桡神经阻滞

（2）腕部　正中神经穿刺点在掌长肌腱和桡侧腕屈肌之间腕部皱襞上方 2～3 cm。在掌长肌外缘垂直皮肤进针穿过深筋膜，注入局麻药 3～5 ml。

18.3.1.6　桡神经阻滞

（1）肘部　桡神经在二头肌腱的外侧，肱桡肌的内侧，肱骨外上髁水平。在二头肌腱外 1～2 cm 处进针，直至触到外上髁，注入局麻药 3～5 ml（图 18－15）。

（2）腕部　桡神经在浅筋膜处成为终末分支。在腕上方，从桡动脉前至桡侧腕伸肌后，皮下注入局麻药 5～10 ml（图 18－16）。

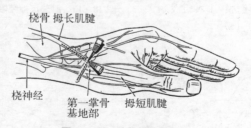

图 18－16　腕部桡神经阻滞

18.3.1.7　肌皮神经阻滞

肌皮神经可在腋窝处被阻滞。其终末皮支可与在肘部的桡神经同时阻滞。

18.4　下肢神经阻滞

18.4.1　解剖

（1）腰神经丛（图 18－17）　由 L1～L4 和 T1 两个脊神经的前支组成，位于腰大肌内。腰神经丛最上面的三支神经是髂腹下神经、髂腹股沟神经和生殖股神经。这些神经向前穿过腹肌，支配髋部和腹股沟皮肤,下腹其他部位由肋间神经支配。腰神经丛最下端的三支神经是股外侧皮神经、股神经和闭孔神经。股外侧皮神经由腹股沟韧带外侧端的下方穿出,支配大腿和臀部的外侧。股神经在腹股沟韧带的下方,恰在股动脉的外侧穿出,支配大腿前部的肌肉和皮肤,以及膝和踝关节。隐神经是股神经的终末皮神经,支配小腿内侧和足部的肌肉和皮肤。这是腰神经丛中唯一支配膝关节以下小腿的神经。闭孔神经从坐骨的闭孔穿出骨盆,支配大腿外展肌、髋和膝关节以及大腿内侧的部分皮肤。

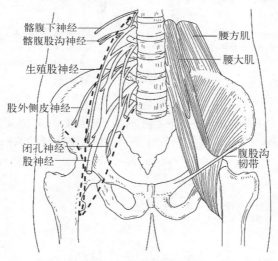

图 18-17 腰丛神经解剖

髂腹下神经
髂腹股沟神经
生殖股神经
股外侧皮神经
闭孔神经
股神经
腰方肌
腰大肌
腹股沟韧带

(2)骶神经丛 由L4~L5神经和S1~S3神经的前支组成,其两个主要分支是坐骨神经和股后皮神经。股后皮神经前段与坐骨神经伴行,支配大腿后部的皮肤。坐骨神经阻滞的同时也阻滞该神经。坐骨神经通过坐骨大孔穿出骨盆,在臀大肌的下缘穿行,沿股骨中间下行,发出分支至腘绳肌腱,再在腘窝处浅行,在该处分为胫神经和腓总神经。胫神经沿小腿的后部下行,穿过内踝后分为终末分支,支配足底和足内侧皮肤,引起足跖屈。腓总神经绕过腓骨小头后分为腓浅和腓深神经。腓浅神经为感觉神经,它走行于腓肠肌的外侧;在外踝处分为终末神经,支配足前部皮肤。腓深神经在胫前动脉的外侧进入足部走行于踝部上缘,位于胫骨踇前肌腱和伸肌腱之间。它主要是足背屈的运动神经,同时也发出一感觉支支配第1、第2趾之间的皮肤。腓肠神经是胫神经和腓总神经发出的分支形成的感觉神经,在外踝之下通过并支配足外侧皮肤。

(3)腰丛神经下肢皮肤感觉分布(图18-18)

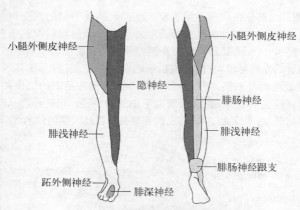

小腿外侧皮神经

小腿外侧皮神经

隐神经

腓肠神经

腓浅神经

腓浅神经

腓肠神经跟支

跖外侧神经

腓深神经

图 18-18　腰丛神经支配(下肢神经)

18.4.2　腰神经丛阻滞(腰大肌阻滞)

(1) 神经刺激器定位　患者侧卧,髋关节屈曲,手术侧向上。髂嵴连线距中线 4～5 cm 处为进针点(图 18-19)。刺针垂直皮肤进针,如

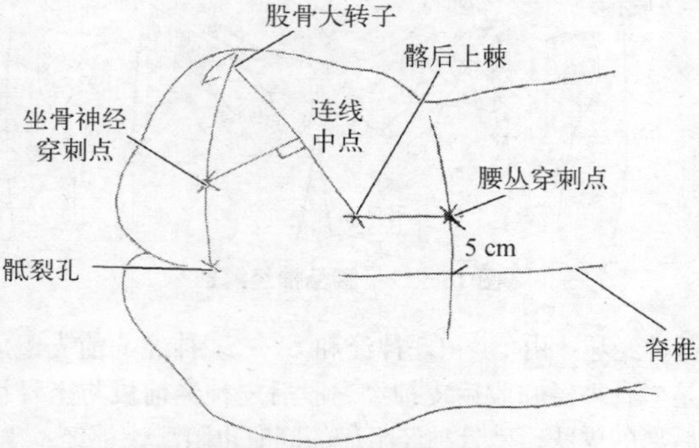

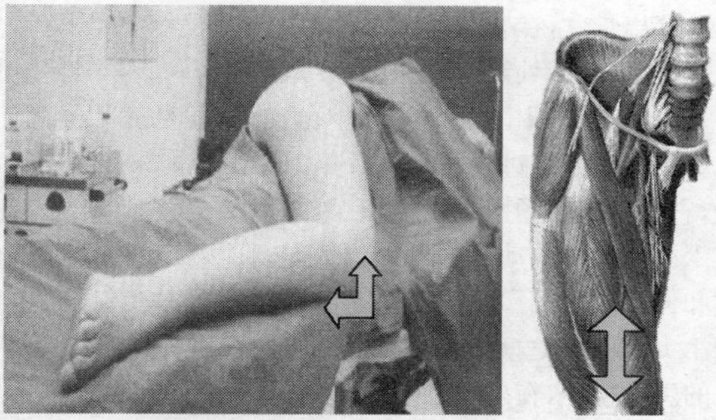

股骨大转子

坐骨神经穿刺点

髂后上棘

连线中点

腰丛穿刺点

骶裂孔

5 cm

脊椎

图 18-19　后路腰丛阻滞定位及刺激股神经时髌骨上下移动(箭头指示)

触到 L4 横突,针尖再偏向头侧,用神经刺激器引发股四头肌颤搐,髌骨上下滑动,即可确认腰丛神经(图 18－20),注药 30～40 ml。

(2)超声引导法　建议使用低频凸形探头作旁矢状位扫描,判断各横突间隙和腰大肌位置,并注意腰大肌前方的腹膜线,以便判断最大穿刺深度,避免误入腹腔。矢状面平面外入路时,先确定髂棘和髂后上棘位置,然后在 L4 水平离正中线旁开 5 cm 处找到 L3、L4、L5 横突,在L3～L4 或 L4～L5 横突间距探头边缘 0.5 cm 处进针,常规联合神经刺激仪,B 超上可见药物在腰大肌中扩散(图 18－20)。

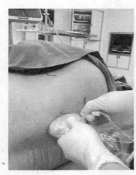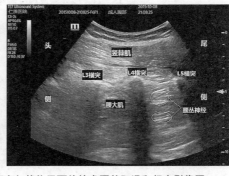

图 18－20　超声引导下旁矢状位平面外技术腰丛阻滞和超声影像图

(3)适应证　单独阻滞腰神经丛大腿前部感觉消失,可施行浅表手术,如大腿前内侧取皮等。如使全部下肢麻醉,必须同时阻滞腰丛和骶神经丛。适用于老年、危重患者需行下肢手术如截肢术等。另外,还可作为全身麻醉的辅助措施用于术后镇痛。由于局麻药注入腰大肌中,被肌膜包裹而可阻滞全部腰神经丛,可在静脉镇静或喉罩通气下用于髋部手术。

(4)并发症　包括:① 局麻药毒性反应。② 刺伤血管,局部形血肿。③ 神经损伤导致术后神经功能障碍。④ 误入硬膜外腔,发生率3%～10%。

18.4.3　髂腹股-髂腹下神经阻滞

(1)操作方法　穿刺针从髂前上棘内 3 cm 处垂直略向外侧进针。触到髂前上棘后,边退针边注入局麻药 10～15 ml。

(2)适应证　可用于腹股沟手术。

18.4.4　股外侧皮神经阻滞

(1)操作方法　穿刺针从髂前上棘下内方各 1.5 cm 处,稍向外上方进针。在髂前上棘内下方触到髂骨,注入局麻药 5～10 ml(图18－21)。

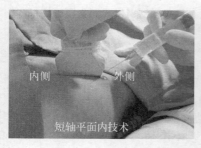
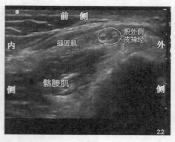

图 18－21　股外侧皮神经阻滞超声图

（2）适应证　可用于皮肤移植供皮区的麻醉;行股外侧皮神经和股神经联合阻滞可用于大腿前部的手术。

18.4.5　股神经阻滞

（1）操作方法　患者取仰卧位,暴露腹股沟,将高频线阵探头放置于腹股沟韧带和腹股沟皱褶之间及股动脉上方,作短轴扫面,注意避免探头位置过下,此时股神经发出分支,易发生阻滞不全。自探头外侧以平面内方式向内下方进针,穿刺针在突破髂筋膜(高回声)时可有突破感,此时在股动脉的外侧有一三角结构,即为股神经。注射局麻药20 ml,可包绕神经,并显示神经与髂筋膜(浅部)和髂腰肌(深部)的分界(图 18－22)。

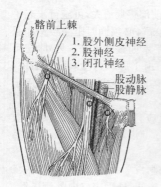
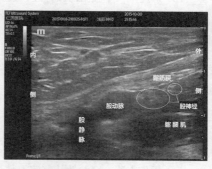

图 18－22　股神经解剖图和超声图

（2）适应证　适用于股骨干骨折术后止痛、股四头肌成形或髌骨骨折修复术。联合股外侧皮神经和坐骨神经阻滞,通常可防止止血带疼痛。

18.4.6　闭孔神经阻滞

患者仰卧,穿刺针在耻骨结节处下 1.5 cm 和外侧 1.5 cm 处进针,触到耻骨后,稍退针并稍向外及向下进针 2~3 cm 直至闭孔。回吸无血后,扇形注入局麻药(图 18 - 23)。

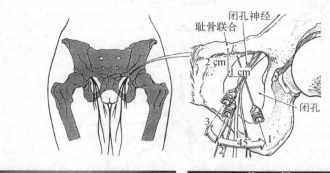

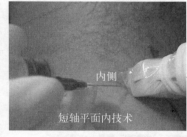
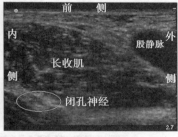

图 18 - 23 闭孔神经阻滞解剖图和超声图

18.4.7 坐骨神经阻滞

18.4.7.1 传统后侧入路

置患者于 Sims 位(侧卧,阻滞侧下肢在上,屈膝屈髋)(图 18 - 24)。在髂后上嵴和股骨大转子之间作一连线,此连线中点的正下方 3~4 cm 处为穿刺点。穿刺针垂直皮肤进针,并与神经刺激器相连,初始电流 1.0 mA 可引发坐骨神经支配区的运动反应(腘绳肌腱或腓肠肌收缩,足背屈或跖屈)。如臀肌收缩表明刺激了臀上或臀下神经,需改变穿刺针方向。当出现正确的运动反应后,逐步减小刺激电流,以确定反应的阈值。继续进针或改变进针的角度,直至刺激阈电流低于 0.3~0.4 mA,给予 3 ml 试验量后,注入局麻药 20~30 ml,每注药 5 ml 回吸一次。

18.4.7.2 超声引导臀下间隙坐骨神经阻滞

该入路有清楚的体表和超声下解剖标志,是高位坐骨神经阻滞的良好入路(图 18 - 25)。患者侧卧位,将低频凸形探头水平放置在股骨大转子和坐骨结节之间,可发现坐骨神经呈梭形高回声卵圆形结构位

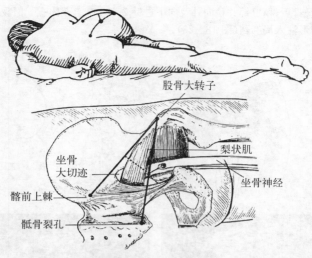

股骨大转子

梨状肌

坐骨大切迹

坐骨神经

髂前上棘

骶骨裂孔

图 18－24　坐骨神经后路阻滞

于臀大肌深面、股方肌浅面。可选用在探头长轴上下方以"平面外"方式进针，或在探头内外侧以"平面内"方式进针，将局麻药 20 ml 分次注入神经的内外侧坐骨神经联合腰丛阻滞，可用于膝关节手术。

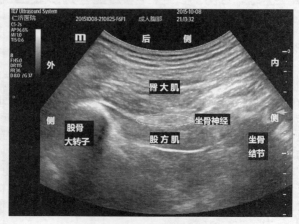

图 18－25　臀下间隙坐骨神经阻滞超声图

18.4.7.3　膝部(腘窝)坐骨神经阻滞

(1) 神经刺激器定位　患者俯卧位，膝关节屈曲 30°，显露腘窝边界，其下界为腘窝皱褶，外界为股二头肌长头，内侧为重叠的半膜肌腱和半腱肌腱。作一垂直直线将腘窝分为两个等边三角形，穿刺针从此线的外 1 cm 和膝关节皱褶上 7 cm 交点处进针（图 18-26）。借助神经刺激器定位后如出现足内收和内旋则阻滞效果更完善，注入局麻药 30～40 ml。

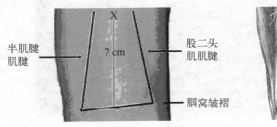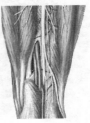

半肌腱
肌腱

X

7 cm

股二头
肌肌腱

腘窝皱褶

图 18-26　腘窝坐骨神经阻滞

（2）超声引导法　患者患肢在上侧卧位或俯卧位，将高频线阵探头置于腘窝行短轴切面扫描，通常在腘窝顶部，在股二头肌肌腱和半膜/半腱肌腱之间的深面可以找到坐骨神经，沿着神经向远端找到其分出胫神经和腓总神经的分叉处固定探头（图 18-27），采用平面内或平面外方式将局麻药 20 ml 注入坐骨神经或分叉处周围。

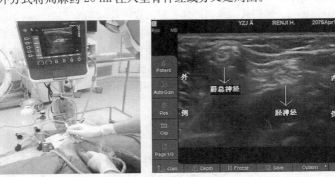

图 18-27　腘窝下段胫神经和腓总神经横截面超声图

（3）隐神经　是股神经最长的一支纯感觉终末支。在大腿中下 1/3 交界处，进入内收肌管，相伴而行的有膝降动脉。长内收肌、大内收肌、股内侧肌和前内侧肌间隔共同参与了内收肌管的形成（图 18-28）。将高频线阵探头水平放置于大腿远端 1/3 内收管水平，可见内侧的内收肌筋膜，内含隐神经和伴行血管。采用平面内技术从外向内进针，在筋膜内注入 6～8 ml 局麻药物。

（4）适应证　同时行隐神经阻滞，用于小腿足和踝关节手术。

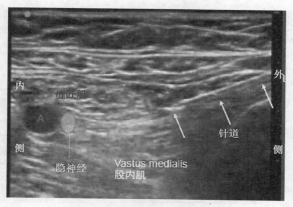

图 18 - 28　收肌管内隐神经阻滞

18.4.8　踝关节阻滞

（1）操作方法　支配足的五条神经均可在踝关节水平阻滞。用枕头将足垫高以便于踝部两侧操作。在踝部的上界，腓深神经位于胫前肌腱与蹬长伸肌腱之间，足背屈和第 1 蹬趾外伸时很易触到。穿刺针在胫前动脉外侧及上述两肌腱之间进针，直至触及胫骨，边退针边注入局麻药 5～10 ml。然后从内踝到外踝在胫前皮下注入局麻药 10 ml，如此可阻滞外侧的腓浅神经和内侧的隐神经。从内踝的后方进针，指向胫后动脉的下界，足底可有异感。针尖触到骨质后退针 1 cm，扇形注入局麻药 5～10 ml，可阻滞胫后神经。从跟腱和外踝间中点进针，针尖指向外踝的后表面，触到骨质后稍退针并注药 5 ml，可阻滞腓肠神经（图 18 - 29）。

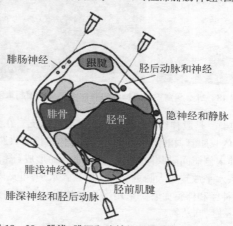

图 18 - 29　腓浅、腓深和隐神经阻滞的解剖和进针方法

（2）适应证　可用于足部手术如足跖骨截骨术。

18.5　局部静脉麻醉

将局麻药注入用止血带阻断的远端上肢或下肢静脉内,产生局部麻醉作用称局部静脉麻醉(intravenous regional anesthesia, IVRA)。1908 年 Bier 首次介绍静脉内注射局麻药产生局部麻醉进行四肢手术的经验,故局部静脉麻醉又称 Bier 阻滞。局部静脉麻醉的作用机制是多方面的,包括开始时对外周神经末梢的阻滞,随后因缺血和止血带压迫神经而产生的对大神经干的阻滞。麻醉作用较为完善。

18.5.1　适应证和禁忌证

IVRA 可用于肘关节和膝关节以下手术,手术时间小于 1.5 h。手术方式包括开放性或闭合性骨折复位、骨与软组织手术。此外,IVRA 也可用于治疗慢性疼痛。IVRA 禁用于肢体手术部位有感染病灶或血管栓塞引起肢体缺血坏死的情况,也禁用于雷诺病及未经控制的高血压病患者。

18.5.2　操作方法

（1）在远端静脉内(通常选择手背静脉或踝静脉)留置静脉套管针。

（2）抬高肢体 2～3 min,用弹力绷带从肢体远端紧绕至近端以驱除肢体血液。

（3）在肢体手术区的近端缚二套空气止血带或血压表袖带。手或前臂手术,止血带缚于肘上;足及踝部手术,止血带缚于膝上10 cm处。

（4）先将近心端的一套空气止血带充气,上肢压力达 200～300 mmHg,下肢压力 300～400 mmHg,充气后放平肢体,解除绷带。

（5）将位于麻醉区远心端的第二套止血带充气,压力同前。

（6）从静脉针注入稀释的局麻药,3～10 min 后产生麻醉作用,拔除套管针。

（7）解除驱血带,放松第一套止血带,防止近心端止血带充气后将出现止血带压迫引起的局部疼痛。当患者主诉止血带疼痛,必须首先将远端的止血带充气。

（8）止血带充气时间不能超过 1～1.5 h。在 1～1.5 h 内手术尚未完成者,在远端止血带再次充气后,可暂时放松近端止血带以恢复肢体循环 1～2 min 后,再次充气并重新开始手术。

18.5.3　局麻药的选择

用于局部静脉麻醉的局麻药,存在容量剂量浓度的相关性,首先要有足够容量的局麻药充盈血管,才能产生良好的麻醉效果。酯类和酰胺类局麻药均可用于 IVRA。应用低浓度的局麻药以降低其总量从而避免发生局麻药的毒性反应。

（1）利多卡因　最常用的是 0.5% 利多卡因,具有起效快、分布快、代谢快、心脏毒性低的优点,很少发生血栓性静脉炎。对利多卡因过敏者应禁用。上肢选用 0.5% 利多卡因 40 ml,下肢选用 0.25% 利多卡因 60～70 ml,总剂量不超过 3 mg/kg。

（2）氯普鲁卡因　用于 IVRA 偶尔会引起血栓性静脉炎,可能与其含有的防腐剂(羟苯甲脂)、抗氧化剂(亚硫酸钠)及低 pH 有关。

（3）罗哌卡因　由于布比卡因和罗哌卡因的蛋白结合力及脂溶性都很高,因此与利多卡因相比能产生较长时间的镇痛作用,但布比卡因的心脏毒性和中枢神经系统毒性较高,限制了其在 IVRA 中的广泛应用。而罗哌卡因由于是纯左旋异构体,心脏毒性和中枢神经系统毒性均低于布比卡因,可能在 IVRA 中的应用前景优于布比卡因。有文献报道,比较 0.5% 利多卡因 3 mg/kg 与 0.22% 罗哌卡因 1.2 mg/kg 及 0.36% 罗哌卡因 1.8 mg/kg(最大剂量不超过 180 mg)用于上肢的 IVRA,结果显示,1.8 mg/kg 罗哌卡因产生与 3 mg/kg 利多卡因相似的麻醉效果,而放松止血带后 1.8 mg/kg 罗哌卡因感觉和运动阻滞的恢复时间比 3 mg/kg 利多卡因显著延长,显然罗哌卡因还能提供长时间的镇痛作用,两组中各发现一例出现轻微头痛和听力障碍者。有关罗哌卡因在 IVRA 中的安全性及最适浓度还有待进一步研究。

18.5.4　并发症和注意事项

IVRA 的主要并发症是放松止血带后,大约有占给药总量 30% 的局麻药快速进入全身循环系统产生的局麻药毒性反应,主要累及心血管系统和中枢神经系统。其严重程度与注入的局麻药量成正比,与止血带的关系尚不肯定,但建议放止血带的时间不要少于 20 min,尤其避免在注射局麻药 15 min 内放松止血带,这是因为止血带时间较长,局麻药血浆浓度峰值将后移。可以根据需要,采用反复充气、放气的方法来调整从远端进入体循环的局麻药量,提高安全性。Bell 等报道应用 0.5% 利多卡因的患者中有 50% 出现中枢神经系统毒性症状,表现为轻度的头痛、眩晕、肌颤甚至抽搐,改用 0.25% 利多卡因则无此类症状。局麻药对心肌及末梢循环均有影响,抑制心肌自律性及收缩性,引起末梢血管扩张,其抑制程度与到达心脏及体循环的局麻药浓度有关。注射总量大于 3 mg/kg 利多卡因,放松止血带后,窦性心动过缓的发生率明显增高。

（於章杰　周仁龙　王爱忠）

19　蛛网膜下腔阻滞

蛛网膜下腔阻滞是将小剂量局麻药注入脑脊液中,直接阻滞脊髓和神经,具有良好的镇痛和肌松效果。

19.1 操作方法

19.1.1 操作前准备

(1) 备急救设备(如氧气、麻醉机)及药品(如麻黄碱、阿托品)。

(2) 蛛网膜下腔穿刺时使用物品均须无菌消毒,应用一次性穿刺包。尽可能选择细的穿刺针,24～25 G 较理想,以减少手术后头痛的发生率。

19.1.2 穿刺方法

(1) 采用侧卧位或坐位。侧卧位时,双膝屈曲紧贴胸部,下颌往胸部靠近,使脊椎最大限度的拉开以便穿刺。女性通常髋部比双肩宽,侧卧时,脊椎的水平倾向于头低位;反之男性的双肩宽于髋部,脊椎的水平倾向于头高位。穿刺时可通过调节手术床来纠正脊椎于水平位。

(2) 脊髓下端成人终止于 L1 椎体下缘,幼儿终止于 L3～L4 椎体。为避免损伤脊髓,穿刺间隙成人低于 L2～L3,小儿应在 L4～L5(图 19-1)。

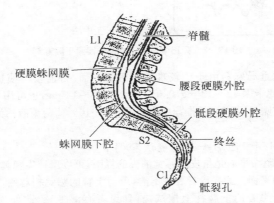

图 19-1 腰骶段脊柱、脊髓终端和周围被盖

(3) 按无菌原则消毒铺巾。一般经正中途径穿刺,穿刺困难时也可用旁正中法,即改良旁开正中线 0.5～1.0 cm(图 19-2)。穿刺点局部浸润麻醉后,穿刺针垂直进入皮肤,调整穿刺针头端的侧孔方向并将穿刺针斜向头端或尾端继续进针,到达黄韧带时会有轻轻的阻力感,继续推进穿刺针有黄韧带的突破感,穿破硬膜后有阻力消失感。此时拔出针芯,有脑脊液慢慢流出。穿刺针越细,黄韧带的突破感和硬膜的阻力感消失越不明显,脑脊液流出就越慢。连接装有局麻药的注射器,回抽脑脊液通畅,注入局麻药。

19.1.3 常用局麻药

与脑脊液的比重相比,可将局麻药分为低比重、等比重和重比重三

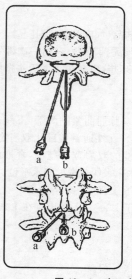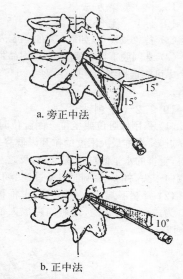

a. 旁正中法

b. 正中法

156

图 19-2　旁正中法和正中法蛛网膜下腔穿刺

类。低比重局麻药由于比较难控制阻滞平面，目前较少使用。常用 0.5％布比卡因 10～12 mg，0.5％丁卡因 10～12 mg，也可用 0.5％～ 0.75％罗哌卡因 15 mg，推荐局麻药用 5％～10％葡萄糖液稀为重比重溶液。

19.1.4　阻滞平面的确认和调节

（1）阻滞平面是指皮肤感觉消失的界限，可以用针尖轻刺皮肤，测试阻滞的平面。如果患者表述不清，可与上臂的感觉相对照。也可用湿棉球由患者的下肢往上擦拭，直到患者有湿冷感，此处为阻滞的平面。

（2）观察运动阻滞的情况，有助于测定阻滞范围，当下肢不能抬高时，表明阻滞效果确切。如骶神经被阻滞，足趾不能活动。腰神经被阻滞，不能屈膝等等。一般运动神经阻滞平面较感觉神经阻滞平面低两个脊神经节段。注入局麻药后 10 min，患者阻滞部位感觉和运动均无变化，表明没有局麻药注入蛛网膜下间隙，需重新穿刺。

（3）根据所用局麻药的不同，可在注药后 5～15 min 内，通过改变患者体位来调整阻滞平面。仰卧位时脊柱颈椎向前突、胸椎向后突和腰椎向前突，形成天然的保护屏障（图 19-3）。重比重局麻药注入蛛网膜下腔后，药液向低的方向扩散，而轻比重局麻药与重比重相反。

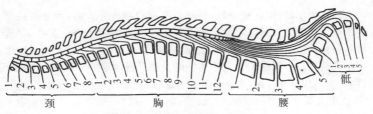

图 19-3 仰卧位时脊柱的生理弯曲

19.2 适应证、禁忌证和并发症

19.2.1 适应证

(1) 2 h 以内脐以下腹部及盆腔手术。

(2) 肛门及会阴区手术。

(3) 下肢手术

19.2.2 禁忌证

(1) 患者不合作或拒绝。

(2) 缺少急救的设施和药品。

(3) 凝血功能障碍如肝脏疾病、服用抗凝剂和血小板减少患者。

(4) 低血容量患者,如出血、呕吐与腹泻导致的脱水。

(5) 穿刺部位皮肤感染及脊柱畸形。

(6) 败血症患者,尤其是伴有糖尿病、结核和艾滋病。

(7) 神经系统疾病,特别是脊髓和颅内病变颅内高压患者。

(8) 慢性腰背痛和下肢麻木患者也相对禁忌。

19.2.3 并发症

(1) 低血压 是最常见的并发症。阻滞前输入 500~1 000 ml 林格液可有效预防。一旦发生可静注麻黄碱 5~10 mg,伴心动过缓时用阿托品 0.5 mg。严重低血压可选择静注去氧肾上腺素 0.1~0.3 mg,间羟胺 1~5 mg,去甲肾上腺素 2~8 μg。

(2) 恶心、呕吐 常由低血压或迷走神经兴奋所致。一般用甲氧氯普胺 10 mg 或氟哌利多 2.5 mg。局麻药中加入 10 μg 芬太尼,可减少腹膜刺激所致的恶心呕吐反应。

(3) 呼吸困难或呼吸停止 由于阻滞平面过高,胸腹部运动的本体感觉传入神经被阻滞,引起呼吸困难。若平面高达 C3 阻滞膈神经时,导致呼吸停止。可给予患者吸氧,必要时给予面罩加压吸氧,或气管插管呼吸支持。

(4) 头痛 一般认为由于脑脊液经硬膜穿刺针孔漏入硬膜外间隙,使颅内压降低所致。穿刺针越细头痛发生率越低。16 G、20 G 和 25 G 穿刺针术后头痛发生率约分别为 75%、5% 和 1%~3%。25 G 穿刺针虽头痛发生率低，但针较细软，穿刺时不易控制进针方向，容易造成穿刺困难。穿刺针头部呈笔尖形的 Whiteacre 针，笔尖上有一侧孔，穿透硬膜和蛛网膜时呈扩张型，不切割膜纤维，穿刺孔比较小且易闭合。手术后头痛的发生率约 1%，低于传统的头部呈斜面形的穿刺针（Quincke 针）。头痛与体位有关，坐位或直立时加重，平卧位可缓解。治疗包括：①　饮用大量含咖啡因的饮料，如茶、咖啡、可口可乐等。②　维生素 C 500 mg 和氢化可的松 50 mg 加入 5% 葡萄液 500 ml 静脉滴注，连续 2～3 d。③　必要时静脉输注低渗盐水。④　口服解热镇痛药，咖啡因。⑤　严重而上述治疗无效者，严格无菌技术下在原穿刺部位硬膜外间隙注入生理盐水或自体血 15～20 ml，以堵塞硬膜上的穿刺孔。

（5）尿潴留　蛛网膜下腔阻滞，骶部（S2～S4）自主神经恢复最迟，尤其当输液过度时常发生尿潴留，常需导尿。

（6）背痛　主要是由于阻滞时，腰骶部肌肉处于松弛状态，脊椎的生理弧度改变，平卧时间较长后易发生。一般无需处理，疼痛严重时，可口服解热镇痛药，但应排除穿刺损伤和局部感染。

（7）持久性的神经损害　极罕见。多由于误注入药液引起化学性刺激或细菌感染导致的脑膜炎、蛛网膜炎、脊髓炎和马尾综合征。阻滞时较长时间的低血压，也可能诱发脊髓前动脉综合征。

19.3　注意事项

（1）应熟悉蛛网膜下腔解剖和生理特性。脊髓由内而外由三层脊膜包裹即软膜、蛛网膜和硬膜。93% 成人其末端终止于 L2，终止于 L1 及 L3 各占 3%。出生时脊髓末端在 L3，到 2 岁时，其末端接近成人达 L2。蛛网膜下腔位于软膜和蛛网膜之间，上至脑室，下至 S2。腔内含有脊髓、神经、脑脊液和血管。脑脊液为无色透明的液体，其比重为 1.003～1.009。

（2）穿刺针进入蛛网膜下腔而无脑脊液流出，应等待 30 s，然后轻轻旋转穿刺针，如仍无脑脊液流出，可用注射器注入 0.5 ml 生理盐水以确保穿刺针无堵塞。缓慢稍退针或进针，并同时回抽脑脊液，一旦有脑脊液抽出即刻停止退或进针。否则需重新穿刺。

（3）穿刺针有血液流出，如血呈粉红色并能自行停止，一般没问题。如果出血呈持续性，表明穿刺针尖位于硬膜外腔静脉内，只需稍稍推进穿刺针进入蛛网膜下腔便可。

（4）患者述说尖锐的针刺或异感，表明穿刺针偏离中线，刺激脊神经根，需退针，重新定位穿刺。

（5）穿刺部位疼痛，表明穿刺针进入韧带旁的肌肉组织。退针后，往中线再穿刺或再行局部麻醉。

（6）穿刺中无论如何改变穿刺针的方向，始终遇到骨骼，可改为旁正中或更换间隙穿刺。

19.4 影响蛛网膜下腔阻滞的因素

(1) 局麻药的容量越大,在脑脊液中扩散范围越大,阻滞平面则越广,重比重药物尤为明显。

(2) 局麻药剂量越大,阻滞平面越广,反之阻滞平面越窄。

(3) 注药速度缓慢,阻滞平面不易上升;当注药速度过快时或采用脑脊液稀释局麻药时,容易产生脑脊液湍流,加速药液的扩散,阻滞平面增宽。一般注药速度 1 ml/3~5 s。

(4) 局麻药的特性和比重,不同局麻药,其扩散性能不同,阻滞平面固定时间不同。如利多卡因扩散性能强,平面易扩散。普鲁卡因平面固定时间约 5 min,丁卡因 5~10 min,布比卡因甚至长达 15~20 min 平面才固定。

(5) 重比重液一般配成含 5‰葡萄糖的局麻药,使其相对密度达到 1.024~1.026,而高于脑脊液,注药后向低的方向扩散。等比重液一般用脑脊液配制,在脑脊液中扩散受体位影响较小,如加大剂量,对延长阻滞时间的作用大于对阻滞平面的扩散作用。轻比重液用注射用水配制,但由于难以控制平面,目前较少应用。腰椎前凸和胸椎后凸影响重比重局麻药向头端扩散。

159

(6) 体位 是影响阻滞平面的重要因素。结合局麻药比重,利用体位调节平面需要在平面固定之前进行。如超过时间(15 min 左右),平面已固定,则调节体位对平面影响不大。

(7) 穿刺部位 脊柱有四个生理弯曲,平卧时 L3 位置最高,如果经 L2~L3 间隙穿刺注药,药液将沿着脊柱的坡度向胸段移动,使麻醉平面偏高;如果经 L3~L4 或 L4~L5 间隙穿刺注药,药液会向骶段移动,使麻醉平面偏低。

(8) 注药速度缓慢,阻滞平面不易上升,注药速度过快或采用脑脊液稀释局麻药时,容易产生脑脊液湍流,加速药液的扩散,阻滞平面增宽。一般注药速度 1 ml/3~5 s。

(9) 腹腔内压腹内压增高 如孕妇、腹水患者,下腔静脉受压使硬膜外静脉血流量增加,脑脊液的容量减少,药液在蛛网膜下腔容易扩散。

19.5 手术中需注意的问题

(1) 术中是否应用镇静药 尽管蛛网膜下腔阻滞非常完全,但不能完全消除牵拉反应,此外,有些紧张和焦虑的患者,应适当应用镇静药。

(2) 气道管理 对于有潜在的通气障碍的患者,一旦发生阻滞平面过高大于 T_4、全脊麻或手术操作引起呼吸困难,需充分准备好困难气管插管的设备。

(3) 与全麻联合应用 当阻滞效果不完全时,或使用镇静药后患者仍然紧张焦虑,可与全麻联合应用,减少全麻药的用量。

19.6　产科中应用的注意事项

（1）由于产妇脊椎的生理弧度发生变化,同时穿刺时的体位不能充分拉开脊椎间隙,蛛网膜下腔穿刺比一般的妇女困难。术后头痛的发生率也较一般患者高。中度先兆子痫常伴有凝血功能障碍和低血容量,不宜实施行蛛网膜下腔阻滞。

（2）产妇在实施阻滞前,先输入 500 ml 晶体液,预防阻滞后低血压而影响胎儿。阻滞后如发生低血压应尽快使用麻黄碱,在胎儿取出之前,其他的血管收缩药物均会引起子宫血管收缩而影响胎儿。

（3）由于产妇腹腔压力增高,下腔静脉受压导致硬膜外静脉扩张,蛛网膜下腔变窄,阻滞使用的局麻药剂量小于普通的妇女。

19.7　连续蛛网膜下腔阻滞

（1）随着蛛网膜下腔微导管技术及"微导管上位置管式穿刺针"的发展,减少了置管及手术中的脑脊液丢失。适应于肌松要求高、手术时间长的脐以下部位手术。

（2）穿刺材料与方法　蛛网膜下腔穿刺选用 19 G 的 Sprotte(Intrelong)笔尖形穿刺针,穿刺成功后,置入 27 G 的微管,退出穿刺针并固定导管。

（3）常用药物　通常使用等比重的 0.5% 布比卡因、0.5% 罗哌卡因。

（4）用药方法　置管成功后,平卧位。先给 1 ml 局麻药,依据患者的阻滞平面间断给药 0.5 ml,直到阻滞平面满意为止。

（5）此法也可用于术后镇痛和癌痛治疗。

（薛庆生　于布为）

20　硬膜外阻滞

硬膜外阻滞是将局麻药注入硬膜外间隙,阻滞脊神经根,使其支配区域产生麻醉。1945 年开始广泛应用于临床麻醉。目前硬膜外阻滞主要用于下腹部和下肢手术,上腹部以上手术仅限于全麻复合使用。

20.1　操作方法

20.1.1　解剖基础

椎管上起自枕骨大孔下至骶裂孔,前方为椎体,两侧为椎弓根,后方为椎板与棘突。椎管内含有脊髓及其覆盖的软脊膜、蛛网膜和硬膜（图 20-1）。脊髓在相当于 L1～L2 水平由脊神经形成马尾。硬膜位于最外层,硬膜内层呈囊状包裹脊髓,其最下端相当于 S2 水平,硬膜外层与致密结缔组织和黄韧带相融合。蛛网膜与软脊膜之间的间隙为蛛网膜下间隙,内含有脑脊液,蛛网膜与硬膜内层之间的间隙为硬膜下间隙,两层硬膜之间的间隙为硬膜外间隙。硬膜外间隙内含有脂肪、淋巴和静脉。硬膜外间隙被脊神经分隔成四个互相沟通的间隙即前间隙、后间隙及左、右两个侧间隙。后间隙在背正中线部最宽,在腰段达 5～

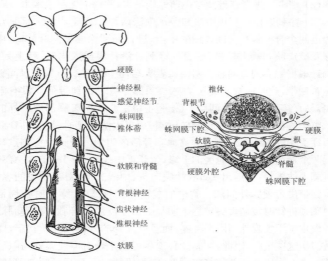

图 20-1 脊髓解剖

6 mm,在中胸段为 3～5 mm。

20.1.2 操作前准备

（1）准备好麻醉机、建立人工气道的器材、急救设备及药品。

（2）一次性硬膜外间隙穿刺包,常用的硬膜外穿刺针亦称为 Tuohy 针,为 16～18 G,总长 10 cm,头部弯曲 10°～30°,头部顶端为钝性。也可使用外套管尾端带双翼的 Weiss 针。硬膜外导管末端可为单孔,亦可为数个侧孔。导管远端需用滤过器以防止液体中的颗粒物质和细菌进入硬膜外间隙。

20.1.3 硬膜外穿刺及置管方法

（1）**体位** 水平侧卧位,也可坐位,患者尽量屈曲将脊椎间隙拉开。

（2）**穿刺间隙** 依据手术部位的不同,选择不同的穿刺间隙,一般以手术部位的中心为依据（表 20-1）。

表 20-1 手术部位与穿刺间隙

手术部位	穿刺间隙	导管方向
胸部手术	T2～T6	向头
上腹部手术	T8～T10	向头
中、下腹部手术	T10～L1	向头
盆间隙手术	T12～L4	向头或向尾
会阴	L3～L4	向尾
下肢手术	L2～L4	向尾

（3）消毒　患者背部须按无菌原则消毒,并铺上无菌手术巾。

（4）穿刺途径　有正中法和旁正中法两种:① 正中法　穿刺点位于邻近两个脊椎棘突之间连线的中点,进行局部深层浸润麻醉后,用锐针穿刺破皮肤和棘上韧带,硬膜外穿刺针沿针眼进入皮肤、棘上韧带,穿刺针根据棘突的方向轻轻斜向患者头端,进入 2～3 cm 穿过棘间韧带直达黄韧带,此时一般会有阻力感。一部分患者黄韧带薄弱没有阻力感,容易直接进入硬膜外间隙。② 旁正中法　常用于胸部硬膜外的穿刺。由于胸椎的棘突角度更倾向尾端,用直入法穿刺时,硬膜外穿刺针一般往头端倾斜 60°,穿刺时容易遇到骨质的阻力。旁正中穿刺点位于邻近两个棘突的下一个棘突的上缘,旁开正中线 0.5～1.0 cm。穿刺针垂直刺入达椎板,再退出 1 cm,针尖向头、中线方向,对准棘突间隙,穿破黄韧带进入硬膜外间隙。胸椎的黄韧带比较薄弱,穿刺时黄韧带的阻力感和进针时黄韧带突破感不明显。由于硬膜外静脉、脊髓动脉、脊神经根均位于硬膜外间隙的外侧,而且硬膜外的外侧间隙较狭窄,此法容易损伤这些组织,因此,穿刺针必须尽可能正确对准硬膜外间隙后正中部位。上胸段及腰部棘突较水平,中胸段棘突呈叠瓦状倾斜,穿刺时应棘突倾斜方向进针(图 20-2)。

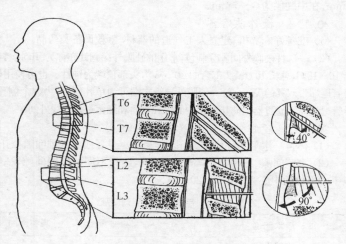

图 20-2　脊柱不同节段的棘突倾斜程度及进针方向

（5）确定穿刺针进入硬膜外间隙的方法　① 黄韧带突破感:由于黄韧带比较坚韧及硬膜外间隙为一个潜在的间隙,硬膜外穿刺针进入黄韧带的一瞬间会有一种突破感。② 黄韧带阻力消失　穿刺针抵达黄韧带后,用注射器抽取 2～3 ml 生理盐水并含有一个小气泡,与穿刺针连接,缓慢进针并轻推注射器,可见气泡压缩,也不能推入液体。继续进针直到阻力消失,针筒内的小气泡变形,且无阻力地推入液体,表明已进入硬膜外间隙。但禁止注入空气。③ 硬膜外间隙负压:可用悬滴法和玻管法进行测试,硬膜外穿刺针抵达黄韧带时,在穿刺针的尾端悬垂一滴生理盐水或连接内有液体的细玻璃管,当进入硬膜外间隙时,可见尾端的盐水被吸入或波管内液柱内移,约80%的患者有负压现象。

(6)放置硬膜外导管 先测量皮肤至硬膜外间隙的距离,然后用左手固定针的位置,右手安置导管约15 cm。然后左手退针,右手继续送入导管,调整导管深度留置硬膜外间隙内3~4 cm并固定导管。

20.1.4 硬膜外阻滞的实施

(1)建立有效的静脉通路和常规监测,在回抽无脑脊液或血液后,硬膜外间隙注入试验量局麻药3~5 ml,观察5 min内有无脊麻征象,观察硬膜外阻滞效果及循环、呼吸变化。无脊麻征象可测试麻醉平面,再根据阻滞范围注入局麻药(含肾上腺素1∶400 000)5~8 ml。首次总量个体差异很大,一般10~20 ml。

(2)局麻药选择 常用的药物及特性(表20-2)。可用一种局麻药,也可用两种局麻药混合,最常用的混合液是利多卡因(1%~1.6%)布比卡因(0.375%~0.5%)或丁卡因(0.15%~0.3%),以达到阻滞作用起效快、持续时间长和降低局麻药毒性的目的。

表20-2 硬膜外阻滞常用的药物

药　　名	浓度 (%)	总剂量 (mg)	起效时间 (min)	持续时间 (h)
利多卡因(Lidocaine)	1~2	150~400	3~5	0.5~1.5
罗哌卡因(Ropivacaine)	0.5~1	30~300	5~15	2.0~4.0
布比卡因(Bubivacaine)	0.25~0.75	37.5~225	5~15	2.0~4.0
丁卡因(Tetracaine)	0.15~0.33	150~300	5~10	2.0~4.0
氯普鲁卡因 (2-Chloroprocaine)	2~3	200~900	3~5	0.5~1.5

20.2 适应证、禁忌证和并发症

20.2.1 适应证

(1)胸部、上腹部手术,目前已不主张单独应用硬膜外阻滞,可用硬膜外阻滞复合全麻。

(2)下腹部、产科、下肢、会阴部、盆间隙手术的麻醉。

(3)截肢术患者维持48~72 h硬膜外阻滞,能有效地降低术后患者患肢痛的发生率。

（4）术后镇痛及分娩镇痛。

20.2.2　禁忌证

（1）患者拒绝硬膜外阻滞。

（2）凝血功能障碍和/或使用抗凝剂治疗患者。

（3）穿刺部位感染。

（4）颅高压及中枢神经疾病。

（5）低血容量和心脏病变。

（6）脊椎解剖异常和椎管内疾病。

20.2.3　并发症

（1）低血压　硬膜外阻滞后麻醉平面较广泛,周围血管扩张,血容量相对减少,特别在体位变动时更易发生低血压,可通过快速输液和用缩血管药纠正。

（2）局麻药中毒　局麻药过量或硬膜外导管误入硬膜外静脉时,可产生局麻药中毒,因此注药之前须回抽无血。轻者耳鸣、唇和舌麻木、头痛、头晕、视力模糊,严重时出现肌肉抽搐、意识不清、昏迷甚至呼吸心跳停止。出现轻度中毒症状时,停止给局麻药后,中毒症状一般能自行缓解。如果出现严重症状,给予镇静、抗抽搐治疗如咪达唑仑、硫喷妥钠,必要时支持呼吸和循环功能。

（3）全脊麻　穿刺针或硬膜外导管误入蛛网膜下间隙又未能及时发现,而致注入局麻药相对过量,产生全部脊神经,甚至脑室阻滞,称为全脊麻。临床表现为呼吸困难、低血压、缺氧、意识消失甚至呼吸心跳停止。处理原则是维持呼吸和循环功能。面罩吸氧并辅助呼吸,快速扩容,静注麻黄碱 10～30 mg,如严重低血压或测不到血压,应静注肾上腺素 5～10 μg,或加大剂量纠正低血压。呼吸停止应立即气管插管人工通气直到局麻药的作用完全消失。如心跳停止则进行心脏复苏。

（4）穿破硬膜后头痛　穿刺针穿破硬膜,立即有脑脊液流出,易辨认。常导致术后较严重的低压性头痛,其表现和治疗与蛛网膜下腔阻滞后头痛相同。

（5）硬膜外血肿　硬膜外间隙有丰富的静脉丛。当穿刺损伤静脉时,在凝血功能有障碍、服用抗凝剂的患者中可发生大血肿,进而压迫脊髓,如不能及时发现和解除压迫,甚至会产生截瘫。有发生血肿可能的患者,应加强术后随访,一般 48 h 内出现严重背痛及下支感觉和运动减退,甚至发现截瘫,应立即进行 CT 或 MRI 检查,证实血肿压迫截瘫,则尽早急诊手术(8 h 之内效果较好),清除血肿和减压。

（6）神经损伤　① 局麻药的神经毒性:硬膜外间隙注入大量局麻药,或长时间的硬膜外阻滞,局麻药的酸性、高渗透压、浓度偏高及其本身的神经毒性等因素,可能会产生潜在性的神经损伤(如马尾综合征)。

164

② 穿刺可直接损伤神经。③ 脊髓神经缺血。④ 患者并存的神经疾患（脊膜炎、脊动静脉瘘、血管畸形、血管瘤、椎间盘突出、格林-巴利综合征、多发性硬化症、脊髓血肿、肿瘤转移和地中海贫血等）。⑤ 其他药物的神经毒性：晚期癌性疼痛患者椎管内长期、大剂量应用吗啡，需注意其神经毒性损害。瑞芬太尼因含甘氨酸对神经有毒性，不可用于硬膜外或鞘内给药。实验研究证明，右美托咪定注入硬膜外间隙对局部神经髓鞘有损害。如氯胺酮含氯化苄甲乙氧胺等杀菌或防腐剂，可引起神经损伤。

最常见神经损伤包括：短暂性神经综合征（TNS）发病率 4%～33%，可能与下列因素有关：① 局麻药的脊神经毒性，利多卡因刺激神经根引起的神经根炎，浓度高和剂量大则危险增加。② 穿刺损伤。③ 神经缺血。④ 手术体位使坐骨神经过度牵拉。⑤ 穿刺针尖位置或添加葡萄糖使局麻药分布不均。临床表现称为亚临床神经毒性，在麻醉后4～5 h 出现腰背痛向臀部、小腿放射或感觉异常，通常为中等度或剧烈疼痛，查体无明显运动和反射异常，持续 3～5 d，1 周之内可恢复。无后遗运动感觉损害，脊髓与神经根影像学检查和电生理无变化。应用激素、营养神经药、氨丁三醇或非甾体抗炎药（NSAIDs）治疗有效。

马尾综合征（cauda equina syndrome）相关危险因素包括：① 患者原有疾病，脊髓炎症、肿瘤等。② 穿刺或导管损伤。③ 高血压、动脉硬化、脑梗死及糖尿病等。④ 局麻药的浓度过高或局麻药的神经毒性。⑤ 脊髓动脉缺血。⑥ 椎管狭窄、椎间盘突出。临床表现：以 S2～S4 损伤引起的症状为主，如膀胱、直肠功能受损和会阴部知觉障碍，严重者大小便失禁；当 L5～S1 受累时可表现为鞍形感觉障碍；进一步发展可能导致下肢特别是膝以下部位的运动障碍，膝反射、跟腱反射等也可减弱或消失。

神经损伤的预防：① 按指南正规操作，减少穿刺针与操作不当引起的损伤。② 预防感染，严格无菌技术。③ 控制适当的局麻药浓度和剂量。④ 严格掌握适应证和禁忌证。如老年病患者伴发高血压、动脉硬化、糖尿病和椎管狭窄及椎间盘突出，有明显下肢疼痛与麻木，或肌力减弱，均应慎用或不用椎管内麻醉。

发现神经损伤应积极治疗。相关治疗：① 药物治疗包括大剂量甲泼尼龙冲击疗法。② 维生素 B_1 和甲钴胺等。③ 止痛：消炎镇痛药和三环抗抑郁药和神经阻滞。④ 高压氧治疗、康复治疗包括电刺激、穴位电刺激、激光、自动运动和被动运动疗法等。

（7）硬膜外间隙感染　硬膜外间隙脓肿是极其罕见的严重并发症。患者常有隐性的血源性感染、穿刺部位皮肤感染、硬膜外镇痛留置导管感染或穿刺过程中污染。临床表现为背部疼痛、发热和白细胞升高。

165

核磁共振（MRI）可帮助诊断。治疗包括大剂量使用抗生素、紧急椎板切除减压术。如诊断和处理及时，神经系统的并发症较少。

（8）脊髓前动脉综合征　① 硬膜外阻滞时麻醉期间较长时间的低血压。② 局麻药中使用过高浓度的肾上腺素、血管痉挛。③ 糖尿病血管病变者。④ 硬膜外间隙注射大量空气。⑤ 手术操作。上述因素均可能引起脊髓前动脉的血流障碍，脊髓前侧角缺血坏死和空洞形成，导致患者运动功能障碍。

（9）导管折断　硬膜外导管如果韧性及强度不够，或操作不当，导致导管折断留在硬膜外间隙。是否需要手术取出，根据患者及折断导管的具体情况而定。

（10）拔管困难　不可用力硬拔。应采用以下方法：① 告知患者放松，侧卧位，头颈部和双下肢尽量向前屈曲，试行拔管，用力适可而止。② 导管周围肌肉注入1%利多卡因后试行拔管。③ 也可从导管内插入钢丝（钢丝尖端不可进入硬膜外间隙）试行拔管。④ 必要时使用镇静药或全麻肌松（喉罩通气）状态下拔管。

20.3　注意事项

（1）穿刺时遇到骨质，请患者尽可能的屈曲身体以便拉开椎间隙、改变体位、改换间隙或用旁正中法穿刺。宁可改用全麻而不应反复穿刺。

（2）穿刺针内出血，表明穿破硬膜外间隙血管，应退针，换一个间隙重新穿刺。

（3）放置导管困难，将穿刺针稍退出、进入或稍旋转穿刺针改变斜面方向，再置管。如不成功，表明穿刺针可能偏向侧间隙，或不在硬膜外间隙内。此时，将穿刺针与导管同时退出。切不可单独拉出导管，以免导管被针尖割断。

（4）液体从穿刺针中滴出，如是穿刺时使用过生理盐水，几秒钟后会停止。如持续滴出液体，表明穿刺针穿破硬脊膜进入蛛网膜下间隙，此时可退出穿刺针改换间隙后再穿刺；也可给予小剂量局麻药，并仔细观察有无脊麻症状出现；也可经穿刺针置入导管改为持续脊麻。

（5）置导管时少数患者有一过性的触电感，如果呈持续性，针与导管须一同退出。并放弃硬膜外阻滞。

（6）置导管后有血液从导管中流出或回抽有血液：表明导管误入硬膜外静脉，退出导管1 cm后，出血仍不止时，则应放弃硬膜外阻滞。

（7）硬膜外间隙注药后30 min仍不能达到预期的阻滞范围，需重新穿刺或改全麻。

（8）硬膜阻滞效果不佳，或术中牵拉反应及不适，应避免大量或多次重复使用辅助药而抑制呼吸。

(9) 硬膜阻滞手术中应吸氧。尤其中、高位硬膜阻滞时,肋间肌和膈肌可能不同程度麻痹,呼吸抑制,应加强呼吸管理。

20.4 影响硬膜外阻滞的因素

(1) 穿刺部位 胸部硬膜外间隙比腰部的硬膜外间隙小,因此胸部硬膜外间隙药物剂量比较小,其阻滞范围与穿刺间隙密切相关。腰部硬膜外间隙间隙较大,注药后往头尾两端扩散,尤其 L5 和 S1 间隙,由于神经较粗,阻滞作用出现的时间延长或不完全。

(2) 局麻药剂量 通常需要 1～2 ml 容量的局麻药阻断一个椎间隙。药物剂量其浓度不同而不同。一般较大剂量的低浓度局麻药能产生较广平面的浅部感觉阻滞,但运动和深部感觉阻滞作用较弱。而高浓度局麻药则肌松较好。持续硬膜外阻滞法,追加剂量通常为初始剂量的一半,追加时间为阻滞平面减退两个节段时,追加注药量可增加其沿纵轴扩散范围。

(3) 年龄、身高和体重 随着年龄的增长,硬膜外间隙变窄,局麻药所需剂量减少。身高与剂量相关,身材较矮的患者约需 1 ml 容量的局麻药可阻滞 1 个节段,身材较高的患者需 1.5～2 ml 阻滞 1 个节段。体重与局麻药的剂量关系并不密切。但孕妇由于腹间隙内压升高,加下间隙静脉受压增加了硬膜外静脉丛的血流量,硬膜外间隙变窄,用药剂量需减少。其他如腹间隙内肿瘤、腹水患者也需减少用药量。

(4) 体位 体位与药物的关系目前尚未找到科学依据。但临床实践表明,由于药物比重的关系,坐位时低腰部与尾部的神经容易阻滞。侧卧位时,下侧的神经容易阻滞。

(5) 血管收缩药 局麻药中加入血管收缩药减少局麻药的吸收,降低局麻药的毒性反应,并能延长阻滞时间,但布比卡因中加入肾上腺素并不延长作用时间。控制肾上腺素浓度小于 1∶400 000～1∶500 000 (2.0～2.5 μg/ml)。禁忌证:① 糖尿病,动脉粥样硬化,肿瘤化疗患者。② 神经损伤,感染或其他病理性改变。③ 术中体位,器械牵拉挤压神经。④ 严重内环境紊乱,如酸碱平衡失衡等。

(6) 局麻药 pH 局麻药大多偏酸性 pH 在 3.5～5.5。在酸性溶液中,局麻药的理化性质稳定并不利于细菌的生长。但由于局麻药的作用原理是以非离子形式进入神经细胞膜,在酸性环境中,局麻药大多以离子形式存在,药理作用较弱。

(7) 阿片类药物 局麻药中加入芬太尼 50～100 μg,通过对脊髓背角阿片类受体的作用,加快局麻药的起效时间,增强局麻药的阻滞作用,延长局麻药的作用时间。

20.5 骶管阻滞

硬膜外间隙在骶管的延续部分是骶管间隙,该间隙末端终止于骶裂孔。骶管阻滞是经骶裂孔穿刺进入骶管后将局麻药注入该间隙产生该部脊神经阻滞。

(1) 适应证 ① 肛门会阴部手术。② 小儿下腹部部及腹股沟手术。③ 连续骶管阻滞可用于术后镇痛。④ 疼痛治疗,如椎间盘突出压迫神经引起下肢急慢性疼痛。可从骶管注入局麻药和激素。

(2) 解剖和穿刺方法 确定骶裂孔的骨性标志是位于骶裂孔两侧的骶骨角(S3 的下关节突),骶裂孔为骶尾韧带覆盖。骶管间隙内有脂肪、骶神经、静脉丛及硬膜囊。硬膜囊的终止平面相当于 S2 下缘。针尖穿过骶尾韧带进入骶管时有突破感,针穿过骶尾韧带进入骶管间隙后进针角度与构成骶管的骨板相平行约与皮肤呈角 70°～80° 针尖深度不超过 S2 水平。新生儿硬膜囊终止水平在 S4,因此进针深度更浅。穿刺成功后与硬膜外阻滞一样要确认穿刺针在硬膜外间隙内,避免针已穿破硬膜进入蛛网膜下间隙或针尖在静脉内(图 20-3)。

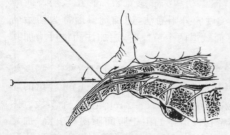

图 20-3 骶管阻滞穿刺方法

(3) 注意事项 ① 严格无菌操作,以免感染。② 穿刺针位于正中线,并不可太深,以免损伤血管或穿破硬膜。③ 试验剂量 3～5 ml。④ 预防局麻药进入蛛网膜下间隙或误注入血管。⑤ 骶管先天畸形较多,容量差异也大,一般 15～20 ml。阻滞范围很难预测。

(薛庆生 于布为)

21 腰硬联合麻醉

蛛网膜下间隙和硬膜外间隙联合阻滞简称腰硬联合麻醉。腰硬联合麻醉(combined spinal-epidural anesthesia, CSEA)是脊麻与硬膜外麻醉融为一体的麻醉方法,优先用脊麻方法的优点是起效快、阻滞作用完全、肌松满意、阻滞时间不受限制,应用硬膜外阻滞可行术后镇痛。同时减少局麻药的用药量和不良反应,降低并发症的发生率。CSEA 已广泛应用于下腹部及下肢手术麻醉及镇痛,尤其是剖宫产手术。但 CSEA 也不可避免地存在脊麻和硬膜外麻醉的缺点。

21.1 实施方法

(1) 穿刺针 常用的为蛛网膜下腔与硬膜外腔联合阻滞套管针,其硬膜外穿刺针为 17 G,距其头端 1～2 cm 处有一侧孔,蛛网膜下腔穿刺针可由此通过。蛛网膜下腔穿刺针为 25～27 G 的笔尖式穿刺针(图 21-1)。

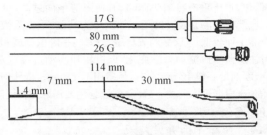

图21-1　蛛网膜下腔与硬膜外腔联合阻滞套管针

（2）穿刺方法　穿刺间隙为 L2～L3 或 L3～L4。先用硬膜外穿刺针行硬膜外腔穿刺后，再经硬膜外穿刺针置入 26 G 的蛛网膜下腔穿刺针,穿破硬膜时有轻轻的突破感,拔出针芯后有脑脊液缓慢流出。蛛网膜下腔穿刺针的侧孔一般朝向患者头端,有利于脑脊液的流出。在蛛网膜下腔内注入局麻药后,拔出蛛网膜下腔的穿刺针。然后置入硬膜外导管,留置导管 3～4 cm,退针、固定导管。患者平卧测试和调整阻滞平面,同时注意监测血流动力学变化,低血压和心动过缓者应及时处理。待蛛网膜下腔阻滞作用开始消退,如手术需要,经硬膜外导管注入局麻药行硬膜外阻滞。

（3）用药方法　由于蛛网膜下间隙阻滞作用开始消退时,开始硬膜外间隙注药。因此,无法观察硬膜外试验剂量及其效应,一般采用分次注药方法或持续注药方法(4～6 ml/h)。同时严密观察是否有全脊麻的征象及局麻药毒性反应。联合穿刺时,硬膜外导管可能误入蛛网膜下腔,通常有脑脊液从导管内流出。因此每次硬膜外腔注药时,须回抽无脑脊液后再注药。并且蛛网膜下间隙与硬膜外间隙的局麻药用药剂量均较小,阻滞平面容易扩散,可能有一部分局麻药经硬膜孔渗入蛛网膜下腔,以及硬膜外间隙的压力改变后,局麻药易在蛛网膜下间隙易扩散。

21.2　注意事项

包括：① 硬膜外导管可能会误入蛛网膜下间隙,有脑脊液从导管内流出。因此每次硬膜外间隙注药时,须回抽无脑脊液后再注药。② 蛛网膜下间隙与硬膜外间隙的局麻药用药剂量均较小,但阻滞平面容易扩散。可能有一部分局麻药经硬膜破孔渗入蛛网膜下间隙(称为渗漏效应),以及注入局麻药后硬膜外间隙的压力改变,使蛛网膜下间隙的脑脊液容积相应减少,局麻药在蛛网膜下间隙容易扩散(称为容量效应)。多数研究认为容量效应是腰硬联合麻醉平面容易扩散的主要原因。③ 实施 CSEA 在蛛网膜下间隙注入局麻药后,如出现硬膜外导管置入困难,会导致蛛网膜下间隙注药后恢复仰卧体位延迟。如果患者侧卧头低位,重比重液将向头侧移动,使阻滞平面过高,可能发生严重低血压,应严密监测并及时处理。如侧卧头高位,重比重液将向尾侧移动,使阻滞平面较低。④ 穿刺成功后,患者转平卧位测试和调整阻滞平面,同时注意监测血流动力学变化,低血压和心动过缓应及时处理。脊麻布比卡因剂量一般 12 mg 左右,最多用至 15 mg。待蛛网膜下间隙阻滞作用固定,根据手术需要,经硬膜外导管注入局麻药行硬膜外阻滞。

21.3　风险和并发症

21.3.1　阻滞平面异常广泛

CSEA 的阻滞范围较一般腰麻或硬膜外阻滞范围广,其原因:① 注入硬膜外腔的局麻药经硬脊膜破损处渗入蛛网膜下腔。② 硬膜外腔的负压消失,促使脑脊液中局麻药扩散。③ 硬膜外腔注入局麻药液容积增大,挤压硬脊膜,使腰骶部蛛网膜下腔压力增加,促使局麻药向头端扩散,阻滞平面可增加 3～4 个节段。④ 脑脊液从硬脊膜针孔溢出,使硬膜外腔的局麻药稀释、容量增加及阻滞平面升高。⑤ 局麻药在蛛网膜下腔因体位改变而向上扩散。⑥ 为补救腰麻平面不足,经硬膜外导管注入局麻药量过多。

临床上应尽量避免此类情况的发生,建议对策:① 如蛛网膜下腔阻滞平面能满足整个手术需要,则术中硬膜外腔不需用药,仅作为术后镇痛。② 硬膜外腔注药应在腰麻平面完全固定后再给予。③ 避免硬膜外腔一次注入大量局麻药,应分次给予。每次注药后都应测试阻滞平面,根据阻滞平面的高低决定是否继续注药及药量。④ 密切监测患者的生命体征,必要时加快血容量补充并适当应用升压药。

21.3.2　循环呼吸系统并发症

主要与麻醉平面过高有关。蛛网膜下腔注入局麻药后,如阻滞平面过高,交感神经受到广泛阻滞,易引起低血压,严重者导致心搏骤停。当腰麻平面过高,尤其是肋间肌和膈肌出现麻痹时,将引起患者严重的呼吸抑制甚至呼吸停止。这种情况多因腰麻作用已开始,而硬膜外置管困难,阻滞平面已经升高,麻醉医师又没能及时发现所致。对老年、全身状况较差或有相对血容量不足的患者后果更为严重。因此,在 CSEA 操作过程中,一定要加强生命体征监测,合理应用局麻药,及时调控腰麻平面。若硬膜外腔置管困难,应及时放弃硬膜外置管并拔除硬膜外穿刺针。

21.3.3　神经并发症

(1) 马尾综合征(Cauda equine syndrome,CES)　主要表现为不同程度的大便失禁及尿道括约肌麻痹、会阴部感觉缺失和下肢运动能力减弱。引起该综合征的原因包括:① 局麻药对鞘内神经直接毒性,与注入局麻药的剂量、浓度、种类及加入的高渗葡萄糖液和血管收缩药有关。术后镇痛在硬膜外腔导管部位局麻药持续作用。国外有大量蛛网膜下腔应用 5%利多卡因后引起马尾综合征的报道。②压迫型损伤：如硬膜外血肿或脓肿。③操作时损伤。预防措施：最小有效剂量的局麻药；最低局麻药有效浓度，局麻药注入蛛网膜下腔前应适当稀释；注入蛛网膜下腔的葡萄糖液的终浓度不得超过 8%。

（2）短暂神经症（Transient neurologic symptom，TNS）　表现为以臀部为中心向下肢扩散的钝痛或放射痛，部分患者同时伴有背部的疼痛，活动后疼痛可减轻，体格检查和影像学检查无神经学阳性改变。症状常出现在腰麻后的 12～36 h，2 日至 2 周内可缓解，非甾类抗炎药能有效缓解 TNS 引起的疼痛。病因尚不清楚，可能与注入蛛网膜下腔的局麻药剂量和浓度、穿刺时神经损伤以及手术体位等因素相关。

（3）穿刺时直接的神经根或脊髓损伤　应严格遵守操作规范，避免反复穿刺，硬膜外穿刺针刺到神经根或脊髓应立即放弃椎管内阻滞。

（4）硬脊膜穿破后头痛。

腰硬联合麻醉因其独特的优点目前在临床上得到广泛应用，但仍要注意其可能的风险及并发症。因此，在操作时强调严格掌握适应证及操作规范，术中加强麻醉管理和监测，合理应用局麻药，及时发现和治疗并发症。

（黄贞玲　杭燕南）

171

22　喉罩的临床应用

1981 年 Archie Brain 发明喉罩（LMA），现已广泛应用于临床麻醉，具有操作简单、迅速建立人工气道（紧急通气）、插管成功率高（未训练 87%，总成功率 99.81%），喉罩具有安全、微创、舒适、基本避免咽喉及气管黏膜损伤、心血管反应小和通气有效及管理方便等许多优点。

22.1　喉罩的类型和结构

（1）单管型喉罩　①普通型（经典型 Classic LMA，C-LMA，图 22-1）。②SLIPA 喉罩（图 22-2）。

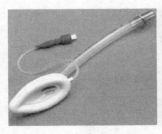

图 22-1　单管普通型喉罩

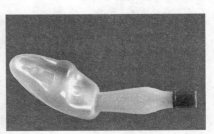

图 22-2　SLIPA 喉罩的结构

（2）气道食管双管型喉罩　①ProSeal LMA（P-LMA，图22-3）。
②Supreme LMA（S-LMA，图22-4）。③i-gel 喉罩（图22-5）。
④美迪斯喉罩（Guardian LMA，图22-6）。

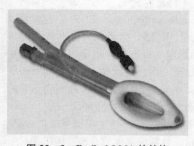

图 22-3　ProSeal LMA 的结构

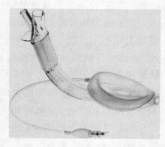

图 22-4　Supreme LMA 的结构

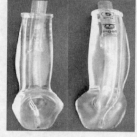

图 22-5　I-gel LMA 的结构

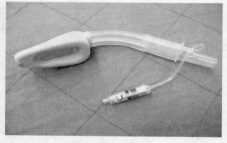

图 22-6　美迪斯喉罩（Guardian LMA）

（3）可曲型喉罩（Flexible LMA，F-LMA，图22-7）。
（4）插管型喉罩（Intubation LMA，I-LMA，图22-8）。

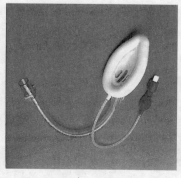

图 22-7　可曲型喉罩

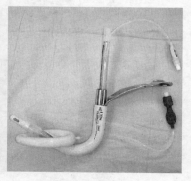

图 22-8　插管型喉罩

（5）可视喉罩（Viewer LMA,
V-LMA,图22-9）。

（6）罩囊充气（C-LMA、F-
LMA、P-LMA、S-LMA、I-
LMA、Guardian LMA）与免充气
喉罩（SLIPA喉罩、I-gel喉罩）。

普通型喉罩（Classic laryngeal
mask airway, CLMA）由医用硅
橡胶制成。由通气管、通气罩和
充气管三部分组成。通气管近

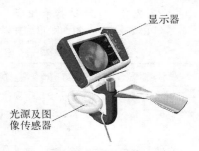

显示器

光源及图
像传感器

图 22-9　可视喉罩

端开口处有连接管，可与麻醉机或呼吸机相连接。远端开口进入通气
罩，开口上方垂直方向有两条平行，有弹性的索条（栅栏），可预防会厌
软骨堵塞开口。通气管开口与通气罩背面以30°角附着，有利于气管
导管置入。通气管后部弯曲处有一纵形黑线，有助于定位和识别通气
导管的扭曲。通气罩椭圆形，近端较宽且圆，远端则较狭窄。通气罩
由充气气囊和后板两部分组成，后板较硬，凹面似盾状，气囊位于后板
的边缘，通过往充气管注气使气囊膨胀。充气后，罩的前面（面向喉的
一面）呈凹陷，可紧贴喉部。充气管有指示气囊，并有单向阀。普通喉
罩共有1,1.5,2,2.5,3,4,5,6等八种型号，6号供100 kg以上患者
（图22-10）。

173

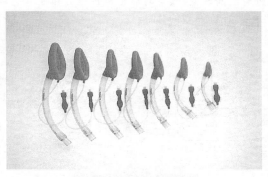

图 22-10　各种规格的喉罩

22.2　使用喉罩前准备

22.2.1　询问病史

与喉罩应用有关的病史包括：① 禁食时间、抑制胃动力药物的应
用。② 有无疼痛及疼痛的程度。③ 手术部位、手术体位和手术时间
等。④ 气道异常是否影响喉罩插入和通气。

22.2.2 喉罩选择和准备

(1) 型号选择　目前喉罩选择以体重作为参考(表22-1)。

表22-1　喉罩型号选择

型号	适 用 对 象	标准注气量(ml)
1	小于5 kg婴儿	4
1.5	5～10 kg婴幼儿	7
2	10～20 kg幼儿	10
2.5	20～30 kg儿童	14
3	30 kg体形小成人	20
4	50～70 kg的成人	30
5	70 kg以上的体形大成人	40
6	100 kg以上成人	50

(2) 使用前检测(图22-11)　① 检查通气管的弯曲度,将通气管弯曲到180°时不应有打折梗阻,但弯曲不应超过180°避免对喉罩的损伤。② 用手指轻轻地检查通气罩腹侧及栏栅,确保完好。③ 用注射器将通气罩内气体完全抽尽,使通气罩壁变扁平,相互贴紧。然后再慢慢注入气体,检查活瓣功能是否完好和充气管、充气小囊是否漏气。④ 将通气罩充气高出最大允许量的50%气体,并保持其过度充气状态,观察通气罩是否有泄漏现象,喉罩的形态是否正常和喉罩壁是否均匀。⑤ 润滑剂主要涂于通气罩的背侧。

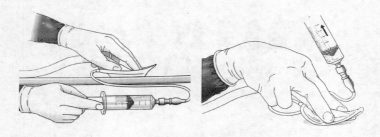

图22-11　喉罩使用前准备

22.3　适应证和禁忌证

22.3.1　适应证

(1) 处理困难气道　麻醉患者发生气管插管困难占1%～3%,插管失败率在0.05%～0.2%。"无法插管、无法通气"的情况非常少(大约0.01%的患者),但一旦发生将会酿成悲剧。在处理困难气道中,喉罩起了很重要的作用。

（2）常规用于各科手术　尤其适用于体表手术（如乳房手术），最好手术时间不太长（2 h 左右）。也可用于内腔镜手术（如腹腔镜胆囊术、宫腔镜和膀胱镜手术等）。要求：① 维持气道通畅。② 可进行正压通气。③ 不影响外科手术野。④ 防止口内物质的误吸。⑤ 防止胃内容物反流、误吸。

（3）需要气道保护而不能气管插管的患者，如颈椎不稳定全麻患者及危重患者影像学检查等。

（4）苏醒期和术后早期应用　① 早期拔管后辅助呼，使苏醒更为平稳。② 协助纤维支气管镜检查。③ 术后的短期呼吸支持。④ 呼吸抑制急救。

22.3.2　禁忌证

（1）绝对禁忌　① 未禁食及胃排空延迟患者。② 有反流和误吸危险：如食管裂孔疝、妊娠、肠梗阻、急腹症、胸腔损伤、严重外伤患者和有胃内容物反流史。③ 气管受压和气管软化患者麻醉后可能发生的呼吸道梗阻。④ 肥胖、口咽病变及 COPD。⑤ 张口度小，喉罩不能通过者。

（2）相对禁忌　① 肺顺应性低或气道阻力高的患者：如急性支气管痉挛，肺水肿或肺纤维化，胸腔损伤，重度或病态肥胖；此类患者通常正压通气（22～30 cmH$_2$O），常发生通气罩和声门周围漏气和麻醉气体进入胃内。② 咽喉部病变：咽喉部脓肿、血肿、水肿、组织损伤和肿瘤的患者。喉部病变可能导致上呼吸道梗阻。③ 出血性体质的患者也是应用喉罩的禁忌证，出血对主气道造成的危害与气管插管并无很大区别，因为两者的操作过程均可能使患者引起大量出血。④ 呼吸道不易接近或某些特殊体位：如采用俯卧、侧卧和需麻醉医师远离手术台时。因 LMA 移位或脱出及呕吐和反流时，不能立即进行气管插管和其他处理。⑤ 喉罩放置如果影响到手术区域或者是手术可能影响喉罩功能，例如耳鼻喉科、颈部以及口腔科手术等。

22.4　麻醉诱导方法

22.4.1　面罩给氧

有效的面罩给氧为吸入 10 L/min 的新鲜气流量，自主呼吸 3 min（有肺部疾患的需要更长时间）；或 6 次达到肺活量的深呼吸；使呼气末氧浓度达到 90%～95%。

22.4.2　表面麻醉和喉上神经阻滞

（1）口咽喉、部应用表面麻醉能够减少置管时的反应。诱导前实施表面麻醉一般通过喷雾，漱口。表面麻醉可以改善喉罩置管条件。

（2）喉上神经阻滞对清醒患者有预防喉罩置入时咳嗽和喉痉挛。

22.4.3 麻醉诱导

(1) 丙泊酚 成人静注剂量为 2 mg/kg,小儿为 3~4 mg/kg。但应根据患者的情况来调整。丙泊酚的靶控输注浓度成人为 3~6 μg/ml。

(2) 地氟烷 喉罩地氟烷的吸入最低肺泡有效浓度(MAC)分别为 2.5%,联合使用 N_2O 时,吸入浓度应减低。

(3) 氯胺酮 2~3 mg/kg,合用咪达唑仑 0.05 mg/kg 或依托咪酯 0.3 mg/kg。使用肌松药能够提供更好的置管条件。

(4) 肌松药 如不保留自主可用肌松药,同时使喉罩更易置入并正确到位。

常用肌松药少于气管插管的剂量,一般为 1 倍 ED95 即可满足要求。

22.4.4 麻醉深度

(1) 临床标志下颌松弛,反应丧失。

(2) BIS 不大于 50。

22.5 喉罩置入方法

22.5.1 喉罩置管步骤

操作步骤(图 22-12):① 第 1 步:用非操作手托患者后枕部,颈部屈向胸部,伸展头部,示指向前,拇指向后,拿住通气管与罩的结合处,执笔式握住喉罩,腕关节和指关节部分屈曲,采取写字时的手势,这样能够更灵活地控制喉罩的运动。② 第 2~3 步:用手指将口唇分开,以免牙齿阻挡喉罩进入。将通气罩贴向硬腭,在进一步置入口咽部时,必须托住枕部伸展头部。影响置管的因素包括:患者牙齿的位置、张口度、舌的位置和大小、硬腭的形状以及喉罩气囊的大小。从口腔正中将涂了润滑剂的气囊放入口中并紧贴硬腭。通气罩的末端抵在门牙后沿着硬腭的弧度置管;或笔直将整个通气罩插入口中,再调整入位。小心防止气囊在口中发生皱褶。在进一步推送喉罩时,必须检查口唇是否卡在导管和牙齿之间。③ 第 4 步:当患者的头、颈和通气罩的位置正确后,把喉罩沿着硬腭和咽部的弧度向前推进。用中指抵住腭部,轻施压力,并轻轻转动调整位置。当喉罩无法再向前推进时,抽出手指,并给通气罩注气,为了防止移动喉罩,应握住通气管末端,直到手指退出口腔。

如果通气罩置入正确,在通气罩充气时,导管可以从口中向外伸出 1 cm。如果通气罩是部分充气或在置入前已充气,这一现象不明显。

22.5.2 通气罩充气和导管固定

22.5.2.1 通气罩充气

(1) 充气 "恰当密闭容量"是指通气罩充气后能保持呼吸道和胃肠道密闭所需的最小的气体容量。通过给通气罩充气后再放气时出

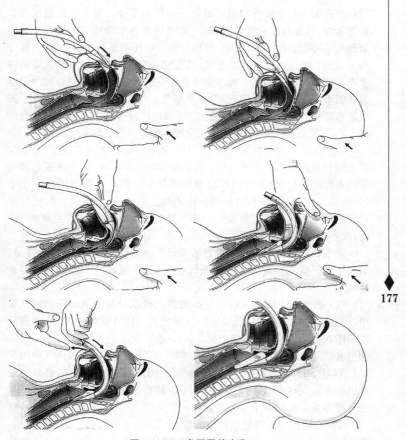

图 22－12　喉罩置管步骤

现口咽部轻微漏气后再充气,至漏气正好消失得到呼吸道密闭且可进行正压通气。一般成人 3 号喉罩充气 15～20 ml,最多 35 ml,4 号喉罩为 22～30 ml,最多 60 ml。胃肠道的适当密闭容量为最大推荐容量的22％。少充气或过度充气都会引起临床问题。

　　(2) 过度充气　过度充气牵涉到对呼吸道和消化道的密闭效果;增加咽喉部的发病率;干扰部分外科视野;扭曲局部解剖;降低食管括约肌张力;激活气道防御反射。① 呼吸道的密闭效果　最有效的密闭容量是最大推荐容量的1/3 或 2/3。当充气量超过这一范围时,会少量增加封闭效果,但有时反会减小封闭效果。如果通气罩持续充气超过最大推荐容量时,最终会从咽部溢出。② 消化道的封闭效果:最有效的消化道密闭是给予比呼吸道密闭更高容积的气体。当充气量超过最大推荐量时,胃胀气的风险性增高。③ 咽痛和吞咽困难的发病率:会随着通气罩容积的增大而增加。可能与通气罩压迫黏膜有关。④ 干扰外科手术野:如果通气罩过度充气,其近端接近扁桃体,将会干扰扁桃体手术。⑤ 局部解剖变异:如果通气罩过度充气会压迫颈静脉;颈内静脉置管困难;外科误诊;病理解剖学上的移位。⑥ 减少食管括约肌张力:通气罩容量不会影响食管下括约肌张力,但可以减少食管上括约肌的收缩性。⑦ 气道防御反射,通气罩注入常用容量的气体一般不会影响。

(3) **充气不足**　通气罩充气不足可能使气道的密闭不充分;易发生胃胀气和反流误吸。当通气罩压力降到 22 mmHg 时,自主呼吸的潮气量没有影响,但完全放气后将会减少潮气量。当通气罩密闭压力小于 $10\sim15\ cmH_2O$ 时,将不能使用正压通气。小于 $15\ cmH_2O$ 时,通气罩对气道漏气的防御作用将丧失。通气罩容量小于最大推荐容量的 1/4 时,就不能封闭食管上括约肌。

通气罩应该充气至最大推荐容量 2/3,然后调整至恰当密闭容量。通气罩充气量不应该超过最大充气容量,也不应该小于最大推荐容量 1/4。

(4) **通气罩内压**　N_2O 容易扩散进入硅酮材料制成喉罩的通气罩中,引起麻醉维持期间通气罩压力逐渐升高。体外试验时发现,将通气罩暴露在含 66% N_2O 的氧中仅 5 min,通气罩压上升超过 220%。100 例患者使用普通型喉罩的患者吸入 66% N_2O,手术结束时,通气罩压从最初的 45 mmHg 上升到 100.3 mmHg。因此 N_2O 麻醉期间必须间歇抽出部分通气罩内气体,避免使用 N_2O 防止通气罩内压升高。降低术后喉痛等并发症的发生率。

(5) **防咬装置**　理想的防咬装置是:① 防止导管闭合和牙齿损伤。② 便于放置和取出。③ 对患者没有刺激和损伤。④ 不影响喉罩的位置和功能。最常用的是圆柱形纱布。将其放在白齿之间的合适位置,露出足够的长度用于带子或胶布固定。最新生产的喉罩,通气管在适当位置质硬煽防咬。

22.5.2.2　喉罩固定

一次性喉罩和气道食管双通型喉罩都相似。理想的固定应很好地满足患者和外科手术的要求。高强度的黏胶带也应用于麻醉医师不能接近头颈或是侧卧位和俯卧位的手术。胶带应该有 $2\sim3\ cm$ 宽,一端黏于上颌骨上然后绕住导管和防咬装置的下方伸出在撕断前固定于另一侧的上颌骨。导管的近端应固定于离颏前下方 5 cm 处。再用一条胶布对称地压喉罩通气管,并固定在两侧的下颌。重要的是不能完全包裹导管,应留出一部分导管用于观察液体反流情况。

喉罩置入过程：① 没有口腔后壁的阻力。② 通气罩可顺利地滑入咽喉近端。③ 感受到咽喉部远端特征性的阻力，通常喉罩置入的解剖位置是正确的。来自口腔后部的阻力通常提示通气罩远端有折叠（多数情况）或置入鼻咽部（很少发生）。如阻力来自咽喉近端，有可能是舌或会厌入口发生阻塞。如果没有特征性的阻力出现，可能喉罩没有插到足够的深度。

22.6 置管存在的问题

22.6.1 置入失败

(1) 原因 ① 麻醉深度不够。② 技术操作失误。③ 解剖结构异常。充气失败原因有：① 充气管被咬或在喉罩栅栏条上打折。② 充气管被牙撕裂。③ 充气管活瓣被异物堵塞。

(2) 处理 加深麻醉和解除置入时的机械原因，或用需用其他方法置入。

22.6.2 通气失败

(1) 气道阻塞 ① 气道异物阻塞。② 被咬闭。③ 通气罩疝。

(2) 唇、牙齿、软腭、悬雍垂、扁桃体、咽喉、会厌软骨、杓状软骨和声带等的口咽部损伤和异常。① 通气罩和咽喉部的位置不符。② 通气罩与声门位置不正确。③ 通气罩在咽部受压。④ 严重的会厌软骨反折。⑤ 声门关闭。⑥ 肺顺应性降低。

179

22.7 置管注意事项

(1) 优选标准技术 失败后，换用其他方法。

(2) 适当麻醉深度 抑制气道保护性反应。

(3) 调整通气罩容积 ① 增加（或较少见的减少）通气罩容积可以改善密闭效果。② 过通气罩充气后边缘柔软，便于进入咽喉部。③ 如通气罩错位，充气和放气后，通气罩可能到位。④ 如远端通气罩位于声门入口，放气可以改善气流。⑤ 机械性故障：如通气罩的远端向后发生折叠，充气和放气可能松开折叠。

(4) 调整头颈部位置 置入失败和气道梗阻引起的通气失败也可采用嗅花位纠正。喉罩封闭不佳可用颈-胸位纠正。

(5) 提颏或推下颌 通过提高会厌软骨以及增加咽的前后径纠正置入失败。提起和/或减少声带的压力纠正因气道梗阻引起的通气失败。

(6) 压迫颈前部 适当压迫颈前部的方法可使通气罩紧贴舌周组织并插入咽部周围的间隙，可纠正因密闭不佳引起的通气失败。

(7) 退回或推进通气罩 ① 退回：喉罩太小能进入咽的深部并使近端的通气罩与声门入口相对。置入容易但出现气道梗阻，导管在口腔外很短时，将导管退回几厘米会有所改善。然后应考虑更换大一号的喉罩。② 推进：置入深度不够或喉罩太大,远端通气罩可能处于声门入口或进入声门。再堆进或更换小一号喉罩。喉罩在置入时如遇阻力,不应强行用力以免引起损伤。③ 退回和推进：退回和推进通气罩大约 5 cm,常用于纠正发生会厌折叠时,成功率很高。

(8)重置喉罩　重置喉罩纠正置入失败通气失败。

(9)更换不同类型的喉罩　不同的喉罩有很多不同点,应依据失败的原因选择备用喉罩。

22.8　喉罩通气方式

22.8.1　自主呼吸

(1)优点　① 对喉罩密闭压的要求较低。② 吸入麻醉时能自主调节麻醉深度。③ 胃内充气的危险性下降。

(2)缺点　① 有效气体交换的效果不足。② 不能使用肌松药。③ 阿片类等药物使用的剂量受限制。④ 长时间手术易发生呼吸疲劳。在气道通畅的情况下与面罩自主呼吸的做功相似,但低氧发生率低于面罩通气。

22.8.2　正压通气

(1)优点　① 保证气体交换。② 允许使用肌松药和大剂量阿片类药物。③ 避免呼吸肌疲劳。

(2)缺点　① 口咽部漏气,影响通气效果。② 食管漏气,胃胀气。气道食管双管型喉罩提高喉罩的通气效果,气道内压不宜超过 20 cmH_2O。

22.9　长期使用喉罩

一般认为不宜是超过 2 h。随麻醉时间延长而误吸率升高。但长时间麻醉采用喉罩也有一定优点:① 有利于保留自主呼吸,呼吸做功减少。② 患者对喉罩耐受好,允许不用肌松药实施正压辅助通气。③ 不干扰气道纤毛活动,减少术后肺部感染。有报道认为喉罩麻醉 2～4 h 内是安全的,4～8 h 仍属安全的,超过 8 h 有待研究。大于 22 h 可能引起咽喉部损伤。但长时间喉罩通气应采用气道食管双管型喉罩并插入胃管,定时吸引,以减小胃内容量。喉罩通气罩内压不可太高。插管型喉罩不适宜长时间的麻醉。

22.10　拔除喉罩

清醒拔喉罩的气道梗阻发生率低。但屏气、咳嗽、喉痉挛、低氧血症和咬合的发生率较高。深麻醉下拔喉罩:可以避免气道反射性活动对喉部的刺激;减少误吸。儿童在深麻醉下拔喉罩的咳嗽和低氧血症发生率较低。清醒拔喉罩引起反流的发生率较低。对于成人和大于 6 岁的儿童,首选清醒拔喉罩,小于 6 岁的儿童两者兼可。当面罩通气困难、咽喉部有血污染、无牙患者清醒拔管可能更为合适。喉罩位置不好或有上呼吸道感染适宜于深麻醉下拔喉罩。

22.11 并发症

(1) 反流误吸 LMA 不能有效防止胃内容物误吸。应用 LMA 患者的胃内容物反流发生率可高达 33%,但是,具有临床意义的误吸发生率仅为 1/9 000~1/220 000。

(2) 喉罩移位 喉部受压、拖拉喉罩导管、通气罩充气过度等原因均可能导致喉罩移位,表现为喉罩向外突出和气道不通畅。处理可将喉罩推回原位或者拔出后重新插入。如果胃管尚在位,气道食管双管喉罩很容易重新恢复到正常位置。

(3) 气道梗阻 原因为 LMA 位置不当通气罩折叠、会厌下垂部分遮盖、声门通气罩充气过度。也可是通气罩旋转、通气导管扭折、异物、喉痉挛和声门闭合等引起。喉罩通气导管被咬、扭曲、异物可能引起通气导管阻塞。扁桃体手术时常发生开口器压迫喉罩通气导管导致阻塞。螺纹钢丝加固的可曲型喉罩和气道食管双管型喉罩较少发生导管阻塞。如不能解除应立即拔出喉罩后重新插入。

(4) 通气罩周围漏气 发生率为 8%~20%,多由通气罩型号、位置或充气量不合适所致。头颈部移动或通气罩内充气减少使通气罩密闭性下降。临床表现为无气道压升高的情况下出现明显漏气。按原因分别处理。将头颈部恢复至原始位置,通气罩加注气体,调整喉罩位置,拔出喉罩后重新插入。

(5) 胃胀气 正压通气时气道内压力超过下咽部的密闭压,气体经食管进入胃引起胃胀气。发生率小于 3%。反复吞咽活动也可能引起胃胀气。气道食管双管型喉罩发生气道部分阻塞时也可能引起胃胀气。处理包括调整喉罩位置,降低吸气峰压,改用自主呼吸,以防止胃胀气加剧。反复吞咽活动者可加深麻醉深度。必要时在喉罩置入后插入胃管减压,插胃管失败者应改用气道食管双管型喉罩或气管内插管。

(6) 气道损伤 咽痛、声音嘶哑和吞咽困难等可由于插入时损伤和黏膜肌肉的持续受压,与操作的熟练程度、LMA 大小、通气罩注入空气的多少有关(囊内压不高于 60 cmH$_2$O)。

(黄 萍 杭燕南)

23 气管内插管术

气管内插管常用于全身麻醉和复苏治疗,是麻醉医师必须掌握的一项基本操作技术。气管内插管的目的是:① 维持气道通畅。② 保障有效的气体交换。③ 减少呼吸做功。④ 防止误吸。⑤ 便于进行机械通气。⑥ 实施全身麻醉。气管内插管不仅为围术期呼吸管理提供安全保障,而且可为危重患者的生命救治创造有利条件。

23.1 适应证与禁忌证

23.1.1 适应证

主要有:① 全麻颅内手术。② 胸腔和心血管手术。③ 俯卧或坐位等特殊体位的全麻手术。④ 可能影响呼吸道通畅的手术(如头面部和颈部全麻大手术)。⑤ 有呕吐误吸危险的患者(如饱胃、肠梗阻)。⑥ 低温麻醉、控制性降压等。⑦ 使用肌松药的全麻手术。⑧ 严重肥胖患者全麻手术。⑨ 心搏骤停、颅脑损伤、复合伤、呼吸功能衰竭、心血管意外等。

23.1.2 禁忌证

主要有:① 喉水肿。② 急性喉炎。③ 喉头黏膜下血肿。但当气管或支气管内插管作为抢救患者生命所必须采取的抢救措施时,均应无绝对禁忌证。

23.2 气管插管的解剖基础

喉头位于 C4～C6 椎体水平,是气管的入口。由 9 块软骨及其附近的韧带和 9 条肌肉组成。软骨中 3 块成单,即环状软骨、会厌软骨和甲状软骨;3 块成双,即杓状软骨、小角状软骨和楔状软骨。环状软骨是气管上端第一软骨,是喉腔的下界,位置相当于 C6 水平,环的前面与甲状软骨前下缘之间有膜状韧带相连,称为环甲膜(图 23-1)。

喉腔是指会厌至环状软骨下缘之间的腔隙,平均长 4～6 cm。真声带之间的裂隙称为声门裂,其前 2/3 由膜状组织构成,后 1/3 由杓状软骨声带突组成。声门裂是气管插管的必经之处,在成人和大儿童是整个呼吸道最狭窄的部位。由声门裂将喉腔分为两部:① 声门裂上部,为喉头出口处,称喉前庭。② 声门裂下部,为气管上端的延续部,称声门下部(图 23-2)。

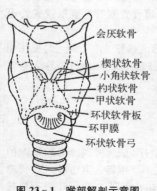

图 23-1 喉部解剖示意图

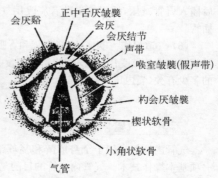

图 23-2 声门解剖示意图

气管位置相当于 C7～T5 椎水平，全长 10～14 cm，下止于隆突。右总支气管约 2 cm，与气管构成 20～23°，内径较粗，异物吸入易进入右总支气管。左总支气管较细长，约5 cm，与气管 40～50°（图 23 - 3）。

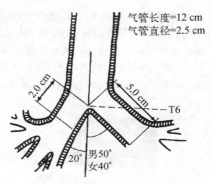

气管长度=12 cm
气管直径=2.5 cm

2.0 cm　5.0 cm —— T6

20°　男50°
女40°

图 23 - 3　总支气管解剖示意图

自口腔（或鼻腔）至气管之间可划为三条解剖轴线，彼此相交成角：口轴线即从口腔（或鼻腔）至咽后壁的连线；咽轴线即从咽后壁至喉头的连线；喉轴线即从喉头至气管上段的连线。气管插管时，为达到显露声门的目的需使这三条轴线重叠。正常情况下，通过调整头位，在喉镜暴露下能使上呼吸道三条轴线重叠。当声门显露不佳时，还可采用外部按压喉结的方法以帮助显露声门。若三条轴线不能重叠，无法显露声门，则可发生气管插管困难。

23.3　常用器具

23.3.1　直接喉镜

直接喉镜主要用途是显露声门并进行照明。由于操作者直视声门，故称为直接喉镜。直接喉镜有多种类型，镜片有弯形和直形两种，其头端或上翘或笔直，镜片与镜柄间连接也有锐、直、钝三种不同角度。

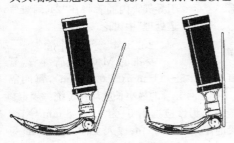

图 23 - 4　McCoy 喉镜

临床上最常用的喉镜为弯形 Macintosh 镜片，与镜柄呈 90°连接。杠杆喉镜（McCoy 喉镜）特别设计了一个装铰链的头端，可由镜柄末端的控制杆操作，头端可上翘 70°，通过挑起会厌改善声门显露，便于插管（图 23 - 4）。

23.3.2　视频喉镜（Video Laryngoscope）

视频喉镜对传统直接喉镜进行改良，并整合了视频系统。视频喉镜无需直视（non-line-of-sight）声门，能有效克服当前的困难气道问题，如张口受限、颌胸粘连、小口、强直性颈椎疾患等，是过去几十年一项重大的发明。常用的视频喉镜根据有无气管导管引导通道可分为两类：① 无气管导管引导通道，如 GlideScope®。它将传统的喉镜片整合入双色光源和摄像头,整个系统分为视频喉镜和监视器两部分(图 23 - 5)。② 有气管导管引导通道,如 Pantax Airway Scope® AWS - S100。其主要特点为弯曲镜片一侧具有气管导管引导通道(图 23 - 6)。操作时,根据液晶屏显示的声门图像,将气管导管由通道内送入气管即可。由于具有气管导管引导通道,因而操作可单人完成。

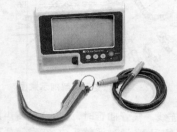

图 23 - 5　GlideScope®

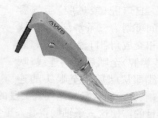

**图 23 - 6　Pantax Airway Scope®
AWS - S100**

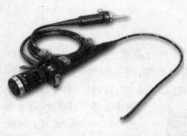

图 23 - 7　纤维支气管镜

23.3.3　纤维支气管镜

纤维支气管镜体细且柔软,可随意弯曲,对周围组织刺激性小,插管成功率高,是现在困难气管插管处理中最可行的方法之一(图 23 - 7)。有关纤维支气管镜引导气管内插管将在"24 困难气道处理"中讨论。

23.3.4　气管导管

标准的 Magill 气管导管,管腔内径(internal diameter, ID)从 2.5～11 mm(±0.2 mm),每间隔 0.5 mm 设定为不同型号。不同型号导管的最小长度均作了统一规定。

(1) 管径和长度　一般成人男性应选用 ID 为 7.5～8 mm 导管、插管深度(门齿至气管中段的距离)为 23 cm;成人女性应选用 ID 为 7～7.5 mm 导管、插管深度为 22 cm;小儿则根据以下公式进行推算:

$$导管内径(mm)=年龄(岁)/4+4$$
$$导管长度(cm)=年龄(岁)/2+12$$

需注意的是,经鼻气管插管选用导管的管径应较经口腔插管内径小0.5～1 ID,长度则较经口腔插管长 1～2 cm。

（2）充气套囊　目前大多采用高容量低压型充气套囊,容量可达30 ml以上,能耐受30 mmHg以下的囊内压。套囊注气应以刚好不漏气为佳,一般不超过8 ml,压力一般不超过20～23 cmH$_2$O,气囊内压过高可能引起气管损伤。

（3）种类及用途　可根据手术需要选择不同种类的气管导管(图23-8):① 异形气管导管外露的近端向下或向上弯曲,能最大限度地暴露手术野,常被用于颅脑、颌面及颈部手术中。② 尼龙丝或钢丝螺纹导管弯曲后不变形,用于头位常需变动的手术中,可避免导管发生折叠、闭塞。③ 特制的喉显微手术导管较标准型导管管径小,可最大限度地减少导管在共同通路上妨碍手术操作。④ 激光手术导管在制作中添加箔、不锈钢、铝等金属材料,使导管耐受激光,避免在喉、气管激光手术中发生导管熔化、断裂。⑤ 喉切除术导管可直接经气管造口插入气管,外露的近端向下弯曲,置于手术野外,可避免影响喉部切除手术操作。⑥ 气管切开术导管长度较短,直接经气管切口处插入气管,其远端开口呈圆形,可减少气管黏膜的损伤。

185

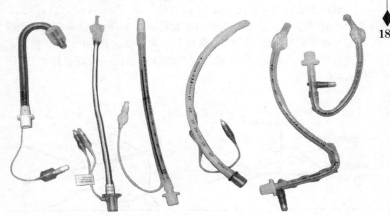

图23-8　各种类型气管导管

23.3.5　其他器具

其他常用的插管器具还有导管芯、插管钳、牙垫、局麻喷雾器、面罩、口/鼻咽通气道、吸痰管和吸引器等。

23.4　插管方式

插管前应按常规准备好所需的插管器具和麻醉诱导药物,并检查氧气供源、麻醉机或简易呼吸器、吸引器、急救药品和器械以及监护仪器等,以防意外发生。

23.4.1　清醒与麻醉

选择清醒抑或麻醉状态下插管，需权衡两种方法的利弊、患者的插管困难程度、全身情况和精神状态以及插管设施条件、操作者经验等，慎重考虑而定。

23.4.2　保留与不保留呼吸

应用肌肉松弛药可使喉镜暴露下插管变得容易，大多数患者均可选用。但在无法面罩供氧、病情危重和预计有气道困难的患者，插管时以保留自主呼吸为宜。

23.4.3　插管路径

插管路径常根据手术需要而定，应避免妨碍手术操作。颅底、眼眶、鼻部、上颌骨、上颌窦手术宜采用经口插管，口腔内、腮腺区、下颌骨、颈部手术宜采用经鼻插管。

23.5　操作方法

23.5.1　气管内插管

23.5.1.1　插管头位

喉镜下插管的最佳头位应为"嗅花位"（sniff position），也称修正式头位，包括两部分：① 颈部向胸部轻度前屈约35°角。② 头部后仰至脸平面与水平面相交成15°夹角，寰枕关节伸展度达到80～85°。修正式头位可使口腔与咽轴线、喉轴线三条轴线重叠成一线而显露声门[图23-9(C)]。

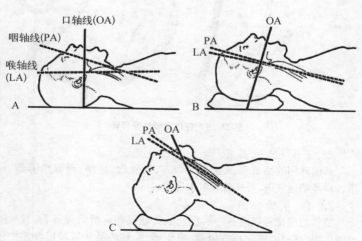

图 23-9　口、咽、喉轴线示意图

23.5.1.2　经口插管

喉镜下经口插管的操作方法(图 23-10)：① 用右手提颏、张口并拨开上下唇。② 用左手持喉镜沿右侧口角置入，将舌体推向左侧，移至正中位再向前推进，镜片头端到达会厌根部后即向上向前提起喉镜（若采用直形镜片，则需继续推进至越过会厌再上提喉镜），挑起会厌从而显露声门。③ 见到声门后，左手固定好喉镜，右手持气管导管，斜口对准声门轻轻插入至所需深度（若使用导管芯，应在导管进入声门后及时退出管芯）。④ 塞入牙垫后，退出喉镜。⑤ 及时固定导管和牙垫。

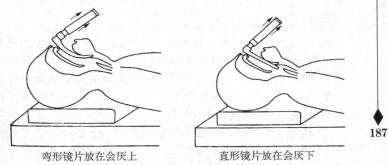

弯形镜片放在会厌上　　　　　　　直形镜片放在会厌下

图 23-10　喉镜下经口插管

23.5.1.3　经鼻插管

(1) 喉镜下经鼻插管的操作方法　① 插管前先在气管导管前端涂上医用石蜡油，同时鼻腔内滴入血管收缩剂和润滑剂。② 将导管轻轻插入鼻孔并略向后移，沿与面部垂直方向推进，使导管易以下鼻道经鼻后孔穿出到达口咽腔。③ 用左手持喉镜显露声门，右手持导管在明视下继续向前推进入声门，若遇困难，可用插管钳夹持导管前端协助送入声门。④ 退出喉镜，并固定导管。

(2) 盲探经鼻插管

盲探经鼻插管的操作方法　① 插管时，多采用头部后仰、肩部垫高的体位。② 根据气管导管管口外呼吸音的强弱进行适当的头位调整（后仰→平卧→前屈）。③ 颈部外扣诊有助于判断导管前端的位置。

23.5.2　确诊导管在气管内的方法

可以采用手控通气，必须达到三个指标都正常：① 观察胸廓起伏活动，双侧应均匀一致。② 听诊腋窝下和剑突上的肺呼吸音，双侧应完全一致。③ 观察呼气末二氧化碳数值和波形（$P_{ET}CO_2$），应该显示正常的数值和波形（图 23-11）。

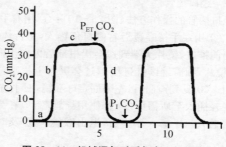

图 23 − 11　机械通气时呼气末二氧化碳

23.5.3　全麻后拔管指征

（1）拔管条件　患者神志恢复，有指令性动作，循环功能稳定；呼吸运动正常，两侧呼吸音对称，胸、腹式呼吸运动平稳；呼吸频率达 14～20 次/min，吸空气时，SpO_2 大于 95%；肌松药残余作用消失，必要时测定潮气量（V_T）、$P_{ET}CO_2$、动脉血气分析，吸入空气 10 min 后，PaO_2 和 $PaCO_2$ 在正常范围内或接近术前水平。

（2）拔管注意事项　采用无菌吸引管行气管内吸引，每次吸引前后都应该吸氧，尽可能减少刺激，避免发生持续呛咳和发绀，拔出导管前先将套囊放气，并在导管内插入输氧管，以利于肺充氧。当导管拔出遇到困难时不能硬拔，常见的原因有套囊未放气或患者将导管咬住。拔出气管导管后应继续面罩吸氧，并再次吸引口、鼻、咽腔分泌物。拔管后即刻可能出现呛咳或喉痉挛，在拔管前 1～2 min 静脉注射利多卡因 50～100 mg，有助于减轻呛咳和喉痉挛。饱胃患者必须完全清醒，头低位偏向一侧拔管。

（3）延迟拔管指征　包括：① 术前有明显呼吸功能障碍，手术和麻醉对呼吸功能有明显影响，拔管后无法保证氧合者。② 苏醒延迟，难以保证呼吸道通畅者。③ 术后循环功能不稳定者。④ 全身情况较差的手术患者。

23.6　并发症

23.6.1　组织损伤

（1）气管插管操作、放置通气道和固定导管的过程中都有可能造成牙齿及呼吸道黏膜的损伤，这种损伤多为操作不够轻柔所致，部分病例与患者牙齿易折损有关。

（2）插管后咽喉疼痛或伴声音嘶哑时有发生，主要因咽喉部黏膜上皮细胞受损、声带充血水肿引起，一般无需特殊治疗，可以自愈。

（3）杓状软骨脱臼较少发生，为置入喉镜过深所致，由于声带运动障碍患者不能发声,应尽早给予关节复位。

(4)气管黏膜缺血、损伤多因充气套囊压力过高、导管留置时间过长及经常移动导管等引起,严重溃疡者日后可形成环形瘢痕,造成气管狭窄。采用高容量低压套囊的导管,并对长时间留置导管者定时放松套囊可予以预防。

23.6.2 应激反应

插管操作可引起机体应激反应,诸如高血压、心动过速、心动过缓、呛咳和颅内压增高等。插管前充分给氧、完善表面麻醉、使用麻醉性镇痛药对减弱和消除应激反应有很好的预防作用。静脉注射钙通道阻滞药、扩血管药或β阻断药可明显降低插管引起的心血管反应。

23.6.3 急性呼吸道梗阻

(1)麻醉前未预知插管困难 诱导后发生插管困难,无法维持气道通畅,则可导致急性上呼吸道梗阻。麻醉前应准确预测插管困难程度,并作好充分准备。

(2)浅麻醉下插管发生喉痉挛 也可造成上呼吸道梗阻。治疗措施主要包括通气供氧、纠正病因、加深麻醉、采用轻度呼气末正压通气,必要时使用小剂量琥珀胆碱解痉等。

(3)支气管痉挛 可导致下呼吸道梗阻,原因主要有:① 患者原有气道高敏反应。② 应用某些麻醉药物如吗啡类、硫喷妥钠、泮库溴铵、阿曲库铵、β受体阻滞剂等。③ 浅麻醉下插管。④ 反流误吸等。对有慢性呼吸道炎症史或有哮喘史者,术前应抗感染治疗和雾化吸入、适当应用支气管扩张剂和激素治疗以改善肺功能,可起到预防作用。治疗措施包括消除诱因、保证氧供、使用支气管解痉剂如经气管喷雾、静脉注射氨茶碱、给予皮质激素等。

(4)手术操作或头位变动造成导管扭曲、折叠、滑脱。术中血液、分泌物、异物以及胃内容物等误入气道,均可导致急性呼吸道梗阻。术中应注意密切观察,并及时消除诱因。

(5)恢复期内,呼吸道梗阻多发生在拔管后。常见原因有舌后坠、口内血液、异物、分泌物或胃内容物反流、悬雍垂损伤伴严重水肿、喉痉挛或喉水肿等。应强调以预防为主,消除诱因并掌握好拔管指征。

23.6.4 呼吸道炎症

导管摩擦可致咽喉部或气管壁黏膜充血水肿、上皮细胞脱落,引起咽喉炎、气管炎。临床上,表现为咽喉疼痛不适、咳嗽咳痰,轻症者一般能自愈,必要时也可使用抗生素治疗。

(姜 虹)

24　困难气道处理

困难气道(Difficult airway)的管理与麻醉安全和质量密切相关,困难气道是引起麻醉相关死亡和伤残最重要的原因,约有30%的麻醉死亡事件与气道管理不当有关。从1993年起,美国、德国、英国、加拿大等国纷纷采用了气道管理实践指南。中华医学会麻醉学分会于2009年起草和制订了《困难气道管理专家共识》,此后又于2011年和2013年又分别发布了《困难气道处理快捷指南》和《困难气道管理指南》。各版本的困难气道管理指南只是协助临床麻醉医师对气道管理做出正确决策,并非强制性标准,因此,临床医师在面对某一具体患者时,应根据患者具体情况、自身技术水平以及所掌握的医疗资源综合分析,制订适合自己的困难气道处理流程。值得警惕的是,气管插管困难不会威胁生命,而通气失败则可致命。

24.1　困难气道的定义

2013年,中华医学会麻醉学分会颁布的《困难气道管理指南》对困难气道的定义是:具有5年以上临床经验的麻醉医师在面罩通气或气管插管时遇到了困难(上呼吸道梗阻),或两者兼有的一种临床情况。

24.1.1　困难面罩通气(Difficult Mask Ventilation,DMV)

(1)困难面罩通气定义:有经验的麻醉医师在无他人帮助的情况下,经过多次或超过1 min的努力,仍不能获得有效的面罩通气。

(2)面罩通气分级:根据通气的难易程度将面罩通气分为四级,1～2级可获得良好通气,3～4级为困难面罩通气(表24-1)。喉罩的应用可改善大部分困难面罩通气问题。

表24-1　面罩通气分级

分级	定义	描述
1级	通气顺畅	仰卧嗅物位,单手扣罩即可获得良好通气
2级	轻微受阻	置入口咽和/或鼻咽通气道单手扣面罩;或单人双手托下颌扣紧面罩同时打开麻醉机呼吸器,即可获得良好通气
3级	显著受阻	以上方法无法获得良好通气,需要双人加压辅助通气,能够维持SpO_2不小于90%
4级	通气失败	双人加压辅助通气下不能维持SpO_2不小于90%

24.1.2　困难气管插管(difficult intubation,DI)

(1)困难喉镜显露　直接喉镜经过3次以上努力后仍不能看到声

带的任何部分。

（2）困难气管插管　无论存在或不存在气管病理改变，气管插管需要3次以上的努力。

24.1.3　根据有无困难面罩通气将困难气道又分为非紧急气道和紧急气道

（1）非紧急气道　仅有困难气管插管而无困难面罩通气的情况。患者能够维持满意的通气和氧合，能够允许有充分的时间考虑其他建立气道的方法。

（2）紧急气道　只要存在困难面罩通气，无论是否合并困难气管插管，均属紧急气道。患者极易陷入缺氧状态，必须紧急建立气道。其中少数患者"既不能插管也不能通气"，可导致气管切开、脑损伤和死亡的严重后果。

24.1.4　根据麻醉前的气道评估将困难气道分为已预料的困难气道和未预料的困难气道

（1）已预料的困难气道　包括明确的困难气道和可疑的困难气道，前者包括明确困难气道史、严重烧伤瘢痕、重度阻塞性睡眠呼吸暂停综合征等，后者为仅评估存在困难危险因素者。两者的判断根据患者实际情况及操作者自身的技术水平而定，具有一定的主观性。对已预料的困难气道患者，最重要的是维持患者的自主呼吸，预防发生紧急气道。

（2）未预料的困难气道　评估未发现困难气道危险因素的患者，其中极少数全麻诱导后有发生困难气道的可能，需常备应对措施。

24.2　困难气道的原因

24.2.1　按路径分类

（1）入口　限制导管进入咽部的因素，在鼻部（鼻息肉、骨刺、鼻骨畸形）或口腔（张口度、大舌、肿瘤、小下颏、腭部狭窄）。

（2）视野　用直接喉镜无法看清喉部组织结构的因素（舌底张力大无法压缩、肿瘤、瘢痕、喉结高、咽部多余软组织）。

（3）目标　影响导管插入声门的病理因素（声门息肉、肿瘤、瘢痕等造成声门移位）。

24.2.2　按病因分类

（1）气道解剖生理变异　主要指先天性或出生后发育过程中出现的解剖异常，表现为短颈、下颌退缩、龅牙、口咽腔狭小、高腭弓、上颌骨前突、错位咬颌、下颌骨增生肥大、会厌过长或过大等。

（2）局部或全身性疾患影响　①肌肉骨骼病：颈椎强直、颞下颌关节强直、弥漫性骨质增生和茎突舌骨韧带钙化等。②内分泌病：肥胖、肢端肥大症、甲状腺肿大和糖尿病等。③ 炎症：感染性炎症有坏疽性口炎、扁桃体周围脓肿、会厌炎、喉水肿等；非感染性炎症较常见有类风湿疾病和关节强直性脊柱炎。④ 肿瘤：上呼吸道或邻近部位如咽喉、会厌、舌体、舌根、口底和颌面部的肿瘤。

(3) 创伤后致解剖结构畸形　① 口腔颌面部创伤引起上呼吸道出血、异物阻塞。② 口腔颌面创伤伴有颈椎损伤。③ 下颌骨骨折后发生舌后坠、牙列错位和牙关紧闭。④ 头面部手术后发生口腔、咽喉、颌面部组织缺损、移位以及瘢痕粘连牵缩。⑤ 多次接受放射治疗后咽喉组织广泛粘连固定。⑥ 头面部烧伤愈合后瘢痕增生出现小口畸形、颏胸粘连。

24.3　气道困难的预测方法

24.3.1　病史

(1) 有无插管困难经历、气道手术史、头颈部放射治疗史、过敏或感染史、张口呼吸、声音改变、打鼾或睡眠呼吸暂停综合征史。

(2) 有无睡眠异常表现如睡眠不安宁、翻来覆去、剧烈踢腿等，小儿可出现颈伸长、头后仰的睡姿以帮助开放咽部气道，还会有梦游或与阻塞相关的遗尿症状。

(3) 有无小儿进食时间延长、吞咽时伴呛咳或作呕。

(4) 有无呼吸困难或不能耐受运动病史、慢性疾病状况及相关治疗措施。

24.3.2　一般体检

(1) 检查有无鼻腔堵塞、鼻中隔偏斜、门齿前突或松动。

(2) 检查有无口腔、颌面及颈部病变。

(3) 检查两侧颞下颌关节情况。

(4) 检查颏、舌骨、甲状软骨突出位置是否居中。

24.3.3　外部骨性标志测量

(1) 上下切牙间的距离　指最大张口时上下切牙间的距离，即为张口度。正常值应不小于 3 cm(2 指)；小于 3 cm，有插管困难的可能。

(2) 下颌骨长度　主要为下颌体的长度。下颌骨长度小于 9 cm，易有插管困难。

(3) 甲颏间距　头部后仰至最大限度时，下颌骨颏突至甲状软骨切迹间的距离，不小于 6.5 cm，插管无困难；在 6～6.5 cm，插管有困难，但可在喉镜暴露下插管；小于 6 cm(3 指)，则无法用喉镜进行插管。

(4) 胸颏间距　头部后仰至最大限度时，下颌骨颏突至胸骨上缘切迹间的距离，此距离小于 12.5 cm，插管有困难。

(5) 头颈的最大伸展和屈曲度　正常值大于 90°；小于 80°，插管有困难。

24.3.4 特殊试验和评分

（1）下颌前伸度试验　下颌前伸度是下颌骨活动性的指标，能反映上下门齿间的关系。如果患者的下门齿前伸能超出上门齿，通常气管内插管是容易的。如果患者前伸下颌时不能使上下门齿对齐，插管可能是困难的。

（2）Mallampati 试验与 Cormack‐Lehane 喉头分级（图 24‐1）　患者用力张口伸舌至最大限度，检查者根据咽部结构的可见度进行分级，Ⅰ级：可见软腭、咽腭弓、悬雍垂；Ⅱ级：可见软腭、咽腭弓、悬雍垂部分被舌根遮盖；Ⅲ级：仅见软腭；Ⅳ级：未见软腭。Cormack‐Lehane 喉头分级是根据直接喉镜暴露下喉头结构的可见度进行分级，Ⅰ级：声门完全显露；Ⅱ级：仅见声门的后半部；Ⅲ级：仅见会厌；Ⅳ级：未见会厌。

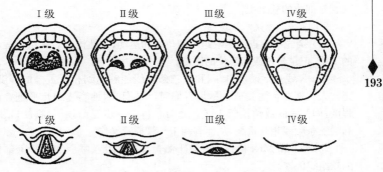

图 24‐1　**Mallampati 试验与 Cormack‐Lehane 喉头分级**

（3）Mallampati 和 Cormack‐Lehane 分级密切相关。咽部可见结构Ⅰ级的患者，99%～100%喉头暴露为Ⅰ级，咽部可见结构Ⅳ的患者，100%喉头暴露为Ⅲ～Ⅳ级。通常Ⅰ～Ⅱ级插管无困难，Ⅲ～Ⅳ级插管大多有困难。

（4）Wilson 危险评分　以体重、颈部活动度、下颌活动度、下颌退缩和龅牙作为 5 个危险因子来评估气道，每个因子都有 0、1、2 三种评分，总分为 0～10 分。

24.3.5 X 线头影测量

（1）下颌骨舌骨间距　下颌骨下缘至舌骨切迹间的距离（图 24‐2）。有研究报道，女性为 24.4±15.4 mm，男性为 33.8±21.4 mm，通常，插管困难易发生在"长下颌骨舌骨间距"者。

（2）颅面角和线的异常　在 X 线头影测量图上，后鼻嵴至咽后壁垂直距离，代表咽腔直径，数值减小，易有插管困难；另外，前颅底长度、上

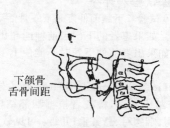

下颌骨
舌骨间距

图 24 - 2　下颌骨舌骨间距

194

下颌骨与颅底的关系角、上下颌骨的关系角的异常也均会导致鼻咽腔、口咽腔气道容积的变化而造成插管困难。

（3）软组织因素　CT 和 MRI 检查着重于测量鼻咽、咽腔、喉腔和气管等部位的软组织。

24.3.6　影像学检查

（1）荧光镜检查　咽喉组织的位置和运动,骨性构造对软组织运动的干扰,记录坐位或仰卧位的图像。

（2）X 线片上模拟口、咽和喉三条轴线能够达到相互重叠的程度。正常人头部在寰枕关节上尽量后仰时,口轴和咽轴能达到几乎重叠的程度,即两线的成角接近 180°。此时若再进一步屈曲颈部,将使口、咽和喉三条轴线相互重叠,从而有利于气管插管操作。

（3）CT 和 MRI 检查　着重于测量鼻咽、咽腔、喉腔和气管等部位的软组织因素。

24.3.7　喉镜和内窥镜检查

（1）准备好血压、脉搏血氧饱和度和心电图监护仪、麻醉机和吸引器、常用麻醉药物、急救复苏药物和器械等,患者禁食禁饮 4 h,开放静脉并要求检查时有成人陪同。

（2）口咽部包括舌基底部、会厌喷雾表面麻醉后,使用间接喉镜评估舌基底大小、会厌移动度和喉部视野以及后鼻孔情况。

（3）使用直接喉镜了解舌软组织可压缩性,如患者能够耐受,可观察其会厌和喉部情况,若视野良好,则表明直接喉镜插管没有问题。

（4）上述检查仍有疑问,可进一步实施喉头表面麻醉,如用局麻药喷雾、Jackson 钳夹持利多卡因棉拭至梨状窝、必要时给予辅助镇静药物等,然后,经鼻或口插入纤维光导镜观察喉部结构(声门至气管隆凸),若能清晰观察到图像,则提示直接喉镜插管应没有问题。

（5）应注意,喉部表面麻醉后 3～4 h 内不能进食。

24.4　气道困难的处理步骤(图 24 - 3)

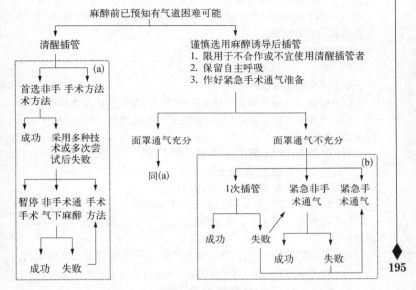

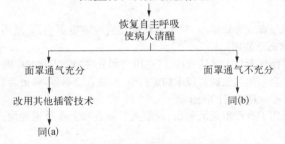

图 24 - 3　气道困难的处理步骤

24.5　表面麻醉技术

局麻药常采用 2%～4%的利多卡因(国产利多卡因喷雾剂商品名利舒卡),完善的表面麻醉是清醒插管、逆行插管和纤维喉镜引导插管的先决条件。

(1) 在喉镜明视下作舌背、舌根、会厌、声门区和气管黏膜的喷雾。

(2) 在舌骨下角处阻滞喉上神经内支,每例注入 1%利多卡因 3～5 ml,可实施舌根、会厌及声门以上喉黏膜的表面麻醉。

(3) 经环甲膜穿刺注药(1％利多卡因 2～3 ml),可实施声门区及声门以下气管黏膜的表面麻醉。

(4) 在经鼻导管管腔中插入一个连接喷雾器的细导管,可作咽喉和气管黏膜的表面麻醉。

24.6 气道困难的插管技术

24.6.1 直接喉镜

(1) 可在清醒或麻醉下使用。

(2) 可通过更换不同类型的喉镜以适应各类气道困难病例的需要。

(3) 患者头位的变动,可影响喉镜下的暴露视野,插管时最佳的头位应为"嗅花位"。

(4) 喉镜下声门显露不佳时,可采用外部按压喉结的方法。

24.6.2 盲探经鼻插管

(1) 无需特殊器械、颇为简便、实用。

(2) 插管时,多采用头部后仰、肩部垫高的体位。

(3) 根据管口外呼吸音的强弱进行适当的头位调整(后仰→平卧→前屈)。

(4) 受操作者技术经验、咽喉解剖畸形、头颈伸展度等因素的影响。

(5) 禁用于有凝血障碍、颅底骨折、鼻部或鼻旁窦畸形的患者。

24.6.3 纤维光导喉镜引导插管

(1) 成功率高、并发症少,是最有用的插管辅助器械,但仪器价格昂贵。

(2) 可经鼻或经口操作,对患者刺激比直接喉镜更小,尤适用于清醒非紧急状态下使用。

(3) 受操作者技术熟练程度、气道出血和分泌物等因素的影响。

(4) 结合应用其他插管技术如逆行引导、放置喉罩等,将更为有效。

24.6.4 逆行引导插管

(1) 适用于有严重颌面创伤、颞颌关节强直和上呼吸道肿块、出血的患者。

(2) 成功率高,但可有环甲膜撕裂、出血、声带损伤等严重并发症。

(3) 使用中空探条经逆行引导管进入气管(图 24－4),拔除逆行引导管后,可用中空探条引导插管。

(4) 改良方法:在环状软骨水平下方进行气管穿刺,使得气管导管更易被牵拉进入气管,还可避免出血、声带损伤等并发症的发生。

24.6.5 喉罩(见"23 气管内插管术")

(1) 为常用的通气或插管工具,可在紧急或非紧急状态下使用。

(2) 长时间使用喉罩,不能有效地防止胃内容物的反流、误吸,但新型喉罩中附带吸引装置,可减少这类顾虑。

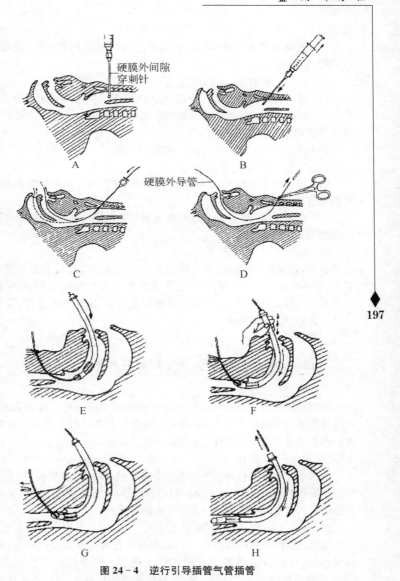

图 24-4　逆行引导插管气管插管

（3）喉罩还有助于纤维光导喉镜和逆行引导法在插管中的应用。

（4）经喉罩插入气管导管，可提高长时间手术的气道安全性。

24.6.6　光索

（1）在患者颈前部见到明亮光点下移，可为盲探下插管提供了可视指标。

(2) 在咽喉部结构明显异常、过度肥胖、颈部瘢痕的患者中,光索的使用受到了限制。

24.6.7 盲探气管插管装置

(1) 是一种新型插管引导装置,为国内首创、卫生部计划推广。

(2) 针对插管困难病例中导管易滑入食管的特点,通过从食管引导进入气管的方法来完成插管。

(3) 成功率高、并发症少,简便实用,成本低。

24.6.8 食管气管联合导管

(1) 是一种新型的紧急通气道,具有封闭食管通气和类似气管内插管的联合功能。

(2) 据报道,其氧合、通气功能与使用气管导管相似,但它具有较高的失败率和并发症发生率。

24.6.9 气管切开术

目前,有成套的微创经皮气管切开包。多主张施行微创的气管切开术,即不切开气管软骨环、仅在上下软骨环之间作穿刺、引导、横向扩张以置入气管切开导管,这种方法操作简便易学、定位准确迅速,损伤小且不留颈部凹陷性瘢痕。

(徐 辉)

25 静脉麻醉、吸入麻醉和静吸复合麻醉

25.1 静脉麻醉

麻醉药静注后经血液循环作用于中枢神经系统使患者安静入睡、对外界刺激反应减弱或消失、应激反应降低的全身麻醉方法为静脉麻醉。本节主要介绍不用气管插管的静脉麻醉方法。

25.1.1 适应证

一般用于不要求肌肉松弛的短小手术、门诊和日间诊疗手术(手术时间一般在 30 min 以内),如体表肿块切除、活检,无痛人流、取卵、无痛胃肠镜等。必要时可应用声门上装置控制气道。

25.1.2 给药方式和用药种类

包括分次注入和持续输注(恒速、变速和靶控输注)。可仅用一种麻醉药,也可联合应用两种或两种以上药物。联合用药的优点是: ① 麻醉效果增强(协同作用)。② 各种药物的用量减少。③ 不良反应降低。④ 达到全麻镇静、镇痛和控制应激反应等目的。

25.1.3 注意事项

(1) 麻醉前禁食,使用适当的术前药。

(2) 严格掌握适应证和禁忌证,根据手术选择作用时间适宜的药物

和给药方案。

（3）注意药物间的相互作用，选择药物以满足手术为主。

（4）保持呼吸、循环稳定。

（5）严密的监测并备有急救措施。

25.1.4 常用静脉麻醉药物

25.1.4.1 丙泊酚

（1）适应证　短小手术与特殊检查麻醉；部位麻醉的辅助用药。

（2）禁忌证　① 休克和血容量不足。② 心肺功能不全者慎用。③ 脂肪代谢异常者。④ 对丙泊酚过敏患者。

（3）用法　① 短小手术麻醉先单次静注丙泊酚 $2\sim4$ mg/kg，随后 $4\sim9$ mg/(kg·h)静脉维持，剂量和速度根据患者反应确定，常需辅以麻醉性镇痛药。② 椎管内麻醉辅助镇静，一般用丙泊酚 0.5 mg/kg 负荷，然后以 0.5 mg/(kg·h)持续输注，当输注速度超过 2 mg/(kg·h)时，可使记忆消失；靶控输注浓度从 $1\sim1.5$ μg/ml 开始以 0.5 μg/ml 增减调节。③ 作为颈丛阻滞前预处理，可抑制阻滞迷走神经和颈动脉压力感受器所致的心率增快、血压升高。

（4）注意事项和意外处理　① 剂量依赖性呼吸和循环功能抑制，也与注药速度有关。② 注射痛，给丙泊酚前先静注利多卡因 20 mg 可基本消除。③ 偶见诱导过程中癫痫样抽动。④ 罕见小便颜色变化。⑤ 丙泊酚几乎无镇痛作用，椎管内麻醉辅助镇静时应保证镇痛效果良好，否则患者可能因镇痛不全而躁动不安。

199

25.1.4.2 氯胺酮

（1）适应证　① 简短手术或诊断性检查。② 基础麻醉。③ 辅助麻醉。④ 支气管哮喘患者。

（2）禁忌证　① 血压超过 $160/100$ mmHg，禁用于脑血管意外、颅高压、眼压增高、开放性眼球损伤患者。② 心功能不全。③ 甲亢、嗜铬细胞瘤。④ 饱胃或麻醉前未禁食者。⑤ 癫痫、精神分裂症。

（3）用法　① 缓慢静注 2 mg/kg，可维持麻醉效果 $5\sim15$ min，追加剂量为首剂 $1/2$ 至全量，可重复 $2\sim3$ 次，总量不超过 6 mg/kg。② 靶控输注时浓度从 2 μg/ml 开始，以 0.25 μg/ml 增减调节。③ 小儿基础麻醉 $4\sim6$ mg/kg 臀肌内注射，$1\sim5$ min 起效，持续 $15\sim30$ min，追加量为首剂量的 $1/2$ 左右。④ 弥补神经阻滞和硬膜外阻滞作用不全，$0.2\sim0.5$ mg/kg 静注。

（4）注意事项及意外处理　① 呼吸抑制与注药速度过快有关，常为一过性，托颌提颏、面罩吸氧即可恢复。② 肌肉不自主运动一般无需治疗，如有抽动，可静注咪达唑仑治疗。③ 唾液分泌物刺激咽喉部有时可引发喉痉挛，严重者面罩给氧或气管插管，术前应常规使用足量阿托品。④ 血压增高、心率加快对高血压、冠心病等患者可能造成心脑血管意外。⑤ 停药 10 min 初醒,30～60 min 完全清醒,苏醒期延长与用药量过大、体内蓄积有关。⑥ 精神症状多见于青少年患者,一般持续 5～30 min,表现为幻觉、谵妄、兴奋、躁动或定向障碍等,静注咪达唑仑可缓解,预先使用咪达唑仑可预防精神症状的发生。

25.1.4.3 依托咪酯

(1) 适应证　① 短小手术。② 特殊检查,内窥镜、心脏电复律等。

(2) 禁忌证　① 免疫抑制、脓毒血症及紫质症及器官移植患者。② 重症糖尿病和高血钾。

(3) 用法　单次静注 0.2～0.4 mg/kg,注射时间 15～60 s,年老、体弱和危重患者酌减。

(4) 注意事项及意外处理　① 注射痛和局部静脉炎,预注芬太尼或利多卡因可减少疼痛。② 肌震颤或肌阵挛,与药物总量和速度太快有关,静注小量氟哌利多或芬太尼可减少发生率。③ 防治术后恶心、呕吐。

25.1.4.4 硫喷妥钠

(1) 适应证　短小浅表手术或操作,如切口引流、骨折脱臼复位、血管造影、心脏电复律、烧伤换药等,以前也用于小儿基础麻醉。

(2) 禁忌证　① 饱胃患者。② 严重心血管和呼吸系统疾病。③ 严重肝肾功能不全。④ 早产儿、新生儿,妊娠、分娩、剖宫产。⑤ 全身情况低下,如营养不良、严重贫血、低血浆蛋白、恶病质;酸中毒、水和电解质紊乱、严重糖尿病、高龄等。⑥ 涉及上、下呼吸道的操作,包括口、鼻、咽喉、气管及食管手术或操作。⑦ 肾上腺皮质功能不全,长期服用肾上腺皮质激素。⑧ 紫质症、先天性卟啉代谢紊乱。

(3) 用法:① 2.5% 溶液,5 ml/10 s 注射,眼睑反射消失、眼球固定后开始手术操作,据患者反应追加 2～3 ml,青壮年总量小于 1 g。② 控制抽搐、痉挛、局麻药中毒反应、破伤风、癫痫、高热惊厥等,2.5% 溶液 3～4 ml 静脉缓慢注射,效果不佳 2 min 后可重复。

注意事项及意外处理:① 注药速度过快易引起呼吸、循环抑制,应立即给氧、静注麻黄碱 10～15 mg。② 注药后前胸、颈、面等部位有时可出现红斑,一般很快消失。③ 有时出现肌张力亢进和肢体不自主活动、咳嗽、喷嚏、呃逆或喉痉挛,术前用吗啡和阿托品有预防作用。④ 喉痉挛严重者面罩吸氧,紧急时静注琥珀胆碱气管插管。⑤ 目前除控制惊厥外,临床已少用硫喷妥钠静脉麻醉。

25.1.5　靶控输注(TCI)静脉麻醉

根据药代动力学参数(有些药代参数也考虑了患者年龄、体重、体表面积、肝肾功能等协变量)编程,计算对某一特定患者获得或维持某一目标浓度所需要的药物输注速度,并控制、驱动输液泵输注,以达到并维持相应麻醉药的血浆或效应器部位浓度,获得满意的临床麻醉状态,称为靶控输注。

25.1.5.1　TCI 的基本结构

(1) 计算机控制的微量输注泵。

(2) 根据不同药物的药代动力学特点和大量循证医学数据编制的、获得目标浓度并控制微量输注泵的计算机软件。

(3) 相关的信息传递协议(例如 RS232 接口、连接线)等辅助装置。

25.1.5.2　药物 TCI 浓度

95％患者入睡的丙泊酚浓度为 $5.4\ \mu g/ml$,但不使用气管插管时,建议起始浓度为 $2\sim3\ \mu g/ml$;联合用药(阿片类药、咪达唑仑等)时,丙泊酚靶浓度显著降低。(表 25-1)为临床常用静脉麻醉药物的靶控浓度。不用气管插管静脉麻醉时,药物靶浓度建议根据其中的小手术或自主呼吸的靶控浓度设定起始值,同时参考是否合并用药,酌情降低。

表 25-1　常用静脉麻醉药物的靶控浓度

药　　物	切皮	大手术	小手术	自主呼吸	清醒	镇静或镇痛
阿芬太尼(ng/ml)	200～300	250～450	100～300	200～250		30～100
芬太尼(ng/ml)	3～6	4～8	2～5	小于 1～2	—	1～2
舒芬太尼(ng/ml)	1～3	2～5	1～3	小于 0.2	—	0.02～2
瑞芬太尼(ng/ml)	4～8	4～8	2～4	小于 1～3	—	1～2
丙泊酚(μg/ml)	2～6	2.5～7.5	2～6		0.8～1.8	1～3
氯胺酮(μg/ml)	—	—	1～2	—	—	0.1～1
咪达唑仑(ng/ml)						40～100

201

25.1.5.3　TCI 麻醉注意事项

(1) 靶控浓度只是理论上的浓度,临床实测浓度与 TCI 系统预测浓度完全吻合是不可能的,可接受的实测-预测浓度误差是 30％～40％。

(2) 理论上,只要药代学符合线性特点(即药物剂量加倍浓度亦加倍),均可以选择靶控输注给药,但临床应用需谨慎。根据其药代学特点,芬太尼、硫喷妥钠不适合靶控输注,恒速输注瑞芬太尼达稳态时间很短,大部分情况下无需靶控输注。

(3) 表 25-1 仅是参考数据,实际应用推荐根据合并用药及麻醉医师的经验设定初始浓度。

(4) 建议靶控输注开始时,采用浓度逐步递增的方法给药,以减少不良反应。

(5) 美国 FDA 尚未批准 TCI 临床应用,但在亚洲、欧洲等地区可合法使用。

25.1.6 静脉麻醉药联合应用

基本原则为镇静、催眠＋镇痛。

(1) 常用镇痛药物 ① 芬太尼 $50\sim100~\mu g$ 单次注射。② 阿芬太尼 $250\sim500~\mu g$ 单次注射或 $0.5\sim1~\mu g/(kg \cdot min)$ 持续输注。③ 舒芬太尼 $5\sim10~\mu g$ 单次静注或 $0.005\sim0.01~\mu g/(kg \cdot min)$ 持续输注。④ 曲马多 $50\sim100~mg$ 单次静注。⑤ 瑞芬太尼 $0.1\sim2~\mu g/(kg \cdot min)$。

(2) 咪达唑仑＋芬太尼 咪达唑仑 $2\sim5~mg(0.04\sim0.1~mg/kg)$ 缓慢静注,患者入睡后给予芬太尼 $25\sim75~\mu g$,长时间手术需追加咪达唑仑。但有潜在呼吸抑制的危险。

(3) 咪达唑仑＋瑞芬太尼 瑞芬太尼 $0.05\sim0.1~\mu g/(kg \cdot min)$ 与咪达唑仑 $2\sim5~mg$ 联合应用可提供有效镇静和镇痛。咪达唑仑剂量依赖性增强瑞芬太尼的呼吸抑制作用。

(4) 咪达唑仑＋氯胺酮 咪达唑仑 $0.05\sim0.1~mg/kg$ 静注,患者入睡后给氯胺酮 $0.25\sim0.5~mg/kg$。

(5) 咪达唑仑＋丙泊酚＋阿片类 咪达唑仑 $1\sim3~mg$＋丙泊酚 $0.5\sim1.0~mg/kg$ 负荷量,继以 $25\sim50~\mu g/(kg \cdot min)$ 持续输注＋芬太尼负荷量 $1\sim2~\mu g/kg$,具体根据患者反应、循环和呼吸功能而定。

(6) 丙泊酚＋氯胺酮 1% 丙泊酚缓慢推注直至患者入睡,继以氯胺酮 $0.5\sim1~mg/kg$ 静脉注射,随后缓慢静注或持续输注丙泊酚以维持麻醉状态。

25.1.7 监测

(1) 呼吸 密切观察胸部活动度、呼吸频率、心前区听诊及贮气囊的运动情况。

(2) 氧合 常规使用脉搏血氧饱和度仪监测。

(3) 循环 监测血压、心率和心电图。

(4) 镇静水平 手术要求不同镇静水平。目前常用的镇静评分方法有 White 和 Ramsay 评分系统、镇静/警醒评分(OAA/S)。

(5) 脑电图 双频指数(BIS)预测结果与 OAA/S 评分吻合相当好,可作为客观指标评价意识状态,防止镇静过度,帮助调整镇静催眠剂量。听觉诱发电位指数(AEPindex)与药物血浆浓度和 OAA/S 评分均不相关,但有助于判断患者的意识状态(有/无)。

(6) 急救措施 建立静脉通路、给氧、吸引器、通气道、面罩、喉罩、呼吸囊、咽喉镜、气管内导管、心肺复苏药品等。

25.1.8 药物过量的拮抗

25.1.8.1 常用拮抗药物

(1) 氟马西尼 竞争性抑制苯二氮䓬药物与受体结合。剂量 $0.1\sim$

0.2 mg,最大 1 mg,对通气和心血管系统无不良影响。

(2) 纳洛酮　20～40 μg(最大 400 μg)静脉注射可特异性拮抗阿片类产生的嗜睡、镇静和欣快反应,或 0.5～1.0 μg/(kg·h)连续输注,不推荐常规预防性应用。

25.1.8.2 拮抗注意事项

(1) 氟马西尼拮抗苯二氮䓬类药物时最常见的不良反应是头晕(2%～13%)和恶心(2%～12%),拮抗时可发生"再镇静",偶可诱发心律失常或癫痫/惊厥,有癫痫病史者避免使用。

(2) 纳洛酮的不良反应包括疼痛、高血压、肺水肿,甚至室性心动过速和室颤,因而嗜铬细胞瘤、嗜铬组织肿瘤或心功能受损患者应避免使用。

25.2 吸入麻醉

将麻醉气体吸入肺内,经肺泡进入血液循环,到达中枢神经系统而产生麻醉的方法。全身吸入麻醉具有患者舒适,能满足全身各部位手术需要等优点。

25.2.1 吸入麻醉方法的分类

(1) 开放式方法　不易有效控制麻醉剂量及麻醉深度,且造成环境的污染,目前已废弃不用。

203

(2) 半开放式　根据有无活瓣、贮气囊及新鲜气流的流入位置,将此系统分为 Mapleson A、B、C、D、E、F 六种(见"28 麻醉机的结构和安全使用")。

(3) 半紧闭式　指呼出气体的一部分排入大气中,另一部分通过 CO_2 吸收装置吸收 CO_2 后,再重新流入到吸入气流中。回路中 CO_2 吸收装置使得 CO_2 潴留的可能性小于半开放式,是目前最常用的麻醉方法之一。

(4) 紧闭式　呼出气体全部重复吸入,CO_2 经吸收装置全部被吸收,O_2 流量小于 1 L/min。这种麻醉方法主要也是使用循环式呼吸回路,是目前最常用的麻醉方法之一。

(5) 半开放、半紧闭和紧闭回路在实际应用中并非单指一种麻醉回路系统。循环回路中的气流经过 CO_2 吸收装置,可防止 CO_2 重复吸入,但其他气体可被部分或全部重复吸入,重复吸入的程度取决于回路的布局和新鲜气流量。循环回路系统根据新鲜气流量/分钟通气量的不同,可分半开放型、半紧闭型和紧闭型。在临床麻醉中,三种技术常规应用。

大多数医师麻醉诱导时使用高流量的新鲜气流,此时循环回路为半开放型;若新鲜气流量超过分钟通气量,则无气体被重复利用。麻醉维持时,一般会降低新鲜气流量,若流量低于分钟通气量,则部分气流重复吸入,此时称为"半紧闭麻醉"。重复利用的气流量与新鲜气流量有关,仍有部分气流进入废气回吸收系统。

继续降低流量,直至新鲜气流量提供的氧等于代谢需氧量水平(即患者摄氧量水平),此时的循环麻醉回路系统称为"循环紧闭麻醉"。这种情况下,回路内气流重复呼吸,无或几无多余气流进入废气回收系统。

25.2.2　最低肺泡有效浓度(MAC)

详见"4 吸入麻醉药"。

25.2.3　吸入麻醉的实施和管理

(1) 吸入麻醉的诱导　① 肺活量法:预先作呼吸回路的预充,使回路内气体达到设定的吸入麻醉药物浓度,患者(通常大于 6 岁)在呼出肺内残余气体后,做一次肺活量吸入 8% 的七氟烷(氧流量 6~8 L/min),并且屏气,患者在 20~40 s 内意识消失。肺活量法诱导速度最快,且平稳。缺点是需要患者的合作,不适合效能强的吸入麻醉药(如氟烷)。② 浓度递增诱导法:适用于成人或合作患儿。麻醉机为手动模式,置 APL 阀于开放位,调节吸入氧浓度,新鲜气流量 6~8 L/min,选择合适的面罩给患者吸氧,嘱其平静呼吸。起始刻度为 0.5%,患者每呼吸 3 次后增加吸入浓度 0.5%,直至达到需要的镇静或麻醉深度(如能满足外周静脉穿刺或气管插管)。在患者意识消失后注意保持呼吸道通畅,适度辅助呼吸(吸气压力小于 20 cmH$_2$O,避免过度通气)。适合于效能强的吸入麻醉药(如氟烷),以及外周静脉开放困难,静脉麻醉诱导可能造成循环剧烈波动和预测为气管插管困难的成年患者。③ 潮气量法:一般使用高浓度七氟烷进行诱导或用于术中快速加深麻醉。新鲜气体流量 8~10 L/min,七氟烷浓度 8%(诱导前管道预充七氟烷起效更快)。潮气量法诱导速度快,过程平稳,较少发生呛咳、屏气和喉痉挛等不良反应,是吸入诱导最常用的方法。

(2) 影响吸入麻醉药诱导的因素　① 血气分配系数小,组织溶解度低,缩短诱导时间。② 新鲜气流量越大,吸入浓度越高,分钟通气量越大,麻醉诱导越快。③ 同时应用高浓度和低浓度气体,低浓度气体在肺泡浓度和血中浓度上升速率加快,即第二气体效应。④ 当肺循环血流快或心输出量大时,吸入麻醉药肺泡内分压上升缓慢。⑤ 联合使用静脉麻醉药、阿片类药或麻醉辅助药(如右旋美托咪定、咪达唑仑等)也能缩短诱导时间。

(3) 吸入麻醉维持　单独使用吸入麻醉药,其浓度通常要达到 1.3~1.4 MAC,方可满足抑制手术应激的需要。临床常联合应用其他麻醉药。在没有脑电监测麻醉镇静深度条件下,吸入麻醉药复合麻醉性镇痛药和肌松药时,一般采用中流量麻醉(1~2 L/min),麻醉药物吸入浓度设定为 1.0~1.5 MAC。

（4）苏醒期管理 ① 适时关闭吸入麻醉,通常在手术结束前 $10\sim$ 15 min 关闭挥发罐。随后以丙泊酚 $2\sim8$ mg/(kg·h)输注维持适宜的麻醉深度。该法可达到苏醒期平稳,患者无躁动,恶心呕吐发生率减少的目的。② 完善术后镇痛。③ 拮抗肌松。④ 适当深麻醉下拔管,即在患者意识尚未完全恢复时拔管。优点是拔管过程中循环功能稳定,不诱发恶心呕吐,不会引起心、脑血管并发症。深麻醉下拔管主要标准是自主呼吸、通气功能恢复良好,循环稳定。

25.2.4 低流量麻醉

25.2.4.1 低流量麻醉的分类

（1）部分重复吸收系统(Partial Rebreathing System) 指系统中部分呼出混合气仍保留于系统的吸入麻醉方法,有三个特点:① CO_2 吸收剂将呼出气中的 CO_2 滤除。② 新鲜气流量低于分钟通气量、高于氧摄取量。③ 新鲜气流中的麻醉气体浓度高于吸入气中浓度(诱导、维持阶段),是目前最普遍的吸入麻醉方法。根据新鲜气体流量又分为高流量($3\sim6$ L/min)、低流量小于 1 L/min 和最低流量小于 0.5 L/min。

（2）完全重复吸入系统(All Rebreathing System) 指系统中没有呼出气体排出,特点是:① O_2 新鲜气流量等于 O_2 摄取量。② N_2O 新鲜气流量等于 N_2O 摄取量。③ 吸入麻醉药用量等于摄取量。这样的吸入麻醉方式即全紧闭麻醉或现在所指的定量麻醉(quantitative anesthesia)。

205

25.2.4.2 低流量麻醉实施

常规检查麻醉机,回路漏气量应小于 50 ml/min。起始阶段,持续 $1\sim20$ min,高流量新鲜气流约 $4\sim6$ L/min 去氮。七氟烷设置 $6\%\sim8\%$,快速达到麻醉深度,随后调回所需浓度。整个回路系统中充入所需气体成分,新鲜气体流量必须满足个体摄取量的需求。随后将流量减少到小于 1 L/min,维持过程中应保持一定的麻醉深度并保证安全的氧浓度。当新鲜气流量非常接近患者氧摄取量时必须监测气道压、分钟通气量、吸入氧气浓度、吸入气麻醉药浓度等呼吸参数以及常规生命体征监测包括 $P_{ET}CO_2$。

定量吸入麻醉需专用的 Drager PhsioFlex 麻醉机实施。吸入麻醉药通过伺服反馈进入麻醉回路而非通过挥发罐调节;输入回路的新鲜气流量也是通过伺服反馈自动控制。因此,定量吸入麻醉将颠覆传统理念,通过计算机伺服反馈控制。

25.2.4.3 优点和注意事项

（1）优点 减少麻醉气体消耗,降低费用;减少环境污染;提高吸入气体的温度和湿度,改善控制呼吸的特性。

（2）注意事项 当机体因手术、失血等影响而引起代谢改变时,有可能导致缺氧、高碳酸血症或麻醉过深。因此实施麻醉时,必须严密监测。当流量低于 1 L/min 时,必须增大挥发罐浓度,因为此时实际输出浓度比刻度值小。维持期调整挥发罐浓度,为加快平衡可暂时开大新鲜气体流量。麻醉维持时,如怀疑缺氧,可停止吸入麻醉药并开放回路予纯氧通气。麻醉时间较长者在手术结束前保持低流量关闭挥发罐麻醉还可维持 10～20 min 左右。拔管前应增加气流量 4～5 L/min,将麻醉气体洗出。为安全起见,低流量麻醉期间必须严密监测生命体征以及各项相关的呼吸参数。

25.3 静吸复合麻醉

25.3.1 常用药物

(1) 静脉麻醉药 咪达唑仑、丙泊酚、依托咪酯。

(2) 吸入麻醉药 氧化亚氮(N_2O)、异氟烷、地氟烷和地氟烷。

25.3.2 麻醉方法

(1) 静脉诱导+静吸复合维持。

(2) 吸入诱导+静吸复合维持。

(3) 静吸复合诱导+静吸复合维持。

25.3.3 实施原则

(1) 遵循全麻四要素,即镇静、镇痛、肌松和控制应激反应。

(2) 严格掌握所使用的静脉麻醉药和吸入麻醉药的禁忌证。

(3) 药物的浓度和剂量应个体化、协调配合。

(4) 有麻醉气体和氧浓度监测系统。

25.3.4 麻醉方法

25.3.4.1 麻醉诱导

(1) 静脉麻醉诱导 诱导迅速、平稳,临床最常使用。

(2) 静吸复合诱导 诱导前将面罩轻柔地罩于患者面部,经静脉注入静脉麻醉药或镇静催眠药,静脉麻醉药可采用丙泊酚 1.0～1.5 mg/kg 或咪达唑仑 0.03～0.06 mg/kg,患者意识消失后经面罩持续吸入麻醉药(常用 N_2O,七氟烷)。该法可减少刺激性吸入麻醉药所致的不良反应,使麻醉诱导更为平稳。

(3) 吸入麻醉诱导 不宜采用静脉麻醉、难于开放静脉通路的小儿或不愿接受清醒静脉穿刺小儿的麻醉诱导,吸入麻醉可维持自主呼吸。通常采用浓度递增法、潮气量法或肺活量法。

(4) 小儿吸入诱导方法 小儿诱导期间较成人更容易缺氧,也常出现躁动、喉痉挛和喉水肿等并发症。诱导期要求平稳、快速,无疼痛等不良刺激。小儿吸入诱导常用七氟烷,预先呼吸回路预充麻醉气体能够加快诱导速度;诱导方法采用肺活量法或潮气量法,不能配合的小儿使用后者,意识消失后置入口咽痛气道辅助通气并及时开放静脉。

（5）行气管插管者,需辅助小剂量的阿片类药(芬太尼 1.5 $\mu g/kg$ 或舒芬太尼 0.1～0.2 $\mu g/kg$)和非去极化肌松药。

25.3.4.2 麻醉维持

（1）常用方法 ① 吸入麻醉药-阿片类药-静脉麻醉药。② N_2O-O_2-阿片类药-静脉麻醉药。③ 吸入麻醉药-N_2O-O_2-阿片类药物。

（2）吸入方法 ① 间断吸入：麻醉减浅或不宜/不能迅速用静脉全麻药加深时,短时间吸入挥发性麻醉药。② 持续吸入：维持低浓度吸入挥发性全麻药,静脉麻醉药的用量适当减少。

（3）吸入麻醉药浓度 ① 异氟烷 1.0%～2.5%。② 七氟烷 1.5%～2%。③ 地氟烷 2.5%～8.5%。④ 合并使用 N_2O 的浓度为 50%～60%。

（4）静脉麻醉给药 持续输注丙泊酚、咪达唑仑或靶控输注。给药速度丙泊酚 2～3 $mg/(kg \cdot h)$开始,根据手术刺激强度以 1～2 $mg/(kg \cdot h)$增减。靶控浓度从 2 $\mu g/ml$ 开始,以 0.5 $\mu g/ml$ 增减;咪达唑仑 0.03～0.06 $mg/(kg \cdot h)$,靶控浓度从 600 ng/kg 开始,以 200 ng/ml 增减,老年人减半。

（5）注意事项 ① 需要时可加用肌松药和镇痛药。② 无论何种复合方法,吸入氧浓度不得小于 25%,流量大于 500 ml/min。③ 根据临床表现调节药物浓度,协调配合。④ 手术强刺激时可适当增加某一组份或所有组分浓度或速度。⑤ 应强调麻醉深度监测的重要性。

25.3.5 麻醉深度判断

麻醉深度监测可以减少因麻醉医师判断患者心率、血压变异、根据经验增减药物而致的术中知晓,是取得良好的静吸复合麻醉效果的重要保障(见"71 麻醉深度监测")。

25.3.6 静吸复合麻醉苏醒期

（1）手术结束前 10～15 min 先停吸入挥发性麻醉药,并手控呼吸,尽量洗出肺内挥发性麻醉药。麻醉维持可使用丙泊酚 2～8 $mg/(kg \cdot h)$。

（2）麻醉变浅,应密切观察患者,注意预防血流动力学急剧变化等不良反应。

（3）肺内残留的挥发性麻醉药及苏醒期疼痛可能增加术后躁动,应给予充分的术后镇痛。

（4）拮抗肌松药效应可在前次给药后 30 min。

（5）使用 N_2O 麻醉时,术后保证充分氧供,严防弥散性缺氧。

（6）拔管条件 自主呼吸恢复、节律规则、呼吸频率正常、吸入空气时 SpO_2 大于 95%、$P_{ET}CO_2$ 小于 40 mmHg 且曲线正常、循环功能稳定。

满足上述条件也可在"深麻醉"下拔管,拔管后应置入通气道防止舌后坠等呼吸道梗阻的发生。

(陈怡绮　张马忠)

26　全麻复合硬膜外阻滞

全麻复合硬膜外阻滞既保持各自的特点,又在一定程度上取长补短,在较浅全麻下产生良好的镇痛效果,减少全麻药用量,有利于呼吸管理,并可行术后硬膜外镇痛。

26.1　生理影响

26.1.1　循环系统

血压变化与阻滞平面、诱导前硬膜外用药量、全麻下心血管代偿机制丧失和全麻药抑制心肌等因素有关。硬膜外阻滞后,狭窄的心外膜冠状动脉管径增加,缺血区心肌循环改善、氧耗降低、维持氧供/需平衡,心绞痛、心肌缺血和心肌梗死的发生率降低。肝脏血流变化与单纯全麻相似。同时减少深静脉血栓的形成。

26.1.2　应激反应

硬膜外阻滞相关部位的交感神经被阻断,减少儿茶酚胺释放,缓解了因手术刺激而致的 MAP、HR、CO、CI 等的明显变化。

26.1.3　血管活性药物

麻黄碱可改善左室收缩功能,预防和治疗血压下降。全麻复合硬膜外引起心血管抑制时用多巴胺,可使 HR、MAP、CO、SV 恢复至原有水平。

26.2　优缺点

(1) 优点　① 两种方法协同使全麻药和局麻药用量减少。② 有利于控制应激反应,避免高血压和心动过速。③ 苏醒迅速、完全、无痛、舒适。避免单纯全麻苏醒期常出现的高血压和烦躁。④ 术中维持心肌氧供需平衡,对冠心病患者有利。⑤ 硬膜外镇痛有利于术后早期活动,减少术后并发症。⑥ 血管外科手术有利于维持术中血流动力学稳定。⑦ 改善术后呼吸功能。⑧ 硬膜外阻滞使肠管收缩,有利于手术野的显露。

(2) 缺点　① 操作费时,有增加创伤和发生硬膜外阻滞并发症的可能。② 诱导期间高血压的发生率低,但如掌握不当则使低血压的发生率增加。③ 麻醉期间液体用量增加,可致水钠潴留。④ 硬膜外阻滞和全身麻醉配合不当或过度追求浅"全麻",有发生术中知晓的可能。

26.3　适应证和禁忌证

(1) 适应证　① 胸部以下手术,常用于血管外科手术、腹部外科手术、盆腔手术和下肢手术。② 老年患者。③ 心脏病患者非心脏手术。

④ 慢性呼吸功能不全患者的手术。⑤ 需要进行控制性降压的胸部以下的手术。

（2）禁忌证　绝对禁忌证同硬膜外阻滞,相对禁忌证包括各种短小手术或患者不愿意接受硬膜外阻滞,以及心功能较差的患者。

26.4　临床应用

（1）胸外科手术　不能单独在硬膜外阻滞下完成,因此全麻复合胸部硬膜外阻滞,良好的镇痛有利于循环和呼吸功能平稳,降低术后痰液潴留、心肌梗死、充血性心力衰竭和低氧血症的发生。

（2）腹部手术　硬膜外阻滞的镇痛、肌松、收缩肠管作用,复合全麻抑制应激性激素分泌。

（3）血管外科手术　为大血管手术首选麻醉方法。硬膜外阻滞后血管扩张使心脏前后负荷降低,有利于心脏保护,减少扩血管药用量,维持循环稳定。此外尚有增加病变冠状动脉直径、抑制应激反应、改善术后高凝状态、降低血管栓塞的发生率等效应。

（4）老年患者手术　多数老年人适合全麻复合硬膜外阻滞。吸入全麻药、静脉全麻药、镇痛药和肌松药用量减少,术后苏醒加快、呼吸支持时间缩短、硬膜外镇痛有利于早期活动,降低术后低氧血症发生率。

（5）心脏病患者非心脏手术　维持心脏病患者围术期血流动力学稳定。但如掌握不当也会对心脏功能产生负面影响。

（6）呼吸功能不全患者　麻醉对术后肺部并发症有多方面影响,硬膜外阻滞复合全麻用于呼吸功能不全患者争议颇多,国内研究认为其对 COPD 合并呼吸功能减退患者有利,可减少全麻药用量,减少全麻药物残留作用对呼吸功能的不良影响和降低术后低氧症的发生率,术后苏醒迅速,镇痛完善。

26.5　实施方法

26.5.1　实施原则

基本原则：① 麻醉前估计患者的循环血容量,测定 CVP,输注 300～500 ml 平衡盐溶液,根据 CVP 测定值调整用量。② 穿刺点和平面尽量满足手术镇痛的基本要求。③ 硬膜外阻滞和全麻之间协调配合,既要充分发挥硬膜外阻滞的作用,同时又要避免硬膜外局麻药过多,阻滞平面过广,引起严重的循环紊乱。④ 术中出血量较多,出现循环血容量不足时,应推迟甚至避免硬膜外追加局麻药。⑤ 硬膜外阻滞和全麻的配合及用药必须个体化,并在术中随时调整。⑥ 全麻用药应少而优。

26.5.2　硬膜外阻滞和全身麻醉的协调配合

两者的合理协调配合,包括硬膜外用药时机和剂量、诱导方式和药物选择、全麻维持及并发症的发现和处理。方案包括：① 硬膜外阻滞＋静吸复合麻醉。② 硬膜外阻滞＋全静脉麻醉。

26.5.2.1　硬膜外阻滞的管理

（1）硬膜外阻滞应满足手术需要。

（2）局麻药浓度应酌情降低。

（3）诱导前注入试验量的局麻药，测定平面。若患者有潜在低血容量，诱导前避免硬膜外给药，可在补足血容量后谨慎地分次注入小剂量局麻药。

（4）局麻药首次量一般比单纯硬膜外阻滞的局麻药用量减少 1/3～1/2。

（5）首剂局麻药后须根据临床综合判断何时追加。即依据药物作用时效、患者对局麻药的反应和手术进程等判断。如选用利多卡因和罗哌卡因混合液一般应间隔 1.5～2.0 h 后加药，老年人和术中大出血者应延长加药间隔或停止硬膜外加药。

（6）追加局麻药量应根据临床表现综合判断，尤其应注意因全麻药药量不足造成的麻醉过浅和术中知晓。

26.5.2.2　全身麻醉的管理

由于硬膜外阻滞的作用，全麻维持期间镇痛药和肌肉松弛药用量减少。术中比较常见的并发症是低血压和术中知晓。

（1）低血压　预防全麻诱导过程严重低血压应采取：① 避免诱导前硬膜外局麻药用量过大。一般诱导前只给予试验剂量，确定硬膜外导管的位置即可。② 诱导前充分补充容量。③ 诱导前静脉给予小剂量麻黄碱 0.1～0.2 mg/kg 或去氧肾上腺素 0.1～0.2 μg/kg。④ 诱导药量应个体化。

（2）术中知晓　发生率约 1%，远高于单纯全麻。术中知晓增加的原因：① 片面追求"浅麻醉"，导致全麻过浅。② 患者术中血流动力学波动，全麻药用量减少而麻醉转浅。③ 硬膜外未及时加药，导致硬膜外阻滞平面消退，不能满足手术需要，患者出现痛觉。④ 全身麻醉管理不当、间断使用短效静脉全麻药且没有应用吸入麻醉药或全麻停药过早，手术尚未结束而患者已经苏醒。因此，硬膜外阻滞复合全麻的术中知晓常为"无痛性知晓"。尽管如此，仍大大增加患者的恐惧和不适感，应加强麻醉深度监测予以避免。

为避免出现术中知晓可采取以下措施：① 持续给予全麻药维持麻醉。如持续吸入挥发性麻醉气体或持续输注静脉全麻药等。② 经常评估硬膜外阻滞效果，及时追加硬膜外局麻药，以免阻滞平面消退。③ 诱导时或术中追加咪达唑仑帮助消除患者记忆，预防术中知晓。④ 监测脑电双谱指数（BIS），维持 BIS 值于 40～60，避免术中知晓。

（陈怡绮　张马忠）

27　低温麻醉与体外循环

27.1　低温麻醉

降低患者体温,使机体代谢率下降、氧耗量减少,允许在一定时间内阻断循环以矫治心腔内病变或其他脏器手术,同时保护大脑及全身重要器官,避免缺血、缺氧性损害,即为低温麻醉(hypothermia anesthesia)。

27.1.1　分类

低温麻醉分为四类:① 浅低温(31～32℃)。② 中度低温(28～25℃)。③ 深低温(24～20℃)。④ 超深低温(19～15℃)。

27.1.2　低温对代谢和脏器功能的影响

27.1.2.1　代谢率降低

低温可显著降低代谢率,温度每降低 10℃,代谢率下降约 1/2(表 27－1)。

表 27－1　温度与代谢率

体温(℃)	代谢率(%)
36.8	100
31.8	75～80
30.0	60～70
26.8	50
20.0	25
16.8	20
15.0	15

27.1.2.2　氧耗量减少

氧耗量可部分反映机体的代谢活动状况,低温使氧耗量减少,且与体温呈直接相关(表 27－2)。

表 27－2　温度与氧耗量

体温(℃)	氧耗量减少(%)
37→30	50
30→25	70
25→20	80

但温度降低到 20℃以下后,氧耗量的减少已不再明显。低温期间的氧耗降低,只有在机体毫无肌肉战栗或紧张的条件下获得,否则氧耗反而急剧上升。

27.1.2.3　中枢神经系统的保护

在缺氧情况下,脑细胞功能对葡萄糖的依赖性十分敏感,即脑功能在很大程度上取决于血糖水平,当脑内糖元耗竭时,脑功能失常,可出现昏迷、抽搐。在不同程度低温下限定阻断循环时间,于循环恢复后中枢神经系统可完整无损。在循环全停期间仍具有一定的糖储备,节省细胞氧利用,保持神经元膜电位活动,尤其持续头部冰帽降温,持续到阻断循环后15~20 min撤除者,大脑的实际温度更低,则脑保护效果更好。

27.1.2.4　心血管系统的影响

在适度的麻醉、肌肉松弛、无御寒反应的情况下,随着体温的下降,心率、血压、心输出量均进行性下降。心脏的氧耗量较冠脉血流量减少更为明显,氧供需平衡始终良好。然而,体温降至28℃以下时,室颤概率明显升高,一旦出现,血流动力学急骤变化。

27.1.3　低温麻醉的适应证

27.1.3.1　心脏大血管手术

在循环暂停期间进行心血管手术,不损害脑及其他脏器的功能。不同程度低温循环阻断时间见(表27-3)。低温与体外循环的结合扩大了低温在心血管手术中的应用范围,主要适用于需要阻断循环的复杂的心内直视手术和大血管的手术。

表27-3　不同体温时阻断循环的安全时限

体温(℃)	阻断循环时间(min)
30	8~9
29.9~28	10~14
27.9~18	15~45
小于18	50~60

27.1.3.2　脑外科手术

浅低温对脑组织亦有保护作用,适用于可能需要暂时阻断局部循环、控制出血的患者,如颅内血运丰富的肿瘤切除、血管畸形和动脉瘤手术。

27.1.3.3　低温治疗

心搏骤停后脑复苏、重度创伤、脓毒性休克及某些中毒性、代谢性疾病如甲状腺功能亢进危象、病毒性脑炎、恶性高热等疾病,可选用33~35℃浅低温治疗。特别在心肺脑复苏中,以低温结合脱水为主的综合疗法为缺氧性脑组织修复的最有效的措施。低温治疗的原则是:① 尽早开始体表及头部冰帽降温,应在心脏复跳后立即施行。② 一般维持鼻咽温度33~35℃,严防忽升忽降。③ 持续保持低温,直到患者听觉完全恢复后终止,一般需2~3日,有时需持续更长时间。

27.1.4　低温麻醉的实施方法

27.1.4.1　降温方法

(1) 体表降温　变温毯降温法＋冰帽。

(2) 体腔降温　用冰水洗胃等。

(3) 体外循环　血液降温法。

(4) 体外循环与体表降温相结合的方法。

(5) 静脉输入冷液体降温。

27.1.4.1　复温方法

(1) 体表复温。

(2) 胸腔或腹腔用 40～45℃温盐水复温。

(3) 体外循环血液复温,水温与血温相差不宜超过 8～10℃。

27.1.4.2　监测

(1) 体温监测　在降温过程中,机体各部分温度下降的程度不一致,应同时监测几个部位的温度,常用的有鼻咽、食管、直肠和血液温度。

(2) 循环监测　常规监测心电图、血压(有创动脉压)和中心静脉压。

(3) 其他　尿量、电解质的监测和血气分析等。

27.1.4.3　低温麻醉注意事项

(1) 维持循环稳定。

(2) 防止"御寒"反应。

(3) 维持肌肉松弛和末梢血管扩张。

27.1.4.4　低温的并发症

(1) 御寒反应　低温过程中可发生严重的御寒反应,患者的耗氧量会大幅度增加。防止御寒反应发生的主要措施有:适当加深麻醉、应用肌松药和适量扩血管药。

(2) 心律失常　全身降温期间,可能并发各种类型心律失常,严重的有室性心动过速,频发室性早搏,体温低于 28℃时更易发生心室颤动(室颤),这是低温最严重的并发症。成人发生室颤的临界温度在26～28℃。

(3) 组织损伤　体表降温时,冰袋与皮肤直接接触,可造成冻伤。

(4) 胃肠出血　长时间低温或深低温患者,术后 1 周可发生胃的应激性溃疡。或因低温期间血流滞缓,形成小肠动脉栓塞致内脏出血。

(5) 酸血症　低温时组织灌注不足、氧供减少,特别在组织温差太大时明显。应注意减慢降温速度,适当纠正酸中毒,随着体温下降,自主呼吸逐渐减慢变浅,可致轻度呼吸性酸中毒。但应忌过度通气,以免使组织摄氧进一步减少。

27.2　体外循环

体外循环(extracorporeal circulation)又称心肺转流(cardiopulmonary bypass,CPB)是通过人工心肺机将体内静脉血引至体外进行氧合,然后再回输入体内,如此血液可不经过心脏和肺而进行周身循环。心脏内因无血液流动,为外科医师提供了切开心脏进行直视手术的条件。

27.2.1　体外循环基本装置

27.2.1.1　血泵

是体外循环的动力,代替心室的搏血功能和术中失血的回吸或用于心脏停搏液的灌注。常用离心泵与滚压泵比较有如下优点:① 对血液有形成分破坏轻微,可用于高危和长时间体外循环的患者。② 阻力与流量呈反比,不因管道钳夹或意外扭曲而引起管道和连接处崩裂。③ 血栓形成机会少,如有大量气体时,泵头会自行停止转动。④ 体积小,使用方便。⑤ 可有效用于辅助循环。

27.2.1.2　氧合器

主要功能是在心肺转流时替代肺脏进行气体交换,使血液氧合,同时排出二氧化碳。目前常用膜式氧合器。膜式氧合器避免了血气接触产生的血红蛋白变性、血小板的损害和血成分的破坏,有利于长时间体外循环转流的复杂心内直视手术,并可用于体外膜式氧合(ECMO)。

27.2.1.3　热交换器

变温器是体外循环中用于血液降温或复温的必要装置,利用水温与血温的温差而改变血液的温度。

27.2.1.4　其他

基本装置还有贮血室、滤过器、各种管道和插管等。

27.2.2　体外循环环路

典型的体外循环环路(CPB circuit)如(图 27 - 1)所示。

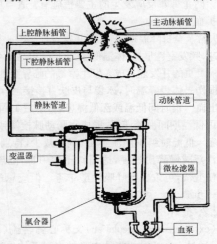

图 27 - 1　体外循环回路系统

动脉灌注管常规自升主动脉插入,某些情况下采用股动脉、锁骨下动脉或其他动脉插管。静脉插管一般插入上、下腔静脉,左心手术时可作右心房插管。部分体外循环如股-股转流则作股静、动脉插管,左心转流时血液自左心房引出。

27.2.3 体外循环管理

27.2.3.1 转流前管理

转流前管理主要集中在循环回路的连接、预冲液排气、抗凝及体外循环插管等的准备,主要内容(表27-4)。

表 27-4 体外循环前准备内容

抗凝	辅助药物
① 肝素应用(首剂 3 mg/kg)	① 肌肉松弛药
② ACT 大于 480 s	② 麻醉药、镇痛药等
动脉插管	**头、颈部检查**
① 动脉供血管内没有气泡	① 颜色
② 无错位或分离的证据	② 对称
静脉插管	③ 静脉回流
① 无上腔静脉阻塞证据	④ 瞳孔
② 无下腔静脉阻塞证据	⑤ 无肿胀
所有监测线路工作正常	⑥ 球结膜无水肿

27.2.3.2 转流中管理

(1)转流开始时管理 经转流前充分准备后开始转流,此时可按(表27-5)检查体外循环回路。

表 27-5 体外循环开始循环回路检查表

动脉供血通路估测	静脉引流管估测
① 动脉供血方向是否正确	① 引流血液是否进入静脉贮血器
② 动脉灌注血氧合是否良好	② 上腔静脉阻塞证据
③ 供血管插入动脉夹层的证据	面部静脉扩张或充血
插管时动脉血回流不畅	中心静脉压升高
持续低动脉压	泵流量逐步达需要水平
供血管内压力高	停止给药和补液
泵/氧合器内血平面降低	停止呼吸支持
④ 动脉供血管错位证据	
患者动脉压持续升高或降低	
供血管内血压升高	
单侧面部肿胀变化	

(2)主动脉阻断转流中管理 ① 在心脏停止搏动后即可停止通

气,一般仍通过麻醉机继续提供低流量空氧混合气体,使气道压维持在 $2\sim4\ cmH_2O$,保持肺的适度膨胀。② CPB 期间 MAP 宜维持在 $60\ mmHg$ 左右,根据不同的病情及温度进行调整。③ 尿量少于 1 ml/(kg·h)应检查导尿管有无梗阻或位置不当,要考虑可能是灌注流量不够或灌注压过低。④ 心肌保护:升主动脉灌注心肌保护液(停搏液),使心脏完全停搏,体外期间停搏液一般每 $20\sim30$ min 灌注一次。

27.2.3.3 体外循环结束管理

对病情轻、体外循环时间较短的患者停机准备可参照(表 27-6)。

表 27-6 体外循环停止时准备程序

排尽心腔内空气	所有监测仪器开始正常工作
复温结束	呼吸管理
① 鼻咽温度达 $37\sim38$ ℃	① 膨肺-消除肺不张
② 直肠温/膀胱温度不小于 36 ℃	② 查有无气胸
调整麻醉	③ 引流胸腔内残余液体
稳定心率和心律	④ 建立人工呼吸
必要时安置心脏起搏器	恢复静脉内补液
泵流量和动脉压:	正性肌力药物/血管收缩药/血
① 泵血流量能维持混合静脉血饱和度	管扩张药准备
不小于 70%	
② 动脉压恢复到常温平行循环水平	
血气和电解质参数	
① 动脉血 pH,PO_2,PCO_2 在正常范围内	
② HCT:20%～25%	
③ K^+:$4.0\sim5.0$ mmol/L	
④ 钙离子正常水平	

当体外循环机停止向体内供血,不再考虑再次循环时,即可缓慢静注或滴注鱼精蛋白中和肝素(肝素与鱼精蛋白的比例为 1∶1.3～1.5),密切注意血压防治过敏反应。鱼精蛋白静注后 10 min 复查 ACT。

27.2.3.4 体外循环转流后处理

主要是根据患者情况维持血流动力学稳定,进行适当的通气支持或呼吸管理。

(1)常规监测 心电图、桡动脉血压、中心静脉压、脉氧饱和度、呼气末二氧化碳。

(2)尿量、动脉血气和电解质。

(3)温度监测。

(4)特殊监测 左房压、肺动脉压、心排血量监测。

(5)凝血酶原激活时间(ACT)及凝血功能。

(陈 杰 徐美英)

28 麻醉机的结构和安全使用

麻醉机的主要功能为供氧(确保机体的氧合功能)、通气(排出二氧化碳和维持正常通气功能),以及输送气体和挥发性麻醉剂(实施麻醉)。麻醉机是麻醉医师每日使用的工具,必须熟练掌握其使用方法。麻醉机相关的意外事件1/3为机械故障,而2/3是人为因素。对操作和管理的要求较高,高水平的麻醉医师和多功能现代麻醉机相结合,必将大大减少意外事故的发生。麻醉机安全使用十分重要。

28.1 麻醉机的结构

包括供气装置、流量计、挥发罐(蒸发器)、通气系统、麻醉呼吸机、监测和报警装置、麻醉残气清除系统和各种附件与接头等(图28-1)。

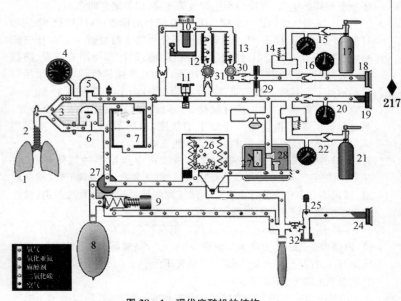

图 28-1 现代麻醉机的结构

1. 肺;2. 气管支气管;3. 螺纹管;4. 吸入气压力表;5. 吸气活瓣;6. 呼气活瓣;7. 二氧化碳吸收器;8. 人工通气皮囊;9. 气道压力限制阀;10. 蒸发器;11. 快速充氧阀;12. 氧气流量计;13. 氧化亚氮流量计;14. 氧化亚氮减压阀;15. 氧化亚氮压缩气筒气体压力表;16. 中心供氧化亚氮压力表;17. 氧化亚氮压缩筒;18. 中心供氧化亚氮供气接口;19. 中心供氧供气接口;20. 中心供氧压力表;21. 氧气压缩气筒;22. 氧气压缩气筒气体压力表;23. 氧气减压阀;24. 残气排出口;25. 残气排出阀;26. 麻醉呼吸机;27. 机械通气转换开关;28. 麻醉呼吸机气体隔离阀;29. 氧化亚氮-氧气联动装置;30. 氧化亚氮旋钮;31. 氧气旋钮;32. 空气入口

28.2　麻醉机的要求

(1) 麻醉呼吸回路的气密性好,不漏气。麻醉呼吸机性能稳定可靠。要求提供的氧及吸入麻醉药浓度精确、稳定和容易控制。

(2) 监测和报警功能良好,能正确显示机械运转情况和患者瞬时信息。

(3) 儿科患者年龄跨度很大,有体重只有几百克的早产儿,也可能是体重接近成人的患儿,而在手术中使用的是同一台麻醉机。现代麻醉机已经能够用于患儿(死腔量小,流量传感器灵敏,吸入气体加温加湿及最小潮气量 20 ml 以下等),甚至满足新生儿的要求(最小潮气量5 ml),并且有可供选择的多种通气模式,以保障术中通气的安全性。

28.3　供气装置

有氧、氧化亚氮以及空气的进气管中心供气系统或压缩气筒连接。还配备相应的接口,直接与小压缩气筒连接,以供紧急时备用。

(1) 压缩气筒的注意事项　① 应有完整的标签(气体种类、级别和日期)。② 阀门、接头、压力表等高压部分严禁接触油脂。③ 高压气筒必须连接压力调节器后才能使用。④ 运输、贮存和使用应防震、防高温、禁忌接近火源或有导电可能的场所。为杜绝接错气源,一般采用口径和轴针安全装置。氧气装满压力为 150 kg/cm^2,当压力 30 kg/cm^2 时应更换。更换气源时,应仔细核对,不得任意修改接口的安全装置,明显漏气时亦不得使用一个以上的垫圈,以防误用。警惕不要误用 N_2O、CO_2、N_2 及空气等手术室内的其他气体。

(2) 中心供气系统　中心供气系统可以供给多种气体(如 O_2、N_2O、压缩空气)。中心供气系统由气源、贮气装置、压力调节器、输送管道、墙式压力表和流量计组成。不同气源的接口应有明显的差别(口径安全系统及不同颜色),以防误接。

(3) 压力调节器　又称减压阀。把高压气源(中心供气或压缩气筒)内高而变化的压力降为低而稳定的压力,供麻醉机安全使用。经减压调节压力降至 3~4 kg/cm^2。一旦氧压低于 2.5 kg/cm^2,能自动截断氧化亚氮的输出,防止患者缺氧。

(4) 压力表　压力表连接在气筒阀和减压阀之间,用以指示压缩气筒内气体压力,压力表常与压力调节器制成一体出厂的,可有两个压力表:一个是高压表,用于指示压缩气筒内气体的压强;另一个是低压表,用表测量减压后气体的压强。

28.4　流量计

(1) 最常用的为进气口可变的悬浮转子式流量计。

(2) 电子流量计　电子流量计通过手动调节新鲜气体流速,通过传感器监测将流速数值显示在屏幕上。

(3) $N_2O - O_2$ 联动安全装置　麻醉机在流量计内附有 $N_2O - O_2$ 联

动安全装置,通过齿轮联动的力学原理起作用(图 28-2)。当单独旋开 O_2 流量计针形阀时,N_2O 流量计关闭;当旋开 N_2O 流量计针形阀时,O_2 流量计开放,以确保所需氧浓度;当 O_2 和 N_2O 流量计均已开放,逐渐关小 O_2 流量计时,N_2O 也联动关小,保证吸入氧浓度,防止缺氧。

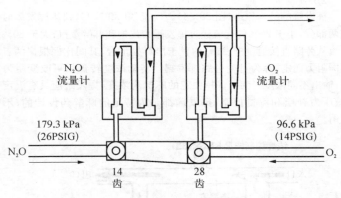

N_2O 流量计

O_2 流量计

179.3 kPa (26PSIG)

96.6 kPa (14PSIG)

N_2O　　　　　　　　　　　　　　　　　　　　O_2

14 齿　　　　28 齿

图 28-2　N_2O-O_2 联动式安全装置

(4) 氧比例监控装置　该装置由 O_2 室、N_2O 室和 N_2O 控制阀及可活动横杆组成(图 28-3)。其作用原理是利用流体力学、机械及电学联合组成。当 N_2O 流量过高时,横杆右移,限制 N_2O 流量,而 O_2 仍然可以进入 O_2 室。如果 O_2 压力不足时,横杆完全右移,N_2O 从动控制阀则完全关闭,从而防止缺氧发生。

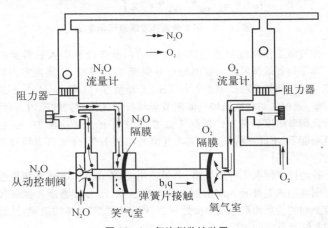

N_2O
O_2

N_2O 流量计　　　　　　　O_2 流量计

阻力器　　　　　　　　　　　　　　　　阻力器

N_2O 隔膜

O_2 隔膜

N_2O 从动控制阀

b,q

N_2O　　　笑气室　　弹簧片接触　　氧气室　　O_2

图 28-3　氧比例监控装置

然而，即使配备了上述装置，有时麻醉机仍会输出低氧性气体，应引起注意。① 气源错误。② 气体比例装置故障。③ 氦、氮或二氧化碳等其他气体的加入。④ 流量计泄露。氧浓度监测是防止这种错误的最好方法。

28.5 挥发罐

挥发罐的结构原理(图 28-4)。气流(O_2 和 N_2O)到达挥发罐时分成两部分，小于 20％的气流经过挥发罐带出饱和麻醉蒸汽；大于 80％的气流从旁路直接通过挥发罐，两者于出口处汇合，其间比例根据两者的不同阻力而定，称为可变旁路挥发罐。转动浓度转盘后可改变阻力比例，输出不同浓度。为了保持恒定的麻醉药浓度，挥发罐应具有温度补偿、压力补偿和流量控制，挥发罐都是为特定的麻醉药设计的，不能混用。

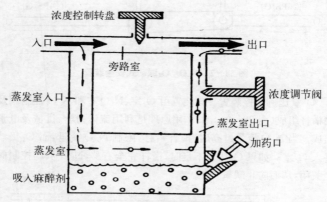

图 28-4　可变旁路挥发罐原理示意图

挥发罐工作原理都通过气流大小的调节来控制吸入麻醉药的浓度。其中地氟烷挥发罐需要电加热并保持 39℃恒温，使蒸发室内的地氟烷蒸气压保持 200 kPa(2 个大气压)。新鲜气(O_2 和 N_2O)并不进入蒸发室，通过电路将地氟烷气流调节至与新鲜气流相同的压力，再经刻度转盘调节浓度后输出。新鲜气流增加，工作压力相应增加。在特定转盘刻度下，不同新鲜气流时流入气流的比例不变，保证挥发罐输出的恒定。

新的挥发罐属于可变旁路、电子控制型，Zeus 和 ADU 麻醉机能自动识别常用的五种吸入麻醉剂。流量传感器、压力传感器和温度传感器监测到的信息均汇总到中央处理器，调节蒸发室气体的流量，达到浓度控制转盘设定的浓度。

挥发罐使用的注意事项：① 专用挥发罐不可加错药液，不然其浓度不准确，且有危险。② 不可斜放，不然药液进行旁路，使蒸发浓度升高。③ 药液不能加入过多，超过玻璃管刻度批示。④ 气流太多或突然开启，可产生湍流，药液易进入呼吸环路。⑤ 倒流：是由于气流方向接错所引起，挥发罐入口和出口有标记，不应接错。⑥ 浓度转盘错位，导致浓度不准确；漏气，应事先加强检查。⑦ 建议定期维修和检测。⑧ 要深刻理解吸入浓度和肺泡浓度(MAC)等数据，以便掌握麻醉深度。

28.6 呼吸回路

麻醉呼吸回路是与患者相连接的联合气路装置。麻醉混合气体传送给患者并进行呼吸。全身麻醉期间利用不同的通气系统管理呼吸、调节吸入麻醉药浓度。

28.6.1 麻醉通气系统

主要根据呼吸气体与大气相通程度、呼气再吸入量、有无贮气囊、二氧化碳吸收罐及导向活瓣等情况进行分类(表 28-1)。

表 28-1 吸入麻醉方式的分类

吸入方式	大气吸入	呼气通向大气	呼出气再吸入	贮气囊	CO_2吸收罐	导管活瓣
开放式	+	+	−,+			
无再吸入式	−	+	−,+	+		2个
半开放式	−	+	±			2个
半密闭式	−	+	±	+	+	2个
密闭式	−		+	+	+	2个

（1）开放系统 系统与患者呼吸道之间无机械连接，并不增加呼吸阻力。大量吸入麻醉药散发在手术室内，不能控制通气，麻醉深度不稳定，现已淘汰不用。

（2）无再吸入系统 由吸入和呼出 2 个活瓣构成，常用鱼嘴样活瓣。由贮气囊提供的新鲜气流。人工通气时使新鲜气流量等于患者每分通气量即可。自主呼吸时保持贮气囊 3/4 充盈即可。

（3）麦氏(Mapleson)通气系统 为半紧闭回络系统、又称气流冲洗回路，无二氧化碳吸收装置，二氧化碳的重吸入程度决定于新鲜气流量、自主呼吸还是控制呼吸、环路结构及患者通气量。按照新鲜气流、管道、面罩、贮气囊及排气阀的安装位置不同，可分为 6 型(图 28-5)。麦氏系统在实际使用中属于半开放抑或半紧闭式仍有不同的异议。各型在自主呼吸和控制呼吸时的气体分布各不相同，吸入 CO_2 浓度取决于新鲜气流量。常用 Mapleson D(Ayre T 型管)和 F 系统(为 Jackson Rees 的改良型),Jackson Rees 回路用于自主呼吸时新鲜气流量应为 2.5～3 倍于分钟通气量;控制通气时,新鲜气流量应为分钟通气量的 1.5～2 倍。

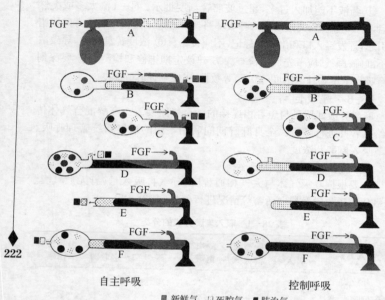

自主呼吸　　　　　　　　　　　控制呼吸

■新鲜气　□死腔气　■肺泡气

图 28 - 5　Mapleson A～F 系统(FGF＝新鲜气流)

(4) 贝因(Bain)系统　Bain 系统为麦氏 D 系统的改良型(图 28 - 6)。它有一根长 1.8 m 直径 22 mm 的透明呼气波纹管,其中有一根内径约 7 mm 的内管用于输送新鲜气体和挥发性麻醉药,两管形成一个同轴系统,分别运行吸气和呼气。自主呼吸时,只要新鲜气流量大于 1.5～2 倍每分通气量,即可避免 CO_2 重复吸入。控制呼吸时,成人只要 CO_2 生成量正常,用 70 ml/(kg·min)的新鲜气流量可维持二氧化碳分压在正常范围。小儿新鲜气流量要比成人相对增大。体重小于 10 kg,气流量 2 L/min,10～35 kg 者,3.5 L/min;40 kg 以上者按 100 ml/(kg·min)计算。

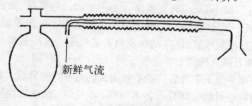

新鲜气流

图 28 - 6　贝因(Bain)系统

28.6.2 循环回路系统

循环回路由 CO_2 吸收装置、呼吸活瓣、贮气囊、螺纹管及 Y 形管组成(图 28-7),气流单相循环,呼出气体进入贮气囊与新鲜气流混合,根据新鲜气流高低,可用半开放、半紧闭和紧闭形式。决定 CO_2 的关键因素包括：① 新鲜气流速率。② 分钟通气量。③ 呼吸模式(自主呼吸或控制呼吸)。④ 潮气量和呼吸频率。⑤ 吸呼比、呼气停顿时间和吸气峰流速。⑥ 回路容积和呼吸气囊容积。⑦ 面罩通气或气管插管通气。⑧ CO_2 感应探头位置。均需要在实际操作中注意。

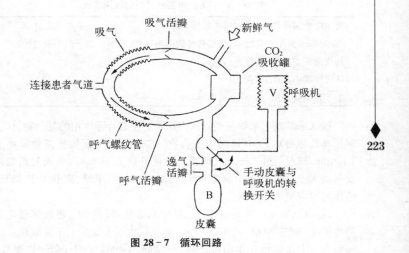

图 28-7 循环回路

28.6.2.1 CO_2吸收装置

(1) 结构 循环吸收式 CO_2 吸收器需由导向活瓣控制气流方向,气流自上向下或自下而上通过。容积大小相当于成人潮气量或约 2 L 大容积吸收器,采用无色透明材料制成,可分为上下两罐串联使用,当上罐碱石灰指示剂变色后,可上下罐交替后使用,以提高碱石灰的利用率。

(2) 碱石灰 由 $80\%Ca(OH)_2$ 和 $5\%NaOH$ 以及硅酸盐等加适量水分(15%)所组成。颗粒大小以每平方厘米 4~8 颗为宜。颗粒过大接触面积小影响吸收效果;颗粒过小影响通气,增加呼吸阻力。碱石灰与 CO_2 反应后由碱性变为中性,加用适当指示剂(表 28-2),观察颜色的变化可了解碱石灰的消耗程度,但碱石灰颜色的变化并非判断碱石灰消耗程度的可靠指标,最可靠的依据是临床观察有无二氧化碳蓄积征象出现(表 28-3),所以,一般在碱石灰 1/2~3/4 变色时更换。

表 28-2　碱石灰常用指示剂

指示剂	碱石灰颜色	
	新鲜时	耗竭时
甲基橙	橘红	黄
酚酞	无色	粉红
乙酯紫	无色	紫
陶土黄	粉红	黄

表 28-3　CO_2 吸附剂耗尽时的临床表现

自主呼吸频率增加(若不使用肌松剂时)
心率和/或血压先升后降,交感神经激活表现(皮肤潮红,出汗,心动过速)
高代谢状态(需排除恶性高热)
呼吸性酸中毒(动脉血气)
手术野出血增加(高血压,凝血异常)

　　吸入麻醉药七氟烷与钠石灰作用可产生有肾毒作用的复合物 A(三氟甲基乙烯醚)。下列情况中复合物 A 浓度升高:新鲜气流量低小于 1 L/min,碱石灰过于干燥或碱石灰温度升高大于 45℃,吸入七氟烷浓度过高大于 2 MAC·h,麻醉时间长及体温升高,干燥、高温大于 45℃。临床麻醉应避免上述情况发生。

　　地氟烷、安氟烷和异氟烷含二氟甲基醚基团,在 CO_2 吸收剂催化下产生 CO。同等 MAC 时,CO 产生:地氟烷大于安氟烷大于异氟烷。因钡石灰与七氟烷相互作用可产热,温度高达 400℃以上,会燃烧爆炸,2004 年钡石灰已停止临床使用。

　　(3) 注意事项　① 碱石灰与常用麻醉药接触并不产生毒性物质。此外,碱石灰能一定程度地分解七氟烷,分解速率与温度有关,虽然无明显的毒性作用,仍应引起注意。② 碱石灰在装罐前不可有粉末,以免吸入肺内诱发肺水肿或支气管痉挛。③ CO_2 吸收罐必须装满碱石灰,以减小器械死腔量。④ CO_2 吸收罐过热时,应及时更换并行降温处理。⑤ 碱石灰失效时应及时更换,以免造成 CO_2 蓄积。

　　应该避免最常见的通气回路错误:① 突发的管道脱落。② 输送气体压力过高。③ 管道漏气。④ 管道错误连接。⑤ 通气活瓣失灵。⑥ 机械动力失灵。

　　28.6.2.2　活瓣、螺纹管、贮气囊和面罩

　　螺纹管、贮气囊和面罩均为橡胶或塑料制品,要求柔韧适中、易弯而不易折断或压瘪、有抗静电性能,内壁光滑平整,易清洗和消毒。

（1）活瓣 吸气和呼气活瓣引导气流呈单方向运行，保持呼吸功能正常进行。如无此呼吸活瓣，则环路气体几乎全重复吸入，可引起严重的呼吸性酸中毒。逸气活瓣（APL 阀）平时处于关闭状态，仅于需要时作临时开启，由弹簧阀门控制，调节范围为 0～70 cmH$_2$O。临床上多设置在 20～40 cmH$_2$O 范围，气流压力超过预调值时临床上多设置在 20～30 cmH$_2$O 范围，气流压力超过预调值时作临时开启。用于施行高流量半紧闭式麻醉、排出麻醉机贮气囊内过剩的气体。

（2）螺纹管 吸入和呼出活瓣两端各接一根螺纹管，称为吸气和呼气螺纹管。通过 Y 形管与面罩或气管导管相连，一般长 100 cm。顺应性小，内壁光滑平整，透明和抗静电，易弯而不易折断或压瘪。一次性使用避免交叉感染。20 kg 以下患儿使用麻醉机时，应更换较细的患儿螺纹管。

（3）贮气囊 成人为 5 L（等于肺活量），ISO 推荐还有 0.5 L、1 L、1.5 L、3 L 等规格。容积的允许误差是 ±15%。贮气囊的主要作用有：① 进行辅助或控制呼吸。② 缓冲和防止高压气流对肺的损伤。③ 便于观察患者的呼吸频率、幅度和呼吸道阻力。④ 便于麻醉气体和氧的均匀混合。⑤ 可使萎缩肺膨胀。

（4）面罩 由富有弹性的透明塑料制成。周围套上可充气的橡胶圈，使外形和边缘更易于适合口鼻的形状，并与皮肤接触良好，防止漏气。面罩供氧是麻醉诱导和复苏的重要工具。在面罩接口周围有 4 只小钩，供（四头带）固定面罩之用。

28.7 麻醉呼吸机

麻醉呼吸机要求性能稳定，而呼吸模式相对简单，可分为气动和电动两种，前者因耗气较多，现已少用，多数用电动电控。按吸气期风箱的移动方向，麻醉呼吸机可分为上升型风箱（立式）和下降型（挂式），循环回路由 CO$_2$ 吸收装置、呼吸活瓣、贮气囊、螺纹管及 Y 形管组成，气流单相循环，由于呼出气体进入贮气囊与新鲜气流混合，根据新鲜气流高低，可用半开放、半紧闭和紧闭形式。管道发生脱开时，上升型风箱将不再充盈，也不能上下活动，容易被发现。麻醉机进入回路的气流是持续的，而释放活瓣只在呼气期开放。因此在机械通气的吸气期，患者接受来自风箱和流量两方面的气体，能影响设定潮气量与呼出气潮气量之间相互关系。

为了保证潮气量衡定，Drager 麻醉机有新鲜气体隔离阀，在吸气时阻止新鲜气体进入回路，设定潮气量与呼出气潮气量之间相互关系就不受影响。而 GE 麻醉呼吸机在呼吸回路吸气吸气端和呼气端有各有一个流量传感器，随时调节并确保潮气量的正确。较高档麻醉呼吸机有同步呼吸性能，并有 SIMV、PEEP 和 CPAP 等呼吸模式。

28.8　麻醉机监测项目

包括：潮气量、呼吸频率、气道压力、SpO_2 和 $P_{ET}CO_2$ 以及麻醉药浓度监测。每项参数都有上下限报警，及时处理相关报警，确保麻醉机安全使用。

28.9　麻醉残气清除系统

麻醉残气清除系统的作用收集麻醉机内多余的残气和患者呼出的残气，并通过管道排出手术室外或用活性炭吸收麻醉残气，以免造成手术室内空气污染。使用时如呼气末气道压力升高应注意管道连接是否正确和排气管有否堵塞。

28.10　低流量循环紧闭麻醉对麻醉机的要求

低流量循环紧闭麻醉具有麻醉平衡、用药量少，不污染环境，有利于维持气道湿度等显著优点。低流量循环紧闭麻醉对麻醉机有如下要求：① 麻醉机低压系统和呼吸回路的状态良好，可按安全操作检查进行泄漏试验。泄漏不得大于 100 ml/min。② 精确的低流量的 O_2 和 N_2O 流量计，必要时可用皂沫流量计等测定其准确程度。③ 挥发罐在流量很低时（200 ml/min）应能输出准确麻醉药浓度。监测挥发罐的流量-浓度曲线进行判断。④ 使呼吸回路内产生一定的负压，因而有时可能从孔隙吸入空气，很容易冲淡麻醉药和氧浓度，而产生麻醉过浅或缺氧。⑤ O_2 吸收罐应有足够容积，至少容纳 500 g 以上的钠石灰。⑥ 呼吸回路以聚乙烯管为好。因橡胶管可吸收大量的麻醉药，而聚乙烯管的吸收量仅为橡胶管的 1/5。

28.11　麻醉工作站

现代麻醉机除了具有气路部分的基础构件外，还配备了电子、电脑控制和监测仪器，已发展成为一种高度集成化、高度智能型的麻醉装置——麻醉工作站。麻醉工作站为麻醉医师提供了更好的工作环境以及先进的操作界面，同时进一步提高了麻醉的安全性。

麻醉工作站是麻醉机与现代微电子技术及电脑的完美结合，是高度一体化、集成化和智能化的一种麻醉工作平台。目前较有代表性的产品包括：Datex-Ohmeda 公司的 ADU、Drager 公司的 Fabius GS 和 Zeus 等。麻醉工作站的主要组成部分及特点（表 28-4）。

表 28-4　麻醉工作站主要组成部分及特点

一体化的麻醉机和操作界面：
整个麻醉机具有一体化的气体、电源和通讯供应，无拖曳的管线及电缆。
具有电子控制的完善、精确的气体输送系统，并带有所有的安全装置。
所有的操作功能和参数通过一个用户界面可以直观地进行观察、选择、调整和确认。
单个主机开关能迅速启动并进行全自动的整机自检和泄漏测试，所有传感器自动定标。

高质量的挥发罐：
　　具有良好的温度、流量、压力自动补偿功能,保证了挥发罐输出浓度的精准和恒定。
　　具有吸入麻醉药自动识别系统,使吸入麻醉药的选择和调换更方便、安全。

集成化的呼吸回路：
　　集压力、流量传感器、活瓣于一体,拆装方便,易于清洗和消毒。
　　密闭性好,顺应性低,适合于低流量、微流量及小儿麻醉。
　　具有一体化的加热装置,能优化加温湿化,使患者更舒适。
　　呼吸回路中有新鲜气流隔离阀,保证潮气量不受新鲜气体流量的影响。

功能齐全的麻醉呼吸机：
　　大多采用气动、电控或微机电动、电控型呼吸机,潮气量精准,最小潮气量可达 10～20 ml,适用于成人、小儿及新生儿等各种患者,无需更换皮囊。
　　具有 IPPV,PCV,SIMV 和手动/自主等多种呼吸模式,适合不同患者需求。
　　具有自动的泄漏和顺应性补偿功能。
·　压力限制通气可限制过高气道压力,防止压力伤。

完善的监测、报警及信息管理系统：
　　一体化的监测系统能监测所有与麻醉有关的参数及指标,并配有各种波型,包括：
　　　　呼吸系统：气道压力、潮气量、分钟通气量、频率、顺应性、吸入和呼出 O_2,CO_2,N_2O 及五种麻醉气体浓度。
　　　　循环系统：ECG,SpO_2,NIBP,IBP 及体温等。
　　具有智慧性的分级报警系统,警报菜单自动显示。
　　所有监测的数据、清单和趋势均自动记录,并可贮存或通过网络进行联网或传送。

28.12　麻醉机的安全操作检查(表 28 - 5)

表 28 - 5　麻醉机的检查常规(1993 年 FDA 推荐)

(一) 紧急通气装置
* 1. 确定备有功能完好的通气装置。
(二) 高压系统
* 2. 检查钢瓶氧气源
开启钢瓶阀门,证实钢瓶内至少有半筒的氧气容量。
关闭阀门。
* 3. 检查中央管道供气系统
正确连接,压力在 4 kg/cm^2 左右。
(三) 低压系统
* 4. 检查低压系统的初始状态
关闭流量控制阀,关闭蒸发器。
蒸发器内药液在最高与最低水平线之间,旋紧加液帽。

*5. 进行低压系统的漏气试验

麻醉机电源主开关和流量控制阀均关闭状态。

将专用的负压测试与共同(新鲜)气出口处相连。

挤压测试球,使之完全萎陷。

观察测试球维持萎陷状态至少10 s以上。

打开蒸发器浓度钮,重复③④步骤。

*6. 打开麻醉机的主电源开关和其他电子仪器的开关

*7. 流量表测试

将所有气体流量表开至满量程,观察浮标移动是否平稳,有无损坏。

有意调节输出缺氧性的O_2/N_2混合气,观察流量和报警系统工作是否正常。

(四)残气清除系统

*8. 检查残气清除系统

确保残气清除系统与可调压力限制阀(APL)和呼吸机的释放阀准确连接无误。

调整真空系统的负压(必要时)。

完全开大APL阀,堵住Y接头。

减少每分钟氧流量,残气清除系统的贮气囊能完全萎缩。

按快速充氧钮,残气清除系统的贮气囊能充分膨胀,而回路内压力小于10 cmH_2O。

检查残气清除的排气管通畅,无扭曲堵塞现象。

(五)回路系统

*9. 氧浓度校正

进行21％氧的空气校正。

试验低氧报警功能。

氧传感器插入呼吸环路,进行快速充氧充盈呼吸回路。

氧浓度监测仪显示大于90％。

10. 检查呼吸回路的初始状态

设定手动呼吸模式。

呼吸回路完整无损、无梗阻现象。

确认二氧化碳吸收罐无误。

必要时安装其他部件,如湿化器、PEEP阀等。

11. 进行回路系统泄漏试验

关闭气流到零(或最小)。

关闭APL阀,堵住Y接头。

快速充氧,回路内压力至30 cmH_2O左右。

确保压力维持至少10 s。

打开APL阀,压力随之下降。

(六)手控和自动通气系统

12. 检查呼吸机和单向阀

Y接头接上另一贮气囊(模拟肺)。

设定相应的呼吸机参数。

设定为呼吸机模式。

开启呼吸机,快速充氧,使风箱充盈。

（续 表）

降低氧流量达最小,关闭其他气流达零。

证实风箱在吸气期能输出相应潮气量,而呼气期能自动充满。

将新鲜气流设定为 5 L/min。

证实呼吸机能使模拟肺充盈和相应放空,呼气末无过高的压力。

检查单向活瓣的活动正常。

呼吸回路的其他装置功能正常。

关闭呼吸机开关,转换为手控呼吸模型(Bag/APL)。

手控皮囊,模拟肺不张缩正常,阻力和顺应性无异常。

移去 Y 接头上的皮囊。

（七）监测

13. 检查、标定各种监测仪,设定报警的上下限,包括:

呼气末二氧化碳

脉率氧饱和度

氧浓度分析

呼吸机容量监测(潮气量表)

气道压力监测(上下限报警)

（八）最后位置

14. 检查后麻醉机的状态

蒸发器置于关闭。

APL 活瓣开放。

呼吸模式置于手控模式。

所有流量表为零(或达最小)。

患者负压吸引系统水平合适。

患者回路系统准备妥当,待用。

注: ＊在相同麻醉机使用后的第 2 例接台手术,这些检查步骤可以不必重复。

（周仁龙　杨立群　闻大翔）

29　麻醉后恢复室及并发症的防治

全身麻醉清醒期可分四个阶段: ① 麻醉深度减浅,感觉和运动功能逐步恢复。② 逐渐出现自主呼吸,并能自行调控。③ 呼吸道反射恢复。④ 清醒。麻醉恢复需要专业医护人员的正确处理才能保证安全。

29.1　麻醉后监护治疗室

29.1.1　设置

麻醉后监护治疗室(post anesthesia care unit,PACU)又称麻醉后恢复室(post anesthesia recovery room),最好是位于手术室的中心,大间的PACU 设计应便于同时观察所有患者,但至少应有一小间供病情极其危重或有特殊感染患者使用。理想的 PACU 床位与手术室的比例是1.5∶1。床间距 2 m,病床四周均不靠墙,床上安置可移动、可调节的输液架,头端需留空间供气管插管、颈静脉穿刺等使用。应有多个电源插座、中心供氧、压缩空气源和负压吸引装置。选用舒适、坚固、可推动、能调节高度和体位的病床,床垫要求较硬,便于行心脏按压,床边护栏包括头端栏边均可活动起落。

29.1.2　仪器

(1) 监测仪器　每个病床需配备一套基本生命体征监测系统,包括监测心电图、有创与无创压力、脉搏氧饱和度、呼气末二氧化碳和中心静脉压监测等,同时需配备无创血压计和温度计。

(2) 基本急救设备　包括氧气导管,各种型号面罩、口咽通气道和鼻咽通气道、咽喉镜、喉罩、气管内导管、简易呼吸器、动静脉穿刺针、中心静脉导管。此外还需有除颤器和起搏器。

(3) 呼吸治疗仪器　呼吸机,选择容量或压力切换、具有完善报警系统、调控简单的机型。

29.1.3　常备药物

由于术后患者在恢复期病情变化可能会很大,PACU 应常规准备必要的抢救药物,以便患者安全恢复和治疗术后可能产生的并发症,并有专人定期检查补充。

29.1.4　人员配备

PACU 应配备至少 1 名麻醉医师及若干麻醉专业护士,必须具备气道处理和二期心肺复苏的技术,还有伤口处理、引流管和术后出血处理的专业知识。专业护士与患者的比例是 1∶1~1∶3,至少应有 2 名护士。当复苏患者较多,小儿患者或短小手术进出 PACU 较为频繁时,需有备班护士。

29.1.5　常规工作和注意事项

29.1.6　影响清醒和恢复的因素

(1) 手术时间长,麻醉药消退缓慢。

(2) 高龄或肝、肾疾病患者可导致清醒延迟。

(3) 肌松作用尚未消退。

(4) 术前用药的影响。较大剂量的咪达唑仑、催眠药等可以增强麻醉药的作用而致苏醒延迟。

29.1.7　从手术室的转送

患者具备运送的基本条件如下。

(1) 循环稳定或基本稳定　包括:① 收缩压大于 90 mmHg 或 MAP 大于 60 mmHg。② 心率接近正常、心律稳定。③ 血容量基本足够,中心静脉压接近正常。④ 必要时用输液泵输注升压药,但降压药如硝普钠等则应在全麻恢复期减少剂量,或在允许情况下暂停使用,以免血压骤降。⑤ 保持输血或输液通路通畅。⑥ 安装起搏器必须确保仪器运转良好。

（2）保持呼吸道通畅和通气良好　符合拔气管导管条件者，可在手术室内拔管，但不符合条件者经清除气管内分泌物后可保留气管导管，并继续进行人工呼吸，维持 PaO_2 大于 80 mmHg，$PaCO_2$ 小于 50 mmHg。

（3）无继发出血、无凝血异常　术毕应注意胸导管引流量、胸腔或心包腔和纵隔内引流管总引流量小于 2 ml/(kg·h)，若引流量超过 200 ml/h，应及时与手术医师共同鉴别继发出血或凝血机制障碍，可测定 ACT、血小板、纤维蛋白原和其他凝血因子，以排除继发出血或凝血功能障碍。

（4）其他　要注意患者的意识、各种反射、肢体活动和其他神经系统变化、体温、尿量等。

在运送中应密切观察患者的体征，包括神志、口唇与甲床色泽、血压与脉搏。监测心电图、血压和 SpO_2。搬运时保持轻稳，避免颠簸震动或急剧改变体位。较重患者运送途中需吸氧。

29.1.8　交接班

全身麻醉患者送至 PACU，在最初的生命体征记录后麻醉医师应就以下事宜向 PACU 的医师和护士交班（表 29-1）。并交代在 PACU 中用药剂量和方法。交班十分重要，患者多，工作忙，必须坚持做到。

表 29-1　患者送至 PACU 时麻醉医师应交代事宜

患者姓名，简要病史；药物、过敏史
手术：手术部位、出血、可能在 PACU 中遇到的问题
麻醉：镇静剂、镇痛剂，清醒程度，肌松药及恢复情况
补液：输血和输液量，尿量和失血量
可能发生的问题和处理意见：氧疗，液体治疗，疼痛治疗计划

29.1.9　监护和治疗

患者应吸氧，常规监测 ECG、SpO_2 和 BP，用呼吸机患者还需监测 F_IO_2。在术后第 1 小时内至少每隔 10 min 记录一次患者的生命体征，拔除气管导管后护士鼓励患者咳嗽、深呼吸等，必须严密观察拔管后呼吸变化。

29.1.10　离开 PACU 的指征

离开 PACU 前都必须由麻醉医师评估。

（1）全麻患者　若患者静注或肌注镇痛药，必须经严密观察是否有呼吸抑制。全麻患者离开 PACU 的最低标准应包括：① 容易唤醒。② 定向力完全恢复。③ 咳嗽、吞咽反射恢复。④ 生命体征稳定至少 1 h。⑤ 在需要的情况下有能力呼救。⑥ 无手术并发症。

同时在离 PACU 前，应调控术后疼痛，体温达到正常。据皮肤色泽、清醒程度、循环、呼吸和运动能力评分,大部分患者在 PACU 60 min 后能达到标准(表 29-2)。转至重症监护室患者不需满足 PACU 的全部标准,唯一的离 PACU 标准是患者的循环功能基本稳定,可以耐受从 PACU 至 ICU 的运送。

表 29-2　麻醉后恢复期评分

项　　目	评分	标　　准
活动	2	四肢可活动
	1	两个肢体可活动
	0	不可活动
呼吸	2	可深呼吸,可咳嗽
	1	呼吸浅,但通气足够
	0	无呼吸
	2	血压变化为术前 20% 左右,无 ECG 变化
循环	1	血压变化为术前 20%～50%,ECG 轻微变化
	0	血压变化为术前 59% 左右,ECG 明显变化
	2	完全清醒
清醒	1	能唤醒
	0	无反应
	2	红润
皮肤	1	苍白或灰暗
色泽	0	发绀
总评分	0～10	

注:理想的离开 PACU 的评分为 10 分。

(2)部位麻醉　感觉神经或运动神经阻滞平面逐渐恢复,最理想的是全部恢复,以防运动乏力或感觉缺失所致的损害。麻醉平面的消退应有记录,要求平面在 T6 以下。若脊麻或硬膜外阻滞后 6 h 仍无恢复,有可能并发神经损伤或硬膜外血肿压迫脊髓,需通过 CT 或 MRI 检查予以排除。

(3)日间手术　患者必须始终有人陪伴,继续观察 1～3 h,待生命体征稳定,行走平稳,符合标准后方可离开 PACU。由于所有的麻醉技术均可影响患者的判断能力,故在 8～24 h 内不得尝试驾驶或操纵机械。

29.2　全麻恢复期并发症及其防治

29.2.1　苏醒延迟

全麻后超过 2 h 意识仍不恢复,即可认为麻醉苏醒延迟,应立即查明原因,及时处理,以防意外。

29.2.1.1 原因

(1) 麻醉药过量 单位时间内过量或总剂量过大,是麻醉后苏醒迟缓的常见原因。如肝功能障碍致使药物不能正常降解,肾功能不全则排泄功能低下,使药物在体内蓄积。或因患者对麻醉药的高敏性,以及对药物的耐受性差也可导致苏醒延迟。

(2) 低氧血症 常见的低氧原因:① 低血压:若血压低于 60 mmHg 患者可表现为烦躁不安,低于 50 mmHg 时即可引起意识障碍。对伴有动脉硬化的高血压患者,术中如发生低血压,更易于出现苏醒延迟。② 吸入氧浓度过低、呼吸抑制、呼吸道部分梗阻。PaO_2 低于 60 mmHg 时,或 SpO_2 降至 75% 以下时,可致脑缺氧和意识障碍。③ 贫血:Hb 降至 $20\sim50$ g/L 时,即可出现意识障碍;慢性贫血时大脑耐低氧能力虽较强,但也可导致术后苏醒。④ 老年人对低氧耐受力差,与低体温有关。

(3) 其他 ① 低血糖:小儿血糖值低于 2.8 mmol/L 时,成人低于 2.2 mmol/L 时,可出现神志不清。② 糖尿病酮性昏迷:一般多发生在重症糖尿病患者胰岛素用量不足的情况,患者血糖高至 $17\sim28$ mmol/L,尿糖和酮体呈阳性,血酮体增高,二氧化碳分压降低,出现昏迷。③ 高渗性昏迷:又称为高血糖、高渗透性非酮性昏迷。昏迷的原因是因脑细胞脱水,多发生在利尿过多、脱水或大量高渗糖溶液的输入。如术后发现苏醒慢、多尿、瞳孔散大、反射迟钝、肢体抽搐的症状,且血糖在 $22\sim110$ mmol/L,血浆渗透浓度达 350 mmol/L 以上,则应考虑为高渗性昏迷。应立即纠正脱水和血液的高渗状态,在静脉输注生理盐水的同时补充钾盐。不宜用大量胰岛素,以免出现细胞内水肿和脑水肿。④ 严重的水电解质紊乱:当血清钠高至 160 mmol/L 或低于 100 mmol/L 时均可引起意识不清。此外,血清钾低于 2 mmol/L 时还可并发心律失常;当血清镁值低于 2 mmol/L 时亦可导致意识障碍。⑤ 脑疾患:因各种原因所致的脑水肿和脑血管意外(如脑出血、脑梗死等),对这些患者可依据定位性体征、CT 扫描检查或腰穿脑脊液检查,即可明确诊断。⑥ 其他如尿毒症、酸中毒或碱中毒、血氨增高、低温也均可引起苏醒延迟。应明确诊断,及时予以纠正。

29.2.1.2 预防和处理

(1) 一般治疗 加强护理,维持呼吸道通畅和血流动力学稳定。手术结束前尽早停止麻醉;可加大通气量,加速吸入麻醉药排出。静脉复合麻醉,则需根据药物作用时间、手术时间、药物间的相互作用和患者情况等决定用药剂量。

(2) 麻醉性镇痛药 ① 因麻醉性镇痛药所致,可用纳洛酮拮抗。

233

② 苯二氮䓬类药物可用氟马西尼拮抗；单次注射氟马西尼 0.5 mg，1 min 内起效，持续 15～40 min。氟马西尼的清除半衰期为 1 h，由于氟马西尼的半衰期比咪达唑仑短，因此，在给予氟马西尼后有些患者会出现"再度镇静"，即恢复到使用氟马西尼前的镇静状态。所以称为"残余镇静"。但要注意排除其他并存的原因。

29.2.2　高血压

随着麻醉药物的消退、痛觉与意识的恢复，加上拔管刺激，极易引起血压升高。全麻恢复期高血压发生率为 4%～65%。剧烈的血压波动，如不及时处理可危及重要脏器功能。

29.2.2.1　发生原因

（1）原有高血压病史　由于交感神经活性较高，手术麻醉时血压波动较大。

（2）疼痛　伤口疼痛可引起强烈的应激反应。血浆肾上腺素、去甲肾上腺素显著升高都会引起高血压。

（3）吸痰刺激　吸痰管刺激较敏感的口咽部及气管隆突，因呛咳和躁动，引起血压、心率明显增加。

（4）低氧血症或高碳酸血症　儿茶酚胺分泌增加，可致心动过速和血压升高。

（5）术后恶心、呕吐　术后呕吐时交感神经活性增加，心率增快和血压升高。

（6）升压药使用不当　升压药不当或剂量偏大。

（7）其他　寒战、焦虑不安以及术后躁动等。

29.2.2.2　预防和处理

（1）全麻复合硬膜外阻滞　全麻复合硬膜外阻滞，不仅镇痛良好，且能减少全麻药的用量，还有利于患者早期拔管，患者清醒后，手术区无痛，且抑制应激反应，有利于血流动力学稳定。

（2）充分镇静、镇痛　在吸痰和拔管前 5 min 及 3 min 分别注射咪达唑仑 1～2 mg 和 1% 利多卡因 1 mg/kg，不仅可减轻气管内吸引及拔管时的心血管反应，使循环相对稳定，且可避免咳嗽反射，降低耗氧量。

（3）减少吸痰刺激　一旦呼吸功能恢复正常，循环稳定，应考虑尽早拔管。吸痰操作时，动作应轻柔，滞留时间不要过长。

（4）防治术后躁动　使用小剂量镇静药，可使苏醒期平稳。

（5）硝酸甘油滴鼻　可预防气管拔管时的高血压反应。在拔管前20 min 用 0.02% 硝酸甘油按 4 μg/kg 经双鼻孔给药，可有效地预防拔管刺激引起的高血压。

（6）扩血管药应用　去除可能的原因后血压仍持续升高，MAP 达

234

到 110 mmHg 可给予血管扩张药。对年老、体弱、心功能不佳的患者可用硝酸甘油,用硝酸甘油降压无效者,可使用其他降压药如拉贝洛尔、乌拉地尔、艾司洛尔或尼卡地平等控制高血压,维持全麻恢复期循环相对稳定。

29.2.3 躁动

29.2.3.1 影响术后躁动的因素

(1)年龄 多见于儿童和年轻人,老年患者较少见。

(2)术前脑功能障碍 有脑疾患、精神病病史者是术后发生谵妄、躁动的危险因素。

(3)药物 东莨菪碱可致术后定向障碍及躁动不安,依托咪酯、氯胺酮、丙泊酚和高浓度吸入麻醉药,均可引起术后躁动,肌松药残留作用影响呼吸也可导致术后严重的焦虑和躁动。

(4)呼吸、循环功能障碍 缺氧、高碳酸血症和低血压、心律失常等,均可导致术后意识模糊、定向障碍和躁动不安。

(5)其他 代谢紊乱、中枢神经系统并发症以及体位不适和制动不恰当及尿潴留等,也可导致术后躁动。

29.2.3.2 预防和处理

(1)维持合适的镇静深度、充分的术后镇痛,保持呼吸循环稳定以及避免不良刺激,可明显减少或避免术后躁动。术中用瑞芬太尼维持的患者,为预防痛觉超敏反应,应提前做好镇痛。

(2)去除可能的病因,如不能耐受气管导管者尽早拔管。必要时可适当使用镇静催眠药和镇痛药,其中右美托咪定预防效果较好。

(3)注意保护、防止发生意外伤害,并注意维持呼吸和循环功能,避免缺氧和二氧化碳潴留。

29.2.4 麻醉后寒战

麻醉后患者苏醒期间出现不随意的肌肉收缩,外周血管收缩和中心体温下降。麻醉后寒战使机体氧耗增加,易导致低氧血症和酸血症。其发生机制尚未完全清楚。

29.2.4.1 可能原因

(1)体温及室温较低

(2)患者因素 男性高于女性,择期手术高于急诊手术,ASA Ⅰ级患者高于其他 ASA 分级患者,青壮年高于小儿和老年患者。

(3)术前用药 抗胆碱药与苯二氮䓬类药的患者可减少寒战的出现,而术前给镇痛药的患者寒战的发生率高于不给镇痛药的患者。

(4)麻醉及手术因素 挥发性麻醉药易产生寒战,局部麻醉药中毒反应可发生寒战,芬太尼和哌替啶可减少寒战的发生。手术时间越长,寒战的发生率越高。

29.2.4.2　预防和处理

(1) 注意保温　防止体温下降。

(2) 药物治疗　以哌替啶为主的阿片类药物能有效治疗麻醉后寒战,其有效率在73％以上。其他如曲马多和右美托咪定也有效。

29.2.5　其他并发症

29.2.5.1　喉痉挛

喉头肌肉痉挛使声门关闭而引起上呼吸道的功能性梗阻。常见原因有以下几种。

(1) 浅麻醉下拔除气管导管。

(2) 误吸酸性胃内容物。

(3) 原有呼吸道炎症或哮喘等过敏反应者。

为防止喉痉挛发生,应掌握好拔管时机,同时拔管过程中,动作轻柔,避免过度刺激或损伤咽喉部,防止误吸。有过敏病史者术中或拔管前后可给予地塞米松5～10 mg。通常轻度喉痉挛时,托起下颌或面罩吸氧后即可解除,严重者需推注琥珀胆碱同时实施面罩人工呼吸,维持良好氧合。

29.2.5.2　手术后恶心、呕吐

术后恶心呕吐发生率为20％～30％。

236

(1) 原因　① 患者因素:女性明显地高于男性,可能与成年女性患者血浆内性激素及黄体酮水平升高有关。小儿较成人手术后更容易发生恶心、呕吐。70岁以上者发生率显著低于年轻者。② 麻醉因素:麻醉前用吗啡,术中用芬太尼,术后用吗啡镇痛等可增加术后恶心、呕吐发生率。地氟烷、地氟烷等可引起恶心、呕吐。静脉麻醉药氯胺酮、依托咪酯也可诱发术后的呕吐,而丙泊酚和咪达唑仑则可降低术后恶心呕吐发生率。③ 手术因素:前庭、头颈、上腹部手术及腹腔镜手术容易发生呕吐,宫颈扩张术后者亦多见。手术后疼痛、低血压、缺氧、经鼻胃肠减压导管的刺激也为呕吐的常见原因。

(2) 治疗　① 氟哌利多:静注后5～8 min 生效,最佳效应持续时间3～6 h。其预防作用要强于治疗作用。氟哌利多预防术后恶心症状无剂量相关性。氟哌利多抗术后呕吐作用与剂量相关,目前认为术中单次静注2.5 mg,即可产生抗呕吐作用,而小于0.75 mg可能无效,大于2.5 mg也不能进一步增加其作用,术后可重复应用。儿童抗术后呕吐剂量为75 μg/kg。② 5-HT$_3$受体阻滞药:托烷司琼2.5～5 mg 单次静注或加入镇痛泵内持续滴注对预防或治疗术后恶心呕吐有很好的疗效。托烷司琼也可与氟哌利多和地塞米松或甲泼尼龙联合应用,可以明显减少术后恶心呕吐的发生率。③ 盐酸甲氧氯普胺:用于术后恶心、呕吐的预防和治疗,一般剂量为10～20 mg 静注。

（黄　萍　王珊娟）

IV

各科手术麻醉

神经外科手术麻醉

神经影像技术和显微神经外科手术的发展,使以往视为禁区或难以施行的手术都得以顺利进行,对麻醉也提出了新的要求。

30.1 手术和病情特点

(1)病变与手术部位 ① 病变在天幕上及位于腹侧的,可出现惊厥、言语困难、空间定向障碍、嗅觉缺失、同侧偏盲和偏瘫。天幕下病变可产生脑积水,导致颅内压升高。② 三脑室内病变可发生持续性伴有高峰性插入的头痛;三脑室上病变(胼胝体,透明隔)可出现痴呆、交替性偏瘫;三脑室外侧病变可有帕金森病;病变在三脑室下,则可有内分泌障碍;鞍内及鞍旁病变则可发生视交叉压迫、视野缺失、内分泌障碍和颅神经功能障碍。③ 中线病变产生共济失调,外侧病变症状为共济失调、眼球震颤、构音障碍、脑神经功能障碍、呼吸异常甚至呼吸暂停。听神经瘤造成吞咽困难及呛咳,要注意发生窒息。④ 脑动脉瘤患者应询问蛛网膜下腔出血的发作次数及昏迷期的长短,以便估计麻醉诱导期是否有动脉瘤破裂的可能。⑤ 因癫痫而长期服用抗癫痫药,或因精神症状而长期用镇静药者,应注意药物的相互作用。⑥ 老年人的脑占位病变常为来自肺等部位的转移癌。

(2)颅内压 术前颅内压的升高不仅可导致意识的变化,同时可出现心动过缓、呼吸缓慢、高血压及嗜睡。若术中颅内压升高,致使手术困难,手术者无法接近病变部位,或脑组织隆起和突出于手术切口之外,无法回纳颅内,从而造成大块脑组织的绞窄而受到损害,颅内其他结构可移位。相反,大块病变切除以后,颅内压太低,也造成脑结构的移位。天幕上的脑结构移位属横向移位,其严重性尚不致威胁生命。而天幕下手术后,可发生脑结构的垂直移位,延髓受压,心搏呼吸骤停而危及生命。

(3)体位 手术部位高于心脏水平时就有发生静脉空气栓塞的危险,这种情况下空气可进入开放的静脉窦,引起低氧、高二氧化碳血症、支气管收缩、低血压和最终导致心血管功能衰竭。有静脉空气栓塞的危险时,应准备超声监测和中心静脉导管以备吸引进入的空气。

(4)体液变化　神经外科患者脱水和电解质紊乱较为常见,是由多种原因造成的:因神志障碍而饮水少,颅内高压而致呕吐,医源性水限制,神经内分泌异常,甘露醇利尿作用,持续脑室外引流,与激素有关的高血糖症引起的利尿作用。特别是昏迷患者,水和电解质的紊乱更突出,易造成心血管系统的不稳定。多数病例同时存在着营养不良,因此,麻醉药耐量甚小,对出血的耐受性差。术前应尽可能纠正水和电解质紊乱。

30.2　麻醉要求

颅脑手术的麻醉管理包括使患者镇静、遗忘和制动,控制 ICP 和维持脑灌注压,以及创造适宜的手术条件,故颅脑手术麻醉要求:① 诱导和维持平稳。② 保持气道通畅。③ 降低颅内压。④ 维持水和电解质平衡。⑤ 尽快使患者清醒,拔除气管导管,以便神经系统的评估。

30.3　术前准备和麻醉前用药

30.3.1　术前准备

238

(1)呼吸系统　控制急慢性呼吸道感染,观察颅底病变是否对呼吸造成影响,记录呼吸频率、幅度、形式,有无呼吸道梗阻表现。常规进行血气分析,了解有无低氧血症或高碳酸血症以及酸碱平衡失调。对术前已出现呼吸困难者,要分清病因,如系颅内高压引起,应降低颅内压,并调整头位保持呼吸道通畅,必要时尽快行气管内插管和人工辅助呼吸。如患者昏迷、脑损伤严重或伴有颅内出血,估计术后难以在短期内清醒,宜尽早行气管切开术。脑外伤误吸患者,在气管插管或切开后尽早清理呼吸道,进行呼吸道冲洗,抗感染治疗,以减少术后呼吸系统并发症。

(2)循环系统　尽可能控制血压,治疗心律失常,改善心功能。有无长期应用脱水剂所造成的血容量不足,维持正常血容量。一般闭合性脑损伤、颅内肿瘤患者极少出现低血压休克,但颅脑外伤合并严重的其他损伤如肝、脾破裂、大骨折等常会出现低血容量性休克,应及时输液、输血。急诊患者术前尽可能纠正血容量。

(3)水、电解质和酸碱平衡　颅内肿瘤,可能长期限制液体,进食差,应用脱水剂及类固醇激素而造成水、电解质紊乱,术前应常规行动脉血气分析及血电解质检查,并尽可能纠正。长期颅内压增高、频繁呕吐、不能进食者,在脱水治疗同时,补充电解质,配合输液、输血、血浆或白蛋白,特别注意纠正低血钾,改善全身状况后再行手术。

(4)内分泌系统　糖尿病可并发酮症酸中毒、高钾血症和低钠血症,并存症主要包括冠状动脉、脑血管和外周血管病变。也可产生心肌缺血、体位性低血压、胃肠蠕动减弱和膀胱张力下降等。术前应纠正酮症酸中毒或高渗性昏迷。手术应尽可能安排在早晨第 1 例手术,术前应维持血糖水平在 6.8～11 mmol/L,糖尿病患者胃排空延迟,应预防误吸。垂体疾病常见有垂体腺瘤引起功能亢进,表现肢端肥大症;垂体卒中等引起垂体功能减退;以及垂体后叶分泌抗利尿激素不足引起的尿崩症。肢端肥大症患者由于口唇、舌、会厌、声带等软组织过度生长,引起气管插管困难和声门下气管狭窄。术前必须认真评估气道,面罩通气与气管插管常会遇到困难,需做好纤维支气管镜或逆行气管插管的准备。垂体功能低下者围手术期必须给予糖皮质激素治疗。尿崩症患者应密切监测尿量、血容量,水电解质尤其是血钠的变化,并尽可能予以纠正。

(5) 肝肾系统 术前尽力纠正包括凝血障碍、未控制的腹水、水和电解质失衡、肾功能衰竭、肝性脑病和营养不良等。肝肾功能障碍可导致麻醉药药动学和药效学的变化,故麻醉诱导和维持所需剂量应根据患者反应确定,同时由于低碳酸血症和正压通气都可减少肝血流,故全麻患者应注意通气量的调节。

30.3.2 麻醉前用药

颅脑手术患者麻醉前用药应慎重,有颅内压升高的患者不必使用。颅内血管疾病、脑动脉瘤患者需要镇静,可术前 30 min 肌注苯巴比妥钠 2 mg/kg,东莨菪碱 0.3 mg。应避免使用麻醉性镇痛药。

30.4 麻醉选择

(1) 气管插管全麻 有效的面罩通气是麻醉诱导安全的保证,避免高血压、低血压、低氧、高碳酸血症和呛咳。静脉诱导药常以咪达唑仑(0.05 mg/kg)和异丙酚(1～2 mg/kg)或依托咪酯(0.2～0.3 mg/kg);麻醉性镇痛药常用芬太尼(5～10 μg/kg)。肌松药常用 2～3 倍 ED_{95} 罗库溴铵气管插管。插管前静注利多卡因(1～1.5 mg/kg)可减轻气管插管引起的心血管反应和 ICP 升高。神经外科手术时难以接近气道,应严加气道管理,体位安置后检查呼吸音是否对称,气道压力和阻力是否正常,以及通气量是否适宜。呼吸回路所有的接头处应保证紧密连接。在颅骨和硬膜切开后,麻醉应适当减少麻醉药剂量。长效麻醉性镇痛药和镇静药在手术结束前 1 h 应避免使用,以利手术结束后神经系统检查和防止术后长时间反应迟钝和通气不足,可用吸入麻醉药异氟烷、七氟烷或地氟烷,也可用短效静脉麻醉药维持麻醉,以减少术中知晓及控制高血压。术中间断给予肌松药以防止患者躁动。肌松药作用应维持到头部包扎完毕,术毕应使患者尽快苏醒,避免呛咳、挣扎。血压升高者除加深麻醉外,也可用抗高血压药治疗。

(2) 局部麻醉 局部麻醉主要用于硬膜下血肿、头皮肿块等不进颅腔的手术及内窥镜或立体定向手术。目前最常采用利多卡因,常用浓度为 0.5%～1% 加 1：20 万～1：40 万肾上腺素,最大剂量不超过 500 mg。年老体弱者局麻药用量应减少,以免发生局麻药毒性反应。罗哌卡因由于其毒性低、时效长,应用逐渐增多,常用浓度 0.25%～0.5%,最大剂量不超过 200 mg。

30.5　术中管理

30.5.1　呼吸、循环管理

(1) 呼吸　测定呼吸频率、潮气量、气道压以及吸入气和呼出气的氧、二氧化碳和麻醉气体的浓度,并常规监测脉搏血氧饱和度,较长时间手术宜定时行动脉血气分析,以便调整通气、氧合、酸碱平衡的情况;尤其是控制性降压和低温麻醉,以及出血较多的患者。

(2) 循环　对手术创伤大、出血多、时间长和拟行控制性降压和脑血管手术患者,应用桡动脉穿刺直接动脉测压,深静脉穿刺置管监测中心静脉压,术中不定时统计输入的晶体量、胶体量以及出血量、尿量等。

(3) 肾功能　术前常规留置导尿,定时观察尿量。可作为脏器灌注的重要指标,并可间接判断循环容量。

30.5.2　维持麻醉平稳

采用静吸复合麻醉,镇静、镇痛与肌松药的联合应用,保证术中麻醉平稳和易于调节、管理。静脉麻醉药均可降低颅内压,但颅内压很高或脑血管对 CO_2 失去反应和低碳酸血症时过度通气降颅压效果不明显。1.5 MAC 七氟烷与 1.5 MAC 异氟烷相比较,动态脑自动调节功能的保护更好,但大于 2.0 MAC 七氟烷可导致脑血管自主调节功能失调;地氟烷在 1.5～2.0 MAC 时,会引起颅内压轻度升高。一般认为吸入麻醉药浓度低于 1 MAC 时,可安全地应用于颅脑手术。

30.5.3　输血、补液

颅脑外科手术中补液总体原则是维持正常的血容量,并形成一个恰当的血浆高渗状态。晶胶体比例为 1：1～2：1,晶体以醋酸林格氏液为最佳,胶体可选用羟乙基淀粉(万汶)和明胶制剂(佳乐施),并根据出血量和血细胞比容决定是否输血。估计出血较多的患者大于 600 ml,应考虑进行血液稀释、自身输血和血液回收。

30.6　特殊手术麻醉

30.6.1　颅内动脉瘤

(1) 避免高血压　高血压可增加动脉瘤钳闭前破裂的危险性,麻醉诱导时必须维持一定的麻醉深度,避免插管引起的血压升高反应。钳闭动脉瘤时应适当降低血压,可用尼卡地平或硝酸甘油,必要时用硝普钠控制血压。维持收缩压低于原水平的 30% 或在 90 mmHg,平均动脉压 60 mmHg 左右。

（2）防止低血压以维持适当的脑灌注压。

（3）维持合适的脑松弛以提供最佳手术条件。在切开硬脑膜前应十分小心，迅速降低 ICP，避免动脉瘤破裂的危险。

（4）控制性降压期间临时钳闭动脉瘤时，需提高血压以改善钳闭动脉的供血区域的侧支血流。必要时静注去氧肾上腺素。

（5）术中动脉瘤破裂可发生大量快速失血，确切估计失血量，保证有通畅静脉通路，以便大量液体和血液输入。

（6）浅低温（34℃）在脑缺血期可降低脑代谢率，具有脑保护作用。动脉瘤夹闭后即可开始用气垫毯复温。

（7）一旦动脉瘤永久性夹闭，应注意防止术后血管痉挛，保证充分氧合和有效通气，并使血压中等度升高，确保呼吸循环稳定。

30.6.2 后颅窝手术麻醉

（1）后颅窝肿瘤可引起颅神经麻痹、小脑功能障碍和由于第四脑室阻塞而致脑积水。围绕舌咽神经和迷走神经周围的肿瘤或手术会影响呕吐反射，增加误吸的危险。肿瘤切除导致第四脑室底水肿，可损伤呼吸中枢，因而术后需呼吸支持。

241

（2）手术操作可能引起心血管功能不稳定，如刺激三叉神经会突然发生严重的心动过缓和高血压；刺激舌咽神经或迷走神经会导致心动过缓、心搏骤停和低血压。术中应密切监测，及时处理。

（3）后颅窝手术采用坐位的优点是术野显露充分，改善脑部静脉和CSF 回流，静脉压较低并减少出血。但静脉空气栓塞和血流动力学不稳定的发生率较高。改良的仰卧、俯卧和 3/4 侧俯卧位常取代坐位。

（4）外科操作可能损伤颅神经或脑干部位的呼吸中枢，导致吞咽或呼吸功能障碍。术后发生脑梗死、水肿和后颅窝血肿，致使病情恶化。术毕仔细监测患者的呼吸功能，达到标准才能拔除气管导管，拔管后也应严密观察，如有变化必须迅速治疗，包括气管插管、机械通气及循环管理。

30.6.3 垂体手术麻醉

（1）肢端肥大症患者气管插管困难发生率较高，必要时可考虑采用清醒气管插管、纤支镜插管或光导喉镜引导下插管。注意气管插管深度并固定牢靠，移动头位时防止滑脱。

（2）手术中应动态监测血气变化，及时调整机械通气参数，维持正常氧合和通气。

（3）长期激素治疗者，一般在手术开始后，先给甲泼尼龙 40～80 mg 或氢化可的松 100～200 mg，以后再根据患者的循环功能和手术进展情况等适量添加地塞米松 5～10 mg。

（4）垂体腺瘤患者合并糖代谢紊乱，术前血糖、尿糖增高。在手术中除减少糖的入量以外,还应动态监测血糖、尿糖的变化,若血糖过高可适量输注胰岛素。

(5) 如果经蝶骨垂体瘤切除者,手术结束时,鼻腔被填塞物阻塞,对经鼻呼吸有影响,应注意监测呼吸功能。

30.6.4 脑干手术麻醉

脑干为重要生命中枢,因此该部位手术对呼吸、循环影响较大。麻醉必须格外谨慎。

(1) 术前禁用麻醉性镇痛药,选择全身麻醉。

(2) 降低颅内压,减少脑氧耗量,同时能维持患者呼吸循环。注意静脉麻醉药和吸入麻醉药的速度及剂量。

(3) 手术取瘤牵拉脑干,可严重干扰生命中枢功能,表现为呼吸不规律、变慢甚至停止;如影响循环中枢,可导致血压骤升和心律失常,应及时提醒术者停止手术操作,同时控制血压及治疗心律失常。

(4) 术毕搬动患者、改变体位要注意保持头部不过分转动,以免发生脑干移位导致呼吸停止。为保证氧供及呼吸道通畅,应保留气管插管。

30.6.5 颅脑外伤患者麻醉

(1) 对于保持自主呼吸的脑外伤患者,术前一般不给镇静药,仅用阿托品或东莨菪碱等。对躁动难以控制的患者可适当给予镇静药,但应警惕呼吸抑制。

(2) 严重脑外伤常合并颈椎损伤,可影响呼吸功能,必须保证在颈椎曲线原位不变的条件下进行紧急气管内插管。

(3) 对所有颅脑外伤患者均应视为"饱胃",麻醉前应插胃管,并尽可能清除胃内容物,诱导插管期应防止误吸。插管后清除气道内分泌物。对于病情危重、反应极差或呼吸微弱甚至停止的患者,可直接或表面麻醉后行气管内插管。

(4) 麻醉中应维持液体平衡,及时纠正电解质和酸碱紊乱。

(5) 患者术前意识存在,呼吸正常,术毕患者清醒者可考虑拔除气管导管。对于术毕尚未清醒、意识抑制较深和颅内创伤严重的患者,宜保留气管插管或作气管切开,便于术后呼吸管理。

30.6.6 颈髓、脊髓手术麻醉

(1) 急性颈髓损伤手术麻醉,首先要注意颈部固定与保护,防止骨折移位后加重脊髓损伤。诱导后需选用合适的插管方式,保证颈部相对固定,可考虑纤支镜插管,或逆行插管;如插管条件欠佳,可行气管切开。

(2) 急性脊髓损伤禁用琥珀胆碱,常用静吸复合麻醉,有利血流动力学稳定和术毕尽快苏醒。

(3) 术中应补充容量,维持血流动力学稳定,必要时可用升压药维持平均动脉压在 80～100 mmHg,避免高血糖症,以保证脊髓血液的充分供应、避免加重神经组织缺血性损伤。

(4) 在高位颈髓尤其是 C4 节段以上脊髓损伤患者,术后往往需采用机械通气支持呼吸。

30.6.7 癫痫患者非癫痫及癫痫手术的麻醉

30.6.7.1 癫痫患者非癫痫手术的麻醉

(1) 抗癫痫药物多数是肝代谢酶促进剂(酶促),长时间使用后肝药酶的活性增加。与麻醉性镇痛药和镇静药有协同作用。对造血功能有一定的抑制,术前应查全血象、凝血功能。抗癫痫药物应服药至术前 1 d 晚,必要时加用镇静药。

(2) 若手术当日麻醉前有癫痫发作者应延期手术,除非是抢救性急诊手术。

(3) 以全身麻醉为首选,尤其是癫痫发作较频繁者。某些下腹部、四肢等中小手术也可选用椎管内麻醉或神经阻滞。

(4) 全身麻醉宜采用静脉诱导,静吸复合麻醉维持。易致惊厥的氯胺酮、羟丁酸钠、普鲁卡因和恩氟烷等应禁忌单独使用。去极化肌松药不存在与抗癫痫药之间的协同作用。抗惊厥药物可明显缩短维库溴铵神经肌肉阻滞作用的时效,而且服用抗惊厥药物时间越长,对非去极化肌松药影响就越大。所以对围术期服用抗惊厥药物的患者,手术中肌松药的需要量增加。

(5) 麻醉期间特别要重视避免缺氧、二氧化碳蓄积和体温升高等易诱发癫痫发作的病理因素。在麻醉苏醒期,要密切注意癫痫发作的可能。必要时在手术结束时预防性给予抗癫痫药。术后患者进食后要及早恢复术前的抗癫痫治疗。

30.6.7.2 癫痫手术的麻醉

(1) 术前抗癫痫药物原则上必需停用,由于 EEG 会受药物的影响,尤其是抗癫痫药可抑制癫痫波的发放,影响术中对病灶部位的判断。对癫痫发作频繁者也应逐渐停药,避免突然停药导致癫痫持续状态,如果手术当日有癫痫发作,应使手术延期。

(2) 癫痫患者行手术治疗时,术中常需行脑电图监测,通过对棘波出现频率和波幅变化的观察来确定癫痫源灶、指导切除范围及判断手术效果。要求所使用麻醉药及方法既不抑制病理性棘波,又不诱发非病理性的棘波样异常波。为了避免颅骨和头皮对脑电信号的衰减,术中常放置硬脑膜外或大脑皮质电极,监测 EEG 的变化。

(3) 癫痫手术治疗首选全身麻醉。安定类、巴比妥类药物对癫痫波有明显的抑制作用,不宜用于癫痫患者。丙泊酚在小剂量时可诱发广泛的棘波,在大剂量时抑制棘波,但由于其作用时间较短,常用于麻醉诱导。临床常用的诱导方法为芬太尼 2 μg/kg、丙泊酚 2 mg/kg、维库溴铵 0.1 mg/kg 静脉快速诱导气管插管。吸入麻醉药中异氟烷、七氟烷和地氟烷在吸入浓度低于 1.0 MAC 时对 EEG 影响小,无致痫作用,可用于麻醉维持。

(4) 癫痫手术结束时常规使用抗癫痫药,以防发生惊厥。

(5) 唤醒麻醉　手术过程要求患者在清醒状态下配合完成某些神经测试及指令动作的麻醉技术,主要包括局部麻醉联合镇静与唤醒全麻技术。唤醒麻醉可以保证合适的镇静与镇痛深度、稳定的血流动力学与安全的气道管理,使患者可以在清醒状态配合完成运动、感觉与语言功能的测试,在脑功能区癫痫手术中应用广泛。技术要点如下:① 采用短效快速苏醒麻醉药丙泊酚与瑞芬太尼,插入喉罩或气管导管,维持血浆靶控药物浓度:丙泊酚 2～3 μg/ml、瑞芬太尼 2～4 ng/ml。唤醒麻醉中使用右美托咪定有许多优点。② 术前不用长效镇静药,术中注意保暖,以减少患者清醒后寒战发生。③ 运动与感觉功能定位时患者采取平卧位或侧卧位。语言功能定位时,一般采用右侧卧位,头略后仰,头架固定。④ 在切皮、分离骨膜和硬膜时,应予以充分的局部浸润麻醉,以保证术中镇痛效果。⑤ 皮质暴露后,调整麻醉药血浆靶控浓度:异丙酚 0.5 μg/ml、瑞芬太尼 0.8 ng/ml,直至患者清醒。⑥ 患者清醒程度满意后,进行皮质电刺激功能区定位。唤醒时间 10～50 min。待皮层电刺激完成后,可加深麻醉,再次插入气管插管或喉罩。

30.6.8　帕金森患者麻醉

(1) 术前应充分评估患者的病情,包括行走、颈部强直和吞咽功能困难。了解抗帕金森病药物使用情况。如苄丝肼多巴或苯海索应继续服用至术前。

(2) 除一般监测外,帕金森患者,长时间大手术应做动脉穿刺置管测压和颈内静脉置管测定中心静脉压,定期动脉血血气分析。使用左旋多巴的患者应重点监测 ECG,积极防治心律失常。由于帕金森患者体温调节异常,容易发生低体温,故长时间大手术应监测体温,注意保温。

(3) 全麻诱导应注意:① 评估有否颈部强直和气道困难,应采取应对措施。② 帕金森患者常有吞咽功能障碍,易引起反流误吸,全麻诱导时除术前严格禁食外,用快速顺序诱导。③ 常用静脉麻醉药、麻醉性镇痛药、非去极化肌松药及吸入麻醉药均可用于帕金森患者。④ 避免应用诱发和加重帕金森病症状的药物,如麻黄碱、氟哌利多、甲氧氯普胺、氟哌啶醇、利血平、氯胺酮、氯丙嗪等药物。

（4）长时间外科手术中，由于治疗药物左旋多巴的半衰期极短（1～3 h），为了使患者在围术期保持体内稳定的左旋多巴药物浓度，在术中可通过鼻饲加倍剂量的苄丝肼多巴或苯海索，并维持至术后 2 d。

（5）术毕拔管前应确保肌松药作用已完全消失。避免使用新斯的明，因其使乙酰胆碱积聚，从而加重震颤麻痹。术后应尽快恢复服用抗帕金森病药物。

（田　婕　王珊娟）

31　颈部手术麻醉

31.1　手术特点

（1）颈部手术操作在气道附近施行，易发生气道梗阻甚至窒息，术中体位也可影响呼吸，围术期应加强气道管理，确保气道通畅。

（2）颈部有丰富的动静脉大血管和感受器分布，如颈内、外动静脉和颈总动脉，颈动脉鞘内有迷走神经经过，而颈动脉窦则是调节血流动力学平衡的重要压力感受器，颈部手术或外伤易累及这些重要解剖结构，可发生严重的循环、呼吸功能紊乱。

（3）甲状腺的血供丰富，手术中易出血，术后出血形成血肿会压迫气道；喉返神经和喉上神经分布在甲状腺周围，损伤后可造成声音嘶哑、呼吸困难。

（4）颈动脉鞘后方有颈上、中、下交感神经节，颈中、颈下神经节在甲状腺上、下动脉周围进入甲状腺，手术或外伤损伤颈交感神经节，可出现霍纳综合征。

（5）胸锁乳突肌、前斜角肌的前方有锁骨下静脉和膈神经，前斜角肌的后方还有锁骨下动脉和臂丛，手术或外伤均可引起循环、呼吸功能障碍和神经损伤。

31.2　麻醉要求

（1）颈部手术麻醉要求平稳、镇痛完全，对肌肉松弛程度要求不高。

（2）颈前部有咽、喉和气管，围术期中应注意保持气道通畅。

（3）颈部有丰富的血管、神经和反射感受器，围术期应采取有效措施防治循环、呼吸功能紊乱。

（4）施行颈丛神经阻滞时，需熟悉该部位重要血管和神经的走向、神经节和神经丛的解剖关系。

（5）甲状腺、甲状旁腺手术患者常同时存在内分泌、代谢、心血管等系统的功能异常，需重视其在病理、生理、药理方面变化。

（6）颈部巨大肿瘤可压迫气管或气管软化塌陷造成气道梗阻，应注意围术期气道管理。恶性肿瘤患者需重视贫血、营养不良等全身情况的变化。

245

31.3 麻醉处理

31.3.1 术前准备

(1)了解颈部病变的部位、性质、对邻近器官有无侵害以及手术范围大小等,必要时查看 X 线片及 CT 报告。

(2)了解与颈部病变相关的各系统功能变化、药物治疗方案和疗效,尽力改善全身情况和控制相关疾病。

(3)了解患者精神状态,改善重要脏器的功能异常,纠正营养不良和水、电解质平衡失调,以提高患者对手术麻醉的耐受力。

(4)针对疾病特点和手术麻醉方案,做好麻醉前准备工作包括复苏急救的药物和器械。

31.3.2 麻醉选择

(1)部位浅表、范围较小、时间短的手术可采用局部麻醉或神经阻滞。

(2)某些疾病性质未定,需要进行局部切除病理检查然后再确定手术方式,可先在局部麻醉或神经阻滞下施行手术,如需扩大手术范围则再改用全麻。

(3)对精神紧张、焦虑者,可在局部麻醉或神经阻滞的基础上,经静脉辅助应用镇静、镇痛药物以完善麻醉效果,或喉罩全麻。

(4)范围大、时间长、出血多、操作直接或间接影响气道通畅的手术,应在气管插管全麻下手术。

31.3.3 术中管理

(1)由于手术操作邻近气道,全麻患者均需施行气管插管。

(2)术中需进行严密监测,包括心电图、血压、心率、呼吸、体温等方面的监测。

(3)对清醒患者,还应注意观察其有无声音嘶哑、屏气或呼吸困难的体征。

(4)术后需注意创口出血,血肿压迫气道,呼吸道损伤,呕吐误吸等并发症的防治。

31.4 特殊手术麻醉

31.4.1 甲状腺手术麻醉

(1)采用手术治疗的甲状腺疾病包括单纯性甲状腺肿、结节性甲状腺肿、甲状腺腺瘤、甲状腺癌等,可有或无甲状腺功能亢进。

(2)术前需了解增大的甲状腺肿块有无压迫邻近的气管、食管、血管、神经等,有无甲状腺功能紊乱,是功能亢进抑或减退,有无其他重要脏器的并存症。遇有压迫症状者,应明确气管受压的部位和程度、有无胸骨后甲状腺肿、喉返神经麻痹。

(3)对无气管压迫、全身情况较好的患者,可采用局部麻醉或神经阻滞麻醉,对病情复杂者采用气管插管全身麻醉。

(4) 对有气管压迫者,可选用表面麻醉下清醒插管,辅助应用适量的镇静镇痛药物有助于减轻插管时的应激反应。

(5) 对无明显气管压迫者,需注意部分因弥漫性肿大经过药物治疗后甲状腺质地变硬的患者,插管时喉镜显露声门也会发生困难。

(6) 对有气管压迫的患者,导管的插入深度需超过气管狭窄水平,插管后还应检查导管管腔内是否通畅、有无受压。

(7) 术中分离甲状腺牵扯气管时,有可能使导管扭曲或移位,应及时发现和处理,最好选用螺旋丝增强型气管导管以防止导管扭曲受压。

(8) 术毕拔管时,要求自主呼吸恢复良好,患者清醒,符合拔管指征才可拔管。特别应注意有无气管塌陷和声带麻痹的可能,应做好气管切开的准备,以防发生误吸和窒息。

31.4.2 甲状腺功能亢进患者的麻醉

31.4.2.1 病情估计

在患者经过药物治疗、病情基本稳定后再考虑手术。手术时机选择:① 基础代谢率下降至 $+20\%$ 范围内。② 体重增加或基本稳定不减轻。③ 心率减慢至 90 次/min 以下,脉压减小,心脏收缩期杂音消失或减轻。④ 全身症状改善,情绪稳定,睡眠良好,手指震颤、失眠、腹泻等症状改善或消失。

247

31.4.2.2 麻醉前准备

(1) 药物治疗 一般情况下,抗甲亢药物治疗 3~4 周后可使病情稳定,手术治疗时则应在术前 1 周停用抗甲亢药物;必要时术前 2 周给予复方碘溶液以使甲状腺腺体缩小变硬,有利于手术操作,并应用 β 受体阻滞药辅助控制交感神经过度兴奋症状,但在哮喘、慢性气管炎、糖尿病及妊娠患者中忌用。

(2) 甲亢性心脏病 术前应做心电图及超声心动图检查,明确有无心律失常和心脏器质性改变,对心脏功能欠佳如心房颤动及心室率超过 100 次/min 或有心力衰竭等的患者,应在控制甲亢并改善心脏功能后再考虑手术。

(3) 其他脏器功能 术前应检查有无肝功能异常,注意增加肝糖原的贮存,对伴有肾上腺皮质功能不足的患者,也应适当应用激素治疗。

(4) 麻醉前用药 甲亢患者的镇静药用量较正常患者大,结合应用麻醉性镇痛药有助于完善镇静镇痛效果、降低机体代谢、预防心律失常。对有呼吸道梗阻症状者,镇静镇痛药宜减量或不用,以免抑制呼吸、加重梗阻。为避免心率增快,术前 M 受体阻滞剂多选用东莨菪碱。

31.4.2.3 麻醉方法

(1) 局部麻醉或颈丛神经阻滞 ① 甲亢病情轻且病程短。② 治疗后症状消失持续稳定。③ 无甲状腺压迫气管症状。④ 患者无情绪焦虑紧张。神经阻滞的优点是能保持患者清醒合作、有利于术中了解有无喉返神经损伤,缺点是镇静镇痛不全。

(2) 全身麻醉 ① 甲亢尚未完全满意控制。② 甲亢性心脏病且心功能不佳。③ 甲状腺较大或胸骨后甲状腺出现气管压迫症状。④ 患者情绪紧张、不稳定。全身麻醉的优点在于可完全消除手术操作的不适感、较好地控制机体反应、气管内插管还可确保气道通畅,缺点是术中无法了解有无喉返神经损伤。

(3) 麻醉药物 使用麻醉药物需注意以下几点:① 甲亢可增加对儿茶酚胺的敏感性,应避免使用增强交感神经活性的药物,需注意异丙酚也可能增加心肌对儿茶酚胺的敏感性。② 提供足够的麻醉深度,以抑制交感神经对手术刺激的过度反应。③ 甲亢患者可能存在慢性的低血容量和血管扩张,在麻醉诱导时容易发生明显的低血压,所以麻醉诱导前需行适当的扩容处理。④ 甲亢可能增加肌肉疾病和重症肌无力的发生率,因此肌松药的选择和使用要谨慎。⑤ 氯胺酮可使血压升高和心率增快,应慎用。⑥ 安氟醚、异氟烷、硫喷妥钠、γ羟丁酸钠、氟哌利多和芬太尼等对促甲状腺激素或甲状腺素几乎无影响。

31.4.2.4 甲亢危象

(1) 临床表现 甲亢危象可在术中或术后发生,患者表现为恐惧不安、手颤、精神激动;高热,体温可达40℃;心率增快达140次/min以上;常伴有腹泻、呕吐、肝功能异常;严重者昏迷、虚脱,最后死于心力衰竭、肺水肿和水电解质紊乱。

(2) 预防措施 做好充分的术前准备工作,控制甲亢症状至病情基本稳定再考虑手术,术中注意观测患者体温变化。

(3) 治疗原则 ① 应用抑制甲状腺素分泌的药物治疗,如碘剂、甲基硫脲嘧啶等。② 应用β受体阻滞药控制心率。③ 采用冬眠降温。④ 支持疗法如维持气道通畅并充分供氧、维持循环功能的稳定、纠正水和电解质紊乱、处理心力衰竭等。⑤ 应用肾上腺皮质激素。⑥ 合并心功能不全时,加用洋地黄制剂。

31.4.3 颈动脉窦或颈动脉体肿瘤的手术麻醉

(1) 颈动脉窦或颈动脉体肿瘤一般施行单纯切除手术。

(2) 预计出血量较大的手术应施行有创动静脉压监测,术中要求麻醉平稳、术野清晰,以防误伤大血管。

(3) 常需加用局部浸润麻醉以阻滞颈动脉窦反射。

(4) 术中暂时阻断颈总或颈内动脉的时间应限制在20 min以内,以免发生中枢神经系统缺血缺氧后遗症,必要时可进行脑血流量监测。

(5) 可施行低温麻醉,以增加大脑对缺氧的耐受力。

（6）剥离瘤体粘连出血多时，可使用适度控制性降压，手术结扎颈总动脉后，应尽快使血压回升至正常水平，补足血容量，维持血流动力学稳定，有助于增加大脑的侧支循环血供，维持稳定的脑血流灌注量。

（7）术后应注意动脉阻断后有无中枢神经系统缺氧症状，密切观察患者神志和肢体运动、感觉的恢复情况。

31.4.4 甲状旁腺手术麻醉

31.4.4.1 病情和手术特点

（1）正常甲状旁腺分上下 2 对，共 4 个腺体，位于甲状腺背侧。甲状旁腺分泌甲状旁腺素（parathyrin，PTH），调节体内钙、磷代谢，与甲状腺滤泡旁细胞分泌的降钙素共同维持体内钙磷平衡。甲状旁腺功能亢进致甲状旁腺激素分泌过多，钙离子动员进入血液循环，引起血钙升高。同时，甲状旁腺功能亢进导致广泛骨质脱钙，骨基质分解，黏蛋白、羟脯氨酸等代谢产物从尿排泄增多，形成尿结石，或肾钙盐沉着症，加以继发感染等因素，肾功能常严重损害。此外，肾小管对无机磷再吸收减少，尿磷排出增加，血磷降低。如果肾功能完好，尿钙排泄量随之增加而使血钙下降，但持续增多的甲状旁腺激素引起的尿路结石可导致肾功能不全，甚至肾衰竭。甲状旁腺功能亢进引起的消化系统疾病可导致水电解质紊乱和酸碱失衡。高血钙还可致心律失常，甚至心力衰竭等。

（2）需要手术的甲状旁腺功能亢进和肿瘤，甲状旁腺腺瘤或增生切除术要仔细探查，紧靠甲状腺固有囊清理并完整保留固有囊外侧叶上下端附近的脂肪组织和疏松结缔组织，否则易损伤喉返神经。

31.4.4.2 术前准备

（1）纠正电解质紊乱并维持有效循环容量。当血清钙离子浓度超过 15 mg/dl（3.75 mmol/L）时为高钙危象，血钙增高可能引起心律失常，需紧急处理，可通过扩充容量和利尿降低血清钙的浓度。同时，术前还要注意低磷血症的纠正。血清磷酸盐水平过低使心肌收缩力下降可导致心力衰竭，以及骨骼肌无力、溶血和血小板功能异常。轻度低磷血症血磷（0.8～0.3 mmol/L）可不作特殊处理，严重的低磷血症患者需要更为积极的治疗方法，即静脉输入帕米磷酸二钠或依替磷酸二钠，使血磷水平维持在 1.0～1.3 mmol/L。通常每日的补磷量为 33～100 mmol，并在补磷时应密切监测血磷浓度的变化，随时调整补磷量，以免出现高磷血症或继发性软组织钙化。

（2）有慢性高钙血症的患者要评估肾功能、心脏功能和中枢神经系统有无异常。对于甲状旁腺功能亢进伴有骨质疏松患者，在气管插管时头颈过度后仰可能发生椎体压缩，在搬运过程中也可能并发骨折。

31.4.4.3　麻醉管理

（1）选用全身麻醉，也可复合颈丛神经阻滞。

（2）术前有心、肾功能不全及神经肌肉兴奋性改变者，术中重视合理使用肌松药，可选择顺阿曲库铵并减少用药剂量。高血钙患者，应慎用洋地黄类药物。有心血管并发症患者慎用交感神经兴奋药物。

（3）术后并发症包括：喉返神经损伤、出血、一过性或完全性甲状旁腺功能减退。单侧喉返神经损伤的典型表现是声音嘶哑，一般不需要治疗。双侧喉返神经损伤很少见，可能导致窒息需要立即行气管插管。成功的甲状旁腺切除术后血钙下降，术前有明显代谢性骨骼疾病者在切除了甲状旁腺体后常会发生饥饿骨骼综合征（hungry bone syndrome），出现低钙血症，这是骨骼快速再矿物化的结果。血清钙的最低点多发生在术后3～7 d，临床上可反复出现口唇麻木和手足抽搐等低血钙症状。所以，应密切监测血清钙、镁和磷的水平，直到平稳。常规治疗是补充维生素D和钙剂，但效果有限。

（4）围术期要注意监测心、肾功能和水、电解质平衡的变化，并注意保护肢体。术后因甲状旁腺组织切除、脱钙骨骼再吸收血钙、术中大量输入枸橼酸血，可出现甲状旁腺功能低下症状，导致低血钙症，发生手足抽搐，应注意及时补钙。

31.4.5　颈部外伤的手术麻醉

（1）颈部严重外伤可引起咽喉、气管、食管、动静脉和神经的损伤。

（2）开放性损伤可发生大出血、空气栓塞、纵隔气肿，甚至误吸和窒息；闭合性损伤可引起血肿或皮下气肿，发生休克或呼吸困难。

（3）颈总动脉或颈内动脉损伤时，需施行动脉修补和血管移植等手术，术中要临时阻断血运以方便手术操作，应注意维护循环功能和脑血流灌注量的稳定。

（4）颈部大静脉损伤时，不仅可引起严重失血，还可发生致命的空气栓塞，紧急处理措施为用手指或敷料压迫并施行静脉结扎或血管缝合移植手术，要求麻醉平稳、术野安静、防止发生呛咳。

（5）咽喉和气管、食管损伤后，应立即清除上呼吸道的异物、血液、分泌物，并施行气管内插管或气管切开术，若合并气胸、血胸或纵隔气肿，应进行手术引流。

31.4.6　颈部淋巴结切除手术麻醉

（1）颈部淋巴结结核切除术一般可以在局部麻醉下进行，为防止病灶播散，也可采用颈丛阻滞麻醉。

（2）颈部恶性肿瘤和淋巴结转移癌的根治性手术，如先行病理检查，可采用局部麻醉，若进行淋巴结清扫术，则需采用气管内插管全身麻醉，颈部恶性肿瘤根治性手术创面大、失血多、术时长、术后有颈部肿胀可能,应注意加强围术期管理。

31.4.7　颈部甲状舌骨囊肿和鳃裂囊肿手术麻醉

甲状舌骨囊肿来源于胚胎期的甲状舌管,鳃裂囊肿发源于胚胎期的残留组织,发病较早,多见于儿童和青少年,因此气管插管时需选用合适大小的导管,插管动作宜轻柔,防止组织损伤和喉头水肿等并发症。

31.4.8　斜颈手术的麻醉

斜颈为先天性颈部畸形,多采用手术松解矫正紧张纤维化的胸锁乳突肌。麻醉方法可以选择静脉麻醉或气管内麻醉,术中需注意保持气道通畅。

(姜　虹)

32　口腔颌面手术麻醉

32.1　手术特点

(1) 手术区域邻近或覆盖气道,气道管理困难,术后组织肿胀或解剖改变、失去颌骨支撑、颌间结扎固定等易至拔管后发生气道梗阻。

(2) 颅颌面手术操作邻近脑组织,分离和暴露过程中易使脑组织受到牵拉,造成脑损伤和脑水肿;口腔颌面肿瘤手术行双侧颈淋巴清扫术时,两侧颈内静脉同时切除可致颅内静脉回流受阻;根治性颈清(需颈动脉切除)和颅颌面联合根治手术等可致颅压升高。

(3) 部分手术时间长,创面暴露范围大,须注意合适的体位,液体补充充分,避免低温、药物积聚、过多使用缩血管和扩血管药物。

(4) 口腔、颌面及颅脑部血管丰富、止血困难,多次截骨、多部位或大创面手术、血管纤维瘤手术、复杂的颅颌面手术等都会造成大量失血。

(5) 颅、面、颈部神经丰富,手术操作易诱发不良神经反射,常见的有眼-心迷走神经反射和颈动脉窦反射。

(6) 游离皮瓣、肌肉、骨肌瓣、神经移植和复杂的颅颌面肿瘤手术等,均需采用显微外科技术。

(7) 口腔颌面手术种类繁多,包括先天颌面畸形矫正、外伤修复、骨关节疾病以及肿瘤治疗等,手术对象涉及各年龄层次,年龄跨度大,从新生儿到老年人都有。

(8) 正颌手术操作复杂,涉及上下颌骨的切开、移植、复位和固定,常需作颌间结扎以保持移植骨块于功能咬合位,气道梗阻和出血是严重并发症。

32.2　麻醉要求

(1) 常需采用气管内插管全麻,根据手术需要选定插管径路。颅底、眼眶、鼻部、上颌骨、上颌窦手术宜经口插管,下颌骨、腮腺区、口腔内手术宜经鼻插管。

（2）颅颌面手术围术期的处理,有效控制颅内压增高,积极防治脑水肿。

（3）应注重长时间、大范围手术给患者带来的生理变化。多部位、历时长、创面大的手术,应注意加强对循环的监测和管理,及时补充血容量。

（4）在预计有大量失血可能的手术中,需采用控制性降压技术;对失血量大或需开颅的手术,必要时实施低温麻醉。

（5）应警惕不良神经反射,在尽力完善麻醉的同时,需关注手术医师的操作步骤,加强心电图监测,及时发现,及时防治。

（6）显微手术操作精细复杂,要求麻醉平稳、镇痛和肌松完善,保持术野绝对干净;对于施行微血管吻合的手术,还应注意维持血流动力学稳定,避免吻合血管痉挛与血栓形成,并加强麻醉恢复期内对移植组织的监护。

（7）对施行先天性颌面畸形整复手术的患儿,应注意检查其有无并存其他重要脏器的畸形,还须根据不同时期小儿的生理解剖特点,选择好合适的麻醉方法和监测手段。

（8）要求患者完全清醒后拔管。估计术后可能发生气道梗阻的患者,应留置气管导管或施行预防性气管切开术。

32.3 术前准备

32.3.1 患儿

（1）年龄越小,手术麻醉风险越大,婴儿施行选择性手术的相对安全年龄被定为出生前孕龄＋出生后年龄大于 44 周。

（2）伴急性上呼吸道感染和严重贫血的患儿,应暂缓手术。

（3）检查先天性颌面畸形患儿有无并存的重要脏器畸形及其功能改变。

（4）检查先天性唇腭裂患儿有无喂养困难造成营养不良、发育迟缓。

32.3.2 中老年患者

（1）对原已有内科并发症的患者,需着重了解其脏器功能损害的严重程度,与内科医师共同制订术前治疗方案,包括控制高血压、改善呼吸功能、治疗心律失常、安置临时起搏器、纠正水、电解质以及酸碱平衡紊乱和营养不良等,以提高患者的手术麻醉耐受力。

（2）恶性肿瘤患者全身状况差,加上摄食障碍,常出现消瘦,并伴有贫血、营养不良和低蛋白血症,术前也应尽可能予以改善和纠正。了解既往放化疗史,评估化疗药物对心血管、骨髓、中枢神经的毒性作用,放疗对气道的影响。

32.3.3 阻塞性睡眠呼吸暂停综合征患者

（1）明确病因，评估阻塞程度和肺通气功能状况，检查有无低氧血症和高碳酸血症以及心肺并发症等。

（2）麻醉前应了解肥胖患者的严重程度以及在心血管、呼吸和代谢等方面可能出现的异常变化，以便采取合理的麻醉处理。

（3）就存在的困难气道问题与患者及家属沟通，取得理解配合。

32.3.4 气道困难患者

（1）术前应准确预测并选择好合适的诱导方法和插管技术。

（2）易发生气道困难的常见疾患有先天性颅颌面畸形、口腔颌面肿瘤、颞下颌关节强直、阻塞性睡眠呼吸暂停综合征、外伤、感染、肿瘤造成口腔颌面畸形或缺损、手术或放疗引起气道附近解剖结构改变、颌颈部肿瘤压迫致气管移位等，其他的如肥胖颈短、颈椎病变、小下颌、门齿前突或松动、高喉头、巨舌等也会造成气管插管困难。

32.3.5 颌面创伤

（1）术前了解创伤的范围、程度、失血量、有无引起气道梗阻、有无意识状态的改变，以及其他外伤如颈椎骨折、胸部外伤等存在，既往病史和最后进食时间。

（2）术前气管切开术指征：① 口、鼻、咽部有活动性出血。② 咽喉部软组织肿胀或破碎，软组织、骨片阻挡而妨碍显露声门。③ 上呼吸道梗阻无法维持通气。④ 合并严重颈椎损伤出现截瘫者需长时间呼吸支持。⑤ 合并严重颅脑损伤（昏迷或强直痉挛）和伴有肺部损伤者作颌间结扎固定，术后需较长时间留置气管导管。⑥ 面部骨折（上、下颌骨和鼻骨复合骨折）者在手术复位过程中需多次改变气管导管径路。

32.3.6 禁食、禁饮

选择性手术前均应按常规禁食、禁饮，6 个月以下小儿：4 h；6 个月～2 岁小儿：6 h；大于 2 岁小儿：8 h；成人：8～12 h。

32.3.7 心理准备

评估并尽可能解除患者负面情绪及心理障碍，对减少麻醉用药量、维持生理状态稳定和减少术后并发症都有重要意义。

（1）口腔颌面部肿瘤的患者，因大面积组织切除后可能造成的头面部外观畸形，如咀嚼、吞咽、语言、呼吸等生理功能改变，而存在明显的心理障碍。

（2）先天性颅颌面畸形或牙颌面畸形患者因颜面畸形、某些生理功能障碍等，也多会伴有各种心理异常。

（3）多次手术治疗的患者，手术麻醉的痛苦体验与不良回忆则会使其在再次手术前存在极度恐惧甚至拒绝心理。

（4）颞下颌关节紊乱综合征患者有较突出的个性特点如神经质、疑虑、情绪不稳定等,该病的发生与个性和精神因素有密切关系。

(5) 老年患者常会伴有衰弱感、孤独感和忧郁感,较多地表现出退缩、孤独、内向和被动,可因对病情发展和健康状况的过分关注而引起其焦虑、抑郁等情绪改变。

(6) 1 岁以上的患儿会因陌生环境、与父母分离及害怕手术疼痛而引起恐惧和不安。

32.3.8　麻醉前用药

(1) 成人麻醉前 30 min 肌注阿托品 0.5 mg,能有效保持气道干燥,提高表面麻醉效果。

(2) 1 岁以内的婴儿在麻醉前无需使用镇静药物,但须给阿托品,尤其是氯胺酮麻醉的患儿。1 岁以上的患儿可视具体情况在麻醉前给予镇静药。

(3) 高龄、有严重肺病、气道受损、休克或颅内压增高的患者,可不使用麻醉前用药。

32.4　麻醉选择

口腔颌面外科手术涉及口腔、头、面、颈等部位,手术野多在气道入口处,气管内插管全麻应是最为理想的麻醉选择。局部麻醉或神经阻滞对生理干扰小,易于管理,适用于部位浅表、范围较小、时间短的手术。精神紧张、焦虑者,可在局部或部位阻滞麻醉的基础上,经静脉辅助应用镇静、镇痛药物以完善麻醉效果。

32.5　术中管理

32.5.1　气道和呼吸管理

(1) 由于病变部位的影响,麻醉诱导后易发生气道困难,无插管把握时需保留患者的自主呼吸,忌用肌肉松弛药,在浅麻醉甚至清醒状态下施行气管插管。

(2) 常用的困难气管插管技术有光棒、可视喉镜、纤维支气管镜、插管喉罩以及盲探气管插管装置插管法等。

(3) 加强呼吸监测,长时间、重大手术者应定时作血气分析,以避免缺氧、二氧化碳潴留和酸碱平衡失调。

(4) 因麻醉医师远离头部,头位常因手术操作而变动,应严密观察,及时发现气管导管的扭曲、折叠、滑脱及接口脱落等异常情况。

32.5.2　循环管理

(1) 在历时较长的手术中,除常规项目如心电图、脉率、动脉压、尿量等,对重大手术和危重患者,应加强血流动力学监测,如中心静脉压监测和桡动脉置管后连续监测动脉压。

(2) 因创伤和手术造成急性大量失血的患者,应及时输血补充血容量,采用输注晶体液、血浆代用品、自体输血及血液稀释的方法可减少手术中对库血的需求量。

32.5.3 颅内压的监测和控制

根据症状和体征估计颅内压(ICP)高低,必要时监测 ICP,以便及时调整,将 ICP 控制在一个安全范围内。降低颅内压措施包括:① 适量过度通气。② 输注甘露醇。③ 应用肾上腺皮质激素。④ 在蛛网膜下腔内置管放出部分脑脊液。⑤ 保持麻醉平稳、避免恢复期躁动不安。

32.5.4 控制性降压和低温技术

(1) 在口腔、颌面及颅面恶性肿瘤根治、颌面严重畸形修复、巨大血管瘤切除等手术中,为减少手术失血量和保持手术野清晰,常需采用控制性降压。

(2) 低温技术在颅颌面手术中较为常用,可降低机体的氧耗量,增加脑组织对缺血、缺氧的耐受力,有效地进行脑保护。

32.5.5 眼睛保护

(1) 在口腔、颌面外科手术中,角膜磨损多为手术操作刺激和擦伤所致。

(2) 术前涂眼膏并用无菌胶带粘贴或用 6-0 的单股丝线在距睫毛 5 mm 处缝合上下眼睑,可避免发生眼球损伤。

(3) 发生角膜磨损,可采取涂抹抗生素软膏、用眼罩覆盖受损眼球、使用睫状肌麻痹剂和扩瞳药液等治疗措施。

32.6 术后恢复

由于手术操作影响、麻醉药物残留以及患者自身气道解剖改变等多种因素,气道风险大,要求患者完全清醒后拔管,估计术后可能发生气道梗阻的患者,应留置气管导管或施行预防性气管切开术。

32.7 特殊手术麻醉

32.7.1 唇腭裂手术

(1) 唇裂修复术在 3～6 个月,腭裂修复术在 12～18 个月的年龄进行。

(2) 手术邻近气道操作,宜采用全麻气管内插管。

(3) 采用低凸缘的弯镜片有助于解决腭裂患儿的插管问题。

(4) 采用 RAE(Ring-Adair-Elwyn)气管导管有助于最大限度地暴露手术区域,而且对预防过度后仰头位下导管突然滑脱也有一定作用。

(5) 常规选择经口插管。

(6) 出血量估计 单侧唇裂修复手术多在 30 ml 以内;双侧唇裂、腭裂修复手术为 50～100 ml 不等;齿槽突裂修复手术为 100～200 ml。

(7) 术后创面组织水肿、舌后坠易造成急性气道梗阻发生,为避免损坏修复创面,应尽可能地减少口内吸引和放置口咽通气道,采用牵拉舌缝线的方法可防治舌后坠。

(8) 咽成形术后,腭咽腔明显缩小、局部组织肿胀可出现鼻腔通气不畅、睡眠时严重打鼾甚至呼吸道梗阻症状,这类患儿应慎用术后镇痛。

32.7.2　口腔颌面肿瘤手术

(1) 常存在困难气道,选用气管内插管静吸复合全麻,以经鼻插管为主。

(2) 可能影响患者术后气道通畅的手术如大范围联合切除术、双侧颈部手术、经口、咽、喉部手术及下颌骨切除术等,可在术前或术毕时施行预防性的气管切开术。

(3) 有些肿瘤手术如进行上颌骨和颧骨切除时,止血十分困难,术中要准确估计失血量,及时输液输血。

(4) 颅底深层和颞岩部肿瘤切除手术以及切除肿瘤后需用游离组织皮瓣修复缺损创面的手术,均需在显微镜下进行精细操作,应注意显微手术的麻醉特点。

(5) 颞下窝、后颅底部位的肿瘤常可累及颈内动脉,术中多采用暂时阻断或结扎动脉的方法以减少出血,在麻醉处理上,需使动脉血压维持于较高水平,避免因低血压状态下侧支循环灌注不足而造成脑局部缺血。

(6) 有些晚期肿瘤病例需进行双侧同期治疗性颈清术,要结扎双侧颈内静脉,使患者有颅内压增高的危险,故常需使用低温技术,术中取 $15°\sim30°$ 头高位以减少头部血液滞留,连续监测颅内压并适当采取降颅内压措施。

(7) 涉及颅前窝或颅中窝的手术即颅颌面联合根治手术,在围术期管理上兼有口腔颌面外科和神经外科的特点,颅内压增高是颅内操作的重要障碍,对于这类患者,术中和术后防治颅内压增高十分重要。

32.7.3　口腔颌面外伤后手术

(1) 常出现急性上呼吸道梗阻,迅速清理气道、维持气道通畅是紧急救治的首要步骤。

(2) 严重损伤和复合外伤常因大量失血而导致低血容量性休克,快速有效地扩容、纠正休克是抢救成功的关键措施。

(3) 对于伴有明显颅脑损伤的患者,出现昏迷并非手术麻醉的禁忌证,但昏迷患者手术麻醉的风险将大大增加。高危人群:Glasgow 昏迷评分低于 10 分、颅内压高于 25 mmHg、年龄大于 40 岁或收缩压低于 90 mmHg。

(4) 所有的颌面损伤,除非摄片确认无颈椎损伤存在,均应被认为同时伴有颈椎损伤,在搬运患者和麻醉手术过程中需采取制动措施,避免作颈椎的屈伸或旋转运动而使病情恶化。

（5）口腔、颌面部损伤后修复手术常采用全身麻醉,气管插管多在清醒状态或全麻保留自主呼吸下进行,并根据损伤部位和严重程度,选择插管径路。

在上颌骨骨折中,LeFortⅠ型骨折为低位骨折,可经口插管,单侧骨折时还可选对侧经鼻插管;LeFortⅡ型骨折和LeFortⅢ型骨折均受相当大的外力作用后引起,常伴有颅底骨折,经鼻插管被列为禁忌。下颌骨骨折时,可经鼻插管,对张口不受限的患者也可经口插管。

有些颌面骨骨折可造成张口受限或完全不能张口,如下颌骨角部骨折、髁状突骨折以及颧骨、颧弓骨折碎片压迫颞肌或阻碍喙突运动等,常应选择经鼻插管。

（6）上颌骨骨折常合并口、鼻黏膜损伤、出血,骨折段向下后方移位,可将软腭压至舌根部,使口咽腔缩小,引起呼吸困难,插管时应予以注意。

（7）下颌骨骨折如颏部双发骨折或粉碎性骨折、双侧颏孔区骨折后发生移位,可使舌根后退,有引起呼吸困难甚至窒息的可能,尤应引起关注;下颌骨体部骨折时可发生舌根向左或向右的显著移位,使咽喉部正常解剖关系发生改变,影响到对插管操作的判断,应注意鉴别。

32.7.4　颞下颌关节强直手术

（1）最为突出的问题是因颞下颌关节强直、张口极度受限造成气管插管困难。

（2）"假性"强直者多为疼痛引起颞肌和咬肌反射性痉挛所致,在全麻下可出现缓解,张口度恢复正常;"真性"强直则多有关节损伤、粘连或融合等解剖结构改变,麻醉后不会出现缓解,故需在浅麻醉或清醒状态下插管,保留自主呼吸。

（3）通常选用经鼻插管,并根据具体情况选择困难插管技术,如盲探插管、纤维光导镜引导插管、逆行引导插管等。

（姜　虹）

33　眼科手术麻醉

33.1　手术特点

（1）术中严格制动,因不经意活动可损伤眼显微解剖结构,严重后果可致盲。

（2）眼内手术需控制眼压,避免解剖移位,影响手术和疗效。

（3）高龄以及小患儿居多,而且常伴有不同的并发症,如老龄患者的高血压、冠心病（心绞痛）和糖尿病等。小患儿常伴有先天性畸形,如先天性心脏病,都影响麻醉手术的安全性,对此应重视术前评估。

257

(4) 成人眼科手术绝大多数可在局麻(区域阻滞)下手术,因此易忽视对并存症特殊病情的监测和治疗。

(5) 急症眼外伤手术,尤其是小患儿,常存在饱胃情况。

33.2 麻醉与眼内压(IOP)(表 33-1)

术中"眼球开放"时,前房压力与大气压相等,后房压力占优势,伴晶体屏障的破坏,可产生玻璃体挤出,甚至严重出血。

过度通气(低碳酸血症)引起脉络膜血管收缩并降低眼内压,通气不足(高碳酸血症)使脉络膜血管扩张致眼内压升高。低氧血症使眼球血管扩张致眼压增高。吸入麻醉与静脉麻醉对眼内压作用迅速而明显。肌注、口服或直肠给药对眼内压影响较小。对青光眼及眼球穿透伤应忌用琥珀胆碱。青光眼术前滴注 20%甘露醇可降低眼内压。

表 33-1　麻醉用药对眼内压的影响

	剂 量	用药途径	影 响
增高眼内压的药物			
氯胺酮	1~2 mg/kg	静注	↑
氯胺酮	5 mg/kg	肌注	↑轻度
琥珀胆碱	1~2 mg/kg	静注	↑18%
眼内压无影响的药物			
阿芬太尼	5 μg/kg	静注	(—)
瑞芬太尼	0.5 μg/kg	静注	(—)
哌替啶	50~100 mg	肌注	(—)
阿托品	0.4~1.0 mg	肌注	(—)
东莨菪碱	0.3 mg	肌注	(—)
格隆溴铵	0.2~0.4 mg	肌注	(—)
阿曲库铵	0.4~0.5 mg/kg	静注	(—)
维库溴铵	0.08~0.1 mg/kg	静注	(—)
N_2O	70%	吸入	(±)
眼内压降低的药物			
氯丙嗪	10~25 mg	肌注	↓20%~30%
地西泮	10 mg	静注	↓
咪达唑仑	0.15 mg/kg	静注	↓25%
氟哌利多	5~10 mg	静注	↓12%
恩氟烷	1%(+N_2O)	吸入	↓33%~40%
氟烷	1 MAC	吸入	↓14%~33%

（续　表）

	剂　量	用药途径	影　响
异氟烷	1%～3%	吸入	↓40%
七氟烷	1%～3%(＋N_2O)	吸入	↓40%
芬太尼	0.05～0.1 mg	静注	↓20%
舒芬太尼	1～2 μg/kg	静注	↓
吗啡	8～15 mg	肌注	↓
哌库溴铵	0.05 mg/kg	静注	↓轻度
依托咪酯	0.3 mg/kg	静注	↓30%
硫喷妥钠	2～5 mg/kg	静注	↓30%
丙泊酚	1～2 mg/kg	静注	↓

33.3　眼心反射

（1）原因　手术牵拉眼外肌、眼球操作、眼内压增高,最多发生于眼肌手术(斜视矫正)、视网膜剥离修复及眼球摘除术,球后阻滞麻醉及球后出血时亦可诱发。主要表现为心率和血压下降,患者常有胸闷、心慌、恶心、呕吐和心前区紧迫感等不适,有时出现呼吸运动变化如呼吸变慢、呼吸幅度增大和吸气延长等,消化系统表现如肠蠕动增强以及循环系统变化如大汗、面色苍白等。心电图主要表现为窦性心动过缓,其他异常有各种期前收缩、ST 段下移、传导阻滞、二重节律、异位起搏点、窦性停搏和心室纤颤等。

（2）诊断与治疗　ECG 连续监测可发现心动过缓及心律失常。根据反射的严重程度进行治疗;如出现严重心律失常应暂停手术刺激,心动过缓如不恢复,则需静注阿托品成人 0.02 mg/kg,儿童 0.01 mg/kg。

33.4　眼科局部用药引发全身不良反应

应注意眼科局部用药可能产生不良全身反应(表 33-2)。眼科局部用药经结膜吸收缓慢,但经鼻泪管到达鼻腔黏膜表面吸收会很快,出现静脉用药的作用。眼内给药后压迫眼内眦可阻止药液进入鼻泪管防止鼻黏膜吸收,可预防对全身不良反应。

表 33-2　眼科局部用药可能引致全身不良反应

药　　物	不良反应
去氧肾上腺素	心血管反应(高血压、心绞痛、心动过缓)
肾上腺素	同上(室性心律失常)
噻吗洛尔	同上

259

药　　物	不良反应
可乐定	同上
碘化二乙氧磷酰硫胆碱(碘磷灵)	同上,抑制血浆胆碱酯酶活力
阿托品、东莨菪碱	同上
乙酰胆碱	同上
阿泊拉可乐定	镇静、嗜睡、高血压反跳(长期用药)
乙酰醋胺	代酸、排钠、排钾

33.5　麻醉方法

33.5.1　局麻

术前访视和评估应了解局麻禁忌证。如① 老年慢性支气管炎,术中频咳影响手术并可误伤眼内解剖组织。因气短不能在平卧下接受局麻手术。② 帕金森综合征(震颤麻痹)有肌肉强直伴头部震颤。早老性痴呆都不能接受局麻手术。③ 继续应用日常的心血管药物。④ 术前用药:适量苯二氮䓬类镇静药口服。全口假牙的老年患者术中继续安置能有助于术中开放气道。⑤ 有并存症的患者局麻手术过程应接受监测。⑥ 麻醉监控镇静或监测下的麻醉处理(Monitored anesthesia care,MAC):局麻(及球后神经阻滞)可复合静脉镇静药或麻醉药,在消虑、镇静和镇痛下完成手术。术中麻醉医师密切监测 ECG、NIBP、SpO_2,并予吸氧。MAC 可并用亚催眠剂量的丙泊酚(20 mg)间歇静注。但应在完善的局麻(区域麻醉)条件下启用丙泊酚,必要时可辅用短效阿片类药。为防治该类药可能引起的恶心呕吐,可静注氟哌利多 0.01 mg/kg。静注镇静镇痛药及静脉麻醉药时应监测呼吸频率、$P_{ET}CO_2$ 或 ECG。

33.5.2　全身麻醉

(1) 应用范围　① 不能合作的小患儿手术。② 成人长时间视网膜手术(3~4 h)。③ 不能合作(智力障碍)或运动障碍(震颤麻痹)的患者。④ 不能平卧的患者。⑤ 要求眼肌完全松弛制动的手术。⑥ 不宜用眼部局麻,如球后阻滞误入静脉、凝血障碍患者。深度近视眼(因眼球前后径增大)。

(2) 麻醉选择　① 短小手术如先天性白内障晶体截囊术可用氯胺酮麻醉。② 除了可选监测下的麻醉处理外,多数全麻宜用气管内全麻,术中辅用肌松药,可能时加用局麻,肌松药作用下维持浅全麻。

(3) 气管导管拔管,宜在适当深麻醉条件下拔管;眼内手术等在完全清醒前,必要时辅用少量丙泊酚静注下拔管,目的是避免拔管引起强烈躁动、过分活跃的咳嗽、恶心呕吐反应。拔管前应确定无肌松药残余作用,有满意自主呼吸,常规吸氧(F_iO_2小于 0.4)SpO_2大于 95%。另外,应有足够的苏醒期监护条件。

33.6 眼球穿透伤与饱腹

不能合作的小患儿眼外伤及因颌面复合伤伴眼球穿透伤不能实施区域阻滞麻醉的患者需行气管内全麻。全麻诱导及麻醉结束拔管可能发生呕吐、反流误吸。全麻不平稳可致 IOP 升高,眼内容及玻璃体发生脱位的危险。诱导前应警惕有无其他重大复合伤。全麻宜用静脉快诱导,肌松药用罗库溴铵,麻醉前应评估有无气道困难,诱导:① 开放静脉(套管针妥善固定)。静注适量咪达唑仑。② 先用 1/3 量非去极化肌松弛药静注。③ 静注小量丙泊酚。④ 注入 2/3 量非去极化肌松药。⑤ 高流量氧吸入,不应加压呼吸。⑥ 气管插管(此前可行环状软骨压迫)。⑦ 静吸复合维持麻醉。⑧ 清醒拔管。术中静注甲氧氯普胺(胃复安)促进胃排空。

33.7 小患儿眼科手术麻醉

年龄较小不应作为手术禁忌证,应按小患儿年龄、解剖、生理、病理特点处理麻醉。

(1) 术前访视 先天性白内障可能需重复接受手术麻醉,应了解麻醉史、过敏史、呼吸系统疾病(支气管哮喘)。了解小患儿体质发育情况。常并有其他先天性畸形,必要时有赖小患儿专科医师评估重要脏器的病理和解剖特点。

(2) 禁饮禁食 虽然择期眼科手术很少遇到需要纠正体液电解质失衡者,但小患儿尤其小于 4 岁的幼儿,常因术前禁食、饥饿、低血糖而出现代谢性酸中毒。小于 2 岁小患儿应禁奶、禁食 6 h,禁饮清流质(水或清饮料)3~4 h。大于 2 岁小患儿禁食 8 h,禁饮清流质 3~4 h。术前 3~4 h 允许进清流质 3 ml/kg。

(3) 麻醉前用药 静脉快诱导时可经静脉给阿托品 0.015~0.02 mg/kg,为防治 PONV 静注氟哌利多 20 μg/kg。小患儿开放静脉困难可先用氯胺酮 5~7 mg/kg 肌注,再行开放静脉诱导气管插管。估计无气道困难的小患儿可常规用静脉麻醉诱导。

(4) 麻醉维持 注意事项:① 安置好体位,肩下垫高、头部固定,妥善固定气管导管以免术中导管滑出,并警惕脱管意外。② 术中暴露胸腹壁观察呼吸动作。③ 强调必要的麻醉监测 NIBP、SpO_2、ECG、$P_{ET}CO_2$,必要时监测肛温、气道压力与通气监测。小患儿连续监听心前区心音与呼吸音。④ 术中常规辅用区域麻醉。

(5) 术后 加强苏醒期监测,眼内手术可选择"适当深度麻醉"下拔管。防治恶心呕吐。眼科手术后一般不存在剧痛问题,但结膜刺激必须处理,给予一定的镇静和镇痛是必要的。

33.8 非眼科手术的眼部并发症

(1) 肾移植后眼部并发症　主要与年龄、引起肾功能衰竭的原发病、体内毒性物质的长期积累及激素和免疫抑制剂的长期应用有关。血液透析可造成自发性脉络膜上腔出血造成眼压的急性升高,由于慢性肾衰竭患者需长期血液透析,一旦存在浅前房和房角窄等解剖特点,每次透析后均可能升高。肾移植后患者可发生开角型青光眼。

(2) 俯卧位的眼部并发症　脊柱手术和后颅凹患者因手术需要常被安置俯卧位,因摆放不当或忽视对患者眼部的保护,术后常引起眼部并发症。应正确放置头架,并注意术中体位,用海绵垫条,避免压迫眼球和摩擦误伤眼部。危险因素可能与作用于眼球直接压力,导致眼内压的升高,超过了视网膜的灌注压有关。另外,高血压、糖尿病、神经外科手术时间、麻醉药品的肌肉松弛作用等均可能导致脊柱外科手术患者术后出现眼部并发症甚至失明。

(3) 鼻窦内镜手术眼部并发症　包括纸样板损伤、内直肌损伤、鼻泪管损伤、眼眶血肿、视力丧失等。错误辨认解剖结构或术中出血较多,术野不清楚,操作时带有一定盲目性,容易导致并发症的发生。在内窥镜蝶窦手术时发生的视神经损伤,往往导致严重的后果。

(4) 局部麻醉用药不当造成眼部并发症　如中央眼动脉痉挛,可能与局部麻醉用药有关。局部麻醉用药不当造成眼部并发症的可能原因是:① 在局部麻醉剂中加入过量的血管收缩剂,有可能造成眼部血管的痉挛。② 局部麻醉剂中加入的血管收缩剂不足引起术中出血过多、视野不清导致手术误伤。③ 局部麻醉效果欠佳时,患者常因疼痛不能良好配合手术而造成误伤。因此,选择合适的麻醉方法对于眼部并发症的预防具有重要意义。

(5) 麻醉手术后失明　① 暂时性失明:氯胺酮引起的暂时性失明虽较少见,且不留后遗症,但仍会给患者带来一些不良影响,有关其具体机制,目前尚无定论。有人认为与丘脑特异投射系统受抑制有关,氯胺酮选择性的直接作用于外侧膝状体,视辐射和皮质视觉区,而产生所谓的皮质盲。也有人认为应从微循环的角度来解释,可能与氯胺酮所致视网膜微动脉收缩,血细胞聚集,血液淤滞有关。这种情况可随着氯胺酮代谢排出,低血容量纠正或趋于正常后消失,患者视力亦随之恢复。因此,对于明确的青光眼或其他眼病史患者,应尽可能地选择其他的麻醉药和麻醉方法。② 缺血性失明:麻醉手术后可并发缺血性失明,主要原因为较长时间失血性低血压休克,使眼动脉血流灌注不足。另外也可由于体位使眼部受压,中心静脉压过高,以及体外循环后,眼中央静脉栓塞致失明。术后缺血性失明的预后较差,如缺血性视神经病变是脊柱手术后视力丧失的最常见原因,大部分患者是相对健康的。

96％的病例失血量在 1 000 ml 以上、麻醉持续时间超过 6 h。对接受长时间俯卧位脊柱手术以及心脏手术的患者,应在术前告知其视力丧失的风险。应必须提高警惕,加强防护。

（陈　琦　石学银）

34　耳鼻喉科手术麻醉

34.1　手术特点

(1)手术局限于头颈部,耳鼻喉各部分由黏膜组织覆盖,部分小手术可采用表面麻醉或局部麻醉来完成。

(2)气道管理的难度较大　① 手术部位血供丰富,且不易止血,不利于维持气道通畅。② 麻醉医师相对离手术野较远,鼻咽喉手术又直接在上呼吸道操作。③ 喉癌、会厌肿瘤的成年患者,围术期已有不同程度的呼吸困难。④ 已做喉部分切除,复发需再次行激光局部肿瘤切除术,而又未做气管造口者;儿童喉乳头状瘤拟行激光切除者已有部分呼吸道梗阻,因顾虑气管狭窄不宜气管造口,气管插管和气道管理难度均较大。⑤ 气管异物取出术和气管镜检查麻醉与手术共用气道,有时反复多次将气管镜插入左右总支气管,甚至达叶、段支气管,影响通气功能。

(3)部分手术出血多急　如鼻咽部纤维血管瘤和上颌骨摘除术等可能大量出血,需行控制性降压术。

(4)控制中耳及鼻旁窦压力改变　中耳的鼓室通过咽鼓管与大气连通。鼻窦开口于鼻腔。当这些腔隙的开口阻塞时,其压力便不能与外界大气平衡。此时若吸入氧化亚氮,由于氧化亚氮的血/气分配系数是氮气的 34 倍,氧化亚氮便大量进入该腔隙,使腔隙内压急剧升高,甚至使鼓膜穿破。而当术毕停用氧化亚氮时,腔隙内的氧化亚氮又很快进入血液内,使中耳腔内压力下降。这种压力改变将影响中耳成形手术的效果,甚至使手术失败。故禁用氧化亚氮。

(5)全麻苏醒期　呼吸并发症发生率高,需预防及时处理。

34.2　麻醉要求

(1)麻醉前准确估计病情,尤其是呼吸道管理。

(2)局部麻醉力求阻滞完善,消除患者疼痛、不适。

(3)全身麻醉要求深度恰当,气道管理良好。

34.3　术前准备

(1)病情估计　老年患者常并存呼吸、循环及内分泌系统病变,应了解病变的进展情况,尽量改善全身情况。鼾症、肿瘤、再次手术者、发育畸形者等应进行气道困难程度评估,做好技术和设备上的准备。拟经鼻气管插管者行术前鼻道检查,拟行气管异物取出者明确气管异

263

物的性质，有无肺不张、气胸。扁桃体手术出血再手术后患者出血量的评估，有无凝血功能障碍等均应考虑。

（2）术前用药　常选抗胆碱类药以抑制腺体分泌，保持呼吸道干燥。对于情绪紧张患者给予咪达唑仑肌注，有抗焦虑和顺行性遗忘作用。严重气道梗阻或扁桃体出血再次手术者暂不给术前药，送至手术室后视病情给药。

34.4　麻醉选择

（1）局部麻醉　乳突根治术，成年人扁桃体摘除术，范围较局限、表浅的鼻内手术及咽喉部手术，气管造口及上颌窦手术等，可采用局部麻醉。常用的局部麻醉为表面麻醉、局部浸润麻醉和神经阻滞麻醉。力求阻滞完善，消除患者疼痛等不适。耳郭和外耳道口手术可用1%利多卡因局部浸润。耳道和中耳手术如乳突根治术、鼓室成形术等需阻滞三叉神经的耳颞神经、耳大神经及迷走神经耳支。耳颞神经鼓室支的阻滞可在外耳道前壁用1%利多卡因2 ml浸润。耳大神经阻滞可在耳后的乳突区用1%利多卡因作数点浸润；耳颞神经耳支阻滞一般在外耳道外上方的耳郭，即耳的最高附着点穿刺深达骨膜，注入1%利多卡因1 ml；迷走神经耳支阻滞在耳道上三角区棘、乳突前缘，浸润深达骨膜。鼻腔内手术可用1%丁卡因和1：10万肾上腺素棉片，分别置入中鼻甲后1/3与鼻中隔之间以阻滞蝶腭神经节，中鼻甲前端与鼻中隔之间以阻滞鼻睫神经，以及下鼻甲以阻滞鼻腭神经。外鼻手术需阻滞鼻外神经、滑车神经和眶下神经。上颌窦手术需表面麻醉及蝶腭神经节阻滞。咽喉部手术可用2%～4%利多卡因表面麻醉，在舌骨大角与甲状软骨上角之间阻滞喉上神经。要严格控制局麻药剂量，防止逾量中毒。

（2）全身麻醉　手术范围较广，或手术在呼吸道操作，有误吸危险；需行气道隔离或必须充分抑制咽喉部反射，使声带保持静止的气管内手术和喉显微手术；以及不能合作的患儿则必须全身麻醉。术前查体除全身一般情况外，应对气管插管的困难程度和原因做出评估。声门暴露困难包括舌体大、颈短、颈部活动受限、张口受限、小下颌、下颌间距小等解剖异常，会厌或气道内肿物外突遮挡声门。导致插管困难。喉乳头状瘤等脆性肿物占据或遮挡声门、喉头狭窄、声门下狭窄、颌下蜂窝织炎至喉头水肿。经鼻插管困难者如鼻甲肥厚、后鼻腔闭锁、极度肥胖等。

对预测气管插管困难者，可在镇静表面麻醉状态下用直接喉镜轻柔快速观察喉部，对于易窥视到会厌者可用快速诱导插管。经窥视不易显露会厌者可用慢诱导或清醒镇静下完成插管。少数困难插管需借助喉罩、纤维喉镜或纤维气管镜引导。声门或声门下阻塞者不宜快诱导。表面麻醉下准备中空管芯引导插管进入气管内，备好金属气管镜和喷射呼吸机,应急处理气道梗阻。呼吸道外伤、声门部巨大肿物,经口、鼻插管可能造成严重损伤或插管失败者应行气管造口。为减少局部出血,术中应用肾上腺素可致心律失常,应注意监测。颈动脉窦反射可致血压下降和心动过缓。气管镜检查和气管异物取出术,较常见的并发症也是心律失常,以窦性心动过速常见。麻醉不宜过浅。

34.5 术中管理

(1)气道管理 ① 保护气道:保证良好通气和氧合,减少分泌和减轻反射,提供良好操作条件,快速苏醒及保护性反射恢复。耳鼻喉科手术患者,由于病变部位的影响,麻醉诱导后易发生气道梗阻。无插管把握时需保留患者的自主呼吸,忌用肌肉松弛药,在浅麻醉甚至清醒状态下施行气管插管。保留呼吸并呼之能应。咪达唑仑具有药效强、半衰期短的特点,插管操作前适量应用,可获得良好的镇静和顺行性遗忘作用。无论采用浅麻醉还是清醒插管,完善表面麻醉都是插管取得成功的关键。② 完成插管后,可采用机械通气。长时间、重大手术者还应定时作血气分析,以避免缺氧、二氧化碳潴留和酸碱平衡失调。手术时,患者头部周围被术者占据,头位常因手术操作而变动,麻醉医师应密切注意气道压的变化,及时发现导管的扭曲、折叠、滑脱及接口脱落等异常情况。③ 由于手术操作邻近气道,术后常会使其气道解剖结构发生改变,残留的血液、分泌物也易堵塞气道,且患者头面部被多层敷料包扎固定,若拔管后发生气道梗阻,处理十分棘手。应掌握好拔管指征,密切注意拔管后有无呼吸道梗阻、呕吐误吸、通气不足等情况,及时处理。评估难以维持气道通畅者,则需预先作气管造口术。

(2)麻醉深度 控制适当,并有良好的肌松。根据病情和手术时间选用米库氯铵、维库溴铵、罗库溴铵或顺阿曲库铵等。

(3)控制性降压 头面部血运丰富,上颌窦恶性肿瘤行上颌骨切除术出血量大。鼻腔内窥镜手术视野小,术野不清,止血困难,影响手术进行。中耳及内耳手术野内极少量出血也会影响手术操作。这类手术常需控制性降压,可明显减少出血,使术野清晰,缩短手术时间,减少手术并发症。选择控制性降压应注意其禁忌证。

(4)喷射通气 支气管镜检查和异物取出术、喉显微手术包括声带和喉室肿物、息肉、囊肿的切除或激光切除术等,要求麻醉保持呼吸道通畅又不妨碍操作,术野清晰,声带完全静止不动。这些手术可用喷射通气保证有效通气。喷射通气只占很小的气道空间,气道可以完全开放,不影响窥镜操作,能充分供氧和有效通气,且气压伤和气胸发生率低。

高频喷射通气常用频率为 60~120 次/min,驱动压于控制呼吸时成年人 0.8~1.2 kg/cm²,辅助呼吸时 0.5~0.6 kg/cm²。儿童控制呼吸时 0.6~1.0 kg/cm²,辅助呼吸 0.3~0.5 kg/cm²。喷射通气的途径

265

有两种，即直接通过支气管镜或经镜外气管内置吹氧管进行，后者成人用内径为 2～3 mm，患儿用内径为 1.5～2.0 mm，喷射管管硬度适中。经气管镜外法的优点是通气不依赖气管镜而独立进行，灵活性大，其缺点则是占据气道内一定空间以及管理不当，易于滑脱。

34.6　常见手术的麻醉

34.6.1　耳部手术麻醉

多数耳部手术虽不涉及呼吸道，但术中头部被消毒巾覆盖，麻醉者远离头部，应重视气道及呼吸管理。时间短暂、简单的耳部手术多在局部麻醉下完成。涉及前庭的某些手术，由于对平衡功能的影响，患者术中可出现失平衡感，应防止发生意外。中耳及内耳手术包括电子耳蜗植入术，时间长，应在全身麻醉下施行。

实施静吸复合全身麻醉时，避免用 N_2O，在咽鼓管不通的患者，吸入 N_2O 会使鼓膜穿孔和出血。患儿接受较长时间的手术时，应监测体温。某些病例术中行面神经诱发电位监测，肌肉松弛药的用量应控制在测定时 T_4/T_1 大于 20%。一般情况下耳科手术出血量不多，但出血使显微手术野不清，可取头高位 10°～15°，以利静脉回流。术者常局部使用肾上腺素，应注意其全身作用。

34.6.2　鼻腔及鼻旁窦手术的麻醉

多数鼻腔及鼻旁窦手术可在局部麻醉下完成。随着鼻内窥镜手术的开展，鼻腔手术范围扩大。全身麻醉下控制性降压可减少术中出血，保持术野清晰。七氟烷或异氟烷吸入全身麻醉有降压作用，可控性好。气管导管套囊除充气外，应在下咽部填塞纱布。为减少术野渗血，可取头高位 10°～15°。术中常用肾上腺素棉片止血，应注意对心血管系统影响。术毕鼻腔填塞止血，应在完全吸尽残血，清醒后拔管，确保经口呼吸通畅。鼻腔及鼻旁窦手术后，在术后 2 d 将充塞的纱条自鼻腔及鼻窦中取出。患者常疼痛难忍。可在镇静镇痛条件下进行鼻腔术后的换药。

34.6.3　扁桃体摘除术的麻醉

患者多为儿童，挤切法速度快，但疼痛刺激强，患儿难免恐惧。使用氯胺酮 1～2 mg/kg 静脉注射可起到良好的镇痛作用。全身麻醉应选用气管插管。选用钢丝加固气管导管，不易扭曲打折，且便于固定，注意开口器放置不当可压迫导管。术前焦虑的患儿可经口或鼻腔给药给予中度程度的镇静，用静脉诱导，静吸复合麻醉维持。也可选择喷射通气控制呼吸。注意避免 CO_2 潴留。在手术即将结束，应听诊两侧呼吸音，如有血和分泌物吸入，应吸引清除。

34.6.4　声带手术的麻醉

声带手术如声带息肉摘除术须在支撑喉镜或显微喉镜下施行，手术时间一般较短。气管内插管可影响手术操作，有时手术要求避免气管内插管。因此,要求在没有气管插管的条件下保证正常的通气和氧合。手术时间在 10 min 以内的声带息肉摘除术采用保留呼吸的全身麻醉,但要求有完善表面麻醉和喉上神经阻滞。患者入手术室后,用利多卡因喷雾剂在咽喉部行表面麻醉,然后在舌骨下角附近用 2% 利多卡因行喉上神经阻滞,每侧注入局麻药 2 ml,同时静脉注射咪达唑仑 1～2 mg,芬太尼 0.05～0.1 mg,5～10 min 后静脉注射丙泊酚,直至意识消失。丙泊酚用量通常在 100～200 mg。如在放置咽喉镜时出现血压升高,可同时静脉点滴硝酸甘油或尼卡地平等控制血压。在咽喉镜暴露声门后,只要维持合适的麻醉深度,并保持呼吸道通畅,同时吸氧,短时期内尚能维持 SpO_2 在 95% 以上。但在术毕喉镜撤除后可能发生舌后坠,此时应轻托下颌,面罩供氧。时间较长手术,用气管内插管较为安全,确保手术期间的良好通气。选择较细的气管导管,减少对手术影响。术中加强 SpO_2、$P_{ET}CO_2$ 等监测。

声带手术后由于咽喉部分分泌物、血液等积聚以及手术创伤、疼痛等原因,易诱发喉痉挛,应积极防治。轻度喉痉挛可通过吸氧,去除咽喉部分泌物、血液等处理后缓解。重度喉痉挛需立即去除诱因,面罩吸氧,必要时人工呼吸方可缓解。

267

34.6.5　喉显微激光手术的麻醉

二氧化碳激光能穿透组织达 200 μm,用于支撑喉镜下喉及声带手术。手术特点是刺激强,时间较短,术毕要求尽早清醒。静脉麻醉下,应用较细防激光燃烧的特殊气管导管,确保满意的通气。同时应防治支撑喉镜引起的血流动力学改变,特别是高血压患者。术前完善的表面麻醉,术中输注瑞芬太尼具有很强的镇痛作用,稳定血压的同时可预防心动过速。必要时加用尼卡地平或艾司洛尔。手术将结束时,减浅麻醉。使用喷射通气者自主呼吸恢复中,逐渐减小驱动压,直至完全撤除。

34.6.6　气管异物取出术麻醉

患者大多为儿童,手术占用呼吸道,气道控制难度大。患儿多伴有肺部感染,通气/血流比率改变,对缺氧耐受差。麻醉诱导前应充分吸氧,完善表面麻醉,尽可能不用肌肉松弛药,保留自主呼吸,避免面罩加压通气改变异物位置及气管镜放入困难带来的通气障碍。目前多采用全静脉麻醉,也可用七氟烷吸入麻醉。氯胺酮有防止支气管痉挛作用,可用于辅助麻醉。异丙酚苏醒快,不良反应少,可酌情用于麻醉诱导和维持。气管镜放入后可适当加深麻醉,并以喷射通气控制呼吸。手术多将气管镜伸入一侧或叶支气管,阻塞健肺,易加重缺氧,应及时与术者联系,间断将气管镜退至主气管,充分通气后再行操作。气管异物取出手术刺激强,麻醉较浅时常出现屏气、呛咳,甚至支气管痉挛、心动过速、血压升高,严重者可引起心力衰竭,应随时加深麻醉。术前表面麻醉或术中经气管镜表面麻醉有利麻醉平稳。为防止麻醉药潴留和改善通气,必要时使用短效肌肉松弛药(琥珀胆碱),常使麻醉变得较为平稳。这类患者常伴有肺部感染,异物取出后应在气管镜下吸尽深部气道分泌物,以防肺不张。术毕因麻醉过深而通气不佳时,不要急于退出气管镜,应给予拮抗或待情况改善后拔除。必要时以气管内插管替换,维持呼吸。由于机械刺激作用,气管镜退出后,可出现较长时间的刺激性呛咳,严重者可影响通气,造成缺氧,应给予氧气吸入。术毕应听诊双肺以及时发现肺不张。必要时应重下气管镜吸痰,吸净后可面罩正压吸氧。

气道异物取出术的气道管理十分困难,最好在吸纯氧下保留自主呼吸,在严重缺氧时需用控制呼吸,此时必须与手术医师密切配合。也有用喷射通气,麻醉诱导后,可经鼻或口插入细的喷射导管进入气道内,也可将喷射导管接通硬支气管镜的侧支行喷射通气。可将导管尖端深入健侧支气管,进行健侧肺通气,因而可避免将异物或血液、组织碎片吹入支气管深处;在退出支气管镜后,仍可控制呼吸,提供患者足够的时间恢复自主呼吸,在复杂病例,可提供条件反复插入支气管镜。缺点是可能造成气压伤,对有肺部疾患、胸廓及肺顺应性差的患儿不适用。无论采取何种通气方式,必须达到足够的麻醉深度,因为手术时最大的危险不是呼吸抑制,而是气道痉挛。

34.6.7 鼾症手术(UPPP)麻醉

鼾症手术常用于治疗阻塞性睡眠呼吸暂停综合征,是将悬雍垂、软腭、扁桃体切除或部分切除并加以腭咽成型,以改善睡眠状态下气道梗阻。手术刺激强,气道困难病例较多,血流动力学波动大。患者大多肥胖,血黏滞度增高,高血压和心肌缺血劳损。术前应全面了解和正确评估。麻醉要点包括以下几种。

(1) 术前镇静药应减量 尽可能对气管插管难度做出正确评估。伴有心肺功能损害的患者,清醒插管前须谨慎给予镇静药和镇痛药,插管中应尽可能完善咽喉及气管内表面麻醉以避免引起气道和循环的兴奋反应。

(2) 气道管理 全麻下插管失败率高且有继发面罩通气困难的危险,故建议所有患者均应使用清醒插气道管理管。气道梗阻和喉部解剖上的异常,给气管插管带来困难。术前应做纤维喉镜或间接喉镜检查。对预计插管困难程度,有些病例麻醉前无气道梗阻,但使用镇静及诱导药物后,可立即出现明显梗阻,应有气管造口的准备。

(3) 为便于手术操作,以经鼻插管为宜。对预计插管难度大者,应在镇静镇痛后患者主动配合下,慢诱导盲视下插管。在充分表面麻醉下,获得较好的镇静、镇痛、遗忘作用后,进行盲探插管式纤支镜引导气管插管,经鼻插管困难时,可在导管到达咽后壁部位时,将套囊充气。因患者肥胖咽腔狭窄,套囊充气后位,居中央,管尖略向上正对声门的概率更高,有助成功,管尖部进入声门后患者可出现呛咳,导管内进出气流突然增强,此时吸出套囊气体,继续推进,即可成功。

(4)手术操作可使导管扭曲打折,应密切观察,术中应及时吸除残血,术毕止血要完善,患者完全清醒后方可拔管。

(5)术后拔除气管导管的应十分慎重,待到患者完全清醒,并能控制气道、残余肌松作用已完全拮抗、呼吸功能恢复良好后方可拔管。由于麻醉残余作用及手术创伤、压迫造成的水肿,以及血液和分泌物影响,少数病例可发生拔管后气道障碍和再插管困难,应有相应技术和紧急气管造口的准备。对术后出血再次全身麻醉下止血者,应按饱胃患者处理。导管妥善固定。术毕需更换用于气管造口的专用导管。

(6)实施患者自控镇痛,应在严密监护和管理下进行,对于伴有低氧血症、心肺功能不全或术后仍有严重气道阻塞症状者,则不宜使用术后镇痛。

34.6.8 喉切除术的麻醉

(1)手术特点 喉切除术分为全喉切除术和半喉切除术,后者又可分为垂直半喉切除术和水平半喉切除术。喉全切除术适用于散至喉体外、甲状软骨已破坏或已侵及会厌前隙、穿破环甲膜、累及甲状腺等邻近组织。全喉切除术通常会同时需要行单侧或双侧颈淋巴结廓清术。

269

(2)术前评估 术前需认真评估患者有无喉阻塞及其分级,阅读术前纤维喉镜检查记录及照片,与外科医师共同确定气道建立方案。对肿瘤较大、影响声门暴露,以及肿瘤侵犯声门下或者存在肿瘤出血病史的患者,可考虑局麻下行气管造口,成功建立气道后再行全身麻醉。

(3)麻醉方法 绝大部分喉癌患者均可以在全麻诱导后实施气管插管,但应切实做好应对困难气道的准备,尤其要在诱导前确保外科医师在场,并做好紧急气管切开准备。视频类插管工具(如视频喉镜、可视管芯等)对于喉癌患者快速建立气道有很大帮助。对于喉镜直视下声门暴露不良的患者,管芯类(如 Frova)工具有助于插管成功。此外,喉罩气道亦可用于Ⅲ度以下喉阻塞患者全麻下行气管切开术。

(4)麻醉管理 ① 喉癌患者以老年人居多,部分患者术前又可能存在进食困难,一般情况较差,术中应加强监测,长时间手术时需做好体温及内环境的维护。② 颈部操作尤其是做深部淋巴结清扫时有可能压迫颈动脉窦而出现严重的心动过缓,需要严密监测和对症处理。③ 虽然此类手术出血量不多,但由于手术区域解剖结构复杂,需确保静脉通路通畅,随时应对误伤血管导致出血等意外。④ 必要时术中实施适度的控制性降压,如患者没有高血压则收缩压维持在 90 mmHg 左右,以提供清晰的手术野,但应权衡利弊,需考虑长时间低血压对于老年人心、脑等重要脏器的危害。⑤ 全喉切除术中在喉离断后,需将经口气管导管更换为经颈部造口处的特制弯形钢丝加强气管导管,并应注意听诊确认导管置入深度,避免置入过深造成单肺通气。可在气管导管套囊后端系好纱条,将纱条固定于手术巾上以免术中导管移位。

⑥ 全喉或部分喉切除术患者由于创伤较大且无法言语交流,需要提供良好的术后镇痛以帮助患者平稳恢复。采取阿片类药物为主、复合非甾类镇痛药物的多模式镇痛方法可以达到此目标。

(陈 杰)

35 胸部手术麻醉

35.1 手术特点和麻醉要求

(1)胸部手术涉及胸壁及肺、心脏、大血管、食管、纵隔。绝大多数胸部手术开胸后可产生一系列生理功能紊乱,麻醉时要考虑应对措施。

(2)术前有肺通气或弥散功能障碍、导致缺氧和二氧化碳蓄积。气管肿瘤、异物等气道严重梗阻的患者,随时有窒息的危险,术前详细了解病情,估计麻醉危险性并作好急救准备。

(3)手术区域靠近心脏、大血管,如误伤大血管可致大量出血,必须保证有足够粗大的静脉通路,并作好大量输血的准备。

(4)体位变换、麻醉以及手术操作等影响,可使呼吸和循环功能突然变化,术中应加强监测并做好抢救的准备。

(5)进行血管解剖和气管吻合等操作时需提供绝对静息的手术野,避免呛咳等扰乱呼吸,需有良好肌肉松弛和肺肺隔离技术。

(6)单肺通气提供满意的手术野,并减少手术操作对肺的机械性损伤,应对单肺通气的生理影响有充分了解。

(7)因手术创伤、出血、肺叶切除、麻醉、输液等影响呼吸功能,术后发生呼吸功能不全的风险较高,术后镇痛有助于改善呼吸功能。

35.2 开胸对机体生理的影响

(1)开胸侧肺萎陷 胸腔负压消失即造成肺泡萎陷,使肺通气面积急剧减少,仅为正常的 50% 左右,同时肺循环血管阻力增加。

(2)纵隔移位和摆动 开胸侧胸腔为正压,而健侧胸腔仍为负压。吸气期健侧负压增加,纵隔移向健侧,呼气期健侧胸腔正压,纵隔向开胸侧移位,纵隔随呼吸运动而来回摆动,使上、下腔静脉间歇扭曲受阻,静脉回流和心输出量减少。纵隔摆动对纵隔部位神经的刺激可引起血流动力学改变。

(3)反常呼吸 纵隔摆动产生肺内气体流动,开胸侧肺内压与大气压相等,吸气时,健肺膨胀使肺内压低于大气压,因此,开胸侧肺内一部分气体进入健肺;呼气时健侧肺回缩使肺内压高于大气压,一部分呼出气体又进入开胸侧肺内,这样开胸侧肺与正常呼吸时进行相反的回缩和膨胀动作,称为"反常呼吸"。结果有一部分气体往返于两肺之间称为摆动气。由于摆动气不参加气体交换,可造成缺氧和二氧化碳潴留。

(4) 肺泡通气与血流(V/Q)比例异常　开胸侧肺泡萎陷,使通气量和气体弥散面积减少,但肺循环血流灌注并未相应改变,因此,V/Q 小于 0.8,造成静脉血掺杂量增多。

(5) 静脉回心血量减少　开胸侧负压消失,纵隔移位和摆动使腔静脉扭折,静脉回心血量减少。

(6) 对心功能的影响　开胸后心输出量减少,血压下降,影响心肌血供。呼吸紊乱造成缺氧和二氧化碳潴留,心率增快,心肌应激性增高和心律失常。此外,手术操作时压迫或牵拉可直接或间接地刺激心脏易引起心律失常,甚至发生心搏骤停。

(7) 侧卧位对呼吸的影响　侧卧位时一侧开胸由于重力影响,使下肺的肺血流比上肺多;而腹内脏器推膈肌向胸部上移 4 cm,功能残气减少 0.8 L;此外,纵隔压迫下肺影响下肺通气。理论上,上肺通气良好,血流不足,下肺血流过多,通气不足。但胸腔手术时由于手术操作及压迫,常使上肺通气不足,因此,麻醉时应确保下肺的有效通气。

(8) 体热和体液的丧失　开胸后胸膜腔内脏器广泛暴露于空气中,使体热和体液大量丧失。

271

(9) 神经反射　胸腔内有丰富的神经感受器,切开胸膜可引起一过性血压下降,称为"胸膜肺休克"。手术牵拉肺门、心包、食管时可引起心动过缓、心律失常。缺氧和二氧化碳蓄积情况下,神经反射更易发生。

35.3　病情估计和术前准备

35.3.1　术前病情估计

(1) 病史和体征　注意呼吸困难、是否吸烟、有无呼吸系统的感染。术前需要控制急性感染,慢性呼吸道炎症术后易发呼吸系统并发症。每日痰量超过 50 ml 的患者术中必须行肺隔离。检查气管位置有无偏移(对照 X 线片和 CT 片)。

(2) 肺功能测定及血气分析　可鉴别阻塞性或限制性通气障碍(表35-1),还可对手术后并发呼吸功能不全的危险性进行预测。血气分析可了解患者术前有无低氧血症、高碳酸血症及其严重程度。

表 35-1　阻塞性或限制性通气障碍的肺功能指标改变

	阻塞性通气功能障碍	限制性通气功能障碍
肺活量(TLC)	无改变或增加	降低
功能性残气量(FRC)	增加	降低
残气量(RV)	增加	降低

（续　表）

	阻塞性通气功能障碍	限制性通气功能障碍
肺活量（VC）	无改变或减少	降低
第一秒时间肺活量（$FEV_{1.0}$）	降低	无改变或降低
第一秒时间肺活量/用力肺活量（$FEV_{1.0}/FVC$）	降低	无改变或增加
肺 CO_2 弥散功能	无改变或降低	降低

35.3.2　术前准备

（1）控制感染　对肺内感染术前必须积极治疗，以改善通气并增加换气面积，应根据痰细菌培养和药敏试验选用抗生素。

（2）停止吸烟　吸烟者多有慢性支气管炎、支气管扩张和肺气肿，血中碳氧血红蛋白增加达 2%～7%，致使携氧能力降低；吸烟者气管纤毛功能下降，术后排痰能力减弱，肺部并发症增加。为降低术后肺部并发症需要停止吸烟至少 4 周；但戒烟 48 h 已可明显降低体内碳氧血红蛋白浓度，有利患者术中、术后心肌氧供。

（3）呼吸治疗　包括抗生素雾化吸入，体位排痰，应用支气管扩张药，祛痰药以及胸部物理治疗等，改善肺功能。

（4）呼吸训练　术前鼓励患者深呼吸并进行咳嗽锻炼，每日 3 次，每次 10 min，有助于增加肺活量，减少术后肺部并发症。

（5）纠正营养不良和电解质紊乱，提高机体免疫力。

35.4　麻醉方法

（1）全身麻醉　开胸手术均应施行气管插管全身麻醉，控制纵隔摆动及反常呼吸，维持患者的有效通气。对于绝大多数开胸手术均采用肺隔离技术，实施支气管内全身麻醉，其目的是为手术者创造良好的条件和避免手术操作对肺的机械性损伤。

（2）全麻复合硬膜外或椎旁神经阻滞　可减轻手术创伤导致的应激反应，术后可用硬膜外镇痛治疗，在良好镇痛的同时能减少术后阿片类药物的应用，增加呼吸运动，降低术后肺部并发症的发生率。硬膜外导管置入后改平卧，先注入试验剂量 2% 利多卡因 3 ml，待平面明确后再进行全身麻醉诱导，术中硬膜外加 1.5% 利多卡因或 0.5% 罗哌卡因 10 ml 左右，可以适当减少全麻药用量。

（3）全麻诱导和维持　用咪达唑仑 0.02～0.04 mg/kg，芬太尼 2～5 μg/kg（也可用舒芬太尼或瑞芬太尼），异丙酚 1～2 mg/kg 依次静脉注射，入睡后静注肌松药，然后气管插管，插管后吸入（大于 70%）氧气，静脉输注丙泊酚 100～200 mg/h，必要时按需辅助吸入七氟烷或地氟烷维持麻醉,同时,间歇静注或持续输注肌松药,实施保护性通气策略。

(4) 术中常规监测 ECG、BP、SpO_2、体温、$P_{ET}CO_2$、V_T、V_E、F_IO_2、PAW、CVP。由于手术操作对循环干扰大,有创动脉压监测能够及时发现低血压,在心电图受到电刀干扰时能及时发现心律失常;常规监测中心静脉压,可以指导容量治疗。

35.5 麻醉管理

(1) 确保呼吸道通畅 ① 纤支镜双腔导管定位确保导管位置适宜。定位后注意体位变动及手术牵拉对气管导管位置的影响,侧卧位时,导管可能误入、滑出或扭曲,故在翻身后应认真听诊两肺呼吸音。术中如有原因不明的 SpO_2 下降,首先应检查气管导管的位置及导管有无阻塞、扭曲。② 如气道内有分泌物、手术操作挤压病灶及切肺断离气管前、后均应及时吸引。

(2) 维持良好的通气 开胸手术易引起缺氧和二氧化碳潴留,应用肺保护性通气策略维持满意通气。尽可能吸入空-氧混合气体,降低纯氧所致的肺不张。术中机械通气参数的调节:双肺通气时吸入氧浓度 $60\%\sim70\%$,潮气量 $6\sim8$ ml/kg,频率 $12\sim14$ 次/min,吸呼比 1:2,气道峰压控制在 20 cmH_2O 以下,PEEP=$5\sim10$ cmH_2O;单肺通气时,吸入 80%的氧气,维持通气量不变,以保证健侧肺充分膨胀,气道峰压控制在 25 cmH_2O 以下。在不影响手术操作情况下,每 $30\sim60$ min 肺膨胀 1 次。关胸前气道内吸引,接好胸腔引流瓶,加压膨肺直至引流无气泡排出,以恢复胸腔负压。

(3) 适当麻醉深度和足够的肌肉松弛 有条件可用 BIS 监测,以防术中躁动或知晓。术中剧烈的循环波动或咳嗽等可影响手术操作,甚至误伤重要脏器和大血管而威胁患者生命。因此,麻醉期间应使用足量镇痛药、麻醉药和肌松药,保持一定麻醉深度及患者绝对制动,必要时可在肌松监测下使用肌松药。

(4) 预防不良反射 肺门周围神经丰富,探查肺门时可能引起心律失常,除保持适当的麻醉深度外,必要时可行肺门周围浸润麻醉。气管内吸引时应注意吸痰管不能插入过深,刺激隆突可导致剧烈咳嗽,术中处理肺血管时不应吸痰。

(5) 维护循环功能的稳定 依据患者术前状态、手术类型、失血量、体液蒸发等综合因素考虑术中输液、输血,维持有效循环血量。调控心脏功能、血管张力与血容量三者的关系,以满足机体的有效灌注。术中应严密监测心电图,对于危及生命或严重低血压的心律失常应立刻处理。胸外科术中心搏骤停发生率约为 1‰。动脉压波形消失、血压骤降、立刻心脏复苏。在治疗心律失常时首先要排除手术刺激、缺氧、二氧化碳潴留、血容量不足等因素,并进行对症处理,必要时先暂停手术

273

操作。

(6) 苏醒期及术后镇痛　患者进入麻醉后恢复室,待循环稳定,排除潜在出血,V_T 及 SpO_2、$P_{ET}CO_2$、保护性反射恢复正常后,可在麻醉状态下或待患者完全清醒后拔除气管导管,如循环功能不稳定,应保留气管导管送 ICU 进行呼吸支持。术后镇痛应始于手术结束前,有效的镇痛可改善患者通气功能,增加通气量,有利咳嗽排痰,减少术后肺部并发症,可采用硬膜外自控镇痛(PCEA),药物以吗啡和布比卡因或罗哌卡因较常用,吗啡 0.05 mg/h 或 0.1%布比卡因 8 mg/h 用微泵持续输注 48 h;或用静脉自控镇痛(PICA),芬太尼 20～25 $\mu g/h$ 或舒芬太尼 2～3 $\mu g/h$;可联合应用氟比洛芬酯或其他非甾体类镇痛药以减少阿片类药物的用量,降低不良反应。

35.6　常见手术的麻醉

35.6.1　胸壁手术麻醉

(1) 胸壁手术　包括胸壁畸形(漏斗胸、鸡胸等)、感染、结核、肿瘤、创伤和肋骨等手术,乳房手术也属胸壁手术范围。胸壁手术部位虽在胸腔外,但常由于病变或手术而进入胸腔,可发生气胸而造成呼吸循环紊乱,麻醉时应考虑发生气胸的可能性。

(2) 胸壁肿瘤手术麻醉　胸壁肿瘤小手术可在局麻下进行手术切除,较大手术如肋软骨瘤切除可在硬膜外阻滞或气管内插管全麻下进行。

(3) 乳房肿瘤手术麻醉　乳房良性肿瘤切除或组织活检可在局麻下或应用监测下静脉麻醉镇痛技术;单纯乳房切除或乳腺癌根治术的麻醉方法选择应依据患者体质、体型、对麻醉舒适度的要求等因素综合考虑,可选择硬膜外阻滞或全身麻醉或全麻复合硬膜外阻滞。硬膜外阻滞多选用胸 2～3 向头端置管,因阻滞平面高必须谨防呼吸抑制,可选用低浓度局部麻醉药阻滞感觉神经,而对运动神经阻滞较轻,常用 1%利多卡因、0.25%布比卡因或 0.25%罗哌卡因。即使用较低浓度利多卡因或布比卡因,因肋间肌麻痹影响呼吸功能,应注意:① 严密监测呼吸运动的幅度和 SpO_2,必须吸氧。② 呼吸抑制明显时,SpO_2 尚未下降,但可能已存在二氧化碳潴留,此时应给予辅助呼吸。③ 乳房癌根治手术更多倾向于选择全身麻醉,虽然手术仅涉及胸壁,可不用气管插管,但对于颈部较短、应用镇静药后舌后坠的患者,应确保呼吸道通畅,可在喉罩或气管插管全身麻醉下完成手术。

35.6.2　肺切除手术的麻醉

肺癌一般手术治疗为主。根据病变位置、性质及患者的全身和肺功能情况,最为多见的是肺段切除、肺叶切除和淋巴结清扫,其次为全肺切除、楔形切除并淋巴结清扫。肺癌的罹患人群以老年为主,术前做肺功能评估：如用力肺活量（FVC）或第一秒时间肺活量（$FEV_{1.0}$）小于预计值的50%，或最大呼气流速小于60%时，术前血气分析异常者肺切除术有较大危险性。此外，肺癌根治术清除肺门淋巴结时可能剥破对侧胸膜，则更易引起通气障碍，应引起警惕。

35.6.3 胸腔镜及机器人辅助下胸腔内手术的麻醉

与开胸手术相比较，胸腔镜手术创伤小，疼痛轻，恢复快，特别是高龄患者，心肺功能欠佳不能耐受开胸手术的某些肺部病变尤为适合。目前胸腔镜手术指征已经扩大，不仅包括了肺大泡、反复发作的自发性气胸、肺楔形切除、肺段或肺叶切除、胸腺瘤切除，而且胸腔镜下肺癌根治术、食管癌根治术也日趋增多。

胸腔镜手术与腹腔镜手术不同，术中胸腔内无需注入二氧化碳，而是应用双腔支气管插管、单肺通气，术侧肺萎陷后再插入胸腔镜完成手术，胸腔镜手术麻醉时注意以下事项：

（1）气胸或胸水引流　对肺萎陷明显的患者，应在麻醉诱导前先行胸腔引流，否则麻醉诱导正压通气后可发生张力性气胸而造成严重后果。

（2）保持术侧肺萎陷　双腔支气管导管必须定位正确。如术中病肺不萎陷，可在双腔导管术侧支气管腔负压吸引使肺萎陷，或减低潮气量使肺萎陷，但应避免缺氧和二氧化碳潴留。

（3）预防低氧血症　低氧血症防治措施有：① 确认双腔气管导管位置正确。② 提高健侧吸入氧浓度通气。③ 健侧肺采用 5 cmH_2O 的 PEEP。④ 术侧肺吹入氧气 1～3 L/min，或用 5 cmH_2O 的 CPAP。⑤ 必要时非通气侧高频喷射通气（HFJV）。⑥ 术中加强监测，如 SpO_2 小于90%，应查找原因，必要时恢复双肺通气。

（4）防治复张性肺水肿　由于肺长时期受到压迫，可引起萎陷肺缺氧致肺血管的通透性增加、肺表面活性物质减少，淋巴回流障碍，一旦气胸、胸水引流后，患肺急速复张，可以使得毛细血管静水压与肺泡间质压梯度突然增大而引发肺水肿；如胸腔镜手术，术中胸内吸引，使胸内负压及肺泡内负压增加，右心静脉回流和淋巴形成增加，导致右心舒张期末容积和血容量增加，可促进肺水肿的形成。预防方法：① 术前分次少量排除分泌液。② 插入双腔管后先行健侧单肺通气，然后小潮气量使患肺通气，萎陷肺缓慢复张。③ 胸腔内吸引时保持胸腔与大气压相通，避免胸内负压的增加。④ 严密观察、及时诊断和治疗。治疗措施包括保持呼吸道的通畅，正压通气、强心、利尿和激素治疗，严格控制输液。如治疗及时，症状可能在 24 h 内消失。

35.6.4 气管支气管手术的麻醉

（1）具有一定的挑战性　① 病情复杂、准备时间有限：气管肿瘤早期不易发现，气管管腔严重阻塞，患者出现严重的呼吸困难，麻醉管理困难。② 麻醉插管前评估有一定局限性:患者全身情况和气管病变类型,如气管病变的位置、范围、性质均影响麻醉医师控制气道的决策。对呼吸道梗阻患者,气管导管通过梗阻部位是控制气道最理想的方法,但术前评估不能做到 100% 精确,仍有气管插管不能通过狭窄区或气管插管造成肿瘤瘤体脱落、破碎、出血等进一步加重梗阻甚至窒息死亡的危险。③ 麻醉用药及剂量掌控困难:对没有控制气道以前气道梗阻患者,所有的麻醉、镇静药物都可抑制患者维持自主通气的能力,但如果没有适宜的镇静,呼吸困难所致的焦虑、恐惧乃至濒死感,不仅可增加氧耗,还可加重气道的梗阻,麻醉用药及剂量的选择常使麻醉医师处于两难的境地。④ 因为明确诊断的病例数量有限,病情各异,各医院的条件设施、麻醉、手术医师的经验不同,甚至在具体实施气道管理中需要应变的情况也时有发生,目前尚难形成统一的规范。总之,气管重建手术麻醉管理的关键在于尽快重建通畅的气道,麻醉方法取决于气管病变的部位、气道梗阻的严重程度、治疗方法及手术团队成员的经验。

(2) 建立维持气道的麻醉方案　麻醉前应通过胸颈部 X 线片,CT 片及支气管镜检查了解气道阻塞的部位及程度,并了解手术方式,建立维持气道的麻醉方案,并对患者的呼吸功能进行评估。

(3) 麻醉前准备和镇静　① 准备无菌气管导管、麻醉环路,以备术中由手术医师将气管导管插入支气管进行麻醉和通气。② 术前对患者进行心理疏导和安慰以缓解紧张情绪。对气道阻塞较轻的患者可适当使用镇静和/或抗胆碱酯能药物,气管狭窄(其直径小于 5~6 mm)在保证呼吸道之前不应使用镇静药。应避免过度镇静和中枢性呼吸抑制药。③ 对严重气管狭窄患者避免用抗胆碱能药物,该药可使气道分泌物干燥,痰液浓缩不易咳出,阻塞狭窄部位的气道,致使气道狭窄部位闭合。

(4) 麻醉诱导是关键　① 根据术前近期 CT 及气管镜检查资料,在麻醉开始,谨慎用药下应先进行纤支镜检查,可以确定气管插管的型号、气管插管是否需要通过病变。② 轻微气道梗阻的患者,已知气道狭窄未达管腔 1/2(非外压性),估计稍细气管导管(ID 6.5)可通过狭窄部位的患者,维持良好通气,麻醉采用快速诱导。可先给予丙泊酚和阿片类药物或七氟烷吸入,面罩正压通气,如无供氧困难,即可考虑给予肌松药后插管。外压性气管狭窄患者在确认插管通过狭窄部位前忌用肌松药。③ 轻、中度气道梗阻时,可用吸入麻醉诱导,避免用肌松药,保留自主呼吸或辅助呼吸,如能保证呼吸道通畅(气管空间足够大或气管插管已经通过了狭窄区)才给予肌松药。④ 严重气道阻塞、不能平卧、氧依赖,且对于麻醉、肌松后,气道进一步内阻外压的情况无法估测、潜在完全不能通气、威胁生命的危险情况时,有两种选择:一为应用硬质气管镜,在局部麻醉下,进行气道内处理(扩张、烧灼等),先将气管内径扩张至 5 mm 以上便于通气,再实施全身麻醉,如果无硬质气管镜,则宜选择在体外循环下施行手术,以提高手术的安全性。⑤ 肿瘤位置较高,气管导管无法通过,甚至留置在病变上方的气道,唯有在静脉镇静和局麻下行颈部气管切开。最困难的情况是病变累及范围大,甚至无法经颈部气管切开建立可靠气道者,此类情况应准备体外循环下手术。⑥ 对肿瘤位置较低接近隆突,可考虑纤维支气管镜引导将导管插入一侧支气管,如有困难,置导管于肿瘤上方,保留自主呼吸下开胸。此类患者也可用细导管通过肿瘤部位行高频喷射通气,但必须要有排出气通道,否则狭窄严重喷射气体只进不出可造成气压伤。

(5)安置体位和游离气管肿瘤时,应警惕气管牵拉或肿瘤脱落造成的气道阻塞;如果气管导管不能通过气道严重狭窄部位,在气道梗阻解除前须保留自主呼吸,以发挥患者最大的呼吸代偿机制,禁用肌松药;如气道阻塞进一步加剧又不能迅速解除时,应立即开胸切断狭窄远端气管或支气管,并经手术野插入无菌气管导管,连接无菌呼吸回路行机械通气。

(6)麻醉和术中处理 ① 在离断气管或支气管前必须先给予双肺通气、供氧,最低限度要保证一侧肺通气。② 术中气道的维护(图35-1、图35-2 和图35-3)。麻醉维持因术中气道开放,不用吸入麻醉,可用全静脉麻醉。有推荐在气管中上段手术,尤其是颈部气管手术,用丙泊酚-瑞芬太尼靶控输注维持麻醉。在气管下段和隆突手术,静脉麻醉复合胸段硬膜外阻滞可能更为有利。③ 在严重气管阻塞,尤其是中下段隆突部位病变或是气管病变范围长,常规气管插管和建立外科气道都无法维持通气的情况,运用体外循环维持氧合可能给手术麻醉创造有利条件。此外,体外循环也是气管麻醉手术中发生危险时的急救措施。常采用股-股转流,即在局麻下穿刺或切开股动脉和股静脉插管至右房,经右房引流、股动脉供血开始体外转流后实施全身麻醉和手术。一旦建立外科气道、通气满意后,即停止体外循环,并及时拔除股动脉供血管和引流导管避免血栓形成。

277

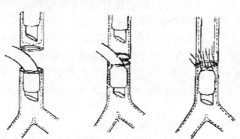

图 35-1 经手术野气管插管下行气管成形术

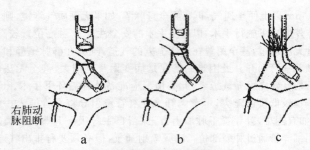

右肺动
脉阻断

a   b   c

图 35-2　气管切断重建过程供氧方法

a. 气管切断后,导管插入左支气管插管。b. 左支气管插管控制呼吸。c. 退出左支气管插管,原插管再插至左支气管,气管前壁缝合。

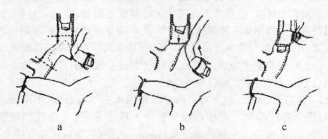

a   b   c

图 35-3　隆突切除重建过程供氧方法:

a. 左支气管切断后,插入左支气管导管供氧。b. 隆突切除,气管与右主支气管吻合。c. 原气管插管插入右主支气管供氧,拔除左支气管导管,作气管左支气管吻合。

（7）手术结束　将头部取屈曲位固定,以使吻合的气管处于免张力状态持续 10~14 d,促进吻合口愈合。在患者心肺功能良好,无其他并发症等情况下,气管手术后早期拔管已成为共识。早期拔管有利于减轻吻合口张力,改善其血供,减少术后气道感染的发生。但拔管前一定要求确认:患者清醒,配合良好,自主呼吸稳定,保护性反射恢复,气道清理干净。拔管时需备齐插管工具和纤维支气管镜(颈曲位下引导插管)。有建议拔管时在气道内留置气管导管交换导管,必要时引导再插管,这对于有气管壁软化风险的患者是一种较为安全的拔管方式,但拔管后再次插管,对气管手术患者十分危险,应该尽量避免。拔管后患者气道通畅、潮气量适宜、声音洪亮为手术成功的标志。

35.6.5　纵隔肿瘤手术的麻醉

纵隔分上、下、前、中、后五部分,上纵隔有甲状腺瘤、胸腺瘤,前纵隔易发生畸胎瘤和囊肿,中纵隔有支气管囊肿,心包囊肿、淋巴肉瘤等,

278

后纵隔多为神经源性肿瘤。

（1）纵隔肿瘤均在气管内麻醉下手术，对前纵隔及上纵隔肿瘤术前访视时要特别注意有无压迫气管和胸部大血管，要根据 X 线片确定气管狭窄，移位程度。检查有无颈静脉回流障碍和胸部大血管压迫症状，有无头面部水肿、发绀及静脉怒张，并估计循环受损程度。某些胸腺肿瘤患者伴有重症肌无力，应按重症肌无力患者处理，后纵隔肿瘤为神经源性，常无明显压迫症状。

（2）对有气道压迫，呼吸困难患者，应根据气管受压程度，准备粗细不同导管。可在自主呼吸下吸入七氟烷麻醉诱导，也可采用局部咽喉表面麻醉，及环甲膜穿刺注入 2％利多卡因 2 ml，充分吸氧后在清醒状态下气管插管，需要注意必须使气管导管插过受压气管部位，如为一侧支气管受压，可选用双腔支气管导管，将导管插入未受压一侧以保证一侧肺通气。

（3）气管插管后气管或大血管受压仍较严重时，应尽快开胸，手术医师将瘤体托起，以减轻压迫症状，改善呼吸和循环功能。

（4）肿瘤压迫粘连多，分离困难，有可能损伤上腔静脉或肺动脉引起大出血，麻醉时要做好充分准备，保证静脉通畅。

（5）手术完毕，应待患者完全清醒和通气量正常后才可考虑拔除气管导管，如拔管后有气管塌陷，应再次插入气管导管，必要时应紧急气管切开。

35.6.6 食管手术麻醉

食管手术以食管癌为多见。此外，贲门失弛缓症、食管裂孔疝临床上也不少见。

（1）术前有消瘦、贫血、低蛋白血症、脱水和电解质紊乱，术前应尽可能纠正。

（2）均采用气管内全身麻醉，也可应用气管内全身麻醉联合硬膜外阻滞或椎旁阻滞，麻醉诱导时要注意预防误吸。

（3）为方便手术操作及避免手术操作对手术侧肺的机械损伤，常采用双腔支气管导管或支气管阻塞导管行单肺通气，按单肺通气常规加强呼吸管理，手术游离食管分离病变时可能损伤对侧胸膜，发生张力性气胸，造成呼吸循环严重扰乱，术中应严密观察，必要时可复张肺后缝合胸膜裂口。

（4）食管手术过程中应配合手术医师调整胃管位置，吸出胃内气体及液体，要防止切断食管时将胃管切断。关胸、张肺后接密封引流并作持续胸腔负压引流。

（5）贲门失弛缓症系食管神经肌肉功能失常而致食管收缩无力，而食管下端括约肌保持紧张而不易松弛，因此，食物在食管中潴留。

手术以食管肌层切开为常用。麻醉前要注意营养状况,有无贫血、低蛋白血症,麻醉诱导时要预防食管内容反流,麻醉维持按胸部手术常规处理。

(6)食管裂孔疝可经胸或腹进行手术,麻醉前要注意插胃管,排空胃内容物,麻醉诱导时面罩加压用力不宜过大,以免大量气体入胃而加重肺受压。诱导时不用手按压腹部,以免增加腹压发生反流误吸,气管插管后行正压通气,其余处理与胸内手术麻醉处理相同。

(周　波　朱　辉　徐美英)

36　肺隔离和单肺通气技术

纤维支气管镜作为肺隔离常规定位和单肺通气中应用保护性肺通气策略,使单肺通气时低氧血症的发生率从以前的20%~25%,已降至如今的1%以下。

36.1　肺隔离和单肺通气的适应证(表36-1)

表36-1　肺隔离和单肺通气的适应证

绝对适应证:
(1)两侧肺隔离,防止倒灌,确保有效通气:① 感染(肺脓肿、感染性肺囊肿)。② 大咯血。
(2)防止病肺通气时漏气:① 支气管胸膜瘘。② 肺挫裂伤。③ 巨大肺囊肿或肺大疱。④ 气管破裂。
(3)单侧或双侧肺灌洗。

相对适应证:
手术区域显露:① 胸腔镜手术。② 胸主动脉瘤。③ 肺切除术。④ 食管手术。⑤ 支气管管口肿瘤。

36.2　肺隔离的方法

36.2.1　单腔支气管导管

有左、右支气管导管,可插入健侧支气管内,气囊充气后行健侧通气,但操作有一定盲目性。由于技术上难于达到精确定位,临床效果不满意,现已很少使用。偶尔用于患儿的单肺通气(无适宜的双腔支气管导管或支气管阻塞导管可供选用时)。

36.2.2　双腔支气管导管(DLT)

(1)Carlen 和 White 双腔支气管导管　Carlen 双腔支气管导管是左支气管导管型(图36-1a),可插入左支气管,而 White 是右支气管型(图36-1b),插入右主支气管,两种均为橡胶制品。管腔截面呈"D"字型,带有隆凸小舌可跨在隆凸部。但由于管腔小,带有小舌钩,插管操作时可引起声门损伤、小钩断裂和脱落可造成意外,现在已经很少使用。

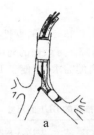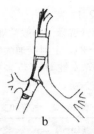

图 36 - 1 Carlen 和 White 双腔支气管

a. Carlen 双腔支气管导管(左支型);b. White 双腔支气管导管(右支型)

    (2) Robertshaw 双腔导管　可弃性 Robertshaw 双腔导管,由透明塑料(PVC)制成,"D"型管腔大而光滑,无小舌钩,有左、右型(图 36 - 2A)。外径型号最小 26(相当内径 ID - 4 mm);28(ID - 4.5);35(ID - 5.0);37(ID - 5.5);39(ID - 6.0);41(ID - 6.5)。这种插管优点为:① 无小舌钩,插管容易。② 管腔为"D"型,易通过呼吸管。③ 支气管气囊为蓝色(图 36 - 2b),光纤支镜定位识别方便。④ X 线片可显示导管位置。⑤ 透过透明塑料管可观察呼吸湿化器在管腔内来回移动,易清除气管分泌物。⑥ 右支型设计更为合理,可保证右上肺叶通气。

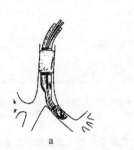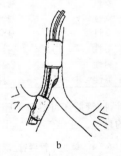

图 36 - 2A Robershaw 双腔支气管插示意图

a. 左支型;b. 右支型

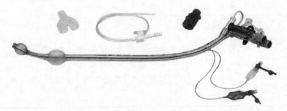

图 36 - 2B Robertshaw 双腔支气管插管(左支型)实物照片

36.2.2.1 实施方法

(1)导管选择　一般常规男性选用 DLT 35~41F,女性 DLT 35~37F(表 36-2)。上海交通大学附属胸科医院 2 万余例的病例研究认为男性 DLT37,女性 DLT35 多可满足肺隔离的需求,且便于 DLT 插入、减少插管并发症。

表 36-2　气管和支气管直径和所推荐的 DLT 的尺寸

气管宽度(mm)	支气管的直径(mm)	DLT 尺寸(F)
大于 18	大于 12	41
大于 16	12	39
大于 15	11	37
大于 14	10	35
大于 12	小于 10	32

因气管支气管的直径与身高有明显的相关性,故在成人 DLT 尺寸的选择上还可以参考(表 36-3 和表 36-4)。

表 36-3　依据性别、身高所推荐的 DLT 的尺寸

性　别	身　高	推荐 DLT 尺寸
女性	身高小于 1.6 m	35F
女性	身高不小于 1.6	37F
女性	身高小于 1.5 m	32F
男性	身高小于 1.7	39F
男性	身高不小于 1.7	41F
男性	身高小于 1.6	37F

此外,插管前还可参考单腔气管导管、支气管阻塞导管和双腔支气管插管的直径。

表 36-4　单腔气管导管、双腔支气管插管及支气管阻塞导管直径

单腔气管导管		双腔气管插管		支气管阻塞导管
ID(mm)	OD(mm)	French size(F)	OD(mm)	ID(mm)
6.5	8.9	26	8.7	3.0
7.0	9.5	28	9.3	3.2
8.0	10.8	32	10.7	3.4
8.5	11.4	35	11.7	4.3
9.0	12.1	37	12.3	4.5
9.5	12.8	39	13.0	4.9
10.0	13.5	41	13.7	5.4

注：ID,内径;OD,外径。

（2）插管前检查 DLT，包括气囊是否漏气，主气管的气囊可注气15～20 ml，支气管气囊注气 3 ml 作检查。然后在导管外涂润滑剂，根据患者解剖及插管习惯，将 DLT 变弯曲至所需角度，但不宜更改导管前端自身的塑性。

（3）左手置入喉镜，暴露声门后，右手握导管送入声门下 4 cm 左右（蓝色套囊已在声门下），即可拔气管导芯，并缓慢旋转导管，使其支气管腔朝向目标支气管送入，深度为 29～31 cm（平均 29±3 cm），或遇到阻力提示导管尖端已进入支气管。在插管过程中如果遇到阻力切忌用力，一定要查明原因再做进一步处理，如更改插管方向、更换小一号DLT、更换单腔气管导管联合使用支气管阻塞导管。

（4）双腔支气管插管完成后，将气管和支气管套囊充气，开始手法通气，双侧肺膨胀均衡，双侧都可听到呼吸音，而且不漏气。

36.2.2.2　左双腔支气管插管的定位方法

（1）听诊定位法　核对气管导管的位置（图 36 - 3a）：① DLT 插入后，将主气管导管气囊充气。② 迅速用手控人工呼吸，可见呼气末 CO_2波形，两侧胸廓活动良好，两肺呼吸音清晰。③ 如果发现两侧肺呼吸音不一致，气道阻力大，估计 DLT 插入过深，DLT 的气管腔开口可能在主支气管或隆突部，则将导管退出 2～3 cm。核对左侧支气管导管的位置（图 36 - 3b）：① 钳夹右侧接口通气连接管，并移去帽盖。② 支气管气囊缓慢注气，直至左肺不出现漏气，注气量一般不超过 3 ml。③ 重新松开右侧钳夹，盖好帽盖。④ 听诊两肺呼吸音清晰，吸气压不超过20 cmH_2O，表示支气管气囊无部分或全部堵塞对侧气管、主支气管腔。核对双侧通气情况：① 钳夹右侧连接管，右肺无呼吸音，左肺呼吸音良好，且气道压不超过 30 cmH_2O。② 钳闭左侧通气连接管，左肺无呼吸音，右肺呼吸音良好（图 36 - 3c）。

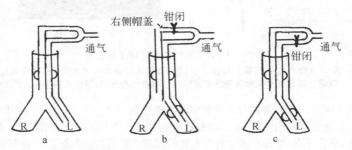

图 36 - 3　双腔支气管插管的定位方法

DLT 位置侧听诊鉴别（两肺呼吸音变化）（表 36 - 5）。

表 36-5 左侧双腔管位置的听诊鉴别

位置不当	进入左支气管过深	未进入左支气管	进入右支气管
大小气囊均充气钳闭右侧	左肺有呼吸音	左右肺均有呼吸音	右肺有呼吸音
大小气囊均充气钳闭左侧	呼吸音全无或极低	呼吸音全无或极低	呼吸音全无或极低
小气囊放气钳闭左侧	左肺有呼吸音	左右肺均有呼吸音	右肺有呼吸音

(2) 纤维支气管镜定位 一般 DLT 插管技术,其精确定位率仅52%。而采用纤维支气管镜常规定位,精度大大提高。具体操作方法如下:如使用左支型 DLT,常规方法插入后,再将纤维支气管镜(直径不大于3.6 mm)引入气管腔,可见到隆凸部,蓝色的支气管气囊上缘正在隆突之下见到,并无支气管气囊"疝"。然后纤维支气管镜通过支气管腔检查,应见到左上叶开口(图 36-4)。当使用右支型 DLT 时,一定要注意右上叶开口,以保证右上叶通气。用于 DLT 定位的纤维支气管镜较细,不宜用作吸引。

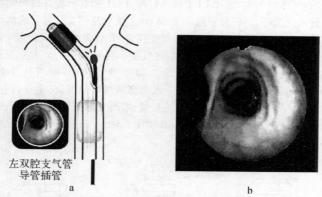

左双腔支气管
导管插管

a

b

图 36-4 纤维支气管镜在 DLT 的应用

a. 纤支镜在左双腔管的右侧开口(气管侧)进行检查时的视野(正确位置)。
b. 纤维支气管镜示气管隆突纤支镜穿出右侧腔远端开口,即可看到隆突。

36.2.2.3 避免 DLT 插管中的气道损伤

医源性创伤在用 DLT 的患者发生率为 0.5～2/1 000。体形小、女性、食管手术、既往有放疗史为主要的因素。需要注意问题: ① 在气管插管前必须查看胸部 X 线片或 CT 片有否解剖异常。② 避免应用氧化亚氮(N_2O),70%的 N_2O 在术中可使支气管套囊内的气体从 5 ml 增加到 16 ml。③ 尽可能用最低的容量充气支气管套囊或阻塞导管的容量以获得肺的隔离,缩短肺隔离的时间。④ 如果气道阻力增加必须用纤维支气管镜检查。⑤ 选用适宜尺寸的导管;太小尺寸的导管可使肺隔离困难,太大尺寸可引起创伤。DLT 的设计是对正常气管、支气管解剖而设计的,支气管阻塞器则适用于上或下呼吸道解剖有异常的患者。

36.2.3 支气管阻塞导管

支气管阻塞导管是将带套囊的支气管阻塞导管经气管导管置入一侧主支气管(左或右),然后气囊充气封闭支气管,达到肺隔离的目的。目前常用的有三种方法。

(1) Arndt 支气管阻塞器(美国,Cook 公司) Arndt 支气管阻塞器(图 36-5)包含引导尼龙丝的支气管阻塞器和多孔的气道连接器。在放入气管内导管后,通过连接器的阻塞孔放入支气管阻塞器,通过引导尼龙丝形成的环将纤维支气管镜放入气管或支气管内。纤维支气管镜应有足够长度使支气管阻塞器能够顺势放入主支气管内,一旦支气管阻塞器的套囊位于支气管内,则拔出纤维支气管镜,再将套囊充足气(采用恰好封闭支气管的方法);改变患者体位后重新应用纤维支气管镜检查套囊位置并使其准确定位(图 36-6)。

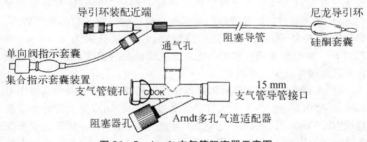

图 36-5 Arndt 支气管阻塞器示意图

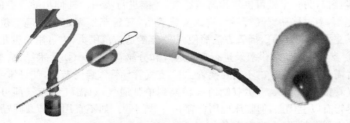

图 36-6 检查套囊、尼龙导引环套住气管镜前端、阻塞一侧支气管

(2) Coopdech 支气管阻塞导管 现常用的 Coopdech 支气管阻塞导管为日本大研医器株式会社生产(图 36-7),外径 3 mm,可用于 F6 以上的气管导管。

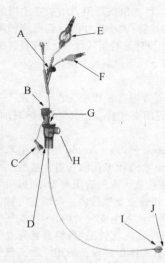

图 36-7 Coopdech 支气管阻塞导管
A. 自动充气按钮;B. 支气管镜接口;C. 导管固定夹;D. 气管插管标准接口;E. 自动充气球囊;F. 指示球囊和放气;G. 封闭支气管导管入口;H. 通气回路标准接口;I. 球囊;J. 吸引口

与 Arndt 支气管阻塞器相比,该导管的置入比较方便,无需通过纤维支气管镜放入气管或支气管内。导管尖端角度的设计符合解剖结构,操作者可通过旋转导管外部即可将套囊精确放置于目标支气管内。套囊有两种外形:圆柱形和小纺锤形,注气量分别为 5.25 ml 和 7.33 ml。圆柱形套囊旨在最小化对支气管黏膜的损伤,小纺锤形套囊在未充盈时可减少气道阻力。

(3) Univent 单腔支气管阻塞器导管 其特点是在主导管前壁上有凹槽,凹槽内有一空腔为支气管导管通过(图 36-8),支气管导管空腔直径为2.0 mm,其远端有一个套囊,可充气 5 ml 左右。充气后发挥支气管阻塞的作用。对伸出主导管末端约 8 cm,有两个开口,一个为充气囊接口,另一个是可供氧和高频通气,并能进行吸引。外伸出导管有固定帽,当可移动支气管导管进入支气管后,气囊充气固定于正确部位。其主要优点为:① 插管方法简便。② 年龄适应范围大,也可用于患儿。③ 支气管导管可供氧及进行高频通气和分泌物吸引。④ 手术结束,患者需进行机械通气,不需要换管。⑤ 支气管导管气囊为蓝色,使纤维支气管镜容易辨认。⑥ 双侧通气转换到单肺通气,只需气囊充气即可。尽管有以上优点,但临床应用仍存在一些问题。如不宜用湿肺、肺脓肿及支气管扩张,大咯血患者。

36.3 单肺通气的呼吸管理
(1)采用保护性通气策略,以减轻对通气侧和非通气侧的肺损伤。减少非通气侧肺血流以减少肺内分流、降低低氧血症的发生率。

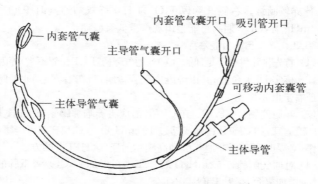

内套管气囊

内套管气囊开口　吸引管开口

主导管气囊开口

主体导管气囊

可移动内套囊管

主体导管

图 36-8　Univent 单腔支气管阻塞器导管

（2）减轻缺氧性肺血管收缩（Hypoxic Pulmonary Vasoconstriction：HPV），HPV 有两个阶段，最初（几分钟）快速发生，然后（几个小时）缓慢增加。吸入麻醉药和扩血管药均能抑制 HPV，但异氟烷、地氟烷、地氟烷对 HPV 的抑制作用非常弱，临床在不大于 1 MAC 时，其作用与静脉麻醉药相似。静脉麻醉药与阿片类麻醉镇痛药对 HPV 无明显影响。

36.3.1　单肺通气期间的低氧血症

36.3.1.1　发病机制

（1）仰卧位时　开胸侧萎陷的肺无通气，而肺血流未相应减少，V/Q 小于0.8。单侧萎陷肺的血流未经氧合而进入循环，造成静脉血掺杂，PaO_2 下降，非通气侧肺内分流量可达 40%～50%，在单肺通气 20～30 min 内下降最严重。随后因缺氧而产生 HPV，使非通气侧血流减少，静脉掺杂缓解，非通气侧肺内分流减至 20%～25%。

（2）侧卧位时　受重力影响，下肺血流多于上肺，但剖胸后，下肺受纵隔与心脏重力所压，加上横膈抬高，下肺顺应性比上肺差，形成通气不足，血流偏多，V/Q 小于 0.8，导致 PaO_2 下降。

（3）心输出量减少　开胸后回心血量减少，手术操作压迫，低血容量和心律失常等因素使心输出量减少。

36.3.1.2　PaO_2 降低的原因

（1）手术部位　右肺体积较大，接受肺血流灌注的55%。右侧开胸肺内分流量比左侧开胸时大，单肺通气（OLV）时 PaO_2 降低。

（2）术前因素　术侧肺血流灌注明显减少者，OLV 时 PaO_2 下降较少。

（3）术前肺功能　术前 FEV_1 和 FEV_1/VC 比值较好者，OLV 期间易出现低氧血症。胸内非肺手术比肺手术患者易出现低氧血症。

（4）双肺氧合功能　侧卧位双肺通气 PaO_2 值较高者，OLV 期间

PaO_2 值亦较满意。右侧开胸以 F_1O_2 为 1.0 行双肺通气时 PaO_2 小于 400 mmHg 者,OLV 期间可能会出现严重低氧血症。

36.3.1.3 低氧血症治疗

(1) 首先排除供氧不足(低 F_1O_2)或通气障碍(DLT 位置不当)等因素。

(2) 核实 DLT 位置,并以纤维支气管镜纠正,在右支型 DLT 时,必须保证右上叶不堵塞。

(3) 非通气侧行 CPAP。在 CPAP 前应将萎陷肺膨胀,5 cmH_2O 的 CPAP 较适宜,如 CPAP 达到或超过 10 cmH_2O 的 CPAP 则可能影响手术操作;必要时可采用非通气侧肺高频喷射通气(HFJV)的方法。

(4) 对通气侧肺行 5 cmH_2O 的 PEEP,可增加 FRC,改善下肺的 V/Q 之比,增加氧合,提升 PaO_2。

(5) 上述两种方法同时应用结合,非通气侧肺用 5 cmH_2O 的 CPAP 或 HFJV,通气侧肺用 5 cmH_2O 的 PEEP,可提升 PaO_2。

(6) 当上述方法均无效时,则停止单肺通气,改用双肺通气,待情况改善后,再施行单肺通气。如施行全肺切除,宜及早结扎肺动脉,使分流减少,从而终止低氧血症。

36.3.2 保护性肺通气

保护性肺通气策略是既考虑患者氧合功能的改善和二氧化碳的排出,同时又注意防止机械通气负面影响的通气策略。具体措施如下。

(1) 插管的无菌技术、纤维支气管镜准确定位与肺隔离。

(2) 避免纯氧吸入(双肺通气选用小于 60%、单肺通气 80%),必要时非通气侧 5 cmH_2O 的 CPAP 或 HFJV,通气侧肺用 5 cmH_2O 的 PEEP;如果术中出现 SpO_2 下降,应增加吸入氧浓度、检查导管位置,气管导管的移位往往是低氧血症的首要原因。

(3) 采用容量控制通气 设定双肺通气时潮气量 5~8 ml/kg,呼吸频率 12~14 次/min,监测气道峰压(小于 20 cmH_2O);单肺通气时潮气量和呼吸频率不变,气道峰压宜(小于 25 cmH_2O),通气功能障碍者气道峰压(小于 30 cmH_2O)。

(4) 容量控制通气不能达到理想的通气效果,可改为压力控制通气,以较低气道压力获得较大的潮气量。一般在双肺通气时气道压力设定不超过 25 cmH_2O,单肺通气时气道压力设定不超过 30 cmH_2O。

(5) 如果经过上述措施仍不能达到理想的通气效果,可以采用允许性高碳酸血症,但患者对缺氧的耐受性较差。

(6) 肺泡复张策略 即在每通气 30 min,扩张萎陷的肺,维持气道峰压大于 35 cmH_2O 持续 7~10 s。

(7) 吸入气加温、加湿,改善麻醉气体质量,有利于气管和支气管纤毛运动,使分泌物变得稀薄,容易排出,预防微小肺不张和支气管痉挛。

（8）控制液体　维持有效灌注的最低容量，避免肺脏液体过度负荷而致肺损伤。

（9）术后镇痛　有利于术后维持肺扩张，降低术后肺部并发症。

36.4　麻醉恢复期处理

（1）保持气道通畅　清理呼吸道并注意吸引技巧，采用吸氧-吸引（必要时应用纤维支气管镜）。

（2）调整肺泡 V/Q 比。

（3）当肌张力监测（TOF 大于 50%）应用新斯的明以拮抗残余肌松药作用，促进呼吸功能恢复。

（4）拔管前确认呼吸运动恢复、循环功能稳定、引流量小于 100 ml/h，按需选用完全清醒下拔管或在麻醉下拔管。

（5）拔管后用面罩继续吸氧、鼓励咳嗽，观察四肢运动与末梢循环、进行镇痛评分，必要时调整用药。

（6）待完全清醒、定向力恢复、呼吸循环功能稳定，再转送；整个麻醉恢复及转运过程应始终保持呼吸道通畅与供氧，避免缺氧。呼吸和循环不稳定者送 SICU 继续支持治疗。

（周　波　朱　辉　徐美英）

37　后天性心脏病手术麻醉

37.1　瓣膜手术的麻醉

实施心脏瓣膜置换术，应了解瓣膜病变造成的病理生理变化、严重程度、代偿情况、术前是否存在肺高压和心力衰竭等，有助于麻醉药选用和围术期的循环管理。

37.1.1　病情特点

37.1.1.1　二尖瓣狭窄

（1）二尖瓣狭窄（MS）多见于风湿性心脏病，瓣口面积正常成人为 $4\sim6\ cm^2$；轻度狭窄为 $1.5\sim2.5\ cm^2$；中度狭窄为 $1.1\sim1.5\ cm^2$；重度狭窄为 $1.0\ cm^2$ 以下，MS 可引起左心室舒张期充盈受阻，左心房压（LAP）增高，心输出量（CO）下降。

（2）二尖瓣狭窄严重时，每搏量（SV）与左心室舒张末容积（LVEDV）都减少，早期射血分数尚保持正常，后期则下降至 0.4 以下。

（3）血管收缩药对二尖瓣狭窄患者体循环与肺循环的作用不同，应用血管紧张素可使体血管与肺血管阻力增大，PAP、PCWP、LVEDV 均上升，CO 下降；而应用去甲肾上腺素，CO 不变。由于患者对后负荷增加的适应能力较差，故不能利用血管收缩药来增加 CO。

（4）血管扩张药硝普钠或硝酸甘油使体循环血管阻力下降，PAP、PCWP、LVEDV 均下降，但硝普钠使 SVR 降低，CO 增多或通过心率增快维持 CO 不变,而 PCWP 小于 12 mmHg 时,如血容量不足,硝酸甘油使 CO 减少。

(5) 压力-容量环　依据单次心动周期,压力-容量环可分成四个不同时相(图 37-1)。① 舒张期充盈:此期常以舒张末压力-容量之间的关系为代表(EDPVR)。② 等容收缩:此期心室内容积不变,称为等容收缩或等长收缩。③ 左室射血期:心脏射出的每搏容量相当于舒张末容量减收缩末容量,即 SV＝EDV－ESV。④ 等容舒张期:为主动脉瓣关闭至二尖瓣开放,再次心动周期开始。常用作分析左心室功能。

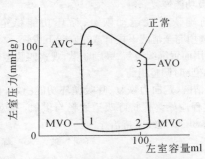

图 37-1　左心室压力-容量环(MVO 二尖瓣
开放,MVC 二尖瓣关闭,AVO 主动
脉瓣开放,AVC 主动脉瓣关闭)

(6) 二尖瓣狭窄典型的压力-容量环(图 37-2)　二尖瓣狭窄典型的压力-容量环与正常相近。通常舒张末压降低,左心室前负荷和每搏心输出量降低,收缩压峰值较正常为低。

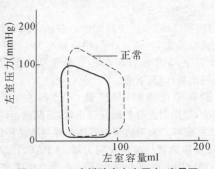

图 37-2　二尖瓣狭窄左室压力-容量环

37.1.1.2　二尖瓣关闭不全

(1) 二尖瓣关闭不全(MI)时,左心室排出的部分血液反流入左心房,致使有效心输出量减少,左心功能不全。反流量的大小决定于左心室收缩功能、左心房和肺静脉的顺应性。反流分数不大于 0.3 者为轻度,0.3~0.6 为中度,大于 0.6 为重度。

(2)二尖瓣反流有急性和慢性两类。急性反流引起 LAP、PCWP、RAP、LVEDV 急剧升高,左心难以代偿。此时若 PCWP 大于 25 mmHg,可出现急性肺水肿。慢性二尖瓣反流时,左心室扩张或代偿性心肌肥厚,但在应激状态,外周阻力上升时,极易出现失代偿。

(3)二尖瓣反流合并狭窄者,左心房功能受损加快,较早出现右心衰竭;合并房颤者,对心输出量的影响小于单纯二尖瓣狭窄者。

(4)二尖瓣关闭不全压力-容量环 左心室舒张末压仅在左心室舒张末容量显著增加时才升高,表示左心室顺应性显著增加,左心室等容收缩期几乎完全消失,因为左心室开始收缩,早期主动脉瓣尚未开放就立即射血(反流)入左心室(图 37-3)。

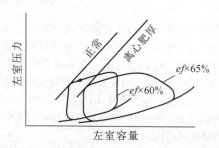

图 37-3 慢性二尖瓣反流超负荷,左心室壁肥厚心腔扩大,压力-容量环类似主动脉瓣反流,向右移,反流射血入低压左心房,射血分数(EF)不变或反而增加

37.1.1.3 主动脉瓣狭窄

(1)单纯的主动脉瓣狭窄(AS)多为先天性瓣膜异常,风湿性主动脉瓣狭窄多合并二尖瓣或三尖瓣病变,动脉粥样硬化性主动脉瓣狭窄多合并冠状动脉硬化和心肌缺血。

(2)左心室收缩负荷加重,每搏量减少,跨瓣压差增加导致左心室收缩压升高;左心室向心性肥厚,但肌纤维收缩速度减慢,收缩时间和射血时间延长。主动脉瓣口面积缩小到正常面积的 25%,即 0.5~0.7 cm^2,上述症状加重;如合并反流、左心房室瓣膜病变或冠状动脉病变,临床症状出现更早,甚至猝死。

(3)心肌氧耗量增加,同时心内膜下血流灌注减少而发生缺血。若心率增快,冠状动脉舒张时间缩短,心内膜下血流进一步减少,因此常并存心肌缺血损害。

(4) 左心室压力负荷增加,心室肌产生向心性肥厚,心输出量可维持在相对正常水平。此种代偿机制可以维持相当长一段时间。一旦出现心绞痛、晕厥、充血性心力衰竭,以及心电图上出现左心室肥大、劳损,使主动脉瓣置换术危险性增高。

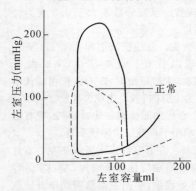

图 37-4　主动脉瓣狭窄压力-容量环

(5) 主动脉瓣狭窄压力-容量环　表现为舒张压容量曲线升高、陡峭,反映心室顺应性降低,收缩时压力极显著升高。早期由于心肌收缩性保持正常,因此每搏量改变不大(图 37-4)。

37.1.1.4　主动脉瓣关闭不全

(1) 主动脉瓣关闭不全(AI)使左心室收缩期容量负荷增高,SV 的一部分于舒张期从主动脉反流入左心室,可致 CO 减少和冠脉血流量减少,反流量与关闭不全的程度呈正相关。左心室心肌呈代偿性肥厚,左心室容量增加。为维持射血分数,出现心率增快和室壁张力下降。晚期失代偿时 LAP 升高,左心室收缩性下降,CO 减少,最终出现左心衰竭。

(2) 急性主动脉瓣关闭不全时,立即发生急性左心室扩张,LVEDV 增加,代偿性心率增快,心肌收缩力增强。

(3) 慢性主动脉瓣关闭不全时,左心室代偿性肥厚的程度比单纯主动脉瓣狭窄或合并主动脉瓣狭窄者大,氧耗量也大。但进入失代偿期,同样可发展为左心衰竭。

(4) 主动脉瓣关闭不全压力-容量环　急性主动脉瓣关闭不全心室舒张末充盈压显著升高,每搏容量、射血分数均下降(图 37-5)。

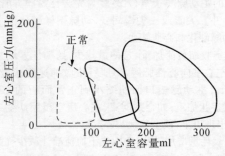

急性(中环)　　慢性(右环)

图 37-5　主动脉瓣关闭不全压力-容量环

37.1.1.5　常见瓣膜病变的血流动力学变化(表 37 - 1)

表 37 - 1　常见瓣膜病变的血流动力学变化

	左室前负荷	心　率	心肌收缩力	体循环阻力	肺循环阻力
二尖瓣狭窄(MS)	↓	↓	↔,↑	↔	↑
二尖瓣关闭不全(MI)	↑,↓	↑,↔	↔,↑	↓	↓
主动脉瓣狭窄(AS)	↑	↓(窦性),↔	↔,↑	↑	↔
主动脉瓣关闭不全(AI)	↑	↑	↔,↑	↓	↓
MS+MI	↑	↔	↔,↑	↓,↔	↓
MS+AS	↑	↓,↔	↑	↑	↑
MS+AI	↑	↑	↑	↓	↓
MI+AS	↑	↔	↑	↔	↔
MI+AI	↑	↑	↑	↓	↔
AS+AI	↑	↔	↔	↔,↑	↑

注:↑,使升高,↓,使降低,↔,保持不变或正常。

37.1.2　麻醉前准备

(1)了解病史、体格检查,胸片、心电图、超声心动图、肺功能、红细胞与血红蛋白及电解质和血气分析等结果。

(2)重点了解瓣膜病变情况和心脏功能,心脏功能Ⅰ～Ⅱ级瓣膜性心脏病患者麻醉耐受好,Ⅲ～Ⅳ级患者手术麻醉危险性大。并发细菌性心内膜炎瓣膜患者的麻醉的风险增加。

(3)纠正水电解质和酸碱紊乱,尤其是低血钾症。

(4)术前应用强心药、血管活性药、抗心律失常药、利尿药、激素和钾盐等情况。

(5)并存症　高血压、糖尿病和慢性阻塞性肺功能障碍等治疗情况。

(6)麻醉前用药　心脏病患者麻醉前精神紧张,血压升高和心率增快,易诱发心绞痛和心力衰竭,因此应给予镇静药。一般术前晚口服咪达唑仑,术前 1 h 肌注咪达唑仑 0.05 mg/kg、吗啡 0.05～0.1 mg/kg 和东莨菪碱 0.2～0.3 mg。年老体弱或心功能较差患者,对麻醉性镇痛药耐受性较差,应酌情减量。心动过缓者可考虑应用阿托品,到达手术室时,患者仍较紧张,可静注咪达唑仑 1～2 mg。6 个月内长期服用肾上腺皮质激素的患者,宜在术前 2 h 肌注甲泼尼龙,术中静滴氢化可的松或甲泼尼龙。

37.1.3　术中监测

(1)ECG 除监测心率和心律外,要重视心肌缺血表现即 ST 段改变。

（2）有创动脉压监测的动脉压力波形，对分析血流动力学改变有较大帮助，结合中心静脉压可对患者情况做出判断。

（3）目前肺动脉、肺小动脉楔压监测在对瓣膜置换患者按需选用。

（4）左心房压监测结合中心静脉压与动脉压及其波形监测和分析，可较准确地评估左右心室前负荷，从而指导容量治疗，对于术后需用扩血管药物的患者尤有价值。

（5）术中经食管超声心动图检查主要判断心肌收缩功能、心内畸形纠正及瓣膜成形术效果。

37.1.4　麻醉方法

（1）麻醉诱导　① 全麻诱导通常可以咪达唑仑 2～5 mg 为基础，丙泊酚 1 mg/kg 或依托咪酯 0.2～0.3 mg/kg，加用芬太尼 6～8 μg/kg 或舒芬太尼 1 μg/kg 和肌松药快诱导后插管，随即用芬太尼或舒芬太尼维持麻醉，芬太尼用量可达 10～20 μg/kg。② 严重心功能衰竭患者可在诱导时给予少量正性肌力药物（注意避免心率过快）以便在维持循环稳定的前提下保证足够的麻醉深度。

（2）麻醉维持　心功能较好的患者可以吸入异氟烷或地氟烷为主，辅以小量芬太尼维持麻醉；心功能不全患者宜以麻醉性镇痛药为主，芬太尼或舒芬太尼分次给药或持续静脉输注，并在手术强刺激时辅助吸入小量地氟烷。中时效非去极化肌松药分次给药或持续静脉输注。

（3）稳定血流动力学　避免使用可以引起心动过速、增加肺血管阻力、降低前负荷或抑制心肌收缩力的药物。合理使用心血管活性药物。体外转流后，在调整好血容量基础上，选用扩血管药和正性肌力药，提高心输出量，改善循环功能。

37.1.5　各类瓣膜手术的麻醉

37.1.5.1　二尖瓣狭窄

（1）控制心率　控制心率药用至术晨。酌情使用抗胆碱药。

（2）左心室前负荷监测　一般不常规使用漂浮导管监测 PCWP。可放置左心房管，停机后直接测定 LAP。同时监测 CVP 和 LAP 对指导输血及心功能判断，应注意避免将右心衰竭误认为低血容量，应给予正性肌力药物。

（3）术中处理　体外循环后应采取增加前负荷和降低后负荷的措施，以改善前向血流。房颤患者可在体外循环后复律，必要时用起搏维持窦性心律。

37.1.5.2　二尖瓣关闭不全

（1）心率　麻醉期间应保持轻度的心动过速，同时维持较低外周血管阻力，从而可有效地降低反流量。

（2）降低容量负荷　保持周围静脉适当的扩张，使回心输出量有所下降，降低舒张期容量负荷，扩血管药对这类患者特别有益（表37－2）。

表37－2　扩血管药对二尖瓣关闭不全患者的作用

药　物	主动脉压力	SVR	每搏量	反流量	反流量分数*	LVEDV
静脉扩血管药（硝酸甘油）	↓	无变化	无变化	无变化或↓	无变化或↓	↓
动脉扩血管药（硝普钠）	无变化	↓	↑	↓	↓	无变化

注：* 为反流量占左心室舒张末期容量的百分比。

37.1.5.3　主动脉瓣狭窄

（1）术前用药　伴有左心室衰竭的重度主动脉瓣狭窄，术前用药宜酌减，不然可引起低血压和低氧血症，诱发心绞痛，而硝酸甘油无效。

（2）维持血流动力学稳定　通常选择以麻醉性镇痛药为主的麻醉方法。在麻醉诱导和维持的过程中，应准备好 α 肾上腺素能兴奋剂如去氧肾上腺素。快速室上性心律失常和室性异位心律应积极治疗，防止演变为室颤。重度狭窄的患者，术中如出现动脉阻力增加，应慎重地应用硝普钠或乌拉地尔等来降低后负荷。

（3）麻醉药的选择　主动脉瓣狭窄伴体循环阻力增高的患者，吗啡 0.5～1.0 mg/kg 麻醉可降低体、肺循环阻力，并且增加每搏量及心输出量。吸入麻醉药宜应用较低浓度（0.4～1 MAC），避免抑制心肌收缩力，降低左心室收缩压及每搏量。

（4）心率　及时控制心动过速，以免增加心肌耗氧量和缩短心内膜下供血时间。但也需防治心动过缓，避免心输出量下降。

（5）紧急体外循环　严重狭窄患者，麻醉诱导前应有 1 位有经验的外科医师在场，灌注师应做好准备，在心血管功能低下和病情恶化时紧急实施体外循环。

（6）心肌保护　心肌肥厚情况下，用停搏液进行充分的心肌保护可防止心肌缺血引起的心肌"挛缩"。

37.1.5.4　主动脉瓣关闭不全

（1）术前用药　应避免引起容量血管舒张的药物作为术前用药，术前用药剂量减少。

（2）麻醉用药　麻醉诱导与维持用药的选择应针对保持患者前负荷、维持外周血管舒张、改善正常的心肌收缩力和保持心率在90 次/min 左右。麻醉和手术期间出现血压过高、外周血管阻力增加可用血管扩张药，出现心动过缓，阿托品无效需静脉滴注异丙肾上腺素。

(3) 扩血管治疗　术前通常已使用扩血管药治疗,手术当天不应停药,并过渡到静脉用药。

(4) 禁用气囊反搏　主动脉瓣关闭不全是主动脉内气囊反搏的禁忌证。

37.1.6　术后处理

37.1.6.1　二尖瓣狭窄

(1) 术后肺血管阻力、肺动脉压和左心房压即下降,而心输出量增加。肺动脉压不降通常表明有不可逆的肺动脉高压和可能有不可逆的左心室功能不全,提示患者预后不良。

(2) 瓣膜置换术后最初几日可能发生的心衰等严重并发症,应在维持足够心输出量的前提下尽量降低左心室舒张末压。体外循环后应用正性肌力药物以增加心肌收缩力、减小左心室容积和降低室壁张力。

37.1.6.2　二尖瓣关闭不全

二尖瓣瓣膜置换术后,左心室前负荷较前减少,需要应用正性肌力药。术后尽量维持正常窦性心律。

37.1.6.3　主动脉狭窄

(1) 主动脉瓣置换术后,肺毛细血管楔压和左心室舒张末压随即降低,而心输出量升高。心肌功能迅速改善。

(2) 术前若无心室功能不全和冠脉疾病,体外循环后通常不需要正性肌力药物支持。换瓣后仍可存在 $7\sim19$ mmHg 的残余压差。

37.1.6.4　主动脉瓣关闭不全

主动脉瓣置换术后,左心室舒张末压力和容量随即下降,但左心室肥厚和扩大依然存在。体外循环停机后,必须保证较高的前负荷以保证左心室充盈。术后早期,由于左心室功能低下,可能需要正性肌力药物或主动脉内气囊反搏支持循环。

37.1.6.5　拔管时机

瓣膜置换术患者中有部分术前已存在肺高压,以及扩大的心脏对支气管压迫引起部分肺不张,因此术后不宜过早拔管,一般维持 6 h 左右,必要时可用机械通气至次日晨,以保证良好的通气有利于循环维持稳定。

37.2　冠状动脉搭桥术的麻醉

37.2.1　病情评估

(1) 病史　冠心病需实行搭桥术包括冠脉多支严重病变、冠脉内支架不能置入、不稳定性心绞痛或多次发生心肌梗死的患者,大多年老体弱、心肌长期缺血、心功能差。

(2) 动态心电图　可连续监测 ST 段变化趋势,发现心肌梗死部位及严重程度,监测心律失常等。

（3）超声心动图　以测定左或右心室射血分数，计算 SV、CO 等血流动力学参数，估计心功能，并可判断室壁活动是否正常。

（4）冠状动脉造影术　可明确冠脉病变部位和狭窄程度，并可计算射血分数，以估计左心射血功能，测量 LVEDV，以估计心肌功能。判断冠状动脉侧支循环、远端弥散性病变、冠状动脉痉挛和血栓形成等。

（5）术前危险因素　① 年龄大于 70 岁。② 女性患者，冠状动脉细小使吻合困难、畅通率低。③ 低心输出量综合征。④ 不稳定性心绞痛，特别在术前无 β 阻滞药或钙通道阻滞药治疗、基础 ST 段下移者更为危险。⑤ EF 小于 40%，LVEDP 大于 18 mmHg，术前有充血性心力衰竭者。⑥ 左心室壁瘤患者。⑦ 冠状动脉左主干狭窄大于 90%，PTCA 失败后急症手术或心肌梗死后 7 d 内手术。⑧ 合并高血压和/或糖尿病。⑨ 合并瓣膜疾患。⑩ 合并肺部疾患。

37.2.2　麻醉监测

（1）心电图监测　ECG 监测心率及心律，监测 ST 段的变化。V5监测对心肌缺血检出的成功率较高，可达 75%。如用 Ⅱ 导联＋CS_5（将左上肢电极移于 V5的位置），可全部监测到左心缺血时 ST 段的变化。如用 5 根导联线，以 Ⅱ＋CS_5＋V_4R（将胸前电极放置在右侧第 5 肋间与锁骨中线交界处）即可 100% 监测到左右心缺血时的 ST 段改变。

297

（2）体温　包括机体鼻咽温，可反映脑和其他高灌注组织的温度；血温和直肠温可反映中心温度。

（3）动脉压和中心静脉压　桡动脉插管直接测压，抽取动脉血进行血气分析。经右颈内静脉或右锁骨下静脉置管测 CVP，并经静脉输液、给药。

（4）经右颈内静脉置漂浮导管测定肺动脉压（PAP）和肺毛细血管楔压（PCWP）的指征是：① 左心收缩功能减退，EF 小于 40%，大面积室壁收缩下降，或有室壁瘤，新出现的心肌梗死等。② 左心室舒张功能减退，PCWP 比 PAP 更能反映 LVEDV。③ 不稳定性心绞痛、左冠状动脉疾病、重度 3 支冠脉病变以及大面积心肌病变。④ 冠心病伴有瓣膜病变。⑤ 肺动脉高压通过漂浮导管测 PVR，右心室舒张和收缩功能减退，急诊行 CABG 的患者。

（5）经食管超声心动图（TEE）　通过监测室壁运动是否存在节段性反常运动，了解心肌收缩和发现心肌缺血，同时判断瓣膜功能。

37.2.3　麻醉方法

37.2.3.1　麻醉前准备

（1）询问病史和用药史　① 长期服用利尿剂者，应纠正电解质紊乱。② 糖尿病者应将血糖控制在 11.2 mmol/L（200 mg/L）以下而尿糖在＋/－水平。③ 术前不应停用钙通道阻滞药、β 受体阻滞药，并应根据术前心绞痛的性质、控制程度及心率、血压的变化来调整用药剂量。

(2) 术前用药以镇静、抗焦虑、稳定情绪和预防心绞痛发作为原则：① 术前 1 日晚给镇静如咪达唑仑等。② 术前 1 h 肌注吗啡 0.1 mg/kg、东莨菪碱 0.005 mg/kg。③ 进行麻醉诱导前各项操作时，应静注咪达唑仑使患者保持安静。④ 若出现心动过速或高血压，及时使用 β 受体阻滞剂和降压药，确保心肌氧供需平衡。

37.2.3.2 麻醉方法

(1) 麻醉诱导 ① 术前严重心功能不全的患者，麻醉药应减量。麻醉诱导以芬太尼或舒芬太尼为主，心率减慢有利于心肌氧供需平衡。若诱导期出现低血压，静注微量去氧肾上腺素(0.05～0.1 mg/次)可获满意效果。② 心功能差者(EF 小于 40%)以依托咪酯(0.3 mg/kg)诱导，芬太尼 5～20 μg/kg 缓慢静注可抑制插管应激反应。维库溴铵对心率、血压、心肌收缩力影响小，适用于心功能差的患者。麻醉诱导期间可应用心血管活性药物，如多巴胺、硝酸甘油、去氧肾上腺素等调节血流动力学，避免严重低血压，影响冠状动脉灌注，导致心肌缺血。

(2) 麻醉维持 ① 要求循环稳定，血压和心率不应随着手术刺激的强弱而上下波动。通常采用静吸复合全麻，在切皮、锯胸骨前应及时加深麻醉，可静注芬太尼 0.1～0.2 mg，同时适当应用吸入全麻药，达到合适的麻醉深度。如加深麻醉后仍不奏效，可考虑静注 β 阻滞药(艾司洛尔)或钙通道阻滞药(尼卡地平)。② CPB 前控制性心动过缓(心率 60～75 次/min)、控制性降低收缩压 100 mmHg 左右，对无高血压病史的患者，有利于心肌氧供需平衡和储备。对于心功能较差者，需要较高的交感张力来维持心输出量，必要时用正性肌力药来辅助循环。③ 术者游离乳内动脉时，CVP 和 PCWP 的数值由于患者体位的变化可明显升高，应注意识别其假象。术中 $PaCO_2$ 应维持在正常范围，避免过度通气减少冠脉血流。

37.2.4 体外循环

(1) 体外循环转流前 适当追加肌松药、静脉全麻药等，以维持转流中合适的深度。维持较高的灌注压 50～80 mmHg，阻断升主动脉前不过早降温，避免发生室颤。如转流开始血压明显下降，可从人工肺给去氧肾上腺素 0.1～0.2 mg/次。

(2) 体外循环转流后 ① 心肌缺血仍然存在，应继续维持循环稳定，预防心动过速、高血压等，心脏复跳后对缓慢的心跳(30～40 次/min)不宜急于处理，待心肌完全复苏后，心率即可自行增快。② 主动脉侧壁口吻合期间，应维持满意的灌注压。主动脉侧壁口吻合毕，冠脉血流开始恢复。如每搏量满意，将会出现良好的动脉压波形，此时可逐渐减少灌流量，缓慢回输血液，在 ECG 和循环动力学指标满意的情况下缓慢脱机。③应用正性肌力药的指征：PCWP 大于 16 mmHg，MAP 小于 70 mmHg 或收缩压小于 90 mmHg，CI 小于 2.2 L/(min・m²)，SvO₂ 小于 65%。正性肌力药可选用多巴酚丁胺、多巴胺、肾上腺素等。钙通道阻滞药在扩张冠状动脉的同时，不明显抑制心肌收缩力，并可减慢房室传导，使心率下降。

（3）手术结束时应维持合适的麻醉深度，停止吸入全麻药，分次追加芬太尼，防止浅麻醉引起躁动、心率增快和血压升高。加强各项监测，充分给氧，维持良好通气及循环稳定，预防感染和术后高热，防止术后并发症。

37.2.5　非体外循环下冠状动脉旁路移植术的麻醉

非体外循环下冠状动脉旁路移植（Off - Pump Coronary Artery Bypass，OPCAB）手术是在跳动的心脏上、无机械辅助循环的情况下进行，因此麻醉处理的困难较大。在冠状动脉吻合期间，维持循环动力学的稳定和较慢的心率（60～80 次/min 为宜），适度地抑制心肌的收缩幅度，为外科手术提供良好的条件，保持必需的冠脉血流量，则为麻醉处理的关键。

37.2.5.1　术前准备

（1）术晨应当增加 β 受体阻滞药和钙通道阻滞药的用量，可有效地控制围术期心率，也可增加心肌对缺血的耐受性。

（2）术前将心率控制在 80 次/min 以下，术晨常规入手术室前 30 min 肌注吗啡 0.2 mg/kg 和东莨菪碱 0.3 mg，前 1 h 口服同等剂量的术前系统治疗用药，主要包括 β 受体阻滞剂和钙通道阻滞剂。对于精神过度紧张患者，尚需加服地西泮，达到良好镇静状态。

37.2.5.2　麻醉方法

大剂量芬太尼或复合低浓度吸入麻醉药施行麻醉，有利于防止术中心率增快，也有利于术者搬动心脏时循环功能的维持。要注意诱导速度和用量，保证机体适当的交感张力。

37.2.5.3　麻醉维持

（1）在小剂量芬太尼（6～10 μg/kg）麻醉时，可静脉持续泵入异丙酚，同时辅助吸入麻醉药。异丙酚有较强的兴奋迷走神经的作用和良好的可控性，可维持满意心率。

（2）中等量芬太尼（20～50 μg/kg）麻醉时，有芬太尼较强的迷走神经兴奋作用，心率较好控制，麻醉维持以吸入为主。

37.2.5.4　术中液体管理

术中要维持一定的容量负荷，同时慎用降低外周阻力的药物。避免容量过多，使前负荷增加，增加心肌氧耗，减少心肌血供；且输液过多使心脏膨胀，影响心肌固定装置的安放；吻合血管时需要将心脏翘起，吻合后心脏放回心腔,回心血量突增,将可能引起急性心衰。

37.2.5.5 循环功能调控

(1)心率 当心率难以控制时,可使用β受体阻滞药,常用艾司洛尔,每次可静注5~20 mg,每5 min追加1次。如心率仍然较快时,多为心功能不全、炎症反应、贫血、发热、血容量严重失衡等所致,应积极对因处理,切忌为了处理心率而加重循环功能紊乱。

(2)血压 由于术者搬动心脏时必然要干扰循环,导致血压下降、心律失常。首次搬动心脏,收缩压骤降至40~50 mmHg,并伴发频发室早、短阵室速等,术者应暂缓搬动心脏。如心脏恢复原位后,血压回升、心律失常消失,可不用药物处理。再次搬动心脏,血压下降、恶性心律失常的发生往往会减轻。当收缩压低于90 mmHg时,可小量多次给予去氧肾上腺素(25~50 μg),必要时加大剂量或持续静脉输注。

(3)扩张冠状动脉 硝酸甘油选择性扩张冠状动脉,增加心肌氧供,改善心功能。术中小剂量持续泵入硝酸甘油,如剂量太大可引起血压下降。

37.2.5.6 术中抗凝及血液回收

为防止吻合血管内血栓形成,术中需静注肝素抗凝。肝素剂量常为1 mg/kg,维持ACT大于300 s,拮抗时用鱼精蛋白1~1.5 mg/kg,并复查ACT。术中进行血液回收,简易血液回收装置收集术野出血,储血瓶(500 ml)中加肝素40 u。

37.2.5.7 温度控制

非CPB下CABG手术中,如果室温低,心脏直接暴露于空气中,体温易降低。如体温下降至35℃以下,可引起术后渗血增加,延迟拔管,并有苏醒期寒战,增加心肌耗氧量,室性心律失常发生率增加。故术中需积极采取保温措施,如用变温毯保温,手术室温度维持在23℃以上等,确保中心温度36℃以上。

37.3 缩窄性心包炎手术的麻醉

缩窄性心包炎常见于结核病患者,亦可见于特发性或病毒性心包炎、慢性肾衰、结缔组织疾病(如类风湿关节炎)及心包肿瘤等疾病,有时亦可发生于外伤或心脏手术后心包腔内积血或纵隔放射治疗之后。随着疾病进展,心功能不全势必日益严重,宜极早治疗。

37.3.1 病情特点

(1)主要病理生理改变是心脏不能充分充盈。心脏指数及心搏指数均降低,并且容量过多动静脉血氧差亦增大。心输出量的下降,且主要依靠增快心率来代偿。

(2)缩窄性心包炎患者血浆容量、红细胞容量及总循环血容量均代偿性地增加,产生大量的胸腹水,通气和换气功能均受影响,乏力、呼吸困难、末梢水肿、腹水、颈静脉怒张及肝肿大。脉搏纤细,脉压狭小,常伴奇脉。

(3) 多数患者血、尿常规在正常范围内,白蛋白显著降低。由于术前治疗中采用低盐饮食及利尿药,易引起电解质紊乱。

37.3.2　术前准备

(1) 应摄取高蛋白质饮食,必要时可从静脉补充白蛋白或小量分次输血,以提高血浆蛋白含量及增加血浆胶体渗透压。

(2) 应利尿或抽吸胸、腹水,以减少对呼吸功能的影响,避免心包切除后回心血量猛增而引起急性心衰。

(3) 纠正电解质紊乱。

37.3.3　麻醉方法

对循环功能的抑制应最小。全麻的诱导须平稳,用小剂量咪达唑仑和依托咪酯等诱导,用肌松药后进行气管内插管。手术及麻醉的策略是争取在最短的时间内切开心包,改善血流动力学。

37.3.4　麻醉维持

(1) 吸入麻醉药均有较强的心肌抑制作用,应从低浓度开始,使用时应十分小心。尽可能维持血压稳定,配合局麻或静脉给予芬太尼镇痛,以使患者耐受切皮或锯胸骨等强烈刺激。

(2) 切除心包时应密切注意血压的变化,并与手术者密切配合。术中患者宜采用头高位,防止心包切除后,静脉回血骤增,使已萎缩的心肌不能适应而发生急性心衰。

(3) 加强术中心电图和中心静脉压(CVP)监测,适度限制液体的入量,除非失血过多,一般患者并无输血的必要。

(4) 注意控制呼吸,进行血气分析。在患者完全清醒,潮气量基本恢复正常,血气指标正常时方可拔除气管导管。

37.4　心脏黏液瘤手术的麻醉

心脏肿瘤患者临床症状不一,黏液瘤以左心房为多发部位,主要有血流障碍及栓塞症状,一般年龄较大,心功能较差,心脏黏液瘤脆薄,带蒂随血流摆动,随时可能脱落,造成心室流入道梗阻,且脱落至远处,发生动脉栓塞或猝死,应及时手术治疗。

37.4.1　病情特点

患者均有不同程度的心功能障碍、贫血、发热,甚至瘤体脱落、栓塞等并发症,故要加强麻醉前检查,正确评估患者对麻醉、手术的耐受力。

37.4.2　术前准备

(1) 了解患者平时习惯于何种体位最舒适,尽量防止由于瘤体大、瘤蒂长的黏液瘤因体位改变而嵌入房室通道引起血流动力学剧烈改变,发生低排或猝死。搬动患者时注意循环功能的变化,不宜突然改变体位,以防意外。

(2)年老体弱、心功能不全者,术前应积极改善全身情况,尤其是改善心功能,控制肺部感染,纠正水电解质紊乱,待病情基本稳定后再考虑手术,以提高其麻醉和手术的耐受力。

37.4.3　麻醉处理

(1)由于心房黏液瘤带蒂,体位改动时肿瘤可随心脏的舒缩而游动,蒂长者有堵塞瓣口而突然死亡的可能,气管插管等操作应轻柔,避免瘤体破碎。

(2)麻醉诱导应力求平稳,选择镇痛效果强、对心肺功能影响小的麻醉药,避免屏气、呛咳、肌束震颤的发生。

(3)麻醉、胸骨锯震动、心外探查、腔静脉置阻断带等操作均可导致瘤体破碎脱落,术中呼吸应采取小潮气量和相对快频率,心外探查尽量轻柔。腔静脉阻断带在转流使心脏空虚后进行,以减轻对心脏挤压而引起的瘤体破碎。右心房肿瘤注意在腔静脉插管不宜太深,在术中用超声心动图对心脏肿瘤进行连续监测,将更为有利,为防止由于肿瘤碎片或血栓脱落致冠状动脉、脑或肺栓塞,除手术操作轻柔及切除肿瘤后注意冲洗心腔外,最好在体外循环装置的动脉端安放微栓过滤装置。减少术后栓塞的发生。

(4)心房黏液瘤患者易出现肝素耐药,首次肝素化后 ACT 小于480 s 常需增加肝素量,同时 CPB 中应加强 ACT 监测。

(5)术前 X 线胸片两肺显示瘀血症及肺血增多者,术中适当选用血管扩张药,以降低后负荷,增加心输出量。一般在体外循环开始静滴硝普钠 0.5～4 $\mu g/(kg \cdot min)$。对心功能差者,心脏复搏后常需应用适量正性肌力药,加强心肌收缩力,增加每搏排血量和肾血流量。

(6)术后管理　心脏黏液瘤患者多数并发慢性支气管炎、肺瘀血、肺动脉高压,因此术后易发生呼吸衰竭。术后常规机械通气,待患者呼吸、循环稳定、血气分析正常后才停机,拔除气管导管。心脏黏液瘤患者多在术前有不同程度的充血性心衰表现,为避免术后并发低心排综合征,应在主动脉阻断后或开放前应用扩血管药,如硝酸甘油,以防止体血管收缩,改善微循环,减少左心后负荷,降低心肌耗氧,增加心输出量,心脏复搏后必要时酌情应用小剂量多巴酚丁胺等血管活性药物,增强心肌收缩力和肾血流量。

(陈　杰)

38　先天性心脏病手术麻醉

38.1　手术特点

(1)先天性心脏病(以下简称先心病)可按有无分流、有无发绀、病变单纯或复杂等方面进行分类,手术难度各异。

(2) 随病变种类不同,患儿心功能可有很大差异。

(3) 尽管一次性根治手术多数从解剖学得到纠治,但必须考虑到纠治术后血流动力学对心功能的影响。

(4) 姑息性手术可分为增加或减少肺血流量的手术、增加体肺循环血流的手术以及姑息性根治手术。

(5) 多数手术需在体外循环下进行。

38.2 术前准备和麻醉前用药

38.2.1 术前评估

(1) 明确先心病的病理生理及其对机体的影响。

(2) 了解超声多普勒和心导管检查的有关资料,各心腔压力正常值及血氧饱和度资料(表38-1,表38-2)。

表38-1 各心腔压力正常值

部 位	收缩压/舒张压(mmHg)	平均压(mmHg)
右房		1~5(3) 0~4(新生儿)
右室	17~32(25)/1~7(5) 35~50/1~5(新生儿)	
肺动脉	15~25/8~12 35~80/20~50(新生儿)	10~20(15) 25~38(新生儿)
肺小动脉嵌入压		5~12(8) 3~6(新生儿)
左房		5~10 3~6(新生儿)
左室	80~130/5~10	
主动脉	80~130/60~90 65~80/45~60(新生儿)	70~95 60~65(新生儿)

表38-2 心腔血氧饱和度

部 位	正常范围(%)	平均值(%)
动脉	95~100	96
下腔静脉	67~87	77
上腔静脉	77~89	83
右心房	74~86	80
右心室	71~87	79
肺动脉	73~83	78

（3）实验室资料　紫绀型患儿可出现红细胞增多,血小板减少或血小板功能障碍,影响凝血功能。新生儿有出血倾向,维生素 K_1 或新鲜全血有助于纠正凝血功能。

38.2.2　术前液体治疗

血细胞比容在 60% 以上的重度发绀患儿,术前应静脉输液,通常采用复方乳酸钠溶液 $10\ ml/kg$。

38.2.3　麻醉前准备

（1）控制心衰、缓解缺氧,调整全身状况到最佳状态。β受体阻滞剂和抗心律失常药应持续至麻醉开始,甚至术中也应继续使用。

（2）准备必要的麻醉设备。

（3）准备必要的药物,熟悉剂量和用法（表38-3,表38-4,表38-5）。

38.2.4　麻醉前用药

（1）6 kg 以下可不用术前药。

（2）6 kg 以上,术前 30 min 口服咪达唑仑糖浆 0.5 mg/kg（最大剂量 15 mg）。

38.3　麻醉处理原则

38.3.1　麻醉诱导和维持

常用静脉快速诱导气管插管。对右向左分流的患儿,应防止静脉管道中出现气泡,否则这些气泡可能将迅速地通过心内缺损直接进入体循环,导致严重并发症。阿片类药物复合静脉麻醉药及非去极化肌松药缓注诱导可顺利完成气管插管。

麻醉维持采用适当浓度的吸入全麻药复合阿片类药物、静脉麻醉药和肌松药,良好的呼吸、循环管理可使患儿平稳地度过麻醉和手术。

38.3.2　麻醉药的选择

38.3.2.1　吸入麻醉药

（1）异氟烷　异氟烷的血/气分配系数低,对循环抑制作用弱（抑制程度次序是异氟烷小于恩氟烷小于氟烷）,适用于心血管手术。异氟烷所致的血压降低主要是由 SVR 降低引起,而心肌抑制相对较轻,不易诱发心律失常,对肺循环影响小。

（2）七氟烷　七氟烷血/气分配系数低（0.63）,诱导和苏醒迅速。对呼吸道刺激性小,又有特殊的芳香味,特别适用于患儿麻醉。心肌无显著抑制,抑制交感神经,表现为心率减慢。可扩张冠状动脉,降低冠状血管阻力,增加心肌血流。

（3）地氟烷　血气分配系数为 0.42,诱导和苏醒更快。对循环系统的影响与异氟烷相似,其对心肌抑制、血管扩张及血压下降作用比异氟烷小。不增加心肌对儿茶酚胺的敏感性,但深麻醉下可出现心律失常。地氟烷维持麻醉时应注意浓度调节幅度不可过大,否则血压常有剧烈

表 38 - 3　患儿常用血管活性药物（儿茶酚胺类）

药　品	剂量范围 μg/(kg·min)	外周血管作用			心脏作用		备　注
		α	β₂	DA	β₁	β₂	
去氧肾上腺素	0.01~0.3	4	0	0	0	0	SVR↑，无变力性作用。可能导致肾出血
异丙肾上腺素	0.02~0.2	0	4	0	4	4	强变力变时作用，外周血管扩张，降低前负荷，肺血管扩张
去甲肾上腺素	0.02~0.2	4	0	0	2	0	SVR↑，轻变力性作用。可能导致肾出血
肾上腺素	0.02~0.1	2	1~2	0	2~3	2	大剂量β₂效应。过敏性休克及感染性休克体克提升血压
	0.2~0.5	4	0	0	4	3	
多巴胺	2~4	0	0	2	0	0	内脏及肾血管扩张，可与异丙肾上腺素合用。剂量增加则α效应逐步明显
	5~10	0	2	2	1~2	1	
	大于10	2~4	0	0	1~2	2	
多巴酚丁胺	2~10	1	2	0	3~4	1~2	小剂量有较小的变时性及心律失常作用。剂量增大效果同多巴胺
非诺多泮	0.025~0.3 滴定 最大 1.6	1	0	2	0	0	可增加去甲肾上腺素的血浆浓度

表 38-4 常用血管活性药物(非儿茶酚胺类)

药物	剂量(Ⅳ)	外周血管作用	心脏作用	传导系统作用
地高辛 (全效量)	早产儿 20 μg/kg 新生儿 30 μg/kg 小于 2 岁 40 μg/kg 2~5 岁 30 μg/kg 大于 5 岁 20 μg/kg 维持 2.5~5 μg/kg q12 h	直接作用于血管壁平滑肌，外周血管阻力轻度增加	直接作用于心肌，变力性作用	轻度减慢窦房结节律，主要减慢房室传导
氯化钙	5~10 mg/次(慢) 10 mg/(kg·h)	对外周血管作用可能取决于钙离子血浓度，能引起血管收缩	变力性作用取决于钙离子血浓度	轻度减慢窦房结节律
葡萄糖酸钙	30~60 mg/次			减慢窦房室传导
硝普钠	0.2~5 μg/(kg·min)	释放亚硝基团松弛平滑肌，扩张体循环和肺循环血管	通过降低后负荷间接增加心排量	反射性心动过速
尼卡地平	0.1~0.3 mg/(kg·h) 最大 15 μg/h	明显扩张血管，尤其选择性作用于脑血管和冠状动脉	主要扩张动脉，降低心室后负荷	反射性心动过速
米力农	负荷：50 μg/kg(慢) 维持：0.25~0.75 μg/(kg·min)	扩张体肺血管亦扩张冠状动脉	正性肌力效应为氨力农的 20 倍	对心率影响小
前列腺素 E1	0.01~0.05 μg/(kg·min)	体、肺循环血管扩张；维持动脉导管开放	降低后负荷	反射性心动过速
前列环素	0.005~0.02 μg/(kg·min)	体、肺循环血管扩张	降低后负荷	反射性心动过速
血管加压素	0.01~0.05 U/(kg·h)	血管收缩剂	无直接效应	不详

（续　表）

药　物	剂量（Ⅳ）	外周血管作用	心　脏　作　用	传导系统作用
左西盂旦	负荷：6~12 μg/kg（慢推） 维持：0.05~0.1 μg/（kg·min）	扩张外周血管，降低后负荷	增加心肌收缩力	对心率无明显影响
奈西立肽	0.01~0.03 μg/（kg·min）	体、肺循环血管扩张	无直接效应	窦房传导阻滞 反射性心动过速

表 38 - 5　常用抗心律失常药物

药　　物	剂　　量	用　药　指　征	说　　明
利多卡因	1 mg/kg 20~50 μg/（kg·min）	室性心律不齐	10 min 后可重复
普鲁卡因胺	3~6 mg/kg	室性心律不齐	给药时间大于 20 min
苯妥英钠	2.5~5 mg/kg	室性心律不齐	给药时间大于 5 min，可治疗洋地黄中毒
溴苄胺	5~10 mg/kg	反射性室性心律不齐	给药时间大于 10 min
维拉帕米	0.05~0.15 mg/kg	室上性心动过速 房扑或房颤	充血性心衰或用 β 阻断药者慎用
胺碘酮	2~3 mg/kg 慢推 2~5 μg/（kg·min）	广谱抗快速心律失常药	新生儿慎用
艾司洛尔	250~500 μg/kg 25~100 μg/（kg·min）	快速室上性心律失常	低血压，窦缓，加重心衰
腺苷	25~50 μg/kg 起，逐渐加量	阵发性室上速	中心静脉单次快速（10~20 s）注入

波动。适用于需要术后早期拔管的先心病患儿。

(4) 氧化亚氮(N_2O) N_2O 用于先心病患儿存在争议。氧化亚氮有负性肌力作用,应用于先心病患儿可引起明显的心肌抑制,故不宜用于心功能差的患儿。体外转流结束初期,使用 N_2O 时应特别注意它对循环功能的抑制作用,必要时暂停吸入。不主张用于先心病麻醉诱导。

38.3.2.2 静脉麻醉药

(1) 咪达唑仑 可增强其他麻醉药的镇痛作用,是心血管手术麻醉中重要的辅助用药。常用于麻醉诱导($0.1\sim0.2$ mg/kg),与阿片类药物合用时应注意 SVR 下降可能导致血压下降。

(2) 依托咪酯 对心血管系统无明显抑制作用,能维持血流动力学稳定,对 PVR 无影响,适用于心脏手术的麻醉诱导,常用剂量为 $0.2\sim0.3$ mg/kg 缓慢静脉注射。镇痛和肌松作用差,预先静注芬太尼 0.1 μg/kg,可减轻或消除诱导期可能出现的肌肉抽搐、强直和局部疼痛。可抑制肾上腺皮质功能,干扰正常应激反应,故不宜长期使用。

(3) 氯胺酮 兼具镇静和镇痛作用,可兴奋血管收缩中枢,使血压升高、心率加快、心排血量增加、心肌氧耗增加。增加 SVR,减少右向左分流,从而使发绀患儿的动脉血氧饱和度有所改善,诱导剂量为 2 mg/kg。冠状动脉畸形、严重主动脉狭窄、左心发育不良伴主动脉闭锁以及升主动脉发育不全等患儿,由于冠状动脉供血相对不足,有引起室颤的危险。

(4) 丙泊酚 对循环的抑制作用主要表现为血管扩张所致的血压下降,心动过缓和结性心律失常发生率增加,故只能用于心功能良好的患儿。心脏手术麻醉诱导常用剂量为 $1\sim2$ mg/kg 缓慢静注,术中静脉持续输注剂量为 $4\sim8$ mg/(kg·h)。

38.3.2.3 麻醉性镇痛药

大剂量芬太尼($25\sim75$ μg/kg)应用于新生儿及婴儿先心病麻醉,可抑制内分泌及应激反应,保证术中血流动力学稳定。与维库溴铵合用,应注意可能发生的心动过缓。CPB 开始前应追加剂量。舒芬太尼有类似芬太尼的药理作用,常用诱导剂量为 $2\sim4$ μg/kg,术中维持量 $2\sim3$ μg/(kg·h)。瑞芬太尼为超短效阿片类药,镇痛效价与芬太尼相似,药物可控性好,剂量范围较大,常用剂量 1 μg/(kg·min),缺点在于停止输注后镇痛效应很快消失,因此必须在手术后改用镇痛剂量输注或在缝皮前 30 min 左右给予长效阿片类药物镇痛。

38.3.2.4 肌松药

维库溴铵心血管作用稳定,与芬太尼或丙泊酚合用可发生明显的心动过缓。麻醉诱导剂量为 0.1 mg/kg,术中静脉持续输注剂量 80 μg/(kg·h)。罗库溴铵的起效时间接近琥珀胆碱,对循环影响小,无明显的组胺释放，因此适用于心脏手术的麻醉诱导和维持。小儿单次静注 0.6～0.9 mg/kg 后 1～1.5 min 起效，静脉持续输注用量为 0.6 mg/(kg·h)。顺阿曲库铵无组胺释放，药物代谢不依赖肝肾功能，可用于患儿心脏手术。

38.4　术中管理

38.4.1　麻醉期间监测

38.4.1.1　心电图

心电图监测同时观察肢体导联和胸导联，有利于对心肌缺血的监测（表 38-6）。经食管心电图与标准肢体导联相比，P 波更明显，有利于监测心律及传导系统功能情况，但由于 S-T 段改变不明显，故在监测心肌缺血方面意义较小。

表 38-6　ECG 导联与麻醉期间心肌缺血检出率

导　联	检出率（%）
V5	75
V4	61
Ⅱ	33
V4＋V5	90
Ⅱ＋V5	80
Ⅱ＋V4＋V5	96

309

38.4.1.2　血压

（1）无创动脉压测定　采用宽度适宜的袖带。

（2）直接动脉压测定　经皮桡动脉穿刺置管：① 穿刺方法及连接：常规首选左侧桡动脉穿刺，采用 22 G 或 24 G 留置针，用硬质管连接至换能器。② 留管时间：留管时间与血栓发生率有关，病情稳定应及早拔除留置的套管。③ 肝素液冲洗：建议采用的肝素浓度为 0.002%（10 mg/500 ml）。

38.4.1.3　中心静脉压监测

（1）颈内静脉穿刺置管（中路高位）　患儿 15～20° 头低位；针干与皮肤夹角 20～30° 进针；穿刺方向指向同侧腹股沟中点或略外侧；穿刺深度一般不超过 4 cm（上海交通大学医学院附属上海儿童医疗中心资料：进针深度 1.5～3.7 cm，平均 2.7 cm）；穿刺成功后依据患儿年龄选择置入 4～7F 双腔中心静脉导管，深度约为身长的 1/10（cm）减 1 cm。

（2）颈外静脉穿刺置管术　颈外静脉置管后测得的压力与右房压密切相关（r=0.926）。颈外静脉压比中心静脉压平均高 2～4 mmHg。

38.4.1.4 血氧饱和度

在分析血氧饱和度的临床意义时,应考虑到不同 pH 状态下它与血氧分压之间的关系(表 38 - 7)。

表 38 - 7　不同 pH 和 PaO₂ 时的 SaO₂

PaO_2	120	100	99	98	97	65	60	55	50	45	38	35	30	21
pH 7.35	98	97	96	95	93	92	90	87	83	78	71	63	54	32
pH 7.45	98	98	97	96	95	94	92	90	87	83	77	69	60	35

必须指出,低温及低血压状态下脉率-血氧饱和度仪是否有满意的血管容积波及其显示的脉率与心电图显示的心率是否基本一致是解释 SpO_2 是否可靠的前提。

38.4.1.5 呼气末二氧化碳

维持正常水平的呼气末二氧化碳对稳定血流动力学和麻醉平稳极为重要。肺血流减少的先心病患儿,呼气末二氧化碳值要明显低于 $PaCO_2$。依据病情程度不同,两者差值大致介于 $10\sim20$ mmHg,临床监测时应予以注意。

38.4.1.6 尿量

尿量达 1 ml/(kg·h),反映肾功能良好以及液体平衡适当。

38.4.1.7 温度

(1) 非体外循环手术,维持手术室环境温度在 27~30℃(早产儿)或 24℃(婴幼儿)。

(2) 体外循环手术采用浅或中低温者,室温维持于 23~25℃,对深低温者,室温应保持 16~18℃。变温毯水温在降温期间应控制在 4℃,升温期间控制在 38~42℃。

(3) 所有静脉输注的液体和血制品均应加温,甚至吸入气也应加温湿化。

(4) 麻醉期间应连续监测患儿直肠温度、食管温度以及鼓膜温度。降温和复温过程中,直肠温度的变化滞后于食管和鼓膜温度。直肠-鼓膜温差要求小于 6℃,温差增大往往提示冠脉灌注不足或头部、下肢静脉血回流减少。

38.4.1.8 血气分析结果(表 38 - 8)

表 38 - 8　患儿血气及 pH

年　龄	PaO_2 (mmHg)	$PaCO_2$ (mmHg)	pH
早产儿	60±8	37±6	7.37±0.03
足月儿	70±11	39±7	7.38±0.02

年　龄	PaO$_2$（mmHg）	PaCO$_2$（mmHg）	pH
1月	95±8	38±6	7.4±10.04
1岁	93±10	41±7	7.39±0.02

38.4.1.9　其他

经食道超声心动图（TEE）可对手术过程提供最充分且直接的评估，必要时可指导手术过程的修改，目前已经能用于2.8～3.5 kg的患儿。经颅多普勒（TCD）能测定脑血流速度，发现脑内微栓。近红外光谱（NIRS）可实时监测脑组织氧合作用。

38.4.2　呼吸管理

（1）麻醉期间采用4 cmH$_2$O的PEEP有利于患儿肺泡扩张，改善通气，减少术后肺部并发症。

（2）CPB转流期间维持气道压4 cmH$_2$O，可减少肺不张的发生，有利于肺泡通气，减少术后肺部并发症。

38.4.3　抗凝治疗

（1）CPB停机后，鱼精蛋白按照（1～1.5∶1）的比例静脉缓慢滴注中和肝素。同时密切监测CVP，肺动脉压和心脏外观，及时发现和处理鱼精蛋白过敏反应。

（2）复查血气电解质和ACT，并补充钙剂。

（3）新生儿、小婴儿长时间手术后可考虑输注血小板。

（4）血小板计数正常的持续性出血，可输注冷沉淀物0.5 μ/kg。

（5）必要时可使用凝血酶原复合物，注意监测血压。

（6）其他止血药：氨甲环酸、血凝酶等，必要时可考虑给予凝血因子。

38.5　几种先天性心脏病手术的麻醉要点

38.5.1　房间隔缺损（ASD）

（1）麻醉诱导和维持多无困难。

（2）使心率、心肌收缩力及前负荷维持在正常水平，保持一定的心输出量。

（3）麻醉期间应做好呼吸管理，避免PVR升高。

（4）多数患儿术后能早期拔管，很少需要使用正性肌力药物。

38.5.2　室间隔缺损（VSD）

（1）对于多数VSD患儿，麻醉管理并无特殊要求。

（2）避免PVR/SVR比率下降，由这一比率下降所导致的肺血流增加应通过增加心输出量来维持体循环血流量。

311

（3）如果发生 PVR/SVR 比率明显增高，则可能导致右向左分流，对此应加强通气以降低 PVR，并维持或升高 SVR，以期减少右向左分流。

（4）大剂量芬太尼或舒芬太尼能减轻手术刺激所引起的 PVR 升高，复合应用静脉及吸入麻醉，增加了麻醉调控的灵活性。

（5）CPB 后应设法控制 PVR，防止因 PVR 过高而增加右室后负荷。

（6）CPB 后很可能存在心输出量对心率的依赖关系，因此应尽力维持窦性心律并使心率在正常范围。

（7）如果发生房室传导阻滞，可采用异丙肾上腺素 0.02～0.1 μg/(kg·min)持续输注。如果发生完全性房室传导阻滞，首选拆除 VSD 补片并重新缝合。在恢复正常心律之前，应采用心外膜或房室顺序临时起搏，同时输注异丙肾上腺素，以维持一定的心率。

38.5.3 完全性房室间隔缺损(CAVC)

（1）CAVC 可出现大量的左向右分流，增加肺血流，早期就可发生阻塞性肺动脉血管性病变（pulmonary vascular obstructive disease，PVOD)，进而使 PVR/SVR 比值升高而导致右向左分流或双向分流。

（2）保持适当的心率和前负荷，维持一定的心输出量。避免 PVR/SVR 比值下降或明显升高。机械通气可以有效地控制 PVR，因此加强呼吸管理尤其重要。

（3）CPB 后需正性肌力药物支持心功能，适当剂量的多巴胺或多巴酚丁胺可增强心肌收缩力而不升高 PVR。

38.5.4 主动脉缩窄(CoA)

（1）CoA 可发生在主动脉瓣至降主动脉之间的各个部位，但最常见于左锁骨下动脉与动脉导管之间的主动脉峡部，可同时存在主动脉瓣及二尖瓣畸形，部分病例伴有 VSD。

（2）婴儿期 CoA 侧支循环少，远端主动脉灌注依赖于通过未闭动脉导管的血流，病变通常较为严重。

（3）病情发展可导致 ① 降主动脉血流减少，远端组织缺血导致代谢性酸中毒。② 左室收缩压及舒张压增高，通过 ASD、VSD 或 CAVC 的分流量增加，肺循环血流明显增加，而体循环血流减少，易致 POVD。③ 左室扩大，左房扩大以及肺充血。

（4）手术需阻断缩窄段两端的主动脉，由此可能引起上身血压升高以及下身血压更低。头部血压升高能使脑脊液压力增高，而下身低血压可能导致脊髓供血不足，甚至脊髓缺血，因此麻醉期间要同时监测上下肢血压，慎用血管扩张药。

（5）任何可能导致血压升高的药物均不能用于麻醉诱导。芬太尼或舒芬太尼复合异丙酚能维持较平稳的血流动力学。

（6）术后可能出现血压返跳现象，常需适量β受体阻滞剂及血管扩张药。

38.5.5 动脉导管未闭（PDA）

（1）PDA的麻醉管理应注意维持血流动力学平稳，避免PVR/SVR比率降低，避免由于手术操作使左肺萎陷而引起的低氧血症及高碳酸血症。

（2）一般不宜使用氯胺酮。丙泊酚起效迅速，不增加体循环压力，对分流量大、肺充血明显的患儿较为适宜。

（3）PDA手术过程中必须实施控制性降压。硝普钠静脉 $0.2\sim5\ \mu g/(kg \cdot min)$ 或尼卡地平 $10\ \mu g/kg$ 继而 $5\sim10\ \mu g/(kg \cdot min)$ 可控性好，能有效地用作控制性降压。未闭动脉导管较粗，麻醉后持续高血压，可持续控制性降压，并根据血压高低调节药物剂量。

38.5.6 法洛四联症（TOF）

（1）全身组织缺氧是TOF病理生理变化的基础。

（2）TOF手术的麻醉管理应着眼于维持SVR，以及尽量减少对PVR的影响，任何使PVR/SVR比率升高的情况均能增加右向左分流，使肺血流减少而加重发绀。良好的呼吸管理是控制PVR最有效的方法。

（3）明显发绀及血细胞比容增高的患儿，吸入100%氧。芬太尼可使麻醉诱导平稳，氯胺酮亦是一种良好的诱导用药，只要保持气道通畅并做好呼吸管理，氯胺酮并不引起PVR升高。

（4）缺氧发作表现为发绀加重，动脉血压下降，氧饱和度下降，轻者通过控制呼吸可逐步改善，重者要采用下列方法：① 纯氧吸入作过度通气。② 去氧肾上腺素 $0.5\sim3\ \mu g/kg$ 单次静注或 $0.05\sim0.5\ \mu g/(kg \cdot min)$ 静脉维持。③ 艾司洛尔 $25\sim100\ \mu g/(kg \cdot min)$ 静脉泵注。④ 吗啡 $0.1\sim0.2\ mg/kg$ 静注。⑤ 根据血气分析结果适当输注碳酸氢钠。

（5）不少患儿在手术纠治后需使用足量正性肌力药物静脉维持。如果 $F_1O_2\,0.5$ 而肺动脉血氧饱和度大于80%，则提示存在残余左向右分流，这使得CPB后病情复杂化，并影响术后恢复。

38.5.7 三尖瓣闭锁（TA）

（1）右心房血液只能通过房间隔缺损进入左房，使体、肺循环静脉血液在左心房混合，由此患儿存在不同程度的动脉血氧饱和度低。右心室发育不良，左心室完全承担了体、肺循环的动力血泵。

（2）锁骨下动脉-肺动脉分流术（Blalock - Taussig分流术，B - T分流术），CPB后注意体、肺循环平衡。使用正性肌力药多巴胺或米力农改善心功能，降低肺循环阻力，维持适当的血压和血氧饱和度。

（3）改良上腔静脉-右肺动脉吻合术（双向Glenn术），CPB后维持有效血容量,使用正性肌力药多巴胺或米力农改善心功能,降低肺循环阻力。术后尽早拔管撤机,降低肺血管阻力。

(4) Fontan 术后右心室旷置,肺血流量完全取决于跨肺压差。故应采用纯氧过度通气,降低 PVR。补充容量,维持较高水平的右房压(12～15 cmH$_2$O),尽可能降低左房压,改善肺血流。使用正性肌力药多巴胺和外周血管扩张药米力农增加心肌收缩力,降低体循环阻力以维持心输出量和循环功能。术后尽早拔管撤机,降低肺血管阻力。

38.5.8 右室双出口(DORV)

(1) DORV 的 VSD 是左心室血流的唯一出口,因此在心室水平存在左向右分流。其血流动力学变化很大程度上取决于 VSD 的位置与主、肺动脉开口之间的关系,以及有无肺动脉狭窄,据此大致分为肺动脉高压型和法洛四联症型,以及远离大动脉型。

(2) 肺动脉高压型患者术中加强通气,避免 PVR 升高。体外转流撤机后予纯氧过度通气,尽早使用外周血管扩张药米力农,降低后负荷,改善右室功能,必要时应使用正性肌力药。

(3) 法洛四联症型患者维持较高的 SVR,降低 PVR,增加肺血流,防止低血压引起的右向左分流增加,肺血流量减少而进一步加重发绀。主动脉开放后使用多巴胺和多巴酚丁胺,维持血流动力学稳定。

38.5.9 永存动脉干(PTA)

(1) 左、右心室的血液通过动脉干同时灌注体循环、肺循环和冠脉循环。肺血流明显增加,大量肺充血可致肺血管阻力急剧升高,早期即可发生 PVOD。

(2) CPB 前应保持体、肺循环间的平衡,避免肺灌注过量。给予适当的通气,维持 PaCO$_2$ 为 45～50 mmHg,动脉血 pH 7.25～7.35。维持适当的麻醉深度,防止心率加快,避免不必要的液体输注,可予多巴胺 3～5 μg/(kg·min)静脉输注。

(3) CPB 后应降低 PVR,采用 100% 的氧,保持 PaCO$_2$ 在 30～35 mmHg,动脉血 pH 在 7.50～7.60 范围内。尽早予多巴胺静脉输注维持。

38.5.10 大动脉转位(TGA)

(1) 体、肺循环平行,体静脉血回流到右心室后泵入主动脉;肺静脉血回流到左心室后泵入肺动脉。肺动脉血氧饱和度高于体循环,出现严重低氧血症和代谢性酸中毒。

(2) TGA/IVS 患者,术前需要静脉输注 PGE1 维持动脉导管开放直至 CPB 开始。维持正常的氧合、酸碱平衡以及适当的麻醉深度,避免 PVR/SVR 比值的剧烈变化(升高或明显降低)。

(3) Switch 手术中移植冠状动脉,对于疑似心肌缺血的患者应在主动脉开放后泵注硝酸甘油。及早给予正性肌力药多巴胺,维持较高的冠状动脉灌注压和稳定心率。

38.5.11　完全性肺静脉异位连接(TAPVC)

(1)肺静脉氧合血完全回流入右心房,并通过 ASD 进入左心房。血流动力学受到肺静脉回流是否存在梗阻以及心房水平的分流量大小因素的影响。

(2)梗阻性 TAPVC,诱导中使用大剂量芬太尼降低肺血管反应性,避免过度通气、适当控制吸入氧浓度以限制肺血流增加。注意保持心率、心脏收缩力和前负荷稳定以维持心输出量。积极治疗酸中毒,必要时补充大量钙剂及正性肌力药维持。

(3)CPB 后应予纯氧过度通气降低 PVR,维持心率,联合应用正性肌力药多巴胺和血管扩张药米力农,支持右心功能并扩张肺血管。术后充分镇静,机械通气维持,不宜早期拔管。

(黄　悦　张马忠)

39　血管手术麻醉

血管外科包括主动脉及其分支、周围动脉,以及大静脉和周围静脉的各项手术。其中以主动脉手术和上下腔静脉手术的麻醉难度较高。不同部位动脉瘤及各种手术方式对麻醉有特殊要求。

39.1　血管病变和手术特点

动脉粥样硬化大部分位于冠状动脉、颈动脉分叉、腹主动脉、髂动脉和股动脉(图 39-1),这些部位易发生狭窄或完全阻塞。

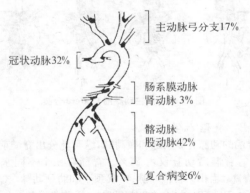

主动脉弓分支17%

冠状动脉32%

肠系膜动脉
肾动脉 3%

髂动脉
股动脉42%

复合病变6%

图 39-1　动脉粥样硬化易发部位

39.1.1　主动脉瘤分类

(1)De Bakey 分类　①Ⅰ型:从近端主动脉瓣的升主动脉直至髂动脉分叉处,较罕见。②Ⅱ型:局限于升主动脉,如马方综合征。

③Ⅲa型：锁骨下动脉开口处远端至胸部降主动脉，也较罕见。④Ⅲb型：从锁骨下动脉开口处远端延伸至腹主动脉（图39-2）。

（2）Daily分类 ①A型：从升主动脉开始，包括De BakeyⅠ型和Ⅱ型。②B型：降主动脉瘤易引起脊髓或肾脏缺血（图39-3）。

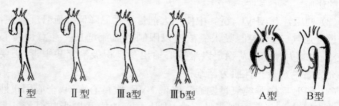

Ⅰ型　Ⅱ型　Ⅲa型　Ⅲb型　　　　A型　B型

图39-2　主动脉瘤 De Bakey 分类　　图39-3　主动脉瘤 Daily 分类

（3）腹主动脉 Craford 分类 ①Ⅰ型：胸降主动脉近端至上腹部肾动脉以上的腹主动脉。②Ⅱ型：降主动脉和肾动脉以下腹主动脉。③Ⅲ型：从降主动脉远端延伸至腹主动脉不同部位。④Ⅳ型：累及大部或全部腹主动脉（图39-4）。Ⅱ型或Ⅳ型动脉瘤较难修复，Ⅱ型易引起脊髓或肾缺血。

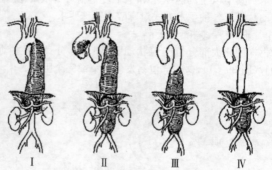

Ⅰ　　　Ⅱ　　　Ⅲ　　　Ⅳ

图39-4　腹主动脉瘤 Craford 分类

39.1.2 脊髓血供

供应脊髓的动脉有纵动脉和横动脉，纵动脉分出脊髓前动脉，占脊髓血供75%，脊髓后动脉仅占25%。脊髓有三个不同水平供血区：①颈背部脊髓：血供来自椎动脉、甲状颈干和肋颈动脉。②中胸部脊髓：血供来自T4～T9的左、右肋间动脉。③胸腰脊髓：血供来自1支肋间动脉，称为最大根动脉（Adamkiewicz动脉），占该部位脊髓血供1/3～1/4，另有腰动脉和骶动脉供血。脊髓前动脉在主动脉上段较下段动脉直径小而阻力大51.7倍，故胸主动脉钳闭后截瘫发生率仍高达15%～25%（图39-5）。

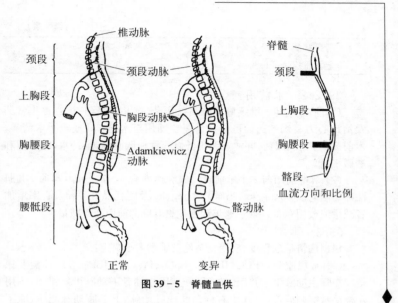

图 39 - 5 脊髓血供

39.2 麻醉前准备
39.2.1 病情估计
(1) 高危因素(表 39 - 1)。

表 39 - 1 麻醉前高危因素

年龄不小于 70 岁
PaO_2 不大于 60 mmHg,PEV_1 不大于 1 L/s
心肌梗死不大于 6 个月(再梗死率 2.3%~16%)
心力衰竭,奔马律,颈静脉怒张
心律失常,严重瓣膜病变,主动脉狭窄
电解质紊乱,肌酐升高不小于 365 $\mu mol/L$
LVEF 不大于 30%,心功能Ⅲ级以上
严重冠心病,心绞痛
急症手术及手术时间不小于 3 h

(2) 并发症(表 39 - 2)。

表 39 - 2 血管手术患者术前并发症发病率

冠心病	65%	心绞痛	15%
心肌梗死史	25%	高血压	35%
心力衰竭	10%~15%	肾功能不全	10%

| 肺部疾病 | 25% | 糖尿病 | 8% |
| 脑血管疾病 | 13% | | |

39.2.2　术前用药

（1）治疗用药　继续应用抗高血压药、抗心绞痛药、抗心律失常药及治疗心力衰竭的药。可按病情需要而用至术前 1 d 或至手术清晨。术前 2 d 停用利尿药，并注意纠正低血容量和低血钾，维持水、电解质和酸碱平衡。

（2）麻醉前用药　手术前晚口服咪达唑仑 5～7.5 mg，术前 1 h 肌注咪达唑仑 0.05 mg/kg，吗啡 0.1 mg/kg 及阿托品 0.5 mg，心率增加者减量或改用东莨菪碱。老年和重危患者麻醉前用药应减量。

39.3　监测

根据病情重危程度、病变复杂性及手术大小决定：

（1）常规监测　ECG(II、V5)、SpO_2、$P_{ET}CO_2$、IBP、CVP、体温及尿量。在降主动脉手术并用体外循环时，因左锁骨下动脉可能钳闭，不用左桡动脉穿刺插管，可选用右桡动脉或股动脉，上下肢动脉测压，能了解主动脉阻断上下之血压。但升主动脉阻断时，因无名动脉被阻断，所以选用左侧桡动脉或肱动脉穿刺插管。

（2）特殊监测　PAP、PAWP、CO、TEE、SEP、ICP。

（3）实验室检查　血气和酸碱值、Hb、Hct、凝血功能、尿素氮、肌酐。

39.4　麻醉和术中管理

39.4.1　胸主动脉瘤手术麻醉

39.4.1.1　手术特点

（1）升主动脉瘤切除人造血管置换　均用体外循环，带主动脉瓣和单纯人造血管置换，手术难度大、时间长、出血量多，必要时需用深低温（15～20℃）和停循环（历时 30 min 尚属安全）。

（2）弓部主动脉瘤切除　涉及头臂动脉分支及脑循环，必须注意脑保护。具体方法：① 体外循环或血液分流：分别对头臂动脉、左颈总动脉和降主动脉灌注。② 深低温（15～16℃）+体外循环：体表和头部降温同时施行体外循环转流。停循环时间不可超过 50～60 min。

（3）胸降主动脉瘤切除　可在体外循环或低温下进行，但低温下阻断时间不大于 30 min，要求技术熟练，否则应在体外转流下手术。

39.4.1.2　麻醉方法

（1）全麻诱导　① 咪达唑仑 0.05 mg/kg 和丙泊酚 1 mg/kg，罗库溴铵 0.6～0.9 mg/kg，芬太尼 5～10 μg/kg，行气管插管。插管前静注利多卡因 1 mg/kg，预防气管插管引起高血压和心率增快。② 病情较差者改用依托咪酯 0.2～0.3 mg/kg 全麻诱导。

(2) 双腔插管　适用于降主动脉瘤切除,优点:① 手术野暴露好。② 减少或避免手术操作对肺的操作。③ 分离粘连,血液流入左支气管时,可保持右肺良好通气及术后呼吸支持。

(3) 麻醉维持　用中等剂量芬太尼或舒芬太尼和低浓度地氟烷维持麻醉,如血压较高可同时持续输注小剂量丙泊酚 40～100 mg/h。

39.4.1.3　术中管理

(1) 胸主动脉阻断后的变化　① 主动脉近端高血压:ICP、CVP、PAP、PAWP 和 LVADP 升高。② 远端血压和脊髓灌注压降低和肾血流减少。③ 肾素、血管紧张素、儿茶酚胺、氧自由基和心肌抑制因子等递质释放增多,加重对机体损害。④ 心肌耗氧增加,心肌缺血和收缩与舒张功能紊乱。⑤ 无氧代谢、乳酸增多、肝血流减少,对乳酸清除率降低,而引起酸血症。

(2) 血压调控　体外转流患者在钳闭下端时,收缩血压维持在 40～60 mmHg,在钳闭上端,收缩压维持在 100～150 mmHg 或较钳闭前高 20 mmHg。以便保证钳闭上下端重要脏器血流,保护脑、心及脊髓和肾脏。术中可能发生高血压或低血压,应准备好扩血管药硝普钠和硝酸甘油,以及增强心肌收缩药多巴胺和肾上腺素或去甲肾上腺素,随时调节输注剂量。低血压者应纠正血容量,维持上述要求的血压范围。

(3) 脊髓保护　① 脊髓缺血监测:应用躯体感觉诱发电位(SSEP),在运动阈以上微电流刺激踝部胫后神经,通过周围神经到脊髓后束,经脑干、中脑、脑桥、丘脑至大脑皮质感觉区,可记录到 SSEP(图39-6),主动脉钳闭后 4 min SSEP(图 39-7)潜伏期延长,7 min 后脊髓传导停止。在主动脉灌注恢复后 47 min 脊髓传导恢复,术后 24 h 内恢复正常。如 SSEP 信号消失大于 14～30 min,可能发生术后神经并发症。但临床上有时 SSEP 也不能完全反应脊髓缺血。SSEP 曲线可受许多因素影响,包括麻醉药、体温、氧和二氧化碳水平及周围神经病变等。吸入麻醉药使

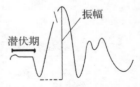

图 39-6　典型 SSEP 曲线图

SSEP 潜伏期和振幅降低,安氟醚影响最明显;其次为异氟烷和地氟烷,地氟烷和氟烷影响最小,脊髓手术或胸主动脉瘤手术用 SSEP 时,异氟烷、地氟烷或地氟烷浓度小于 1 MAC,用 SSEP 监测仍有意义。② 胸主动脉手术时应注意保护:钳闭时间不大于 30 min,维持钳闭动脉近端和远端灌注压,全身、局部或椎管内低温,CSF 引流,避免高血糖,人造血管钳闭远端灌注肋间动脉和腰动脉,以及应用激素、氧自由基清除剂、甘露醇、巴比妥、镁、钙通道阻滞剂及 NMDA 受体拮抗剂等药物保护。

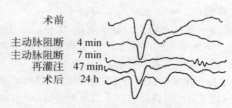

术前

主动脉阻断　4 min
主动脉阻断　7 min
再灌注　47 min
术后　　24 h

图 39－7　胸主动脉钳闭后的 SSEP 变化

（4）肾脏保护　① 维持血管功能和血容量，保证肾血流灌注。② 尽量缩短主动脉钳闭时间。③ 钳闭时避免远端低血压。④ 左房-股动脉转流灌注钳闭远端。⑤ 冷盐水灌注肾动脉。⑥ 全身低温。⑦ 多巴胺每分钟小于 4 μg/kg。⑧ 利尿药：甘露醇和呋塞米。

39.4.2　腹主动脉瘤手术麻醉

39.4.2.1　病情和手术特点

腹主动脉手术主要是腹主动脉瘤（abdominal aortic aneurysm，简称 AAA），少数为主动脉阻塞性病变。AAA 绝大多数发生在肾动脉以下（图 39－8）并延伸至髂动脉，肾动脉以上较少。AAA 围术期总死亡率为 55%，而选择性手术死亡率仅 2%～5%，急诊手术仍超过 10%。一般 AAA 直径不小于 5 cm 即应手术，如诊断 AAA 在 5 年内发生破裂高达 80%。随 AAA 直径增大，破裂发生率 4～7 cm 时为 25%，7～10 cm 为 45%，大于 10 cm 为 60%。

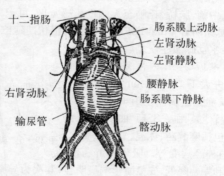

十二指肠

肠系膜上动脉
左肾动脉
左肾静脉

腰静脉
肠系膜下静脉

右肾动脉

输尿管

髂动脉

图 39－8　腹主动脉瘤的部位及其周围解剖关系

一般经腹腔手术。手术时间为 3～5 h。患者全身情况差，手术时间长及出血较多，则手术危险性大，术后并发症多，死亡率高。

39.4.2.2　麻醉方法

（1）全身麻醉　诱导和维持方法与胸主动脉瘤手术相同，不需要双腔插管。

（2）全身麻醉复合硬膜外阻滞　优点：① 控制高血压。② 减少全麻药用量。③ 有利于术后镇痛。但应注意以下问题：① 适当增加补液量和小剂量血管收缩药。② 硬膜外导管放置应在抗凝药应用之前,维持部分凝血酶时间为正常 $1.5\sim2$ 倍,在术后肝素化拮抗后及 APTT 恢复正常才能拔除硬膜外导管。否则有可能发生硬膜外血肿,引起神经症状并易与脊髓缺血后之神经功能障碍混淆,应引起注意。

39.4.2.3　术中管理

（1）腹主动脉阻断后的血流动力学变化　血儿茶酚胺和其他血管收缩物质增多,钳闭主动脉近端和远端时动脉阻力升高。钳闭远端主动脉后前、后负荷、冠脉血流、心肌收缩性增加,但最终心输出量减少。

（2）腹主动脉开放时血流动力学变化　心肌收缩性减弱、肺血管阻力升高,可并发肺水肿。中心低血容量血液移向远端,静脉回流减少,血管内液体丧失导致心输出量降低和低血压。

（3）腹主动脉开放时处理　上述血流动力学变化称为停阻断休克（declamping shock）,可发生严重低血压,应加强防治：① 开放前 30 min 补充容量,使心室充盈压稍高于正常水平。② 停用扩血管药。③ 缓慢逐渐开放主动脉时补充容量。调整升压药剂量和给予碳酸氢钠。④ 如仍有严重低血压,则应暂时部分钳闭主动脉,以便进一步补充容量和纠正酸血症。⑤ 注意低血压的其他原因,如出血、心肌缺血或心力衰竭等,可监测 PAWP,查明原因,进一步处理。

（4）脊髓与肾保护　与胸主动脉瘤手术基本相同,即使在肾动脉以下阻断,也会使肾皮质血流减少,肾小球滤过率降低,故应积极防治肾小管坏死和肾功能衰竭。

39.4.3　血管腔内手术

血管腔内手术已用于包括冠状动脉和主动脉在内的全身各部位血管,其技术从简单的球囊扩张到带膜内支架,人造血管移植等。腹主动脉瘤放支架后 1 年内的破裂和死亡危险小于 2%。术后 30 d 的死亡率血管内手术为 1.4%,而进腹手术为 4.6%,前者具有创伤小,对心血管和其他脏器功能影响小,术后康复快等优点。腔内手术方式为短时间、多次阻断,一般每次阻断时间仅 $1\sim2$ min,对血流动力学的干扰相对比较轻微,术中机体代谢及神经内分泌基本无变化。围术期的并发症较传统外科手术明显减少。腔内手术的麻醉相对简单,通常部位麻醉（局麻、神经阻滞或硬膜外阻滞）辅以镇静药即能满足手术要求。术前用抗凝药应选用全身麻醉,对术前心血管评估为高危患者、手术有难度、预计手术时间较长等,宜选择硬膜外阻滞复合全身麻醉或全麻,虽概率很少小于 0.6%,但仍应有大量出血和急诊手术的准备。

321

39.4.4 下肢血管重建手术

39.4.4.1 手术和病情特点

下肢血管重建术常用于治疗一侧髂动脉或股动脉栓塞,血栓形成及假性动脉瘤(见于股动脉置管后)。该类患者也常伴有冠心病和心肌缺血,以及其他老年性疾病如 COPD。术前也应充分做好术前准备。

39.4.4.2 麻醉方法

腹股沟水平以下动静脉手术可在连续硬膜外阻滞或腰丛阻滞和坐骨神经阻滞下完成手术,部位麻醉用于下肢血管手术有许多优点,但在抗凝治疗患者应注意,以免发生硬膜外血肿而损害神经功能。文献报道低分子肝素化引起血肿可能大,硬膜外置管应在抗凝前和凝血功能恢复正常后拔管。服用阿司匹林抗凝的患者,术前应检查凝血功能,低于正常者不宜施行连续硬膜外阻滞。如无禁忌证可选用细针脊麻。

39.4.4.3 术中管理

该类手术老年患者居多,部位麻醉后交感神经阻滞,血管扩张,如再有一定量失血,则易发生低血压,除适当补充容量外,可应用去氧肾上腺素,使血管收缩,升高血压。

39.4.5 颈动脉内膜剥脱术麻醉

39.4.5.1 手术和病情特点

一般在颈动脉狭窄不小于 70% 并有明显症状时,进行手术。约 2/3 患者手术效果较好。颈动脉内膜剥脱术后可减少脑栓塞发生率。用于老年患者居多,多数并存脑血管和心血管疾病以及其他老年病等。术前病情估计和准备、用药等与上述血管手术相同。

39.4.5.2 麻醉方法

(1)部位麻醉 可在颈丛神经阻滞下完成,浅丛和深丛均需阻滞,在切口表面再用局部浸润麻醉,以保证切皮无痛。术中适当给少量镇静、镇痛药。颈丛神经阻滞的优点是患者清醒。但由于头后仰及体位等不适,需要患者合作,有时镇痛不全,患者烦躁不安,颈短、肥胖呼吸道不易保持通畅,必要时可用喉罩通气,或改用全身麻醉。

(2)全身麻醉 与上述血管手术麻醉方法相同。

(3)全身麻醉复合颈丛神经阻滞 减少全麻药用量,循环稳定,术毕清醒早,有利于神经功能评定。

39.4.5.3 术中处理

(1)维持血流动力学稳定 由于血管硬化及手术刺激颈动脉压力感受器,术中血压波动较大,心率变化也明显,高血压或低血压均影响脑血管自身调节功能,因此应积极采取升压或降压措施,维持血压接近术前水平。

(2)加强呼吸管理 避免缺氧和二氧化碳潴留。

（3）脑监测和脑保护 颈动脉阻断时,血液供应主要来自 Willis 环侧支循环,如血流灌注不足,导致脑缺血和神经功能障碍,所以应严密监测,包括:① EEG 监测:全麻下颈动脉阻断时脑缺血性 EEG 改变发生率为 10%～20%,如对侧颈动脉阻塞,缺血性 EEG 改变。但 EEG 在颈动脉内膜剥脱术中应用也有限制,不能探测皮质下及皮质小的梗死。原有脑溢血或可逆神经损害缺血性 EEG 改变甚高。EEG 可受体温、血压、麻醉深度等影响。由于 EEG 本身存在缺点,可出现假阴性或假阳性。② TCD 监测:探测术中血栓形成达 90%,并且可早期发现栓塞,预示脑缺血可指示分流效果,以及术后脑灌注过多综合征等。

脑保护措施包括:① 避免发生低血压。② 静注小剂量的硫喷妥钠,降低脑氧耗、脑代谢和颅内压,减轻脑水肿。③ 应用分流术:术前对侧颈动脉闭塞或颈内动脉颅内段严重狭窄,术中颈动脉远端血液回流差,血压低于 50 mmHg,并估计手术困难和颈内动脉阻断时间长,同时 EEG 和 TCD 监测显示缺血性改变,均需应用分流术。

39.5 术中输液和输血

主动脉瘤切除和人造血管置换手术,用于手术时间长,创面大,肝素化失血多,而且该类患者年老者多,并发症多,全身情况欠佳,对失血代偿能力很差。主要措施为:① 补充术前失液量。② 进行血液回收自身输血,减少异体输血。③ 注意手术结束前之肝素拮抗,使 ACT 在正常范围。④ 监测 CVP 和 PAWP,应用晶体和胶体溶液维持正常血容量。⑤ 腹主动脉瘤手术时,注意补充第三间隙损失之液体,一般小切口为每小时 3～5 ml/kg,大切口每小时 8～10 ml/kg。⑥ 输血量确定,除根据 CVP 和 PAWP 之外,应计算失血量和测定 Hb 和 Hct,术毕应保持 Hct 不小于 30%。⑦ 维持心率、血压接近术前水平。⑧ 失血较多,血流动力学不稳定者,更应严密监测,仔细观察化验指标变化,根据临床情况,随时调整输血、输液速度,结合血管收缩药和增强心肌收缩药应用,维持血流动力学稳定。

39.6 术后处理

39.6.1 常见并发症防治

（1）高血压 血管外科手术患者多数有高血压。围术期腹主动脉瘤手术高血压发生率为 92%,外周动脉手术为 29%,颈动脉手术40%～80%。术后疼痛不适、应激反应、尿潴留、气管插管刺激及颈动脉窦压力感受器功能紊乱均可致术后高血压,高血压可致伤口出血增多、心肌缺血、心肌梗死、心律失常和心力衰竭等,应注意防治。

（2）低血压和低血容量 主动脉瘤手术较长,因抗凝和大量输血易发生凝血功能障碍,术后应严密观察引流量,加强血流动力学监测,及时补充容量,纠正低血压。

（3）心肌缺血和心肌梗死　高血压和心动过速使心肌耗氧增加,应及时用β受体阻滞剂处理,加强 ECG II、V5 的 ST 段监测,术前无心肌梗死病例,围术期并发心肌梗死仅 $0.1\%\sim0.7\%$,如原有心肌梗死,术后再梗死,死亡率高达 50%。

（4）脑血管意外,主要多发生在颈动脉内膜剥脱术患者,术后卒中发生率为 $0.4\%\sim2\%$。必要时用 TCD 和 EEG 监测,及时发现再栓塞。主动脉瘤手术后易发生精神障碍,应避免并发脑栓塞和脑出血。

（5）低氧血症和高碳酸血症　老年和原有 COPD 患者易发生,应有良好呼吸支持,加强 SpO_2 和 $P_{ET}CO_2$ 监测及时血气分析结果对照。掌握停用机械通气和拔除气管导管的指标,防治低氧血症和高碳酸血症。

（6）体温过低　老年患者主动脉瘤手术后易发生体温降低,如体温降至 35℃ 以下,心肌缺血发生率比体温正常者增加 $2\sim3$ 倍。低温使全身血管收缩,血压升高和寒战,耗氧增多。因此,血管手术后患者,应注意应用热水浴及热空气保温装置,维持体温正常不小于 36.5℃。

（7）缺血性神经损害和肾衰　注意监测下肢神经功能和尿量,防治方法同前述。

39.6.2　术后镇痛

大血管手术后创面大,疼痛明显。尤其是腹主动脉瘤手术,术后疼痛评分高达 $8\sim10$ 分。因此,术后镇痛十分必要,不仅减轻患者痛苦,而且有利于改善呼吸和循环功能。具体方法见疼痛治疗专题。应特别注意硬膜外镇痛时,监测下肢感觉和运动变化,待凝血功能指标恢复正常后方可拔除硬膜外导管。

（杭燕南）

40　腹部手术麻醉

40.1　病情特点

（1）腹部脏器的功能主要是消化、排毒、免疫、内分泌等,腹部脏器的疾病必将导致全身营养状况下降和机体生理功能减退,使手术和麻醉危险性加大。

（2）严重的消化道疾病引起的呕吐、腹泻或肠梗阻等,可导致大量水、电解质丢失,造成酸碱平衡失调及水电解质紊乱。

（3）消化道肿瘤、溃疡或食管胃底静脉曲张,可继发大出血。麻醉前应根据生命体征和实验室报告补充血容量和细胞外液。

（4）消化系统的感染性疾病,尤其是胆道系统的感染将加重肝功能损害。脓毒血症与严重的炎症反应可发展为感染性休克,尤其是老年患者,死亡率较高。

324

（5）腹部手术中急症的比例较高,病情多样,且时间紧迫,需要在短时间内判断患者的全身情况。

（6）消化道疾病导致胃肠蠕动异常,胃排空减慢,麻醉诱导及维持易发生呕吐及误吸。

（7）大量腹水、巨大肿瘤等,在腹膜打开时会引起腹内压的突然变化,导致血流动力学的异常改变。

（8）腹腔脏器受交感神经和副交感神经的双重支配,腹腔脏器受到牵拉时,往往会出现一系列的内脏牵拉反射。

40.2　麻醉要求

（1）有良好的腹肌松弛。

（2）能减轻和防止内脏牵拉反应。

（3）避免因腹内压的骤降而导致血流动力学急剧变化。

（4）能有效预防胃肠道内容物的误吸,尤其是急腹症患者均应按饱胃处理。

40.3　术前准备

（1）积极纠正低血容量、水、电解质及酸碱紊乱。尽可能改善患者全身营养状况。

（2）对肝胆疾病患者应注意纠正凝血功能异常和低蛋白血症。

（3）消化道出血量常难以准确估计,麻醉前应根据监测指标补足血容量,纠正贫血,并做好大量输血的准备。

（4）应积极治疗常见并存的器官功能障碍。

（5）急腹症手术患者均按饱胃处理,术前用药可包括组胺受体（H_2）拮抗剂和口服非颗粒状抗酸药。甲氧氯普安不适用于肠梗阻患者。

40.4　麻醉选择

（1）全身麻醉　全身麻醉是腹部手术的最佳麻醉方法,能维持满意的肌松,麻醉深度易于调控,特别是对于上腹部手术和危重患者需急症手术者。对饱胃患者,可实施快速诱导插管,用琥珀胆碱或 3～4 倍 ED_{95} 罗库溴铵,术中以静脉复合麻醉维持,术后苏醒快。其缺点是气道反射消失导致误吸的危险性加大;其次是诱导时对循环影响较大。此外,琥珀胆碱在使用时需要重视其不良反应,避免使用不当而加重对患者的伤害。

（2）连续硬膜外阻滞　优点:痛觉阻滞完全;生理影响较小、呈节段性阻滞,麻醉范围局限于手术区域,对呼吸、循环、肝、肾功能影响小;因能阻滞部分交感神经,可使肠道收缩,手术野暴露较好;麻醉作用不受时间限制,分次按时间追加药,维持麻醉;能提供较好的肌松;术后并发症少,恢复快,可实施术后硬膜外镇痛。缺点:肌松效果比全麻差,内脏牵拉反应存在,必要时需辅助用药。适用于下腹部手术。

(3) 脊麻和硬膜外阻滞联合应用　适用于下腹部及肛门会阴手术,麻醉效果较好,肌松满意。由于肠管塌陷,因而手术野暴露清楚。维持时间较长,但术后可能会有头痛和尿潴留等并发症。

(4) 全麻复合硬膜外阻滞　上腹部或危重患者的手术麻醉,使用全麻加硬膜外阻滞,可抑制手术引起的应激反应,肌松满意,麻醉效果更可靠。

40.5　术中管理

(1) 麻醉前建立临床标准监测。饱胃及幽门或肠梗阻患者,必须在麻醉前插入胃管,并尽可能吸除胃内容物。在诱导后放置胃管对患者的刺激较小,可在咽喉镜和直弯钳的帮助下放置鼻胃管。放置鼻胃管的并发症包括出血、咽后部黏膜下分离,插入气管。鼻胃管应仔细固定,以防止对鼻中隔和鼻孔的过度压迫,造成缺血坏死。

(2) 麻醉诱导　诱导前补充丢失的血容量,适当应用镇静剂和麻醉前用药。所有考虑饱食的患者都要求快速诱导。包括创伤;胃排空延迟;肠梗阻;裂孔疝;妊娠 4～9 个月;过度肥胖;腹水。

(3) 麻醉维持　① 常用静吸复合麻醉。② 肌松是腹部手术的基本要求,特别是在关腹时,肌张力监测维持 T1 小于 10% 为宜,吸入麻醉药可以减少肌松药的用量。手术期间,如膈肌松弛不充分,可引起打嗝、呛咳及腹腔内容物膨出,影响手术操作。膈肌恢复早于拇内收肌,腹肌恢复早于四肢肌肉,拇内收肌的肌松程度不能完全反映腹部肌群的张力。因此,腹部手术要求深度肌松,以免发生不良后果。③ N_2O 弥散入肠腔的速度比氮气弥散出肠腔的速度快。当吸入 60% N_2O 时,大约每 10 min 肠腔内气体容积加倍,引起关腹困难;肠腔内压的增加可能引起梗阻的肠管灌注受损。因此,在肠袢闭合的肠梗阻或未行肠道准备的肠吻合术中禁用 N_2O。④ 液体治疗:要求补充生理需要量、已丢失液体量及正在丢失的液体量,包括出血、肠道及肠系膜水肿、蒸发量和尿量、腹水排出量及胃肠引流量。

(4) 术中常见问题　① 呼吸功能受累:常为扩大手术野的显露或将脏器牵开,腹腔镜气体的吹入,头低足高位,这些操作可使膈肌抬高,减少功能残气量,引起低氧血症。PEEP 的应用可改善症状。② 体温降低:开腹手术热量的丢失较为常见。③ 肠道操作所致的血流动力学改变,如低血压和心动过速等。④ 阿片类药物可能加重胆道痉挛。可用纳洛酮拮抗。⑤ 粪便污染常发生于消化道穿孔的患者,感染和脓毒症可迅速发展。⑥ 呃逆是阵发性膈肌痉挛,可自发或膈肌、腹腔内脏器受刺激而产生,治疗包括加深麻醉,去除引起膈肌刺激的原因及增加神经肌肉阻滞的程度。

40.6　常见腹部手术麻醉

40.6.1　胃肠道手术麻醉

40.6.1.1　术前准备

（1）补充全血及白蛋白，以提高患者对手术的耐受性，促进术后恢复。

（2）尽可能纠正水、电解质紊乱，以利围术期血流动力学平稳和术后胃肠道功能的恢复。

（3）胃肠减压和适量镇吐药可防止麻醉中的呕吐与误吸。

40.6.1.2　麻醉方法

（1）硬膜外阻滞　可用于下腹部手术，不宜单独用于上腹部手术。注意：① 控制麻醉平面，以不超过 T3 为宜，以免影响呼吸功能。穿刺间隙、置管方向和阻滞范围（表 40-1）。② 术中牵拉反应严重，可给予辅助用药，如适量的氟芬合剂或右美托咪定等。③ 当硬膜外阻滞效果欠佳不能满足手术要求时，应及时改为全身麻醉，切忌盲目追加局麻药或静脉麻醉药。

表 40-1　腹部手术硬膜外阻滞

手　术	穿刺点	置管方向	阻滞范围
疝修补	L2～L3	头向置管	腰、骶～T10
阑尾手术	T12～L1	同上	L1～T8
肠手术	L9,L10～L11,L12	同上（范围广可置双管）	L1～T6
泌尿系统	L2,L3～T9,T10	同上（范围广可置双管）	腰、骶～T6
胃、肝、胆、胰、脾	T8～T9	头向置管	T12～T4

（2）全身麻醉　① 适用于所有的腹部手术患者，特别是高龄和危重患者。② 对休克与心血管系统疾病患者，应使用对血流动力学影响小的药物。③ 有肝肾损害的患者，应尽可能使用非肝肾代谢的药物。

（3）麻醉管理　① 麻醉监测：包括常规监测，大手术及危重患者用 IBP 和 CVP，以及血液实验室检查。② 腹部手术切口大，易造成水分丢失和体温下降，故在手术中应注意保温，对输注的血制品和补液应进行加温。③ 麻醉后患者应在 PACU 完全清醒和生命体征稳定后再送回病房，转运过程中应继续监测。

40.6.2　胆道手术麻醉

40.6.2.1　术前准备

（1）对心、肺、肝、肾重要脏器功能进行重点检查，对并存的疾病进行全面的内科治疗。

（2）胆道疾病患者往往伴有黄疸肝酶升高和肝功能损害，导致凝血功能异常。应予以及时治疗。对于因维生素 K_1 吸收障碍所导致的凝血功能异常，术前可补充维生素 K_1。

（3）黄疸指数过高大于 100 U 患者，术后肝肾综合征发生率较高。

（4）阻黄患者的迷走神经张力相对增加，易发生心动过缓，术前可用阿托品，但是对于老年患者或者是存在心脏疾病患者需要慎用。

40.6.2.2　麻醉方法

（1）全身麻醉是胆道手术较安全可靠的麻醉方法，无牵拉痛，术中供氧充分。对有肝功能损害者，应以静脉麻醉为主。

（2）硬膜外阻滞一般行 T9～T10 或 T8～T9 间隙穿刺置管，阻滞平面控制在 T4 以下。术中胆心反射所致心动过缓患者，可用阿托品处理。目前已极少单独用硬膜外阻滞。

40.6.2.3　麻醉管理

（1）常规麻醉监测，注意防治胆心反射。

（2）胆道手术有可能使纤溶活性增强，伴有肝功能异常者，更易发生异常出血。故术中应监测凝血功能，必要时补充新鲜血浆、血小板或冷沉淀。

40.6.2.4　麻醉后注意事项

（1）继续观察生命体征，按时进行血液实验室检查。

（2）继续保肝、保肾治疗。

（3）对老年、肥胖和肺部疾病患者，应注意防治肺部并发症。

（4）胆总管引流的患者，应计算引流量，注意维持水、电解质平衡。

40.6.3　脾脏切除术

40.6.3.1　麻醉前准备

（1）改善患者全身情况　术前应充分纠正贫血、必要时输血或血浆。放腹水、保肝，待贫血基本纠正，肝功能改善和凝血酶原时间基本恢复正常后再行手术。

（2）粒细胞缺乏症　常有反复感染史，术前应积极治疗。

40.6.3.2　麻醉管理

（1）麻醉选择　全麻或硬膜外阻滞复合全麻，对于巨脾切除，周围粘连广泛，肝功能严重损害，体质差或危重患者，有明显出血者应选用全身麻醉。

（2）良好的肌松　尤其是巨脾，肌松要求较高，使手术野暴露良好。

（3）防止内脏牵拉　脾脏周围粘连，游离和搬动脾脏，结扎脾蒂等操作，刺激较大，应加深麻醉，防止内脏牵拉反应。

（4）防治低血压　患者术中出血的原因有：血小板破坏，凝血功能下降；脾脏周围广泛粘连，手术操作引起出血；巨大脾脏切除后，脾脏内所含的血液丢失，可达 400～1 000 ml；外伤性脾破裂，失血将更为严重。

故术中应开放足够的静脉通路,监测 CVP 和 IBP,必要时可加压输血和使用升压药。

(5) 术中应用自体血回输技术,脾血也可回输,节约用血。

40.6.3.3 麻醉后注意事项

维持血流动力学稳定,已用激素者,应继续给予维持剂量。如有血压降低,应补充血容量,并注意有无术后腹腔内出血。

40.6.4 门脉高压手术的麻醉

40.6.4.1 病情特点

(1) 肝硬化和肝损害。

(2) 容量负荷和心脏负荷增加,高动力型血流动力学改变,动静脉血氧分压差降低,肺内动静脉短路及门肺静脉分流。

(3) 有出血倾向和凝血障碍。

(4) 低蛋白血症:腹水,电解质紊乱,水钠潴留和低钾血症。

(5) 脾功能亢进和肝肾综合征。

40.6.4.2 麻醉前准备

(1) 为增加肝糖原,修复肝功能,减少蛋白质分解,给予高糖、高热量、适量蛋白质和低脂饮食;为改善肝脏细胞功能,还可补充多种维生素。

329

(2) 有出血倾向者可予维生素 K 或新鲜血浆,以纠正凝血功能异常。

(3) 大量腹水患者术前应补充白蛋白或新鲜血浆,并适当利尿、补钾。

40.6.4.3 麻醉管理

(1) 麻醉方法的选择 选用全身麻醉。应选用对肝脏影响小的麻醉药,异氟烷和地氟烷体内代谢小,不影响肝功能,可考虑选用。一些在肝内代谢的药物,如芬太尼、维库溴铵等药物,应适当减小剂量。

(2) 麻醉处理要点 ① 维持有效血容量:补液中应增加胶体溶液的比例,以避免胶体渗透压过低,引起组织水肿。② 维持血浆白蛋白浓度:可输注白蛋白或血浆。③ 维护血液氧输送能力:须保证血容量、每搏量、血细胞压积、血红蛋白氧离曲线正常。④ 补充凝血因子:包括新鲜血浆、血小板和冷沉淀等。⑤ 在门脉分流术中,出血量大于 2 000 ml 并非少见,应注意及时补充血容量,并进行血液回收和自身输血。⑥ 保证镇痛完善,避免应激反应。

40.6.5 胰腺手术麻醉

40.6.5.1 术前准备

(1) 急性胰腺炎通常采用内科治疗,但当保守疗法无效,尤其是坏死性胰腺炎,出现腹膜炎症状时,应及时手术切开引流,清除坏死组织。

（2）胰腺外分泌肿瘤多伴阻黄症状，术前可经皮穿刺行胆汁引流。并补充蛋白质、维生素等，调整全身状况，增加对麻醉与手术的耐受力。

（3）胰腺内分泌肿瘤较少见，主要有胰岛素瘤、胃泌素瘤等，临床上具有相应的内分泌改变，术前可对症处理。

40.6.5.2 麻醉管理

（1）麻醉方法　全身麻醉是胰腺手术的主要麻醉方法。但对某些全身状况好、电解质紊乱得到纠正，且血压平稳者，可选用连续硬膜外阻滞。

（2）麻醉处理　① 急性坏死性胰腺炎患者，病情多凶险，中毒症状严重，除有水、电解质紊乱外，还有血流动力学改变。术中应监测血压、CVP 以及体温等，以判别其血容量、外周循环与心泵功能。尽可能补充血容量，使血压升到维持肾功能所必需的水平。扩容以血浆和血浆代用品为主，并根据电解质监测结果进行调整和纠正酸中毒。② 胰腺肿瘤若伴黄疸者，可参照胆道疾病黄疸的处理。此外，血糖可因肿瘤的性质和手术操作的影响而产生瞬间变化。如胰岛素瘤切除前表现为低血糖，而切除后可能立刻表现为高血糖，这就需要定时监测血糖。

40.6.5.3 麻醉后注意事项

（1）急性坏死性胰腺炎者，术后应继续给予生长素和抗感染治疗。及时清除和引流坏死组织，并通过深静脉进行胃肠外营养支持，及维持电解质平衡。

（2）胰腺肿瘤切除后，在一段时间仍需做血糖监测，尤其要注意反跳现象。

（3）重症胰腺炎患者应重视维护呼吸和循环功能，积极防治术后低氧血症、急性肺损伤或 ARDS。

40.6.6　肝叶切除术的麻醉

40.6.6.1　术前准备

（1）肝脏肿瘤患者术前不一定都有肝功能异常，很多病例是在体检时发现的。

（2）对有肝功能损害的，术前可给予高糖、高热量、低脂及多维生素饮食，以增加肝糖原的合成，改善肝功能。

（3）腹水较多者，在纠正低蛋白血症的同时，适当利尿。

（4）凝血障碍者可输新鲜血浆或凝血因子。

40.6.6.2　麻醉管理

（1）麻醉方法　① 全身麻醉：适用于所有的肝脏手术。静脉和吸入麻醉药联合使用是一种较好的选择。吸入麻醉药中异氟烷对肝血流的影响较小；且丙泊酚易于调控，是较为理想的静脉麻醉药。肌松药顺阿曲库铵的代谢不经肝肾途径，是首选的肌松药。② 全麻与硬膜外阻滞复合应用：对全身的干扰少，手术野暴露清楚，肌松效果好，全身麻醉药物的用量小，肝血流所受的影响也小，还便于进行术后硬膜外镇痛，是一理想的麻醉方法。

（2）麻醉处理　① 血流动力学改变：肝脏手术中为减少出血，往往施行全肝或部分肝门阻断，阻断后会导致全身有效血容量的突然减少，引起低血压，故在阻断前需及时补充液体，减少肝门阻断导致的干扰。必要时使用升压药。开放循环后，有可能使过多的液体回流至心脏，导致心脏前负荷过重，应注意利尿或用硝酸甘油降低心脏前负荷。② 缺血再灌注：开放循环后，由于血液淤滞产生的大量酸性物质及代谢产物，会对心脏产生明显的抑制作用，致血压下降，心率减慢，CVP 上升。应及时根据实验室结果纠正酸中毒和电解质紊乱，必要时给予正性肌力药。

40.6.6.3　麻醉后注意事项

继续进行保肝，利胆治疗。纠正凝血功能障碍。

（陆志俊　于布为）

41　腹腔镜手术麻醉

腹腔镜技术在腹部外科、妇科、泌尿外科、血管外科等领域得到广泛应用。气腹和腹内高压及各种特殊体位，可导致机体相应的病理生理改变以及手术引起的并发症，增加麻醉处理的复杂性和风险。

41.1　气腹对机体的影响

41.1.1　循环功能的影响

（1）全身循环功能的变化　腹内压增加，SVR、MAP、RAP 增加。① 腹内压小于 20 mmHg 时，腹膜呈机械性扩张，多巴胺和肾上腺素等儿茶酚胺、肾素血管紧张素系统及血管加压素和皮质醇等神经内分泌激素增加，血管收缩，外周总阻力升高，但腹内脏器受压，静脉回流增加，前负荷增加，CO 增加，血压上升，CVP 升高。② 腹内压大于 20 mmHg 时，下腔静脉受压迫，静脉血流回流减少，回心血量减少，CO 下降，隔肌上移，胸内压增加，心脏充盈压（PCWP 和 CVP）升高。腹膜过度牵拉刺激腹膜牵张感受器，引起迷走神经兴奋，心率减慢，心脏舒张障碍、移位，心律失常和心肌缺血、心肌梗死等风险大为增加。

（2）局部循环功能的变化　① 脑循环的影响：脑血流量流速增加，颅内压及脑脊液压力增加。随腹内压增加，颅内压和 CVP 相应升高。② 肝血流及其功能的影响：气腹术后 AST、ALT 及胆红素明显升高，门静脉血流随腹内压升高进行性降低。肠系膜及肝脏等腹内脏器血管系统收缩，肝动脉血供减少。肠系膜动脉血流量减少，门脉血供相应下降。因此，肝功能不全的患者，特别是在低血压或休克状态等情况下，不宜行腹腔镜手术。③ 肾血流及其功能的影响：肾血流量、尿生成量及尿肌酐清除率下降。气腹压力小于 20 mmHg，对肾功能影响轻微。肾局部压力达 15 mmHg，肾皮质血流灌注和尿生成量减少，压力解除后可逐渐恢复。因此，临床上腹内压宜控制在较低水平以维持手术需要和保护肾功能，长时间手术或肾功能不全患者更应重视，必要时使用利尿剂。④ 妊娠子宫的影响：CO_2 气腹可显著减少子宫血流，母体和胎儿 $PaCO_2$ 上升及酸中毒，腹内压合并 $PaCO_2$ 上升可加重对胎儿的影响。⑤ CO_2 吸收和 $PaCO_2$ 对循环的影响：随手术时间延长（15 min 后）和气腹压力增大，CO_2 吸收增加，$PaCO_2$ 升高，发展到中至重度高碳酸血症时，MAP、HR、CVP 和 SV 升高，而外周血管阻力下降，可造成心肌抑制、心肌氧耗增加，心肌缺血缺氧和心律失常的风险增加。⑥ 人工气腹与心律失常：腹腔镜手术中可发生心律失常，如心动过速、室性早搏、甚至室颤，可能机制有原因与 $PaCO_2$ 上升、牵拉腹膜及相关操作、麻醉过浅和气栓等有关。

41.1.2 呼吸功能的影响

（1）通气功能的变化　腹内高压使膈肌上移，肺顺应性和 FRC 可显著下降，使肺底部易发生微小的肺不张，死腔量（V_D/V_T）增加，致通气-血流比值（V/Q）失调。头低位时，腹腔脏器头向移位，膈肌活动受限，肺容量和顺应性显著下降，肥胖、老年患者及存在肺不张倾向的患者表现更甚。头高位时，FRC 可有一定程度增加，肺顺应性下降。气道峰压和平台压均升高。

（2）CO_2 和 $PaCO_2$ 变化　气腹建立后，血中 CO_2 和 $PaCO_2$ 均升高，形成高碳酸血症；随着充入气量的增加，压迫使腹膜血流灌注下降，延缓 CO_2 的吸收。CO_2 和 $PaCO_2$ 升高的幅度与气腹压力有关。研究认为，腹内压小于 10 mmHg，$PaCO_2$ 升高主要源于 CO_2 迅速吸收入血液，腹内压大于 10 mmHg，$PaCO_2$ 升高则主要源于死腔量增加，气体交换障碍所致。

一般情况下，ASAI～Ⅱ级心肺功能正常患者 $PaCO_2$ 升高时，增加分钟通气量 12%～16%，$PaCO_2$ 即可维持在正常范围。ASA Ⅲ～Ⅳ级患者虽已增加分钟通气量，但 $PaCO_2$ 仍高达 50 mmHg，$P_{ET}CO_2$ 和 $PaCO_2$ 差值明显增大。术中应进行血气分析，以判断通气状态。

41.1.3 内分泌和免疫功能的影响

（1）内分泌功能的影响　人工气腹时儿茶酚胺、ACTH、皮质醇及血管加压素血浆浓度上升。腹内高压和 CO_2 吸收刺激交感神经活性增强，肾髓质儿茶酚胺分泌增加，同时肾灌注下降刺激肾素释放，皮质醇、ACTH、β-内啡肽、ink - 6 及血糖升高。引起相应的应激反应，腹腔镜手术患者激素水平在术后激素很快下降。

（2）免疫功能的影响　腹腔镜手术对机体创伤小，免疫抑制程度轻、持续时间短。但有报道 CO_2 有免疫下调作用。并认为与其促进肿瘤生长有关。腹腔内 CO_2 的压力达到 $12\sim14$ mmHg，由于 CO_2 在血浆中有较高的弥散性及溶解度，血中 PCO_2 升高，使机体的内环境处于酸性状态，从而损伤了机体红细胞免疫功能。

41.1.4　颅内压和体温调节的影响

（1）对颅内压的影响　腹腔镜术后头痛、恶心等颅内高压症状也明显增多，颅内静脉回流以及脑脊液循环受阻。但在手术结束，气腹消除后逐步恢复至正常水平。

（2）对体温调节的影响　腹腔镜微创手术没有开腹手术体温变化明显，但仍有 1/3 的患者会发生体温下降。为了防止体温下降，患者应加强保暖和适度湿化。

41.2　麻醉管理

41.2.1　麻醉前准备

（1）术前评估　主要考虑的人工气腹对机体的生理影响以及患者对人工气腹的耐受性。ASA Ⅰ～Ⅱ级的患者均可耐受腹腔镜手术及其麻醉，部分 ASAⅡ～Ⅲ级的患者可能存在实质脏器功能低下，术前有效治疗仍可选择腹腔镜手术。下列情况可视为人工气腹的相对禁忌证：颅内高压、低血容量、脑室腹腔分流术后、先天性卵圆孔未闭等，先天性心脏病存在右向左分流患者禁忌行人工气腹腹腔镜手术。凡有以下情况，如严重慢性阻塞性肺部疾患、肺动脉高压、过度肥胖、严重贫血及凝血功能障碍、右心或全心衰病史、动脉硬化合并高血压、糖尿病未能控制、酸碱失衡、低血容量休克等，术前给予有效治疗后，采用剖腹手术。缺血性心脏病和肾功能不全的患者是否行腹腔镜手术应综合考虑，妊娠患者不是腹腔镜手术的严格禁忌证，手术时机以 $14\sim23$ 周为佳。

（2）术前准备　建立静脉通路（老年或有并发症患者可行颈内静脉置管），监测包括 NiBP、HR、SpO_2、RR、$P_{ET}CO_2$ 和麻醉深度，心肺贮备功能较差、手术时间长的患者根据需要可选择中心静脉压（CVP）、有创动脉压、尿量和体温等监测。

41.2.2　麻醉选择和管理

（1）全麻药联合应用

丙泊酚镇静催眠的血浆浓度是 $3\sim5$ μg/ml，小剂量的阿片类药可减少丙泊酚的 CP50。目前临床上常用的阿片类镇痛药主要有瑞芬太尼和舒芬太尼，丙泊酚与瑞芬太尼是患者苏醒时间最短的组合，符合腹腔镜手术麻醉早期恢复的原则。

（2）静脉全麻药配伍方案

1）丙泊酚-瑞芬太尼　瑞芬太尼全麻诱导可以缓慢静注（1～

2 min)1.0～1.5 μg/kg 或持续输注 0.5 μg/(kg·min),继而以 0.2 μg/(kg·min)维持,丙泊酚的诱导剂量 1.5～2 mg/kg,随后泵注速率根据临床需要设置为 6～7 mg/(kg·h),逐渐下调到理想水平。若丙泊酚通过 TCI 给药,初始靶浓度一般设置为 3～5 μg/ml,使其剂量接近 1.5～2 mg/kg,然后减少靶浓度至 2～2.5 μg/ml。手术刺激恒定不变,麻醉已稳定 20 min 左右,丙泊酚和瑞芬太尼的输注速率应下调,以避免麻醉过深。研究发现,以 0.2 μg/(kg·min)持续输注瑞芬太尼和丙泊酚 4.2 mg/(kg·h),患者在停药 4～9 min 后苏醒。

2) 丙泊酚-舒芬太尼　舒芬太尼全麻诱导剂量为 0.5～0.8 μg/kg,随后以 0.2 μg/(kg·h)持续静脉输注,丙泊酚诱导剂量为 1～1.5 mg/kg,随之以 5～6 mg/(kg·h)持续输注,10 min 后下调至 4～5 mg/(kg·h)。

3) 静吸复合麻醉　采用静吸麻醉患者的苏醒时间较快。理想的平衡麻醉以吸入低溶解性的吸入麻醉药和即时半衰期较短的阿片类药物为佳,同时应用小剂量阿片类药时,肺泡气麻醉药浓度则降至 0.5～0.8 MAC。瑞芬太尼为平衡麻醉的最佳选择。一项研究显示,地氟烷-瑞芬太尼和丙泊酚-阿芬太尼在腹腔镜胆囊切除术麻醉中,两组的气管导管拔除时间均为 5～6 min,但前者追加的阿片类药物镇痛更多,术后恶心呕吐发生率较高。

4) 肌松要求　上腹部手术的气腹压力常用 12～15 mmHg,下腹部手术需 10～12 mmHg。气腹压力的高低影响患者术中的呼吸、循环和炎性因子的释放。麻醉和肌肉松弛的程度与气腹压力及对机体的影响直接相关,较低的腹内压小于 12 mmHg,可以减轻腹内脏器缺血-再灌注损伤和全身炎症反应以及对腹壁的压力伤。研究发现,在适当的肌松程度下,于 8 mmHg 的气腹压力下也能顺利完成腹腔镜手术,其中对深度肌松组患者完成手术的比率为 60%,但在中等肌松组中降至 35%。

在较深的肌松程度是强直后刺激计数(post tetanic count,PTC)=1 或 2,或者连续 4 个刺激(TOF)=0,可以降低气腹压力,尤其是在行后腹膜腹腔镜手术时的益处更为明显。但应注意以下事项:① 需要肌张力监测。以维持深度肌松状态。② 优化术中肌松药的用药管理。精准评估肌松作用的消退情况,避免残余肌肉松弛作用导致并发症。③ 应选用中、短效肌肉松弛药,尽量不在手术后期追加中效非去极化肌肉松弛药。对患者尤其是老年患者,应防治低体温、酸血症以及水和电解质紊乱。④ 合理使用肌肉松弛药拮抗药。使用小剂量新斯的明 20～30 μg/kg 即能达到有效拮抗。拔管前应评估肌松作用的消退情况,保持机械通气直到肌肉松弛药的作用完全消退。

41.3 常见并发症及处理

41.3.1 手术操作相关并发症

(1)血管损伤 腹腔镜手术中血管损伤多发生于气腹针或锥鞘穿刺腹壁和实施手术时,有时可损伤到腹主动脉、髂动脉、下腔静脉等大血管,也可损伤到局部重要脏器的血管,如肝动脉、门静脉和胆囊动脉及其分支等。

(2)内脏损伤 内脏损伤多以小肠为主,其次为结肠、十二指肠和胃,或实质性脏器。膀胱、输尿管损伤术中尿量减少;膈肌损伤可即刻产生气肿,严重影响呼吸。

41.3.2 手术体位相关并发症

(1)循环并发症 ① 低血压、心动过缓,进而可引起急性循环功能代偿不全。② 颅内压升高和眼内压增高。

(2)呼吸并发症 ① 合并有过度肥胖、胸腹水、心肺功能障碍的患者及老年患者易发生通气不足或通气障碍,造成低氧血症和高碳酸血症。② 头低位伴大量输液可使处于低位的眼睑和其他头颈部组织形成水肿,特别是声门以上组织的水肿或气管导管的位置在术中可能发生改变,压迫或扭折可造成术中上呼吸道梗阻。③ 头低位特别是在人工气腹条件下,膈肌上移可使气管内插管头向移位脱出或者滑入一侧支气管内,形成单肺通气及另侧肺不张,单侧肺通气可导致急性低氧血症。④ 吸入性肺炎:患者处于头低仰卧位时,腹腔内压力高,尚未完全清醒时突然改变体位可引起胃内容物反流误吸,引起吸入性肺炎。

(3)周围神经损伤 腹腔镜手术体位引起的神经损伤主要有臂丛神经、坐骨神经、桡神经和腓总神经等,应注意保护。

(4)其他 ① 头低脚高时间过长引起颈部、面部充血、水肿,角膜干燥;在麻醉中双眼角膜有时暴露时间长易干燥,故应用油纱布覆盖。② 头低脚高位时手术时间过长可引起耳部出血。③ 因体位造成的静脉栓塞或肺动脉栓塞较少见,可能与手术时间的长短相关。

41.3.3 气腹有关并发症

(1)气体栓塞 由于气腹针刺入血管,充气时气体进入血管或大量弥散入腹腔脏器。气体栓塞位置不同,临床表现也各异,早期有心率增快、心律失常。心电图可表现为 V_1 导联 R 波高耸、肢导联 P 波高尖、房颤和右束支传导阻滞。SpO_2 下降,$P_{ET}CO_2$ 在气腹前升高,气腹后下降。经食管心动图是心脏内气体有助于快速诊断。治疗具体措施包括:① 立即解除气腹,终止供气。② 吸入纯氧。③ 左侧卧头低位。④ 通过中心静脉插管抽出中心静脉、右心房和肺动脉内气体。⑤ 高压氧治疗,促进气体吸收,缩小气泡体积,提高缺血组织的氧分压。⑥ 紧急情

335

况下,右心房穿刺,抽出气泡。⑦ 发生心跳停止,立即心肺复苏。

(2)气肿 常见气肿包括皮下气肿、纵隔气肿、腹膜前气肿和网膜气肿。① 皮下气肿:多见于年龄大、手术时间长、气腹压力高的患者,又以颈部、前胸、后背、大阴唇等部位多见。发现后立即停止手术,局部穿刺排气,适当降低腹内压至 10 mmHg 左右。② 纵隔气肿:CO_2 沿胸主动脉、食管裂孔通过膈角进入纵隔,后腹膜间隙气体压力过高也可进入纵隔,引起纵隔气肿。单纯性纵隔气肿不需治疗,可自行吸收,如纵隔气体量多,症状明显,或出现呼吸、循环障碍时,可做胸骨上穿刺或切口抽气减压,并注意预防和控制感染。

(3)气胸 以下情况应考虑气胸的发生:① 气道压增加,或肺顺应性降低,通气困难。② 无明确原因的血氧饱和度下降和 CO_2 分压上升。③ 无法解释的血流动力学改变,血压下降,CVP 升高等。气胸发生于手术开始或术中,症状、体征明显,应解除气腹,行患侧胸腔穿刺抽气或行胸腔闭式引流;患者生命体征平稳,可重建气腹完成手术;若气胸在手术即将完成时发现,患者生命体征平稳,应继续完成手术,一旦解除气腹,胸腔内 CO_2 会很快被吸收。

(4)心律失常 腹腔镜手术期间心律失常发生率为 $5\% \sim 47\%$,心率减慢或快速,也可表现为多源性室性早搏,甚至室颤和心搏骤停。心动过缓所引发的心搏骤停是最常见的心律失常。其原因可能与充气时腹膜过度牵拉,导致迷走神经兴奋有关。心动过缓也是气体栓塞的早期表现。预治措施包括立即停止充气、适度放气,降低腹内压,静注阿托品。心动过速和室性早搏则是交感神经兴奋的表现,与 CO_2 吸收导致高碳酸血症或缺氧致低氧血症有关。

(5)心肌缺血、心肌梗死或心力衰竭 腹腔充气时,腹主动脉受压,反射性交感神经兴奋,儿茶酚胺等激素释放和血管收缩,外周血管阻力升高。后负荷和心肌氧耗量增加心脏指数降低,腔静脉受压使得回心血量减少,心率代偿性加快,这些都可能是心肌缺血、心肌梗死或充血性心力衰竭的诱因。

(6)高碳酸血症 长时间的腹内高压可致高碳酸血症。其产生主要因素:① 气腹压力在 16 mmHg 以上,持续 1 h 后心输出量即有明显下降;腹内压在 $8 \sim 12$ mmHg 时,以上改变则不明显。② 气腹持续时间越长,腹膜吸收的 CO_2 也越多。③ 皮下气肿和气胸。④ 麻醉的影响:术前心肺功能不全的患者容易出现术中难以纠正的呼吸性酸中毒。防治措施是术中严密监测脉率、血氧饱和度、肺通气量、气道压力、血气分析和 $P_{ET}CO_2$。一旦发生高碳酸血症,可行过度换气排出体内潴积的 CO_2,必要时适量应用碱性药物。对无法纠正的高碳酸血症和呼吸性酸中毒,必须中转开腹。

(7) 肩部酸痛　双肩部酸痛发生率为 $35\%\sim63\%$，直接影响患者术后的恢复和活动，其原因可能为 CO_2 气腹后，腹腔内 CO_2 全部吸收需 $3\sim7$ d，残留于腹腔内的 CO_2 刺激双侧膈神经反射所引起。当患者体位改变，或取半卧位时肩部酸痛加重，一般在术后 $3\sim5$ d 内症状可完全消失。术毕时将患者置于平卧位，尽量排出腹腔内残存的 CO_2，可减轻此并发症。若症状较重，可用镇静剂，必要时行双肩部按摩。

(8) 体温下降　使用普通 CO_2 气瓶内 CO_2 充气，或腹腔内 CO_2 过量置换可导致患者体温下降，以婴幼儿多见。因此，对患儿腹腔镜术应在术中严密观察体温变化，注意保暖，手术室温度不宜过低。

(9) 肾功能受损或衰竭　肾脏功能对腹内高压的增高较为敏感，尿量、肾血流量和肾小球滤过率均减少，延长腹内高压持续时间可导致肾功能进一步受损，甚至肾衰竭。

(10) 下肢静脉瘀血和血栓形成　腹内压升高和头高脚低位导致的下肢静脉瘀血、血管扩张和由此带来的血管壁内皮细胞受损，以及由静脉瘀血、酸血症带来的高凝状态。腹腔镜术后患者下床活动早，有些患者当日即可下床活动，绝大多数患者第 2 日即可到处行走，并进流质饮食，这些均有助于下肢静脉血液回流，不致形成下肢深静脉血栓。

(11) 术后肺功能障碍　腹腔镜上腹部手术较为明显，主要表现为 FVC、FEV_1 和 FRC 下降，但程度上较传统开腹手术影响小，恢复也快。气腹可增加腹腔内压，压力为 15 mmHg 时膈肌上抬，肺功能减退，呼吸顺应性降低，尤其是在患者处于头低脚高位时，其结果导致生理性死腔增加和血气/灌注失调。术后发生低氧血症，程度上较开腹手术轻。

41.4　麻醉后苏醒期处理

手术将结束时，术者逐渐把腹腔中气体放出，麻醉为促进患者早期恢复多已开始减少或停止用药。在此过程中，麻醉工作的重点是严密监测各项生理指标，如血压、心率及潮气量、分钟通气量、呼吸频率和气道压的改变。当患者自主呼吸已恢复，注意观察胸廓运动的幅度、肌张力恢复的程度等。患者脱离麻醉机 $10\sim15$ min 期间，同步观察 SpO_2，大于 95% 认为呼吸恢复良好，供氧后 SpO_2 小于 90%，应考虑麻醉过深。其可能原因大致为静脉麻醉药或阿片类药物对呼吸中枢抑制，或肌松药的残余作用。如果患者的痛觉、听觉均已恢复，可排除麻醉过深，应着手拮抗肌松药后续效应，如 SpO_2 仍不能达到 90% 以上，则可能是阿片类药物影响呼吸所致，以静注纳洛酮拮抗。如果患者呼之能有力睁眼或点头示意，清理呼吸道后可拔除气管导管。术毕若患者的呼吸、循环不稳定，可将患者转入复苏室继续观察，依据监测各项生理指标，对症处理和治疗，直至恢复接近正常水平才可以送回病房。

41.5 腹腔镜手术后疼痛及处理

41.5.1 腹腔镜手术后疼痛产生的机制

腹腔镜手术后疼痛可能原因不外乎来源于手术直接创伤(穿刺孔、腹腔内创伤)和人工气腹(腹膜的快速扩张伴随血管和神经的创伤性牵拉、膈神经刺激和炎症介质的释放),主要表现为穿刺部位的体腔壁痛,腹腔内创伤引起的内脏痛,腹膜膨胀所致疼痛,特征性的肩部或背部疼痛。手术直接创伤产生的机制与普通手术相同或相似,人工气腹产生疼痛的机制主要有:① 膈神经牵拉,人工气腹腹腔过度膨胀牵拉膈神经,使之张力性受伤。② 局部酸中毒,CO_2后吸收后膈神经周围局部形成酸性环境损伤膈神经,或术后残余 CO_2在腹膜内层形成局部酸中毒,继而也可能引起疼痛,但未经证实。③ 充入气体的温度和湿度可能也是引起术后疼痛的原因。④ 术后腹腔内的残余气体:残余气体可能引起腹膜张力和对腹腔内脏支持的下降引起术后疼痛。气腹放气后,超过 90% 患者膈下气泡持续存在至少 48 h。因此,术后尽可能抽空残余气体能减轻术后疼痛。

41.5.2 腹腔镜手术后镇痛方法的选择

目前术后镇痛已经是非常成熟的技术,可供选择的方法和模式主要有:① 硬膜外镇痛,主要适用于区域阻滞麻醉后镇痛。② 静脉给药镇痛或静脉 PCA。③ 经皮给药镇痛,芬太尼透皮贴剂已广泛应用于肿瘤止痛和慢性疼痛治疗,但较少应用于腹腔镜手术后镇痛。④ 其他镇痛方法,如肌注镇痛药,NSAIDs 口服给药等镇痛方法。⑤ 多模式镇痛,即联合应用不同作用机制的镇痛药物和/或多种镇痛方法的镇痛治疗,这些药物和方法作用于疼痛机制的不同时相和不同靶位,以求达到完美镇痛并尽可能减少单一药物和方法的不足及不良反应。

41.6 腹腔镜手术后恶心呕吐的防治

尽管腹腔镜手术后不良反应相对传统手术大为减少,但恶心呕吐并未相应下降。有资料表明,腹腔镜手术 PONV 的发生率高达 53%~70%,须积极治疗。

(1) 预防 PONV 的原则包括:① 应识别中到高危患者,对中危以上患者即应给予有效地预防。② 尽可能降低 PONV 的危险因素和促发因素,如纠正脱水电解质失常,术后少量多餐进食,避免油炸食物,适当抬高头部等。③ 在高危患者采用局部或区域阻滞麻醉,避免全麻或全麻时避免吸入麻醉或氧化亚氮采用丙泊酚全静脉麻醉,可减少 PONV 危险达 30%。④ 选择合适的抗呕吐药物及给药时间,口服药物如地塞米松、恩丹西酮、多拉西酮、氯吡嗪应在麻醉诱导前 1 h 给予,静脉抗呕吐药则在手术结束前静注,东莨菪碱贴剂应在手术开始前 4 h 给予。如果一种药物预防无效就应加用另一类药物。5-HT_3 受体拮抗药,糖皮质激素和氟哌利多是预防 PONV 最有效且不良反应小的药物。

（2）预防 PONV ① 丙泊酚优于吸入麻醉药,瑞芬太尼与芬太尼相比似乎 PONV 发生率相近。② 联合使用不同类型抗 PONV 药。③ 非药物的方法,如针灸,指压,经皮痛点电针刺激等。

（陈　琦　石学银　杭燕南）

42　骨科手术麻醉

42.1　手术特点

42.1.1　手术体位

骨科手术常需侧卧位、仰卧位和俯卧位,有时取头高位或坐位: ① 手术部位高于右心房时,如手术野内有较大静脉或静脉丛破损未能及时发现,可能会引起肺空气栓塞。② 俯卧位手术时,患者的肺活量、潮气量、功能余气量以及胸肺顺应性都有显著降低。在以胸腹为体重的支点时,则对胸腹膨胀的限制更为严重。因此,在安置俯卧位时应取锁骨和髂骨为支点,放置海绵垫,以减轻体位对呼吸功能的影响。③ 神经阻滞或椎管内麻醉前四肢手术摆放体位时,应将肢体轻轻向远端牵拉,以免加重患者痛苦或骨折移位。

42.1.2　手术切口

骨科手术包括脊柱、四肢手术,手术切口种类繁多,麻醉医师应充分了解各种手术切口的入路,了解其神经分布范围,确定合适的麻醉方案。

42.1.3　手术对象

骨科手术患者的年龄跨度大,老年患者日趋增多,手术种类多而复杂,手术范围也扩大。老年患者常合并心肺脑等重要脏器疾病,术前访视、术前检查和麻醉前的准备都十分重要。

42.1.4　止血带和创面失血

四肢手术常需应用止血带以减少手术野失血。但须预防使用止血带不当而致的并发症,如"止血带疼痛"和"止血带休克"。对有些无法使用止血带的复杂大手术,出血往往较多,有时可达数千毫升。必须重视血容量补充,应用自体血回收和低血容量性休克的防治。

42.1.5　血栓形成和肺栓塞

深静脉血栓形成和肺栓塞是骨盆和下肢骨科手术后致病和致死的主要原因。肥胖、高龄、下肢骨折及长期卧床、石膏固定制动、术前原有心脏疾病和肺部感染等,是其主要危险因素。围术期体位改变和手术操作肺栓塞发生率很高,而威胁生命肺栓塞的发生率为 1%～3%,必须予以警惕。预防性抗凝和间断性腿部气压装置能显著减少深静脉血栓和肺栓塞的发生率。对高危患者推荐使用小剂量肝素、华法林或低分子肝素。

42.1.6 黏合剂(骨水泥)

骨黏合剂为高分子聚合物,聚甲基丙烯酸甲酯与液态甲基丙烯酸甲酯单体混合,能触发聚合链的聚合和交联反应,在骨松质的间隙中形成相互交错的结构,将假体与患者骨质紧密地黏合在一起。这种聚合反应可致髓腔内高压,使脂肪颗粒、骨髓、水泥及空气进入静脉引起栓塞。残留的甲基丙烯酸甲酯单体具有舒血管作用,可降低全身血管阻力,引起血流动力学不稳定。

填入髓腔后致腔内压急剧上升,髓腔内容物如脂肪、气体和骨髓颗粒被挤入静脉经血流至肺循环,可造成肺栓塞,动、静脉收缩,肺分流增加。可表现为低氧血症、低血压、心律失常、肺动脉高压及心输出量降低,骨黏合剂还具有心脏毒性和直接血管扩张作用。两者可造成心血管严重反应,甚至心搏骤停。心搏骤停发生率为 0.6% 左右,而死亡率为 0.02%~0.5%。安置骨水泥或扩髓腔操作时,应密切观察呼吸循环变化,并及时予以处理。

42.2 麻醉要求

骨科四肢手术选用神经阻滞麻醉(上肢)或椎管内麻醉(下肢),脊柱手术、较大而复杂的破坏性手术、非平卧位手术和手术中需要变换体位的手术应选用全身麻醉。在神经末梢丰富的关节囊和骨膜部位操作时,麻醉作用需完全,麻醉过浅而刺激较强时容易出现反射性血压、心率变化。某些骨科手术如长管骨骨折、关节脱位的闭合或切开复位以及脊柱手术均需要良好的肌松。如在全麻下手术,需合理应用肌松药。麻醉应在全部手术操作(如石膏固定、特殊包扎等)结束后才能停止,避免患者过早清醒甚至躁动影响手术效果。

42.3 病情估计的特殊性

42.3.1 全身情况

患者创伤或多次矫正手术后长期卧床和精神紧张、焦虑,特别是老年患者,全身营养欠佳。恶性骨肿瘤病程发展快并多伴消耗病容、低血容量和贫血,术前须改善全身营养状况。

42.3.2 心血管功能

术前心功能评估详见“2 术前病情估计”。

42.3.3 呼吸功能

(1) 类风湿关节炎、颈椎结核、外伤以及脊柱畸形、脊柱融合术后、强直性脊柱炎患者伴有颈椎强直或活动受限,可使气管插管发生困难,术前要仔细评估和选定插管方案。

(2) 类风湿性脊柱炎、脊柱侧凸畸形、肌营养不良性疾病都可影响呼吸功能。强直性脊柱炎因胸廓活动受限,肺活量下降,严重时胸式呼吸消失。应避免双侧臂丛神经阻滞以防膈神经阻滞后影响自主呼吸。

（3）老年患者、长期卧床除容易并发肺部感染外，必须注意下肢深静脉血栓形成。应进行术前胸部 X 线摄片检查和下肢静脉超声检查。必要时进行手术前后的对照具有重要意义。

42.3.4 内分泌功能

脊柱结核可能合并肾上腺结核，表现为肾上腺皮质功能下降。类风湿关节炎、股骨头无菌性坏死患者可能长期应用激素治疗，术前须了解肾上腺皮质功能，调整激素用药，以防术中出现皮质功能不足意外。长期激素治疗刺激胰腺分泌胰高血糖素而升高血糖，对合并糖尿病的老年患者，术前应控制血糖。

42.4 麻醉选择和管理

根据患者的全身情况、手术体位、手术部位、手术时间和麻醉医师围麻醉期处理的技能等选择麻醉方法。大部分手术可在部位麻醉下完成，对于已接受小剂量抗凝治疗的患者，皮下注射小剂量普通肝素 6～8 h内或低分子肝素 12 h 内，不能进行硬膜外穿刺、置管及拔管。脊麻有同样风险。手术复杂或在非平卧位下较大手术应选全身麻醉。

42.4.1 上肢手术

（1）以臂丛神经阻滞为主，肩、上臂、肘部和前臂、手桡侧手术，宜选用肌间沟径路；前臂及手尺侧可选用腋路臂丛神经阻滞，如臂丛神阻滞效果不好或有局麻感染，手术时间在 1 h 左右，可选用局部静脉麻醉。

（2）止血带管理 四肢手术为达到手术野无血目的常在止血带下进行。上肢止血带充气压力需高于收缩压 30～50 mmHg，下肢需高于收缩压 50～70 mmHg。充气时间上肢 2 h，下肢 1.5 h，术中需记录止血带充气时间。

42.4.2 髋关节手术

（1）时间长、创伤大的手术，以全身麻醉或全身麻醉复合部位麻醉为宜。

（2）时间短、创伤相对较小、出血不多的手术或老年合并有心、肺疾患时可在部位麻醉下进行。连续硬膜外阻滞应控制麻醉平面，髋关节前外侧或外侧切口时麻醉平面应自 T11 神经至腰骶部脊神经；后外侧或后侧切口时则为 L1 神经至骶部脊神经。椎管内麻醉对血压有一定影响，应密切观察。

（3）年老体弱或禁忌行椎管内麻醉的患者，宜选用腰丛加坐骨神经阻滞。但髋关节前外侧或外侧切口的患者，由于腰丛和坐骨神经阻滞不能有效阻断下胸段脊神经，近端切口部位需行皮肤及皮下组织局部浸润麻醉进行补充，或联合丙泊酚靶控输注喉罩通气。

42.4.3　下肢手术

(1) 连续硬膜外阻滞和蛛网膜下腔阻滞或腰硬联合麻醉　肌松作用较好,更适用于膝关节、踝关节及足部手术。

(2) 腰丛和坐骨神经阻滞或坐骨神经和股神经联合阻滞,适用于全身情况较差或禁用椎管内麻醉的患者。

(3) 对心功能代偿不全者肢体驱血及止血带充气,要慎重和缓慢,以避免静脉回流突然增加导致心衰。止血带充气压力过大,时间过长,尤其麻醉作用不完全时,极易出现因肢体缺血,难以忍受的止血带疼痛,表现为冷汗、烦躁不安。偶尔"止血带休克"表现为出汗、恶心、血压降低、周围血管阻力下降、血钾增高和代谢性酸中毒。

42.4.4　脊柱手术

(1) 胸椎手术麻醉　包括椎板切除减压术、椎弓根螺钉固定术、脊柱肿瘤切除术、椎间盘切除术和脊柱畸形矫形术等,选用气管插管全身麻醉,正确安置俯卧位,术中出血注意补充血容量。

(2) 腰椎手术麻醉　包括腰椎间盘切除椎体融合术、椎板切除减压术、椎弓根螺钉固定术、椎间融合术及肿瘤切除术等,选用气管插管全身麻醉。单纯腰椎间盘髓核摘除术,临床上很少使用椎管内麻醉,因为新的神经功能异常是由椎管内麻醉引起,还是由手术操作引起在鉴别上会比较棘手。

342

(3) 脊柱侧凸和后凸畸形矫形术麻醉　是操作最复杂、切开最广泛、出血最多的手术。麻醉要点:① 术前心肺功能储备和神经功能的评估是非常重要的。改善肺功能可增加麻醉与手术的安全性,减少术后肺部并发症的发生。具体方法包括:每日吸氧 1～2 h,每日登楼梯步行锻炼或吹气球,鼓励患者做自我悬吊练习,结合颌枕带骨盆牵引等。② 血容量监测和补充:手术出血较多,监测指标包括 HR、IABP、CVP、尿量,血气和血细胞比容等正确估计血容量,必要时用微创或有创心输出量监测。应用血液回收及及时补充血容量。③ 脊髓功能监测:包括体感诱发电位(SSEPs)和运动诱发电位(MEPs)监测,可预防损伤神经。④ 唤醒试验:术前访视时向患者详细解释,争取合作。减浅麻醉深度让患者能够执行医师的指令,活动双足趾,常选用半衰期较短的麻醉药,丙泊酚和右美托咪定、瑞芬太尼、地氟烷或地氟烷等便于执行唤醒试验。唤醒结束立即静注麻醉药加深麻醉。

42.4.5　高位颈髓损伤

(1) 颈椎损伤或颈椎疾病气管插管操作宜在纤维气管镜下插管,并备妥紧急气道建立装置。脊髓损伤后的截瘫患者 3～6 个月内禁用去极化肌松药,以免发生高血钾而致心搏骤停。

(2) 由于继发性膈肌和肋间肌功能丧失,呼吸辅助肌参与呼吸运动,常致咳嗽反射减弱和肺活量减少,最终易致呼吸系统并发症和不同程度低氧,以及气管插管或气管内吸引可反射性引起心动过缓甚至心搏骤停,应高度警惕。

(3)颈髓损伤时由于交感神经张力降低和血管扩张,会出现血压降低,应积极扩容治疗低血压,但已扩张的肺血管接受大量液体,极易并发肺水肿,需加强 CVP 监测,并控制输液速度和液体量。

42.4.6 术后镇痛

骨科手术患者因手术累及骨、关节、筋膜等,疼痛较明显,因此必须重视术后镇痛,但由于传统观念影响或担心术后镇痛的并发症,其广泛应用受到一定限制,因此应注意:① 镇痛药合理配方,确保镇痛效果良好。② 可选用静脉镇痛,推荐使用连续神经阻滞镇痛,以降低尿潴留发生率。③ 在硬膜外镇痛配方中,除适当浓度局麻药外,可减少吗啡类药物用量。④ 应用防治恶心呕吐药物。⑤ 老年患者镇痛、镇静药应减量。

(沈伯雄　江　伟)

43　整形外科手术麻醉

43.1　整形外科手术及麻醉特点

43.1.1　整形外科手术特点

(1)整形外科手术患者的手术年龄跨度大,涉及新生儿到老年人的各个年龄段。其中小儿的比例相对较高,包括各种先天性畸形、烧伤及创伤患儿。一部分先天性畸形的患儿往往合并有严重的困难气道或其他疾病,进一步增加了麻醉的难度。

(2)整形外科手术常常涉及由于烧伤、创伤、感染、肿瘤,以及头面部手术等原因导致头颈胸部出现的解剖异常,往往伴有困难气道,增加麻醉的难度和风险。对于大面积烧伤患者,如果整复部位多、面积广、畸形复杂,还需进行分期及多次手术。

(3)对于先天性和继发性颅颌面缺损或畸形的整复,手术涉及颅骨、颅底、眼眶、眼球、鼻腔、鼻窦和上下颌骨的截骨、移位及重新组合等多个部位,具有范围广、创面大、时间长、出血多、手术部位邻近气道和中枢神经等特点,术后还可能产生颅脑损伤、脑水肿等严重的并发症。

(4)整形外科手术常常涉及皮瓣修复,游离皮瓣、肌肉、骨肌瓣、大网膜、神经和趾指移植,头皮、断肢(指)再植和复杂的颅颌面畸形整复等手术,均需采用显微外科技术,手术时间冗长。

(5)常见美容手术有重睑、隆鼻、祛痣、除皱、正颌、乳房增大或缩小、脂肪抽吸或切除术等。乳房整复手术时,有可能损伤壁胸膜引起气胸。脂肪抽吸术时则需警惕脂肪栓塞的可能。

43.1.2　整形外科手术麻醉的特点

（1）整形外科手术患者的年龄跨度大，困难气道较多，要求麻醉医师能熟练掌握患儿麻醉的特点和方法，同时具有处理围术期困难气道的能力。

（2）整形外科手术主要为体表手术，对肌松要求不高。手术过程中要求麻醉平稳、镇痛完全，麻醉方式需要根据年龄、体质、精神状况，手术的部位、范围、时间长短等综合考虑并确定。

（3）颅颌面整复手术的特殊性与复杂性对围术期麻醉处理要求较高，围术期头面部的出血、血肿及颅脑并发症大大增加了麻醉的风险。

（4）长时间的显微手术要求麻醉舒适、安全、绝对制动，同时维持患者循环功能稳定。

（5）整形外科手术中大部分为美容手术，此类患者多数身体健康，无器质性病变，患者和家属对麻醉风险的承受力较弱，对麻醉的安全要求较高。

43.2　整形外科麻醉前准备

实施整形手术时，根据手术的范围和手术大小，可以采用局部麻醉、椎管内阻滞麻醉、局部麻醉辅助镇静镇痛技术和全身麻醉等麻醉方式。

344

43.2.1　术前评估

（1）先天性畸形除明显的头颅、颌面、四肢等部位畸形外，同时也有需经特殊检查才能发现的畸形，详细检查患儿重要脏器功能，并做出正确估价。如 Apert 综合征除有突眼、眶距增宽、腭裂外，可伴有脑积水、心血管畸形、多囊肾等。

（2）小儿先天性畸形如狭颅症等，多主张在 1 岁以内实施，以改善外形和功能，减少并发症和获得术后较佳的发育条件。而年龄越小，麻醉风险则越大。

（3）先天性颅颌面畸形可因同时存在小颌、短颈、鼻咽腔狭小、高腭弓、悬雍垂过长等畸形而造成气道困难，其他造成严重气道困难的疾患还包括烧伤后瘢痕粘连致小口畸形、颏胸粘连等，术前应准确预测有否插管困难，选择好合适的诱导方法和插管技术。

（4）因头皮撕脱伤或断肢而需施行急诊手术的患者，存在急性创伤后失血和饱胃的问题，术前应注意估计其创伤后失血量，并询问最后进食时间，检查有无其他外伤合并。

43.2.2　术前准备

（1）认真询问病史，了解是否存在困难气道发生史。仔细进行体格检查，了解与麻醉操作相关的情况。完善相关化验检查。

（2）部分整形外科的患者由于存在明显的身体缺陷或畸形，或是由于已接受了多次手术的经历,容易产生焦虑、抑郁、敏感等沟通障碍。术前应做好耐心细致的解释工作,与患者及家属建立良好的医患合作关系。

(3)为了达到麻醉过程平稳,减少患者精神紧张,消除焦虑、恐惧心情,增强镇静、镇痛和抑制分泌物的效果,在麻醉前可使用适当的药物。

43.3 整形外科麻醉方法

43.3.1 区域麻醉

(1)局部麻醉 局部麻醉适用于部位表浅、范围较小的手术,对生理干扰小,易于管理。

(2)神经阻滞 较常用的有头面部神经阻滞、颈丛神经阻滞、臂丛神经阻滞和下肢神经阻滞。局麻药多采用 0.5%～1.5%利多卡因或0.25%～0.5%布比卡因。常用的头面部神经阻滞有:① 头皮神经阻滞:头皮神经位于深部软组织内,在头皮筋膜下绕头呈线状排列并在耳上方穿过枕后及眉间,通过阻滞深筋膜下的神经可麻醉颅骨、颅骨膜、筋膜、皮下组织及皮肤,其范围呈帽状分布。② 上颌神经阻滞:阻滞三叉神经的第二分支即上颌神经,可实施上颌和颊部区域的手术。③ 下颌神经阻滞:阻滞三叉神经的第三支即下颌神经,可实施面部外下区域的手术。④ 眶下神经阻滞:眶下神经起源于上颌神经,阻滞眶下神经可实施下眼睑、鼻外侧部分上唇、口腔黏膜及上切牙部位的麻醉。⑤ 颏神经阻滞:下牙槽神经的终末分支形成下切牙神经和颏神经,颏神经阻滞可麻醉下唇(包括黏膜部分)和颏部皮肤的感觉。⑥ 上牙槽后神经阻滞:上牙槽后神经为上颌神经的分支,阻滞后可麻醉上颌磨牙、牙槽突和颊侧牙周膜、骨膜、牙龈黏膜。⑦ 下牙槽神经阻滞:下牙槽神经为下颌神经的分支,阻滞后可麻醉下颌骨、下颌牙、下唇等。⑧ 鼻部神经阻滞:支配鼻部皮肤感觉的神经为滑车神经、眶下神经和鼻神经外支,支配鼻腔黏膜感觉的神经为蝶腭神经节分支和鼻腭神经,阻滞鼻部神经可实施外鼻和鼻腔内手术。⑨ 外耳神经阻滞:外耳腹面部分受耳颞神经支配,背面部分受耳大神经、枕神经及枕神经的乳突分支支配,在耳周围形成环形浸润阻滞可施行外耳手术。

(3)椎管内麻醉 椎管内阻滞麻醉适用于各类胸、腹壁及会阴和下肢的整形外科手术。整形外科中,取肋骨作移植充填、乳房增大或缩小、腹部脂肪抽吸或切除等手术可用胸段硬膜外麻醉;取髂骨、大腿阔筋膜作移植修复、指趾移植、阴茎再造、处女膜修补等手术可用低位硬膜外或蛛网膜下腔阻滞。

43.3.2 全身麻醉

(1)局部或部位阻滞麻醉难以完全阻断其疼痛反应和不良神经反射的手术。

（2）患者对局麻下手术所伴随的应激反应耐受力差。

（3）范围大、时间长、出血多及多个部位的手术。

（4）手术操作直接或间接影响气道通畅的手术。

（5）术中需作低温麻醉、控制性降压和机械通气的患者。

（6）术前思想负担过重、精神极度紧张和无法合作的小儿。

43.3.3 术中辅助镇静镇痛技术

（1）确认有必要用药后，经静脉给予小剂量的镇静、镇痛药物，若术中需进一步追加药物，应重新评估患者即时的镇静状态。

（2）常用药物与剂量 芬太尼 $0.05\sim0.1$ mg、咪达唑仑 $0.5\sim2$ mg，异丙酚作辅助用药时，可以 $0.5\sim4$ mg/(kg·h)的剂量微泵注入，瑞芬太尼以 $0.05\sim0.1$ μg/(kg·min)的剂量微泵注入。

（3）用药后，应注意加强呼吸、循环的监测，并警惕两种镇静、镇痛药物同时使用产生协同作用所导致呼吸和心血管抑制的严重后果。

43.3.4 术中及术后管理

（1）无插管把握时需保留患者的自主呼吸，在浅麻醉或适量的镇静、镇痛药状态下施行气管插管，保留呼吸并呼之能应。

（2）经鼻插管较经口插管固定性好，在头部整形手术中应用广泛。完成插管后，根据患者情况调整呼吸机参数，监测脉搏血氧饱和度和呼气末二氧化碳分压。

346

（3）头部手术患者，术后被多层敷料包扎固定，并可能伴有小口畸形或者张口受限，若拔管后发生生气道困难，处理十分棘手，应掌握好拔管指征，吸清呼吸道分泌物和胃内容物，必要时保留胃管胃肠减压，密切注意拔管后有无呼吸道梗阻、呕吐误吸、通气不足等情况，及时发现和处理。如发现术后头面部出血肿胀严重，有造成呼吸道梗阻可能，可考虑留置气管导管进一步观察，直至肿胀减轻，呼吸道梗阻消退再行拔管。

（4）长时间手术、重大手术和危重患者，均需进行有创血流动力学监测，并注意及时输血、输液，维持循环功能的稳定。

（5）颅颌面严重畸形整复、巨大血管瘤切除、神经纤维瘤切除手术中，还需采用控制性降压和低温技术。

（6）颅颌面畸形整复、颅底肿瘤根治切除等开颅手术，围术期可能由于脑水肿、颅内压过高而导致脑疝，应严密观察积极处理，必要时连续监测脑脊液压力。

43.4 整形外科特殊手术的麻醉

43.4.1 眶距增宽手术

（1）眶距增宽症是颅颌面畸形中的一种临床症状，许多先天性颅颌面畸形综合征，如 Apert 综合征、Crouzon 综合征和 Klippel - Feil 综合征等都可出现眶距增宽症。

（2）眶距增宽症患者的最佳手术年龄为 5～6 岁。

（3）手术采用颅外、颅内或颅内-外联合径路,将颅骨和眶骨截断、移位、重新组合以获得畸形的修复,有手术范围广、创伤大、出血多、时间长的特点。

（4）常选用静吸复合全麻,施行气管插管,对术前已存在明显气道梗阻症状者,需警惕麻醉诱导后发生窒息。

（5）手术可能涉及眶内侧壁的鼻骨,故多采用经口气管插管,使用 RAE 气管导管可将整个麻醉回路置于手术野外,最大限度地减少对手术操作的影响。

（6）术中需建立有创动脉压和中心静脉压的监测,注意精确估计失血量,及时补充血容量。

（7）伴颅狭症者多有颅内压增高,可呈慢性发展过程,无典型的临床症状而易被忽视,在颅内压增高的情况下,手术操作对脑组织的压迫和牵拉会造成严重的脑损伤,术后发生颅内压增高更为明显,甚至产生脑疝。因此,术中和术后均应作持续的颅内压监测。

43.4.2 显微手术

（1）显微手术的特点是操作精细,麻醉要求镇痛、镇静完全,并有良好肌松保持制动。

（2）肢体手术多采用部位阻滞麻醉,可阻滞交感神经而使血管扩张,增加手术肢体的血流灌注,还可根据需要作术后镇痛。

（3）单侧上肢/指再植术麻醉选用臂丛神经阻滞;上肢上 1/3 高位离断和双侧上肢(指)再植术选用气管插管全身麻醉;下肢断离再植术麻醉可选用 L2～L3 或 L3～L4 连续硬膜外阻滞;上下肢同时手术如趾指移植时,可采用臂丛神经阻滞复合连续硬膜外阻滞。

（4）显微手术历时较长,部位阻滞麻醉时,术中常需辅助应用适量的镇静药以保持术野安静。也需注意加强监测、呼吸道管理、水电解质和酸碱平衡。

（5）长时间手术、颅面部手术、病情危重和精神紧张或不合作的患者以选用全麻为宜。

（6）显微手术要求维持较高的有效循环血量,以利吻合后的微血管通畅,保证移植组织有足够的血流灌注。

（7）围术期需防止移植组织的吻合血管栓塞和痉挛,方法有：① 可输注平衡液和右旋糖酐 40 以降低血液黏滞度。② 避免各种致血管痉挛因素,如疼痛、寒冷、应用血管收缩药和输血输液反应等。③ 术后应尽可能让患者平稳地苏醒,不宜延迟拔管。④ 麻醉恢复期内即可开始实施镇痛。

43.4.3 乳房美容手术

（1）常见手术有乳房增大或缩小手术,可采用连续硬膜外麻醉或全

347

身麻醉。

(2) 施行硬膜外麻醉时,可经 T4～T5 间隙穿刺向头侧置管,阻滞平面控制在 T2～T8 为宜,采用较低浓度的局麻药、避免使用过量的镇静镇痛药以减少对呼吸、循环的抑制。

(3) 阻滞平面超过 T4 时,心交感神经会受到抑制,出现心率减慢伴不同程度的血压下降,治疗可用阿托品及血管收缩药。

(4) 乳房增大手术在经腋窝小切口分离胸大肌时,易发生气胸,术中应注意严密观察。

(5) 乳房缩小手术需切除多余的乳房组织,其手术创面和失血量相对较大,应引起重视。

43.4.4 腹部美容手术

(1) 腹部美容手术主要是脂肪抽吸或切除术,可用连续硬膜外或全身麻醉。

(2) 施行硬膜外麻醉时,可经 T9～T10 间隙穿刺向头侧置管,阻滞平面控制在 T4～L1 为宜。

(3) 由于手术操作在腹壁上进行,对肌肉松弛作用要求不高,因此,可选用较低浓度的局麻药,术中根据需要给予辅助镇静镇痛药物。

(4) 麻醉中需注意阻滞平面广对呼吸、循环的影响。

(5) 腹部脂肪切除手术创面较大,术中失血、渗液可能较多,要及时给予输血、补液。

(6) 腹部脂肪抽吸手术目前通常在门诊进行,即在静脉全麻下,通过腹壁上的数个小切口注入含有利多卡因和肾上腺素的肿胀液,然后以负压施行脂肪抽吸。也可行手臂、臀部、大腿或者小腿的脂肪抽吸。部分患者同时行胸部或者颜面部凹陷处的脂肪充填。

(7) 脂肪抽吸手术的创伤比脂肪切除小,但肿胀液中往往含有大量的利多卡因,应该警惕局麻药中毒的潜在危险。

(8) 多部位、大范围的脂肪抽吸,大量的肿胀液注入以及失血、渗液可能造成水电解质平衡紊乱,必须加强围术期体液监测和管理。

(9) 术中一旦患者出现胸痛、呼吸困难等症状,必须考虑到肺栓塞的可能。经腹壁上的数个小切口以负压施行脂肪抽吸,创伤相对较小,但需警惕有术中发生脂肪栓塞的潜在危险。

(徐　辉)

44　泌尿外科手术麻醉

44.1 病情特点

(1) 泌尿外科手术多数为老年患者,应了解老年术前生理变化及其与麻醉的关系。

（2）老年患者并发症较多，如高血压、冠心病、糖尿病、COPD 等，尤其应注意围术期呼吸和循环功能变化。

（3）伴有血尿和贫血，以及术前全身情况较差患者，应给纠正贫血和低蛋白血症。

（4）尿路梗阻并有感染，需应用抗生素治疗。

（5）有肾功能损害，围术期应保护和改善肾脏功能。

44.2　麻醉要求

44.2.1　泌尿生殖系统的神经支配（表 44-1）

泌尿生殖器官位于腹腔、盆腔、腹膜后和会阴部，受交感神经和副交感神经支配，而一般手术的感觉神经，则来自 T6 至 S5 脊神经。

表 44-1　泌尿生殖系统的神经支配

	交感神经	副交感神经	痛觉传导的脊髓水平
肾脏与肾上腺	T8～L1	迷走神经	T10～L1
输尿管	T10～L2	S2～S4	T10～L2
膀胱	T11～L2	S2～S4	T11～L2（膀胱体）
			S2～S4（膀胱颈）
前列腺	T11～L2	S2～S4	T11～L2,S2～S4
阴茎	L1,L2	S2～S4	S2～S4
阴囊	无	无	S2～S4
睾丸	T10～L2	无	T10～L1

（1）**肾与肾上腺**　肾脏的交感神经来自 T10～T12 脊神经，肾上腺则来自 T5～L1 脊神经。两者的副交感神经均为迷走神经分支，这些神经与输尿管和其他的内脏神经都有联系。肾区手术可引起内脏牵引痛，也能刺激膈神经使肩部酸痛不适。

（2）**输尿管**　交感神经支配与肾区相同。迷走神经分布到输尿管上、中段，而下端由来自骶脊神经的副交感神经支配。输尿管中、下端神经与精索、附睾的神经有联系。

（3）**膀胱**　交感神经来自 T12 和 L1～L2 脊神经，通过腹下神经丛至膀胱。副交感神经来自 S2～S4 脊神经。

（4）**睾丸、附睾、精索**　交感神经来自 T10～L2 脊神经，睾丸的副交感神经来自迷走神经，而附睾则来自 S2～S4 脊神经。

（5）阴茎和阴囊的感觉神经，由骶脊神经支配。

44.2.2　麻醉对肾功能的影响

44.2.2.1　椎管内麻醉

椎管内麻醉阻滞平面不超过 T6，一般低血压发生率较低，对肾功能无明显影响。当阻滞平面达 T1～T2 时,肾血流量约减少 18%;若收缩压下降 20% 以上,尿量减少。肾耐受低血压的极限是平均动脉压 60 mmHg,时限为 30 min,因此,椎管内麻醉时收缩压不应低于原水平的 20%。

44.2.2.2　全身麻醉

静脉麻醉药、吸入麻醉药和肌松药的影响见"58 高血压患者麻醉"。

44.2.3　麻醉选择

(1)尿道局部麻醉　适用于尿道扩张术或膀胱镜检查等。用 4% 利多卡因或 0.5%～1% 地卡因 4～5 ml,注入尿道内夹住尿道口,10 min 后产生麻醉作用,由于尿道黏膜下的静脉都极为丰富,容易被器械损伤,使局麻药吸收加快,可致局麻药中毒。因此,注意控制局麻药剂量。

(2)局部浸润和神经阻滞　使用于耻骨上膀胱造瘘引流术、睾丸、精索和阴茎手术,分层浸润麻醉可完成手术,阴茎手术和包皮手术用阴茎阻滞法。

(3)蛛网膜下腔阻滞　膀胱、外生殖器、前列腺电切术的手术,用中、低位蛛网膜下腔阻滞较为合适,麻醉效果满意,但需控制好麻醉平面,注意术中血压和呼吸变化以及术后头痛等并发症。

(4)硬膜外阻滞　是泌尿外科手术常用的麻醉方法,手术部位与选择穿刺脊椎间隙(表 44 - 2)。

表 44 - 2　手术部位与穿刺脊椎间隙的选择

手 术 名 称	穿刺脊椎间隙及导管插入方向	麻醉范围
肾和肾上腺手术	T10～T11 ↑	T6～L1
输尿管中段手术	T11～T12 ↑	T8～L1
异位肾脏移植手术	T12～L1 ↑ 和 L2～L3 ↓	T8～S5
膀胱和前列腺手术	L1～L2 ↓ 或 L2～L3 ↓	T10～S5
阴囊和睾丸手术	L3～L4 ↓	T10～S5
尿道手术和膀胱镜检查	骶裂孔	S1～S5

注:表中箭头表示导管插入方向,↑示向上,↓示向下。

(5)骶麻或鞍麻　适用于作外生殖器手术或膀胱镜检查。

(6)全身麻醉　适用于硬膜外阻滞禁忌证,手术范围过宽过广,患者不合作,或患者要求以及其他严重疾病的患者。应选择循环抑制小且对肾血流无影响全麻药,肾功能不全时避免使用直接损害肾功能、依赖肾脏代谢、排泄的麻醉药。

44.3　麻醉和术中管理

44.3.1　加强呼吸管理

低位硬膜外阻滞,因麻醉平面不超过 T8,一般对通气功能无明显影响,如 COPD 患者,有慢性呼吸功能不全,则应估计其代偿能力,术前做血气分析,轻度低氧及 $PaCO_2$ 在正常范围高值,手术范围较小,时间短,出血少等,则尚能在连续硬膜外阻滞下完成手术。否则,应在全麻下手术,而且术后可并发呼吸衰竭,需行机械通气支持呼吸。

44.3.2 维护循环稳定

因心脏病、贫血和血容量不足、水电解质和酸碱失衡,以及老年体衰等情况,麻醉和术中发生低血压的机会较多,应注意防治,尤其是术中失血,必须补足血容量,维持循环稳定。

44.3.3 防治体位并发症

(1) 神经损伤　主要见于体位不当和长时间压迫,受累神经包括:① 臂丛神经:侧卧位时,上肢向头过度伸展,或腰枕压迫神经所致。② 腓总神经:大腿支架于腓骨头处压迫腓总神经。③ 胫神经:胫骨、髁处压迫引起。④ 坐骨神经:腿过度外展或髋关节过度伸展。⑤ 闭孔神经及股神经:腹股沟部过度屈曲,牵拉股神经均可导致神经损伤。故截石位患者应做好保护,预防神经损伤的措施。

(2) 血容量改变　当双下肢抬高或放低时,血管内血容量重新分布。椎管内麻醉时下肢血管扩张更易发生变化,尤其在术毕放低双下肢前,必须补充血容量,且在一侧下肢放下后,观察几分钟再放另一侧下肢。

44.4 常见泌尿外科手术的麻醉

44.4.1 内窥镜检查麻醉

内窥镜检查用于诊断或治疗泌尿道疾病,如血尿、结石、损伤、梗阻、肿瘤等,内窥镜手术主要治疗前列腺增生肥大及膀胱肿瘤等。

(1) 表面麻醉　大多数患者可在 2%～4% 利多卡因或 0.5%～1% 地卡因表面麻醉行检查术。

(2) 椎管内麻醉　应用小剂量低平面蛛网膜下腔阻滞,不但能满足手术和体位的要求,而且对生理功能影响轻微。

44.4.2 经尿道前列腺增生电切术麻醉

44.4.2.1 麻醉要求

(1) TURP 大多为老年患者,应按老年患者麻醉要求处理。

(2) TURP 的麻醉要求是术时无痛和尿道、膀胱松弛。低位椎管内麻醉能完全满足其要求,使膀胱松弛容积增大,防止膀胱痉挛,改善手术视野,同时清醒患者能及时发现 TURP 综合征的症状和体征。全麻患者常用喉罩通气,必须有适当深度麻醉,以避免咳嗽或体动造成膀胱或前列腺穿孔。

44.4.2.2 并发症及其防治

(1) TURP 综合征　大量非电解质灌洗液吸收时使血容量剧增,导致左心衰竭,血液稀释引起低钠血症,使渗透压下降致肺水肿。当血钠小于 125 mmol/L 时,水分进入脑细胞出现不同程度的脑水肿。膀胱持续灌洗以达到尿道扩张和清除膀胱内积血保持术野清晰。理想的灌洗液是:视线满意,与血浆等渗,不产生溶血反应,无离子化导电作用,吸收后无毒性,不被代谢、排泄快等。常用的灌洗液有:① 4%～5%葡萄糖。② 5%甘露醇或 3%山梨醇。③ 1.5%甘氨酸。④ Cytol 溶液(0.54%甘露醇+2.7%山梨醇)。⑤ 蒸馏水。灌洗液进入体循环的三个途径:① 前列腺创面上开放的静脉系统。② 切除前列腺组织的包膜层。③ 前列腺包膜或膀胱穿孔处。灌洗液吸收量达 10～30 ml/min。影响灌洗液进入体循环的速度主要有下列因素:① 静脉系统开放的数量,尤其是静脉丛被切开时以及包膜穿孔时。② 膀胱灌洗的压力,液柱高度不应高出患者 70 cm。③ 手术时切除前列腺组织的量。④ 外科医师经验和技术。

临床表现为清醒患者头痛、头晕和呼吸短促,继而可出现吐白色或粉红色泡沫痰,颈外静脉怒张、双肺湿啰音、恶心呕吐、视力障碍或意识模糊,进一步发展为昏睡、昏迷、抽搐、循环衰竭甚至死亡。全麻患者症状不明显,如出现无法解释的血压升高或降低,严重心动过缓,心电图改变有 QRS 波群增宽,ST 段抬高,室性早搏或室性心动过速。

预防和监测包括:① 低压持续灌洗,尽量缩短手术时间。② 术中必须加强监测。除常规监测 BP、ECG、SpO_2、CVP 外,对手术时间长的患者,定时监测电解质、血浆渗透压、血糖、血细胞比容、体温、凝血功能。CVP 监测可早期发现血容量增加。③ 术中每 30 min 监测电解质,及时补充 Na^+。④ 用 5%葡萄糖液作灌洗液,术中定时监测血糖,当血糖升高时提示灌洗液吸收,可早期诊断 TURP 综合征。⑤ 密切观察患者,注意胸闷、咳嗽、呼吸以及颈外静脉充盈等,预防性应用利尿剂。

治疗原则:① 告知手术医师。② 尽快停止手术操作。③ 充分供氧维持呼吸。④ 利尿、强心。⑤ 纠正低钠血症,常用 5%NaCl 5 ml/kg。⑥ 纠正酸碱平衡。⑦ 预防脑水肿,应用渗透性利尿剂和激素。

(2) TURP 出血 由于应用大量灌洗液而导致术中出血量难于估计。出血量取决于:① 前列腺大小。② 前列腺组织内血管损伤的程度。③ 手术时间长短。④ 外科医师技术。⑤ 术中促使前列腺组织释放尿激酶,活化纤维蛋白溶酶,而发生纤溶。⑥ 肾功能不全可伴发血小板功能异常。因此整个手术过程要严密观察其出血情况,并予相应处理,如输液、输血,应用止血药、抗纤溶药和输血小板。必要时监测 DIC 指标。

(3) 膀胱穿孔 手术中有可能致膀胱穿孔,一旦膀胱穿孔,灌洗液可通过穿孔处外溢。常见有三个部位:① 腹腔,临床特征出现肩胛部疼痛及腹痛。② 腹膜外,出现恶心,腹肌紧张,腹痛。③ 前列腺周围,系由于前列腺包膜穿破，有耻骨上疼痛及下腹紧张。大穿孔使大量低电解质液进入腹腔，会导致心动过速、低血压及休克症状。全麻时患者无主诉，应随时观察腹部体征，做出早期诊断。

处理：穿孔较小，且液体吸收不多，多不伴有严重出血，故不作特殊处理，但应尽快完成手术，严密止血，注意灌注压力不宜过大。大穿孔时停止手术，并严密止血，置入导尿管，用气囊牵拉、压迫。适当应用利尿剂预防 TURP 综合征。

（4）低温　原因：① 老年患者体温调节功能低下。② 环境温度低，尤其在冬天。③ 应用大量室温灌洗液。低温对老年患者生理影响大。应做好保温措施：① 室温保持在 22～24℃。② 术中常规监测体温。③ 灌洗液加温。④ 缩短手术时间。

44.4.3　经尿道前列腺电汽化术麻醉

经尿道前列腺电汽化术（TVP）是治疗前列腺增生的新手术，在 TURP 的基础上改良为滚动汽化电极接触前列腺组织迅速加热致汽化温度大于 100℃，致使组织汽化，同时产生汽化层下凝固层，阻止灌洗液吸收。TVP 手术已在国内广泛应用，与 TURP 比较有以下优点：① 手术时间短。② 术中术后出血少。③ 灌洗液吸收少且很少发生 TURP 综合征。④ 留置导尿管时间短。⑤ 术后不需膀胱冲洗，住院时间短，费用低。

TVP 手术在理论上限制灌洗液的吸收，不发生 TURP 综合征，但仍有可能发生 TURP 综合征。其原因为：① 灌洗液冲洗压力过高和过大。② 汽化凝固层仍不能完全阻止灌洗液吸收。③ 前列腺过大时与电切术联合应用。④ 可能经前列腺周围组织和腹膜后间隙吸收入血循环。⑤ 前列腺包膜破裂时可大量吸收灌洗液。因此麻醉处理原则应与 TURP 相同。

44.4.4　经尿道膀胱肿瘤电切术麻醉

膀胱肿瘤电切术的麻醉方法同 TURP 手术，但如肿瘤生长在膀胱侧面，由于电切时刺激大腿内收肌引起强力收缩，可造成膀胱穿孔，因此要作闭孔神经阻滞。

阻滞方法：闭孔神经来自 L2，L3，L4 脊神经的腹支，腰丛的一个组成部分，在骶髂关节水平上，处于腰大肌的内侧缘。穿刺时摸清耻骨结节，在结节的外侧 1 cm 和下 1 cm 为穿刺点，患者平卧，双腿分开，消毒后用长 8 cm 穿刺针与皮肤垂直缓慢进针，直至针尖接触到耻骨下支的上部骨板，然后改变针的穿刺方向，向外侧，微向上及向后的方向，与皮肤呈 80°角，与耻骨上支平行，缓慢推进，保持针尖始终与耻骨上支的内下面接触，直至针尖与骨板脱离接触，此时针尖已进入闭孔管（见"21 腰硬联合麻醉"）。不一定有麻电样的异感，抽吸试验阴性，即可注射局麻药 1.5%～2%利多卡因 10 ml。阻滞成功的表现是大腿内收作用减弱,大腿外旋功能消失,不能和另一腿交叉,以及大腿内侧一小区域的皮肤麻木。注射时注意局麻药进入血管或膀胱。

44.4.5　经腹前列腺切除术麻醉

(1) 经腹前列腺切除术的指征为前列腺肥大(大于 60 g)或前列腺癌。

(2) 老年患者合并多种夹杂症,少数患者肾功能不全甚至发生尿毒症,麻醉前认真评估和准备。

(3) 近年来由于前列腺手术技术改进,术中大量出血已罕见,失血应采取以下措施:① 术前应检查凝血功能和纠正贫血。② 术中正确估计出血量,并注意及时补充。③ 血红蛋白在 10 g/L、人血白蛋白在 3 g及血细胞压积在 30%以上者,可应用自体输血和血液稀释。④ 输鲜血和给予止血药物。

(4) 注意保暖,输液输血加温。

44.4.6　肾脏切除术麻醉

(1) 肾良恶性肿瘤、多囊肾、多发性结石、肾损伤和肾严重感染等患者需行肾切除术。

(2) 手术常取侧卧位(侧后腹膜径路),侧卧位时使用腰桥,可引起:① 腔静脉压迫致低血压。② 膈肌活动受限,影响呼吸功能。

(3) 麻醉方法,硬膜外阻滞,全麻或两者联合应用。

(4) 维持正常动脉血压和肾灌注压,确保健侧肾血流量,可用多巴胺 1～3 $\mu g/(kg \cdot min)$。及时补液输血维持有效血容量和尿量,避免缺氧。

(5) 胸膜损伤,手术分离肾上腺时可造成胸膜损伤,发生气胸,清醒患者有咳嗽、胸闷、呼吸困难、SpO_2 下降,严重者循环功能障碍,全麻患者气道压升高,SpO_2 降低。紧急处于吸气相作胸膜修补术,严重者须放胸腔引流管。

(6) 癌栓脱落:肾癌切除应警惕癌栓脱落引起肺栓塞。

44.4.7　膀胱全切除回肠、结肠代膀胱术麻醉

(1) 老年患者居多,晚期膀胱癌常伴有贫血,应予以纠正。

(2) 麻醉可选择连续硬膜外阻滞、全麻或两者联合应用。

(3) 加强术中监测,包括 ECG、NIBP 或 IBP(重危患者)、CVP、SpO_2,$P_{ET}CO_2$ 及血气分析和电解质测定。

(4) 手术时间长、创伤大、失血多,应及时输血、补液,维持血流动力学稳定,以及水电解质和酸碱平衡。

(5) 应注意保暖和升温,尤其是老年患者,防止体温过低。

(6) 术中维持尿量,必要时可应用小剂量多巴胺 1～3 $\mu g/min(kg \cdot min)$和/或利尿药。

（7）加强麻醉恢复期监测处理，做好术后镇痛。

44.4.8　腹膜后腹腔镜手术的麻醉

44.4.8.1　腹膜后腔 CO_2 气腹的生理影响

（1）对循环的影响　腹内压（IAP）小于 5 mmHg 时生理学变化很小，IAP 大于 15 mmHg 时则产生较重的反应。腹内压的增高正向传导到心包膜引起心脏充盈压升高，MAP 增高，气腹压迫腹腔动脉使血供及静脉回流减少，心脏后负荷增加，CI 减小，心肌耗氧量增加；长时间的 CO_2 气腹仍会有高碳酸血症形成，高碳酸血症可引起交感神经兴奋，儿茶酚胺释放增加。预防高碳酸血症和呼吸性酸中毒的发生。在低气腹压下完成手术，以减轻 CO_2 气腹对患者的生理干扰。相对于腹腔镜手术，腹膜后腔镜手术 CO_2 充气对腹内压、胸膜腔内压、腹膜刺激和儿茶酚胺释放的影响较小，从而对血流动力学的影响较轻。

（2）对呼吸的影响　腹膜后腔 CO_2 气腹对呼吸系统的影响主要表现在血 pH、$PaCO_2$ 及肺通气等方面。腹腔内压增高使膈肌上升，使肺的顺应性下降，潮气量和功能残气量减少，气道峰压和气道的平台压均增高，肺泡的死腔增大，从而导致了通气/血流比率失调。大量 CO_2 经过腹膜吸收可发生高碳酸血症和酸中毒，随着气腹时间的延长，需要麻醉医师注意调高 VT 和 f，加大预设的 MV，在较高 MV 下建立新的平衡，以保持 $P_{ET}CO_2$ 相对缓慢升高。

355

44.4.8.2　麻醉管理

（1）除严重心肺功能障碍者，均适合行腹膜后腔镜手术，术前准备同常规泌尿外科手术。

（2）全身麻醉应维持氧合与足够的通气量，避免 $P_{ET}CO_2$ 升高和呼吸性酸中毒，同时应维持血流动力学稳定。

（3）并发症　气腹引起并发症见"41 腹腔镜手术麻醉"。肾脏手术等并发症与相应手术类同。

（陈　琦　尤新民　石学银）

45　妇科手术麻醉

45.1　手术和病情特点

（1）手术集中在下腹盆腔及会阴部。手术野深，肌肉松弛要求高。

（2）盆腔自主神经丰富，手术牵拉子宫可反射性引起心动过缓和低血压。

（3）卵巢巨大囊肿或恶性肿瘤并发大量腹水，减压时易诱发严重低血压。

（4）子宫肌瘤常有慢性贫血或有更年期高血压。

（5）异位妊娠是妇科的急腹症，严重者出现出血性休克。

(6) 腹腔镜与宫腔镜对体位及麻醉处理有特殊要求。

(7) 妇产科手术及术后镇痛期间,恶心呕吐发生率高。

45.2 宫外孕手术麻醉

45.2.1 麻醉选择

按出血量和出血速度,循环系统代偿程度有两种手术方案:内出血量不多,循环功能稳定者可在气管插管全麻下行腹腔镜诊治术。腹痛有晕厥史,估计内出血量多,循环代偿不全,术前行快速输液和抗休克治疗。应不失时机地尽快在气管内全麻下行经腹手术。

45.2.2 麻醉管理

(1) 加强监测 NIBP(必要时用 IABP)、CVP、SpO_2、ECG 及 $P_{ET}CO_2$。

(2) 饱胃患者诱导时应防止呕吐误吸。

(3) 选用对循环干扰少的全麻药和肌松药。

(4) 补充血容量、纠正酸中毒、保护肾功能等,改善休克状态。

45.2.3 注意事项

(1) 饱胃患者诱导前应放置粗胃管以利吸引或诱吐,为了防止误吸,必要时可采用清醒气管插管。诱导时避免过度通气,防止气体压入胃内;同时采用压迫环状软骨手法以压扁食管上口阻止气体入胃。

(2) 掌握好诱导用药剂量,减轻血压影响。

(3) 快速输液、补充血容量和抗休克治疗,维持血流动力学稳定。

(4) 术后待患者清醒及保护性反射完全恢复后再拔管,防止呕吐反流误吸。

45.3 经腹宫颈癌扩大根治术

(1) 手术范围广、时间长,宜选用全身麻醉或硬膜外阻滞复合全麻,为手术创造良好条件。

(2) 监测 BP 和 CVP,指导适当输血补液。

(3) 手术中需加强调控呼吸、循环功能,维持内环境稳定。

45.4 妇科腹腔镜手术麻醉

45.4.1 麻醉选择和管理

选用气管插管静吸复合麻醉,需注意 $P_{ET}CO_2$ 的变化,及时防治高碳酸血症。

45.4.2 注意事项

(1) 充分估计手术、麻醉、气腹的影响,防治并发症(通气不足及 CO_2 气栓等)。

(2) 预防截石位对腓总神经和腘部深静脉的压迫性损伤。

(3) 术中长时间处于头低脚高位,注意气管导管移位,以及体位对血压及气道压力造成影响,必要时可以适当调整手术体位以缓解此类影响。

（4）防治并发症（见"41 腹腔镜手术麻醉"）。

45.5 宫腔镜麻醉

宫腔镜最主要的特点是可以在直视下清晰地窥视宫腔的解剖结构和形态、子宫内膜的薄厚、光泽、质地、血管走向、有无异常突起、粘连或异物等，且对病变有放大作用，并在直视下活检，避免盲目诊刮造成的漏诊、误诊，提高诊断的准确率。

45.5.1 膨宫介质

常用生理盐水和 5% 葡萄糖溶液。使用双极电发生器时，选用生理盐水作为膨宫介质，具有安全、易得、廉价的优点，已经成为最常用的膨宫介质。单极电切（凝）手术时，则选用 5% 葡萄糖溶液。对合并有糖尿病的患者可选用 5% 甘露醇膨宫。

45.5.2 麻醉方式

宫腔镜手术的麻醉根据手术时间长短和手术难度，以及患者的健康状况来选择最佳麻醉方案，麻醉药物和监测内容。主要有局部浸润、宫颈旁阻滞、静脉麻醉、椎管内阻滞及全身麻醉等。全身麻醉可用喉罩通气，术中应加强呼吸、循环的监测，防止镇静、镇痛药过量引起的呼吸抑制及手术操作可能引起的并发症。也可选用连续硬膜外阻滞或脊麻。

357

45.5.3 预防宫腔冲洗液和宫腔镜手术操作引起的并发症

（1）气体栓塞 气体栓塞原因：① 扩张宫颈以及宫腔内操作可损伤静脉，为气体进入提供切入点。② 使用液体膨宫时，镜管与膨宫装置之间有残存气体，进入宫体产生气体，增加气体量的同时提高了宫腔内压力，促使气体进入开放的静脉窦。③ 宫腔镜手术多采取膀胱截石位，该体位使子宫静脉与右心之间的压力差增大，气体易进入血液循环；当压力梯度达到 5 cmH$_2$O 时，可导致大量气泡进入。随着压力梯度的升高，气体栓塞的风险也不断增加。

气体栓塞时患者可表现为胸闷、胸痛及氧饱和度的下降等。当出现急性支气管痉挛或肺水肿时，其他表现包括胸前区水轮音、低血压、动脉 CO$_2$ 分压过高、心动过速或心动过缓、室性期前收缩、心血管性虚脱甚至心脏骤停等。发生气栓应立即改头低足高位，支持呼吸循环功能并行心肺复苏（见"90 肺栓塞"）。

（2）容量超负荷 宫腔镜手术中由于膨宫压力和灌流介质的作用，灌流液大量吸收引起体液超负荷和/或稀释性低钠血症；其发生率为 0.1%～0.2%。类似经前列腺电切（TURP）综合征，应用纯氧正压通气，监测 CVP 及应用激素和补充高渗盐水。血清钠低于 120 mmol/L，应给予 3% 的高渗盐水，所需补钠量＝（血钠正常值－测得血钠值）×52%×体质量（52% 为人的体液总量占体质量的比率），低钠血症急性期血钠每小时提高1~2 mmol/L即可缓解症状,动态监测血电解质的变化,根据血清钠水平的变化调整补钠的速度和剂量。

(3)迷走神经紧张综合征 临床表现为恶心、出汗、低血压、心动过缓,严重者可致心搏骤停。该反应源于敏感的宫颈管,受到扩宫刺激传到Franken - shauser神经节、腹下神经丛、腹腔神经丛和右侧迷走神经,而出现上述综合征表现。故宫颈明显狭窄和心动过缓者尤应注意预防。椎管内麻醉的神经阻滞范围应达到T10~S5。全身麻醉应有一定深度。用阿托品预防和治疗。

(4)机械性损伤 宫腔镜手术子宫穿孔平均发生率为1.3%。一旦发生,立即停止操作。如出血少,可给宫缩剂和抗生素观察,对出血多者,疑有临近脏器穿孔,应立即行腹腔镜检查或剖腹探查。

(5)出血 宫腔镜术中和术后大量出血发生率0.11%~1.22%。术后大量出血常因宫颈管裂伤、子宫收缩不良、止血不彻底等引起,可通过宫缩剂、止血药、明胶海绵塞入宫腔或重新电凝、激光止血。

(周　洁　蒋　茹　王珊娟)

46　剖宫产麻醉

46.1　剖宫产麻醉

46.1.1　妊娠生理特点

46.1.1.1　呼吸系统

(1)足月时功能残气量(FRC)减少达15%~20%,使孕妇氧的贮存能力明显减少。

(2)有1/3产妇在仰卧位正常潮气量通气时有小气道闭合趋势,呼吸抑制性药物可诱发肺不张,同时增加肺泡-动脉血氧分压差。

(3)足月孕妇的分钟通气量(MV)增加40%~50%,主要是潮气量增加,而呼吸频率仅有轻度加快,如此可适应产妇摄氧量高的需求。

(4)孕妇腹式呼吸减弱,主要以胸式呼吸为主,因此麻醉时应注意避免抑制。

(5)肺泡通气量增加,$PaCO_2$常降低至32 mmHg左右。但血pH由于血液碳酸氢盐代偿性减少仍维持正常。动脉血氧分压轻度增高,氧和血红蛋白解离曲线右移,有利于氧在组织的释放。

(6)分娩时MV及氧耗增加300%。因过度通气可致低碳酸血症。另外,呼吸性碱中毒可使血管收缩,影响胎儿血供。而在宫缩间歇期出现通气不足、间歇性低氧血症,尤其是肥胖的产妇应用阿片类镇痛药时更容易出现。硬膜外阻滞分娩镇痛可消除因疼痛诱发的氧耗和MV增高及过度通气-通气不足的不良影响。

(7)妊娠后期呼吸道黏膜毛细血管扩张,易发生口咽、鼻咽、喉及气管黏膜损伤出血水肿,对此在全麻气道管理应予高度重视。口咽部吸引,气管插管、使用喉镜极易导致出血、水肿。建议选用小一号的气管导管。气道困难时应避免反复进行喉镜操作,尽力防止气道损伤和水肿,紧急时可使用面罩或喉罩通气供氧。

46.1.1.2 循环系统

(1) 孕3个月起心排血量增加,主要是每搏量增加可超过30%。同时心率也有所加快,然而因外周血管阻力降低,因此血压可维持正常。但必须注意有10%孕妇因为在妊娠后期仰卧位时增大的子宫胎儿压迫下腔静脉(甚至压迫腹主动脉),可发生仰卧低血压综合征,主要表现为低血压、苍白、出汗、恶心、呕吐,甚至神志改变等。而椎管内麻醉增加其发生率并加剧低血压程度。

(2) 血容量随孕期同步增加,加重了循环系统的负荷。足月时增加35%～40%(增加量可达1 000 ml),由于血浆较红细胞增多更为显著,因此妊娠期血液呈稀释状态,血黏度降低,出现生理性贫血。循环负荷的加重对健康产妇尚不足以诱发心功能不全,但对有心脏疾病的产妇易诱发心力衰竭、肺充血、急性肺水肿等各种危险并发症。

(3) 足月时因横膈抬高 ECG 出现电轴左移,轻度 ST 段、T 波变化及心律失常。

359

(4) 孕妇临产时有许多因素可增加心脏和循环负荷。第一产程时子宫收缩可使回心血量明显增加,心排量可暂时增加20%左右,第二产程时孕妇屏气动作可使腹内压显著升高,增加回心血量加重心脏负担。同样,剖宫产时孕妇循环系统也会发生明显的波动。胎儿取出时,腹腔压力骤减,大量血液聚集于腹腔,使回心血量骤减,导致血压明显降低;子宫收缩后大量的血液又被挤回心脏,使心脏负荷加重。

(5) 足月孕妇凝血机制呈高凝状态,凝血因子Ⅶ、Ⅷ、Ⅹ及血浆纤维蛋白原都有所增加,因此需注意是否存在深静脉血栓情况并注意有否服用抗凝药物。

46.1.1.3 肝功能

孕产期的血碱性磷酸酶、血清转氨酶、乳酸脱氢酶(LDH)及血胆固醇轻度增高。血浆总蛋白及白/球比例有所下降。除了严重的妊高征患者外,正常妊娠尚不至影响药物的蛋白结合程度。血浆胆碱酯酶活力在孕期及分娩后短期均有下降。

46.1.1.4 胃肠系统

孕妇妊娠期间黄体酮分泌增多,而黄体酮具有松弛平滑肌的作用,加上受增大的子宫挤压,均可致胃排空能力减弱,排空延迟。同时,胎盘分泌的促胃酸激素的升高使得孕妇胃酸分泌增加。此外,妊娠后期分娩疼痛紧张不安,以及阿片类镇痛药都是延长胃排空的因素。孕期胃内压有增高而贲门括约肌张力降低,因此增加全麻或意识改变时反流误吸的危险。研究表明,分娩孕妇进食后 8～24 h 行超声检查,发现 41％的孕妇胃内还存留固体食物。剖宫产全麻误吸并发吸入性肺炎发生率约 0.11％(同期妇科发生率仅 0.01％～0.04％),气道困难者更属高危。因此,对于择期剖宫产手术,应按要求严格禁食,而对于急诊手术,麻醉前都应按饱胃进行准备。

46.1.1.5　神经系统及对麻醉药的反应

(1) 在孕期部位麻醉和全身麻醉用药均需减量。腹压与硬膜外腔压力增高、硬膜外腔和蛛网膜下腔容量减少,同时在孕期神经纤维对局麻药敏感性增高,促进局麻药扩散到膜受体部位。

(2) 孕早期(10～12 周)时吸入麻醉药 MAC 降低并持续到分娩后 24～36 h。因妊娠致内啡肽作用增强,提高孕产妇的耐痛阈。

46.1.1.6　其他系统的改变

在内分泌系统,孕妇促甲状腺激素、甲状腺激素分泌增多,机体基础代谢率增加。血清皮质醇浓度增加,说明孕妇肾上腺皮质激素处于功能亢进状态。孕期肾素-血管紧张素-醛固酮系统分泌增加,高肾素活性和高醛固酮可抵消大量黄体酮所致的排钠利尿及肾小球滤过率增高,起防止产生负钠平衡及血容量减少的代偿作用。

46.1.1.7　子宫血流

足月时子宫血流量为 700 ml/min。

椎管内麻醉及全麻过深时血管扩张并发低血压可影响子宫血流。应用血管收缩药如去氧肾上腺素,尤其当升压过度时子宫血管阻力增加也会影响子宫血流量。子宫收缩频率或强度的持续增强(如缩宫素过量或胎盘早剥时)使子宫血流减少。

产科麻醉时常用麻黄碱或去氧肾上腺素治疗椎管内麻醉后的仰卧位低血压,增加心排血量和子宫血流,改善胎儿情况。但应注意麻黄碱可能诱发心动过速,因此建议首选去氧肾上腺素 50～100 μg 分次静注。

46.1.1.8　麻醉药经胎盘输送

影响药物经胎盘弥散因素有药物分子量小于 500 d、蛋白结合力、脂溶性、血浆中离解程度以及剂量大小。分子量小、蛋白结合力低、脂溶性高、易离解、剂量大的药物更易透过血-胎盘屏障。几乎所有的麻醉、镇痛、镇静药都能迅速通过胎盘。而对于神经肌肉阻滞药,包括去极化和非去极化肌松药,都因低脂溶性和高离解度而不易通过胎盘。对于琥珀胆碱,其剂量大于 50～100 mg 时才能透过胎盘屏障。

46.1.2　麻醉选择

按照择期或急诊甚至是紧急手术以及产妇对麻醉的要求选择麻醉方法。麻醉要求安全、镇痛完善、母婴安全。鉴于产妇胃排空延迟、饱胃全麻呕吐反流误吸麻醉的风险高,国内外均首选椎管内麻醉。

(1)在美国,椎管内麻醉,包括腰麻,硬膜外阻滞或腰麻复合硬膜外阻滞麻醉占84%(脊麻40%,硬膜外阻滞44%,全麻16%)。高危妊娠剖宫产也有选用局部浸润麻醉,尤适用于诸如脐带脱垂等高危剖宫产,胎儿娩出后可加用全麻。

(2)全身麻醉 适用于产妇大出血、妊娠高血压伴凝血障碍,孕产妇合并严重心肺疾患或脊柱畸形。据报道与麻醉有关的产科死亡率82%发生于剖宫产,其中52%为全麻,因全麻气道问题致麻醉死亡占73%。

(3)在腹内斜肌与腹横肌之间的神经筋膜层注射局麻药可以阻滞前腹壁的神经,提供良好的腹壁镇痛,此腹壁区域阻滞的方法,称为腹横肌平面阻滞(transversus abdominis plane block,TAPB)以往相关报道大多集中在减轻术后疼痛和减少术后镇痛药的药量,腹横肌平面阻滞用于剖宫产全身麻醉的复合麻醉可以减少麻醉用药和应激反应,并可降低其他麻醉方式对血流动力学及呼吸系统的影响。与硬膜外镇痛相比,其不用考虑抗凝、低血压和感染等问题。但腹横肌平面阻滞的临床使用需要在超声引导下进行,并需要操作者有一定经验。

产科出血如胎盘早剥、前置胎盘以及脐带脱垂致胎儿窘迫需紧急行剖宫产。麻醉选择应根据胎窘程度、产妇的产科情况及参考产科医师意见决定不同方法。

361

46.1.2.1 麻醉前评估

(1)孕妇病史采集以及行体格检查。对于高危产妇,术前产科医师、麻醉医师,以及多学科综合治疗小组之间应有一定的交流和沟通。

(2)血小板计数检查,对于患有妊高征产妇具有一定的指导意义。也是行椎管内麻醉的常规检查项目。

(3)预防误吸,麻醉前应严格禁食至少6 h。临产前给予胃酸中和药。对饱胃者,应留置胃肠减压或设法排空胃内容物。尽量避免全麻。

46.1.2.2 椎管内麻醉注意事项

椎管内麻醉用于剖宫产优点已被普遍认可,尤其适用循环疾患代偿期及妊娠高血症,先兆子痫的产妇。

但是因妊娠期腹压增高下腔静脉压迫硬膜外静脉丛瘀血,因此硬膜外阻滞必须警惕导管及局麻药误入硬膜外静脉丛发生局麻药毒性反应。

此外椎管内麻醉后易并发低血压等不良反应(SBP 小于 90 mmHg 或较基础值下降30%;文献报道脊麻低血压的发生率45%以上,硬膜外阻滞发生率15%~44%)。防治措施:① 先开放静脉,心肺功能正常者预先用人工胶体或平衡液快速扩容 500~1 000 ml。② 防治下腔静脉压迫低血压综合征,出现低血压时子宫向左推移,抬高右髋。③ 平卧及麻醉后即测定血压。④ 吸氧。⑤ 低血压时静注麻黄碱或去氧肾上腺素。

46.1.2.3　全麻注意事项

（1）应对气道困难作预先评估。警惕短颈、反颌等解剖异常。产妇常见面颌肥胖、颈短。

（2）必须准备气道困难相应技术设备。

（3）避免反复应用琥珀胆碱气管插管。

（4）气道困难，已禁食的产妇可考虑全麻喉罩通气。

（5）全麻应有 $P_{ET}CO_2$ 及 SpO_2 监测。

46.1.2.4　气管内插管全麻处理

（1）全麻诱导时子宫向左推移或取床左倾卧位。

（2）麻醉诱导可以采用丙泊酚 1～2 mg/kg，氯胺酮 1.0～1.5 mg/kg 或加用 4%～6% 地氟烷吸入，待患者意识消失后用琥珀胆碱 1～1.5 mg/kg，或用 0.6 mg/kg 罗库溴铵静注快速气管插管。

（3）麻醉维持可吸入地氟烷。待胎儿娩出后可加用麻醉性镇痛药芬太尼或瑞芬太尼及苯二氮䓬类药物，如咪达唑仑，适当追加肌松药物。

（4）术毕待产妇完全苏醒后拔管。

（5）全麻下过度通气（$P_{ET}CO_2$ 小于 20 mmHg）对胎儿不利，正压通气减少子宫血流，因氧离曲线左移不利血红蛋白向组织释氧，因此全麻过程中应避免过度通气。

（周仁龙　周　洁　王珊娟）

47　高危妊娠患者剖宫产麻醉

47.1　妊娠高血压综合征的麻醉

47.1.1　病情特点

（1）临床上以高血压、蛋白尿为主要表现，可伴有水肿，严重者出现抽搐、昏迷，甚至死亡。基本病理生理改变为全身小动脉痉挛。包括先兆子痫及子痫（表 47-1），均需终止妊娠。

表 47-1　先兆子痫及子痫

轻度先兆子痫
血压大于 140/90 mmHg 或较原基础值＋30/15 mmHg
全身水肿
蛋白尿大于 300 mg/L（＋＋＋）
重度先兆子痫
血压大于 160/110 mmHg
脑水肿症状（头痛、视力模糊）

（续 表）

| 少尿 |
| 血肌酐增高 |
| 肺水肿 |
| 上腹痛（右上腹痛）示肝脏损害（HELLP） |
| 血小板减少甚至 DIC |
| 子痫 |
| 先兆子痫诱发惊厥 |

（2）重度妊娠高血压综合征　其中之一即可诊断：① 血压不小于
160/110 mmHg。② 蛋白尿不小于 2.0 g/d（或＋＋）。③ 肾功能不全：
血肌酐不小于 106 μmol/L。④ 持续性头痛或其他的脑/视觉障碍。
⑤ 肺水肿或发绀。⑥ 持续性上腹痛。⑦ 肝脏损害：AST 不小于
500 μ/L和/或严重右上腹疼痛。⑧ 乳酸脱氢酶升高（微血管病性溶
血）。⑨ 血小板减少小于 100×10^9/L。⑩ 胎儿发育迟缓。

在美国先兆子痫是产妇妊娠相关性死亡的主要原因，其死亡原因
通常是脑血管意外，先兆子痫在孕妇中的发病率为 6%～8%，其中 75%
为轻度，25%为重度。

363

47.1.2　麻醉前评估

（1）血常规　血细胞比容升高。重症产妇血小板减少，血小板功能
异常，但出血时间检验未必异常。如伴有肝损等其他凝血功能障碍，或
病情发展迅速，椎管内麻醉应属禁忌。

（2）血浆白蛋白及 24 h 尿蛋白计量。

（3）血电解质。除血 K^+、Na^+、Cl^- 外还需查血 Mg^{2+}。

（4）胸片或胸透、心电图、心脏彩超等检查结果。检查患者是否存
在心力衰竭或肺水肿并行心功能分级。

（5）尿常规，肾功能示肌酐增高。

（6）肝功能损害。HELLP 综合征（溶血、肝脏酶增高、血小板
减少）。

（7）凝血功能。出凝血及 DIC 全套。

（8）检查气道，重度妊高征患者上呼吸道水肿发生率通常进一步加
重，评估是否存在困难气道。

（9）了解治疗用药，包括药物种类和剂量，最后一次应用抗凝药物
和降压药的时间以及使用保胎药物的时间剂量，评估患者血压控制
情况。

47.1.3　术前用药

（1）不建议常规术前用药（如阿托品，心率的增加可增加产妇的

耗氧)。

(2) 降压药持续至术前,可应用 α 受体、β 受体拮抗药;血管紧张素转换酶抑制剂因可导致新生儿少尿和无尿,甚至引起死亡,不建议使用。

47.1.4 麻醉选择

先兆子痫患者麻醉:

(1) 椎管内麻醉的交感神经阻滞作用对先兆子痫是优选的麻醉方法。但应调控血压,避免低血压加剧胎盘供血不足。硬膜外阻滞优于脊麻,也可选择小剂量的腰硬联合麻醉。椎管内操作前保守扩容,去氧肾上腺素升压优于麻黄碱,血压调控的目标是保持母体血压接近胎盘子宫灌注的基础血压,收缩压低于 160 mmHg,预防脑血管并发症,注意观察血小板计数变化趋势,并及时作出判断。限制入量,积极应用 α 受体激动剂治疗低血压。注意完善镇痛和术后镇痛可阻滞儿茶酚胺释放及其收缩血管作用。无凝血异常、无 DIC、无休克和昏迷、心功能为 I ～ II 级的产妇首选椎管内麻醉。

(2) 以下情况可选择全身麻醉 2 周内没有血常规、出凝血报告;血小板低于 7×10^9/L,PT 时间延长;1 周内有阿司匹林服药史,1 d 内有肝素用药史;自述有明显出血倾向者;口服华法林停药小于 3 d 或 INR 大于 1.2。

(3) 穿刺部位局部疼痛或破损,腰椎疾病有手术史或特殊治疗史。

(4) 精神疾病或无法配合穿刺操作者;患者或家属不能理解椎管内并发症并知情同意者。

(5) 合并心衰、肺水肿且心功能为 III 级及以上者。

(6) 其他操作者认为不宜进行椎管内穿刺的情况。

47.1.5 麻醉准备

(1) 麻醉机安全检查,监护仪,氧气,吸引器,气管插管用具等通气设备。

(2) 药物准备 预防反流/误吸药物:甲氧氯普胺、制酸剂或 50 ml 碳酸氢钠;血管活性药:麻黄碱(30 mg 稀释至 6～10 mg/ml),阿托品,去氧肾上腺素 100 μg/ml,艾司洛尔,乌拉地尔,佩尔地平,硝普钠,硝酸甘油;复苏用品,包括新生儿复苏器械及抢救药品。

47.1.6 麻醉方法

(1) 监测 常规 BP,ECG,SpO_2 监测及胎心监测。

(2) 开放外周静脉给予静脉补液。

(3) 术前符合重度子痫前期诊断者常规局麻下行桡动脉穿刺置管测压并行动脉血气检测。

(4) 合并心衰、肺水肿、心功能 III 级及以上、循环不稳定者局麻下行颈内静脉穿刺置管测压。

（5）麻醉操作 ① 椎管内麻醉具体操作同产科椎管内麻醉；椎管内麻醉用药：根据患者体重，身高及循环等全身状况综合情况决定，可较普通产科椎管内麻醉用药量减小；根据患者各项生命体征运用血管活性药物，维持循环、呼吸稳定。② 全身麻醉具体操作同产科全身麻醉；麻醉诱导和维持期间根据患者情况运用血管活性药物减小血流动力学波动，维持循环稳定；有心衰、肺水肿患者及时给予利尿强心等对症处理。

47.1.7 术中补液及用药

（1）首选乳酸钠林格液，夹断脐带后静脉缓慢滴注含有 20 IU 缩宫素的 100 ml 生理盐水，心功能及循环状况差者可考虑不予缩宫素静滴，继而给予抗生素；

（2）若术中出血量大，患者循环、呼吸不平稳者可根据患者术前术中情况给予胶体及相应血制品补充血容量；

（3）入室开放外周静脉后给予地塞米松 5 mg，如产妇术前有激素用药史，需注意手术当日用药情况，手术当日激素药物剂量需加倍使用，并注意与手术医师沟通。

47.1.8 注意事项

（1）麻醉力求平稳椎管内麻醉时阻滞平面控制于 T6 以下；全麻插管应尽量减轻应激反应减少插管引起的血压波动，麻醉期间发生高血压可采用吸入麻醉药，避免使用氯胺酮。对呼吸、循环功能尽力调控在生理安全范围内。

（2）椎管内麻醉时应注意血管扩张药与椎管内麻醉的协同作用，避免发生低血压，血压不应降至过低，控制在 120～150/60～90 mmHg 对母婴最有利。多种抗高血压药如拉贝洛尔、乌拉地尔、硝酸甘油和硝普钠可用于预防和治疗产妇全身麻醉时特别是在诱导和插管时的急性高血压反应。

（3）预防仰卧位低血压综合征，入室后将手术床左倾 15°～30°，确保静脉输液通道，如若发生，可适当输晶体液或人工胶体，静脉注射麻黄碱 5～10 mg 或去氧肾上腺素 50～100 μg，心动过缓可静注阿托品 0.3～0.5 mg。

（4）椎管内麻醉时呼吸抑制多发生在高平面阻滞，应立即面罩给氧，必要时给予辅助呼吸。

（5）维护心、肾、肺功能适度扩容，以血红蛋白、血细胞比容、中心静脉压、尿量、血气分析、电解质检查为依据，调整血容量，维持电解质和酸碱平衡。

（6）积极处理并发症凡并发心力衰竭、肺水肿、脑出血、DIC、肾衰竭、HELLP 综合征时，应按相关疾病的治疗原则积极处理。

(7) 对接受硫酸镁治疗的患者应减低非去极化肌松药的剂量。

(8) 做好新生儿窒息的抢救准备。

(9) 麻醉手术后椎管内麻醉测阻滞平面消退至 T8 以下方可送回病房；手术结束若患者生命体征不稳定，应送入 ICU 病房，继续予以监护治疗，直至患者脱离危险期。

47.1.9 妊娠高血压综合征合并心力衰竭的麻醉

47.1.9.1 麻醉准备

重度妊娠高血压综合征多伴有贫血，心脏处于低排高阻状态，当有严重高血压或上呼吸道感染时，极易发生心力衰竭。麻醉前应积极治疗急性左心衰竭与肺水肿，快速洋地黄化，脱水利尿，酌情使用吗啡和降压，使心力衰竭控制 24～48 h，待机选择剖宫产。

47.1.9.2 麻醉管理

麻醉前根据心力衰竭控制程度，给予去乙酰毛花苷 0.4～0.8 mg，呋塞米 20～40 mg 静注以减轻心脏负荷。同时常规吸氧，维护呼吸和循环功能平稳。行有创动脉压监测和中心静脉压监测，对于病情特别严重患者根据需要行肺动脉压监测。定时记录尿量和尿比重，监测肾功能，预防感染，促使病稳定和好转。

47.1.9.3 麻醉选择

如产妇可耐受穿刺，可选硬膜外阻滞，有利于降低外周血管阻力和心脏后负荷，改善心功能。全身麻醉应选用对心脏无明显抑制作用的药物，麻醉诱导平稳，预防强烈的应激反应，同时选用药物应避免对胎儿抑制作用。

47.1.9.4 注意事项

(1) 术中和术后，可能并发肺水肿(发生率高达 2%～3%)。对重度先兆子痫应加强对血流动力学的全面监测(如 CVP 及 PCWP)。产妇合并有水肿，麻醉前扩容量应酌减，阻滞作用出现后稍增加输液。

(2) 低血压时用麻黄碱及去氧肾上腺素宜酌情减量。术后应随访下肢感觉和运动变化。

(3) 有产前大出血或凝血障碍的先兆子痫剖宫产应选择气管内全麻。同时注意选用合适的扩血管药物或 β 受体阻滞药控制血压与心率。

(4) 产程结束应观察麻醉及镁剂可能对宫缩抑制作用。观察产妇镁剂治疗致高镁血症可致新生儿 Apgar 评分降低，需用钙剂拮抗。

(5) 子痫惊厥的防治　硫酸镁静注(负荷量 4 g 大于 15 min 慢注，维持量 1～3 g/h 滴注)。应注意高镁血症对全麻肌松药的影响及其严重不良反应(表 47-2)。

表 47 - 2　血镁浓度增高的效应

临　床　表　现	血镁(mmol/L)
正常血(浆)镁浓度	0.7～1.15
治疗时血镁	2～3
ECG 变化(P - Q 间期延长,QRS 增宽)	2.5～5
深腱反射消失	5
窦房及房室阻滞	7.5
呼吸肌麻痹	7.5
循环停止(心跳停止)	12.5

47.2　前置胎盘及胎盘植入产妇麻醉

产妇出血的主要危险因素:前置胎盘,胎盘早剥,胎盘植入合并妊高征等。在我国产科出血死亡率在逐年下降,但出血导致死亡仍占产科死亡率第一位。产科出血特点是:显性出血:剥离面出血经阴道流出。隐性出血:血液集聚在子宫和胎盘之间容易低估出血量,量多者可达 4 000 ml,危及生命。

产科出血的同时常可以引起 DIC。产科出血时麻醉需要注意:由于患者血流动力学不稳定及凝血功能障碍,麻醉选择应首先选择全身麻醉而不是椎管内阻滞,加强麻醉监测:动静脉监测＋血气监测＋凝血功能监测,对估计大出血患者及时备血后并积极术前准备,尽量备血后再行手术或同时进行;对有潜在性出血可能的患者,应术前备足血源。

发现大出血时应及时补充红细胞悬液、纤维蛋白原、凝血酶原复合物、冰冻血浆和血小板。孕产妇进行自体血回输需慎重;产妇大出血而无法及时获得血源期间可以考虑自体血回输,需要警惕羊水栓塞的可能。

47.2.1　术前评估

(1) 了解前置胎盘及胎盘植入深度,评估手术出血程度。

(2) 了解患者血常规,血生化,尿便常规检查。

(3) 了解患者促凝血功能,DIC 全套检查结果。

(4) 了解患者心电图,胸片或胸透检查结果,评估患者心肺功能。

(5) 了解患者既往史,现病史,手术麻醉史。

47.2.2　麻醉准备

(1) 入室后行 ECG,BP,SpO$_2$ 监测。

(2) 开放外周静脉。

(3) 局麻下行桡动脉穿刺置管检测 IABP 并检测动脉血气。

(4) 局麻下行双腔颈内静脉穿刺并监测 CVP。

47.2.3 麻醉方法

可选择全身麻醉或椎管内麻醉。

47.2.4 注意事项

(1) 入室后即行预扩容,根据患者术前血常规,血生化及血气结果给予预充血容量,同时注意 IABP,CVP 变化防止心衰发生。

(2) 术前已行子宫动脉置管的患者麻醉方法选择全身麻醉。

(3) 患者入室后调整手术床左倾 15°。

(4) 对于出血多,有可能导致 DIC 及术后需行 DSA 治疗的患者,术毕暂时保留硬膜外导管。

(5) 新生儿娩出前做好呼吸,循环抢救准备,积极协助新生儿科及产科医师共同抢救。

(6) 做好 DIC 防治工作,积极联系输血科做好各种成分输血准备。

(7) 记录尿量,防治急性肾功能衰竭。

(8) 对术中出血量大,术中术毕循环、呼吸及内环境不稳定的患者可考虑送往 ICU 进一步治疗。

368

47.3 胎盘早剥产妇的麻醉

术前评估和麻醉准备同上。

47.3.1 麻醉方法

一旦明确诊断为胎盘早剥,需行全身麻醉。

47.3.2 注意事项

(1) 根据患者术前血常规,血生化数值,入室后即行预扩容。

(2) 患者入室后调整手术床左倾 15°。

(3) 注意术前,术中出血量变化,密切观察产妇循环,呼吸及内环境变化。

(4) 做好 DIC 防治工作,积极联系输血科做好各种成分输血准备。

(5) 准备好血管活性药物,强心利尿药等控制血压,防治低血压和心衰发生。

(6) 新生儿娩出前做好呼吸,循环抢救准备,积极协助新生儿科及产科医师共同抢救。

(7) 记录尿量,防治急性肾衰竭。

(8) 对术中出血量大,术中术毕循环、呼吸及内环境不稳定的患者可考虑送往 ICU 进一步治疗。

47.4 脐带脱垂产妇的麻醉

47.4.1 术前评估

术前评估和麻醉准备同上。

47.4.2　麻醉方法

选择全身麻醉。

47.4.3　注意事项

（1）入室后给予吸氧预防产妇缺氧。

（2）术中严密监测产妇循环改变，防治低血压发生。

（3）加强胎儿监护，做好新生儿抢救准备。

47.5　妊娠合并心血管病患者剖宫产麻醉

47.5.1　妊娠与心脏病的相互影响

妊娠期循环血量从 6 周起逐渐增加达 30％～50％，至 32～34 周时达高峰。心输出量亦相应增加，心率增快较非孕期平均 10 次/min，体循环阻力随孕期呈进行性下降，可达 30％。妊娠期水钠潴留，胎盘循环建立，体重增加，随子宫增大膈肌上升心脏呈横位，因而妊娠期心脏负荷加重。此外，妊娠期血液处于高凝状态，增加了血栓的危险，可能需要抗凝治疗，尤其是瓣膜置换术后的患者。

因母体妊娠期活动受限与遗传基因的影响；长期低氧，故发生早产，宫内生长迟缓，先天畸形，胎死宫内，胎儿窘迫，新生儿窒息等的发生率均高于正常孕产妇。

369

47.5.2　剖宫产对血流动力学的影响

产妇平卧位可发生仰卧位低血压综合征，可将手术床左倾 15°，并将子宫推向左侧。胎儿取出后，腹腔压力骤减，大量血液积聚于腹腔，使回心血量骤减，可适当给予腹部加压并小剂量泵注血管活性药物（多巴胺、去氧肾上腺素、去甲肾上腺素等）；在胎盘娩出子宫收缩后，大量血液回到体循环，增加心脏负荷；使用收缩子宫平滑肌药物加强子宫收缩后，血液回到体循环量增加，增加心脏负荷，需注意严格控制补液，适当强心利尿，防治心衰。

47.5.3　术前评估

（1）术前评估内容　除术前常规访视项目外，需特别注意：① 心脏病性质，病程长短，心脏并发症既往史。② 是否肺动脉高压及程度。③ 心功能分级及血 BNP 数值。④ 术前心脏彩超及射血分数。⑤ 是否有严重心律失常。⑥ 是否合并心源性肺水肿。⑦ 是否发绀等。

（2）心脏病产妇孕期出现心血管并发症的高危因素：① 妊娠前心功能 NHYA 分级大于Ⅱ级。② 左室射血分数小于 40％。③ 左室流出道梗阻。④ 二尖瓣口面积小于 2 cm^2。⑤ 主动脉瓣口面积小于 1.5 cm^2。⑥ 合并有临床症状的心律失常。⑦ 休克或心衰病史。⑧ 右向左分流的先天性心脏病等。

（3）心脏病产妇椎管内麻醉禁忌证：① 抗凝药使用。② 重度肺动脉瓣狭窄。③ 重度主动脉瓣狭窄。④ 右向左分流。⑤ 明显血流动力学损害。⑥ 重度肺动脉高压。⑦ 肥厚梗阻性心肌病。⑧ 其他椎管内麻醉常规的禁忌证。

47.5.4　心脏病产妇围术期监测指标

（1）常规监测　ECG、呼吸、SpO_2、BP、尿量。

（2）特殊监测　IABP、CVP、无创心输出量监测、肺动脉导管测压、经食道心脏超声监测。

47.5.5　先天性心脏病产妇的麻醉

（1）左向右分流型如房间隔缺损、室间隔缺损和肺动脉导管未闭等先天性心脏病或先天性心脏病矫正术后少量残余左向右分流，心功能Ⅰ～Ⅱ级，无合并肺动脉高压或仅轻度肺动脉高压者一般能耐受妊娠期心血管系统的变化，剖宫产麻醉处理同正常人。

（2）大量左向右分流或双向分流型，心功能大于Ⅱ级，合并中重度肺动脉高压者，剖宫产麻醉首选全身麻醉。

（3）右向左分流型，这类产妇体循环血压下降可加重右向左分流及发绀，故麻醉首选全身麻醉，麻醉处理原则包括：① 保持血流动力学稳定，避免任何可能导致体循环阻力下降的因素，加重右向左分流。② 实施 IABP 和 CVP 监测，一旦出现体循环压下降，给予及时处理。③ 应用漂浮导管或 TEE 测定右心室舒张期末容量可以准确反映前负荷，作为容量监测指标优于 CVP。④ 维持相对稳定的血容量和回心血量。⑤ 充分镇痛，避免低氧血症、高碳酸血症和酸中毒，以防肺循环阻力进一步增加。⑥ 避免使用抑制心肌的药物，麻醉期间要保证充分氧供。⑦ 全麻正压通气期间应避免气道压过高，以免影响静脉回流，使心输出量减少。⑧ 产妇在术后仍处于高危状态，应继续监护治疗。

47.5.6　心脏瓣膜疾病产妇的麻醉

瓣膜性心脏病以风湿性心脏病为主要原因，由于妊娠期血容量增加、外周循环阻力降低使心输出量增加，因此，反流性心脏瓣膜病的孕产妇的耐受性较好。相反，狭窄性心脏瓣膜病由于妊娠期血容量增加并不能使心输出量增加，因此患者耐受性较差。

（1）二尖瓣狭窄　最主要的病理生理改变是二尖瓣口面积减小致左室血流充盈受阻，随病程进展，左室充盈不足，射血分数降低，同时左房容量和压力增加，导致肺静脉压和肺小动脉楔压升高，最终可发展至肺动脉高压、右心室肥厚扩张、右心衰竭。妊娠能加重二尖瓣狭窄，解剖上的中度狭窄可能成为功能性的重度狭窄。绝大多数患者可选择硬膜外阻滞，少数病情危重的产妇，施行剖宫产应用全身麻醉。麻醉处理原则包括：① 避免心动过速，导致心室充盈减少。② 保持体循环压力稳定，及时纠正低血压，以利于组织器官的灌注。③ 保持适当的循环血容量；血容量的突然增加可能导致产妇并发房颤、肺水肿和右心衰等。

④ 避免加重肺动脉高压,尤其是前列腺素类子宫收缩剂的应用。⑤ 应分次、小量、逐步增加硬膜外给药。⑥ 在血流动力学监测的指导下,谨慎管理麻醉并进行合理输液。⑦ 由于术前禁食和 β 受体阻滞剂以及利尿剂的使用,椎管内麻醉易导致低血压的发生,麻黄碱可能导致心动过速,此时应避免使用。小剂量去氧肾上腺素提升产妇血压同时,对胎盘血流无明显影响,可推荐使用。

(2) 主动脉瓣狭窄　重度主动脉瓣狭窄(瓣口面积小于 1.0 cm^2)时,跨瓣膜压差可达 50 mmHg,导致左心室排血受阻,使左心室压力负荷增加、室壁张力增加,最终左室壁肥厚,每搏心输出量受限。麻醉处理原则包括:① 尽可能维持窦性心律,避免心动过速和心动过缓。② 硬膜外阻滞或全身麻醉均需谨慎选用,其中重度主动脉瓣狭窄患者禁用硬膜外及蛛网膜下腔阻滞。③ 重度主动脉瓣狭窄的患者应建立有创血压监测,跨瓣压大于 50 mmHg 时需考虑行肺动脉压监测。④ 参考 CVP 及/或 PAWP 维持足够的前负荷以保证左心室有充足的每搏输出量。⑤ 围术期避免血压波动过大。⑥ 如行硬膜外麻醉给药时要多次小剂量增加剂量,避免严重低血压。⑦ 全身麻醉时应避免使用有心肌抑制的吸入麻醉药。⑧ 尽量避免使用缩宫素。⑨ 术中低血压可用小剂量去氧肾上腺素。

(3) 二尖瓣关闭不全　患者大多能耐受妊娠,如合并有并发症如房颤、细菌性心内膜炎、全身栓塞和妊娠期肺充血则麻醉耐受较差。麻醉选择上首选连续硬膜外或腰硬联合阻滞麻醉,可降低阻滞区域的外周血管阻力,增加前向性血流,有助于预防肺充血。有椎管内麻醉禁忌证的可选用全身麻醉。麻醉处理原则包括:① 保持轻度的心动过速,较快的心率可使二尖瓣反流口相对缩小。② 维持较低的外周体循环阻力,降低后负荷可有效降低反流量。③ 避免应用心肌抑制的药物。④ 其他术中监测和注意事项同二尖瓣狭窄。

(4) 主动脉瓣关闭不全　主动脉瓣关闭不全时左心室容量超负荷产生的扩张和心肌肥厚,导致左室舒张末期容量降低以及射血分数降低等,随着疾病的进展可发生左心衰竭,肺充血及肺水肿等。妊娠期心率轻度增加,可相对缓解主动脉关闭不全的症状。麻醉首选硬膜外阻滞,此种麻醉可降低外周循环阻力,降低后负荷,预防急性左心室容量超负荷。麻醉处理原则包括:① 避免心动过缓,应维持心率在 80～100 次/min 之间。② 避免过快降低前负荷。③ 避免增加外周循环阻力。④ 避免使用加重心肌抑制的药物。⑤ 合并有充血性心衰的产妇需进行有创监测。

(5) 瓣膜置换术后的患者　妊娠合并瓣膜性心脏病有许多患者在产前施行了瓣膜置换术。对于此类患者应注意以下情况:① 心功能改善程度,换瓣术后心功能如为Ⅰ～Ⅱ级,其心脏储备能力一般可耐受麻醉。② 术后心功能仍为Ⅲ～Ⅳ级者,随时都可发生心力衰竭或血栓栓塞的危险,建议按照原发疾病及目前状况参照科室常规处理。③ 是否有血栓形成、瓣膜流出口大小、有否心内膜炎及溶血等情况。④ 重点关注抗凝剂的使用情况;抗凝治疗患者停药的时间及麻醉方式选择参照有关常规。

47.5.7 围生期心肌病

围生期心肌病(peripartum cardiomyopathy,PPCM),是指既往无心脏病史,又排除其他心血管疾病,在妊娠最后1个月或产后5个月内出现以心肌病变为基本特征和充血性心力衰竭为主要临床表现的心脏病。该病病理生理学改变主要是心肌受损,心肌收缩储备能力下降。分娩和手术应激都可增加心脏做功如心率增快、心搏量增加、心肌收缩加强等,导致心肌氧耗增加,进一步加剧心肌损害,舒张末期容量增加、心输出量下降,最终导致心室功能失代偿。

麻醉处理原则包括:① 麻醉前需做好充分的术前准备,常需抗心衰治疗及抗凝治疗。② 麻醉选择注意全身麻醉和椎管内阻滞麻醉都可选用。全麻时可选用依托咪酯等对心血管影响较小的药物。硬膜外阻滞时应分次注射小剂量局麻药,控制麻醉平面,避免血流动力学急剧改变。③ 避免使用抑制心肌的药物,控制心率,避免增加心肌氧耗的各种因素。④ 调控心脏前后负荷。⑤ 谨慎使用利尿药和血管扩张药。⑥ 谨慎使用缩宫素。

47.6 羊水栓塞

47.6.1 病情特点

羊水栓塞约占分娩率的1∶10 000～80 000,病情危急死亡率高(86%),羊水栓塞很难预测,主要有以下三个高危因素:高龄、剖宫产和多次分娩。羊水栓塞是产科手术最严重的并发症,一旦发生死亡率高。羊水栓塞的病理生理特点:过敏性休克、急性呼吸循环衰竭、急性弥散性血管内凝血(DIC)等。

47.6.2 临床表现

常出现寒战、烦躁不安、咳嗽、气急、发绀、呕吐等前驱症状。随之出现突然呼吸困难、发绀,迅速进入昏迷,休克。

47.6.3 诊断

主要根据典型的临床表现,迅速做出初步诊断并立即组织抢救,尽量维持呼吸循环稳定。积极抢救的同时注意进行必要的辅助检查(X线片、DIC全套等),但不需等待检查结果再进行处理。

47.6.4 抢救措施

(1) 抗过敏 出现过敏性休克应该给予大剂量皮质激素,常选用氢化可的松、甲泼尼龙等。

（2）气管插管，控制呼吸，调整呼吸参数，保证充分给氧。

（3）解除肺动脉高压，可给予前列地尔（又称前列腺素 E1）、氨茶碱、罂粟碱、酚妥拉明等。

（4）抗休克，建立有创血流动力学监测，指导扩充血容量、纠正酸中毒、适当给予血管活性药物等。

（5）防治 DIC，尽早使用小剂量肝素，并在给肝素的基础上输新鲜血，并补充纤维蛋白原、血小板悬液及新鲜冰冻血浆等，及时复查 DIC相关指标，了解疾病进展分期，指导用药。

（6）预防心力衰竭，可用快速洋地黄制剂如去乙酰毛花苷，常规适当使用利尿剂。

（7）注意子宫收缩情况，继续产科及其他支持对症处理。

（周　洁　周仁龙　王珊娟）

48　孕期及孕前期手术麻醉

48.1　人工流产的镇静与镇痛

由于各种原因中止早期妊娠或药物流产失败的患者，需进行人工流产。对于精神较为紧张的患者，或手术操作较为复杂的患者，可以考虑施行麻醉。

48.1.1　手术特点

目前大部分医院人工流产术包括负压吸引和刮宫术。患者取膀胱截石位，常规外阴阴道消毒铺巾，双合诊后放入窥阴器暴露宫颈，再次消毒宫颈和宫颈管，钳夹宫颈前阴唇或后阴唇，放入子宫探针了解子宫方向和深度。依次使用不同型号宫颈扩张器扩张宫颈，直至负压吸引头可以置入。负压吸引后，在阴道后穹窿放置盐水纱布，用刮勺按一定顺序分别刮取各壁。最后检查有无活动性出血，选择是否使用缩宫药物局部注射并结束手术。大部分患者在进行宫颈扩张时有强烈疼痛，尤其是首次施行此类手术者，所以建议在进行宫颈扩张之前就给予缓解镇痛。

48.1.2　麻醉选择和配伍

对于施行人工流产的患者，可以采用低位椎管内麻醉或静脉全麻。由于多数医院的人工流产患者在门诊或日间病房进行，为使周转更快，也为了患者可以尽早恢复离院，基本上对于此类患者均采取静脉全身麻醉。

（1）镇静药　咪达唑仑具有顺行性遗忘作用，但咪达唑仑为水溶性药物，分布半衰期 7.2 min，清除半衰期 2.5 h（2.1～3.4 h），肥胖患者可延长到 8.4 h。对于需要尽快离院的患者，如使用咪达唑仑则定向力、肌力等恢复明显延长。丙泊酚起效快,停药后 10 min 内即可苏醒,静注丙泊酚 2.5 mg/kg,约经 1 次臂-脑循环时间便可发挥作用,90~100 s 作用达峰值。持续时间 5~10 min。因此,丙泊酚是人工流产的基本用药。

(2) 镇痛药 最常用的芬太尼在 0.025~0.1 mg 剂量下,呼吸抑制发生率比较低。瑞芬太尼符合此类短小手术操作的麻醉,但有剂量和注药速度相关的呼吸抑制,所以使用时一定要保证呼吸抢救设备,药物浓度要低,给药速度要慢。地佐辛是阿片类 μ 受体部分激动剂,在其常规剂量使用下,发生呼吸、循环抑制率低,可以和镇静药物合用。

(3) 镇静药与镇痛配伍 ① 丙泊酚与芬太尼。② 丙泊酚与瑞芬太尼。③ 丙泊酚与地佐辛。

上海交通大学医学院附属仁济医院人工流产麻醉,采用丙泊酚复合瑞芬太尼或芬太尼。对于极其紧张的患者开放静脉后可先给予咪达唑仑 1~2 mg,在手术医师完成双合诊后开始缓慢推注丙泊酚(1~1.5 mg/kg),随后缓慢静注浓度为 5~10 μg/ml 的瑞芬太尼 0.8~1.5 μg/kg或者 0.05~0.1 mg 芬太尼。随着扩宫器张开,若有患者表现体动、皱眉等不适,可适当追加瑞芬太尼。扩宫结束后可以停止给药,手术操作完成,多数患者可以苏醒。此类麻醉最好能有相对固定的麻醉医师实施,可以和妇产科医师更好地配合。丙泊酚和瑞芬太尼给药一定要缓慢,过快易引起血压的剧烈波动和一过性的呼吸抑制。同时,由于药物起效各人均有一定差异,在给首剂药后,若效果不好,可观察 1~2 min 后,再判断是否需要追加。需要避免药物尚在输液管中,手术已经结束;或给药过“猛”,患者发生屏气,术后清醒时间延长。

48.1.3 注意事项

(1) 虽然此类手术短小,患者年龄较轻,但仍需要在术前全面了解患者的一般情况,特别是有无并发症,是否达到 6 h 禁食要求,以及是否过度肥胖或低体重。

(2) 严密观察患者的生命体征,进行标准的呼吸循环监测。

(3) 缓慢静注镇静药和镇痛药,避免因静注过快引起呼吸抑制,如遇 SpO_2 小于 95% 应托起下颌,并用面罩辅助通气。

(4) 为了防止扩宫颈时的心血管反应,术前可以给予适量的阿托品,并常规抽取阿托品、麻黄碱药物备用。

(5) 对于有中、高风险呕吐的患者,术前可给予昂丹司琼、托烷司琼等预防。

48.1.4 离院标准

术后患者需要达到以下标准才可离开医院：① 完全苏醒,能正常交流,生命体征平稳。② 无恶心,呕吐,头痛,头晕,四肢酸软等症状。

③ 能自主站立,能安全活动,步态正常。④ 必须有家人陪同。⑤ 麻醉后 24 h 内不能驾车,登高或机械操作。⑥ 医师全面评估后,确保安全的前提下方可离开医院。

48.2 宫颈缝扎麻醉选择流程及用药

48.2.1 手术特点

宫颈功能不全也称宫颈内口松弛症,是导致复发性流产和早产的原因之一。目前临床治疗办法是宫颈缝扎术,其目的是为了增加宫颈的承受力,改善妊娠结局。大多数手术时间在孕 16~24 周。经阴道术式手术时间不会超过 30~40 min。

48.2.2 注意事项

麻醉处理常涉及保障孕妇和胎儿的围手术期安全及孕妇特殊的生理改变,因此施行麻醉时需考虑以下几个方面。

(1) 孕妇妊娠期间生理状态的改变。

(2) 麻醉药对胎儿的潜在影响。

(3) 子宫胎盘灌注和胎儿氧合的维持。

(4) 早产的预防和治疗。

48.2.3 可能致胎儿畸形的麻醉药

(1) 氧化亚氮长期吸入有微弱致畸作用,同时吸入异氟烷或氟烷可降低对胎儿的伤害作用和氧化亚氮的致畸作用。其余吸入麻醉药、静脉麻醉药、镇痛药及局麻药均广泛且安全应用于孕妇的临床麻醉。

(2) 可导致胎儿致畸的药物或因素 ACEI 类药、酒精、雄激素、抗甲状腺素药、卡马西平、化疗药、可卡因、双香豆素、己烯雌酚、铅、锂、汞、苯妥、辐射大于 5 rad、链霉素/卡那霉素、四环素、沙利度胺、三甲双酮、丙戊酸等。

48.2.4 术前准备

(1) 术前访视术前需告知患者手术和麻醉对母体和胎儿的影响。应向孕妇解释先天畸形、胎儿流失、早产等方面的风险。就麻醉安全性和未见明确致畸性对孕妇进行心理安慰。

(2) 预防胃内容物误吸,可在诱导前给予 H_2 受体拮抗剂。

(3) 对于紧张的产妇,术前可给予抗焦虑药(如咪达唑仑 1 mg)。

(4) 孕 20 周后,需要预防主动脉腔静脉受压,孕妇置于左倾位。

48.2.5 硬膜外或蛛网膜下腔麻醉

具体用药可根据患者身高、体重确定用药剂量,术中注意麻醉平面不低于 T10,但尽量不高于 T6。

(1) 产妇入室后即开放外周静脉。

(2) 面罩吸氧并监测无创血压、ECG 和 SpO_2。

(3) 术中血压降低(超过术前基础值的 20% 或收缩压小于

90 mmHg)时,静脉注射血管活性药物。

48.2.6 全身麻醉

仅用于存在椎管内麻醉禁忌证的患者。避免应用对胎儿影响大及致畸的麻醉药物。

(1) 诱导用100%纯氧预氧合3～4 min,快速顺序诱导,推荐使用小号气管插管(6.0～7.0 mm)可减少黏膜损伤。应避免鼻插管,以免引起出血。

(2) 术中维持推荐使用中等浓度的挥发性麻醉药小于1.5～2.0 MAC和高浓度的氧气(F_1O_2大于0.5)。避免对孕妇进行过度通气,$P_{ET}CO_2$应维持在正常范围。接受镁剂保胎治疗的患者,给予肌松药后肌肉麻痹的时间延长,所以推荐减少肌松药的剂量。

(3) 术中监测除常规监测外,需特别关注氧合、二氧化碳分压、血压和血糖。

(4) 麻醉复苏如使用抗胆碱酯酶药时注射要慢,剂量不宜过高,以免乙酰胆碱快速增多引起宫缩。

48.2.7 监测

胎儿术前、术中及术后监测胎儿情况以指导维持宫内环境处于最佳状态,术后监测子宫收缩状态。麻醉后恢复期间应监测FHR和子宫活动度。

48.3 取卵的镇静与镇痛

目前育龄夫妇无法正常怀孕的比率高达8%～10%。辅助生殖技术需要获得女方成熟的卵子,以和精子结合。

48.3.1 手术特点

(1) 人工取卵方式 经阴道B超引导,将取卵针穿过阴道穹窿,直达卵巢吸取卵子,并立即在显微镜下将卵子移到含胚胎培养液的培养皿中,置37℃的培养箱中培养。取卵后4～5 h将处理后的精子与卵子放在同一个培养皿中,共同培养18 h后,可在显微镜下观察受精情况。

(2) 随后依据患者的年龄、曾经怀孕与否及胚胎的质量,决定移植胚胎的数目,多余的胚胎可冷冻保存。

48.3.2 麻醉方法

(1) 取卵的操作可以在局麻下或无麻醉条件下完成,但多数患者会有较强的疼痛感。上海交通大学医学院附属仁济医院采用短效静脉麻醉药,基本可满足快起效、快清醒的要求。

(2) 在患者放置截石位,消毒铺巾后,静注丙泊酚(1～2 mg/kg),随后瑞芬太尼(0.5～1 μg/kg),根据患者反应,取卵持续时间(麻醉医师可同时观察B超显示),逐次追加瑞芬太尼(10～20 μg/次)。若卵泡数量较多,在手术换另一侧时可以追加丙泊酚10～30 mg。

48.3.3 注意事项

(1)患者年龄虽较轻(25～35 岁)但也应有完善的呼吸循环监测,准备好气道支持与抢救设备。由于此类手术在手术室外,需要配备足够的人力,以便发生情况时可以及时处理。

(2)由于术前激素的使用,阿片类药物的作用,手术操作的刺激,患者虽然术前严格禁食,往往也容易发生术后恶心呕吐。术前可常规给予 5 - HT 阻滞剂,如托烷司琼等;术后应让患者尽早起床,完全清醒后考虑尽早进食。

(3)个别患者术后会出现腹胀、腹水(甚至胸水)、卵巢增大、胃肠道不适、少尿等症状,称为卵巢过度刺激综合征,症状会持续两个多月才逐渐消除,此类患者有较多卵泡或 E2 较高水平时,可以在取卵时静脉输注人工胶体,增加患者的胶体渗透压,可能会减轻相关症状。

(4)取卵手术操作可能有并发症,如感染、血肿、腹腔出血、皮样囊肿破裂、肠道和子宫损伤等。取卵后应用 B 超对盆腔情况全面评估,来源于卵巢或血管的活动性出血应用阴道探头或海绵条直接压迫止血,同时可以静脉给予止血药物。对于术后主诉有剧烈疼痛的患者要排除相关可能并发症后方可允许其离院。

48.4 孕妇非产科手术麻醉

48.4.1 手术和麻醉的影响

(1)在妊娠最初的 2 周内,孕妇手术时如有缺氧或药物的影响,容易导致胚胎死亡。

(2)孕期 60 d 内是胎儿器官形成的关键时期。在动物实验中,不少麻醉药及麻醉前用药,包括一些吸入麻醉药及局麻药都能导致畸形及畸胎。但临床上,麻醉药的致畸作用尚无报道。但母体遭受应激、缺氧、高碳酸血症及低血糖等改变都可能危及胎儿。

(3)腹内手术易引起流产和早产。高浓度吸入麻醉药、胆碱酯酶抑制剂、氯胺酮、血管收缩药等的应用,能导致子宫肌张力的改变,应用必须慎重。

(4)已证实胎儿致畸的药物或因素包括:ACEI 类药、酒精、雄激素、抗甲状腺素药、卡马西平、化疗药、可卡因、双香豆素、己烯雌酚、铅、汞、苯妥英钠、辐射大于 5 rad、链霉素、卡那霉素、四环素、沙利度胺、三甲双酮、丙戊酸、维生素 A 衍生物等。

48.4.2 麻醉选择和处理原则

(1)除非必要手术,尽可能延至胎儿娩出,或孕中期以后进行手术。

(2)请产科医师协助术前评估并告知患者。

(3)尽可能避免全麻,可选择使用区域麻醉。

(4)注意孕妇在全麻前是否饱胃,须在诱导前 20～60 min,给予抗胃酸的药物防止误吸。

（5）妊娠第二孕期以后，最好采取右侧垫高卧位或左侧卧位。

（6）监测并维持围手术期氧合、正常的二氧化碳分压、血压、血细胞比容和血糖。对于任何干预措施均要考虑是否影响母体心排出量、氧输送及子宫血流，尽量避免孕妇低氧和低血压。

（7）重视保胎药的应用。

（8）全麻时应避免吸入高浓度氧化亚氮，否则可出现细胞再增殖致畸形。

（9）在不干扰术野的前提下，对孕 20～24 周以上的孕妇应该行间断或持续胎儿监测，以确保子宫内环境处于最佳状态。麻醉后胎儿心跳节律变异性消失属正常；若胎儿心率减慢，则可能提示需增加孕妇氧供，升高血压，加大子宫左移位置，改变手术牵拉位置，并开始保胎治疗。胎儿监测同样可评估控制性降压、体外循环或容量大进大出时母体的灌注。此监测对紧急手术或腹部手术期间可能不可行。目前尚未证实术中胎儿监测可改善胎儿的预后，而且监测结果理解错误还可能造成处理不当。术前、术中及术后监测胎儿情况以指导维持宫内环境处于最佳状态，术后监测子宫收缩状态。

（10）孕 24 周后保持术前、术中、术后子宫左倾。孕 8 周起白细胞升高，这是生理反应，并非感染证据。

48.4.3　各科手术

（1）腹腔镜手术　腹腔镜手术已用于妊娠期间各类急诊腹部手术如阑尾切除术、胆囊切除术及附件手术。动物实验证实，CO_2 气腹不会引起胎儿血流动力学显著改变，但是可导致呼吸性酸中毒。调节通气后即使母体 $P_{ET}CO_2$ 正常，也不能确保胎儿体内 CO_2 得到纠正，因为胎儿的反应一般较母体慢。术中应尽可能维持相对低的腹内压及正常的体循环血压，并缩短手术时间（气腹时间）。对于高难度或长时间的手术应监测血气，维持母体 CO_2 正常。胆道造影时应注意胎儿屏蔽。

（2）开腹手术　常见有阑尾切除术及附件肿块手术，据报道产妇行阑尾切除术后肺水肿或 ARDS 的发生率较高。肺水肿的危险因素包括孕期大于 20 周，术前呼吸频率大于 24 次/min，体温超过 38℃，48 h 液体负荷量超过 4 000 ml 以及应用保胎药。术中必须适当限制液体，以免液体负荷过多。

（3）创伤　孕妇创伤时易致胎儿死亡或胎盘破裂。应立即行超声检查以确定胎儿是否存活。母体应接受必需的诊断性检查以利于处理，同时尽可能地保护胎儿。超声和 MRI 检查并无射线。需紧急剖宫产的指征包括：① 孕妇生命体征平稳，但胎儿窘迫。② 创伤性子宫破裂。③ 妊娠子宫影响腔内手术操作。④ 孕妇现场抢救无效而胎儿尚存活。若估计为死胎,则应把治疗重点放在孕妇上,在后期经阴道中止妊娠。

(4)神经外科手术 孕妇可能要行脑动脉瘤,动静脉畸形等神经外科手术。基本选用全身麻醉方法。所有控制性降压药如硝酸甘油、硝普钠、艾司洛尔、吸入麻醉药,均可用于妊娠妇女,但应注意控制性降压可减少子宫灌注。胎儿监测有助于判断子宫灌注是否明显降低。过度通气可降低孕妇心排血量,使氧离曲线左移而减少氧释放致胎儿窘迫。目前血管内介入已成功应用于治疗急性颅内动脉瘤破裂的孕妇,但该手术过程应加强胎儿射线屏蔽。

(5)体外循环下心脏手术 体外循环下心脏手术已成功地用于孕妇,该围术期孕妇死亡率与非妊娠妇女死亡率相当。最好将手术安排于第二孕期实施,此时心脏用药、X射线、子宫低灌注中缺氧状态不会产生致畸作用,早产发生率较低。有报道同时进行剖宫产手术和瓣膜置换术的成功病例。

体外循环时最佳灌注量与灌注压力选择尚存在争议,但是胎儿监测可作为一项非常敏感而可信的指标。体外循环开始时胎心通常变慢,并缓慢回复至正常低限,但是胎心的节律无变异性。术中应尽可能避免用大剂量的缩血管药物,以减少对子宫血流影响。维持孕妇生命体征处于最佳状态是确保胎儿平稳的最好方法。体外循环极易导致胎儿死亡。胎儿死亡后如不及时取出,又易引发母亲出凝血功能障碍,并发DIC甚至死亡。因此,应慎重选择体外循环时机。

379

(6)胎儿外科 指在手术室对母体、胎儿或两者进行干预。可以分为三大类:子宫外分娩时治疗(exutero intrapartum treatment,EXIT)、妊娠中期开放手术和妊娠中期微创手术。

1)子宫外分娩时治疗即产时脐带钳夹前的干预治疗。正常分娩时胎盘支持很少可以持续10 min以上,初期该法只适用于需在几分钟内完成的操作。目前该技术发展为在胎儿经子宫切口娩出,但仍保持脐带与胎盘相连,因而可允许胎盘支持持续1 h或更长时间。因此,更多相关操作如处理困难气道时行气管切开置管术可在不引起胎儿或新生儿缺氧情况下顺利完成。

EXIT需要在产妇剖宫切开子宫的同时维持子宫胎盘灌注,尤其是断开脐带前防止子宫收缩变得至关重要。由于吸入高浓度挥发性麻醉药时子宫可完全松弛,因此全麻是此类手术的理想麻醉方法,全麻快速诱导后,产妇开腹手术。子宫切开前,吸入高浓度挥发性麻醉药实现子宫松弛。但同时子宫松弛阻碍了子宫动脉收缩,从而诱发严重的产妇低血压,通常需要静脉输液和使用交感活性药物治疗,维持母体平均动脉压在基础值的20%范围内波动,以保持子宫胎盘血流。一般常规使用有创动脉血压监测实时处理产妇动脉血压变化。胎儿干预操作完成后,断开脐带,新生儿交由新生儿科医师处理。产科医师准备处理胎盘时,注意降低吸入性麻醉药浓度,切除胎盘后即刻给予缩宫素,如有必要,可给予麦角制剂恢复子宫紧张性。

2) 妊娠中期开放手术:临近出生前识别胎儿疾病可使疾病在分娩时得以控制,而妊娠早期识别疾病可能实现干预,从而预防不可逆损害或阻止继发性疾病的发生。妊娠中期施行的操作需要切开孕妇子宫而操作于胎儿,胎儿在手术结束后被送回子宫继续其妊娠期。理想情况下,胎儿会在剩余的妊娠期内继续成长发育,胎儿原患有的疾病病理发展过程得以某种程度的逆转。例如妊娠 22 周时行脊髓脊膜膨出修补术可使长期暴露于羊水中的中枢神经系统组织免受损害,其结果是可能不会发生下肢、大小便功能障碍和马蹄内翻足等继发疾病。

妊娠中期开放胎儿手术在许多方面与 EXIT 相似,但胎儿在干预操作结束后返回子宫时孕妇需要保胎和液体限制。孕妇常采用快速诱导全麻,常规有创动脉血压监测并在吸入性麻醉药增加至 2 MAC 或 2.5 MAC 达到子宫松弛时,注意孕妇动脉血压的调节。通过脉搏氧饱和度和胎儿超声心动图监测胎儿。如术中可能失血,手术医师行外周静脉置管输液以维持血流动力学稳定,同时静注麻醉药物加深胎儿镇痛;反之则可采用麻醉药物肌注。但因为胎儿太不成熟而不能在宫外生存,无需准备新生儿救治等处理。胎儿介入操作一结束,胎儿即被送回子宫内。关闭子宫后无需子宫松弛,但必须抑制反射性子宫收缩以维持脐带血流和预防早产。因此,胎儿手术操作结束时,就应开始大剂量使用安胎治疗,即静脉输注硫酸镁直至过渡为口服安胎药。但硫酸镁同时增加了孕妇肺水肿的危险,因此,孕妇静脉输液时应谨慎或尽量限制液体量以预防肺水肿。硫酸镁增加了肌肉松弛药的敏感性,故需用神经刺激器监测神经肌肉阻滞。

3) 妊娠中期微创手术:由于子宫是一充满液体的器官,只要灌输的液体维持子宫的膨胀,内窥镜可提供胎儿和胎盘结构的极好显影像。例如双胎间输血综合征(twin — twin transfusion syndrome, TTTS),是单卵双胎妊娠最常见的严重并发症,在单卵双胎妊娠中发生率为 $4\%\sim$ 35%。该病是异常胎盘血管提供双胎中一胎的血流失衡,常导致供体的一胎出现生长迟缓,而受体的一胎接收容量超负荷并可能发展为心力衰竭。不经治疗,严重 TTTS 双胎的死亡率接近 100%。然而,使用胎儿镜,可识别这些异常血管并使之凝固闭塞,从而恢复双胎平衡的血液灌注。

胎儿微创手术通常在超声引导下进行,手术切口小,基本能在局麻或腹膜和皮肤的神经阻滞下完成,接受 TTTS 胎儿镜手术的孕妇的镇痛常采用区域麻醉如硬膜外、蛛网膜下腔或腰硬联合麻醉。手术本身及体位可能为孕妇带来不适,可以为孕妇提供小剂量静脉镇静抗焦虑治疗。通常使用静注咪达唑仑和芬太尼,但必须注意避免深度镇静和全麻,因为孕妇存在误吸和气道梗阻的危险。

胎儿外科手术和麻醉会对孕妇和胎儿带来极大风险,而孕妇并不能直接从手术本身获益,因此术前必须详尽地评估和谨慎地选择手术患者。目前,一般只在 ASA 分级Ⅰ级或Ⅱ级的孕妇携有极其病重的胎儿时才考虑实施胎儿手术。然而,随着手术和麻醉技术的改进,风险有望逐渐降低。胎儿手术麻醉既要考虑母体麻醉、胎儿麻醉和维持子宫胎盘灌流等麻醉原则,又要考虑每种类型的胎儿手术的麻醉特点,以力求将母体和胎儿的风险降至最低。

48.4.4 保胎治疗常用药物可能会影响麻醉过程

(1) 选择性 β_2 肾上腺素受体激动药如安宝(利托君)、羟苄羟麻黄碱:可特异性抑制子宫平滑肌。不良反应最严重为肺水肿;心血管系统表现为室上性心动过速、心悸、胸痛、胎儿的心动过速等。

(2) 硫酸镁及其替代疗法,硫酸镁可使全身血管阻力及 MAP 短暂下降,且心血管不良反应少,但硫酸镁在妊娠母体出血时加重低血压。

(3) 前列腺素合成酶抑制剂通过降低前列腺素浓度,从而减少子宫收缩,对母体几乎无不良反应,但它会造成新生儿娩出后持续胎儿循环或新生儿出血倾向。

(4) 钙离子通道阻滞剂如硝苯地平,它对子宫胎盘或胎儿血液循环的不良反应小。

(5) 阿托西班是子宫内及蜕膜、胎膜上环状肽缩宫素受体竞争性拮抗剂。

48.4.5 常用麻醉药对孕妇的影响

(1) 吸入麻醉药 MAC 明显减少可能机制:① 黄体酮的镇静效果。② CNS 血清素活性增高。③ β 内啡肽增加。

(2) 丙泊酚大于 2.5 mg/kg 的剂量可能使新生儿窒息,但有待进一步研究。

(3) 氯胺酮能增加子宫张力,在孕早期和孕中期较大剂量如 2 mg/kg 可增加胎儿风险。

(4) 对局麻药的耐受性降低。可能原因:① 受体敏感性增加,使药效动力学改变。② 更多局麻药已达到神经鞘内。③ 脑积液蛋白浓度降低和 pH 的升高。④ 局麻药易进入脑脊液作用加强。⑤ 硬膜外间隙容减小。

（5）肌松药均难以通过胎盘,使用时应常规使用肌张力监测。如使用抗胆碱酯酶药时注射要慢,以免乙酰胆碱快速增多引起宫缩。

（6）β阻滞剂长期使用会致宫内发育延缓,但短时或单次注射是安全的。大剂量使用艾司洛尔或其他β受体阻滞剂会引起胎儿心动过缓,但不因此而将孕妇列为禁用对象。

（周　洁　周仁龙　王珊娟）

49　手术室外麻醉

手术室外麻醉(镇静与镇痛)包括 CT、MRI、超声等检查,以及消化内镜、支气管镜、泌尿外科腔镜、妇产科腔镜、心导管(DSA)检查及治疗性操作等。手术室外场所有影像科(介入治疗)、消化内镜室、气管镜室、宫腔镜室等,以及口腔科门诊、眼科、耳鼻喉科等为儿童患者进行专科检查治疗区域,实施手术室外麻醉、镇静和镇痛。

49.1　麻醉前准备

（1）手术室外麻醉空间限制、救助困难、麻醉设备不足和监护困难等,必须引起充分重视,因此手术室外麻醉必须由 2 名以上医师参与谨慎工作。

（2）必要的设备　包括氧气源、麻醉机、困难气道处理设备(如喉罩、视频喉镜等)、吸引装置、监护、治疗设备。仪器准备:除颤仪、抢救车、气管插管箱、呼吸气囊、氧气管、吸痰管、鼻咽通气道等。

（3）必要的药物　常用麻醉药及治疗用药如阿托品、麻黄碱、去氧肾上腺素、肾上腺素、去甲肾上腺素、异丙肾上腺素、利多卡因等。

（4）麻醉前必须仔细评估患者全身情况,并签署麻醉知情同意书。

49.2　适应证和禁忌证

（1）适应证　全身情况控制良好,操作对机体生理功能干扰较小,估计出血量少的 ASA Ⅰ～Ⅲ级患者。

（2）禁忌证　① ASA Ⅳ～Ⅴ级的患者。② 有误吸的风险。③ 可能存在气道困难。④ 哮喘反复发作者及 COPD。⑤ 药物代谢异常和麻醉药物过敏。⑥ 未按要求行禁食与禁饮者。⑦ 急性呼吸道感染者。⑧ 严重高血压、不稳定的高血糖、不稳定心绞痛、心功能Ⅲ级以上、严重的心律失常。⑨ 严重的神经系统疾病者(如脑卒中、偏瘫、惊厥、癫痫和颅内压增高等)。⑩ 肝功能障碍(Child‑Pugh C 级以上)。急性上消化道出血伴休克、严重贫血、胃肠道梗阻伴有胃内容物潴留。

49.3　麻醉实施

（1）实施麻醉监控镇静(monitored anesthesia care,MAC)主要方法包括:① 单次静注:丙泊酚 0.5～1.5 mg/kg,术中可以根据情况追加丙泊酚和小量阿片类药物以增强镇痛效果。② 连续用药：静注丙泊酚 0.5 mg/kg，继以持续泵注丙泊酚 1～2 mg/(kg·h)，酌情加用阿片类药物。③ 靶控输注：舒芬太尼单次注射(bolus)剂量 0.1 μg/kg＋丙泊酚 Ce 或 Cp 为 1.0 μg/ml。双通道靶控：舒芬太尼 0.06～0.08 ng/ml＋丙泊酚 Ce 或 Cp 1.0 μg/ml。丙泊酚靶浓度 1.0 μg/ml 时，患者可维持镇静 OAA/S 评分 3～4 分，对于 50 岁以上患者，该浓度基本可达到 OAA/S 评分 3 分，丙泊酚靶浓度 1.5 μg/ml，大多数患者可达到 OAA/S 评分 3 分，部分可到 2 分，有镇静过深危险。清醒镇静，建议丙泊酚浓度是 0.4～0.8 μg/ml。常用的麻醉监控镇静术吸入用药如氧化亚氮 30%～50%，七氟烷 0.5%～1%。

（2）麻醉监控镇静术给药必须是渐进性的，获得一个满意的平衡点，防止镇静过深，同时对呼吸、循环系统的变化持续监护，保证患者安全。如需逆转过深镇静，可用相应拮抗药。

（3）消化内镜诊疗口咽部表面麻醉轻度与中度镇静下，口咽部表面麻醉可以增强患者耐受性，抑制咽反射，利于内镜操作；深度镇静及全麻状态下，可不使用口咽部表面麻醉。

（4）监测包括血压，心电图，脉搏血氧饱和度，必要时用 $P_{ET}CO_2$ 以及镇静指标的监测。

（5）常用麻醉监控镇静术的静脉麻醉药用药及剂量（表 49 - 1）。

表 49 - 1　常用麻醉监控镇静术的静脉麻醉药用药及剂量

用　　药	负 荷 剂 量 μg/kg	维 持 量 μg/(kg·min)
咪达唑仑	30～70	0.25～1.0
氟哌利多	5～17	
丙泊酚	250～1 000	10～50
氯胺酮	300～500	15～30
依托咪酯	100～200	7～14
芬太尼	1～2	0.01～0.03
瑞芬太尼	1～2	0.01～0.03
舒芬太尼	0.1～0.5	0.005～0.015
曲马多	500～1 000	4～14
右美托咪定	0.5～1	0.2～0.7

（6）镇静深度/麻醉及其评估要点（表 49 - 2）。

一般情况下用轻度镇静到中度镇静。

表 49 - 2　镇静深度/麻醉及其评估要点

	轻度镇静	中度镇静	深度镇静*	全身麻醉*
Ramsay 镇静评分	2～3分	4分	5～6分	
反应	对语言刺激反应正常	对语言或触觉刺激存在有目的反应	对非伤害性刺激无反应,对伤害性刺激有反应	对伤害性刺激无反应
通气功能	无影响	足够,无需干预	可能不足,可能需要干预	常不足,常需干预
心血管功能	无影响	通常能保持	通常能保持	可能受损

注: *，深度镇静、全身麻醉必须由麻醉医师实施。

（7）诊疗时间长、内镜操作或体位不影响呼吸循环的患者，建议静脉泵注右美托咪定 $0.2～1\ \mu g/kg$（10～15 min）后，以 $0.2～0.8\ \mu g/$（kg·h）维持；可复合瑞芬太尼 $0.1～0.2\ \mu g/(kg·min)$，以加强镇痛作用。

（8）体位明显影响呼吸或消化内镜诊疗过程可能明显影响呼吸时，宜选用常规气管内插管全身麻醉。

（9）70 岁以上老年和情况较差的患者应加强监控，预防并发症尤其是呼吸抑制，立刻面罩吸氧人工呼吸。

49.4　苏醒标准和离室标准

（1）Steward 苏醒评分　① 清醒程度完全苏醒 2，对刺激有反应 1，对刺激无反应 0。② 呼吸道通畅程度可按医师吩咐咳嗽 2，不用支持可以维持呼吸道通畅 1，呼吸道需要予以支持 0。③ 肢体能作有意识的活动 2，肢体无意识活动 1，肢体无活动 0。

（2）清醒程度分级　0 级：患者入睡，呼唤无任何反应；1 级：患者入睡，呼唤时有肢体运动或睁眼、头颈部移动；2 级：患者清醒，有 1 级的表现同时能张口伸舌；3 级：患者清醒，有 2 级的表现并能说出自己的年龄或姓名；4 级：患者清醒，有 3 级的表现并能认识环境中的人或自己所处的位置。Steward 评分在 4 分以上及清醒程度 4 级方能离开手术室或恢复室。

（3）离室标准门诊接受一般消化内镜诊疗镇静/麻醉患者可以用评分量表来评价患者是否可以离院（表 49 - 3）。一般情况下，如果评分超过 9 分，患者可由亲友陪同离院。如为住院患者，则按麻醉恢复常规管理。

表 49 - 3　镇静/麻醉后离院评分量表

生命体征(血压和心率)	疼痛
2＝术前数值变化 20％范围内	2＝轻微
1＝术前数值变化 21％～40％	1＝中等
0＝变化超出术前值的 41％以上	0＝严重
运动功能	手术出血
2＝步态稳定/没有头晕	2＝轻微
1＝需要帮助	1＝中等
0＝不能行走/头晕	0＝严重
恶心呕吐	
2＝轻微	
1＝中等	
0＝严重	

　　最后告知患者饮食、活动、用药和随访时间等注意事项,嘱咐患者当日不可从事驾驶、高空作业等,并给予文字指导,提供紧急情况联系电话。

49.5　常见的手术室外麻醉

49.5.1　胃肠镜及胆道逆行造影(ERCP)检查

　　(1)药物镇静镇痛的优点　① 舒适医疗,无痛苦及记忆。② 有助于精细操作的诊断和治疗。③ 同时可减少因操作及疼痛引起的心、脑血管等并发症的发生。

　　(2)检查前准备　术前应至少禁食 8 h,禁饮 4 h,如患者存在胃排空延迟或幽门梗阻,禁食时间应再延长。肠镜检查的患者术前还需口服泻药进行肠道清理。

　　(3)监测　ECG,SpO_2,NIBP,同时密切观察口唇颜色及呼吸运动。

　　(4)镇静镇痛实施　① 开放静脉通路,适量补液。② 丙泊酚负荷量 1～1.5 mg/kg 静注,胃镜检查通常一次负荷剂量即可完成,以进食管开口及幽门时刺激特大,必要时可给小量芬太尼。③ 肠镜在经肝曲时刺激较重,抵达回盲部后即可停止给药。维持剂量:丙泊酚 2～6 mg/(kg·h),静注或每 2～4 min 推注 10～30 mg。④ 丙泊酚镇静术中可辅助咪达唑仑 0.02～0.04 mg/kg 静注或少量阿片类药物。单独应用咪达唑仑镇静用量大,应辅助少量阿片类药物,术毕如苏醒较慢可用氟马西尼拮抗。⑤ 1～5 岁的患儿消化内镜诊疗可选用氯胺酮,静注 2～3 mg/kg,待患儿入睡后进行检查;必要时可持续泵入 2～3 mg/(kg·h)维持。如果患儿配合且有条件情况下,可以七氟烷吸入诱导后开放静脉,再以丙泊酚维持。⑥ 终止给药后 5～10 min 患者即可苏醒,经麻醉后恢复室观察生命体征稳定后可转回病房,或观察30 min 后即可有人陪同离院。

(5) 主要并发症 ① 呼吸抑制:异丙酚多为一过性呼吸停止,2～3 min 后恢复。咪达唑仑则时间较长,注意药物间的协同作用,辅助应用阿片类药也容易引起呼吸抑制。发生呼吸抑制后应暂停操作,予面罩给氧、人工呼吸。咪达唑仑镇静呼吸抑制必要时可静脉注射氟马西尼0.2～0.3 mg 拮抗。气道梗阻时应尽早处理,末梢氧饱和度下降至95%时,即应首先改变患者头部位置,抬起下颌,尽量保持气道通畅。如果不能有效改善,可置入鼻咽通气道,同时将氧气导管通入鼻咽通气道供氧。临床上 90%以上缺氧患者能得到有效改善。少数患者需要内镜医师暂停操作,进行面罩加压通气甚至气管插管。② 反流误吸:迅速诊断,及时处理。③ 心动过缓:阿托品 0.5 mg 静注,无效时可追加,必要时给予异丙肾上腺素。④ 低血压:快速输液扩容,可给予麻黄碱10～15 mg 静注,可重复使用,必要时应用多巴胺或去氧肾上腺素。

49.5.1.1 胃镜和肠镜检查

(1) 特点 胃镜较肠镜呼吸道管理困难,如用胃镜经十二指肠行胰胆管造影(ERCP)超声内镜(EUS)内镜下黏膜切除术,EMR 内镜黏膜下层剥离术(ESD)经口内镜下肌离断术(POEM)或取石,手术时间较长,增加麻醉管理难度。肠镜疼痛刺激相对较重。

(2) 麻醉方法 ① 术前禁食至少 6 h,术前禁水至少 2 h。② 患者存在胃排空功能障碍或胃潴留,应适当延长禁食和禁水时间,必要时行气管内插管以保护气道。口咽部表面麻醉:轻度与中度镇静下,口咽部表面麻醉可以增强患者耐受性,抑制咽反射,利于内镜操作;深度镇静及全麻状态下,可不使用口咽部表面麻醉。③ 静注咪达唑仑 1 mg 和/或芬太尼 30～50 μg 或舒芬太尼 3～5 μg,然后根据患者情况缓慢静脉注射初始负荷剂量的丙泊酚 1～2 mg/kg 或依托咪酯 0.2～0.3 mg/kg。

(3) 胃镜检查 应注意恶心、呕吐发生,必须加强呼吸道管理。

(4) 胃镜和肠镜检查 患者的年龄和病情差异较多,对年老体衰患者需严密监测,格外小心。较危重患者应增加麻醉技术力量。

(5) 禁忌证 ① 有常规内镜操作禁忌证或拒绝镇静/麻醉的患者。② ASA V级的患者。③ 未得到适当控制的可能威胁生命的循环与呼吸系统疾病,如未控制的严重高血压、严重心律失常、不稳定心绞痛以及急性呼吸道感染、哮喘发作期等。④ 肝功能障碍(Child - Pugh C 级以上)、急性上消化道出血伴休克、严重贫血、胃肠道梗阻伴有胃内容物潴留。⑤ 有镇静/麻醉药物过敏及其他严重麻醉风险者。

49.5.2 纤维支气管镜

（1）大部分患者可在黏膜表面麻醉或镇静镇痛下进行支气管镜检查，但对于患儿或不能忍受的成人需在深度镇静或全身麻醉下进行。纤维支气管镜对气道黏膜的刺激强度一般要大于胃肠镜检查胃肠道的刺激。

（2）术前给予抗胆碱药如阿托品，东莨菪碱等抑制呼吸道腺体分泌。镇静镇痛药可选择丙泊酚或咪达唑仑，也可辅用阿片类药（如芬太尼、舒芬太尼、瑞芬太尼等）。丙泊酚用量为负荷量 $1\sim1.5$ mg/kg 静注，维持剂量：丙泊酚 $2\sim5$ mg/(kg·h)静注或每 $2\sim3$ min 推注 $10\sim30$ mg，术中可辅助应用阿片类药如芬太尼 $1\sim2$ μg/kg 或瑞芬太尼 $1\sim2$ μg/kg 缓慢静脉滴注。

（3）术中注意观察呼吸，可有一过性呼吸暂停，检查期间采用常频或高频喷射通气供氧辅助呼吸，高频通气的频率 $40\sim120$ 次/min，起动压力($1\sim1.5$ mmHg)，I：E 为 $1:1.5$，或使用检查的同时可通气的改良面罩辅助呼吸。

（4）并发症　主要有：① 心律失常：心动过缓或心动过速均可出现，应及时处理。缺氧和高碳酸血症可引起心律失常，应加强通气予以纠正。② 喉、支气管痉挛：多发生于支气管镜插入声门时，应立即停止检查，拔出支气管镜，可使用氨茶碱、激素等，必要时行气管内插管及人工辅助通气。③ 气道梗阻：支气管镜检查其特殊性在于发生气道梗阻的危险性明显增加，气道内黏膜出血、分泌物增多、气道黏膜损伤水肿均可导致梗阻。应注意加强监护和吸氧，及时清除血液和气道分泌物。

（5）终止给药后 $5\sim10$ min 患者即可苏醒，经麻醉恢复室观察生命体征稳定后可转回病房。

49.5.3 CT 检查

（1）注意事项　① 要求患者保持静止不动。部分成人与小儿需要在药物镇静下才能完成检查，婴幼儿不能合作必须在深度镇静下进行检查。② 保持患者呼吸道通畅，防止呼吸抑制。③ 防止反流误吸：腹部 CT 检查时常在消化道特异部位注射造影剂，胃肠道压力增高或积液的患者，有反流误吸可能，加强气道管理，备好负压吸引并随时可用。检查中常规吸氧，并进行血氧饱和度监测。

（2）镇静镇痛用药选择　检查扫描速度已达每幅影像仅需 $2\sim10$ s，CT 检查除增强造影剂时需静脉穿刺外均属无创检查，检查过程中仅需保持不动数分钟。儿童小剂量氯胺酮 $1\sim2$ mg/kg 静脉注射完成可 CT 检查。氯胺酮可能会引起唾液分泌增加，需注意呼吸道通畅。有颅内高压的患者慎用深度镇静或阿片类药物，$PaCO_2$ 增高可加重颅内高压引起意外。CT 操作期间由于对位和扫描仪机架移动可引起麻醉呼吸环路的扭曲或脱开,需随时通过透视窗密切观察患者及监测仪器运转情况,发现异常必要时应着防护服入室处理。

49.5.4 MRI 检查

(1) MRI 对环境和机体的影响 ① 强静磁场的作用:正常人体内含铁微量,仅有微量的顺磁性。在没有铁磁性外源物质情况下,MRI 的静磁场对人体没有明显的损害。在有铁磁性物质存在时,无论其埋植在体内或在磁场范围内,都可能是危险因素。② 随时间变化的梯度场可诱导机体内产生电场而兴奋神经和肌肉组织,在足够强度下甚至罕见地引起心脏意外收缩。③ 射频的致热效应使组织温度升高。④ 噪声可能损伤人的听力。⑤ 当使用造影剂时,个别患者出现过敏反应。

(2) MRI 检查时需要注意的问题 ① MRI 检查室内最大危险来自 MRI 检查仪器产生的强大磁场,铁器件或其他磁性物品容易被 MRI 机器强力吸附,易引起患者和医务人员受伤。禁忌铁器件及其他磁性物品包括带有铁磁性物质麻醉机和监护仪以及静脉输注系统进入 MRI 检查室。非磁兼容的抢救车应该放在安全区内。不要使用加强气管导管。② 置入体内的含有铁磁性的生物装置或其他物品有可能发生移位和功能异常,包括弹片、植入式自动心脏除颤仪以及植入式生物泵,体内安装起搏器、动脉瘤夹闭金属夹、血管内有金属丝和宫内金属节育环的患者也是 MRI 的禁忌证。③ 磁兼容麻醉机,磁兼容监护仪与配备相应的无线 ECG 模块、换能器、脉搏氧饱和度仪、呼气末 CO_2 监测仪及血压计,磁兼容静脉输注系统可放置于 MRI 检查室。需注意监测 EEG 采用专用电极片,连接导线以直线放置,避免成环形且不与皮肤直接接触。

(3) MRI 检查镇静患者生命监测注意事项 ① 在磁场附近大多监测仪受到干扰,信号、图像及读数可能失真,应仔细观察患者实际情况与监测是否符合。② 由于血液是电导体,在静态磁场的作用下产生一定的电势(Hall 效应),添加到心电信号上使波形失真,应进行仔细甄别。可用自动血压计定时测量血压,注意管道延长可使读数低于测得值。与 MRI 兼容的 SpO_2 监测仪可用于大多数扫描仪,由氧监测仪探头和导线散射出的射频波也可影响图像的质量。$P_{ET}CO_2$ 监测时注意取样管过长使信号的有明显的时间延迟。由于呼吸回路管道加长,必须严密观察通气过程胸腹壁活动以防通气不足。MRI 室温度较低,婴幼患儿在该环境中体温容易下降,另一方面,扫描过程中产生的热量也可增加患者的体温,因此 MRI 的患者均应监测体温。温度探头使用射频滤波器,注意其产热有可能造成患者局部烧伤。噪声可使镇静状态的患者 BIS 值随噪声分贝成正比升高。

（4）镇静或麻醉注意事项　磁共振检查根据诊断需要一般需时10～30 min。① 对不合作成人及儿童做 MRI 检查应在深度镇静或全麻下进行，并进行适当约束，防止从检查台上坠落。② 患者进行 MRI 扫描时，医护人员无法靠近。头颅扫描时被置于空间较小的线圈筒体内，使麻醉人员观察患者和控制气道受到很大限制。对镇静患者由于舌后坠打鼾引起的呼吸道不通畅检查前可放置非磁性口咽通气道并清理口腔分泌物。③ 镇静或全麻诱导都应在 MRI 室外进行，远离磁场的影响，因大多数麻醉设备带有铁磁性物质，可受磁性的影响。在室内进行喉镜检查时必须使用锂电池和磁兼容喉镜。④ 妥善安全移动患者，保持呼吸通畅，防止呕吐误吸。

（5）患儿 MRI 镇静的管理　多数患儿进行 MRI 扫描时需要深度镇静。镇静诱导在 MRI 室外进行，① 用丙泊酚 1～2 mg/kg 静注，或首先给予 0.5～1 mg/kg 预注量后再予负荷量 1 mg/kg，患儿很快达到睡眠状态。给予鼻导管吸氧，丙泊酚维持量为 6 mg/(kg·h)。有条件最好用 MRI 兼容输液泵持续输注给药。术中 SpO_2、$P_{ET}CO_2$ 和 BIS 镇静深度监测。MRI 检查完成后停止静脉输注，患儿可迅速苏醒。② 也可使用 MRI 兼容麻醉机吸入 8% 地氟烷进行麻醉诱导插入喉罩，然后予1.5%地氟烷维持，保留自主呼吸。该方法清醒期躁动及呕吐发生率较丙泊酚高。③ 右美托咪定静脉缓慢注射 1 μg/kg(10 min) 后，给予0.5 μg/(kg·h)静脉维持给药至扫描结果。该药复苏时间较丙泊酚长。

49.6　介入治疗和血管造影检查

为保证神经血管介入检查治疗的顺利进行和患者的安全，麻醉医师经常参与检查和治疗为患者实施镇静镇痛或麻醉。

（1）需镇静镇痛(麻醉)的患者　包括患儿以及不能配合检查和治疗的成人患者(如意识障碍者)；检查和治疗时需绝对制动的患者；需要特殊处理的患者(如检查和治疗中需要控制血压)；需要舒适化医疗服务的患者；其他高风险手术患者等。

（2）介入神经放射组织和血管造影检查镇静镇痛术　脑血管造影：经颈内动脉注射造影剂以观察脑部解剖异常情况，如脑血管病、脑部肿瘤、动-静脉畸形等。镇静镇痛时应注意：① 患者术前禁食水和造影剂的渗透性利尿作用可能会导致血容量不足，麻醉中应注意液体出入量，必要时留置导尿。② 术中常规鼻导管或面罩吸氧，ECG、BP、SpO_2、$P_{ET}CO_2$ 监测，部分患者需要连续有创动脉压监测。③ 选择镇静镇痛方案应当考虑患者的病理生理情况，病态肥胖、鼾症、饱胃及昏迷等患者在未建立人工气道前禁忌药物深度镇静，可选择口鼻咽通气道、喉罩(饱胃禁忌)及气管插管等保持患者气道通畅。④ 颅内压升高、蛛网膜下腔出血、脑动脉瘤、动-静脉畸形或术中需过度通气(降低脑血流和颅内压)

者一般宜采用气管插管机械通气。⑤ 为利于观察脑血管造影后的神经功能体征,特别是对于老年患者和有卒中、脑缺血病史、高血压、糖尿病和肾功能不全的患者,应注意选用短效药镇静镇痛药,掌握镇静深度,以利于术后患者较快苏醒及神经学检查。⑥ 造影剂不良反应:高张性造影剂可引起渗透性利尿,引起血流动力学变化;术前患有糖尿病、黄疸、伴有肾脏血流减少的心血管疾病和多发性骨髓瘤的患者,应避免使用造影剂;服用二甲双胍降糖药的患者宜停药 48 h 后再行造影检查;有造影剂过敏病史的患者再次发生严重反应的可能性更高。过敏性休克和呼吸道水肿,应配备良好的急救和复苏设备;在检查前夜和术日晨分别应用泼尼松 40 mg 预防过敏反应。

(3)心导管检查与介入治疗 心导管检查经常同时进行冠状动脉造影,通常在局麻下即可,但适当镇静和镇痛可明显缓解患者紧张情绪,降低心肌耗氧量,对患者有益。常用镇静药物如咪达唑仑、阿片类药如芬太尼或静脉麻醉药丙泊酚单独或复合应用都可以达到良好镇静镇痛效果。由于在检查中要进行多种测量和反复抽取血样,为了保证对血流动力学和分流计算的准确性,注意镇静镇痛药物的相互协同作用,保持呼吸和心血管状态的相对稳定。

成人心导管检查镇静镇痛时应注意:① 术中常规进行 ECG、SpO_2、BP 监测及鼻导管吸氧。② 保持呼吸道通畅。③ 注意应用造影剂后可能继发室性心律失常甚至室颤,须及时处理心肌缺血和心律失常。术前需准备除颤器、急救复苏药物及麻醉气管插管抢救设备等。④ 心律失常是最常见的并发症,常与导管尖端与心肌接触有关,移动导管尖端心律失常即可消失。有时需要药物抗心律失常治疗或电复律终止心律失常。也可见到Ⅱ度到Ⅲ度房室传导阻滞,窦性心动过缓需用阿托品,无效者可用异丙肾上腺素。术前怀疑窦房结功能不良,严重的心动过缓影响血流动力学者需安装临时起搏器。

患儿心导管检查注意:① 大多数患儿不能够耐受心导管检查创伤性操作,必须进行深度镇静镇痛或麻醉。② 需避免镇静过深呼吸受抑制,必要时开放人工气道。③ 术中镇静镇痛保持深浅适度及平稳,既要预防心率、血压和心功能剧烈改变,又要避免分流增大、高碳酸血症和低碳酸血症。④ 氯胺酮常应用于患儿心导管检查,该药可增加氧耗,但不会影响诊断的准确性。⑤ 应进行血气分析,监测代谢性酸中毒情况。⑥ 注意患儿术中保暖及监测体温。⑦ 注意术中失血量,患儿对失血的耐受性低于成人。严重发绀的患者红细胞增多,应充分补充液体,以减少造影剂引起血液高渗和微栓塞发生。⑧ 检查期间一般不吸氧,重症或紫绀型患儿可全程吸氧,中途吸氧会影响检查结果。

49.7 口腔科门诊治疗的镇静镇痛

49.7.1 口腔科门诊镇静镇痛术范围

(1)相关手术拔牙术、龋齿充填术、种植外科手术、口腔软组织肿物切除术、间接盖髓术、活髓切断术、根管治疗术、预成冠修复、窝沟封闭、洁治术、氟化物涂膜等。所需镇静程度以就多处于清醒镇静和中度镇静。

(2)口腔科镇静镇痛达到2个目标 降低应激反应,减少疼痛及不适感以及对于不合作的患儿要予以镇静镇痛制动,以方便检查和治疗。而全身麻醉的儿童口腔科较复杂手术治疗,不适宜安排在门诊条件下开展。

49.7.2 镇静镇痛药物的选择

(1)咪达唑仑 4~14岁儿童(ASA Ⅰ~Ⅱ级)口服咪达唑仑0.2~0.5 mg/kg,最大剂量15 mg,可以提供安全的儿童齿科镇静,患儿术中心率、动脉氧饱和度、呼吸频率保持平稳,家长接受率高。烦躁不安是其最主要的不良反应。

(2)丙泊酚 对重度牙科焦虑成年患者行局麻神经阻滞前静脉注射丙泊酚 0.5~1.0 mg/kg 可产生明显的抗焦虑和一定的顺行性遗忘作用。接受拔牙治疗依从性差的儿童丙泊酚深度镇静的首剂量为1~2.5 mg/kg,可分次给药;维持剂量为 75~100 μg/(kg·min)。注意不使呼吸受到严重抑制,但缺点是其存在注射痛、易镇静过深和作用不稳定。

391

(3)吸入麻醉药 30%~50%氧化亚氮与氧气混合经面罩、鼻导管或鼻罩吸入,其作用强度可以通过氧气流量进行调节。需要通过患儿的主动吸入,因此适用于配合较好的患儿。具有镇静起效迅速、易掌握的优点,但在单独使用的情况下,其镇痛效果不够强,且抗焦虑作用弱。七氟烷吸入深度镇静给药方法为首先吸入 7%~8%七氟烷进行麻醉诱导插入可弯曲喉罩,然后于 1.5%~2.0%七氟烷维持,保留自主呼吸。该方法清醒期躁动及呕吐发生率较丙泊酚高。

49.7.3 术中需要注意的问题

(1)共用气道问题麻醉医师需要解决气道入路对口腔治疗的影响以及在整个治疗中保持气道通畅,同时需要与口腔医师共同选择好最佳的手术入路。

(2)手术治疗可能位于不同的区域,需要移动患者口内的人工气道、开口器等固定器械,由此可能产生的意外应当引起足够的重视。

(3)口腔治疗中会产生大量降温用水、唾液及血液或脓液滞留于口腔及咽腔,应及时清除。另外,预防治疗产生的碎屑及异物掉入口腔、咽腔甚至气管内,也需要治疗团队密切配合,严加防范。

（4）准备好急救设备　包括呼吸面罩、气管插管设备及简易呼吸器、心肺复苏设备及急救药品等,检查氧源及供氧管路情况。术中密切监测患者的生命体征,包括血压、心率、心律及氧饱和度等。如在治疗过程中,患者出现病情变化,要提醒医师终止操作,共同检查并及时处理。对于老年患者,应注意其原有各系统疾病,疼痛等不良刺激可诱发心脑血管意外。

（陈湧鸣　杭燕南）

50　日间手术麻醉

在欧美国家日间手术已占所有选择性手术的 60%～80%。随着微创和内镜手术,快速短效麻醉药、镇痛药和肌松药的应用,我国日间手术也日益增多。因而对麻醉提出了更高的要求,手术医师必须掌握指征,麻醉医师应作好充分麻醉前评估和准备,日间手术较多的医院可开设麻醉门诊。日间手术室应配备诊治和观察室,确保患者安全。

50.1.1　日间手术的优点

（1）满足患者的需求,尤其是小儿、老龄患者。

（2）有利于住院病部病床周转。降低医疗费用。

（3）手术安排机动性大、数量多。

（4）手术感染发生率低。

（5）呼吸系统并发症少。

（6）老年患者日间手术,改善运动功能,降低残疾及减少费用,具有其社会价值（表 50-1）。

表 50-1　常见老年患者日间手术麻醉

手　术　名　称	麻　醉　方　法
白内障取出和晶体植入术	局麻（加或不加）镇静
腹股沟疝和股疝修补手术	局麻或全麻
乳房手术	局麻或全麻
膀胱镜活检、TURBT、TURP	局麻、全麻或脊麻
妇科手术、宫颈活检	局麻、全麻或椎管内麻醉
胃肠内镜检查	局麻（加或不加）镇静
电休克治疗	全麻
膝关节镜	全麻或神经阻滞
足、趾手术	局麻,全麻或椎管内麻醉
普外科和妇科腔镜手术	全麻
整形手术	局麻或全麻

（续　表）

手　术　名　称	麻　醉　方　法
肛门直肠手术	局麻,全麻或椎管内麻醉
静脉曲张手术	全麻或神经阻滞
牙科(口腔)手术	局麻
耳鼻咽喉科手术(如耳硬化症和声带病损)	局麻或全麻
诊断性和治疗性放射手术	局麻或全麻

50.1.2　日间手术要求

（1）门诊手术区可以及时与手术和麻醉医师联系,处理日间手术麻醉的紧急情况。

（2）手术区应包括等待室、麻醉前诱导室、手术室及麻醉后恢复室,与各个工作部门紧邻,方便患者转送和麻醉手术人员的访视,以及离院时家属的联系。

（3）麻醉医师技术熟练,能独立处理麻醉并发症及麻醉意外能力。如出现呼吸循环意外应立即请上级医师帮助。

（4）麻醉和手术特点　门诊手术区应齐备麻醉监测急救装备,必须日常检查维修保障。美国麻醉学会对非手术区麻醉设施的建议如下：① 氧气源有充分保障。② 负压吸引装置效果好。③ 必备的麻醉设施——麻醉机(含麻醉呼吸器)、监测仪(NIBP、ECG、SpO_2、$PETCO_2$)、麻醉急救药械以及输液设备。④ 电源插座和专用照明。⑤ 麻醉操作空间足够。⑥ 通信联络设施应能满足急救呼叫应答要求(最好专线布排)。

50.1.3　日间手术分类

日间手术应选择术后生理影响小和容易平稳恢复的患者(表50-2),年龄小于6个月的小儿及80岁以上高龄患者均不宜在门诊日间手术室施行。手术时间不超过60～90 min,还应考虑离院后交通、家庭和电话联系条件。

表50-2　日间的各科门诊手术(供参考)

专　科	手　术
口腔科	拔牙术、颌面修复术、颜面部骨折复位固定术
皮肤科	皮肤病损切除
普外科	病理活检、纤维内窥镜、肿块切除、内痔切除、疝修补术、腹腔镜诊治术、静脉曲张手术、单纯甲状腺腺瘤手术
妇科	宫颈活检、刮宫及人工流产、宫腔镜、腹腔镜、阴式子宫切除术

专 科	手 术
眼科	白内障摘除人工晶体植入、霰粒肿切除、鼻泪管吻合、斜视纠正术、小儿眼压测定
骨科	膝关节十字韧带修复、关节镜、腱鞘囊肿切除、腕关节松解术、骨折闭合复位、内固定取出、手法松解
耳鼻喉科	腺样体切除、喉镜检查、乳突切除、鼓膜切开、声带息肉摘除、鼻成形术、扁桃体切除、鼓室成形
疼痛门诊	药物性交感神经切除术、硬膜外镇痛、神经阻滞
整形科	唇裂修复、吸脂术、乳房整形、耳郭整形、瘢痕切除、植皮术
泌尿科	包皮环切、膀胱镜检和腔内膀胱手术、结石取出、睾丸切除、前列腺活检、输精管吻合

有可能行自体输血的手术如整形外科乳房成形术、吸脂术等则应住院留观。术后需长时间制动的手术如大创面整形、皮肤移植或术后应用胃肠道外镇痛/泵术,通常亦应住院处理。

50.1.4 术前访视

(1) 术前门诊室　提供日间手术围术期专访,患者可接受术前访视和检查,填写检验项目单据,评估检验结果,对术前必要的治疗结果再次评估。安排手术时间,告知患者(或接受书面通知)术前准备事项。

(2) 专线电话筛选访视　根据各项采访结果,决定手术麻醉适应证和禁忌证。

(3) 应用电脑问答　优点是省时、高效、可靠。各问答项目用“是”或“否”,“(＋)”或“(－)”实施电脑访视与体检检验结果一并打印表格记录。

50.1.5 麻醉前评估

(1) 评估内容　① 并发症病情及有关药物治疗。② 麻醉特殊情况:如气道困难,牙科特殊情况,过敏史。

(2) 病史、体检和化验　应重视并善于采集病史。全身情况良好患者经病史询问,对接受体表手术可以免除不必要的检验项目。女性患者应检验血红蛋白或血细胞比容,Hb 应大于 100 g/L。合并慢性疾病者(如高血压、糖尿病)按需接受相应检查(血糖、血电解质、肾功能、心电图等)。

(3) 术前评估和咨询工作亦可考虑由专业护士担任。包括术前一般准备,对患者和家属的嘱咐等。为避免因评估和准备不足的不必要的暂停手术,术前应由专职医师复查术前评估表格(病史、体检、检验)以及签署手术麻醉协议书。

（4）无症状的 ASA Ⅰ级患者门诊体表手术全身麻醉前检查项目
（表50-3）。

表50-3 无症状的 ASA Ⅰ级患者门诊体表手术全身麻醉前检查项目

年龄(岁)	检验项目	
	男性	女性
不大于40	免	妊娠试验*
40～49	ECG	血细胞比容、妊娠试验*
50～64	ECG	Hb 或 HCT、ECG
65～74	Hb 或 HCT、ECG、BUN、血糖	Hb 或 HCT、ECG、BUN、血糖
不小于75	Hb 或 HCT、ECG、BUN、血糖、胸片	Hb 或 HCT、ECG、BUN、血糖、胸片

注：*，如患者不能排除有无怀孕。

（5）日间手术患者大多属 ASA Ⅰ-Ⅱ级，在较好的医疗中心可酌情
扩展至病情相对稳定的 ASA Ⅲ级患者，但必须加强术前评估并针对并
发症行必要的治疗准备，安排手术时需再次术前评估。血常规和肝肾
功能，基本正常。近期无脑梗死，心肌梗死，支架放置史。术前血压
需控制在 150/90 mmHg 以下，血糖控制在 9 mmol/L 以下。房颤患
者心室率控制在 100 次/min 以内，室性早搏控制在 5 次/min 以内。
无合并有症状的心血管疾病（如心绞痛）或呼吸系统疾病（如哮
喘）等。

ASA 分级与日间手术麻醉并发症及死亡率的关系（表50-4）。

395

表50-4 ASA 分级与日间手术麻醉并发症及死亡率关系

分级	全身情况	病例数(%)	并发症	死亡例数
Ⅰ	无器质性疾病	14 609(32)	6	0
Ⅱ	轻度器质性疾病	19 614(43)	17	2
Ⅲ	重度器质性疾病功能受损	10 867(24)	8	0
Ⅳ	重度器质性疾病危及生命	无报告	—	—
Ⅴ	濒死期，24 h 可能死亡	无报告	—	—

对并发症的患者只要谨慎选择病例，作好麻醉前评估，密切与手术
医师沟通，ASA Ⅲ级和有心血管疾患的患者，应充分做好术前准备，减
少术后并发症。

50.1.6 不宜在门诊日间手术的患者

（1）重症器质性疾病 ASA Ⅲ～Ⅳ级；如难治性糖尿病，不稳定性心
绞痛，有症状的哮喘患者等。

（2）肥胖症伴有呼吸和循环系症状，如睡眠呼吸暂停综合征。

（3）早产儿和小于 6 个月的患儿。

（4）特殊用药患者，如单胺氧化酶抑制剂和药物依赖。

（5）没有亲人照顾的患者。

（6）气道的问题，年长患儿活动障碍，持续恶心呕吐、出血、严重疼痛，意料之外的手术问题或手术中事件（例如反流、误吸、气道痉挛、超敏反应、恶性高热等）都需要住院后深入检查和治疗。

50.1.7 麻醉前准备和用药

（1）术前常规禁食，下午手术者术晨可进少量流质或半流质，术前 3 h 禁饮。

（2）做好患者解释和安慰工作。

（3）麻醉前用药 ① 镇静药：不主张用长效镇静药。② 抗胆碱能药：阿托品或东莨菪碱。③ 抗恶心呕吐药：甲氧氯普胺、氟哌利多。④ 制酸药：西咪替丁或雷尼替丁。

50.1.8 麻醉处理

麻醉前应先开放静脉，常规监测 ECG、SpO_2 和 NIBP，全麻应有性能良好的麻醉机，并有 $P_{ET}CO_2$ 监测。

（1）麻醉监控镇静（Monitored anesthesia care，MAC） MAC 是患者接受局麻、区域阻滞麻醉或未用麻醉时，麻醉医师监测患者生命体征和使用镇静或镇痛药。MAC 应在日间手术及诊断性操作中得到推广，基本监测标准与全麻一样，应要求有经验的麻醉专业人员执行。MAC 常用药物（表 50-5）。

表 50-5　MAC 常用药物参考

用　药	负荷剂量(μg/kg)	维持剂量(μg/kg·min)
咪达唑仑	25～100	0.25～1
丙泊酚	250～1 000	10～50
氯胺酮	300～1 000	10～20
依托咪酯	100～200	7～14
芬太尼	1～2	0.01～0.03

MAC 可发生气道梗阻或心血管反应，所以镇静不宜过深，应预设监测参数报警范围，维持呼吸道通畅，才能确保安全。如局麻和区域麻醉效果不好，或镇静镇痛药量过多而抑制呼吸，应插入喉罩，确保充分氧合和通气良好。

（2）脊麻、硬膜外阻滞或腰硬联合麻醉 在熟练掌握该技术前提下可以进行脊麻，头痛发生率可小于 1%，由于应用短效局麻药于脊麻，有利早期离院,适用于下腹和下肢手术。

(3) 全身麻醉和喉罩通气　喉罩通气尤适用于门诊手术全麻,为开放气道支持通气提供较新和简便的方法,如配合 $PetCO_2$ 监测更能提高喉罩全麻的安全性。

50.1.9　离院标准

(1) 生命体征稳定在 1 h 以上,SpO_2 大于 95%(F_1O_2 0.21)。

(2) 定向力恢复,经口进水无恶心呕吐,可自己穿衣服,自己或搀扶下能行走。

(3) 手术情况可以离院(无进行性出血)。

(4) 有负责的成年人陪伴照顾。

(殷文渊　陈　琦　闻大翔)

51　肝移植手术麻醉

51.1　手术特点

(1) 出血量大　标准肝移植术可分为四个阶段,即受体肝切除期、无肝期、再灌注期和新肝期。受体肝切除和再灌注期常是出血最多的时期。尤其是多次肝脏移植患者肝脏与周围组织粘连,分离时出血量更大。再灌注期出血常与血管吻合不佳及凝血功能异常有关。术中出血量因病种、手术方式及技巧、患者凝血功能等而差异很大,一般1 000~5 000 ml,偶有上万甚至几万毫升。

(2) 阻断大血管或静脉转流　标准式肝移植时,需阻断门静脉、肝上、下的下腔静脉进入无肝期,切下病肝直至移植上新肝,开放血管恢复肝血流灌注。静脉阻断后使回心血量突然急剧减少,导致心排血量急剧下降;同时使门脉及下腔静脉系统充血、静脉压升高,引起肾、肠、胰、下肢等的有效血液灌注减少,组织水肿。早年对于极少数不能耐受下腔静脉阻断、严重心脏疾病及明显肺动脉高压患者往往采用静脉-静脉转流,目前该技术已逐渐弃用。背驮式肝移植可避免完全下腔静脉阻断或静脉转流。切除病肝时,因可完整地保留受体的下腔静脉,故只需阻断门静脉,而下腔静脉呈开放或部分开放状态。当进行新肝吻合时,也只需部分阻断下腔静脉,可保持部分下腔静脉的血液回流。

(3) 血流动力学变化大　受体肝切除时可能会牵拉、压迫大血管,无肝期的血管阻断,再灌注综合征,出血及术中出现的电解质和酸碱平衡紊乱等因素影响,引起显著的血流动力学变化,出现低血压、心律失常。

(4) 凝血功能异常　肝移植患者术前往往就已存在凝血功能障碍,表现为凝血因子和血小板减少,术中大出血使凝血因子消耗及血液稀释,无肝期凝血因子进一步消耗。随着再灌注开始,新肝释放的组织纤维蛋白溶解酶原激活因子和肝素,再加上低温等因素,可使凝血功能进一步损害。

(5)电解质和酸碱平衡紊乱 部分患者因腹水利尿治疗等,术前就已存在低钠、低钾血症。术中大量输血可出现低钙、低镁血症。血钾可降低或升高,由于出血量较大,需大量输血和输液,常引起低血钾,部分患者血钾低至 3 mmol/L 以下。无肝期下腔及门脉系统的血回流受阻,有效血灌注减少,甚至出现无氧代谢。再灌注期新肝蓄积的代谢产物及门脉和下腔静脉系统的血液进入全身循环,可出现短暂高血钾及代谢性酸中毒。开放循环时易发生心律失常甚至心搏骤停。

51.2 麻醉要求

(1)避免使用有肝损害的麻醉药,维持适宜的麻醉深度和良好的肌肉松弛。

(2)建立足够有效的静脉通路,以保证能及时补足血容量。

(3)维持血流动力学的稳定。

(4)及时纠正电解质和酸碱平衡紊乱。

(5)及时纠正凝血功能障碍。

(6)保持体温大于 36°C,避免发生低温。

51.3 术前准备

肝移植患者应做好各项准备(表 51-1)。

表 51-1 肝功能不全对各系统的影响及相应术前准备

系统	异 常 情 况	术 前 准 备
呼吸系统	① 肝肺综合征 ② 腹水致肺不张、FRC 降低 ③ 胸腔积液 ④ 通气/灌注比例失调	① 胸、腹水引流 ② 氧治疗,如吸纯氧时 PaO_2 小于 200 mmHg,手术风险较大 ③ ARDS需机械通气
循环系统	① 心输出量增加 ② 全身阻力降低 ③ 门脉高压 ④ 肺动脉高压 ⑤ 曲张静脉出血 ⑥ 心包积液(少见)	① 全面评价心功能 ② 调整有效循环血容量 ③ 治疗曲张静脉破裂出血 ④ 前列腺素、NO 降低肺脉压 ⑤ 心包穿刺抽液 ⑥ 冠心病、严重肺动脉高压不宜肝移植
肾脏	① 肝肾综合征 ② 低钠血症或高钠血症 ③ 利尿引起低钾血症 ④ 肾衰或醛固酮升高引起高钾血症 ⑤ 急性肾小管坏死	① 纠正血容量的不足或容量过负荷 ② 纠正电解质、酸碱平衡紊乱 ③ 前列地尔、保肾利尿 ④ 必要时血液透析 ⑤ 严重肾功能衰竭时可行肝肾联合移植

（续　表）

系统	异　常　情　况	术　前　准　备
血液系统	① 贫血 ② 血小板减少 ③ 血小板功能异常 ④ 凝血因子缺乏	① 术前 TEG 和凝血 6 项 ② 加强营养、补充铁和维生素 ③ 严重贫血需输血 ④ 输凝血因子、血小板或维生素 K
代谢异常	① 低糖血症(严重肝功能不全) ② 低镁血症 ③ 低蛋白血症 ④ 代谢性酸中毒(严重肝功能不全) ⑤ 激素肝内灭活作用减弱	① 补充糖,增加术前糖原储备 ② 补充白蛋白 ③ 严重肝功能不全,必要时可进行人工肝治疗,尽可能改善术前患者情况
神经系统	① 意识模糊 ② 肝性脑病 ③ 脑水肿 ④ 颅内压升高	① 积极治疗肝性脑病 ② 降低颅内压 ③ CRRT/CVVH 以清除毒性物质 ④ 尽快进行肝移植

51.4　麻醉选择

（1）肝移植手术均需全身麻醉,通常采用静吸复合麻醉。由于患者常存在凝血功能障碍,应慎用硬膜外阻滞。

（2）麻醉药选择原则应无肝毒性作用、无明显心血管抑制作用。再灌注期或静脉转流时可发生空气栓塞,而氧化亚氮有可能加重空气栓塞,可引起肠胀气而使腹腔内脏器的血流减少,应避免使用。

51.5　术中管理

51.5.1　建立有效监测

（1）无创监测　① 五导联心电图及 ST 段分析。② SpO_2。③ 中心体温及鼻咽部或食管上段温度。④ 尿量。⑤ $P_{ET}CO_2$ 及麻醉气体。⑥ 呼吸力学及呼吸功能。

（2）有创监测　① 直接动脉压。② 中心静脉压。③ Swan - Ganz 漂浮导管监测血流动力学各项指标。④ 血气分析和电解质。⑤ 血常规和血细胞比容和血糖。⑥ 血温。⑦ 凝血功能:血小板计数、PT、APTT、纤维蛋白降解产物、ACT、血栓弹力图(TEG)等。

51.5.2　建立有效静脉通道

（1）至少开放 2 条大于 16 G 的上腔中心静脉,其中 1 条用 8 FSwan -Ganz 鞘管。

（2）至少开放 1 条大于 16 G 且位于上肢的外周静脉。

（3）能保证快速输液输血,需要时加压输入。必要时可根据需要术中再增加静脉通道,建议血管活性药物泵注时采用单独静脉通路。

51.5.3 麻醉诱导和维持

（1）麻醉诱导　静注咪达唑仑、丙泊酚、芬太尼和维库溴铵或顺阿曲库铵。根据病情、年龄、血流动力学状态等个体化用药，达到平稳的麻醉诱导。

（2）麻醉维持　用静吸复合维持麻醉：吸入异氟烷、地氟烷或七氟烷，间断静注芬太尼；或加用丙泊酚连续静脉输注；间断静注中长效非去极化肌松药。

51.5.4 无肝前期管理

（1）从手术开始至门静脉、下腔静脉和肝动脉阻断为止。

（2）游离、切除病肝时，常因出血量大以及手术操作牵拉、压迫大血管，引起低血压和心律失常。应根据血流动力学监测及时补足血容量。

（3）补充血容量用平衡液、血浆代用品，如有低钠血症和代谢性碱中毒，应输生理盐水。

（4）因大出血而大量输血输液时，可出现低钾、低钙，宜随时检测，及时补充，并注意补镁。

（5）低血压组织灌注不足，可引起代谢性酸中毒，应及时用碳酸氢钠纠正。

（6）术前存在凝血功能障碍患者，根据凝血功能监测结果，此期开始按需补充血小板、凝血酶原复合物或纤维蛋白等相应凝血因子。

（7）在补足血容量基础上，可用呋塞米，增加肾灌注压，维持尿量。

（8）维持适宜的麻醉深度，减轻应激，并使血管处于扩张状态，以便安全地进行一定量的容量预负荷，可使 CVP 达到 12 mmHg 甚至 14 mmHg。为进入无肝期血管阻断做准备。

51.5.5 无肝期管理

（1）从阻断门静脉、下腔静脉开始，至阻断血管开放新肝血流再灌注为止。

（2）阻断大血管前，应试探性地暂时阻断大血管，观察心血管系统反应，以确定是否需要静脉转流。大血管阻断后 MAP 下降超过 30% 或 CI 降低超过 50%，可考虑静脉转流。国外很多中心采用体外静脉-静脉转流技术（Venvenous bypass，VVB）来应对无肝期下腔被阻断对全身循环和肾灌注的影响，但同时也带来凝血紊乱及血液成分破坏等不利影响，因此国内大多数中心不常采用 VVB 技术。

（3）门静脉和下腔静脉阻断，使回心血量急剧下降 50%～60%，从而引起 MAP、CI、CVP 和 PCWP 下降。通过代偿机制，MAP 在阻断下腔静脉后 10 min 恢复。

（4）阻断下腔静脉对血流动力学影响程度与上、下腔静脉之间侧支循环流量的多少有关。

（5）血管阻断后，MAP 下降显著，可静注去氧肾上腺素 50～100 μg，并可重复应用。其后根据血压确定是否需用升压药维持血压。升压药可用多巴胺 5～10 μg/(kg·min)、去氧肾上腺素 0.5～3 μg/(kg·min)、肾上腺素 0.02～0.1 μg/(kg·min)及去甲肾上腺素 0.2～0.1 μg/(kg·min)。

（6）继续补充血容量，但基本原则还是合理使用血管活性药基础上的适度扩容，应避免液体负荷过重，以免阻断血管开放后引起容量过负荷甚至肺水肿。

（7）下腔静脉阻断后，远端门脉及下腔静脉压可高达 35～45 mmHg，使阻断远端组织、器官的有效灌注减少，组织水肿和缺氧引起代谢性酸中毒。应随时检测并及时纠正酸中毒。

（8）根据需要随时检测电解质，注意纠正低血钙、高钾。

（9）补充血容量，维持收缩压（大于 90 mmHg），使肾脏维持一定的血液灌注。

（10）随时检测凝血功能，根据其结果，补充相应的凝血因子及止血药。

（11）检测血糖，如低血糖，及时补充葡萄糖。

51.5.6　再灌注期管理

（1）开放阻断血管及新肝血液再灌注，可能会出现低血压、高血钾、酸中毒凝血障碍及体温过低等。

（2）先开放门静脉，经门静脉放出 200～300 ml 血液，或放血前先用 500～1 000 ml 晶体液冲洗肝脏，冲走新肝内残存的保存液。之后再开放下腔静脉。也有中心提倡先将淤滞于门静脉系统的血液经下腔静脉放出 200 ml 左右，这样做的目的是减轻这部分淤滞的血液快速通过肝脏进入体循环而致的高血钾和酸中毒，此外，此部分血液淤滞于门脉系统常产生微血栓，对移植肝功能的恢复非常不利。

（3）无肝期后期及新肝再灌注前就应给予免疫抑制剂甲泼尼龙以抑制超急性免疫排斥反应。

（4）患者开放血管后发生再灌注综合征（3%～8%）。最初 5 min 内，MAP 下降超过 30%，并持续至少 1 min，全身血管阻力和心肌收缩力下降，而肺血管阻力和肺毛细血管充盈压升高。先放出新肝 300～500 ml 血液冲洗，可降低再注综合征的发生率和减轻其程度，也可减少高血钾的发生率。同时应及时补充丢失的血液，减少血流动力学波动。静注利多卡因 50～100 mg，预防室性心律失常。

（5）用升压药维持血压和增强心肌收缩力。随时进行血气分析和电解质检测，及时纠正酸中毒、高钾和低钙。

（6）建议在保证有效血管容量及灌注压的基础上用呋塞米配合白

蛋白利尿,保证有足够的尿量。

(7) 下腔和门脉开放后,淤积的血液进入血液循环,应注意肺水增加,根据血流动力学监测结果调整血容量。

(8) 少数患者出现肺动脉高压,可用前列腺素或一氧化氮等扩血管药降低肺动脉压。

(9) 补充相应的凝血因子。供体肝残留置肝素的释放及内源性肝素样物质的产生,根据 ACT 检测结果,必要时用鱼精蛋白拮抗。

(10) 供体肝释放的葡萄糖及手术应激,可使再灌注期可出现一过性高血糖,如血糖持续超过 12 mmol/L,可用胰岛素治疗。

51.5.7　新肝期管理

(1) 吻合肝动脉、胆管,清理止血至关腹。此时如门脉和下腔静脉吻合完好、新肝功能良好,体温将逐渐上升,胆汁分泌增加,凝血功能也可得到明显改善,一般此期出血将明显减少。

(2) 继续调整血流动力学、凝血功能、代谢及酸碱平衡,尽可能使各项指标接近正常。

51.5.8　液体治疗

(1) 维持正常或接近正常的血容量、携氧能力、凝血功能和机体内环境的相对稳定。

(2) 输入的液体、血液及血制品等均应加温至 37℃。应常规用血液回收机进行血液回收。

(3) 胶体液用林格液,如有低钠血症或轻度代谢性碱中毒,宜加用生理盐水。胶体液包括羟乙基淀粉、琥珀明胶、白蛋白、血浆和全血。应尽可能用含有凝血因子的新鲜全血和血浆。

(4) 术中保持血红蛋白大于 60 g/L、血细胞比容大于 20%,术毕血红蛋白大于 90 g/L、血细胞比容大于 25%。

(5) 根据 CVP、PCWP 等血流动力学指标及尿量指导输液量,无肝前期应进行一定的容量预负荷,以减轻阻断血管后引起的血流动力学剧变。无肝期因血液回流减少,仍应较大量的输液、输血,使 CVP 不低于 5 mmHg。再灌注及新肝期应减慢输液、输血,以免容量过负荷引起肺水肿,同时监测尿量,使血细胞压积回升至接近正常。及时纠正电解质和酸碱平衡紊乱。

51.5.9　体温的调控

(1) 大量输液输血、大面积腹腔暴露、无肝期肝脏产热缺乏、冰冷肝脏的置入及长时间手术,均可使体温下降。

(2) 常规监测体温,包括咽部或食管温度以及经肺动脉导管或 PiCCO 监测体温。

(3) 应用各种保温措施,如循环加热水温毯、强力空气加温系统、快

402

速输液加温系统,所有输入液体及血制品均加温。

(4) 一般无肝期及再灌注期体温下降明显,最低可低于34℃。需要时于再灌注期用温热盐水腹腔灌注使体温升至大于36℃。如新肝期体温持续不升,可强烈提示新肝功能恢复不良。

51.5.10 凝血功能管理

(1) 肝移植患者术前有严重凝血功能障碍和出血倾向。肝脏是大多数凝血因子的合成场所,肝脏的单核巨噬细胞系统则参与凝血因子和纤溶因子的清除。

(2) 手术不同阶段的凝血功能障碍:① 无肝前期主要是原发病所致的凝血因子合成减少,输液致凝血因子稀释及手术创伤造成的凝血因子丢失。② 无肝期所有凝血因子不能合成,类肝素物质不能清除,造成明显的低凝状态。③ 新肝期血管吻合后血流动力学发生变化,引起凝血因子激活而发生微小动脉栓塞导致凝血因子消耗性降低;新肝合成凝血因子的功能尚未健全;器官保存液中肝素、应激反应产生内源性及类肝素物质等原因,新肝不能及时有效的清除;肝脏缺血再灌注后可导致原发性纤溶及发生窦内凝血而消耗凝血因子,使已存在的低凝状态加剧。④ 肝移植患者无肝期全身呈低凝状态,新肝期达到最低;而纤溶功能正好相反,逐渐增高,新肝期达到最高。在无肝期和新肝期,肝脏合成的凝血因子、抗凝物质等进一步降低。

403

(3) 实验室凝血功能检查及其意义:① 血小板计数(PLT) 反映血小板数量与毛细血管完整性的关系。晚期肝病多伴有脾功能亢进或血小板抗体产生,PLT 常减少。② 凝血酶原时间(PT) 主要反映外源性凝血系统中的凝血因子是否缺乏。③ 活化部分凝血酶时间(APTT) 主要反映内源性凝血系统中的凝血因子是否缺乏。④ 纤维蛋白原(Fg) 因合成减少、消耗过多等因素造成 Fg 含量减少。值得注意的是,在肝移植术中及术后,由于应激反应,作为急性反应相的 Fg 可能出现一过性增高现象,分析时应作综合考虑。⑤ 凝血酶时间(TT) 肝移植时,常因血中肝素或类肝素物质增高及纤维蛋白(原)降解产物的增多,可使 TT 延长。⑥ 凝血酶原激活时间(ACT) 反映体内肝素和类肝素物质。⑦ 优球蛋白时间(ELT) 肝移植时,尤其在新肝期常见纤溶亢进,ELT 缩短。⑧ 纤维蛋白(原)降解产物[F(g)DP] 无肝期及新肝期,器官移植排斥反应时均可增高。

(4) 凝血障碍的处理:① 新鲜冰冻血浆:含有全部凝血因子,是肝移植时补充凝血因子的一种比较好的血液成分。凝血因子 Ⅴ、Ⅶ、Ⅹ、Ⅺ和Ⅻ缺乏时,可输入新鲜冰冻血浆 10～20 ml/kg,一般可使凝血因子达到止血要求的浓度。② 血小板:浓缩血小板为 400 ml 新鲜全血制成的浓缩血小板为 1 个单位,内含 4.8×10^{10},单采血小板一般每袋含

3.0×10^{11}。理论计算每 10 kg 体重输注 2 单位浓缩血小板可增加血小板数$(10\sim20)\times10^9/L$；输 1 袋单采血小板可升高血小板数 $30\times10^9/L$。肝移植时有大量出血的情况下，血小板大量消耗，输注应增加数倍才能达到止血目的。一般要求术中维持血小板大于 $50\times10^9/L$。如体内产生血小板抗体，可输注人工血小板。③ 新鲜全血：含有凝血因子，但其浓度有限，同时由于大量新鲜全血难以获得，全血中的血液成分又不能满足患者需要。所以，肝移植时新鲜全血不是唯一选择。④ 凝血酶原复合物(PCC)：PCC 含有依赖维生素 K 的凝血因子。一般 PT 超过正常对照值的 2 倍时，可输注 PCC20 U/kg，根据 PT 结果或每 8 h 重复给药。⑤ 纤维蛋白(Fg)：Fg 含量小于 1.0 g/L 时，应开始补充纤维蛋白制剂，一般每 2 g 纤维蛋白制剂，可提高血浆 Fg 0.5 g/L。根据检测结果进行调整。⑥ 抗纤溶药物：抑肽酶对各种原因所致的纤溶亢进有良好效果。首剂量静注 $8\sim12$ 万单位，之后 $18\sim12$ 万单位/h 静滴，但该药物因产生过敏反应，现临床已少用。氨基己酸 10 g 静注，之后 1 g/h 静滴。氨甲苯酸静注或静滴，每次 $400\sim600$ mg。

(5) 血栓弹力图(TEG)　TEG 作为肝移植术中患者凝血功能的检测指标。能够观察血液凝固的动态变化，包括纤维蛋白的形成速度、溶解状态以及凝血块的坚固性、弹力等变化。

(杨立群　俞卫锋)

V

特殊患者麻醉

52　老年患者麻醉

据上海交通大学医学院附属仁济医院 2014 年的统计，65 岁以上老年手术患者占手术总数 27%，其中 80 岁以上为 8.5%，90 多岁手术患者也屡见不鲜。因此，必须引起对老年手术患者麻醉的充分重视。

52.1　病情特点

52.1.1　机体组成改变及脏器功能减退

52.1.1.1　机体组成改变

老年患者脂肪增多，水分和血管内容量减少，脂溶性药物易贮存于脂肪中，使其排泄减慢和作用时间延长。骨骼肌约减少 10%，静息时氧耗降低，产热减少。

52.1.1.2　脏器功能减退

（1）神经系统　神经元和脑血流减少，脑代谢降低，脑内激素和药物受体减少，递质合成速率减慢和活性降低，中枢神经功能随即全面减退。周围神经纤维退化和萎缩，传导速度延缓。

（2）心血管系统　① 心率减慢：由于窦房结纤维变性，传导经路萎缩及正常起搏细胞减少，老年患者心率减慢，常见心动过缓。② 心律变化：常有房室或束支传导阻滞，左前束支传导阻滞，房室传导减慢、房扑、房颤或频发房性或室性早搏常见于冠心病患者。③ 心输出量和血容量减少：心输出量每年减少 1%，80 岁时可减少 50%。尤其在活动时，最大心输出量明显降低。④ 血压变化：易发生高血压或低血压。因为血管硬化、心室肥大和瓣膜钙化，常伴有高血压，血管床缺乏弹性，心脏后负荷增加，易致收缩压升高。血管弹性及压力感受器反应降低，体位改变和麻醉加深易致低血压，并对升压药反应异常，反应较弱或血压异常升高。

（3）呼吸系统　呼吸容量减少和气体交换降低，通气功能减退，从 20～80 岁约 30% 的肺泡壁组织缺失，肺活量减少 40%，最大通气量减少 50%，FEV_1 降低，功能残气量、死腔量和闭合容量增大，通气/血流比率异常,动脉血氧分压降低,$PaO_2 = 100 - (0.4 \times 年龄)$ mmHg。清醒状态下老年患者对低氧血症和高碳酸血症的反应较差。此外,保护性气道反射减弱,易发生误吸。

(4)肝肾功能 ① 肝细胞数减少,肝体积缩小,80 岁时可缩小 40%~50%,肝血流也减少。脂肪肝和肝硬化发病率增多。细胞色素 P450 活性降低。② 70 岁时肾脏体积缩小 30%,80 岁时肾小球数目只有年轻人的 1/2,肾血流、肾小球滤过率和肾小管分泌功能减退。肌酐清除率减少。尿少时,尿素氮及肌酐可能会高于正常值。

(5)代谢内分泌功能 ① 30 岁后基础代谢率每年递减 1%,产热减少,对寒冷的血管收缩反应减弱,因此,夏天易中暑,麻醉和术中易发生体温降低。② 胰岛素功能减退,糖耐量较差,易发生血糖升高。肾素活性减低,醛固酮作用减弱,易发生高血钾。甲状腺功能减退,而甲状旁腺素分泌增多,降钙素减少,可发生骨质疏松症。

52.1.1.3 心理改变

老年患者因疾病需要麻醉和手术时,思想顾虑较多,同时老年人对事物反应缓慢或迟钝,尤其是慢性病或有脑血管病患者可能存在认知障碍,麻醉前应仔细询问病史及服药情况,耐心解释,尽可能消除思想顾虑,必要时可由家属陪伴,取得老年患者合作。

406

52.1.2 药动学和药效学改变

由于肝、肾血流和白蛋白含量减少,药物与血浆蛋白结合率降低,药物的分布与排泄随增龄而变化,一般老年人的药物分布容积增大和清除率减慢,消除半衰期延长。对药物的敏感性增强,耐受性降低,不良反应增加。常用麻醉药物的药动学和药效学改变如下:

52.1.2.1 静脉麻醉药

(1)硫喷妥钠 初始分布容积减少,睫毛反射消失时间延长、半衰期延长和苏醒时间延长,同时对心血管的抑制作用更明显,全麻诱导(BIS=50)时的剂量为 4 mg/kg,联合用药时剂量为 1~2 mg/kg,老年人易发生低血压,宜小剂量缓注。

(2)丙泊酚 起效和苏醒快,几乎与年轻人相同,只是药物清除率较年轻人长,全麻诱导(BIS=50)时剂量为 1.5 mg/kg,联合用药时为 1 mg/kg,剂量大和注射快可致低血压。

(3)咪达唑仑 肝线粒体对咪达唑仑的氧化代谢降低,消除半衰期延长,清除率也降低,全麻诱导(BIS=50)时的剂量为 0.27 mg/kg。剂量大和注射快可致低血压,同时苏醒时间延长。

(4)依托咪酯 对循环抑制相对较小,全麻诱导(BIS=50)时剂量为 0.28 mg/kg。适用于老年患者。

52.1.2.2 吸入麻醉药 MAC 随增龄而减小,吸入麻醉药达

1 MAC以上时对循环的抑制较明显。

52.1.2.3　肌松药　非去极化肌松药的排泄和代谢减慢,清除率降低,半衰期延长。因此,老年人肌松作用时间延长(阿曲库铵及顺式阿曲库铵例外),但老年人肌松药达到一定阻滞深度的剂量与年轻人相似。

52.1.2.4　局麻药　周围神经元和神经纤维减少,硬膜外腔药液扩散较慢,局麻药需要量减少,起效时间延长。

52.1.2.5　其他常用药物

老年人其他常用药物的药理作用特点见表52-1。

表52-1　老年人常用药物的药理作用特点

药　物	不良反应或药物相互作用
利尿药	低钾血症和低血容量
洋地黄	心律失常和传导异常
β阻滞药	心动过缓、心肌抑制、支气管痉挛、自主神经活性降低
中枢作用抗高血压药	自主神经活性降低
三环类抗抑郁药	抗胆碱作用、心律失常、传导阻滞、吸入麻醉药 MAC 增加
锂	心律失常和肌松药作用延长
抗心律失常药	延长肌松药作用时间
抗生素	延长肌松药作用时间

52.1.3　并存症

包括原发性高血压、缺血性心脏病、心脏传导异常、充血性心衰、慢性肺部疾患、糖尿病、亚临床甲状腺功能减退、类风湿关节炎和骨关节炎等。其他还有脑血管疾病(脑血栓形成及卒中等)、谵妄和帕金森病、老年性痴呆症和颈椎病基底动脉供血不足等。

52.2　麻醉前准备

52.2.1　麻醉和手术危险性评估

(1)年龄　围术期并发症和死亡率较年轻人增加,危险因素应考虑年龄,特点是生理年龄,而老年人麻醉和手术危险的原因主要是与年龄相关疾病,其次才考虑脏器功能减退。

(2)并存症　其中与麻醉和围术期危险关系最大的有缺血性心脏病、心绞痛、心力衰竭、糖尿病、肾功能不全、谵妄、帕金森病、认知障碍与痴呆。三种以上并存症则危险性更大。

(3)手术部位和范围　颅脑、胸腔和腹腔手术较四肢手术风险大,手术时间长(超过2.5 h)及失血多(超过800～1 000 ml)的危险性大。

(4) 麻醉与手术之必要性与紧迫性 麻醉与手术危险性与必要性和紧迫性之间关系需要权衡,如手术紧迫和必要时,可能危及生命,应在尽可能准备完善的情况下急诊手术,如病情许可,应进一步准备后再行择期手术。

(5) ASA分级 预测老年人围术期患者风险仍属可取,ASA II级以上的患者及急症手术,麻醉和手术危险性增加。

52.2.2 患者准备

(1) 病情评估 全面了解病史和详细体检,对中枢神经系统、心血管系统、呼吸系统、内分泌及骨骼系统的全面评估详见有关章节,最后对病情有一综合评估,以便确定麻醉和手术危险程度。

(2) 患者准备 应重点准备:① 血常规、胸片、ECG、电解质及血气检查,以便全面了解重要脏器的功能。② 高血压、贫血、心律失常、肺部感染、高血糖、低血钾及低氧血症,应充分重视和积极纠正。③ 用药情况:包括激素、抗凝药、抗高血压药、β受体阻滞药、单胺氧化酶抑制药、三环类抗抑郁药和降糖药等,以便适当用药,减少药物不良反应和相互作用。④ 牙齿脱落或动摇,以及骨关节病变,特点注意头颈后仰、部位麻醉穿刺间隙等,以便事先准备对策。⑤ 眼病:白内障、青光眼(避免阿托品及东莨菪碱,可扩瞳)、黄斑变性及视网膜剥离。⑥ 精神状态和认知功能,如有异常,应与家属说明情况。

(3) 麻醉前用药 注意麻醉性镇痛药如哌替啶应减量,选用阿托品避免应用东莨菪碱。

52.3 麻醉处理

52.3.1 部位麻醉

(1) 局麻和神经阻滞 短小、体表手术及四肢小手术可选用,对呼吸和循环影响较小,恢复较快。对全身情况较差患者的下肢手术,也可考虑用腰丛神经阻滞或坐骨神经与股神经联合阻滞。

(2) 椎管内麻醉 ① 蛛网膜下腔阻滞:适用于下肢和肛门、会阴手术,老年人蛛网膜血流及脑脊液减少,局麻药起效和吸收较慢,相对局麻药的比重增加和浓度偏高。同时老年人有脊柱后突,药液在胸部沉积,易使平面升高。② 硬膜外阻滞:适用下腹部和下肢手术,多用于骨关节置换手术及前列腺和膀胱手术等。老年人硬膜外腔脂肪和结缔组织增多,椎间孔和硬膜外腔变窄,药液扩散较广,局麻药用量随年龄而减少,至70~80岁时每阻滞1个神经节段所需药量较20~30岁年龄段几乎减少一半。老年人硬膜外阻滞试验量一般用1.5%利多卡因4 ml,情况较差或瘦小患者的试验量应减少至1.5%利多卡因2~3 ml,按具体情况及试验量后出现平面追加剂量,每次不宜太多并分次给药,以免平面过广而引起低血压。老年人椎管内麻醉后循环功能改变明显,注药后应严密观察,血压下降和心动过缓时需及时处理。

52.3.2　全身麻醉

（1）全麻诱导　① 静脉诱导药的剂量:丙泊酚 1～1.5 mg/kg,丙泊酚靶控输注老年人应用分级诱导,降低初始血浆靶浓度(如1 μg/ml),每隔 1～2 min 增加血浆靶浓度 0.5～1.0 μg/ml,直至患者意识消失后行气管插管,诱导过程要密切观察和维持血流动力学平稳。咪达唑仑 0.05～0.1 mg/kg,依托咪酯 0.2～0.3 mg/kg。据研究 BIS＝50 时,对循环功能抑制程度为丙泊酚大于硫喷妥钠大于咪达唑仑大于依托咪酯。所以依托咪酯是老年患者较好的全麻诱导药。② 肌松药宜选择中短时效的顺式阿曲库铵或罗库溴铵。③ 芬太尼的剂量一般用 3～5 μg/kg。④ 老年患者的药物起效较慢,个体差异大,故应缓慢静注,同时密切观察心率和血压变化。

（2）气道管理　① 牙齿松动易脱落者应事先用细丝线固定或拔除。② 牙槽骨萎陷、颊部凹陷,面罩不易紧贴密封,有时可置口咽通气道。③ 老年颈椎或颞颌关节活动受限,可致气管插管困难。④ 应防治呕吐、误吸及气管插管引起的不良反应。

（3）全麻维持　常用静吸复合麻醉,可吸入小于 1 MAC 的七氟烷或异氟烷,同时持续输注或靶控输注丙泊酚。按心率、血压变化和麻醉深浅调节浓度,手术即将结束前,先停止吸入麻醉药,丙泊酚可持续输注到拔管。

52.4　监测

常规用 ECG、SpO_2、$P_{ET}CO_2$,冠心病患者应用 Ⅱ、V_5 导联,监测 ST 段变化,可及时发现心肌缺血,COPD 患者应加强 SpO_2 和 $P_{ET}CO_2$ 监测。较大手术(如胸、腹部手术)应常规监测 CVP。危重患者需桡动脉穿刺插管行有创血压监测,以便指导输血、补液以及循环管理。

较大手术应常规体温监测,防治低体温。

52.5　输血补液

老年患者术前常见脱水和营养不良(发生率 20%～40%),尤其是慢性心肺疾病和急症患者,对血容量改变十分敏感而又耐受性差。所以必须加强对血容量评估,可根据心率、血压和 CVP,确定应用多少晶体或胶体液,必要时测定血红蛋白和血细胞比容,根据失血量,适当输血,维持血细胞比容 30% 左右。此外,还应注意电解质和酸碱平衡,特别是纠正低血钾和酸中毒。低蛋白血症应补充白蛋白。

52.6　麻醉恢复期处理

老年患者麻醉后恢复期易发生各种并发症,如高血压、低血压、低氧血症、高碳酸血症、谵妄、精神障碍等,必须严密监测和积极防治,部位麻醉施行短小手术,病情稳定者可送回病房。部位麻醉后病情不稳定或麻醉平面较高以及全麻患者均应送麻醉后复苏室监护。老年患者麻醉后恢复过程应注意:① 老年患者较年轻人苏醒慢,在麻醉后恢复室中停留时间较长(一般在 1.5 h 以上)。应加强老年患者神志监测,如苏醒延迟应警惕神经系统并发症。② 老年患者全麻后躁动、谵妄(一般术后 1~5 d 内)和术后认知障碍 POCD(1 周左右)发生率较高。应注意识别和防治。③ 老年人肌松药和麻醉性镇痛药的作用时间延长,应重点注意加强呼吸功能和肌松药作用监测,以免发生呼吸抑制意外。④ 患者完全清醒,呼吸和循环功能稳定后才能送回病房。⑤ 应加强老年患者术后镇痛监测和管理,调节和控制麻醉性镇痛药的剂量,以免剂量太大而发生嗜睡或呼吸抑制。

(陈 杰 杭燕南)

53　小儿麻醉

53.1　解剖和生理特点

53.1.1　呼吸系统

(1) 婴儿舌体大,占口腔大部分,面罩通气时需注意合适手法,避免因舌面紧贴上腭而致通气不畅。

(2) 新生儿和婴儿声门位置高,气管插管时如采用"标准"体位,声门往往暴露困难。减少颈部过伸或取平卧甚至轻度前屈位,常有利于完成气管插管。

(3) 10 岁以下小儿喉部最狭窄处在环状软骨水平。各年龄肺功能正常值见表 53-1。

53.1.2　心血管系统

(1) 小儿心血管系统功能良好,血管富有弹性,能较好地适应麻醉期间的血流动力学变化。

(2) 小儿心率较快,心动过缓往往是缺氧的表现,必须引起重视。

(3) 血压随年龄增长而升高(表 53-2)。不同年龄间接测压所需压脉带规格各异(表 53-3)。

53.2　术前准备

53.2.1　麻醉前访视

(1) 了解母体妊娠期的健康状况及新生儿分娩情况。

(2) 体格检查除了解一般情况外还要注意有无先天畸形,牙齿松动以及局部皮肤破损感染等。

(3) 近期上呼吸道感染可影响吸入麻醉实施,也可能在使用氯胺酮后出现难治性支气管痉挛。

表 53 - 1 各年龄肺功能正常值

	1周	1岁	3岁	5岁	8岁	12岁	21岁 男性	21岁 女性
身高(cm)	48	75	96	109	130	150	174	162
体重(kg)	3.3	10	15	18	26	39	73	57
VC(mL)	100	475	910	1 100	1 855	2 830	4 620	3 380
FRC(mL)	75	263	532	660	1 174	1 855	3 030	2 350
FRC/体重(mL/kg)	25	26	37	36	46	48	42	41
V_T(mL)	17	78	112	130	180	260	500	420
V_E(mL/min)	550	1 775	2 460	2 600	3 240	4 150	6 000	5 030
RR(次/min)	30	24	22	20	18	16	12	12
V_A(mL/min)	385	1 245	1 760	1 800	2 195	2 790	4 140	3 530
V_D(mL/min)	75	21	37	49	75	105	150	126
峰流速(mL/min)	10			136	231	325	457	365
C_L(mL/cmH$_2$O)	5	16	32	44	71	91	163	130
R(cmH$_2$O/L/sec)	29	13	10	8	6	5	2	2
DLco(mL/mmHg/min)				11	15	20	28	24
CO(L/min)	0.9	1.9	2.7	3.2	4.4	5.7	7.6	7.2

注:VC,肺活量;FRC,功能残气量;V_T,潮气量;V_E,分钟通气量;RR,呼吸频率;V_A,每分肺泡通气量;V_D,生理死腔;C_L,肺顺应性;R,气道阻力;DLco,肺一氧化碳弥散量;CO,心输出量。

表 53 - 2　小儿心率与血压

年　龄	心率(bpm)	收缩压(mmHg)	舒张压(mmHg)
早产儿	120～170	55～75	35～45
0～3 月	100～150	65～85	45～55
3～6 月	90～120	70～90	50～65
6～12 月	80～120	80～100	55～65
1～3 岁	70～110	90～105	55～70
3～6 岁	65～110	95～110	60～75
6～12 岁	60～95	100～120	60～75

表 53 - 3　压脉带规格

编　号	长(cm)	宽(cm)	适用者
9	25	14	成　人
8	19	10	成人(小)
7	16	8	儿　童
6	13	6	婴　儿
5	13	5.4	新生儿
4	12	4.6	新生儿
3	10	3.5	新生儿
2	7.5	2.8	新生儿
1	6.7	2.5	新生儿

53.2.2　麻醉前用药

依不同麻醉方法及患儿年龄决定麻醉前用药及给要途径。小于 6 kg 婴儿毋需麻醉前用药,大于 6 kg 的小儿可于麻醉前 20 min 口服咪达唑仑 0.5 mg/kg。抗胆碱药已不作为麻醉前常规用药,必要时可在诱导时静脉给药。

53.2.3　关于麻醉前禁食

由于不同种类食物的胃排空时间不同,因此采用单一禁食方案用于各种食物显然是不恰当的。适当给予清饮料可以降低脱水和低血糖的发生机会,并有助于诱导平稳而不增加反流误吸机会。母乳喂养的婴儿,禁食时间可适当放宽至麻醉诱导前 4 小时。儿童禁食时间参见表 53 - 4,如手术推迟,应予静脉输液。

表 53 - 4　禁食参考时间

食　物　种　类	时间(h)
清饮料	2
母乳	4
婴儿配方奶粉	6
牛乳或牛乳制品	6
固体食物	8

对于急症患儿,视具体情况禁食,但均应以饱胃对待。当胃内压超过胃-食管交接处至咽部垂直距离的水柱压就可能发生反流。

53.3　麻醉选择

53.3.1　气管内麻醉

53.3.1.1　适应证

(1)颅脑及胸腹腔手术。

(2)特殊体位的手术。

(3)一切危重患者。

53.3.1.2　器械准备

(1)合适的面罩,小口径螺纹管。贮气囊应与患儿的肺活量相当,在一次正常挤压皮囊时不会造成肺部过度膨胀。一般为:新生儿 500 ml,1~3 岁 750 ml,3~6 岁 1 000 ml,6~10 岁 1 500 ml,10 岁以上 2 000 ml。

(2)咽喉镜　有人建议,对 2 岁以下的婴儿选用直型叶片并配以细手柄,笔者认为即使在新生儿,采用高弯度窄叶片反而更有利于暴露声门。喉镜片选择参考表 53 - 5。

表 53 - 5　喉镜片型号和尺寸

年　龄	Miller	Wi-Hipple	Macintosh
早产新生儿	0	—	—
足月新生儿	0~1	—	—
1~12 月	1	1	—
1~2 岁	1	1.5	1~2
2~6 岁	2	—	2
6~12 岁	2 或 3	—	2 或 3

(3)气管导管理想的口径应在气道压力达 20 cmH$_2$O 时气管周围有轻度漏气。选择气管导管可按照传统的计算公式,即:4＋年龄(岁)×0.25(mm),该算式适用于 2 岁以上儿童(表 53 - 6)。经口气管

插管深度(自门齿)按照公式计算：年龄(岁)/2+12(cm)，见表53-7。

表53-6 气管导管内径(mm)

年　龄	无套囊	套　囊
早产新生儿小于 1.5 kg	2.5	
早产新生儿(1.5～3 kg)	3	
足月新生儿	3	
1岁	4	3～3.5
2岁	5	4～4.5
大于2岁	年龄/4+4	比无套囊导管小 0.5～1.0

表53-7 气管导管插管深度(自门齿)

年　龄	插管深度(cm)
早产新生儿小于 1 kg	6～7
早产新生儿(1～2 kg)	7～9
足月新生儿	9～10
1岁	11～12
2岁	12～13
6岁	15
10岁	17
16岁	18～20
不小于20岁	20～22

（4）麻醉呼吸回路　小儿因其特殊的呼吸生理(主要是顺应性和功能残气量低，氧需增加和二氧化碳产生多)，术中要求在通气频率较高的情况下气体输送量小而无压缩容积损失。最先进的麻醉机所包含的机械通气功能已经接近 ICU 用于治疗的呼吸机，通过补偿回路压缩造成的气体容量损失以使潮气量达到预设值，不仅能在较高呼吸频率时精确提供小潮气量，而且还有各种通气模式和设定可供选择。尽管如此，Maplesone D 或 Bain 回路仍广泛应用于小儿麻醉。小儿所需新鲜气体流量为 100 ml/(kg·min)，最低气流量 3.5 L/min。在实际应用时要增大潮气量和减慢通气频率，以维持正常的 $PaCO_2$。Bain 回路是 Mapleson D 的改良型，使用方法同 Mapleson D。一旦供气管接头前端脱节，它实际就成为 Mapleson A 型，会造成严重重复吸入，必须引起注意。

（5）喉罩　喉罩已经成为小儿全身麻醉中气道管理的标准模式之一。喉罩还可用于困难气道的紧急通气，并作为插管工具引导置入气

414

管内导管。指南中关于喉罩大小的选择基于患儿的体重,见表53-8。临床研究认为,反转式置入技术有利于提高小儿喉罩置入的成功率。

表53-8　喉罩大小选择

体重(kg)	大小	套囊容积(mL)	可通过的最大 ETT
小于 5	1	4	3.5
5～10	1.5	7	4
10～20	2	10	4.5
20～30	2.5	14	5
30～50	3	20	6(套囊)
50～70	4	30	6(套囊)
70～100	5	40	7(套囊)
大于100	6	50	7(套囊)

53.3.1.3　麻醉诱导和维持

(1) 静脉诱导能用于各年龄组和饱胃患儿。估计气管插管有困难者,可考虑使用丙泊酚静注诱导。

(2) 吸入诱导适用于一般情况良好、合作的患儿。可通过带水果香味的面罩吸入高浓度(70%～80%)氧化亚氮复合5%～7%七氟烷。实施吸入诱导,应注意保持呼吸道通畅并预防反流误吸。

(3) 术中维持多采用静-吸复合麻醉的方式。

53.3.1.4　肌肉松弛药

小儿静注琥珀胆碱可引起心动过缓,重复给药时尤为明显,琥珀胆碱还可导致高血钾症,除非需快速控制气道,否则已很少用于小儿。非去极化肌松药已广泛用于小儿,潘库溴铵作用时间较长,其升高血压和加快心率的作用能较好地配合用于大剂量芬太尼麻醉。阿曲库铵与维库溴铵均为中短时效肌松药,静脉注射剂量分别为 0.5 mg/kg 和 0.1 mg/kg,长时间手术可采用静脉连续输注方式,剂量分别为 0.4 mg/(kg·h)和 50～70 μg/(kg·h)。罗库溴铵起效时间快,静注后1分钟左右可达满意的气管插管条件,单次静注 0.6～0.9 mg/kg,维持时间 20 分钟左右,静脉连续输注剂量为 0.6 mg/(kg·h)。

53.3.2　部位麻醉

53.3.2.1　蛛网膜下腔阻滞

(1) 适应证　① 一般情况良好,循环功能稳定。② 5 岁以上。③ 下腹部以下。④ 无椎管畸形及中枢感染。

(2) 药物及剂量　按椎管长度(第7颈椎棘突至骶裂孔)计算:0.5%布比卡因 0.12 mg(下肢)～0.15 mg(下腹部)/cm。

(3) 特点 ① 阻滞平面易升高,应及早发现并调整体位。② 极少血压下降。③ 容易发生恶心呕吐,静注止吐药以及吸氧能减少发生率。④ 极少发生麻醉后头痛,一旦发生程度较甚。

(4) 注意点 穿刺时对已实施基础麻醉的小儿不准采取屈颈弓背体位,通常取右侧卧位。

53.3.2.2 硬膜外腔阻滞

(1) 适应证 ① 一般情况良好,循环功能稳定。② 无椎管畸形及中枢感染。③ 胸部手术不单独施行硬膜外腔阻滞。

(2) 药物及剂量 0.75%～1.5%利多卡因 8～10 mg/kg,术后0.125%布比卡因硬膜外持续镇痛。

各年龄局麻药浓度见表 53－9。

表 53－9 硬膜外腔阻滞各年龄局麻药浓度(%)

年　　龄	利多卡因
小于 3 岁	0.50
3～5 岁	0.75～1.0
6～10 岁	1.2
大于 10 岁	1.5

(3) 特点 ① 阻滞平面较成人易扩散。② 是术后镇痛用药的有效途径。

(4) 注意点 穿刺时对已实施基础麻醉的小儿不准采取屈颈弓背体位,通常取右侧卧位。

53.3.2.3 骶管阻滞

(1) 适应证 ① 一般情况良好。② 局部无畸形。③ 手术部位: 下腹部以下(年长儿)、下腹部小于 5 岁、上腹部(新生儿)。

(2) 药物及剂量 0.5%～1.5%利多卡因 10 mg/kg。

各年龄局麻药浓度见表 53－10。

表 53－10 骶管阻滞各年龄局麻药浓度(%)

年　　龄	利多卡因
小于 3 岁	0.50
3～5 岁	0.75～1.0
6～10 岁	1.0
大于 10 岁	1.2～1.5

(3) 注意点 忌俯卧位穿刺,通常取左侧卧位。

53.3.2.4 臂丛神经阻滞

（1）适应证 ① 一般情况良好。② 单侧上肢手术。

（2）药物及剂量 0.75%～1.5%利多卡因 10 mg/kg。

（3）特点 ① 能正确主诉者或在可视化技术引导下才能进行肌间沟径路阻滞，否则选用腋路阻滞。② 阻滞完善者，利多卡因药效时间可超过 2 h。

53.4 术中管理

53.4.1 输液和输血

53.4.1.1 液体需要量（表 53-11）

表 53-11 液体治疗方案

类　别	每 小 时 容 量	液 体 种 类
维持量	0～10 kg：4 ml/kg	乳酸钠林格氏液
	10～20 kg：40 ml+2 ml/kg 大于 10 kg 部分	
	大于 20 kg：60 ml+1 ml/kg 大于 20 kg 部分	
缺失量	维持量×小时	乳酸钠林格氏液
	第1小时输半量，后	
	2 小时各输 1/4 量	
失　血	3 倍失血量	乳酸钠林格氏液（或血制品）
第 3 间隙	2～10 ml/(kg·h)（取决于手术种类和生命体征）	乳酸钠林格氏液

由术前禁食所致的失液量为 4 ml/(kg·h)，由麻醉引起的失液量与麻醉方法及分钟通气量有关。术中第三间隙液量介于 1～10 ml/kg，大面积创伤更可增至 15 ml/kg。新生儿由于糖原储备不足，容易因禁食而导致血糖下降，因此尽管不常规给予葡萄糖，但 2.5 mg/(kg·min)不会引起明显血糖升高。

53.4.1.2 血容量

小儿总血容量与成人相比相差极大，估计血容量见表 53-12。

表 53-12 估计血容量

年　龄	血 容 量
早产新生儿	90～100 ml/kg
足月新生儿	80～90 ml/kg
小于 1 岁	75～80 ml/kg
大于 1 岁	70～75 ml/kg

53.4.1.3　失血量与输血

对小儿失血量的估计必须有绝对量和相对量的概念(表 53 - 13)。

表 53 - 13　不同年龄失血与血容量的关系

	新生儿	6 周	6 月	5 岁	10 岁	成人
平均体重(kg)	3	4	7	20	32	60
10%血容量(ml)	26	30	53	144	230	420
14%血容量(ml)	36	42	74	202	323	568
20%血容量(ml)	52	60	105	288	460	840
100%血容量(ml)	260	300	525	1 440	2 300	4 200

上表所示新生儿失血 50 ml 相当于成人失血 800 ml,必须予以重视。对于失血量应尽量精确估计,吸引瓶中的血液、消毒巾、敷料上的血液应该包含于失血总量内。根据不同的手术,应将测定值增加 10%～30%才接近实际失血量。作为补充失血,应以 2～3 倍失血量输注乳酸钠林格氏液,也可选择血浆或白蛋白,该方案适用于失血量少于 10%血容量,如果失血量继续增加达 15%血容量或 HCT 低于 30%,则应输血。或按下列计算式算出最大允许失血量(MABL)决定是否输血。

$$最大允许失血量 = \frac{估计血容量 \times (患者\ HCT - 30)}{患者\ HCT}$$

如果失血量少于 1/3 MABL,用乳酸钠林格氏液,失血量超过 MABL,应输血制品,介于两者之间可输胶体液。

53.4.2　呼吸管理

(1) 清醒状态下,维持自主呼吸,必要时通过鼻导管或面罩吸氧。

(2) 机械通气常用参数：① 潮气量 8～10 ml/kg(调节 $P_{ET}CO_2$ 32～35 mmHg)。② 频率 15～20 次/min。③ 吸呼比 1：2。

(3) 婴幼儿采用 PCV 模式,气道压保持 12～15 cmH_2O(调节 $P_{ET}CO_2$ 32～35 mmHg)。

(4) 注意湿化吸入气。

53.4.3　控制体温

(1) 新生儿体表面积大且缺乏皮下脂肪,因此热量容易丢失。

(2) 采用积极有效的保温措施。

(3) 手术室室温应预热至 26～32℃,对新生儿和早产儿应更高,并注意接送途中的保暖措施。

(4) 下列因素易致体温升高：感染性疾病、脱水、头面部手术、紧闭回路、室温过高等。

53.5　注意事项

（1）勿将小儿认为是成人的缩影。

（2）必要的专用器械设备是成功实施小儿麻醉的重要因素。

（3）必须明确虽然小儿每次用药的绝对剂量小于成人,但相对剂量（按体重计）大于成人。

（4）某些操作(例如经肌间沟臂丛神经阻滞)必须在可视化技术引导下或以患儿能明确主诉时实施。

（5）早产儿、新生儿麻醉期间,应注意监测体温并采取多种措施保温。

（6）在婴幼儿气管内麻醉期间禁止使用麻醉机快速供气阀,防止发生意外气胸。

（黄　悦　张马忠）

54　新生儿麻醉

新生儿是指出生 1 个月之内的婴儿,孕期不足 37 周出生的婴儿定义为早产儿。新生儿和早产儿均属发育尚未完善的机体,与成人或年长儿童相比有明显差异。麻醉医师应熟悉新生儿、早产儿特殊的解剖生理特点,结合不同疾病的病理生理,稳妥而准确地实施麻醉。

54.1　有关的解剖生理特点

54.1.1　呼吸系统（表 54－1）

（1）足月产新生儿支气管树已完整,但肺泡数目少,新生儿期肺泡面积约为成人的 1/3,而代谢率约为成人的 2 倍。

（2）新生儿鼻腔狭窄,胸廓小,胸骨软,肋骨呈水平位,呼吸储备功能不足,调节机制尚未成熟。

（3）新生儿喉头位置(C3～C4)高,会厌软骨呈 U 型,较硬,使气管插管时喉部暴露困难,应取头部中间位或颈部轻度屈曲位施行气管插管。

（4）新生儿气管长 4～5 cm,直径为 3.5～4 mm。

（5）环状软骨水平是新生儿喉部最狭窄的部位,由于其无伸张能力和周围的组织较疏松,易造成声门下区水肿,如选用的气管导管较粗,拔管后即可发生明显的气道阻力增高,甚或急性喉梗阻。

表 54－1　不同体重新生儿气道测量结果

部　位	总均数	测量结果（$\bar{x}±s$）		
		1 100～2 000 g	2 001～3 000 g	3 001～4 150 g
鼻～声门	7.40±0.82	6.53±0.61	7.44±0.45	7.95±0.43
门齿～声门	5.58±0.72	4.97±0.62	5.42±0.49	6.11±0.52
鼻～隆突	12.19±1.74	10.68±0.49	12.08±0.61	13.28±0.69

（续　表）

部　位	总均数	测量结果($\bar{x}\pm s$)		
		1 100～2 000 g	2 001～3 000 g	3 001～4 150 g
门齿～隆突	10.22±1.02	9.07±0.77	10.27±0.45	11.02±1.01
声门～隆突	4.05±0.39	4.15±0.39	4.60±0.33	5.12±0.70
环状软骨口	0.54±0.08	0.48±0.05	0.54±0.08	0.58±0.07
声门口径	0.66±0.08	0.59±0.05	0.66±0.08	0.69±0.07
左支气管夹角	47.5±7.1	47.3±9.3	46.6±6.9	48.6±8.4
右支气管夹角	28.9±4.5	30.8±2.5	28.2±4.9	28.5±5.0

注：长度及口径单位：cm；角度单位：度

（6）膈肌纤维组成与成人相比，I 型纤维在足月新生儿占 30%，早产儿在 10% 以下，1 岁以上与成人接近为 55%，由于新生儿尤其是早产儿膈肌纤维中 I 型纤维含量少，呼吸肌容易疲劳，因此容易发生呼吸衰竭。

（7）新生儿呼吸道阻力主要来自大气道及上呼吸道，且阻力分布不均匀；潮气量小，6～7 ml/kg，足月婴儿肺总量（TLC）约 160 ml，FRC 约为 TLC 的 1/2，比值较成人为高，提示在每次呼气后肺内留存气体量较大。新生儿与成人部分呼吸功能比较见表 54-2。

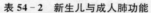

表 54-2　新生儿与成人肺功能

项　目	新生儿(3 kg)	成人(70 kg)
氧耗量 ml/(kg·min)	6.4	3.5
肺泡通气量 ml/(kg·min)	130	60
CO_2 生成 ml/(kg·min)	6	3
潮气量(ml/kg)	6	6
呼吸频率(次/min)	35	15
分钟通气量 ml/(kg·min)	210	90
解剖死腔(ml/kg)	2.5	2.0
生理死腔/潮气量	0.3	0.3
肺活量(ml/kg)	35	70
肺总量(ml/kg)	63	86
功能残气量(ml/kg)	30	35
FRC/TLC	0.47	0.40
残气量(ml/kg)	23	16
$PaO_2(F_iO_2\ 0.21)$	65～85	85～95
$PaCO_2$(mmHg)	30～36	36～44
pH	7.34～7.40	7.36～7.4

54.1.2 心血管系统

(1) 新生儿心肌收缩成分少,心室的顺应性较差,收缩力较弱,限制了心率减慢时增加每搏输出量的可能性,因此心输出量主要取决于心率的快慢。

(2) 新生儿血容量 $80\sim85$ ml/kg,早产儿可更高些,心排血量为 $180\sim240$ ml/(kg·min),是成人的 $2\sim3$ 倍。

(3) 心血管系统对血容量改变的适应能力较差,低血容量易导致心输出量降低及低血压。

(4) 新生儿肺动脉压较高,肺血管对低氧血症和/或酸中毒的反应能力强,持续的缺氧和酸中毒可导致肺血管阻力明显增加,动脉导管可持续开放或重新开放,也可通过卵圆孔发生右向左分流,表现为胎儿型循环持续状态。新生儿期心血管系统的参数见表 54-3。

表54-3 新生儿期心血管系统的参数

	足月新生儿	早产儿
心率(次/min)	$100\sim180$	$120\sim180$
血压 mmHg		
收缩压	$56\sim70$	$45\sim60$
舒张压	40	30
Hct(%)	$47\sim60$	

54.1.3 其他

(1) 新生儿肾小球滤过率低,肾小管功能不全,对过量液体的排泄能力较差,容易发生水、电解质的紊乱。

(2) 新生儿肝脏对药物的代谢主要通过水解和氧化进行,对代谢产物的清除率较低。

(3) 新生儿凝血酶原含量较低,术前应常规注射维生素 K_1,以减少术中出血,但早产儿的效果较差。

(4) 新生儿尤其是早产儿体表面积大,缺乏保温的皮下脂肪,同时缺乏有效的寒战反应,当暴露于寒冷环境时,体温很快下降,容易出现低氧血症和酸中毒。

54.2 麻醉前访视与术前准备

54.2.1 麻醉前访视

(1) 了解妊娠期母体的健康状况,新生儿的分娩情况、Apgar 评分和所需的复苏程序(表 54-4)。

表 54-4　Apgar 评分

体　征	评　　　　分		
	0	1	2
心率	无	小于 100/min	大于 100/min
呼吸运动	无	不规律	佳,啼哭
肌肉张力	松弛	略屈曲	活动
反射	无	皱眉	咳嗽,打喷嚏
肤色	全身发绀	四肢发绀	红润

(2) 查体应着重了解各系统先天畸形的情况及目前的一般状况(有无脱水、酸中毒、贫血等)。正常新生儿动脉血气值见表 54-5。

表 54-5　正常新生儿动脉血气值

项　目	出生	1 h	5 h	1 d	5 d	7 d
PaO_2 mmHg						
X	50	63.3	73.7	72	72	73
S	10	11.3	12	9.5	10.5	9.6
$PaCO_2$ mmHg						
X	46	36	35	33	34.8	36
S	0.9	0.5	3.6	3	3.5	3
pH						
X	7.207	7.332	7.339	7.369	7.371	7.371
S	0.054	0.031	0.028	0.032	0.031	0.026

54.2.2　术前准备

(1) 术前用药:新生儿术前可不用药,抗胆碱药不作为常规麻醉前用药,必要时可在诱导时静脉内注射阿托品 0.1 mg/次,早产儿剂量酌减。

(2) 术前禁食:尽管禁食时间有所松动,但在具体掌握时应慎重。实际禁食时间不应短于正常餐间间隔时间,另外,牛奶的胃排空时间较母乳长,所以通常在午夜后不再食用牛奶,对母乳喂养的新生儿,禁食时间可放宽至麻醉诱导前 4 h,但诱导前 2 h 可饮用清饮料(2～3 ml/kg)。如手术推迟,应予静脉输液。

54.2.3　手术室内的准备

(1) 选择合适的麻醉器具(麻醉机、咽喉镜、加压面罩、气管导管、监护仪等)。

(2) 准备好所需药品,标明药物浓度。

(3) 手术室室温应预热至不低于 32℃,并准备好有效的保温措施,如水循环加温毯或充气保温毯;术中应监测患儿体温,尽量维持体温在36~37℃,可降低术后呼吸、代谢等方面的并发症。早产儿在来/去手术室途中可发生体温下降,应引起重视(表54-6)。

表54-6 早产儿来去手术室途中体温变化

时 间	体温℃
术前(病室)	36.4±0.5
术前(手术室)	35.7±0.7
术毕	36.4±1.0
术后(病室)	35.9±1.7.

54.3 气管内麻醉

(1)气管内麻醉是新生儿、早产儿施行较大手术的首选麻醉方法,即使是早产儿仍需麻醉诱导,可采用吸入麻醉。

(2)静脉快诱导配合肌松药可顺利完成新生儿气管插管。气管导管:早产儿 ID 2.5~3.0 mm,足月新生儿 ID 3.0~3.5 mm,插入深度7~9 cm。

(3)性能良好的麻醉机已能适用于新生儿,如果采用重复吸入装置,Mapleson D 系统较为合适,Bain 回路也可应用,气流量不能低于3.5 L/min,控制呼吸时适当增加潮气量,减慢通气频率,以促使足够的 CO_2 排出。

(4)术中必要时可采用 PEEP 以维持最佳氧合状态,麻醉期间宜采用空气-氧气或氧气-氧化亚氮吸入方式以避免吸入过高的氧浓度而导致的不良反应(如早产儿眼球后纤维增生)。早产儿 PaO_2 可维持在50~70 mmHg,SpO_2 维持在 87%~92%。

(5)麻醉维持以静-吸复合麻醉为首选。

54.4 部位麻醉(见 50 日间手术麻醉)

(1)新生儿代偿功能良好,可实施部位麻醉。

(2)蛛网膜下腔阻滞 新生儿椎管短,脊柱平直,脑脊液循环时间快,因此阻滞平面不易调节,高平面阻滞可影响循环和呼吸功能,因此不主张用于新生儿。

(3)硬膜外阻滞 新生儿硬膜外腔富有脂肪组织、淋巴管及血管丛,腔隙小,药液易扩散,因此在腰部脊椎间隙穿刺可达到阻滞整个腹部的效果。

(4)骶管阻滞 新生儿骶管腔容积仅 1~5 ml,骶裂孔清晰可扪,注药后阻滞平面可向头侧扩散至上胸部,对机体生理扰乱小,可广泛用于临床。

423

54.5　输液和输血

（1）新生儿、早产儿细胞外液高于成人,水转换率在婴儿每日达100 ml/kg。

（2）新生儿对过量液体的排泄能力很差,而当摄入减少或失液增多时,又可很快发生脱水。

（3）输液量除考虑正常代谢需要量及补充由禁食引起的失液量之外,还应特别考虑组织创伤程度和第三间隙的丧失量。

（4）输入血液及液体是否足够,可由动脉压、中心静脉压及尿量加以验证。中心静脉压低于 3 cmH$_2$O,指示低血容量,尿量大于 0.75 ml/(h·kg),提示血容量足够;另外,新生儿囟门凹陷也指示血容量不足。

（5）对失血量的估计必须有绝对量和相对量的概念,新生儿失血50 ml相当于成人失血 800 m,必须予以重视。

（6）新生儿血浆蛋白较低,有引起水肿倾向,应注意及时补充血浆蛋白。

（陈依君）

55　创伤患者麻醉

55.1 病情特点

（1）重大创伤、失血可引起创伤性及低血容量性休克,其发生率高达 95%。

（2）呼吸道损伤、颅脑损伤、高位脊髓损伤、肋骨骨折、血气胸、膈肌破裂、肺实质损伤等常引起呼吸困难和缺氧。严重创伤,即使没有肺直接损伤,也可能引起急性呼吸窘迫综合征。

（3）复合创伤、休克等易并发急性肾功能衰竭。

（4）病情紧急、危重、复杂、进展迅速。在现场或转运途中即可出现严重休克甚至呼吸心跳停止。

（5）多部位的复合损伤,应按从上到下,从外到内顺序仔细检查。

（6）伴有严重疼痛时,疼痛加重休克,也易导致肺部并发症。

（7）紧急抢救处理:如伴有呼吸抑制、呼吸道梗阻或窒息等需紧急气管插管或切开,进行呼吸支持。

（8）紧急手术时间紧迫,应尽可能多的获得患者信息:如伤员病史、原因、时间、受伤部位及程度、是否合并其他疾病、已接受的治疗等。常需要急救治疗、了解病情和麻醉手术同步进行。

（9）创伤后,患者处于高度应激状态,胃排空延迟甚至停滞。创伤后 24 h 内,不论是否禁食,均按饱胃处理。

（10）限制性早期复苏　包括:① 尽快控制出血和允许性低血压。② 预防和治疗低温、酸中毒及低钙血症。③ 减少晶体液的用量避免血液稀释。④ 按1∶1∶1单位的比例尽早输注浓缩红细胞、血浆和血小板。有条件者可使用新鲜冰冻血浆和新鲜全血。⑤ 合理使用凝血因子产品(rFⅦa)和含纤维蛋白原的血制品(纤维蛋白浓缩物,冷沉淀)。

55.2 术前评估和准备

55.2.1 紧急气道处理

(1) 吸氧和保持呼吸道通畅,必要时面罩通气支持呼吸。

(2) 避免加重损伤,鉴别是否伴有颈椎损伤,在气道操作前应初步固定颈椎,使头部保持正中位。

(3) 颅脑损伤昏迷、呼吸道梗阻(如颌、面、颈损伤,血液、分泌物、异物、胃内容物等堵塞呼吸道)、呼吸道损伤断裂、颈椎骨折脱位和严重胸部损伤等,应紧急气管插管,困难气道者可采用环甲膜穿刺通气或高频通气机通气,或紧急气管切开。

55.2.2 失血量、创伤程度估计和补充血容量

(1) 失血量很难精确评估,失血量与损伤的性质、程度和部位有关。开放性损伤较闭合损伤易于估计,腹腔实质脏器破裂、大血管损伤、骨盆骨折、股骨骨折等均有大量失血,有时大量失血如抢救不及时可危及生命。失血量评定见表55-1。根据失血量、循环、呼吸及意识等对创伤程度进行评估(表55-2)。

425

表55-1　不同部位损伤失血量估计(ml)

部　　位	中度损伤	重度损伤
上肢	500	1 000
小腿	500	2 000
大腿	1 000	3 500
骨盆	1 000	4 000
腹部	1 000	5 000
胸部	1 000	4 000

表55-2　创伤程度评估

	轻度创伤	中度创伤	重度创伤
循环功能			
血压	正常	↓	测不到
CVP	正常或↑	↓	↓↓
心率	正常或↑	↑	↑↑
末梢循环	轻度↓	中度↓	重度↓
呼吸困难	无	中度	重度

（续　表）

	轻 度 创 伤	中 度 创 伤	重 度 创 伤
血气分析	正常	PaO₂↓、PaCO₂↓	PaO₂↓、PaCO₂↑或↓
尿量	正常	↓	无尿
意识	正常	淡漠	昏迷
失血量	小于10%	大于30%	大于50%

（2）至少开放 2 条以上大孔径静脉通路(最小为 16 G)；在腹部创伤和有大静脉破裂可能的患者静脉通路应在膈肌以上建立；如果疑有上腔静脉梗阻或破裂,静脉通路建在膈肌水平以下。应同时行中心静脉(颈内、锁骨下或股静脉)穿刺置管,输液的同时应监测中心静脉压。

（3）及时、快速补充血容量。应晶、胶体液并用,按需输血。

（4）循环功能监测下补充血容量,并定时查血红蛋白、血细胞比容。

（5）根据需要随时查血气分析和电解质,并及时纠正电解质和酸碱平衡紊乱。

（6）按需应急输注血管加压药以暂时维持灌注压,但不能取代补充血容量。

55.2.3　术前用药

（1）创伤伴有剧痛者,宜用镇痛药,如静注吗啡 3～5 mg,或哌替啶 25～50 mg,或芬太尼 0.05～0.1 mg。用镇痛药应以不影响循环和呼吸功能为原则。

（2）危重患者、呼吸困难、神志不清、昏迷者均不宜用镇静、镇痛药,但仍应用抗胆碱药。

55.3　麻醉选择

（1）神经阻滞　仅适用于体表小范围轻度损伤,且能合作的患者。臂丛阻滞仅适用于上臂中 1/3 以下部位手术。下肢表浅损伤也可用相应的神经阻滞。

（2）椎管内阻滞　适用于下肢创伤手术。对有严重低血容量,甚至休克患者,禁用蛛网膜下腔阻滞;在补充血容量的前提下,慎用连续硬膜外腔阻滞。

（3）全身麻醉　适用于各类损伤患者。

55.4　术中管理

55.4.1　监测

（1）术中应使用常规监测,无创血压、心率、心电图、脉氧饱和度,全麻还应监测呼气末 CO₂ 分压。

（2）中、重度创伤及休克患者需监测有创连续动脉压和中心静脉压,严重休克患者可监测肺动脉压、心排量等。

（3）中、重度创伤及休克患者需监测血气分析和电解质。

（4）中度以上创伤均应监测尿量,保持尿量大于 $0.5\sim1\ ml/(kg\cdot h)$。

（5）严重创伤及大量输血输液患者应监测凝血功能。

（6）大量输液、输血及长时间手术会引起体温下降,应监测体温。

55.4.2　麻醉处理

（1）区域麻醉　在阻滞完善情况下用适量镇静、镇痛药,使患者无紧张、焦虑。应注意补足血容量。硬膜外连续阻滞宜小量、多次用药,使平面不超过 T10。

（2）全麻诱导　① 首先清除口咽部血液、分泌物及异物等。应按饱胃患者处理,采用快诱导方式。保持呼吸道通畅,避免气体进入胃而增加反流的概率。诱导过程中压迫环状软骨。静注 3 倍 ED_{95} 罗库溴铵可在 1 min 左右进行气管插管。对面、颈部损伤、颈椎骨折等,往往面罩通气、插管困难或颈部活动可能会加重患者的损伤,根据情况可在麻醉或镇静条件下,经纤维支气管镜引导下插管、可视喉镜下插管或气管切开。② 低血容量、休克等严重创伤患者,诱导应避免使用心血管抑制作用强的药物。

（3）全麻维持　宜用静吸复合麻醉。N_2O 有加重气胸或颅脑积气的危险,不适用于急性复合伤患者。

（4）麻醉苏醒　反流、误吸的危险依然存在,应待患者清醒再拔管。苏醒期镇痛完善,可显著降低患者躁动发生率。对严重创伤、病情危重或呼吸循环功能不稳定患者,应保留气管导管,术后呼吸机支持治疗。

427

55.4.3　循环及其他管理

（1）必须开放足够的静脉通路,术中仍需要大量输液、输血。脏器闭合性损伤,如肝、脾破裂,胸腔内血管或心脏损伤以及术中出血较多等患者,可进行血液回收。

（2）根据需要,应用血管活性药物维持循环功能。

（3）所输液体和血液等均应加温,并同时采取其他保温措施。

（4）大量输血、输液易引起低钙、低钾血症。而挤压伤有大量肌肉组织坏死,可导致高钾血症和肌红蛋白尿。应监测电解质并及时纠正。酸碱平衡紊乱纠正的关键是补足血容量,维持循环功能,使各组织器官得到良好的灌注和保证足够有效的通气。其次才是用碱性药物,且遵守宜酸勿碱的原则。

55.5　注意事项

（1）尽可能多地了解病史,尤其是创伤性质、部位等有助于对病情的判断,并进行必要的术前处理。

（2）处理分清轻重缓急,首先解决威胁患者生命的主要矛盾。

(3) 注意特殊部位损伤给麻醉造成的困难,如颌面、颈部损伤造成插管困难。胸部损伤需了解有无气胸,是否引流,否则全身麻醉后会加重气胸,甚至威胁生命。

(4) 单纯骨折患者如出现呼吸困难,应怀疑是否有肺栓塞。

(5) 术中出现与已处理的损伤不相符的症状,以及难以用麻醉因素解释的患者不清醒,应检查是否伴有其他部位损伤或出现并发症。

(6) 严重创伤患者在处理主要矛盾同时关注保护其他脏器功能,减少并发症的发生,如防治急性肾衰竭,DIC 等。

(彭素文　薛庆生　于布为)

56　　烧伤患者麻醉

56.1　病情特点

56.1.1　烧伤临床分期

(1) 体液渗出期　烧伤面积较大者又称"休克期"。体液丧失的速度一般以伤后 6～8 h 内为高峰,大部分为血浆,发生低血容量性休克。表现为低血浆容量、血浓缩、低蛋白血症、低钠血症、代谢性酸中毒等;常伴有急性肾衰竭、肺部并发症(肺水肿、急性肺功能不全等)、脑水肿、应激性溃疡等。此期应及早进行液体治疗,迅速恢复循环血量,改善组织血液灌注和缺血、缺氧。

(2) 急性感染期　烧伤越深,面积越大,感染机会也越大,感染程度越重。从创面的局部感染开始;而后向创面深部健康组织侵袭形成"烧伤创面脓毒症"引发全身性感染和脓毒血症。防治感染,首要的是积极维持机体的抗病能力,及早防治休克,致使缺血缺氧性损害减少到最低程度;同时及早清除坏死组织,封闭创面及用抗生素。

(3) 修复期　此期包括创面修复与功能修复。深度创面愈合后产生不同程度的瘢痕增生、挛缩,使肢体及其他功能障碍。需要早期功能锻炼和整形矫正手术,包括瘢痕切除和植皮术。

56.1.2　烧伤面积的估计

(1) 九分法　成人头和每个上肢各占 9% TBSA;躯干前面后面和每个下肢各占 18% TBSA。婴儿和儿童因体表面积比例与年龄有关,在估算% TBSA 时应参考图表以避免明显错误。

(2) 手掌法　无论成人或小孩,手的面积占总体表面积2.5%,掌侧占 1.25%,如果五指并拢,一掌面积约占 1% TBSA。

56.1.3　烧伤深度的估计

(1) 一度烧伤　又称红斑性烧伤。局部干燥疼痛微肿而红,无水疱。

(2) 二度烧伤　又称水疱性烧伤。临床常分为浅二度和深二度。

（3）三度烧伤　又称焦痂性烧伤。局部苍白、黄褐或焦黄,严重者呈焦灼状或炭化。

56.1.4　烧伤严重程度的分类　见表56-1。

表56-1　烧伤严重程度分类标准

严重程度	成　人		小　儿	
	烧伤总面积(%)	三度烧伤面积(%)	烧伤总面积(%)	三度烧伤面积(%)
轻度	小于10	0	小于5	0
中度	11～30	小于10	5～15	小于5
重度*	31～50	11～20	16～25	小于10
特重	大于50	大于20	大于25	大于10

注：*成人烧伤面积不足31%(或三度烧伤面积不足11%)或小儿烧伤面积不足16%(或三度烧伤面积不足6%),但有下列情况之一者,仍属重度烧伤范围：① 全身情况较重或已有休克。② 复合伤或中毒。③ 中、重度吸入性损伤。④ 婴儿头面烧伤超过5%。

56.2　麻醉要求

（1）严重烧伤患者因创面广泛,加之切痂取皮时手术视野范围大,难以进行正常的血压、脉搏等监测,尽可能利用有限的监测对循环状态做出正确的判断。

（2）切痂取皮等手术麻醉镇痛要求高,需足够的麻醉深度。

（3）伴有头、面、颈及气道烧伤患者,特别注意气道管理。

（4）由于反复多次手术,需考虑患者对麻醉药物的耐药性和变态反应。

（5）多次麻醉、手术、反复换药以及长期卧床造成患者情绪压抑、心理障碍,围麻醉期加强心理干预。

56.3　术前准备

（1）一般评估　对烧伤面积、程度、部位及患者全身情况等进行一般评估。

（2）小面积、四肢及轻度烧伤对心血管系统影响不大,不需特殊准备。

（3）烧伤急性期,患者生命体征不稳定,应着重纠正低血容量、酸碱和电解质紊乱及凝血障碍。

（4）大面积或严重烧伤主要是液体丢失引起低血压、低灌注和休克。大量液体丢失发生在伤后24～48 h,主要是渗出和转移到细胞外间隙,丢失成分与血浆相似。术前需积极补充晶体和胶体液。每日补液量按患者体重和烧伤面积进行计算：Parkland公式　补液量(ml)=乳

429

酸盐林格液 4.0 ml×体重(kg)×体表面积(%)×24 h;Brooke 公式补液量(ml)=晶体液 1.5 ml×体重(kg)×体表面积(%)×24 h+胶体液 0.5 ml 体重(kg)×体表面积(%)×24 h+5%葡萄糖溶液 2 000 ml。通常烧伤后 8 h 内补充计算量的一半,剩余量在以后的 16 h 内输完,同时给予患者每日液体维持量;在大面积烧伤中补液必须在有创监测和实验室检查下进行。

(5) 胸部环周性深度烧伤降低胸壁顺应性,可导致低氧血症和呼衰,需急诊焦痂切开。面部、上呼吸道烧伤及伴有吸入性烧伤,应在气道水肿发生前,尽快行气管内插管,否则可迅速发生软组织继续肿胀和扭曲,从而使插管困难。

(6) 大面积深度烧伤或电烧伤时,常伴有肌红蛋白和血红蛋白尿,导致急性肾功能不全。应给碳酸氢钠碱化尿液。

(7) 消化系统功能紊乱,胃排空时间延长,胃肠蠕动减慢甚至麻痹性梗阻,延长禁食时间,必要时放置胃管。

(8) 大面积烧伤病程长,能量消耗大,分解代谢加速,出现负氮平衡。患者常出现低蛋白血症、贫血、营养不良及水、电解质紊乱。术前均应积极纠正,提高患者耐受力。

(9) 术前用药 一般患者可常规术前用药,患者因疼痛明显应加用镇痛药。对高热、心动过速不宜用阿托品。大面积烧伤及伴有吸入性损伤不宜用吗啡。病情严重及体质差者少用或不用术前药。

56.4 麻醉选择

(1) 上、下肢小面积烧伤,如穿刺部位及其附近皮肤完好,可用臂丛及椎管内麻醉,尤其适用于部位烧伤晚期的整形手术。

(2) 神经安定镇痛麻醉 仅适用于表浅、短小清创手术,或作用为其他麻醉的辅助用药。

(3) 静脉复合麻醉或静吸复合麻醉 ① 呼吸道通畅,无明显呼吸抑制是保证静脉复合麻醉安全的关键。② 头、颈、面及伴吸入性烧伤,长时间、大面积、饱胃、病情严重及俯卧位手术等均不宜作非气管插管的静脉复合麻醉。③ 气管插管静脉复合麻醉可用于各种烧伤患者。如异丙酚、咪达唑仑、瑞芬太尼、TCI 给药等,可以根据手术时间长短、患者情况等选择不同药物进行静脉复合麻醉,从而达到安全、有效、平稳的麻醉,又能迅速清醒。

(4) 麻醉药物选择 ① 对吸入性烧伤应避免应用对呼吸道有刺激的吸入麻醉药。② 大面积、严重烧伤、全身情况差的患者避免应用循环抑制作用强的麻醉药。③ 氧化亚氮镇痛作用强、循环抑制作用轻、清醒快,适用于烧伤患者。因麻醉作用弱,宜复合应用。④ 宜用非去极化肌松药,但烧伤面积大于 40%,对非去极化肌松药敏感性降低,有时用药量是未烧伤患者的 3～5 倍。去极化肌松药琥珀胆碱,因可导致高血钾甚至心搏骤停,应禁用。

56.5 术中管理

56.5.1 建立有效的监测和静脉通路

(1)大面积烧伤时,ECG 电极不得不直接安置于清创的组织上,也可应用针式电极。

(2)对于上、下肢血压测定困难,以及危重患者,可动脉置管连续监测血压,并可方便采血检查。穿刺部位取决于可用的未烧伤区域。心脏功能异常、持续低血压等危重患者,必要时可放置肺动脉导管监测血流动力学变化及指导治疗。

(3)无法由指、趾监测 SpO_2 时,可用特定探头自耳垂、嘴唇等部位监测 SpO_2。

(4)常规观察和记录尿量,作为判断循环状况的参考。

(5)必须建立有效的静脉通路,以保证迅速补充大量的液体。建立中心静脉通路,可监测血容量和输注药物。如果所有适当位置均被烧伤,只得在消毒后将通路建立于烧伤处。

431

56.5.2 呼吸管理

(1)在非气管插管全麻患者,要保证呼吸道通畅,需要时可用口咽、鼻咽通气道和喉罩;选用对呼吸抑制轻的药物,保证有足够的通气量,并常规吸氧。

(2)头、面、颈部烧伤,严重烧伤即使无头面部烧伤,也可有头、面、颈部水肿;晚期焦痂形成和挛缩,很难找到合适的面罩及通气道。此外,气管内插管也十分困难;因此要准备好普通喉罩、可插管喉罩、纤维支气管镜等,必要时经气管造口术。

(3)下呼吸道烧伤,坏死物脱落堵塞而导致单叶或多叶肺不张及肺水肿,需及时行气道吸引,必要时在纤维支气管镜下行支气管内坏死物清除。

56.5.3 循环管理

(1)烧伤 24～48 h,主要是渗出引起低血容量,术中继续术前的补液方案,并加上因麻醉导致的血管扩张和术中失液、失血。维持血流动力学稳定,使组织有足够的血流灌注,保持术中尿量大于 0.5～1 ml/(kg·h)。

(2)烧伤初期可发生心输出量和动脉压降低,可能与循环中抑制心肌收缩力的因子有关;烧伤后 36～72 h 毛细血管的完整性可重建,从间质间隙中进行液体重吸收,减少对输液的需要;烧伤后期患者营养不良、毒素吸收甚至脓毒血症等。因此,术中输液需在有效循环功能监测(如血压、中心静脉压、尿量等)下进行,必要时用心血管活性药物。

(3)通常烧伤切痂手术范围较大,创面渗血多,需及时补充。

（4）术中改变体位,尤其由仰卧改为俯卧位时,应特别注意循环功能改变。

56.5.4　体温调节

烧伤及创面蒸发散热及大量液体输入等,易引起体温下降。因此室温至少在25℃以上,所有输液和血制品应加温,吸入气体也应加温和湿化;烧伤小儿应用辐射加热灯和置于加热毯上保温。

56.5.5　纠正电解质、酸碱平衡紊乱

大面积及严重烧伤患者术中应监测血气和电解质,及时纠正电解质和酸碱平衡紊乱。

56.5.6　呼吸道烧伤管理

（1）分类:① 轻度:烧伤在咽喉以上,口、鼻、咽黏膜发白或脱落,充血水肿,分泌物增多,鼻毛烧焦并有刺激性咳嗽,吞咽困难或疼痛等。② 中度:烧伤在支气管以上,出现声嘶和呼吸困难,肺部偶有哮鸣音或干啰音。气管切开后可改善呼吸困难。③ 重度:烧伤深及小支气管,呼吸困难早而严重,往往不能因气管切开而改善,肺水肿出现较早,肺部呼吸音减低并有干湿啰音。

（2）气道管理　① 保持气道通畅,必要时先行气管切开术。② 有呼吸困难者,烧伤脱落物可经气管内镜取出。③ 吸氧和雾化吸入。④ 一般禁食2~3 h。⑤ 应用氨茶碱等治疗支气管痉挛和用抗生素预防感染。⑥ 严重呼吸困难伴低氧血症进行机械通气支持呼吸,并加强气道管理。

56.6　烧伤患者 PCA 镇痛

为避免椎管内感染和减少操作创伤,烧伤患者多选用 PCIA,创面的治疗和换药等操作可加重患者的疼痛程度,同一患者在不同时间用药量应有较大幅度的调整。成人负荷量吗啡 3 mg,单次给药剂量 0.5~1 mg,锁定时间 10~15 min。不能完全止痛时,单次给药剂量增加50%;患者出现镇静、嗜睡等症状时,单次给药量减少 25%。总之烧伤患者病情复杂,PCA 过程中应综合考虑个体健康状况、病理生理改变、治疗方式及既往用药情况,合理制订适时调整用药方案。

56.7　注意事项

（1）注意烧伤不同时期的病理生理变化特点,这些特点是术前准备和术中管理的前提。

（2）大面积深度烧伤后出现全身炎性反应综合征,引起许多重要脏器的并发症。

（3）病程长,需接受多次手术和麻醉,机体处于严重消耗状态,抵抗力差,此外应充分考虑患者的耐受性、耐药性和变态反应性。

（4）护送患者时,应注意保温,防止皮肤移植物脱落。

（彭素文　薛庆生　于布为）

57　呼吸道疾患患者麻醉

急性呼吸道炎症,如鼻炎、咽喉炎、扁桃体炎及支气管肺炎,如需行择期手术则应延期1～2周,因为手术后肺部并发症发生率高,若为急症应尽量选择局部麻醉、神经阻滞或低位硬膜外阻滞,高位硬膜外阻滞对呼吸功能的影响明显(现已不单独使用)。全麻应尽量采用全凭静脉麻醉。

57.1　病情特点

57.1.1　阻塞性肺疾病

(1)慢性支气管炎　常伴有阻塞性通气功能障碍,易继发感染。

(2)肺气肿　多继发于慢性支气管炎,呼吸面积减少,残气量增加,通气/血流比率失调,换气功能障碍。如炎症反复发作,可致肺动高压,严重者发生肺心病。

(3)支气管哮喘　支气管平滑肌痉挛、管腔变窄、呼气做功增加,黏膜水肿,小支气管黏稠痰栓堵塞,致阻塞性通气障碍。早期低氧血症,但 $PaCO_2$ 正常,病情加剧, $PaCO_2$ 升高。

(4)支气管扩张　扩张的支气管腔可呈囊状,柱状或梭状,常反复发作炎症和溃破,可致大咯血。严重时出现呼吸困难、缺氧、发绀及杵状指。

57.1.2　限制性通气障碍

胸部或肺组织扩张受阻,肺顺应性降低。阻塞性肺疾病与限制性通气障碍疾病的鉴别见表57-1。

表57-1　阻塞性肺疾病与限制性通气障碍疾病的鉴别

项　　　目	阻塞性肺疾病	限制性通气障碍疾病
肺活量(Vc)	正常或减少	减少
总肺容量(T_{LC})	正常或增加	减少
余气量(RV)	增加	减少
第一秒末用力呼气容积与用力肺活量比值(FEV_1/FVC)	减少	正常或增加
最大呼气中段流率(MMEFR)	减少	正常
最大通气量(MBC)	减少	减少
功能残气量(FRC)	增加	减少
肺顺应性(CL)	增加	减少

57.2　术前准备

57.2.1　术前检查

57.2.1.1　实验室检查

血红蛋白在160 g/L 以上,血细胞比容超过50%,存在慢性缺氧。

血气分析有助于进一步了解病情和患者呼吸功能。

57.2.1.2 肺功能检查

（1）简易估计 ① 屏气试验，屏气时间可持续 20 s 以上者属正常，10 s 以下者提示心肺贮备功能很差，常不能耐受手术和麻醉。② 吹气试验：患者尽力吸气后，能在 3 s 内全部呼出者，表示用力呼气肺活量基本正常，若需 5 s 以上才能全部呼出者，提示有阻塞性通气功能障碍。

（2）肺功能检测 ① 肺容积和肺活量：正常人肺活量为潮气量 3 倍，若接近潮气量，提示代偿能力低下，当最大通气量低于预计值 60%，术后有发生呼吸功能不全的可能。② 气体流速测定：气流阻塞是用第一秒钟用力呼气容积（FEV_1）与肺活量（VC）或用力肺活量（FVC）的比例减少来确定的。COPD 分级为 Ⅰ 级（轻）：$FEV_1\%$ 大于或等于 70%；Ⅱ 级（中）：$FEV_1\%$ 为 50%～69%；Ⅲ 级（重）：$FEV_1\%$ 小于或等于 50%。当 $FEV_{1.0}$ 小于 0.5 L，$FEV_{1.0}$ 小于 VC70% 时，手术后并发症和危险因素显著增高。当 $FEV_{1.0}$ 小于 1 L 时，$FEF25\%$～75% 小于 14 L/min 时属高危患者；上腹部手术后需用机械通气支持呼吸；当 $FEV_{1.0}$ 小于 2 L，$FEV_{1.0}$/FVC 小于 70% 时中度危险患者，若需行肺切除术，必须评价余留的肺功能，如行上腹部手术，则术前应预防感染，保护肺功能，有利于防治术后呼衰。根据肺功能损害程度的哮喘临床分级见表 57-2。

表 57-2 根据肺功能损害程度的哮喘临床分级

	VC、FVC、FEV_1、MVV	$FEF_{25\%～75\%}$
正常	大于 80%	大于 75%
轻度	65%～80%	60%～75%
中度	50%～64%	45%～59%
重度	35%～49%	30%～44%
极重度	小于 35%	小于 30%

注：表中数字为占预计值的百分比。

（3）肺动脉高压 如肺动脉压超过 20 mmHg 时，易发展为肺源性心脏病。

57.2.2 术前准备

（1）一般准备 对胸腔积液或气胸患者术前应行胸腔闭式引流。长期吸烟者，术前应禁烟至少 2 周。胸部理疗、呼吸锻炼及支气管扩张伴有低蛋白血症、贫血者，术前应予以纠正。维持水电解质和酸碱平衡。

（2）控制呼吸道感染 根据痰培养及药敏试验，合理应用抗生素。术前被动排痰：① 拍击胸背部。② 鼓励咳嗽。③ 痰量多者可作体位引流。④ 沐舒坦及氯化铵等痰液化解药。

（3）哮喘患者术前准备　长期口服糖皮质激素或最近用过糖皮质激素的严重哮喘患者应该在术前用 1 次糖皮质激素。难以控制症状的口服糖皮质激素应增加剂量，在有效控制症状之前可能有必要推迟择期手术。在手术日应备有药物吸入气雾器。解除支气管痉挛药物：① β₂ 受体兴奋药：如沙丁胺醇 100～200 μg 雾化吸入。② 氨茶碱 0.25 g 加葡萄糖上 20～40 ml 中静脉缓注，注意有恶心、呕吐、心悸、血压下降、惊厥等不良反应。③ 抗胆碱类药：如溴化异丙基阿托品 20～80 mg 雾化吸入。④ 色甘酸钠 20 mg 喷吸，可保护肥大细胞溶酶体膜，阻止生物活性递质释放，预防哮喘发作。⑤ 肾上腺皮质激素：仅用于顽固性哮喘。

（4）呼吸锻炼　指导患者进行呼吸锻炼。在胸式呼吸不能有效增加肺通气量时，应练习深而慢的腹式呼吸，以增加膈肌的活动范围。让患者熟悉术后将使用的呼吸机。

57.2.3　麻醉前用药

（1）镇痛镇静药　禁用吗啡。哌替啶可松弛支气管平滑肌，芬太尼有抗组胺和抗 5 - HT 作用（但静注过快可致胸壁僵硬），可缓解支气管痉挛。咪达唑仑和氟哌利多的镇静作用较强，且有呼吸道舒张作用。

（2）抗胆碱类药　为减少呼吸道分泌物，解除迷走神经反射，阿托品或东莨菪碱的应用是必要的，但要防止剂量过大引起心动过速，呼吸道分泌物黏稠不易吸引和咳出等并发症。溴化异丙基阿托品优于阿托品。

（3）其他药物　术前应用支气管扩张药或色甘酸钠吸入者无需停药。由于肾上腺皮质激素具有维护支气管黏膜正常功能作用，术前 1 周可考虑短期应用，手术前日可用氢化可的松 100 mg＋5％葡萄糖 250 ml 静滴，术前晚及手术当天晨各 1 次。西咪替丁为 H₂ 受体拮抗剂，它阻断 H₂ 受体，舒张支气管作用，增强 H₁ 受体收缩支气管的作用，还能减慢茶碱类在体内代谢，因此主张术前停用。合用茶碱类时剂量应减少。

57.3　麻醉选择

57.3.1　麻醉方法

（1）局部麻醉及神经阻滞　对呼吸功能影响小，能主动咳出气管内分泌物，故于呼吸系统疾病患者较为安全，但只适用于短小手术。

（2）椎管内麻醉　椎管内麻醉止痛及肌松效果好，可用于下腹部、盆腔及皮下肢手术。椎管内麻醉阻滞平面控制在 T8 以下，利多卡因浓度不超过 1.5％时，一般对呼吸的影响不大。辅用镇痛镇静药时，必须注意其抑制呼吸的不良反应。

（3）气管内全麻　全麻适用于病情重、呼吸功能差或低氧血症患者，也适用于手术复杂、时间较长的患者。气管插管可减少呼吸道无效腔,充分供氧和有利于呼吸管理,还可按需随时清除呼吸道分泌物,但气管导管对呼吸道有一定的刺激,可能诱发支气管痉挛及分泌物增加。吸入麻醉药异氟烷及地氟烷低浓度吸入可抑制迷走神经兴奋所致的支气管痉挛。七氟烷可松弛组胺或乙酰胆碱引起的细支气管痉挛,故适用于哮喘患者。吸入麻醉药抑制气管痉挛的强度依次是:氟烷大于安氟醚不小于异氟烷大于七氟烷。氯胺酮通过兴奋 β_2 受体使支气管扩张,但有增加肺血管阻力,使肺动脉压升高,禁用于慢性支气管炎继发肺动脉高压者。异丙酚有扩张支气管作用,但对呼吸循环有抑制作用。依托咪酯对心功能抑制小,易维持循环稳定。阿片类镇痛药可延长呼吸抑制的时间,在呼吸系统疾病患者应减量。应选择不释放组胺的肌松药。如病情允许,腹部大手术可用全麻复合硬膜外阻滞,并行术后硬膜外镇痛,有助于术后改善呼吸功能。短小手术可选用面罩通气。

57.4 术中管理

麻醉管理原则:① 加强对呼吸的监测和管理,维持呼吸道通畅和足够的通气量,防止缺氧和二氧化碳蓄积。② 维持循环稳定,预防心律失常,及时处理血压波动,掌握输血输液的量和速度,防止逾量或不足。③ 纠正水、电解质、酸碱平衡紊乱。④ 在符合手术要求的前提下,尽可能减少麻醉药用量,全麻不宜过深,椎管内阻滞范围不宜过广。

57.4.1 局麻和椎管内麻醉的管理

必须做到镇痛完善,若有镇痛不全或肌松不满意时,不能盲目滥加镇静镇痛药,宁可更换麻醉方法。麻醉中要加强呼吸管理,备妥麻醉机和插管、全麻所需的设备,因循环障碍将进一步加重呼吸功能不全的程度。

57.4.2 全麻管理

(1)麻醉诱导 呼吸系统疾患患者吸入麻醉药的诱导和苏醒都较正常人为慢。插管前要重视完善的喉头及气管黏膜表面麻醉,预防插管诱发的呛咳和支气管痉挛。气管插管前即刻静注利多卡因 $1\sim2$ mg/kg,有预防气管刺激反射性支气管痉挛的功效。急症患者快速诱导插管时麻醉不可太浅并应用足量肌松药,以保证顺利插管。支气管痉挛发作而需紧急快速插管时,无心血管病变者可首选氯胺酮,有心血管病变者,可给予丙泊酚和芬太尼,$2\sim3$ min 内注入,抑制插管引起的气道反应和循环变化。支气管扩张患者宜选用双腔支气管插管,插管体位应是健侧肺在上的侧卧位或斜卧位,插管要迅速、轻柔、避免剧烈呛咳和大出血。

诱导前即发生喘鸣,先给予负荷量的氨茶碱以缓解支气管痉挛,然后持续静脉输注,哮喘发作严重时,应静注激素(甲泼尼龙起效较快),可同时吸入沙丁胺醇。一般择期手术应延期,如果是急症需待哮喘发作结束后才可进行,麻醉危险性大大增加。

（2）术中管理 对 COPD 患者要保持较正常偏高的 $PaCO_2$,借以稳定循环和保留呼吸中枢兴奋性。呼吸模式以 IPPV 较适宜,必要时加用呼气末正压呼吸(PEEP),但压力不宜过大,否则会使肺气肿患者的肺泡破裂。呼吸模式的吸-呼比(I：E)宜为 1：2.5～3,麻醉中将吸入气体湿化。支气管扩张患者麻醉中应特别注重保持健侧呼吸道通畅,术中需彻底清除呼吸道分泌物,为预防气管吸引缺氧,可采取以下措施：① 吸痰前后应吸高浓度氧。② 每次吸痰时间一般不应超过 10 s。③ 吸痰前宜适当加深麻醉,以防引起呛咳和支气管痉挛。术中静脉补充足够晶体液,对维持水、电解质平衡很重要,可使呼吸道分泌物较稀薄便于清除。

患者出现发绀、喘鸣、气道压升高等症状时,应采取以下紧急措施：① 加深麻醉,提高吸入氧浓度。如麻醉过浅,增加吸入麻醉药浓度,加深麻醉可缓解支气管痉挛。② 减少机械刺激,及时清除痰液。有时气管导管插入过深,会刺激气管隆突引起支气管痉挛。可以先放松套囊,将导管后退 1 cm 再固定。外科刺激如牵拉胃肠等,使迷走反射明显增强,此时应暂停手术,等加深麻醉后再进行。③ 及时用药：吸入 β_2 受体激动剂如沙丁胺醇等,疗效比静脉注射氨茶碱好,吸入麻醉药不影响沙丁胺醇的支气管舒张作用。常用的氨茶碱负荷量为 6.0 mg/kg,先缓慢静注,然后维持量 0.5 mg/(kg·h),吸烟者维持量 1.0 mg/(kg·h),体弱或使用西咪替丁的患者为每小时 0.3 mg/kg。支气管痉挛可静脉输注激素。④ 尽力维持良好通气,手法纯氧人工呼吸及使用 ICU 呼吸机。⑤ 以上措施对患者发绀无改善时应立即进行血气分析。组织缺氧及 CO_2 潴留会导致混合性酸中毒,应同时纠正酸中毒。

（3）术毕拔管 术毕应使患者尽早清醒,哮喘患者应避免使用新斯的明。拔管前应逐步降低吸 O_2 浓度,观察 10～15 min,证明无缺 O_2 及呼吸困难后方可拔管。对于是否允许在较深麻醉下早期拔管,以及麻醉恢复后能否及时拔管,应进行具体评估。术后不能及时拔管者应送入 ICU 进行呼吸支持治疗。

57.5 麻醉后处理

麻醉后应鼓励患者咳嗽,保持呼吸道通畅,维持循环稳定,防治肺部感染,纠正水、电解质紊乱及酸碱平衡等,还应注重维护呼吸功能。使用呼吸机支持患者要及时清除呼吸道分泌物,静脉输注利多卡因和氨茶碱可防止患者发生支气管痉挛。已拔管患者要给予正确氧疗。COPD 患者呼吸中枢吸氧浓度小于 40% 为宜。缺氧和通气不足时应进行辅助或控制通气,无创通气效果良好。

术后谨慎使用阿片类药物镇痛。一般禁用吗啡。尽量使用对呼吸无抑制的镇痛方法：椎旁及肋间神经阻滞、硬膜外阻滞等。通过适当处理伤口疼痛和氧疗对预防术后并发症减少手术死亡率有重要意义。

(何振洲　杭燕南)

58　高血压患者麻醉

高血压的发病率很高,90%～95%为原发性高血压,其他为继发性高血压(肾病及嗜铬细胞瘤等)。在围术期血压波动很大,可能引起心、脑、肾等重要脏器并发症,应注意血压调控,确保麻醉和手术安全。

58.1　高血压的诊断标准及分类

《中国高血压防治指南(2013年)》将血压分为正常、正常高值及高血压。在未服用抗高血压药的情况下,收缩压不小于140 mmHg 和/或舒张压不小于90 mmHg,按血压水平分将高血压分为1级、2级、3级。将收缩压不小于140mmHg 和舒张压小于90 mmHg 列为单纯性收缩期高血压(ISH)。既往有高血压史,正在服用抗高血压药物,血压虽低于140/90 mmHg,仍应诊断为高血压(表58-1)。

表58-1　血压水平的定义和分类

类　别	收缩压(mmHg)	舒张压(mmHg)
正常血压	小于120	小于80
正常高值	120～139	80～89
高血压:	不小于140	不小于90 mmHg
1级高血压	140～159	90～99
2级高血压	160～179	100～109
3级高血压	不小于180	不小于110
单纯性收缩期高血压	不小于140	小于90

注:若收缩压与舒张压分属不同的级别时,则以较高的分级为准。单纯收缩期高血压也可按照收缩压水平分为1级、2级、3级。

58.1.1　高血压的危险因素

不仅取决于血压高低,还与下列诸多方面有关:① 其他危险因素。② 靶器官损害。③ 并存临床情况如心、脑血管病、肾病及糖尿病(表58-2)。

58.1.2　高血压的危险分层

(1) **低危组**　男性年龄小于55岁,女性年龄小于65岁,高血压1级、无其他危险因素者。典型情况下,10年随访中患者发生主要心血管事件的危险小于15%。

(2) **中危组**　高血压2级或1～2级同时有1～2个危险因素。典型情况下,该组患者随后10年内发生主要心血管事件的危险15%～

表 58-2 危险因素

心血管病的危险因素	靶器官损害	糖尿病	并存临床情况
收缩压和舒张压水平 1~3 级 男性大于 55 岁 女性大于 65 岁 吸烟 血脂异常 TC 不小于 5.7 mmol/L(220 mg/dl) 或 LDL~C 大于 3.6 mmol/L(140 mg/dl) 或 HDL~C 小于 1.0 mmol/L(40 mg/dl) 早发心血管病家族史 一级亲属,发病年龄小于 50 岁 腹型肥胖或肥胖 腹型肥胖*男性 WC 不小于 85 cm 女性 WC 不小于 80 cm 肥胖 BMI 不小于 28 kg/m² 缺乏体力活动 高敏 C 反应蛋白不小于 3 mg/L 或 C 反应蛋白不小于 10 mg/L	左心室肥厚 动脉壁增厚 血清肌酐轻度增高 男性 115~133 μmol/L (1.3~1.5 mg/dl) 女性 107~124 μmol/L (1.2~1.4 mg/dl) 微量白蛋白尿 尿白蛋白 30~300 mg/24 h 白蛋白/肌酐比 男性不小于 22 mg/g (2.5 mg/mmol) 女性不小于 31 mg/g (3.5 mg/mmol)	空腹血糖不小于 7.0 mmol/L(126 mg/dl) 餐后血糖不小于 11.1 mmol/L(200 mg/dl)	脑血管病 缺血性脑卒中 脑出血 短暂性脑缺血发作 心脏疾病 心肌梗死史 心绞痛 冠状动脉血管重建 充血性心力衰竭 肾脏疾病 糖尿病肾病 肾功能受损(血清肌酐) 男性大于 133 μmol/L(1.5 mg/dl) 女性大于 124 μmol/L(1.4 mg/dl) 蛋白尿大于 300 mg/24 h 外周血管疾病 视网膜病变：出血或渗出,视乳头水肿

注: TC: 总胆固醇;LDC~C: 低密度脂蛋白胆固醇;HDL~C: 高密度脂蛋白胆固醇;BMI: 体重指数;WC: 腰围。*为中国肥胖工作组标准。

20%,若患者属高血压 1 级,兼有一种危险因素,10 年内发生心血管事件危险约 15%。

(3) 高危组　高血压水平属 1 级或 2 级,兼有 3 种或更多危险因素、兼患糖尿病或靶器官损害或高血压水平属 3 级但无其他危险因素患者属高危组。典型情况下,随后 10 年间发生主要心血管事件的危险 20%～30%。

(4) 极高危组　高血压 3 级同时有 1 种以上危险因素或兼患糖尿病或靶器官损害,或高血压 1～3 级并有临床相关疾病。典型情况下,随后 10 年间发生主要心血管事件的危险最高达不小于 30%,应迅速开始最积极的治疗。

58.1.3　老年患者高血压的特点

老年患者高血压的特点包括:① 收缩压高,而舒张压低,脉压增大。② 舒张压过低(DBP 为 60～70 mmHg)应视为一项独立的危险因素。③ 血压波动大。④ 易发生低血压。⑤ 并存症多。

58.2　麻醉前准备

58.2.1　病情估计

(1) 高血压的原因　除原发性(原因尚不明)和老年性动脉硬化(主要收缩压升高)之外,其他继发性高血压原因应加以区别:① 肾性:肾病综合等。② 内分泌病:库欣综合征、原发性醛固酮增多症、嗜铬细胞瘤及甲状腺功能亢进等。③ 神经系统疾病:精神病、颅内压升高、脊髓横断等。④ 其他:主动脉缩窄、妊娠高血压等。

(2) 高血压的严重程度　SBP 大于 180 mmHg 和 DBP 大于 110 mmHg 为严重高血压,属高危患者,药物不易控制,病程较长,同时伴有重要脏器损害,如心脏、脑血管病变和肾功能损害等。

(3) 并存症　糖尿病、冠心病、心肌缺血、心律失常和心肌梗死等。

58.2.2　麻醉前准备

(1) 常规检查　① ECG:必要时运动试验、24 h 动态 EEG、24 h 动态血压及超声心动图检查。② 肾功能检查:血尿素氮和肌酐。③ 血气和电解质测定:应特别注意血钾变化。④ 脑血管估计:有否脑梗死或卒中病史,必要 CT 或 MRI 检查。

(2) 控制血压　术前应将血压控制在 160/100 mmHg 以下,最好在 140/90 mmHg 左右。如血压大于 180/110 mmHg,应暂停选择性手术。急症应根据手术和麻醉具体情况积极处理。

(3) 纠正水和电解质紊乱　心脏病患者,轻度低血钾 3.0～3.5 mmol/L,可使心律失常发生率增加,并增强洋地黄敏感性和抑制神经肌肉功能。严重低钾(血钾不大于 2.9 mmol/L)应积极治疗,并暂停手术。根据血钾测定值积极补钾,并随时调整或停用。

（4）治疗其他并存症　如 COPD、糖尿病及心脑血管疾病等。

58.2.3　术前降压药应用

（1）选择降压药物的原则　降压药物需应用到手术前，血压不易调控的患者主张在术晨也服用 1 次，心率快者 β 受体阻滞剂不可停药。选择降压药的应用原则见表 58-3。

表 58-3　选择抗高血压药物的原则

药物分类	适应证	相对适应证	禁忌证	可能禁忌证
利尿剂	心力衰竭 老年性收缩期高血压	糖尿病	痛风	血脂异常
β 阻滞剂	心绞痛 心肌梗死后 快速心律失常	心力衰竭 妊娠 糖尿病	哮喘 阻塞性肺病 Ⅱ～Ⅲ度 房室传导阻滞	血脂异常 周围血管疾病
ACE 抑制剂	心力衰竭 左室功能异常 心肌梗死后 糖尿病肾病		妊娠 高钾血症	双肾动脉狭窄
钙拮抗剂	心绞痛 老年性收缩期高血压	周围血管疾病	Ⅱ～Ⅲ度 房室传导阻滞*	心力衰竭
α 阻滞剂	前列腺肥大	糖耐量异常 血脂异常		直立性低血压
AngⅡ受体拮抗剂	ACEI 引起咳嗽	心力衰竭	妊娠 双肾动脉狭窄 高钾血症	

注：* 避免使用维拉帕米或地尔硫䓬。

（2）术前治疗高血压药　① β 阻滞剂：常用美托洛尔（倍他洛克）12.5～25 mg，每日 1～2 次，或孛他洛尔（康欣）2.5～5 mg，每日 1 次。根据心率快慢决定剂量和口服次数或停药。服用时应注意心率和血压，如心率减慢小于 65 次/min 及患者不适，应减量或停药。② ACE 抑制剂：不仅可降压，而且可扩张冠状动脉，不增快心率，降低心肌耗氧。代表药物为卡托普利，口服 12.5～25 mg，每日 2～3 次，或口服氯沙坦 25～50 mg，每日 1 次。根据血压决定剂量和用法。③ 钙拮抗剂：氨氯地平（络活喜）5～10 mg，每日 1 次。非洛地平（波依定）5～10 mg，每日 1 次。④ 血管紧张素Ⅱ受体拮抗剂：有 ACEI 相同的优点，不良反应很少。常用氯沙坦，25～50 mg 每日口服 1 次，具有改善心、肾功能作用。

⑤ 利尿药：通常使用小剂量如双氢氯噻嗪 12.5 mg，每日 1 次或更少。

58.2.4　围术期高血压的原因

（1）术前原有高血压病。

（2）焦虑与紧张。

（3）麻醉过浅或镇痛不全。

（4）麻醉操作　浅麻醉下喉镜窥视以及气管插管。

（5）缺氧和 CO_2 蓄积

（6）其他　① 颅内手术牵拉或刺激脑神经。② 颅内压升高。③ 体外循环流量过大或周围阻力增加。④ 使用升压药不当。⑤ 尿潴留。⑥ 寒冷及温度过低。⑦ 术后伤口疼痛、咳嗽、恶心呕吐等。术后呕吐时交感神经系统活性增加，心率明显增快和血压升高。⑧ 术后因麻醉作用消失，血容量过多，致血压升高。

58.2.5　麻醉前用药

患者进入手术室时多数精神较紧张，儿茶酚胺增多，血压升高。因此，应有良好镇静，适当加大麻醉前用药的剂量。一般手术前晚口服咪达唑仑 5～7.5 mg，手术晨肌注咪达唑仑 5 mg，哌替啶 50 mg，如心率较快，可不用阿托品，改用格隆溴胺或东莨菪碱。

442

58.3　监测

58.3.1　常规监测

（1）ECG　Ⅱ、V5 导联及 ST 分析。

（2）SpO_2　全麻加用 $P_{ET}CO_2$。

（3）NIBP。

58.3.2　特殊监测　病情重和手术大时选用。

（1）IBP　连续监测 IBP，可及时调控高血压患者血压变化。注意在血压较高时，有创血压与无创血压之差距增大，如收缩压在 180～200 mmHg 时，差值达 30～40 mmHg，必要时应调 0 点或与无创血压对照。

（2）CVP　病情重和大手术时常规选用，CVP 可指导输血、补液，监测右心功能，对稳定血压起重要作用。

（3）肺动脉压　较少使用，必要时如心力衰竭、ARDS、高危患者和出血较多手术等可考虑插入 Swan-Ganz 导管，监测肺动脉压和心输出量，指导心血管治疗。

（4）血气分析　监测氧合、通气功能、电解质和酸碱平衡。

58.4　全身麻醉

58.4.1　全麻诱导

（1）静脉诱导　用催眠剂量，常用咪达唑仑 2～3 mg，联合用丙泊酚 30 mg 或依托咪酯 0.2～0.3 mg/kg 静注，密切监测血压。

（2）镇痛药　芬太尼 6～8 μg/kg，注意心率变化，必要时用较大剂量芬太尼 10～20 μg/kg。

(3) 肌松药 中短时效非去极化肌松药,如 2～3 倍 ED$_{95}$ 维库溴铵或罗库溴铵。

全麻诱导是麻醉过程较危险阶段,应注意:① 一般采用慢诱导,使药物充分发挥作用,同时密切监测血压和心率变化。② 静脉全麻药剂量适宜,因为较大剂量可抑制心肌,扩张血管而导致诱导后低血压。③ 不用氯胺酮,因其能升高血压和增快心率。④ 必要时吸入异氟烷或七氟烷,或加大芬太尼剂量,调控血压。⑤ 保证充分氧合和满意通气。

58.4.2 气管插管时高血压防治

(1) 表面麻醉 喉部及气管内用 4% 利多卡因喷雾,5 min 后生效,喉镜置入暴露声门及气管插管动作应轻柔。

(2) 利多卡因 1.5 mg/kg,插管前 2 min 静注。

(3) 合理应用全麻诱导药 芬太尼 6～8 μg/kg,对防止气管插管时血压原有水平的 20%～30%,可避免血压反跳过高。

(4) 应用降压药物 插管前可选用:① 硝酸甘油 0.5 mg 稀释后滴鼻。② 尼卡地平 20～30 μg/kg 静注。③ 乌拉地尔 12.5～25 mg 静注。④ 艾司洛尔 50～150 mg 静注。⑤ 拉贝洛尔 0.05～0.1 mg/kg 静注。

58.4.3 全麻维持

(1) 全麻诱导后吸入异氟烷或七氟烷 0.8～1.0 MAC,血压不易控制时可增加 MAC。

(2) 连续输注丙泊酚 4～20 ml/h。

(3) 间断静注 芬太尼、肌松药及咪达唑仑。

(4) 上述药物按麻醉深浅和血压高低,调节剂量和浓度,手术结束前停用吸入麻醉药,丙泊酚可用至拔管前后。

(5) 麻醉期间发生高血压可选用上述降压药。

58.4.4 全麻恢复期处理

手术结束后麻醉变浅,由于气管导管刺激、疼痛不适、尿潴留、恶心呕吐或伴低氧血症和高碳酸血症等均可致血压升高,高血压患者血压反应更为明显,因此,应积极和正确处理,维持血压稳定。

(1) 去除导致高血压的原因。

(2) 手术结束时即刻使用镇痛泵镇痛。

(3) 拔管前应用降压药(与气管插管时相同)。

(4) 拔管后根据血压高低选用抗高血压药,采用静脉持续输注法调控血压。

(5) 符合拔管指针可早期拔管,应在镇静下拔管,以减轻血压波动。

58.5 连续硬膜外阻滞

连续硬膜外阻滞用于高血压患者有许多优点:① 用局麻药后使血管扩

张,血压容易控制。② 硬膜外阻滞具有全身作用。③ 术后恢复较快。④ 可进行术后镇痛,但高血压患者施行连续硬膜外阻滞应注意以下事项:

(1) 充分术前准备(与全麻相同) 特别是正确使用抗高血压药物调控术前血压,同时纠正水和电介质紊乱,尤其是低血钾。

(2) 确保硬膜外阻滞操作安全和效果良好。

(3) 试验量从小剂量开始(3~4 ml),并分次用药,避免阻滞范围过广而导致低血压。

(4) 防治低血压 高血压患者的血管调控机能较差,硬膜外阻滞后血管扩张,如术中出血,则常发生低血压,应加以防治。血压有下降趋势时,小剂量应用升压药,如去氧肾上腺素 0.1~0.3 mg 静注,并适当补充容量,以维持血压正常。高血压患者对升压药的反应个体差异大,有时常规剂量升压药,血压可异常升高,有时因酸碱失衡或血容量不足,反应较差,所以必须调整剂量和用药品种。总之应全面考虑,才能维持血压稳定。

(杭燕南)

59　心脏病患者非心脏手术麻醉

心脏病患者施行非心脏手术,多数为冠心病患者,先心病和风心病患者相对较少,施行非心脏手术以腹部、泌尿、骨科手术为多,产科手术有先心病和心肌病。而急症、大手术、失血多和高龄患者的风险较大。

59.1　麻醉前病情估计

59.1.1　危险因素预测

59.1.1.1　Goldman 心脏高危因素计分(表 59-1)

表 59-1　Goldman 心脏高危因素计分表

(1) 年龄大于 70 岁	10
(2) 6 个月以内心肌梗死	5
(3) S3 奔马律和颈静脉怒张	11
(4) 重度主动脉狭窄	3
(5) ECG 显示非窦性心律或房性早搏	7
(6) 室性早搏大于 5 次/min	7
(7) 全身情况差:PaO$_2$ 小于 60 mmHg 或 PaCO$_2$ 大于50 mmHg,血钾小于 3 mmol/L,HCO$_3$ 小于 29 mmol/L,BUN 大于 17.85 mmol/L (50 mg/dl)或 Cr 大于 265.2 μmol/L(3 mg/dl),慢性肝病或 SGOT 升高	3
(8) 腹腔、胸腔或主动脉手术	3
(9) 急症手术	4
共计	53

注:手术时间长和血流动力学不稳定的患者更危险。

Goldman 计分共分 5 级,1 级:0～5 分,死亡率为 0.2%,2 级:6～12 分,死亡率为 2%,3 级:13～25 分,死亡率为 2%,4 级:26 分,死亡率为大于 56%,3 级和 4 级的手术危险性较大,4 级患者只宜施行急救手术。

59.1.1.2 心功能与心脏危险因素、并发症及心源性死亡的关系(表 59-2)

表 59-2 心功能、心脏危险因素积分和围手术期
心脏并发症及心脏原因死亡的关系

心功能分级	总分数	心因死亡(%)	危及生命的并发症*(%)
I	0～5	0.2	0.7
II	6～12	2.0	5.0
III	13～25	2.0	11.0
IV	不小于 26	56.0	22.0

注: * 非致命心肌梗死、充血性心衰和室速。

59.1.1.3 2002 年美国心脏病学会(ACC/AHA)围术期心血管危险性估计

围术期心血管高危因素(心肌梗死、心力衰竭或死亡)见表59-3。

表 59-3 围术期心血管高危因素

高危(心源性死亡小于 5%)
(1) 不稳定型冠状动脉综合征:急性(7 d)或近期(1 个月)心肌梗死,不稳定型或严重心绞痛。
(2) 失代偿性心力衰竭及严重心律失常:重度房室传导阻滞及心脏病伴症状明显的室性心律失常。心室率不能控制的室上性心律失常。

中危(心源性死亡小于 5%)
(1) 轻度心绞痛(加拿大分级 1～2)。
(2) 心肌梗死病史或 Q 波异常。
(3) 代偿性心力衰竭或有心衰病史。
(4) 糖尿病(胰岛素依赖型)。
(5) 肾功能不全。

低危(心源性死亡小于 1%)
(1) 高龄。
(2) ECG 示室肥大、左束支传导阻滞、ST-T 异常。
(3) 非窦性心律(房颤)。
(4) 心脏功能差(不能上楼)。
(5) 脑血管意外史。
(6) 不能控制的高血压。

2007 年 ACC/AHA 对心脏病患者非心脏手术的指南进行了更新,提出只有在可以改变治疗方案时才进行心脏特异性检查;术前评估和治疗应根据患者的状态和手术的风险综合考虑,并指出不稳定性冠状动脉综合征、失代偿性心衰、严重的心律失常和严重的瓣膜病变四种高危情况下必须完善术前心脏检查和治疗措施。还对冠心病患者术前介入治疗以及介入治疗后手术时机等进行更新。2009 年 ACCF/AHA 针对围手术期 β 受体阻滞药的应用对该指南进行了进一步完善,可作为临床麻醉工作的参考和依据。

2014 年 ACC/AHA 指南推荐对围术期冠心病的心脏评估步骤为:第一步:对于有冠心病或冠心病危险因素并拟行手术的患者,首先评估手术的紧急性。第二步,如果手术紧急或择期,明确患者是否有急性冠脉综合征。如果有,则根据不稳定型心绞痛/非 ST 段抬高型心肌梗死和 ST 段抬高型心肌梗死的临床实践指南和药物治疗指导指南(GDMT)进行心脏病学评估和治疗。第三步,如果患者有稳定型冠心病的危险因素,结合临床或外科风险估计围手术期主要心脏不良事件(MACE)的风险。可使用美国外科医师协会的 NSQIP 风险计算器结合修订的心脏危险指数(RCRI)估计手术风险。第四步,如果患者出现 MACE 的风险较低,无须进行进一步检测,患者可以开始手术。第五步,如果患者出现 MACE 的风险升高,使用如 Duke 体能状态指数(DASI)等客观检测方法或量表评估患者体能,如果患者具有中度、较好的或优秀的体能不小于 4METs,无须进一步评估即可进行手术。第六步,如果患者体能差小于 4METs 或未知,临床医师应咨询患者和围手术期团队,以明确进一步的检测是否会影响围手术期治疗和患者的选择,如选择原来的手术或接受冠状动脉旁路移植手术(CAGB)或经皮冠状动脉介入治疗(PCI)的意愿均依据检测的结果。第七步,如果检测不影响决策选择或治疗,可按 GDMT 进行手术或考虑替代的治疗策略,如无创治疗或对症治疗。

Lee TH 改良的心脏危险指数(表 59-4),将外科手术的风险整合入术前评估体系,指出高风险手术、缺血性心脏病、心功能不全病史、脑血管病、需胰岛素治疗的糖尿病、慢性肾功能不全(血肌酐不小于 176.8 μmol/L)为 6 项独立的危险因素,合并 0、1、2 或不小于 3 项危险因素者严重心脏并发症的发病率分别为 0.5%、1.3%、4% 和 9%。

表 59-4 改良的心脏危险指数

外科高风险手术	腹腔内、胸腔内和大血管手术等
缺血性心脏病	心肌梗死病史,心绞痛发作或既往心绞痛病史,运动试验阳性,舌下含服硝酸甘油,ECG 上有 Q 波,既往曾有 PTCA 或 CABG 史,且缺血性心绞痛再发生

（续　表）

外科高风险手术	腹腔内、胸腔内和大血管手术等
心功能不全病史	
脑血管病	TIA 或脑卒中病史
需胰岛素治疗的糖尿病	
慢性肾功能不全	血肌酐不小于 176.8 μmol/L

59.1.1.4　不同程度的代谢能量需要（表 59-5）

根据 Duke 活动指数（Duke Activity Status Index）和 AHA 运动标准估计不同活动程度代谢能量需要，以代谢当量（MET 为单位）。

表 59-5　不同活动程度所需代谢能量估计

1MET	能在室内活动，生活自理，以每小时 3.2～4.8 km 速度行走 1～2 条街
小于 4METs*	能在家中干活（清洁工作或洗衣服），平地行走 3.2～4.8 km
大于 4METs	能上一楼或走上小山坡，以每小时 6.4 km 速度平地行走或每小时走 6.4 km。能短距离跑步或干重活（拖地板或搬家具等）。能参加中等度体育活动（打高尔夫球、保龄球、双打网球及打棒球等）
10METs	参加较强运动（如游泳、单打网球、打篮球、踢足球或滑雪等）

注：* 心脏病患者施行非心脏手术小于 4METs 则患者耐受力差，手术危险性较大。大于 4METs，临床危险性较少。

59.1.1.5　手术范围大小的危险性（表 59-6）

表 59-6　手术范围大小的危险性

高　危	中　危	低　危
急症大手术	颈动脉内膜剥脱术	内腔镜手术
心脏瓣膜手术	头颈部手术	白内障手术
大血管手术	胸腔手术	乳房手术
长时间手术大于 3 h	腹腔手术	电休克治疗
大量失液和失血	大关节置换术	体表手术
		前列腺活检

具有高危因素、全身耐受能力较差的急症大手术属高危患者、死亡率较高。下列情况应加强准备并推迟手术：① 高危预测因素或伴有全身耐受力差的中危预测因素。② 低危预测因素＋较差全身耐受力。③ 中危预测因素＋中等全身耐受力＋重危手术。

59.1.2 心脏病患者非心脏手术围术期心肌再梗死

心脏病患者非心脏手术围术期心肌再梗死率及死亡率见表59-7。所有外科手术患者心肌梗死率为0.2%,心肌梗死后3~6个月为1%~2%,小于3个月为15%,有GABG史为1%~2%。

表59-7 心脏病患者非心脏手术围术期心肌再梗死率及死亡率

作　　者	心肌梗死手术患者死亡率			心肌再梗死率
	0~3个月	4~6个月	6个月	
Rao -Jacobs and El-Err (1983)	37%	16%	5%	66%
Shah, Kleinman and Sami et al. (1990)	27%	11%	4.1%	69%
Steen and Tarhan (1978)	5%~8%	2.3%	1.5%	36%
Tarhan and Moffitta (1972)	4.3%	0	5%~7%	23%

59.1.3 并存症

(1) 糖尿病　糖尿病与无糖尿病相比心肌梗死、高血压和周围血管疾病的发病比率较高,因此,必须在糖尿病得到良好控制(空腹血糖小于9~10 mmol/L)后才能施行手术。

(2) 高血压　冠心病与高血压常同时并存,高血压患者脑、肾血压自动调节限度上移,严重高血压DBP大于120 mmHg,麻醉诱导和维持常易发生低血压,术前血压控制不好,血压大于170/90 mmHg术后高血压发生率为35%,并有23.8%患者术后发生短暂神经精神障碍。

(3) 肾功能不全　肾动脉硬化,肾血流灌注不足,可引起肾功能损害和水电解质紊乱。

(4) 脑血管疾病　易发生脑缺血。

(5) 甲状腺功能减退　可引起严重低血压,并易发生心动过缓。

59.2 麻醉前准备

59.2.1 调整心血管用药

(1) 抗高血压药　一般血压控制在160/90 mmHg。最好为140/90 mmHg如术前1 d血压仍较高,术晨应口服1次抗高血压药。

(2) 洋地黄　主要用于控制房颤患者的心室率,根据心率决定用药时间和剂量,可用至术前或手术当天。

(3) 利尿药　常用于高血压或心力衰竭的术前准备,如使用利尿药的时间较长,应特别注意发生低血钾,术前需补钾纠正,一般主张术前2 d停药。

(4) β受体阻滞药和钙通阻滞药　这两类药对心肌有保护作用,术前不应停药,可用至手术当日。

59.2.2　麻醉前用药

按常规使用,但镇静和阿片类药剂量减小宜。

59.2.3　必要的检查

(1) 病史和体检　① 生活和体力情况。② 胸闷、心绞痛、夜间不能平卧史。③ 其他重要脏器疾病:糖尿病、高血压、脑血管病。④ 心率、心律、血压等。

(2) 心电图　15%冠心病患者常规心电图阴性,必要时做 24 h 动态心电图检查及心电图运动试验。

(3) 超声心动图　可了解心脏收缩和舒张功能,左心室射血分数(LVEF)小于 35%指示心脏功能极差,心衰、心肌梗死发生率高。

(4) 冠状动脉造影　指征:① 休息时心绞痛,药物难以控制。② 近期心绞痛加重。③ 心电图运动试验阳性。④ 双嘧达莫-铊闪烁照相有逆向缺损。⑤ 超声心动图应激试验提示缺血。

(5) 实验室检查　常规血气分析和电解质测定、肌钙蛋白及BNP 等。

59.2.4　必要的准备

(1) 内科治疗　① 治疗心律失常。② 控制高血压。③ 改善心脏功能。

(2) 纠正水、电解质和酸碱紊乱,特别应纠正低血钾。

(3) 急症手术　尽可能完成上述一些准备,同时在有限的时间内进行心电图、血气和电解质检查,处理心律失常(如快速房颤)或心力衰竭,支持心功能。

59.3　麻醉选择和应用

59.3.1　椎管内阻滞

(1) 骶管阻滞　对循环动力学无显著影响,阻滞完全适用于肛门、会阴区手术和膀胱镜检查。

(2) 蛛网膜下腔阻滞　仅适用于会阴、肛门和下肢手术,且平面必须控制在 T10 以下,但蛛网膜下腔阻滞用药量小,阻滞完全是其优点,若阻滞平面较广,对血流动力学影响大,会引起血压急剧下降,用于心脏病患者有一定危险。心功能Ⅱ级以上应列为禁忌。

(3) 连续硬膜外阻滞　可分次小量经导管注入局麻药液,阻滞范围可以适当控制,对血压影响也较缓和。先心病晚期妊娠剖宫产也可选用连续硬膜外阻滞。术后可保留导管进行镇痛,效果确切,并有利于减少术后心、肺并发症。

59.3.2　全身麻醉

(1) 全麻诱导　丙泊酚使外周阻力降低和心肌收缩性减弱,血压下降,但心率变化不明显。咪达唑仑使血压和外周阻力降低。氯胺酮兴奋交感神经,心率增快和血压升高,因而氧消耗增加。依托咪酯用0.2～0.3 mg/kg诱导剂量,心率、外周阻力和心输出量的变化不明显。肌松药中选用罗库溴铵或顺式阿曲库铵则心率无明显变化。

(2) 全麻维持 可采用静吸复合麻醉,适当麻醉深度,吸入全麻药小于 1 MAC,以免心肌抑制。选择七氟烷或异氟烷保持血流动力学稳定。

59.3.3 全麻复合硬膜外阻滞

心脏病患者施行胸、腹部手术,可应用全麻复合硬膜外阻滞,有利于稳定呼吸和循环功能,但容易发生低血压,需补充容量,维持 CVP 在正常范围,必要时应用升压药,防治严重低血压发生。

59.3.4 麻醉管理

(1) 维持氧供/需平衡 麻醉期间应避免心肌供氧减少和需氧增加的因素,减少发生心肌缺血。为了防治心肌缺血,可采用以下措施:① 避免缺氧和二氧化碳潴留,同时 $PaCO_2$ 不低于 30 mmHg。② 维持血流动力学稳定,防止血压显著升高或降低,避免心动过速。③ 及时纠正水、电解质和酸碱紊乱。④ 避免输血、输液过多,以免加重心脏负荷。

450

(2) 确保麻醉诱导和维持稳定 不管是全麻或部位麻醉均应根据病情及监测指标恰当选用药物,调整剂量,镇痛和肌松完全,满足手术要求,同时对重要脏器功能无明显影响。

(3) 加强监测和及时处理 老年心脏病患者施行非心脏手术麻醉期间,应加强呼吸和循环功能监测,包括常规 ECG、NIBP、SpO_2、$P_{ET}CO_2$ 及 CVP 和尿量,其中 ECG 监测中应包括 II 和 V_5 导联,以便较敏感地监测心肌缺血的心电图表现。对病情较重的患者,选用有创血压监测,以便连续观察其变化。疑有左心功能不全患者,必要时可置入 Swan-Ganz 漂浮导管,测定 PCWP 和心输出量,以便指导心血管治疗。

59.4 各种心脏病麻醉的特点

59.4.1 肺源性心脏病

慢性肺源性心脏病有阻塞性和限制性通气功能障碍及换气功能障碍,伴有低氧血症和高碳酸血症。右心室负荷增加,心输出量降低、肺动脉高压,最后发展为右心衰竭。临床上有典型的 ECG 表现,包括 P 波高尖,称为"肺型 P 波",P 波大于 0.25 mV,电轴极度右偏,显示高 R 波和 V5 深 s 波,右室肥大,并有右束支传导阻滞。此类患者在麻醉手术前充分准备,控制呼吸道感染,改善呼吸功能,同时低浓度吸氧,应用利尿药及正性肌力药,有肺动脉高压考虑选用米力农,支持心脏功能。麻醉药选择应避免引起支气管收缩及对心肌的进一步抑制,维持水和电解质平衡,以及血流动力学稳定,围术期必须加强呼吸和循环功能监测,术毕不能立即拔除气管导管,可用机械通气支持呼吸,并加强呼吸道管理,使呼吸和循环功能逐渐恢复。

59.4.2 瓣膜性心脏病

应做好充分术前准备。房颤患者,应控制心室率于 70～80 次/min。如患者出现肺水肿先兆,常与焦虑有关,伴心室率增快,外周血管收缩,除加用适量的洋地黄类药外,立即缓慢静注吗啡 5～10 mg、面罩加压供氧、必要时采用增强心肌收缩药。待情况稍稳定立即开始全麻诱导。术中注意调整输血补液量,预防术后肺水肿。瓣膜性心脏病患者非心脏手术麻醉要点见表 59-8,如能达到预期目标,则麻醉期间可维持血流动力学稳定。

表 59-8　瓣膜性心脏病患者非心脏手术麻醉要点

病　　变	前负荷	后负荷	目　　标	避　　免
主动脉瓣狭窄	增加	增加	保持窦性节律	心动过速、心动过缓、低血压
主动脉关闭不全	增加	正常	增加前向血流	心动过缓
二尖瓣狭窄	正常	降低	控制心室率	心动过速、肺血管收缩
二尖瓣关闭不全	增加		轻度心率过速	心肌抑制

59.4.3 慢性缩窄性心包炎

心脏活动受限,心输出量常减少,血压偏低和脉压窄,常有呼吸困难、静脉压升高、肝肿大、胸腹水等。病情严重者应先解决缩窄心包才能进行常规择期手术。患者麻醉的主要危险是动脉血压下降,心率减慢和心肌抑制,特别是麻醉诱导期。麻醉要点:循环时间延长,静脉麻醉药起效缓慢,在严密监测下缓慢滴定。谨记心率增快是患者唯一的代偿性增加心输出量的方式。诱导可考虑使用氯胺酮,以适当增加心率或用依托咪酯。避免气道压力过高导致回心血量减少,避免使用PEEP。

59.4.4 冠心病

(1) 病情估计　一般认为心肌梗死后 6 个月内不宜进行非心脏手术手术,主要是心肌再梗死机会多,再发后死亡率仍可达 50%。近年发现,即使手术患者以往或 6 个月内有过心肌梗死史,围术期心脏并发症与死亡率也根据病变严重程度而定,有下列情况者较严重:① 多次心肌梗死。② 心衰症状与体征。③ 左心室舒张末压大于 18 mmHg。④ 心脏指数小于 2.2 L/(min·m²)。⑤ 左心室射血分数小于 40%。⑥ 左心室造影显示多部位心室运动障碍。⑦ 体能差。心肌梗死后外科择期手术可延迟至梗死后 6 个月;急诊手术病情危及生命当需进行,应采用全面血流动力学监测,尽量维持循环功能稳定、缓和应激反应和保持心肌氧供需平衡;恶性肿瘤估计可切除,如患者属低危,一般梗死后4～6周就可考虑进行外科手术,仅在高危患者则进行超声心动图等检查根据心脏情况由心脏内外科医师讨论后决定。

（2）介入治疗后择期非心脏手术的时机选择 ① 非心脏手术如必须在12个月内进行,患者又有PCI的明确指证,可考虑行球囊扩张术或裸金属支架置入术。球囊扩张术后30 d,裸金属支架置入后4～6周再行非心脏手术。② 如置入药物洗脱支架,原则上12个月内不行择期非心脏手术。③ 如果非心脏手术不能推迟到30 d以后,则冠脉血管再通术不能改善短期生存率,可以考虑围手术期使用β受体阻滞药,术后再考虑冠状血管再通术。

（3）冠心病患者的麻醉要点 监测HR,IABP,RPP,ST段,预防交感活性,增加和儿茶酚胺释放。① 解除焦虑,适当用阿片类药。术中使用吸入麻醉药和β阻滞药。② β阻滞药持续服用手术前。③ 避免高血压和心动过速。④ 避免贫血,保持Hb大于100 g/L。⑤ 维持冠脉灌注压:理想水平为120/80 mmHg左右。采用输液、去氧肾上腺素或调控麻醉深度等方法。⑥ 适当抑制心肌收缩力:可降低心肌需氧量,可用β阻滞药或/和吸入麻醉药。⑦ 注意保温,避免低体温。⑧ 避免过度通气。

59.4.5　心脏传导阻滞

严重窦性心动过缓、充血性心衰,心律失常需药物治疗,而此类药物又会抑制心脏基本节律,当停搏期大于3.0 s或基本节律小于40次/min,术前应安装心脏起搏器。此外,房室结功能不全,心动过缓已引起临床症状,急性心肌梗死后持续进行性Ⅱ度房室阻滞伴有临床症状和有症状的双束支传导阻滞等亦应考虑术前安装起搏器,以保证术中安全。一般认为单纯双束支传导阻滞,患者无任何症状,麻醉期间很少会发展到完全性传导阻滞。因此,术前如心率无心动过缓一般不必安装临时起搏器。

59.5　并发症及注意事项

59.5.1　低血压

主要原因:① 失血,血容量绝对或相对不足。② 全麻过深或麻醉药对心血管的抑制作用。③ 心律失常。④ 体位改变。⑤ 缺氧和/或二氧化碳潴留。⑥ 椎管内麻醉阻滞平面过高。⑦ 心衰或心肌梗死等。处理应针对原因加以纠正。参照CVP或PCWP补足血容量,调整麻醉深度和维持良好通气。至于低血压由于外周血管阻力降低所引起(全麻药的血管扩张作用、脊麻、硬膜外阻滞),可先适当补充血容量,然后应用去氧肾上腺素0.1～0.3 mg静注,由于剂量小、作用时效短可按需重复。若同时伴有心率减慢可加用阿托品0.2～0.5 mg静注或麻黄碱5～10 mg静注,升压不明显则可改用多巴胺和/或小剂量去甲肾上腺素持续静脉输注。低血压因心功能不全引起,时常伴有血管阻力增加、心输出量低,合理调整血容量后,应静脉持续输注增强心肌收缩药和小剂量血管扩张药。

59.5.2　高血压

原因:① 患者原有高血压及精神紧张、术前用药量不足,入手术室时血压增高。② 全身麻醉深度不够或部位麻醉止痛不全。③ 气管插管或外科操作引起强烈的交感应激反应。④ 早期缺氧、二氧化碳蓄积。⑤ 输血、输液过量等。处理:① 针对原因预防为主。② 调整麻醉深度,保证完全止痛。③ 保持良好的通气,使动脉血气、pH 在正常范围。④ 应用降压药:高血压伴心率增快,可静注拉贝洛尔 2.5～5 mg;亦可用短效 β 受体阻滞药艾司洛尔,尤适用于交感、肾上腺能应激引起的血压升高。乌拉地尔(urapidil)降压作用缓和,对心率影响甚小,极少将血压降至较低水平,无血压反跳,使用相对比较安全。尼卡地平是钙通道阻滞剂,也可用于降压。

59.5.3　心功能不全

一般采用利尿、强心和改善心脏负荷等措施。具体步骤:① 建立良好的通气,充分氧供,使用气道持续正压或呼气末正压。② 静注吗啡5～10 mg(非全麻患者)。③ 室上性心动过速或快速房颤等可应用洋地黄类药,必要时也可用胺碘酮或 β 受体阻滞药。④ 肺水肿伴可疑容量过荷时静注呋塞米。⑤ 应用多巴胺增加心肌收缩力,依据效应调节用量。⑥ 应用血管扩张药减轻心脏前、后负荷和心肌耗氧量。硝酸甘油扩张静脉、降低心脏前负荷为主,由于较少引起动脉舒张压下降,特别适用于冠心病患者。

59.5.4　心律失常

详见"第 88 章心律失常处理"。

59.5.5　注意事项

(1) 确保呼吸道通畅,加强气道管理,必要时进行呼吸支持,防治低氧血症和呼吸衰竭。

(2) 维持血流动力学稳定,除了低血压之外,术后因疼痛或低氧等原因,常易发生高血压和心动过速,加重心肌缺血,甚至可并发心肌梗死。因此,必须加强监护,及时处理,合理应用硝酸甘油或 β 受体阻滞药及抗高血压药物。

(3) 补足血容量,避免脱水或液量过多,维持水、电解质平衡。

(4) 维持体温正常,避免低温和寒战。

(5) 正确进行术后镇痛,确保患者基本无痛,但也应注意避免镇痛、镇静药过量。

(周仁龙　杭燕南)

60　肝功能障碍患者麻醉

麻醉和手术可能使肝功能障碍患者加重肝功能损害。因此,应充分进行术前肝储备功能的评估和必要的术前准备,包括:① 了解麻醉药物在肝功能障碍患者体内过程的改变。② 了解麻醉药物及麻醉操作对肝脏功能的影响。在此基础上选择最佳麻醉方案及麻醉和围术期管理。

60.1　肝功能障碍的病理生理

(1)心血管功能的改变　总的特点为高动力状态,心排血量和循环容量增加、外周血管阻力降低(外周血管扩张),而灌注压、心率和动脉压则正常。动静脉分流增加,动静脉血氧含量差降低及静脉氧含量升高,门静脉血流减少。

(2)呼吸功能及肺循环的改变　肝硬化门脉高压患者红细胞2,3-二磷酸甘油酸(2,3-DPG)含量升高,导致血红蛋白与氧的亲和力下降,氧离曲线右移,最终引起低氧血症(表60-1)。

表60-1　肝硬化患者低氧血症的原因

氧离曲线右移
通气/血流比例失调(损伤缺氧性肺血管收缩机制)
腹水引起通气不足
细胞外液体增加导致肺弥散能力下降
肺内右向左分流增加
肺内蝴蝶痣
门肺静脉交通
激素物质(扩血管物质如胰腺高血糖素、铁蛋白、血管活性肠肽)

(3)血液及凝血功能改变　① 血细胞比容由于血容量增加或由于胃肠道出血而下降。② 白细胞及血小板减少,通常与脾功能亢进及乙醇诱导的骨髓抑制有关。③ 大多数肝硬化患者有凝血功能的改变。

(4)蛋白质代谢的改变　① 低蛋白血症。② 甲胎蛋白(AFP)重现。③ 血浆氨基酸含量升高。④ 尿素合成减少。低蛋白血症,影响麻醉药的体内代谢过程,血中与血浆蛋白结合的药物浓度相对减少,游离药物浓度增多,从而增强药物的作用,所以术中应适当减少药物的用量。血浆氨基酸含量特别是芳香族氨基酸升高,尿素合成减少致血氨增加,是肝昏迷的主要原因。

(5)糖类代谢的改变　肝脏是维持血糖的重要器官,肝功能障碍患者易发生低血糖,糖耐量降低,血中乳酸和丙酮酸增多。肝功能障碍时,利用乳酸再合成糖原的能力降低,以致血中乳酸浓度增高。因此在肝病手术过程中,应注意监测调控血糖水平。

(6)脂类代谢的改变 肝功能障碍时脂肪代谢的突出改变为脂肪肝形成和胆固醇代谢障碍。临床上可根据血清胆固醇的含量推测肝功能损害的程度。

(7)激素代谢的改变 肝细胞功能障碍时,由于激素灭活能力减弱,对机体产生一系列影响。

(8)电解质代谢的改变 常发生低钾血症、低钠血症以及低钙血症。

(9)肝脏解毒功能的改变 药物在体内的分布、代谢或排泄发生改变,而易发生药物中毒。

60.2 麻醉对肝脏的影响

60.2.1 麻醉对肝血流的影响(表60-2)

表60-2 麻醉药和麻醉方法对肝血流的影响

药 物	心排血量	肝动脉血流	门静脉血流
异氟烷	→或↓	↑	↓
地氟烷	→或↓	↑	↓
七氟烷	→或↓	↑	↓
氟 烷	↓	↓	↓↓
硫喷妥钠	↓	↓	↓
丙泊酚	→或↓	↑	↓
依托咪酯	→或↓	↑	↓
芬太尼	→	↑	↓
硬膜外阻滞	→或↓	→或↓	↓
蛛网膜下腔阻滞*	→或↓	→或↓	↓

455

注:*与阻滞平面及患者情况有关。↑增加;↓减少;→基本不变。

60.2.2 麻醉药在肝内的代谢和对肝功能的影响(表60-3)

表60-3 常用麻醉药的代谢和对肝功能的影响

药 物	体内代谢	肝功能影响
吸入麻醉药		
氧化亚氮	在体内几乎不分解	无毒性
氟烷	60%~80%以原形由呼吸道排出,约20%在肝内代谢	代谢产物可引起氟烷性肝炎
恩氟烷	80%以上仍以原形从呼吸道排出,约2.5%在肝内代谢	对肝有轻度毒性,肝病患者应慎用

药 物	体内代谢	肝功能影响
异氟烷	99%以上以原形从呼吸道排出,其余代谢类于恩氟烷	对肝功能未见严重影响,但应用于肝病患者应慎重
七氟烷	生物转化程度很低,1%~5%在体内代谢	不具有肝毒性或肝毒性甚小
地氟烷	极少在体内代谢,其代谢率为0.01%~0.02%	肝毒性很低,肝功能损害患者无需调节剂量
静脉麻醉药		
硫喷妥钠	主要在肝代谢,只有极少部分在肾和其他部位代谢	诱导剂量对肝功能无明显影响,肝功能不全患者用药宜减量
丙泊酚	主要经肝脏代谢,可能存在肝外代谢	目前未见肝功能损害,肝硬化患者的时效延长有限
地西泮	主要经肝脏代谢	肝病患者半衰期加倍延长,用量要大大降低
咪达唑仑	主要经肝脏代谢	消除半衰期延长,故应减量
氯胺酮	主要在肝内代谢	代谢产物对肝无毒性,可用于肝病患者,但用量要酌减
依托咪酯	主要在肝脏和血浆被酯酶迅速水解	代谢产物对肝功能无不良影响,肝病患者可以使用
羟丁酸钠	主要在肝内代谢,最终降解成CO_2和水	对肝无毒性作用,即使黄疸患者也可选用
麻醉性镇痛药		
芬太尼	主要经肝脏代谢	肝病患者可使用该药,但宜减量
瑞芬太尼	主要通过血和组织中非特异的酯酶水解	用于肝病患者较安全
肌松药		
琥珀胆碱	被肝细胞合成的假性胆碱酯酶分解	肝病患者不宜长时间使用,以免发生难以逆转的呼吸抑制
筒箭毒碱	主要经肾排泄,其次为肝胆系统	肝病患者用量应减少
潘库溴铵	主要经肾排泄,约10%~20%经肝脏代谢	肝病患者其半衰期延长近一倍,应注意其后续作用
维库溴铵	主要经肝脏代谢,约10%~20%经肾排泄	肝病患者不宜使用
阿曲库铵	主要通过 Hoffmann 清除反应,不受肝、肾功能、假性胆碱酯酶等生物学过程影响	肝病患者使用阿曲库铵无甚影响且不延长时效

60.3 术前评估和准备

60.3.1 肝功能评估

Child(1964 年)将血清胆红素、腹水、人血白蛋白浓度、凝血酶原时间及一般状况等 5 个指标的不同程度,分为三个层次(1,2,3)进行计分,5 个指标的最低分为 5 分,最高分为 15 分,根据计分的多少分为 A、B、C 三级。由于一般状况常不易计分,其后 Pugh 将肝性脑病的有无及其程度代替一般状况,即 Child-Pugh 改良分级法(表 60 - 4)。Child-Pugh 改良分级法分三级,A 级为 5～6 分,手术危险度小;B 级为 7～9 分,手术危险度中等;C 级为 10～15 分,手术危险度大。

表 60 - 4 **Child-Pugh 肝脏疾病严重程度分级**

变 量	分 值		
	1	2	3
白蛋白(g/L)	大于 35	28～35	小于 28
总胆红素(μmol/L)	小于 34	34～51	大于 51
腹水	无	少量	较多
肝性脑病(分级)	无	Ⅰ～Ⅱ	Ⅲ～Ⅳ
凝血酶原时间延长(s)	小于 4.0	4.0～6.0	大于 6.0

457

60.3.2 术前准备

(1) 了解术前情况 ① 精神状态、营养状况、有无严重贫血、低蛋白血症、腹水、胸水、低血容量、电解质紊乱,特别是低钾血症。② 有无阻塞性或限制性呼吸功能不全。③ 心脏功能。④ 血肌酐、尿肌酐以及尿液浓缩情况。

(2) 加强营养 高蛋白质、高碳水化合物、低脂饮食,口服多种维生素,因胃纳差而进食量少者,必要时可经静脉途径补充,以求改善肝功能。

(3) 改善凝血功能 如口服维生素 K_3 或静注维生素 K_1。

(4) 纠正水电解质紊乱 纠正代谢性酸中毒和低血钾。

(5) 补充白蛋白 如总蛋白低于 45 g/L、白蛋白低于 25 g/L 或白、球蛋白比例倒置,必要时应输给足量的血浆或白蛋白,使血清总蛋白达 60 g/L,白蛋白达 30 g/L 以上。

(6) 纠正贫血 必要时可多次少量输血,争取血红蛋白高于 100～120 g/L,红细胞在 3×10^{12}/L(330 万/mm³)以上。

(7) 治疗腹水 应待腹水消退后稳定 2 周再行手术治疗,必要时手术前 24～48 h 放出适量腹水,以改善呼吸功能,但量不宜过多。

(8) 麻醉前用药量宜小,情况差或肝性脑病前期的患者,术前仅给阿托品即可。

60.4　麻醉选择

不同的麻醉方法各有其优缺点,选用时应根据手术类型,结合患者肝功能不全等具体情况作全面考虑。

(1)局部浸润麻醉和肋间神经阻滞　局麻和神经阻滞对肝脏无甚影响,但局麻药的代谢可能减慢,只要此种麻醉适用于该手术,宜优先选用。

(2)椎管内麻醉　连续硬膜外阻滞适用于许多肝脏外科手术,但要注意凝血功能障碍和血压降低的影响。

(3)全身麻醉　吸入麻醉药用于肝脏手术或肝病的非肝脏手术不应列为禁忌。目前临床使用的异氟烷、七氟烷、地氟烷代谢率极低,肝毒性作用很小。静脉全麻药丙泊酚和芬太尼也适用于该类手术。

(4)硬膜外阻滞复合全身麻醉　两者结合,扬长补短,使麻醉能充分满足手术要求,又避免麻醉药物和手术创伤应激的危害。

60.5　术中管理

(1)保证通气和充分供氧　严重肝病患者往往存在低氧血症,为防

止和纠正低氧血症,必须吸入高浓度氧,不宜用氧化亚氮。保证足够的通气,防止二氧化碳潴留。高碳酸血症可刺激交感神经系统兴奋,增加血管阻力,降低肝脏血流。此外,过度通气、潮气量太大或使用呼吸末正压通气也可使肝脏血流减少。而呼吸性碱中毒能增高血氨浓度,还可加重低血钾。将通气控制在适当范围,防止肝脏缺血缺氧造成的肝细胞损害。PEEP可减少肝血流,尽可能采用。维持正常通气,保证$PaCO_2 = 30 \sim 40$ mmHg。

(2)加强循环功能监测　围术期应使肝血流稳定在接近正常水平。大手术或术中出血多的患者,应用有创动脉压和中心静脉压监测。由于肝脏患者对低血压造成的缺血缺氧损害非常敏感,而且有时还伴有肾功能不全,术中出现低血压要及时纠正,但血管收缩药物要在血容量补足后使用,也不宜采用控制性降压。

(3)术中补液和输血　术中补液量应充足。严重肝脏疾病患者术中应控制输入含钠液体,晶体液的补充以醋酸林格液为最好,并保证术中尿量达到1 ml/(kg・h)。对于施行大手术的患者由于术中出血较多,术前要纠正凝血功能障碍,术中出血多应及时输血,而且尽量用新鲜血,因为大量输注晶体液和代血浆,血液过度稀释,会进一步加重肝组织缺氧和凝血功能障碍。大量输库存血也存在影响凝血功能,并能引起高血钾。必要时可应用止血药或输入凝血因子和冰冻血浆。应维持正常的血容量和灌注压,血细胞比容不小于25%。

(4)其他　长时间大手术可诱发肝昏迷,易被误诊为麻醉作用未消

退,应注意鉴别。此外,因为肝脏疾病患者的胃排空延迟,还应警惕误吸的危险性。

60.6　术后处理

(1)麻醉后应密切观察患者的心、肺、肝、肾及其他病情变化,注意血压、心率、呼吸、体温、ECG、血液生化和尿的变化,并注意有无出血或渗血需及时处理,维持呼吸、循环以及其他脏器功能稳定。

(2)对切除半肝以上、合并肝硬化或术前已有肝功能异常者,除术后积极加强保肝治疗外,还应给予适量的血浆或白蛋白。

(3)某些患者可能出现苏醒延迟,应分析原因及时处理。在患者呼吸、循环稳定的情况下,尽早拔管,因为控制呼吸可引起肝血流量的减少。

(4)术后适当给予镇痛药,避免使用对肝脏有损害的镇痛药。硬膜外腔注入吗啡比全身用药量小,加重肝性脑病的可能性也小,可以选用,但对凝血功能异常者禁用。

(5)术后应鼓励和帮助患者咳嗽,防止肺部并发症。

60.7　不同类型的肝病特点及麻醉处理

60.7.1　黄疸

(1)黄疸患者常存在有凝血酶原时间延长,术前应用维生素K以提高凝血酶原活性,如同时输给新鲜冰冻血浆,可减少术中出血的危险。

(2)黄疸患者于手术麻醉后,肾衰发生率增高,因而宜在术前、术中及术后保护肾脏功能。

(3)胆盐可引起迷走神经兴奋,易发生胆心发射,可引起心动过缓和心搏骤停,同时胆囊抬高后腔静脉回流受阻及分离暴露胆囊时将横隔上抬,使其运动受限,影响呼吸功能,故主张气管内全麻更为安全,并且密切监测 ECG 和预防性应用阿托品。

(4)如患者体温超过 38℃,但心率超过 120 次/min 而血压偏低可能发生中毒性休克。如术中有低血容量、心功能损害或水、电解质紊乱等也应及时处理,防止发生意外。

60.7.2　肝硬化

(1)肝硬化的病理改变是肝细胞坏死、瘢痕形成压迫血窦和门脉小支,使中央静脉变形,减少肝血流供应,故肝脏经常处于低氧状态,因而对低血压、缺氧耐受极差,一旦外加手术出血等损害,就易导致术后实质性肝功能衰竭。

(2)应及时补充血容量,禁用内脏血管收缩的药物,多巴胺的药量要控制。麻醉药的选择要考虑对肝血流的影响和是否加重肝功能的损害。

(3)严重肝硬化,合并门静脉高压,病性更复杂,如脾功能亢进、黄疸、腹水、凝血功能障碍、食管静脉曲张破裂出血以及肝昏迷等。腹水的患者术中应注意限制盐水摄入,严重腹水影响膈肌运动,术前应放腹水提高肺功能,但应在48 h内进行且需及时补充胶体提高血浆胶渗压。麻醉中应辅助和控制呼吸。肝硬化患者的各种凝血因子常不足,如有出血倾向,手术前后应静脉注射维生素K,术中最好输入部分新鲜血。疑有纤维蛋白原减少症或纤溶活性增加的患者,可应用纤维蛋白原制剂或6-氨基己酸。长时间和应激性大手术常继发肝昏迷,易误为麻醉的残留作用,用镇静药时要小心。

60.7.3 肝癌

可分为原发和继发肝癌,一般肝功能尚好,但要注意有无肝硬化的存在。根据肿瘤的大小及是否靠近肝门选择麻醉方式。麻醉中注意:

(1)加强呼吸管理　防止缺氧和二氧化碳潴留,随时注意肺扩张情况。呼吸循环尚未稳定前,不宜过早拔除气管导管。

(2)补充血容量　术前应充分做好输血准备,输血要及时且宜用新鲜血,同时补充钙剂。

(3)防止气栓　第三肝门即肝静脉进入下腔静脉处一旦撕裂可发生气栓,同时做好各种准备,积极进行抢救。

(4)注意保温　因体腔暴露面广,手术时间长,输入大量库存冷血可致体温过低,可于腹腔内灌注热盐水,同时采用加温输血等。

60.7.4 肝脏外伤或肝癌破裂出血

一般都需急诊手术止血,情况较危急,大多处于休克状态,故首选气管内全麻,术中应及时输血维持血压。重度休克者以清醒插管或静注氯胺酮,肌松药快速插管,而后以少量芬太尼、肌松药、低浓度异氟烷维持麻醉。

60.7.5 严重肝功能衰竭

手术都属于抢救性质,总死亡率可高达78%,如已出现昏迷,则生存率仅为17.6%,麻醉时要注意:

(1)昏迷患者对中枢神经系统抑制药特别敏感,药物需减量。

(2)患者对麻醉药的耐受性差,心血管系统易遭受抑制,应小量多次注药。

(3)昏迷患者,特别是有胃肠道出血者有误吸的危险。

(4)大量出血及凝血障碍均使病情复杂化,应有动脉压、中心静脉压及尿量等监测,保证静脉通路,及时补充血容量,输血应尽量采用新鲜血。

(5)肝肾综合征患者非常危险,尤应加倍注意围术期保肾治疗的一贯性。

(6)术后继续抢救,气管导管不应过早拔除,以利于继续给氧或机械通气。

61　肾功能不全患者麻醉

61.1　急性肾损伤患者的麻醉

61.1.1　病情特点

(1) 急性肾损伤(AKI)　是一组临床综合征，指突发(1～7 d 内)和持续大于 24 h 的肾功能突然下降。表现为氮质血症、水电解质和酸碱紊乱以及全身各系统症状，可伴有少尿小于 400 ml/24 h 或 17 ml/h 或无尿小于 100 ml/24 h。

(2) AKI 分为三类　① 肾前性：由低血容量、心功能不全、血管床容积扩大等导致肾血流量急剧减少。常发生于休克、大面积烧伤、急性腹膜炎等。② 肾性：包括肾小管、肾小球、肾间质及肾血管疾患。如严重挤压伤、烧伤、持久低血容量性休克、严重感染、误输异型血等。③ 肾后性：是肾以下尿路梗阻，如肾结石、神经源性膀胱或前列腺疾病等。

(3) 病程分期　① 少尿期：出现少尿(尿量小于 400 ml/d)或无尿(尿量小于 100 ml/d)。水电解质紊乱、代谢性酸中毒和氮质血症。肾脏排尿量急剧减少，体内水钠潴留，容易导致水肿，严重者可并发脑水肿、肺水肿和心功能不全。电解质紊乱为高血钾、低血钠、低血钙、高血磷和高血镁，其中高血钾的危害最大。氮质血症容易引起中枢抑制和出血倾向。② 多尿期：尿量大于每日 400 ml 时标志患者进入多尿期，是肾功能恢复的信号，但是由于大量的水电解质随尿液排出，可出现脱水、低血钾、低血钠等电解质紊乱。③ 恢复期：恢复期 6～12 个月，患者肾功能逐渐恢复。

61.1.2　麻醉前评估

61.1.2.1　肾功能评估

(1) 尿量和尿常规　了解每小时尿量及尿 pH 异常、蛋白尿、管型尿、脓尿等，肾脏浓缩尿的能力最先丧失，如果尿比重低于 1.018 或固定在 1.010～1.012，提示已有肾脏功能损害。

(2) 相关药物包括利尿剂、抗高血压药、钾剂、洋地黄制剂，并且注意有无接触肾毒性物质，如：氨基糖苷类抗生素、重金属和放射性物质等。

(3) 是否接受过透析治疗，透析的时间安排、方式和效果等。另外行动静脉瘘透析的患者，注意观察瘘口的感染情况，并在对侧开放静脉通路和测量血压。

(4) 血肌酐(Scr)、内生肌酐清除率(Ccr)　血肌酐，正常值：男：80～132 μmol/L(0.9～1.5 mg/dl)，女：62～115 μmol/L(0.7～

461

1.3 mg/dl),血肌酐增高多见于肾性中重度损害,内生肌酐清除率: $80\sim120$ ml/(min·1.73 m²)。肾前性以及早期的肾损害一般不会使血肌酐增高。

(5) 同时了解血浆电解质、血气分析、胸部 X 线摄片和心电图等。

61.1.2.2 围术期 AKI 的危险因素

(1) 年龄 年龄越大围术期发生急性肾功能不全的危险越大。

(2) 原有肾脏疾病严重程度 内生肌酐清除率在 $25\sim50$ ml/min,引起重视,在围术期注意保持肾脏有充足的血供;内生肌酐清除率小于 20 ml/min 表示肾功能严重的损害,通常需要透析。

(3) 心功能不全或进行心脏手术。

(4) 高血压、糖尿病、心功能和肝功能不全。

(5) 主动脉阻断、粥样斑块栓塞、低血压、血容量不足等造成的肾脏缺血再灌注损伤。

(6) 脓毒症和全身炎症反应综合征。

(7) 术中需要注射造影剂。

(8) 严重创伤增加围术期发生 AKI 的危险。

(9) 肾毒性药物 肾素-血管紧张素系统阻滞药,如血管紧张素转化酶抑制剂和选择性的血管紧张素 II 受体阻滞剂、抑肽酶、非甾体抗炎药;神经钙调蛋白抑制剂如他克莫司(tacrolimus)以及放射造影剂。

61.1.3 麻醉前准备

(1) 血液透析 血液透析能够纠正术前患者的大部分代谢紊乱如:高血钾、代谢性酸中毒、钠潴留等,心血管状态和高血压也能得到一定的改善。如果没有透析则会增加麻醉和手术的风险。一般要求术前应该达到血肌酐(Cr)小于 130.20 mmol/L;尿素氮(BUN)小于 35 mmol/L。ARF 进行肾脏替代治疗的具体标准:① 少尿,尿量小于 200 ml/12 h。② 无尿,尿量小于 50 ml/12 h。③ 高血钾,钾大于 6.7 mmol/L。④ 严重酸中毒,pH 小于 7.1。⑤ 氮质血症,BUN 大于 30 mmol/L。⑥ 肺水肿。⑦ 尿毒症脑病。⑧ 尿毒症心包炎。⑨ 尿毒症神经病变或肌病。⑩ 严重的血钠异常,钠小于 115 或大于 160 mmol/L。⑪ 高热。⑫ 存在可透析性药物过量。

(2) 控制感染 选用对肾功能影响较小的药物有效地控制感染。

(3) 稳定循环 补足血容量、纠正贫血、控制心律失常,可适量输入新鲜全血或红细胞悬液。

(4) 限制钠、水的摄入量 存在高血压、水肿和稀释性低钠时要限水,但如尿钠 60 mmol/L·d,血压和水肿得到控制,可适当补充含钠液体。

(5) 维持血钾平衡 术前血钾使之下降到 5 mmol/L 以下。可以采用输入高渗糖、胰岛素、钙剂、碳酸氢钠或者透析等方法。

61.1.4 麻醉药选择

61.1.4.1 麻醉用药原则

（1）不宜选用全部部分经肾脏以原型排出的药。

（2）药物经肝脏代谢，其代谢产物要经过肾脏排泄，并有严重不良反应时不宜选用。

（3）禁用肾毒性药物，如氨基糖苷类抗生素。

（4）注意药物间的相互作用。

（6）注意低蛋白血症、体液和电解质紊乱、酸碱失衡等对药物作用强度和作用时间的影响。

61.1.4.2 麻醉前用药

（1）镇静药　可用减量咪达唑仑，戊巴比妥慎用，苯巴比妥由肾排泄，不宜应用。

（2）酚噻嗪类　一部分由肾排除，轻症患者可用，重症患者慎用，切忌反复应用。

（3）颠茄类　阿托品和东莨菪碱对肾功能的影响很小，但是如反复应用则作用时间延长。

（4）镇痛药　吗啡、哌替啶等由肾排除量在15%以下，可以使用。

61.1.4.3 麻醉药和辅助用药

（1）吸入麻醉药　吸入麻醉药在体内生物转化后生成的代谢产物几乎全部通过肾脏排除，吸入50%～60% N_2O 对肾脏无毒性。轻中度肾功能不全的患者可选用异氟烷、七氟烷或地氟烷。异氟烷麻醉后的无机氟水平只有 $3\sim5\ \mu mol/L$，可以认为没有肾毒性。地氟烷的化学性质较为稳定，遇到碱石灰不分解，实验证明地氟烷麻醉后无机氟的水平小于 $1\ \mu mol/L$，并且各种肾功能检查并未发现肾损害。七氟烷遇到碱石灰容易分解，其生物转化类似恩氟烷，有实验表明长时间吸入七氟烷血浆中的无机氟可以达到肾毒阈水平 $50\ \mu mol/L$，但是目前还没有证据表明在临床条件下会影响肾功能。

（2）静脉麻醉药　硫喷妥钠在血浆中75%～85%与白蛋白结合，肾功能不全患者其结合率大大下降，在肾功能不全患者应减量。苯二氮䓬类药特别是地西泮的半衰期较长，在体内容易蓄积，应用时应该减量。

（3）肌松药和拮抗剂　① 琥珀胆碱是由血浆假性胆碱酯酶分解，在肾功能不全患者血浆中的假性胆碱酯酶的量也会减少，因而可能有体内蓄积，此外，尿毒症患者肾功能不全者常有高血钾应禁用琥珀胆碱。② 潘库溴铵40%～50%以原型经尿液排出，其半衰期在肾功能不全患者显著延长。③ 阿曲库铵和顺阿曲库铵在体内是通过霍夫曼消除，其半衰期在肾功能不全患者没有任何改变。④ 维库溴铵大约有30%经肾脏排泄，其半衰期在肾功能不全患者显著延长。⑤ 罗库溴铵的半衰期在肾功能不全患者也有所延长。肌松药的拮抗药新斯的明的50%，吡啶斯的明、依酚氯氨的70%由肾脏排除。三种胆碱酯酶抑制剂的消除均慢于肌松药的消除。

（4）阿片类　肾功能不全的患者，吗啡的蛋白结合率下降10%左右。吗啡完全在肝脏内代谢后和葡萄糖醛酸结合成为无毒的代谢产物由尿液排出，对于肾功能不全患者给予镇痛剂量一般不会引起长时间的抑制。哌替啶的分布、蛋白结合率和排除与吗啡相似，其代谢产物去甲哌啶能够兴奋中枢神经系统，在大剂量时甚至导致惊厥。芬太尼、舒芬太尼和阿芬太尼的药效动力学和药代动力学在肾功能不全患者与正常人相比没有显著性差异。瑞芬太尼由血浆和组织中的酯酶迅速消除，其药效动力学和药代动力学不会受到肾功能不全的影响。

（5）洋地黄　地高辛72%左右通过肾脏排除，用于肾功能不全的患者应慎重，最好进行地高辛的血药浓度监测，治疗量大于 0.8 ng/ml，中毒量大于 1.8 ng/ml。

（6）血管收缩药和抗高血压药　噻嗪类和呋塞米各有90%和70%由肾脏排除，在肾功能不全患者其半衰期显著延长。对于肾功能不全的患者往往临床医师习惯性地给予大量的袢利尿药，如呋塞米。然而，袢利尿药也可引起肾皮质血管扩张导致从已经缺血的肾髓质内"窃血"。临床证据认为大量应用呋塞米可能造成肾脏损伤。硝酸甘油能迅速代谢，且只有 1% 经肾脏排除。硝普钠由于其中间代谢产物是氰化物限制了在肾功能不全患者的应用，不应长时间的给药。肼屈嗪有15%经肾脏排除，所以在应用时要谨慎。α 肾上腺受体激动剂能升高血压，同时收缩肾血管而严重影响肾循环。"小剂量"即小于 3 μg/(kg·min)的多巴胺由于其对肾脏的多巴胺能受体作用，引起肾血管扩张和阻碍肾小管对钠的重吸收（利钠作用），曾长期认为有肾脏保护作用，现在认为不能改善患者的长期预后。

（7）羟乙基淀粉　羟乙基淀粉是临床上常用的人工胶体，目前的研究结果存在一些争议，有研究认为对于脓毒症的患者大量应用羟乙基淀粉可以增加肾损伤的发生率，增加患者的死亡率。而另外的研究则证明，羟乙基淀粉对于肾功能没有明显的影响。有关肾功能已经发生损伤的患者应用羟乙基淀粉是否会加重肾损伤目前还没有充分的临床证据，但是一般认为能避免应用则避免应用羟乙基淀粉。

61.1.5　麻醉方法的选择

61.1.5.1　全身麻醉

静脉或吸入全麻药对肾血流和肾功能的影响较小，全身麻醉可以安全地用于 AKI 患者的麻醉。全麻要点包括：① 正确选择全麻诱导和维持药物，及主要不从肾排泄的肌松药。② 避免缺氧和 CO_2 滞留。

③ 避免高血压和低血压,维持血流动力学稳定。

61.1.5.2 部位麻醉

连续硬膜外阻滞对肾血流的影响较小,肌肉松弛满意,麻醉效果确定,尤其对并发高血压、水钠潴留的患者,还可以减轻心脏前后负荷,但应严格控制阻滞平面,以防止低血压造成的肾灌流下降和肾小球滤过率减少。伴有明显的出血倾向和尿毒症神经根炎的患者不宜选用。

61.1.6 麻醉处理

(1) 严格控制输液量　输液量应限制到每日 400 ml,再加上所测得的液体丧失量。对于心肺功能较差的患者应该减慢输注速度,术中应该在 CVP 监测下。血钠低于 130 mmol/L 时才可以补充钠盐,禁用人工代血浆。

(2) 输血　出血较多的手术应输血,但最好输新鲜血,防止血钾过高。因为肾功能不全患者血小板减少,毛细血管脆性增加,凝血酶原生成受到抑制,大量输入库血容易引起广泛的渗血。

(3) 纠正电解质紊乱　低钙、低钠、高钾、高镁和酸中毒对心脏的危险很大,出现高钾可及时静注葡萄糖酸钙,同时静注少量碳酸氢钠,持续高血钾、血容量负荷过高及高氮质血症则应积极进行透析治疗。

61.1.7 注意事项

(1) 预防缺氧　急性缺氧可使肾血流减少,出现少尿,肾实质也损害,产生蛋白尿。麻醉中要加强呼吸管理,保证氧合。同时注意 IPPV 和 PEEP 对于循环和肾血流的影响。

(2) 满意的镇痛　镇痛必须确切,镇痛不全可使体内释放儿茶酚胺,减少肾血流,加重肾损害。

(3) 维持肾血流　① 椎管内麻醉阻滞平面在 T5 以上时,肾血流量都有一定程度的降低,局麻药中加肾上腺素可以使肾血流减少 25%,并能影响肾滤过率。因此椎管内麻醉时应该控制平面在 T5 以下,局麻药中不加肾上腺素,同时适当增加血容量,防止肾血流过低。② 维持血压稳定:当血压降至 70 mmHg 时,尿的生成停止,如持续低血压,可加重或引起肾功能损害。③ 慎用缩血管药物:缩血管药在常用剂量时都可以降低肾血流。异丙基肾上腺素具有兴奋 β 肾上腺素受体的作用,小剂量使用可以使肾血管扩张,肾血流量和尿量增加。

(4) 应用肾功能保护作用的药物　如甘露醇,抗氧化剂(N-乙酰半胱氨酸)和钙通道阻滞剂。

61.2 慢性肾功能不全患者的麻醉

61.2.1 病情特点

61.2.1.1 病因

肾小球肾炎、肾小管间质性疾病、肾血管性疾病、慢性尿路梗阻、结

465

缔组织病、感染性肾损害、代谢性疾病、先天性和遗传性肾脏疾患等。目前在我国仍以原发性肾小球疾病占首位(60%),其次以高血压肾小球硬化、糖尿病肾病、慢性肾炎、多囊肾、系统性红斑狼疮肾炎较多。

61.2.1.2 临床表现

(1)水电解质紊乱 CRF患者尿液的浓缩和稀释能力下降,随着病情的推移依次出现夜尿、多尿和少尿症状。电解质紊乱主要包括高血钠、低血钠、高血钾、低血钾、高血磷、低血钙、高血钙、高血镁和铝蓄积等,其中高血钾最为常见。

(2)代谢性酸中毒 原因:① 于肾小球滤过率减少,硫酸、磷酸等酸性物质在体内积聚。② 多种原因引起的肾小管重吸收 HCO_3^- 的能力显著降低。③ 肾小管泌 H^+ 能力受损,体内 H^+ 潴留。

(3)心血管系统 包括动脉粥样硬化、高血压、心包炎和心衰等。

(4)呼吸系统 肺活量减低,肺功能轻度受损和 CO_2 弥散能力减低。在充血性心衰时容易发生肺水肿。

(5)血液系统 贫血、出血和血小板功能障碍。贫血的原因:① 肾脏分泌的促红细胞生成素严重不足。② 血浆中含有抑制红细胞生长的因子。③ 红细胞的寿命缩短。④ 造血原料缺乏。⑤ 各种原因导致的急、慢性失血。

466

(6)神经系统改变 在中枢称为"尿毒症脑病",表现为淡漠、乏力、抑郁、幻觉、精神错乱等精神症状,严重者可出现抽搐和昏迷;在外周表现为下肢感觉异常。

(7)肾性骨营养不良 即肾性骨病,与维生素 D 代谢障碍、钙磷代谢障碍、继发性甲状旁腺功能亢进和铝积聚有关。

(8)其他表现 包括胃肠道症状、皮肤瘙痒、感染和某些内分泌方面异常。

61.2.2 麻醉前用药

慢性肾功能不全患者对中枢神经系统抑制药比较敏感,麻醉前用药应该谨慎。一般要减量或不用。患者胃内容增加及排空减慢,应并用抗胆碱药、抗酸药和组胺 H_2 受体拮抗药作为麻醉前用药,以防止术中的呕吐误吸。

61.2.3 麻醉选择

尿毒症的患者如果没有进行透析治疗,纠正贫血,降低血尿素氮、肌酐,改善内环境和水电解质、酸碱失衡前,原则上禁止施行择期手术;如系急症手术,只宜施行局麻和部位麻醉。

(1)局麻及神经阻滞 适用于短小手术,适当使用辅助用药。

(2)硬膜外阻滞 如果没有明显的出凝血功能障碍、血压稳定、无尿毒症性脑病,可以选择硬膜外阻滞。局麻药的用量须减少,因在慢性肾功能不全时,局麻药药效会延长,控制阻滞平面,以免造成低血压和肾血流下降。

(3)全身麻醉　选用静吸复合麻醉。麻醉诱导时应注意避免发生恶心呕吐和误吸。诱导药物的剂量要减少并缓注。异丙酚 $1\sim$ 1.5 mg/kg 复合咪达唑仑 $2\sim3$ mg 是最常使用的诱导方法。依托咪酯 $0.2\sim0.3$ mg/kg 可用于血流动力学不稳定患者,静注芬太尼、艾司洛尔和利多卡因以减轻气管插管的高血压反应。肌松药首选罗库溴铵或顺阿曲库铵,高血钾患者禁用琥珀胆碱。为保证组织供氧,严重贫血者(Hb 小于 70 g/L)应给予高浓度氧,不用氧化亚氮。

61.2.4　术中监测和处理

(1)维持循环稳定和足够尿量　尿量应维持在每小时 1 ml/kg。小剂量多巴胺 $1\sim3$ $\mu g/(kg \cdot min)$ 能维持循环稳定,增加肾脏的血流,有效扩张肾血管。少尿时考虑应用甘露醇或小量呋塞米。

(2)呼吸管理　用间歇正压通气时,气道内的压力不能过高,否则会影响回心血量,血压降低致尿量减少。同时要避免过度通气,慢性肾功能功能不全患者长期处于酸中毒状态,过度通气造成低碳酸血症,氧解离曲线左移,加重肾缺氧。

467

(3)输血输液　在 CVP 监测下进行,维持灌注的前提下施行欠量补液,但是要防止欠量太多造成循环不稳。输血应尽量输新鲜血,大量库血容易引起高钾血症。

(4)纠正水、电解质、酸碱平衡　术中应该监测 Na^+、K^+、Ca^{2+} 的浓度,以及行血气分析,了解酸碱平衡情况,并适当纠正。

(5)避免使用肾毒性药物　氨基糖苷类抗生素、非激素抗炎药如吲哚美辛等、第一代头孢菌素(除头孢噻吩)、四环素、两性霉素B、多黏菌素等药物都有不同程度的肾脏毒性。

61.3　肾移植患者的麻醉

61.3.1　麻醉前准备

(1)肾移植的患者都属于慢性肾功能不全、尿毒症晚期的危重患者,均有不同程度的贫血、低蛋白血症、水肿、肾性高血压、水电解质及酸碱代谢失衡、凝血功能障碍等。一般要求在术前 $24\sim48$ h 行透析疗法,以降低麻醉和手术风险。术前应使血钾降到 5 mmol/L 以下,尿素氮降到 7 mmol/L 以下,血肌酐降到 140 $\mu mol/L$ 以下为宜。肾移植手术多为急诊手术,术前准备的时间有限。因此麻醉前的血气检查就非常必要,特别要注意血钾的水平。

(2)尿毒症患者术前有严重贫血,Hb 应纠正到 $80\sim100$ g/L。

(3)治疗高血压,包括限制水盐摄入、利尿、应用血管扩张药等。伴有心衰的患者,宜用洋地黄纠正,但是要慎用地高辛。

(4) 麻醉前用药　选用东莨菪碱,不用或慎用阿托品;镇静药可选用咪达唑仑,不宜选用巴比妥类药;阿片类可选用吗啡或哌替啶,但要注意防止呼吸抑制。

61.3.2　麻醉选择

(1) 全身麻醉　下列情况者可以考虑全麻:① 供体和受体都有明显的心理创伤。② 受肾者血小板功能不全,尿毒症性凝血酶原缺乏,加之受肾者在肾血管吻合时要使用肝素,所有这些都导致患者凝血功能障碍,硬膜外穿刺可能形成血肿,甚至导致患者截瘫。③ 由于肾移植多为亚急性手术,术前禁食时间有限,为安全起见,按饱胃处理,全麻患者预防误吸,术前应给予 H_2 受体拮抗剂和制酸药。全身麻醉多采用静脉麻醉药诱导,静吸复合麻醉维持。

(2) 部位麻醉　肾移植可在连续脊麻、连续硬膜外阻滞下进行。连续硬膜外阻滞在无明显凝血障碍、无显著低血容量和无其他禁忌证的情况下均可采用。阻滞平面不宜超过 T8。局麻药中不加或少加肾上腺素。

61.3.3　术中监测和管理

(1) 输液时要注意晶体液和胶体液的比例,在移植肾未恢复功能之前避免输液过多,术中连续监测 CVP。

(2) 尽可能避免低血压,应维持在相对较高的血压水平,特别是在血管吻合完毕开放前后的一段时间,应确保血压不低于术前血压的85%,必要时静滴多巴胺,使移植肾有足够的血流灌注。

(3) 严密监测血清钾、钙等电解质及 ECG 的改变,如有高钾应立刻处理。

(4) 在移植肾吻合的血管开放前,成人常规依次静注甲泼尼龙 6～8 mg/kg(一般为 500 mg)、环磷酰胺 200 mg、甘露醇 250 ml 或呋塞米 100 mg。若血压偏低视情况静滴小剂量多巴胺或适当加快输血输液速度。

(5) 移植肾吻合血管开放建立循环后应重新记录尿量,少尿或无尿时可静注呋塞米并密切观察。

(6) 术毕麻醉恢复期应注意维持血流动力学稳定,全麻患者待肌松药作用清退,呼吸恢复正常后拔除气管导管,完全清醒后送回病房。

(苏殿三　王祥瑞)

62　糖尿病患者麻醉

62.1　病情特点

62.1.1　糖尿病分型

分原发性和继发性,原发性又分为 1 型胰岛素依赖性糖尿病和 2 型非胰岛素依赖性糖尿病。

（1）1 型糖尿病　胰岛 β 细胞不能正常分泌胰岛素,引起胰岛素绝对缺少,多在儿童发育期发病,患者消瘦,有酮症酸中毒倾向,需胰岛素治疗。

（2）2 型糖尿病　胰岛 β 细胞能分泌胰岛素,但胰岛素受体敏感性降低,组织不能有效利用葡萄糖。多在 35 岁后起病。发病缓慢,多数患者肥胖,不易发生酮症酸中毒,控制饮食和口服降糖药有效。

（3）继发性糖尿病　是其他系统性疾病或综合征的表现之一,如胰腺疾病、内分泌异常、药物或化学试剂诱发、妊娠合并糖尿病等。

62.1.2　代谢紊乱

（1）糖代谢紊乱　患者肝糖原合成减少,糖原分解和糖异生增加,同时肌肉和脂肪等组织利用糖减少,使血糖升高。血渗透压增加,引起组织脱水。血糖严重升高及脱水可导致高渗性非酮性昏迷。当血糖超过肾糖阈水平则会出现糖尿,引起渗透性利尿。

（2）脂肪代谢紊乱　脂肪分解增加而氧化不全,使氧化中间产物发丙酮酸、乙酰乙酸、β 羟丁酸（即酮体）,严重者发生酮症酸中毒。

（3）蛋白代谢障碍　分解加速而合成抑制,尿氮排出增加,出现负氮平衡。

469

（4）高血糖引起的并发症　① 血管病变:动脉粥样硬化主要累及主动脉、冠状动脉动脉、大脑动脉、肾动脉和外周肢体动脉。微血管病变损害重要器官血液的自身调节功能,其眼和肾脏最为常见。② 肾小球病变:出现肾小球结节性、弥漫性或渗出性病变。肾血管和肾小球病变可导致肾功能不全,甚至肾衰竭。③ 自主神经病变:心脏自主神经病变使心血管调节功能降低,患者易发生直立性低血压,心律失常、心率变异性减小,对阿托品或 β 受体阻滞剂的反应不敏感,严重者可发生无痛性心肌梗死及心搏骤停。胃肠道自主神经病变使胃排空减慢和胃内容物潴留。④ 外周神经病变:侵及感觉和运动神经时,患者出现肢体麻木,腱反射低下,易发生下肢溃疡,且影响伤口愈合。末梢神经病变可表现为多发性的周围神经炎。⑤ 感染:糖尿病患者极易发生感染。

62.2　麻醉要求

（1）避免或减少因麻醉因素而进一步加重糖代谢的紊乱。

（2）手术创伤应激可使儿茶酚胺、皮质醇、胰高血糖素升高,从而对抗和抑制胰岛素的释放和作用,使围术期血糖进一步升高而难以控制。因此,麻醉要尽可能抑制或减轻术中的应激反应。

（3）继发性动脉硬化、冠心病、高血压和自主神经紊乱的患者,椎管内麻醉易引起低血压,局麻药浓度不宜过高,分次小量用药。全身麻醉过浅,患者应激强烈,可使血糖明显升高。而糖尿病患者对各种全麻药的耐量减少,易致麻醉过深,抑制循环功能。

62.3 术前评估

(1)详细了解糖尿病的病史、病情及治疗情况。

(2)单纯饮食控制或并发动脉硬化而引起冠心病、高血压、脑血管病变等使手术风险显著增加。

(3)当肾功能受损或肾功能不全时,注意对麻醉等药物代谢和排除的影响。

(4)自主神经功能紊乱延长胃排空时间,术前延长禁食禁饮时间,用甲氧氯普胺促进胃排空。心脏自主神经病变应注意心脏对阿托品、β受体阻剂等各种药物反应敏感性的变化。

(5)糖尿病伴慢性组织损害常引起的寰枕关节强直或脱位,而导致气管插困难。

(6)对于糖尿病的急性并发症如酮症酸中毒,最好经治疗待酮症消失,酸中毒纠正后再进行手术。对于急症手术,即使术前时间紧迫,也应立即给予补充容量、胰岛素治疗、纠正酸血症和电解质紊乱。即使只是部分纠正酮症酸中毒,手术的危险性也会明显降低。

470

62.4 术前准备

62.4.1 控制血糖的目标

空腹血糖维持在 6.1~8.3 mmol/L(110~150 mg/dl),最高不能超过 11.1 mmol/L(200 mg/dl)。餐后血糖不超过 13.9 mmol/L(250 mg/dl),糖化血红蛋白水平小于 8.5%。

62.4.2 术前血糖控制

(1)**口服降糖药** 适于病情较轻、饮食控制效果不满意的非胰岛素依赖性患者。一般不主张用口服降糖药,尤其是作用时间长的降糖药作为麻醉前准备的治疗用药。

(2)**胰岛素治疗** 主要用于胰岛素依赖型糖尿病、重型糖尿病、饮食控制和口服降糖药无效,以及合并酮症酸中毒、糖尿病性昏迷或严重感染等患者。术前一般用普通胰岛素,根据尿糖或血糖调整用量。对重型糖尿病则选用鱼精蛋白锌胰岛素加普通胰岛素。如有严重酮酸中毒昏迷用大剂量普通胰岛素或锌结晶胰岛素。

(3)术前控制血糖方法的选择取决于患者病情、原治疗方案及手术大小。

(4)单纯饮食控制或口服降糖药控制血糖者,进行小手术时可维持原来治疗,手术当日停用口服降糖药。而大、中手术或感染等应激强烈时,术前 2~3 d 改用普通胰岛素。

(5)术前已使用胰岛素者,小手术者维持原来治疗。大、中手术或感染等应激强烈时,术前2～3 d将长效或其他类型胰岛素改为普通胰岛素。

(6)围术期特别需要控制血糖水平的高危人群　①糖尿病。②心肌缺血。③血管外科手术。④大手术或长时间的非心脏手术。⑤入ICU的患术后急性高糖血症。⑥创伤性脑损伤后神经外科手术的患者。

62.5　麻醉选择

(1)总原则是在满足手术的前提下,尽可能选择对糖代谢影响最小的麻醉方法和麻醉药物。

(2)局部浸润、神经阻滞、椎管内麻醉对代谢影响小,可部分阻断交感兴奋引起的肾上腺皮质和高血糖反应。为较理想的麻醉。

(3)全麻对代谢的影响较大,适用于各种阻滞不能完成的手术麻醉。目前常用的各种吸入麻醉药、静脉麻药、镇痛药和肌肉松弛药对血糖都无明显影响。

62.6　术中管理

62.6.1　术中监测

术中常规监测测血糖浓度,一般每2 h测定1次,并可根据前次血糖测定的结果及胰岛素和葡萄糖应用等情况,调整血糖测定的间隔时间。

(1)测量方法　①床旁快速血糖仪测量指血(毛细血管血),仅用于术前或者血流动力学稳定的患者。②动脉或静脉血气分析:是围术期血糖监测的金标准。

生理情况下,动脉血糖较毛细血血糖高 0.3 mmol/L。

(2)监测频率　①正常饮食的患者监测空腹、三餐后和睡前血糖。②禁食患者每4～6 h监测1次血糖。术中1～2 h监测1次。③重危患者、大手术或静脉输注胰岛素的患者,每30～60 min测1次血糖。④体外循环手术中,心脏停搏、降温复温期间血糖波动大,每15 min监测1次。⑤血糖不大于3.9 mmol/L时每5～15 min监测1次,直至低血糖得到纠正。⑥术后静脉注射胰岛素的患者至少1 h监测1次。⑦病情稳定的门诊手术患者,如手术时间不大于2 h,在入院后和离院前分别监测1次血糖。

62.6.2　围术期血糖调控范围

控制血糖在 6.1～11.1 mmol/L(110～200 mg/dl)较为合适。由于高血糖可加重缺血再灌注损害,如冠脉搭桥手术、某些神经外科手术,尽可能避免高血糖。

(1)正常饮食的患者　①控制餐前血糖不大于 7.8 mmol/L。②餐后血糖和随机血糖不大于 10.0 mmol/L。③禁食期间血糖不大于 10.0 mmol/L。④术中和术后血糖控制在 7.8～10.0 mmol/L。⑤PACU血糖达到 4.0～12.0 mmol/L 范围可转回病房。

471

(2) 术后 ICU 住院时间不小于 3 日的危重患者,血糖目标值不大于 8.4 mmol/L。

(3) 血糖长期升高者 ① 除整形、器官移植手术外的其他手术,血糖不大于 12.0 mmol/L。② 脑血管疾病,血糖不大于 12.0 mmol/L。③ 血糖最高不超过 13.9 mmol/L。④ 整形、器官移植手术,血糖在 6.0～8.0 mmol/L。

62.6.3 高血糖处理

(1) 简易方法 每 4 g 葡萄糖加 1 U 胰岛素,如血糖超过 14 mmol/L (250 mg/dl),则每 3 g 葡萄糖加 1 U 胰岛素。

(2) GIK 液 葡萄糖、胰岛素和氯化钾按一定的比例配制而成。胰岛素随血糖浓度而进行调整,胰岛素用量及输注速度与血糖的关系见表 62-1。表中是 10%葡萄糖,如用 5%葡萄糖则胰岛素用量减半。如胰岛素输注速度达 3 U/h,血糖仍不能控制,按每 2～3 h 增加 1 U 的剂量递增胰岛素用量,直至血糖得到控制。

(3) 胰岛素和葡萄糖分别静脉输注 最大优点是可随时根据血糖监测结果,调节胰岛素用量,而最大的缺点是如果其中之一静脉通路输注受阻或加快,则会发生严重甚至危及生命的高血糖或低血糖。其方法是成人每小时输注葡萄糖 5～10 g,胰岛素最初静注 0.5 U,继之以 0.5 U/h 维持,以后根据血糖浓度进行调整,胰岛素用生理盐水稀释后以微泵输注准确而方便调节,是较理想的方法。胰岛素调整方法如表 62-2。

表 62-1 术中 GIK 输注方案

| 血糖浓度 | | 500 ml 10%葡萄糖 | 氯化钾用量 | 胰岛素输注 |
mmol/L	mg/dl	加入胰岛素量(U)	(mmol/L)	速度(U/h)
小于 5	小于 90	0	0	0
5～10	90～180	8～16	10	0.5～1.5
10～20	180～350	16～24	10	1.5～2.0
大于 20	大于 350	24～32	10	2.0～3.0

表 62-2 术中根据血糖调整胰岛素用量的方法

| 血 糖 浓 度 | | 胰岛素调节方法 |
mmol/L	mg/dl	
小于 4.5	小于 80	停用胰岛素 30 min,静注 50%葡萄糖 20 ml,30 内重复测定血糖浓度
4.5～6.7	80～120	减少胰岛素 0.3 U/h

（续　表）

| 血　糖　浓　度 | | 胰岛素调节方法 |
mmol/L	mg/dl	
6.7～10.0	120～180	胰岛素输注速度不变
10.0～12.2	180～220	增加胰岛素 0.3 U/h
大于 12.2	大于 220	增加胰岛素 0.5 U/h

62.6.4　术中低血糖处理

血糖低于 2.8 mmol/L(50 mg/dl)为低血糖,其临床表现与血糖水平、低血糖原因、患者年龄、个体差异及血糖下降速度等因素有关。主要表现为交感神经兴奋如大汗、颤抖、视力模糊、饥饿、软弱无力、面色苍白、心悸等。有些患者表现为中枢神经系统抑制,主要为中枢神经缺氧、缺糖症候群,严重者昏迷。术中清醒患者低血糖易于识别,全麻醉时不易识别,甚至认为麻醉偏浅而采取错误的处理。因此术中对低血糖要保持高度的警惕,需及时测定血糖,一旦出现低血糖静注 50%葡萄糖 10～20 ml。为防止低血糖发生,术中应补充葡萄糖,一般成人 5～10 g/h,保持血糖稍高于正常水平。此外,输注葡萄糖可防止术中及术后不必要的脂肪和蛋白质分解。

62.7　注意事项

(1)注意糖尿病类型、治疗、术前准备尤其是用降糖药情况,术前对患者做出全面评估。

(2)注意有无糖尿病引起的并发症,尤其是心、血管和自主神经病变及其对麻醉可能造成的影响。

(3)糖尿病患者术中易出现循环功能波动,应加强监测,并及时处理以维持循环功能稳定。

(4)加强血糖监测,注意调整血糖尽可能于正常范围,避免高血糖和低血糖。

(5)术中应注意麻醉药、肾上腺素、糖皮质激素等会使血糖升高。

(6)加强监测并保持电解质、酸碱的平衡。

（薛庆生　于布为）

63　肥胖患者麻醉

我国肥胖人口比例大约为 28.9%。我国城市 0～7 岁儿童中肥胖发生率也已达 0.91%。肥胖人群有多种并发症包括冠心病、高血压、高血脂、糖尿病、胆囊疾病、骨关节退行性疾病、阻塞性睡眠呼吸暂停综合征,以及各种社会心理疾病等。近年来,治疗肥胖的外科技术也不断发展,如空回肠旁路术、胃减容术、腹腔镜减重术等。因此肥胖人群经历外科手术的概率也日益增加。

63.1　病情特点

63.1.1　肥胖的定义

(1) Broca 指数　实际体重与理想体重的比例。男性理想体重(kg)＝身高(cm)－100。女性理想体重(kg)＝身高(cm)－105。若 Broca 指数不小于 120% 可视为肥胖,而 Broca 指数不小于 200% 则是病理性肥胖。

(2) 体重指数(BMI)　$BMI(kg/m^2)＝$体重(kg)/身高(m^2)。低体重,BMI 不大于 20;正常体重,BMI＝20～25;超重,BMI＝25～30;肥胖,BMI＝30～40;病态肥胖,BMI 大于 40。BMI＝25～30 者为低危组,BMI 大于 40 者为极高危组。

(3) 内脏脂肪面积(V)/皮下脂肪面积(S)　利用 CT 在患者脐高水平测定内脏脂肪面积与皮下脂肪面积的关系。V/S 小于 0.4 为皮下脂肪型肥胖,这类人群仅心排量比常人增加;V/S 大于 0.4 为内脏脂肪型肥胖,常有胰岛素敏感性低下、高血压及动脉粥样硬化等,心血管意外的发生率相应增加。

(4) 腰臀比例(W/H)　(W/H)大于 0.85 即为上半身型或腹部肥胖型,多并存糖尿病、高脂血症、高血压及缺血性心脏病。

63.1.2　肥胖者的病理生理改变

(1) 呼吸系统　胸腹部脂肪堆积,胸肺顺应性降低,总顺应性可降低 35%,膈肌抬高,补呼吸量(ERV)、功能余气量(FVR)、肺活量(VC)及肺总量(TLC)减少,而闭合容量(CC)反而可能增加,严重时功能余气量小于闭合容量,部分小气道提前关闭,可产生通气/灌注(V/Q)失调。常使患者腹部膨隆、胸椎后伸、腰椎前凸,导致肋运动受限、胸廓相对固定,限制胸式和腹式呼吸运动。由于顺应性减小,气道阻力增加,呼吸做功大于正常人群。5%～10% 的患者可在静息状态下出现低通气量和高碳酸血症及中度的缺氧,即所谓的肥胖性低通气量综合征(OHS)或匹克威克综合征(pick-wickian syndrome)。

少数病态肥胖并伴有心功能障碍的患者,变体位为仰卧位可导致心脏储备失代偿,继发肺淤血、低氧血症、高二氧化碳血症和呼吸性酸中毒,肺血管阻力升高,血管外肺水增加,形成恶性循环,严重者可猝死,称为肥胖仰卧位死亡综合征。

肥胖患者中有很大一部分存在阻塞性睡眠呼吸暂停(OSA)。定义为患者睡眠中在吸气努力的情况下,呼吸气流停止超过 10 s,且每小时发作 5 次或以上,并伴有动脉氧饱和度下降超过 4%。60%～90% 的 OSA 患者是 BMI 大于 29。肥胖者脂肪组织在咽部特别是咽侧壁可使

474

咽腔狭窄,呼吸时咽部的开放度下降。这些松弛的脂肪组织在吸气相负压作用下更易产生软腭与会厌之间柔软的口咽壁塌陷,加重气道梗阻的风险。另外,由于颈部和下颌部脂肪组织较厚,使患者口咽部和喉咽部的腔外压增加,出现上气道受压的表现。这些病理变化使麻醉诱导时困难插管的风险增加和术后苏醒期的处理更加困难。

(2)心血管系统　肥胖患者血容量的增加与体重成正比。机体耗氧量和心输出量增加。甚至引起心脏结构的改变,如心室壁增厚,体重与充血性心力衰竭有直接关系。冠心病和心律失常等的发生概率升高。肥胖患者患高血压的风险是正常体重者的10倍。脂肪组织浸润心传导组织,可继发传导阻滞,也是猝死的可能因素。

(3)内分泌系统　过量贮存的脂肪降解的结果产生大量的游离脂肪酸(FFAs),由腹部脂肪细胞进入门静脉系统。FFAs的增加严重阻碍了肝脏摄取胰岛素,导致肝脏糖利用和糖原异生障碍。同时,肝脏摄取胰岛素的减少,直接导致循环胰岛素的浓度增加,进而导致胰岛素受体的表达下调,产生胰岛素抵抗。最终将产生高血糖症。BMI大于35的女性和男性患糖尿病的危险性分别升高93倍和42倍。如果腰围大于102 cm,糖尿病的发病危险也会升高3.5倍。

(4)其他脏器　肥胖患者的胃液分泌量大、胃酸pH低,加上腹腔内脂肪堆积,腹内压高,其食管裂孔疝、误吸及误吸性肺炎发生风险增加。肥胖患者90%有肝内脂肪浸润,甚至伴有轻度肝转氨酶升高。严重肥胖者常并存黄疸史或胆囊疾患,并致肝功能紊乱。肥胖患者并发肾脏疾病时,有显著性蛋白尿。多数有局限性肾小球硬化症及/或糖尿病性肾病。

63.2　围术期处理

63.2.1　术前访视

(1)常规评估插管困难　颈围的大小、头后仰度、枕寰活动度、颞颌关节活动度、舌体大小、甲颏间距、Mallampati评分、张口度等。有条件可以利用超声在声门水平对皮肤和气管前壁之间的软组织的厚度进行定量。

(2)筛选可通过"STOP"问卷及"BANG问",询问是否存在以下情况:①(S)—打鼾(snoring),是否有很响鼾声吗?隔壁房间也能诉到吗?②(T)—日间嗜睡(timedness),容易疲劳吗?常有白天嗜睡吗?③(O)—呼吸暂停(observed apnea),有人观察到您睡眠时呼吸暂停吗?④(P)—高血压(blood pressure),有否高血压和经过治疗吗?⑤(B)—体重指数(BMI)大于35 kg/m²。⑥(A)—年龄(age)大于50岁。⑦(N)—颈围(neck circumference)大于40 cm。⑧(G)—性别(gender)是男性。存在2个以上STOP小于65问题或3个以上BABG问题则是OSA高危人群。

（3）睡眠呼吸监测，用多导睡眠描记法评价患者的呼吸暂停——低通气指数（AHI）。根据 AHI 将 OSA 患者的严重程度分为三级：AHI 5～20 为轻度（SpO_2 不小于 85），21～40 为中度（$SpO_2 = 65\% \sim 84\%$）；大于 40 为重度（SpO_2 小于 65%）。研究证明，STOP 问卷结果与睡眠呼吸监测获得的 AHI 分级密切相关。对于已确诊并进行呼吸睡眠治疗的 OSA 患者，若需用 CPAP 大于 10 cmH_2O 则提示存在面罩通气困难。规评估插管困难。

（4）肺功能检查、动脉血气检查以及屏气试验等，以判断患者的肺功能及其储备能力。术前常规动脉血气基础值的测定有助于判断患者 CO_2 清除能力，有利于指导术中和术后的通气治疗。

（5）有无高血压、肺动脉高压、心肌缺血等病史或症状，除常规心电图和胸片外，必要时可行动态心电图、心彩超等检查。

（6）询问患者入院前用药史，尤其是是否服用减肥药及减肥治疗措施等。部分新型减肥药具有一定的拟交感作用或/和内源性儿茶酚胺耗竭作用，使患者在麻醉诱导和维持中循环功能的变化难以预料，出现严重低血压或高血压的可能性增加。若患者既往有外科手术史，注意询问其困难气道、静脉通路、ICU 停留时间及外科手术预后等情况。

63.2.2　术前准备和用药

（1）**特殊要求**　周围静脉置管困难者考虑在超声引导下放置中心静脉导管以减少穿刺引起的并发症。如无法找到合适的袖带测量无创血压，是动脉置管的指征，同时便于动脉血气分析。

（2）准备合适大小的手术床，将患者安全的绑缚于手术床上，防止跌落。特别在所有可能的受压点放置弹性凝胶垫或吃重的软垫，防止皮肤破损、组织坏死感染。长时间受压后可能引起的横纹肌溶解导致肾衰或死亡。

（3）麻醉前缓慢静注小剂量咪达唑仑，但应注意保持呼吸道通畅，术前尽量减少麻醉性镇痛药的使用，并严密监护。

（4）饱胃、食管裂孔疝或合并 2 型糖尿病的肥胖患者，必须考虑使用 H_2 受体阻滞剂或质子泵抑制剂。也可考虑在清醒状态下纤维支气管镜气管插管。

63.2.3　全身麻醉实施

（1）**全麻诱导**　肥胖患者颈短、脖粗、大舌头及明显过多的咽部软组织常导致面罩通气困难及插管困难。肥胖伴有 OSA 患者的插管失败率可高达 5%。在诱导期发生既不能插管也不能面罩通气的危险亦显著上升。在诱导期至少应有 2 人协助托下颌、压面罩、挤压呼吸囊及压迫环状软骨等操作，以保持呼吸道通畅及防治误吸。除常规直接喉镜外，纤维支气管镜、喉罩、可视喉镜及紧急气管切开等器械备用。对术前评估认为面罩通气和气管插管都有困难者,考虑在一定镇静及表面麻醉下行清醒气管插管。

诱导期间面罩给予 100%纯氧,停止通气后,肥胖患者氧饱和度跌至 90%的时限小于 3 min(正常人群可达 6 min)。延长肥胖患者无通气时间的方法包括:面罩通气时使用 10 cmH_2O CPAP 或 PEEP;25°或 30°头高位或同时头高脚低位,对肥胖患者施行快诱气管插管应尽量在 2 min 内完成。

(2) 全麻药代谢 亲脂性药物在肥胖患者的分布容积改变,特别是常用的苯二氮䓬类和巴比妥类药,但地高辛、普鲁卡因胺和瑞芬太尼例外,尽管是高度脂溶性,其特性和分布容积却没有关系。在用药时主要根据临床效果调整剂量达最佳状态,若按实际体重给药,则咪达唑仑、芬太尼或舒芬太尼的剂量较大,而丙泊酚则要减小剂量。对于维库溴铵或罗库溴铵的剂量应根据肌松阻滞的程度调整。吸入麻醉药的选择取决于其组织溶解度,以血/气分配系数或脂/气分配系数表示。研究认为,地氟烷是肥胖患者最好的吸入麻醉药,比七氟烷或丙泊酚更稳定,恢复更迅速。肥胖患者应避免使用 N_2O,因 N_2O 会进入空气腔隙,在减肥治疗手术,特别是腔镜手术,会增加腹内气体容积,给手术操作增加难度。

(3) 术中通气 由于肥胖患者腹内压升高,引起 FRC、肺顺应性及氧合降低,会出现与此相关的肺萎陷及肺不张,因此需要有良好的通气策略,预防发生肺不张。一般设定潮气量 6～10 ml/kg,根据 P_aCO_2 调节通气参数。如伴有低氧血症,可加用 5～10 cmH_2O PEEP 改善氧合。

63.2.4 部位麻醉

(1) 用于肥胖患者的优点 ① 可以避免全麻时的困难插管和反流误吸。② 提供术后安全有效的镇痛方法、减少术中和术后阿片类药物的用量。③ 降低呼吸系统相关并发症。

(2) 注意事项 ① 大量脂肪堆积和骨性标志不明显,使得神经阻滞和椎管内麻醉的实施非常困难。BMI 大于 25 kg/m^2 是阻滞失败的独立危险因素,阻滞失败概率随 BMI 增加而增加,往往需要辅助全身麻醉。② 神经阻滞时采用周围神经刺激仪或超声引导定位,可以提高阻滞的成功率和麻醉效果。③ 硬膜外麻醉坐位穿刺是较佳的体位,采用加长的 15 cm 穿刺针。④ 肥胖患者腹内压较高,硬膜外腔静脉丛怒张,穿刺时易致硬膜外腔出血。⑤ 肥胖人群脑脊液体积减小,无论是蛛网膜下腔或硬膜外腔注射常规剂量的局麻药都会产生比正常人更广泛的阻滞,因此椎管内阻滞局麻药用药量只需正常人的 2/3。⑥ 平面不宜超过 T5,否则易产生呼吸抑制。阻滞不全时应避免辅助应用大剂量的镇痛药和镇静药。

63.2.5 术后拔管和镇痛

(1) 气管拔管 肥胖患者在拔管后也易发生呼吸道梗阻,可能与反

477

复插管引起的喉头水肿相关。因此应该严格掌握肥胖患者的拔管指征：患者完全清醒；肌松药及阿片类药残余作用完全消失；吸入 40% 氧气时，PaO_2 大于 80 mmHg 或 SpO_2 大于 96%，$PaCO_2$ 小于 50 mmHg，最大吸气力至少达到 25～30 cmH_2O，潮气量大于 5 ml/kg；循环功能稳定。对于病态肥胖患者术后都应在 ICU 或 PACU 中拔管。拔管后放置口咽或鼻咽通气道，做好面罩通气的准备。对不能确定拔管后是否能良好通气，是否需要重新插管时，应通过气管导管交换导管或纤维支气管镜拔管以策安全。半卧位拔管可减轻由腹腔内容物引起的肠肌压迫。拔管后仍应继续鼻导管吸氧，维持脉搏氧饱和度大于 95%。

（2）术后镇痛　肥胖患者术后由于疼痛、排痰困难、呼吸不敢用力使肺活量、潮气量及最大通气量进一步降低，易并发肺部感染、肺不张。术后镇痛有益于改善呼吸功能，减少术后呼吸并发症。病态肥胖患者应避免使用患者自控静脉镇痛。对腹部切口较大、预计术后疼痛较明显，可全麻诱导前放置硬膜外导管以备术后患者自控硬膜外镇痛。

63.3　特殊肥胖患者的麻醉

63.3.1　妊娠合并病态肥胖症剖宫产麻醉

孕妇的肥胖症患病率为 8.1%～11.8%。由于肥胖伴有多系统的功能储备下降，特别是心血管系统和呼吸系统，因此肥胖孕妇处于双重危险状态，其围产期死亡率很高。

（1）肥胖孕妇的气道　不仅有咽腔的狭窄，而且还伴有平滑肌收缩节律的异常。肥胖、女性与哮喘的发生和严重程度密切相关。这些改变会导致睡眠呼吸暂停和哮喘样发作，气道的高反应状态还会加重胃食管反流概率。肥胖患者易发感染、妊娠伴有的胰岛素抵抗及激素水平的改变，产科肥胖患者围术期需控制血糖水平。

（2）椎管内麻醉仍是肥胖产妇剖宫产术的最佳麻醉选择。单次脊麻可快速起效、阻滞充分，但容易平面过高而发生低血压、无法延长阻滞时间。肥胖产妇硬膜外阻滞的失败率明显高于脊麻和腰硬联合麻醉。椎管内麻醉定位椎间隙和脊柱中线都有一定难度，硬膜外穿刺的失败率也很高，必要时可用超声定位椎间隙的位置和进针深度。

（3）肥胖产妇的手术体位以半卧位为宜，以保持患者充分的通气。手术操作更为困难，耗时较长，出血也更多。产科医师牵拉腹膜时可引起严重的心血管反应，产科医师与麻醉医师应配合紧急处理。

（4）肥胖产妇术后低氧血症、肺不张、肺炎、深静脉血栓、肺栓塞、肺水肿、围生期心肌病、术后子宫内膜炎、手术切口感染和裂开的风险都增加。充分的镇痛、早期下床活动、抗血栓形成治疗及呼吸功能物理治疗都是术后恢复的关键。

63.3.2 OSA 患者麻醉

63％～90％ 的 OSA 为肥胖者。可明显增加患者气道处理和麻醉管理的难度,但 80％～95％ 的患者并未能得到确诊,因而更进一步增加了麻醉的风险。术前访视肥胖患者时,都应该排除是否伴有 OSA。

(1) 术前最好使用便携式睡眠监测、夜间氧饱和度监测及鼻罩 CPAP 治疗。术前鼻罩 CPAP 治疗 1 周可以改善咽部的塌陷,增加咽部横断面上的空间,也利于术后 CPAP 的呼吸支持治疗。

(2) 下肢或下腹部的手术,如果患者能耐受手术体位对呼吸的影响,做好控制气道的充分准备,手术时间又不长,而且麻醉实施又没有技术困难,可考虑采用椎管内麻醉和神经阻滞麻醉。

(3) 必须采用全麻时,需充分考虑到肥胖及 OSA 是诱导时面罩通气困难及插管困难的高危因素。嗅花位或半卧位可降低咽部封闭压、改善咽部解剖结构的失衡、增加肺容积、改善直接喉镜下咽部的视野。确保良好面罩通气,托好下颌,必要时置通气道,防止气道梗阻,面罩吸纯氧超过 3 min。也可结合 CPAP 或 BiPAP 机械通气改善氧合。当严重肥胖 OSA 患者存在困难气道,必须考虑清醒纤维支气管镜气管插管。

(4) 手术结束时,OSA 患者自主呼吸恢复正常后并充分苏醒才能拔管。对于有心血管疾病的 OSA 患者在苏醒期和拔管时可使用 β 受体阻滞剂或抗高血压药物。严重的 OSA 患者上气道手术气管拔管后很容易发生咽部水肿导致窒息。即使没有响亮的鼾声,也要充分警惕咽部梗阻的发生。根据 ASA 指南,OSA 患者应尽量避免使用术后镇痛。必须使用的患者,加强呼吸监护 24 h 以上。苏醒后应保持坐位或侧卧位,或垫枕头保持嗅花位防止咽部梗阻。在 PACU 或病房就可通过鼻罩 CPAP 供氧。

63.3.3 小儿肥胖患者的麻醉

我国儿童肥胖的年增长率 0.5％。儿童更已经与成人肥胖者一样存在相关并发症。实际 BMI 超过 BMI 曲线下百分位数的 85％ 为超重、超过 95％ 为肥胖、超过 99％ 为超级肥胖。

小儿肥胖患儿,哮喘发病率增加到 30％;而 OSA 的发病率至少为 17％。这些小儿往往伴有心率加快、血压升高、心输出量和血容量的增加。严重肥胖的青少年,由于长期的氧耗增加加剧心脏负荷,会处于心肌劳损的风险中。严重肥胖的青少年还伴有胰岛素抵抗和代谢综合征,肥胖儿童 50％～60％ 存在非酒精性脂肪性肝病,是导致小儿慢性肝脏疾病的最常见病因。

小儿肥胖者麻醉处理原则和方法基本参照成人肥胖者。熟悉并掌握小儿肥胖者病理生理的特点,也是成功应对的关键。

(孙　瑗　石学银)

64 肾上腺疾病患者手术麻醉

肾上腺髓质分泌肾上腺素、去甲肾上腺素和多巴胺,肾上腺皮质产生和分泌皮质激素,在调节新陈代谢、水电解质平衡,以及维持神经和心血管功能方面起着重要作用。肾上腺皮质和髓质肿瘤手术对麻醉有着不同的特殊要求。

64.1 皮质醇增多症

64.1.1 病情特点

又称库欣综合征(Cushing's syndrome)。肾上腺皮质增生,功能亢进,以及肾上腺肿瘤等引起内源性皮质激素,主要是皮质醇分泌过多。临床表现代谢紊乱。

(1) 糖代谢紊乱 皮质醇对抗胰岛素作用,引起高血糖、糖原异生增加,引起继发性胰岛素分泌增加。

(2) 蛋白质代谢异常 蛋白质分解增加,皮肤变得菲薄和萎缩,皮肤毛细血管及小静脉壁变薄、脆性增加,易出血。肌肉及骨组织蛋白分解造成肌肉萎缩、骨质疏松。

(3) 脂肪代谢异常 皮质醇增多使脂肪重新分布,呈现向心性肥胖,胸腹部肥胖,四肢细小,满月脸,水牛背。

(4) 代谢异常易导致动脉硬化,引起高血压等。此外,也常伴有盐皮质激素和性激素分泌增多,从而引起相应的症状如水钠潴留、低血钾、性征异常等。

(5) 对感染抵抗力减弱,尤易发生呼吸道及皮肤感染。

64.1.2 麻醉要求

(1) 维持患者血流动力学稳定,根据需要及时应用糖皮质激素,避免和预防肾上腺功能不全和肾上腺皮质危象。

(2) 充分给氧,保障呼吸道通畅。

(3) 注意控制血糖和维持水、电解质平衡。

64.1.3 术前准备

(1) 控制高血糖和高血压 术前应根据血糖水平,采取控制饮食,必要时用普通胰岛素控制血糖。如有高血压,应予以药物控制。

(2) 纠正水和电解质紊乱 对伴有盐皮质激素过多的患者常有水钠潴留和低血钾,应用保钾利尿药,促进水钠排出和保钾,同时有利于血压的控制,必要时根据血钾水平补钾。

(3) 应用皮质激素 一般术前不需补充皮质激素。一侧肾上腺腺瘤或癌肿切除患者,因常有对侧肾上腺萎缩,或双侧肾上腺切除患者,术中及术后肾上腺皮质激素分泌不能满足需要,为预防术后发生肾上腺皮质功能危象,应在术前、术中及术后补充糖皮质激素。术前2～3 d

开始补充,每日肌注甲泼尼龙 40 mg 或氢化可的松 100 mg 静滴。

(4)术前用药 抗胆碱药物可常规应用,而镇静、催眠及镇痛药用正常量的 1/3～1/2,同时需要密切关注患者的呼吸,避免呼吸功能抑制,如果是老年患者尤其需要注意。肥胖患者不宜用吗啡类镇痛药,以免引起呼吸抑制或呼吸暂停。

64.1.4 麻醉选择

(1)全身麻醉 便于维持和调控循环及呼吸功能。除依托咪酯有抑制肾上腺皮质功能外,其他常用静脉及吸入麻醉药对肾上腺皮质功能均无明显影响,但患者对各种全麻药及肌松药的需要量会有所减少,有条件者可以在麻醉镇静深度监测和神经肌肉阻滞监测的基础上使用这类药物。腹腔镜手术应选用全身麻醉。

(2)硬膜外阻滞复合全身麻醉 患者肥胖引起硬膜外穿刺困难,合并有心血管疾病的患者循环功能不易维持稳定,肥胖患者呼吸道不易保持通畅,全身麻醉复合硬膜外阻滞可能对于术中血压调控及术后镇痛有利,但是在麻醉管理方面也存在严重低血压,应激功能显著受抑制的顾虑,因此,在使用时需要严格评估患者条件和麻醉医师操作的熟练程度。

481

64.1.5 术中管理

(1)升压药效果不明显时,应疑为急性肾上腺皮质功能不全危象。除一般抗休克治疗外,特异性应用糖皮质激素,如氢化可的松 100～300 mg 或甲泼尼龙 40～80 mg 静滴。如出现严重低血压休克,需增加激素用量,并给予升压药支持循环功能。此外,部分皮质醇增多症患者术前易并发高血压,术中探查、挤压肾上腺时,会使血压进一步升高,应维持一定的麻醉深度,必要时用降压药物控制血压。

(2)充分估计气管插管或硬膜外穿刺的困难,做好相应的准备,尤其是困难气道的充分准备。避免硬膜外反复多次穿刺。

(3)加强呼吸管理 向心性肥胖和肌萎缩无力患者常合并呼吸功能不全。全麻患者应注意术后呼吸抑制及苏醒延迟。肾上腺术中易损伤胸膜而出现气胸,并注意是否仍有气胸及肺压缩情况对呼吸造成的影响,肺膨胀后缝合胸膜。

(4)控制血糖 术中血糖如低于 16.7 mmol/L(300 mg/dl),可不予特殊处理,肾上腺切除后血糖会下降。部分患者肾上腺切除后如未及时补充皮质激素和葡萄糖时,可发生低血糖,甚至引起患者苏醒延迟。术中应根据需要监测血糖浓度。

(5)纠正电解质紊乱 患者常有低血钾,术前未纠正,术中应继续补钾。

64.1.6 注意事项

(1) 术前注意纠正电解质紊乱和调控血糖。

(2) 严密监测循环功能,刺激、挤压肾上腺会出现血压的升高。肾上腺切除后,尤其是双侧肾上腺切除,肾上腺皮质激素水平剧烈下降,引起血压剧降。用肾上腺皮质激素和去甲肾上腺素纠正血压,并适当补充血容量。肾上腺皮质激素需应用至术后 1~2 周或更长时间。

(3) 肥胖,颈部短粗,麻醉诱导及气管拔管后易出现呼吸道梗阻。

(4) 有骨质疏松,可发生病理性骨折,皮肤菲薄有出血倾向,应注意皮肤保护和肢体固定。

(5) 患者抗感染能力差,应注意无菌操作,并应用抗生素。

64.2 醛固酮增多症患者麻醉

64.2.1 病情特点

(1) 醛固酮增多症多为肾上腺腺瘤(80%~90%),少数为肾上腺皮质增生或癌肿,因分泌大量醛固酮而引起的一系列临床症状。

(2) 高血压 醛固酮分泌增多引起钠水潴留,细胞外液及血容量增加。其次是血管壁细胞内钠增多和钾的减少,对儿茶酚胺的敏感性增强,从而引起高血压及高血压的继发性病变。

(3) 低血钾和碱中毒 醛固酮的保钠排钾作用,$Na^+ - K^+$ 和 $Na^+ - H^+$ 交换增加,同时尿氨排出和 Cl^- 和 HCO_3^- 吸收增多,引起低钾,以及高钠、高氯、低钾性碱中毒。导致肌无力,甚至周期性麻痹,同时发生心律失常、心肌缺血及低钾性心电图变化,如 QT 延长、ST 降低、T 波低平及 U 波等。

(4) 肾功能损害 长期低钾引起肾小管退行性变化及长期高血压使肾小动脉硬化等,肾功能障碍,多尿、夜尿和烦渴等。

64.2.2 麻醉要求

(1) 维持麻醉平稳,减少对循环功能影响。

(2) 充分供氧,保持呼吸道通畅,避免呼吸抑制。

(3) 常规监测心电图和血钾,维持电解质和酸碱平衡。

64.2.3 术前准备

(1) 纠正电解质紊乱 纠正低钾和促进钠水的排出。同时应用排钠保钾利尿药(如安体舒通)。

(2) 控制高血压 控制血压的主要措施是低钠饮食、利尿,纠正细胞外液及血容量过多。如血压仍过高,选用直接扩张血管的降压药。

(3) 糖皮质激素应用 拟行双侧肾上腺切除患者,术前应用糖皮质激素,并于术中继续应用。而单侧肾上腺切除,不必常规应用,术中根据需要而决定是否应用。

(4) 麻醉前用药 镇静药宜减量,不用抑制呼吸的镇痛药。常规用抗胆碱类药。

64.2.4　麻醉选择

全身麻醉或硬膜外阻滞复合全麻,除氯胺酮可促进醛固酮的分泌,不宜用于醛固酮增多患者麻醉外,其他各种麻醉药均可应用。低血钾和肌无力麻痹等可延长非去极化肌松药的作用,应减量。

64.2.5　术中管理

(1) 保持循环功能稳定　手术探查、挤压肾上腺及肿瘤时可引起血压升高,一般为一过性,不需特殊处理,必要时适量用短效降压药。肾上腺肿瘤切除后如出现低血压,先补充血容量,必要时用升压药。如效果不佳,应考虑是否有肾上腺皮质功能不足,静滴氢化可的松。

(2) 纠正电解质紊乱　部分患者术前低血钾难以纠正,术中易出现心律失常。因此,术中应加强监测,继续补钾。

64.2.6　注意事项

(1) 控制高血压,注意是否有高血压引起的继发性改变。

(2) 纠正电解质紊乱,尤其是低血钾。

(3) 患者常有高血容量和高血压,全麻诱导应有足够的麻醉深度,避免血压进一步升高,甚或引起肺水肿。

(4) 术中注意观察是否出现肾上腺功能不全。

483

64.3　肾上腺髓质疾病

64.3.1　病情特点

(1) 肾上腺髓质疾病　包括嗜铬细胞瘤或嗜铬细胞增生。嗜铬细胞瘤通常发生于肾上腺髓质(约90%),少数(10%)发生于肾上腺以外的嗜铬细胞组织,如椎旁交感神经丛、有肠系膜、膀胱、睾丸等。临床表现主要取决于嗜铬细胞肿瘤分泌去甲肾上腺素、肾上腺素及多巴胺的方式、分泌量及所分泌不同激素的比例。

(2) 高血压　典型症状为高血压的同时伴有心悸、头痛和出汗三联症。以分泌去甲肾上腺素为主患者,表现为阵发性高血压或持续性高血压阵发性加重。以分泌肾上腺素为主患者除了有高血压外,还有心动过速、心律失常等。此外,约15%的患者血压正常。

(3) 心脏病变　长期儿茶酚胺分泌增多和高血压,可继发心脏病变,如左心肥厚、冠状动脉硬化、心肌缺血、心律失常、心肌病甚至心力衰竭等。

(4) 低血容量　长期高血压,小血管收缩,血管内压力增加,水分从毛细血管外渗,使血液浓缩,血容量减少。低血容量会减弱血管平滑肌对加压物质的升压反应。

(5) 代谢异常　分泌肾上腺素为主的嗜铬细胞瘤患者,糖原分解增加、血糖升高,出现糖尿。脂肪分解代谢增加,患者消瘦乏力。基础代谢率升高,出现类似甲状腺功能亢进的症状,发作时伴有大汗、肌颤或发热等。

64.3.2　麻醉要求

(1)建立有效的循环功能监测,如桡动脉穿刺直接测压及中心静脉压。

(2)避免使用兴奋交感神经和释放儿茶酚胺的麻醉药,肿瘤切除前后对麻醉深度有不同要求,切除前维持较深的麻醉,切除后适当减浅麻醉,有利于减少血压的波动。

(3)补足血容量,适时应用降压和升压药,调控和减少血压波动。

64.3.3　术前准备

(1)控制高血压　①α受体阻滞剂:最常用的是口服酚苄明,10 mg/次,2 次/d,逐渐增加剂量至血压控制满意。现也常用 α_1 受体阻滞剂哌唑嗪,1 mg 口服,3 次/d,逐渐增加至血压控制满意。②β受体阻滞剂:用α受体阻滞剂后心率过快和心律失常,或分泌肾上腺素为主的嗜铬细胞瘤患者有心律失常或心动过速,均需加用β受体阻滞剂。常用艾司洛尔或美托洛尔。应注意不宜单独或在α受体阻滞剂前使用β受体阻滞剂,否则可引起严重高血压、充血性心力衰竭或肺水肿,尤其是儿茶酚胺性心肌病患者。③α受体和β受体阻滞剂:拉贝洛尔具有α受体和β受体阻滞作用,由于α阻滞作用弱,只有β阻滞作用的 1/7,一般不作为术前首选用药,较适用于有高血压及心动过速患者。④ 其他:抗高血压药如钙通道阻滞剂(尼卡地平)等也可使用。

(2)纠正低血容量　用α受体阻滞剂扩张血管的同时,补充血浆代用品、血浆或全血纠正低血容量,使血细胞比容降至 40% 以下,可使术中肿瘤切除后更易维持血压的平稳,但对心功能损害患者,应避免负荷过重。

(3)术前用药　要达到充分镇静,避免因紧张、焦虑引起血压升高和心动过速。可给咪达唑仑及吗啡类镇痛药。避免用阿托品以免增加心率。

64.3.4　麻醉选择

(1)全身麻醉　是嗜铬细胞瘤患者首选麻醉方法,尤其是肿瘤定位不确切、异位时,以及紧张患者、不合作小儿,肿瘤大、部位较深、手术难度大的手术。

(2)硬膜外阻滞复合全麻　硬膜外阻滞可降低探查及处理肿瘤时血压升高的程度,但会增加肿瘤切除后的血压下降。硬膜外阻滞复合全麻可以互相取长补短,使患者术中循环功能更平稳,血压波动小,术后恢复快。

64.3.5　术中管理

(1)麻醉药选择　避免用增加交感-肾上腺系统的兴奋性及儿茶酚

胺释放的药物,如氟烷可增加心肌对儿茶酚胺的敏感性,地氟烷、氯胺酮、泮库溴铵等使用不当可使心率增快血压升高,但有些不宜使用的药物是相对的,此外,有组胺释放作用的肌松药也不宜作为首选用药。对氟哌利多的应用仍有争议。硬膜外阻滞时不宜加用肾上腺素或麻黄素。

(2) 监测　常规监测直接动脉压、中心静脉压、心电图、体温,尿量等。按需测定电解质、血气分析和血糖,以及麻醉镇静深度等指标。重症患者可放置 Swan-Ganz 肺动脉漂浮导管,监测心排量,混合静脉血氧饱和度,外周血管阻力等全套血流动力学参数的变化。

(3) 全麻诱导是关键,应力求平稳,药物包括异丙酚、咪达唑仑、阿片类镇痛药和非去极化肌肉松弛药等,根据直接动脉血压、麻醉镇静深度等滴定式给药。必要时,也可加用降压药、β 受体阻滞剂等抑制插管时心血管不良反应的药物,确保诱导平稳。麻醉诱导期也需要充分供氧,避免低氧血症和或二氧化碳蓄积。

(4) 麻醉维持以静脉复合较为理想。无论是麻醉诱导或麻醉维持,均应达到足够的麻醉深度,避免麻醉过浅伴随的患者应激程度增加,过度应激所致的血流动力学剧烈波动。

(5) 硬膜外阻滞复合全麻　可用咪达唑仑使患者充分镇静后,再行硬膜外穿刺。硬膜外阻滞复合全麻时先行硬膜外腔穿刺,注入试验量确定有阻滞范围后,再进行全麻诱导,诱导时应减少用药量,以免血压明显下降,术中以静吸复合维持全麻,并间断硬膜外注入少量局麻药,减少局麻药浓度。使用硬膜外阻滞时一定要严密观察,避免血压过度降低,影响心肌和全身的组织灌注。

(6) 心血管活性药物　常用心血管活性药物主要包括: ① 降压药:酚妥拉明,硝普钠,尼卡地平,硝酸甘油。② 升压药:去甲肾上腺素,肾上腺素,苯肾上腺素。③ 抗心律失常药:艾司洛尔,拉贝洛尔,利多卡因。麻醉前根据所具备的药物、病情特点、对药物熟悉程度、用药经验等选择所准备的药物。一般降压药和升压药为必备药,各选择 1～2 种药物。抗心律失常药根据情况可在麻醉前准备,按具体情况进行选择应用。心血管活性药物理想的用药方式是用微量泵输注,并在手术开始前均应与静脉通路连接好,重症患者麻醉期间由专人管理,以便随时用药、快速调控剂量和停药。

(7) 高血压的处理　在麻醉诱导、体位改变、术中探查、分离和挤压肿瘤时,常发生高血压,甚至高血压危象。一旦发生高血压,即起动降压药输注泵。降压药物的用法如下:硝普钠为 $1～8\ \mu g/(kg\cdot min)$,一般总量不超过 $1～1.5\ mg/kg$。酚妥拉明静注 $2～5\ mg$,继以 $1～10\ \mu g/(kg\cdot min)$ 维持,或直接泵注。硝酸甘油静注 $40～100\ \mu g$,继以 $1～8\ \mu g/(kg\cdot min)$ 维持,或直接泵注。尼卡地平静注 $10～30\ \mu g/kg$,继以

485

$2\sim5\ \mu g/(kg \cdot min)$维持,或直接泵注。上述药物用量仅供参考,重要的是根据患者血压进行调节,使血压维持在理想水平。由于患者高血压的同时常伴有心率增快,或降压药用后心率反射性增快,并使降压效果下降,应使用β受体阻滞剂,首选短效的艾司洛尔,其效应不会延续至肿瘤切除后。小剂量拉贝洛尔不仅能减慢心率,也有助于降压。

(8) 低血压的处理 肿瘤切除或其血管结扎后,循环中儿茶酚胺浓度剧降,引起血压下降。立即启动升压药输注泵,并同时补充血容量。升压药物的用法如下:去甲肾上腺素$0.1\sim1\ \mu g/(kg \cdot min)$,紧急时先静注$0.1\sim0.2\ \mu g/kg$。去氧肾上腺素静注$100\sim200\ \mu g$,继以$1\sim5\ \mu g/(kg \cdot min)$维持。肾上腺素$0.1\sim1\ \mu g/(kg \cdot min)$,紧急时先静注$0.1\sim0.2\ \mu g/kg$。多巴胺静注$0.5\sim1.5\ mg$,继以$3\sim10\ \mu g/(kg \cdot min)$维持。如不是在血压急剧下降,或收缩压不小于$80\ mmHg$,各种升压药均不必先单次静注,而直接以微量泵输注,这样可减少血压的波动。有些患者对各种升压药反应不佳,既使用较大剂量,也难以恢复到较理想的血压水平,尤其是双侧肾上腺切除患者,应给予肾上腺皮质激素,可使血压恢复正常水平。

(9) 心律失常的处理 最常见的是心动过速,其次是室性早搏等。以分泌肾上腺素为主的患者更多见。通常用短效β受体阻滞剂控制心率,利多卡因抑制室性早搏。必要时暂停或减少手术刺激。

(10) 术中液体管理 患者术前存在不同程度的低血容量和血液浓缩,肿瘤切除前,应用晶体和代血浆等胶体溶液进行一定的容量预负荷,可使中心静脉压达到$12\ mmHg$,甚或更高,以期实现高容量液体填充的效果,这有利于肿瘤切除后维持血压的平稳。肿瘤切除后根据中心静脉压及心脏功能状况,继续补充血容量。如循环功能稳定、容量充足,则应及时使用利尿药,监测并调整血细胞比容。由于肿瘤切除后,儿茶酚胺浓度的下降,解除了儿茶酚胺对胰岛素的抑制,可在$3\ h$后出现低血糖,甚至低血糖休克,应注意监测并及时补充葡萄糖。

64.3.6 注意事项

(1) 术前准备的关键是应用α受体阻滞剂等控制高血压,并纠正低血容量。

(2) 麻醉前使患者充分镇静,避免紧张和焦虑。

(3) 保证有足够有效的静脉通路,建立有效的循环功能监测。

(4) 备好各种心血管活性药物。重症患者由专人管理和调控。

(5) 严密观察和及时处理挤压肿瘤时的血压升高,以及肿瘤切除后的血压下降。

(薛庆生　于布为)

65　重症肌无力患者麻醉

65.1　病情特点

重症肌无力(myasthenia gravis,MG)是一种以神经-肌肉接头部位传导障碍为特点的自身免疫性疾病。多数 MG 患者神经肌肉接头处突触后膜上的乙酰胆碱受体(AchR)数目减少,受体部位抗乙酰胆碱受体抗体(AchR - Ab)增加,突触后膜上有 IgG 和 C3 复合物的沉积,是发病的主要原因。女性多见,在 20～30 岁发病最多,男性则在 50 岁以上。

(1) 病变部位　主要病变在神经-肌肉接头突触后膜上的乙酰胆碱受体(AchR)减少。约 70% 的 MG 患者存在胸腺异常,其中 10%～15% 合并胸腺瘤,50%～60% 合并胸腺肥大及淋巴滤泡增生,切除胸腺后 75% 的患者病情明显改善。

(2) 临床征象　MG 患者表现为部分或全身骨骼肌易疲劳,波动性肌无力(发作-缓解),胆碱酯酶抑制药治疗有效和对箭毒类药物超敏感。其临床特点:① 首先眼肌受累,儿童占 100%,成人占 90%,一侧或双侧眼外肌乏力、麻痹,出现眼睑下垂和复视,晨轻暮重,约 25% 可自行缓解。② 面肌受累,表情淡漠,闭眼启齿困难。③ 咽喉腭、舌肌受累,出现吞咽困难、呛咳无力,发音障碍,口腔内潴留分泌物。④ 颈部肌肉受累,表现屈颈、抬头困难。⑤ 肢体肌肉受累,四肢无力,偶见肌萎缩。感染或外伤可诱发肌无力危象:即肌无力症状突然加重,特别是呼吸肌(包括膈肌、肋间肌)以及咽喉肌的严重无力,导致呼吸困难,如不及时给予呼吸支持可造成死亡。肌无力危象多在重型肌无力基础上诱发,伴有胸腺瘤者更易发生危象。

487

65.2　重症肌无力的治疗

(1) 抗胆碱酯酶药　通过抗胆碱酯酶药抑制胆碱酯酶活性,使 AchR 与受体结合的时间延长,从而缓解肌无力症状。常用药物:① 新斯的明,口服 15 mg,肌注 1.5 mg。② 吡啶斯的明口服 60 mg,肌注或静注 2 mg。作用时间较长(3～6 h),毒蕈碱样不良反应比新斯的明明显减轻。③ 美斯的明(酶抑宁,ambenonium,mytelase)5～10 mg 口服。④ 碘二乙氧磷酰硫胆碱(phospholine iodide)是最强的抗胆碱酯酶药,对严重型肌无力特别有效。

抗胆碱酯酶的使用过量,可引起"胆碱能危象",表现为腹痛、腹泻、口腔分泌物增多、心动过缓、出汗、瞳孔缩小、失眠、抽搐等,可肌注阿托品 0.3～0.6 mg 治疗,每日 2～3 次。

(2) 免疫抑制药,常用肾上腺皮质激素,如泼尼松,其用法为递减和渐增两种:① 递减用药法:初量泼尼松 100～200 mg,口服,隔日 1 次或地塞米松 10～15 mg 每日静脉滴注 1 次,待起效病情稳定一段时间后开始减量。本法起效快,但有肌无力加重的过程,需做好气管内插管,气管切开和辅助呼吸等准备。② 渐增用药法:适用轻症患者,泼尼松 10～20 mg/d 口服,每周增加剂量 1 倍,直达到 70～100 mg 时,改为隔日口服 1 次。激素方法起效后,抗胆碱酯药应逐渐减量至停止。同时须注意服用激素引起的不良反应。

(3)胸腺切除 约 70％重症肌无力患者于胸腺切除后症状得到显著改善。手术可能去除了启动自身免疫的胸腺肌样细胞表面的乙酰胆碱受体抗原(AchR‐Ag)和胸腺生发中心 AchR‐Ag 致敏的 T 细胞和分泌 AchR‐Ab 的 B 细胞;切除了胸腺素的来源及可能异位脂肪组织的胸腺。

(4)血浆置换 即输入正常人新鲜血浆,置换患者带有抗 AchR 抗体的血浆,可治疗重症肌无力,每周 1～2 次,每次置换 2 000 ml,5～7 次为 1 个疗程。

(5)肌无力危象 重症肌无力危象为 MG 患者因病情加重致呼吸衰竭而必须行机械辅助呼吸的状态,是严重威胁生命的并发症,5％～20％的 MG 患者可发生危象肌无力危象。治疗:① 保持呼吸道通畅,维持有效呼吸支持(气管插管、机械通气)。② 先肌注新斯的明 1 mg,然后根据病情,每隔 0.5～1 h 注射 0.5～1 mg。少量多次用药可以避免发生胆碱能危象。如果经治疗肌无力症状不能减轻反而加重,则提示可能已发生胆碱能危象。胆碱能危象是指胆碱酯酶抑制药应用过量,使 Ach 免于水解,在突触积聚过多,表现胆碱能毒性反应:肌无力加重、肌束颤动(烟碱样反应、终板膜过度除极化);瞳孔缩小(自然光线下直径小于 2 mm)、出汗、唾液增多(毒蕈碱样反应),头痛、精神紧张(中枢神经反应)。注射依酚氯铵无力症状不见好转,反而加重应立即停用胆碱酯酶抑制药,静注阿托品 1～2 mg。对反拗性危象(即对胆碱酯酶抑制药暂时失效,加大剂量无济于事),宜停止以上用药,静注地塞米松或甲泼尼龙,1 次/d,连续 6 d,可使肌肉运动终板功能恢复,恢复后再重新确定胆碱酯酶抑制药用量。如果情况稳定而肌无力无好转,可用大剂量激素治疗。泼尼松 100～120 mg 隔日一次;或地塞米松 10～15 mg 静脉滴注;或甲泼尼龙 500 mg 静注。③ 症状好转后改为口服。

(6)治疗注意事项:① 禁忌使用影响神经‐肌肉接头的任何药物,如箭毒类药,奎宁、新霉素、链霉素、多黏菌素、卡那霉素、万古霉素等氨基苷类抗生素。② 禁用或慎用对呼吸有抑制作用的药物如吗啡、哌替啶等。③ 禁用抑制乙酰胆碱的药物如四环素类的抗生素。

65.3 麻醉前准备

(1)了解病情、类型及其治疗用药的种类、剂量、效果,以及是否有肌无力危象。

（2）术前用药 术晨服用维持剂量的抗胆碱酯酶药。禁忌在无监测下应用阿片类药物及其他镇静药以免呼吸抑制。

（3）准备术后实施机械通气的设备。

65.4 麻醉管理

65.4.1 麻醉方法

（1）麻醉诱导 可选用丙泊酚、芬太尼或瑞芬太尼和咪达唑仑。其关键是肌肉松弛药的选用。有报道 MG 患者琥珀胆碱的 ED_{50} 和 ED_{95} 分别是正常人的 2 倍和 2.6 倍，尽管患者对琥珀胆碱表现为抵抗，但也有表现敏感，可能与术前抗胆碱酯酶药治疗导致琥珀胆碱水解率降低有关。MG 患者对非去极化肌松药敏感，一般为常规剂量的 1/10～1/20。维库溴铵 ED_{95} 小于正常人的 2.5 倍，如减少非去极化肌松药的剂量，其恢复时间与正常人相似。由于此类患者对肌松药反应异常，应在肌肉松弛药监测下使用小剂量非去极化肌肉松弛药，首次剂量可减少 1/2～2/3，并监测其阻滞效应，以指导术中肌松药的追加剂量，估计术后早期的肌松药的残余阻滞作用。可以选用顺阿曲库铵、维库溴铵或罗库溴铵。近年报道全麻诱导应用七氟烷、丙泊酚和瑞芬太尼，即使不用肌松药也可完成气管插管。

（2）麻醉维持 可选用吸入麻醉（异氟烷、七氟烷或地氟烷），或静脉麻醉（全静脉麻醉），静脉用丙泊酚、瑞芬太尼靶控输注麻醉可达到术后快速恢复的效果。因吸入麻醉药具有一定的肌肉松弛作用，可减少或免用肌肉松弛药。

（3）术中监测 应常规监测 ECG、SpO_2、NIBP、$ETCO_2$、有创动脉压（IBP）、中心静脉压（CVP）、肌张力监测。其他包括血气分析、脑双频指数（BIS）等。

（4）呼吸管理 手术径路决定呼吸管理的方式，颈部径路或胸骨正中切口选用单腔气管插管，双肺通气。如选用侧胸径路或采用胸腔镜因需行肺隔离技术，实施单肺通气。

（5）苏醒期管理 手术结束后待患者完全清醒，肌松药作用完全消退，潮气量和呼吸幅度和频率恢复满意，SpO_2 大于 95% 和 $P_{ET}CO_2$ 小于 45 mmHg，血气分析结果在正常范围，可在手术后早期拔除气管导管，但拔管后应严密观察、持续监测呼吸幅度，注意患者的主诉，防治术后早期肌力恢复又逐渐减弱至无法维持基本通气量，尤其对存在下列情况的患者需加倍注意：① 肌无力的病程超过 6 年者。② 除肌无力症外，并存其他慢性阻塞性肺病。③ 术前 48 h 内吡啶斯的明的剂量超过 750 mg 者。④ 术前肺活量不足 2.9 L 者。一旦出现通气不足应及时给予呼吸支持。

65.4.2 术后早期的处理

(1) SICU 加强监护 患者入监护室,除了常规生命体征监测外,应用肌张力监测仪监测肌力恢复情况,如有轻度呼吸抑制可使用新斯的明拮抗,也可用依酚氯铵拮抗,其作用开始迅速,效果良好。对于潜在加重肌无力症状的术后治疗药物应避免,尤其是抗生素的选择应格外注意。

(2) 手术后 48~72 h 常可出现重症肌无力危象。由于大多数危重肌无力患者抗胆碱酯酶药物治疗量和中毒量十分接近。在严密观察危象发生同时及时正确地鉴别用药的过量或不足(表 65 - 1),选用适宜的治疗,必要时进行血浆置换。

(3) 对呼吸功能不全的患者,进行积极有效的机械通气和呼吸支持,挽救患者生命。

表 65 - 1 重症肌无力危象与胆碱酯酶危象的鉴别

	重症肌无力危象	抗胆碱酯酶危象
原因	抗胆碱剂量(新斯的明)不足	抗胆碱剂量过多
瞳孔	无变化或略大	明显缩小
分泌物	不多,痰少,舌喉干燥	眼泪、唾液、呼吸道分泌物增多
肌束颤动力学	(—)	(＋)
腹痛及肠鸣音	无腹部胀气	有、亢进
心率	加快	减慢
Tensilon 试验 *	(＋)	(—)
Atrophine 试验	(—)	症状缓解

注: * 依酚氯铵 10 mg 加入 0.9% N. S. 10 ml 内,每分钟静注 2 ml 直到症状好转[呼吸及吞咽增强(＋)或减弱(—)]。

(周 波 朱 辉 徐美英)

66 精神障碍患者麻醉

据 WHO 统计全球精神障碍终身患病率约为 25%,我国 17.5%,约有 1% 的重度精神障碍患者,且有逐年增加的趋势。有研究报道到 2020年,全球重度精神障碍患者将达到总人口的 1.4%,是影响人类健康的最主要的因素之一。因此,精神障碍患者的手术概率也日益增加,患者的精神疾病也逐步成为影响麻醉安全的重要因素。

66.1 病情特点

精神障碍患者不是都有危险行为的,只有 1% 重度精神障碍患者中的 10% 有暴力倾向,通过干预也是可以控制的。大部分精神障碍患者没有那么可怕,一般均具有一定的理解能力,能做详细的术前访视,了解病情和良好沟通对麻醉的平稳会有很大的帮助。

66.2 围术期处理

66.2.1 做好术前访视

(1)充分了解既往病史及目前情况,术前与患者进行良好的沟通,对于抑郁症患者要耐心解释,减轻其思想负担,一般可配合手术麻醉。术后给予良好的镇痛镇静,可预防围术期患者精神疾病的发作。

(2)对于躁狂兴奋等发作期不能配合的患者,应请专科医师会诊采用保护带保护措施,以防意外,并加大镇静剂用量。

66.2.2 麻醉前准备

(1)精神障碍患者因兴奋躁动消耗较大,加之少食、拒食,术前应注意纠正水和电解质紊乱。少食、拒食患者应根据血钾测定值积极纠正低血钾。

(2)对长期服用精神药品的患者,术前应了解重要脏器功能及血液系统的情况,部分患者存在肝肾功能障碍、心律失常及血小板减少。

66.2.3 抗精神病药与麻醉药的相互作用

(1)精神病患者用药特点 由于抗精神药物起效时间较慢,需要2周以上,一般不建议术前停药,抗精神病药包括抗精神病药、抗躁狂药、抗抑郁药及抗焦虑药,精神病患者服用抗精神病药物时间长、剂量大、不良反应多,必须询问患者使用抗精神病药物史,应注意这些药的不良反应及合用麻醉药的相互作用。

491

(2)吩噻嗪类药 长期服用氯丙嗪等吩噻嗪类药物的患者,因其为中枢多巴胺受体的拮抗药,氯丙嗪有明显阻断肾上腺能 α 受体的作用,抑制血管运动中枢,而大多数全身麻醉药及镇静镇痛药均有不同程度的血管扩张作用,椎管内麻醉时血管扩张作用更加明显,可出现严重的低血压。此外,氯丙嗪可强化其他麻醉药的作用,可能会引起全身麻醉后苏醒延迟。

(3)三环抗抑郁药 如阿米替林、去甲替林、地昔帕明(desipramine)、丙米嗪(inipramine)和多塞平(doxepin),具有抑制去甲肾上腺素和 5 - 羟色胺再摄取的作用,使其药效更强。由此所致的不良反应,如体位性低血压、镇静、口干、尿潴留及心动过速等,限制了其在治疗抑郁症方面的长期应用。应用三环抗抑郁药的患者,麻醉和 ECT 治疗常诱发 ECG 改变,包括 PR 间期延长、QRS 波群增宽以及 T 波改变。

(4)单胺氧化酶抑制剂(MAOIs) 长期使用单胺氧化酶抑制剂的精神障碍患者,由于抑制单胺氧化酶,此类药物可增加细胞内胺类神经递质(多巴胺、肾上腺素、去甲肾上腺素和 5 - 羟色胺)的浓度,并可提高去甲肾上腺素在突触后受体的利用率。此类药物的不良反应有血流动力学不稳定。饮食中的胺与其相互作用可导致高血压危象或直立性低血压。因此,长期使用单胺氧化酶抑制剂的精神障碍患者,术中应禁用哌替啶,多巴胺、肾上腺素和降压药用量宜小,以免发生高血压。

(5)精神病患者慎用氯胺酮　因氯胺酮可能会引起大量错觉、幻觉。另外,精神病患者可能对血管活性药物的反应有较大的差异。

(6)隐瞒药物治疗　越来越多的精神疾病患者开始接受正规的药物治疗,但是由于社会偏见,有相当多的一部分人会隐瞒自己的病史,这部分精神疾病患者的围术期处理可能就得不到重视。

66.2.4　麻醉方式

(1)麻醉方式采用气管插管全麻为主。能合作的缓解期患者如手术方式允许,也可选择椎管内麻醉及神经阻滞,但需保证麻醉效果,适当加大镇静药量,使患者安静入睡。

(2)请精神科专科医师会诊,对术前患者的精神状况进行准确评估,如使用的精神药品与麻醉镇静药品有协同叠加作用,麻醉术前用药及术中诱导应减少类似药品。如单胺氧化酶抑制剂与哌替啶合用可增加其毒性;服用三环类抗抑郁药的患者在吸入麻醉时(恩氟烷最易出现)可引起惊厥和心律失常。

492

(3)长期服用抗精神病药物的患者,各种保护性反射功能减退,全身麻醉拔管时尤为注意,防止引起反流误吸。

66.3　电休克治疗麻醉

66.3.1　电休克的定义

电休克治疗(electro convulsive therapy,ECT)是用短暂适量的脉冲电流刺激中枢神经系统,造成中枢神经系统特别是大脑皮质的电活动同步化,同时引起患者意识短暂丧失全身抽搐发作(癫痫大发作),以达到控制精神疾病症状的一种治疗方法。

66.3.2　电休克治疗特点

(1)ECT自1938年从罗马引入开始一直被应用至,今已有70多年历史。无抽搐电休克治疗(modified electro convulsive therapy, MECT)是目前精神科广泛应用的一项先进有效的电刺激物理治疗方法,对抑郁症、精神分裂症等多种精神疾病具有显著的治疗效果,也是目前对精神疾病治疗有确切效果的物理治疗方法之一。

(2)MECT对抑郁症和重度精神病的症状如木僵、严重拒食、躁狂、冲动危险行为的治疗有效率达90%;对于躁狂症的有效率为90%;对具有急性症状的精神分裂症的有效率为75%;对于氯丙嗪治疗无效的难治性强迫症,加用MECT能取得较为理想的临床疗效,显效率为71.4%。

66.3.3　电休克治疗作用机制

ECT 治疗虽然疗效确切,然而,到目前为止仍旧对其作用机制缺乏明确的认识。可能主要与以下三方面有关。

(1)神经递质假说　类似于三环类抗抑郁药,增加乙酰胆碱等神经递质的释放,可能与多巴胺、5‐HT(5‐hydroxytryptamine)、GABA(gamma-aminobutyric acid)、去甲肾上腺素(norepinephrine)、BDNF(brain derived neurotrophic factor)的释放增加,以及乙酰胆碱等神经递质的释放、受体功能等有关。

(2)内分泌激素变化假说　提出 ECT 引发下丘脑或者脑垂体激素释放减少从而产生抗抑郁效果,ECT 能引起催乳素、促甲状腺激素、促肾上腺皮质激素以及脑内啡肽分泌的减少。

(3)抗惊厥假说　认为 ECT 对大脑有很强的抗惊厥作用。此假说依据 ECT 治疗后出现脑电发作阈值提高及一些癫痫患者 ECT 治疗脑电发作大部分不理想。

66.3.4　ECT 的生理作用

ECT 的原理是通过一次电刺激使大脑神经元发生去极化从而形成一次广域的癫痫大发作。

(1)脑血流和脑代谢率增多,导致颅内压(ICP)升高。

(2)开始时迷走神经张力增高,表现为心动过缓和轻度低血压。

(3)继而交感神经系统被激活,引起高血压和心动过速,ECG 常发生变化,主要有 PR 间期和 QT 间期延长、T 波倒置,以及房性或室性心律失常。

(4)发作后不久,有可能会出现第二次迷走神经张力增高,表现为心动过缓及各种心律失常,其中包括异位搏动。当患者从麻醉中清醒过来时,又会因进一步交感神经兴奋,出现心率加快和血压升高。

(5)眼内压增高。

66.4　围术期处理

66.4.1　治疗前访视

确定是否符合行 ECT 的指征,常规包括病史,体检,精神病史,精神状态检查,以常规的实验室检查(包括心电图,全血常规,生化,肝功能检查,胸片)。

66.4.2　麻醉在 ECT 治疗中的目标

使患者消除紧张焦虑,遗忘和迅速意识恢复。预防强直、阵挛收缩引起的损伤和骨折,控制血流动力学反应。

66.4.3　ECT 的禁忌证

(1)绝对禁忌证是颅内占位性病变或其他情况所致的颅内压升高。相对禁忌证包括:颅内占位(ICP 正常)、颅内动脉瘤或畸形、近期心肌

493

梗死史、心绞痛、充血性心力衰竭、未经治疗的青光眼、骨折、血栓性静脉炎、嗜铬细胞瘤、妊娠以及视网膜剥离。

（2）应用苯二氮䓬类或锂制剂维持治疗的患者行 ECT 治疗前最好减量或者停药。苯二氮䓬类药具有抗惊厥作用，可消除或减弱所诱发的癫痫大发作。锂制剂治疗常引起 ECT 治疗后意识障碍和谵妄。

66.4.4　麻醉处理

（1）由于精神障碍患者大多长期服用镇静类药物，故治疗前不必再给予。

（2）常规监测 ECG、SPO_2 和血压。

（3）建立静脉通路，静注抗胆碱药，用于止涎，麻醉诱导国内多采用丙泊酚（1～2 mg/kg）或依托咪酯（0.2～0.3 mg/kg）和氯化琥珀胆碱（0.5～0.8 mg/kg），用 100% 氧过度通气（过度通气可以使脑电发作时间延长 20%）。

（4）放置牙垫，防止牙龈和嘴唇咬伤应用单侧或双侧电极刺激。

（5）应用脑电图监测所诱发的癫痫大发作的性质和持续时间。

（6）面罩供氧维持肺通气直至恢复自主呼吸。ECT 治疗后躁动和高血压应予对症治疗。

494

（7）常用于控制 ECT 引起的心血管反应的药物有拉贝洛尔 10～20 mg 或艾司洛尔 40～80 mg 缓慢静注。

（8）其他的麻醉诱导药有时也可供选用。然而，硫喷妥钠延长苏醒时间，咪达唑仑提高癫痫大发作阈值，异丙酚缩短癫痫大发作的持续时间。

（9）患有某些其他疾病的患者，ECT 前需行特殊处置：① 患有食管裂疝并有反流的患者应防止误吸，应行快速气管插管。② 严重心功能不全的患者，需行有创监测。③ 颅内疾患的患者应用桡动脉穿刺置管直接测压，严格控制血流动力学变化，在 ECT 前应行过度通气。④ 妊娠患者需行气管内插管，监测胎儿情况并将子宫移向左侧。

（贾玉萍）

VI

重症监测方法

67　呼吸功能监测和呼吸波形分析

呼吸功能监测对麻醉安全和围术期重危患者处理至关重要,应充分理解呼吸监测指标的临床意义,指导气道管理、呼吸治疗和机械通气。

67.1　通气量监测

67.1.1　潮气量和通气量

(1) 正常值　潮气量(V_T)男为 7.8 ml/kg,女为 6.6 ml/kg。通气量(V_E)为 5~7 L/min。测量时应注意仪器和传感器的准确性。

(2) 方法　麻醉机和呼吸机都具有监测 V_T 和 V_E 的功能。

(3) 临床意义　① 监测吸入和呼出气的 V_T,尤其是呼出气的 V_T,如两者相差 25% 以上,说明回路有漏气。② V_E 与频率(RR)有关,$V_E = V_T \times RR$。③ 调节 V_T 和 RR,维持正常通气。

67.1.2　死腔气和潮气量之比

(1) 解剖死腔　正常成人解剖死腔约 150 ml,占潮气量的 1/3。随着年龄的增长,解剖死腔也有所增加。支气管扩张也使解剖死腔增加。肺内通气/血流(V/Q)比率增大,则形成肺泡死腔。

(2) 机械死腔　面罩、气管导管、麻醉机、呼吸机的接头和回路等均可使机械死腔增加,小儿通气量小,机械死腔影响较大。机械通气时的 V_T 过大,气道压力过高也影响肺内血流灌注。

(3) 死腔气量/潮气量比率(V_D/V_T)反映通气功能。其正常值为 0.3,比率增大说明死腔通气增加,实际通气功能下降。其计算公式如:

$$V_D/V_T = \frac{PaCO_2 - P_ECO_2}{PaCO_2} \text{ 或 } V_D/V_T = \frac{P_{ET}CO_2 - P_ECO_2}{P_{ET}CO_2} \text{。}$$

67.1.3　肺活量

约占肺总量的 3/4,和年龄呈反比,男性大于女性,反映呼吸肌的收缩强度和储备力量。可用小型便携式的肺量计床边测定。临床上通常以实际值/预期值的比例表示肺活量的变化,不小于 80% 则表示正常。肺活量与体重的关系是 30~70 ml/kg,若减少至 30 ml/kg 以下,清除呼吸道分泌物的功能将会受到损害，当减少至 10 ml/kg 时，必然导致 $PaCO_2$ 持续升高。神经肌肉疾病可引起呼吸功能减退，当肺活量减少至 50％时，可出现 CO_2 潴留。

67.2 呼吸力学监测

67.2.1 胸肺顺应性

（1）方法　胸肺顺应性是表示胸廓和肺扩张程度的一个指标，反映潮气量和吸气压力的关系（$\Delta V/\Delta P$）。测定肺顺应性需要计算跨肺压（transpulmonary pressure，简称 P_{TP}）的变化。即吸气末和呼气末（无气体流动）的跨肺压之差。胸肺顺应性的计算公式为：$C_T = \dfrac{V_T}{\Delta P_{TP}}$。吸气期的平台压力完全用于克服肺弹性阻力，其计算公式为：$C_T = \dfrac{V_T}{平台压力}$。

（2）临床意义　① 了解各种病理情况下，特别是限制性肺疾患时，顺应性降低。② 判断肺疾患的严重性，顺应性不小于 80 ml/cmH₂O 为正常，不小于 40 ml/cmH₂O 为轻至中度损害，小于 40 ml/cmH₂O 则提示可能有重度损害。③ 观察治疗效果：顺应性随治疗而逐渐增加，说明疗效显著。④ 判断是否可以停用呼吸机：顺应性小于 25 ml/cmH₂O 时，不能停机。

67.2.2 气道压力

气道压力由潮气量（V_T）、呼吸道阻力和吸入气流速决定。

（1）机械通气时，吸气时压力为正压，成人 12～15 cmH₂O，儿童 10～12 cmH₂O，呼气时压力迅速下降至 0。平均气道压过高时影响循环功能。

（2）增大潮气量，加快呼吸频率和吸入气流速，以及使用 PEEP 时均使平均气道压升高。

（3）气道压力升高，说明有呼吸道梗阻，顺应性下降以及肌张力增加等。如气道压力降低，说明管道漏气；如气道阻力和顺应性无变化，则说明潮气量减少。

67.2.3 呼吸道阻力

（1）呼吸道阻力　由气体在呼吸道内流动时的摩擦和组织黏性形成，反映压力与通气流速的关系即（$P_1 - P_2/V$）。其正常值为每秒 1～3 cmH₂O/L，呼气时阻力为每秒 2～5 cmH₂O/L。

（2）气道内压力　出现吸气平台时，可以根据气道峰压和平台压力之差（P_A）计算呼吸道阻力。其计算公式如下：气道阻力＝P_A/V（流速）$= P_A \times \dfrac{60}{V_E} \times \dfrac{吸气时间\%}{100}$。

（3）气道阻力升高的原因　① 气管内径缩小，如呼吸道黏膜水肿、充血、支气管痉挛、分泌物阻塞以及单肺通气等。② 气管导管内径过小,或接头过细过长。

(4) 临床意义 ① 了解在各种病理情况下,特别是阻塞性肺疾患时,气道功能的变化。② 估计人工气道、加热湿化器和细菌滤网等对气道阻力的影响。③ 观察支气管扩张药的疗效。④ 选择机械通气方式:如气道阻力增加明显,使气道压力上升过高大于 $25\sim30$ cmH$_2$O,机械通气时应选用压力控制(PCV)、压力支持(PSV)或双相压力通气(BIPAP)的通气方式,以降低气道压及改善肺内气体分布。⑤ 判断患者是否可以停用呼吸机。

67.2.4 吸气时间比值(Ti/T$_T$)

为吸气时间占呼吸总时间的比值,也是膈肌的收缩时间。呼吸肌疲劳或呼吸做功增加时,吸气时间将延长,使 Ti/T$_T$ 比值增加,此外,频率增快时,虽然实际的吸气和呼气时间均减少。但呼气减少的幅度大于吸气也使 Ti/T$_T$ 比值增加。其正常值为 0.33(0.3~0.4)。增加 0.1 就不能撤离呼吸机。在呼吸肌负荷极度增加时,Ti/T$_T$ 可高达 0.5~0.6。

67.2.5 呼吸中枢驱动力

呼吸中枢驱动力(P$_{0.1}$)是测定膈肌发生收缩时所需要的神经兴奋强度。

(1) 测量方法 在阻断患者的气道后,患者开始吸气达 0.1 s 时的气道闭合压力。高档呼吸机监测项目可显示。

(2) 临床意义 ① 主要影响因素是呼吸肌的收缩性能,反映呼吸中枢兴奋性和呼吸驱动力。P$_{0.1}$ 已成为评估呼吸中枢功能的常用方法,并且也是决定撤离呼吸机的重要指标。② 其正常值为 $2\sim4$ cmH$_2$O。小于 6 cmH$_2$O 方可停用呼吸机。③ P$_{0.1}$ 大于 6 cmH$_2$O 不能撤机。其原因可能为:① 呼吸肌负荷过重,呼吸中枢代偿性功能增强。② P$_{0.1}$ 过高者用辅助呼吸时,患者触发呼吸机送气时增加呼吸做功,是决定患者能量消耗的一个主要因素。此外,也可能提示心肺功能有异常。③ P$_{0.1}$ 过低提示呼吸驱动减退。

67.3 呼吸波形监测

67.3.1 压力-容量环

压力-容量环(pressure-volume loop)反映压力和容量之间的动态关系。各种通气方式其压力-容量环的形态也不相同(图 67-1)。其临床意义:

(1) 估计胸肺顺应性 压力-容量环的移动代表顺应性的变化。如向左上方移动,说明顺应性增加,向右下移动则为顺应性减少。如果吸气段曲线趋于平坦,虽然吸气压力继续上升,但潮气量并不再增加,就说明肺已过度膨胀。如呼气段曲线呈球形,并且压力-容量环向右下移动,则说明呼吸道阻力增加。

(2) 计算吸气面积和估计患者触发呼吸机送气所做的功 位于纵

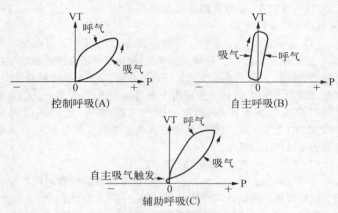

图 67-1 压力-容量环

轴左侧的压力-容量环内的面积为吸气面积(图 67-1C),反映患者触发机械通气所需做的功。在流量触发控制呼吸时的压力-容量环中,吸气面积明显减少,说明用流量触发可以明显减少患者的呼吸做功。

(3) 指导调节 PSV 时的压力水平 压力-容量环中纵轴左侧的吸气面积代表患者触发吸气所做的功。纵轴右侧的面积代表呼吸机所做的功(图 67-1C)。可根据患者呼吸功能恢复的情况调节 PSV 的压力值,使患者的呼吸做功处于最佳状态。

(4) 发现呼吸异常情况 如气道压力显著高于正常,而潮气量并未增加,则提示气管导管已进入一侧支气管内(图 67-2)。纠正后,气道压力即恢复正常。如果气管导管扭曲,气流受阻时,于压力-容量环上可见压力急剧上升,而潮气量减少。

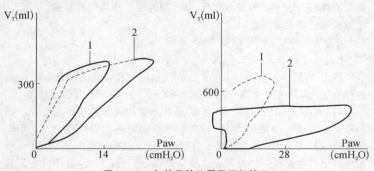

图 67-2 气管导管位置及通畅情况
(1. 正常压力容量环;2. 异常压力容量环)

（5）监测双腔导管在气管内的位置 双腔管移位时，其压力-容量环也立即发生变化。气道压力显著升高，而潮气量无变化（67-3）。

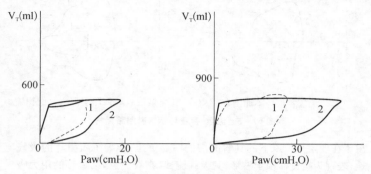

图67-3 双腔导管的压力-容量环

（1. 双肺通气；2. 单肺通气）

67.3.2 流量-容量环（阻力环）

流量-容量环（flow-volume loop）显示呼吸时流量和容量的动态关系。其正常图形也因麻醉机和呼吸机的不同而稍有差异。图67-4为典型的流量-容量环。其临床意义是：

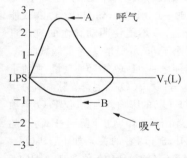

图67-4 正常流量-容量环

（1）判断支气管扩张药的治疗效果 呼气流量波形变化可反映气道阻力变化，如果用药后，呼气流量明显增加，并且波形下降，曲线较平坦，说明疗效好。

（2）监测呼吸道回路有否漏气 若呼吸道回路有漏气，则流量-容量环不能闭合，呈开放状，或面积缩小（67-5）。

（3）监测双腔导管在气管内的位置和内源性PEEP 双腔导管在气管内的位置移位，阻力环立即发生变化，呼气时流速减慢和阻力增加。如单肺通气时，气流阻力过大，流速过慢，致使呼气不充分，可发生内源性PEEP，阻力环上表现为持续的呼气气流。

（4）用于鉴别诊断 ① 非固定性胸腔内呼吸道梗阻：阻力环的吸气流速波形无变化。当呼气时，由于胸腔正压迫气道，使呼气流速被截断，其呼气高峰流速、中期流速以及用力肺活量均明显下降，呈现独特的平坦的呼气流速波形。② 非固定性胸腔外上呼吸道梗阻：在吸气时，

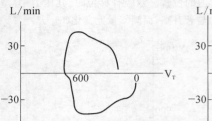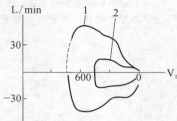

流量容量环不能闭合　　1. 正常情况；2. 回路有漏气，面积缩小

图 67-5　流量-容量环示气道回路漏气

由于在梗阻部位以下的气管腔内的明显负压，影响了阻力环的吸气流速，表现为缓慢而稳定波形，其吸气流速，高峰流速，第一秒的用力吸气量均明显下降，或被截断，而其呼气流速波形可以正常。③ 固定性上呼吸道梗阻：不论其梗阻部位是在胸腔内或外，其阻力环的波形变化均相似。呼气高峰流速中度下降，呼气和吸气的流速波形均呈平坦。

67.4　氧合功能监测

67.4.1　动脉血氧分压(PaO_2)

吸空气时，PaO_2 为 90～100 mmHg，随年龄增长而逐渐下降。PaO_2 也可以参照下列公式计算：$PaO_2 = 100 - 1/3$ 年龄(mmHg)。PaO_2 仅能反映肺的氧合功能和动脉血的氧合程度，不能说明动脉血的氧含量(CaO_2)和组织利用氧的情况。PaO_2 小于 65 mmHg 为严重低氧血症，小于 60 mmHg 为诊断呼吸衰竭的指标之一。PaO_2 由肺通气量、血流量以及 V/Q 比率决定，并受动脉血 CO_2 分压($PaCO_2$)、混合静脉血氧分压(PvO_2)和组织耗氧量和吸入氧浓度(F_IO_2)的影响。因此，仅 PaO_2 单项指标难以判断肺内病理变化情况。心输出量和 PvO_2 下降时，PaO_2 也随之下降。F_IO_2 增加时，PaO_2 亦随之升高。两者的关系如下：$PaO_2 = F_IO_2 \times 500 \sim 600$ mmHg。此外，在吸入空气时，$PaCO_2$ 值愈高，则 PaO_2 值愈小，即在有高碳酸血症时，必然同时存在低氧血症。由于 PaO_2 测定需穿刺动脉采血，在临床应用受到限制，现在大多数情况下，可由监测脉搏-血氧饱和度间接了解 PaO_2 变化。

67.4.2　脉搏-血氧饱和度(SpO_2)

脉搏-血氧饱和度仪是利用血红蛋白对光吸收的物理原理，根据不同组织吸收光线的波长差异，应用分光光度测定法对搏动性血流的血红蛋白进行光量和容积的测定，从而监测动脉内血红蛋白与氧结合的程度，并能同时显示脉率。其优点为不需定标，可以连续监测，即刻反映动脉的血红蛋白氧饱和度。

67.4.2.1 临床意义

（1）监测氧合功能　了解 PaO_2，避免创伤性监测。新生儿处于相对低氧状态，其 PaO_2 在氧离曲线的陡坡段，因此 SpO_2 可以作为新生儿氧合功能监测的有效指标，正确评价新生儿气道处理和呼吸复苏效果。并且给予氧疗时，可根据 SpO_2 调节 F_IO_2，避免高氧血症的有害作用。

（2）防治低氧血症　连续监测 SpO_2，一旦其数值下降低于 95％，即有报警显示，可以及时发现各种原因引起的低氧血症。

（3）判断急性哮喘患者的严重程度　哮喘患者的 SpO_2 和 PaO_2 的相关性较正常值小（r＝0.51），甚至可呈负相关（r＝－0.88）。另一方面，却发现 SpO_2 和呼气最高流速相关良好（r＝0.584）。因而，对判断急性哮喘患者的危险性，SpO_2 可提供一个简单的无创指标。同时根据观察重度哮喘患者发生呼衰时，PaO_2 小于 60 mmHg，$PaCO_2$ 大于 45 mmHg 的 SpO_2 变化，提出若急性重度哮喘患者的 SpO_2 大于 92％时，则发生呼衰的可能性小。

67.4.2.2 影响因素

（1）氧离曲线　氧离曲线为 S 形，在 SpO_2 处于高水平时（即相当氧离曲线的平坦段），SpO_2 不能反映 PaO_2 的同等变化（图 67-6）。此时虽然 PaO_2 已经明显升高，而 SpO_2 的变化却非常小。即当 PaO_2 已从 60 mmHg 上升至 100 mmHg 时，SpO_2 从 90％ 升至 100％，仅增加了 10％。$SpO_2$95％ 可信限为 4％ 左右，所以当 SpO_2＝95％ 时，其所反映的 PaO_2 值可以从 60 mmHg（SpO_2＝91％）至 160 mmHg（SpO_2＝99％）。其间可变的幅度很大，所以有时 SpO_2 值就难以准确反映真实的 PaO_2。SpO_2 和 PaO_2 的相应变化见表 67-1。

501

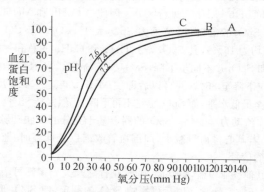

图 67-6　氧离曲线示意图
A：曲线右移；B：正常；C：曲线左移

表 67 - 1　血氧饱和度和氧分压的相应变化
（根据体温 37℃，pH7.4 时的氧离曲线）

SO₂	PO₂
99.7	500
99.5	300
97.5	100
96	80
94	70
91	60
89	56
85	50
82	46
75	40
65	34
48	26

（2）血红蛋白　脉搏-血氧饱和度仪是利用血液中血红蛋白对光的吸收来测定 SpO_2，如果血红蛋白发生变化，就可能会影响 SpO_2 的准确性。① 贫血：临床报告贫血患者没有低氧血症时，SpO_2 仍能准确反映 PaO_2。若同时并存低氧血症，SpO_2 的准确性就受到影响。② 碳氧血红蛋白（CoHb）和正铁血红蛋白（MetHb）　CoHb 和 MetHb 的光吸收系数和氧合血红蛋白，还原血红蛋白（HHb）的相同。SpO_2 监测仪是依据 CoHb 和 MetHb 的含量甚小，可以忽略不计而进行设计的，所以无法将 MetHb 和 CoHb 与 HbO_2 进行区分。因此当 CoHb 和 MetHb 增多时，将会影响 SpO_2 的准确性，结果为 SpO_2 大于 SaO_2。于 CO 中毒患者（CoHb 平均为 16％），其 SpO_2 等于 HbO_2 和 CoHb 的总和。MetHb 增多，SaO_2 和 SpO_2 并不同步下降，SaO_2 小于 SpO_2。MetHb 增加至 35％时，SpO_2 仅下降至 85％，并且以后即使 MetHb 再进一步增加，SaO_2 也持续下降至最低水平，而 SpO_2 也绝不再下降，仍然保持 85％。

（3）血流动力学变化　SpO_2 的测定基于充分的皮肤动脉灌注。在重危患者，若其心排血量减少，周围血管收缩以及低温时，监测仪将难以获得正确信号。

（4）其他　亚甲蓝，靛胭脂，吲哚花青绿及荧光素都可吸收波长为 660 nm 的光波。静脉注射后可影响 SpO_2 的测定，使 SpO_2 低于 SaO_2。蓝色、绿色和黑色的指甲油都可影响 SpO_2 的监测，使其小于 SaO_2。而红色和紫色的指甲油无影响。此外，日光灯，长弧氙灯的光线和日光等

也要使 SpO_2 小于 SaO_2。

67.4.2.3 注意事项

（1）准确性 ① SpO_2 与 SaO_2 有较好相关（$\gamma=0.84-0.99$）。SaO_2 在 80% 以上，平方根误差（RMSE）不大于 ±3%。$RMSE=[Bias^2+SD^2]^{0.5}$，$Bias=SpO_2-SaO_2$。② SaO_2 70%～100%，误差 ±3%，SaO_2 小于 50%，相关不显著。③ 碳氧血红蛋白（COHb）及高铁血红蛋白（MetHb）使 SpO_2 读数过高；胆红素大于 342 $\mu mol/L$（20 mg/dl），SpO_2 读数降低。④ 贫血（Hb 小于 70 g/L）SpO_2 读数降低。

（2）根据年龄、体重选择合适的探头，放在相应的部位。手指探头常放在示指，使射入光线从指甲透过，固定探头，以防影响结果。

（3）指容积脉搏波显示正常，SpO_2 的准确性才有保证。

（4）避免外界因素干扰，红外线及亚甲蓝等染料均使 SpO_2 降低。

（5）如手指血管剧烈收缩，SpO_2 即无法显示，用热水温暖手指，或用 1% 普鲁卡因 2 ml 封闭指根，往往能再现 SpO_2。

67.5 呼气末 CO_2 分压（$P_{ET}CO_2$）

CO_2 的弥散能力很强，动脉血与肺泡气中的 CO_2 分压几乎完全平衡。所以肺泡气的 CO_2 分压（P_ACO_2）可以代表 $PaCO_2$。呼气时最后呼出的气体（呼气末气体）应为肺泡气。因此，$PaCO_2 \approx P_ACO_2 \approx P_{ET}CO_2$。故 $P_{ET}CO_2$ 应能反映 $PaCO_2$ 的变化。从监测 $P_{ET}CO_2$ 间接了解 $PaCO_2$ 的变化，具有无创、简便，反应快等优点。现临床上最常用的方法是用红外线 CO_2 监测仪，可以连续监测呼吸周期中 CO_2 的浓度，由数字和波形显示。

67.5.1 正常呼气末二氧化碳波形图（图 67−7）

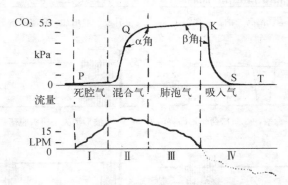

图 67−7 正常呼气末 CO_2 分压波形图析

图 67−7 显示一个呼吸周期中呼出气内 CO_2 浓度或压力波形的正常变化。开始呼气时，为气道内死腔气（Ⅰ段），$PaCO_2=0$。随即肺泡气

排出和死腔气混合，$PaCO_2$迅速上升（Ⅱ段），此后，呼出气全部为肺泡气，其$PaCO_2$变化很小，形成肺泡平台（Ⅲ段），其最高点代表P_ACO_2。吸气时，没含有CO_2的气体进入气道，故PCO_2迅速下降至基线。

监测$P_{ET}CO_2$波形时应注意观察：① 波形高度：代表肺泡CO_2浓度，即$P_{ET}CO_2$。② 基线代表吸入气中CO_2浓度，应等于0。否则说明吸入气中含有CO_2。③ 形态为矩形。只有当出现肺泡平台时，$P_{ET}CO_2$才能代表P_ACO_2。波形异常有特殊意义。④ 频率：为呼吸频率。⑤ 节律：反映患者呼吸中枢或呼吸机的功能。

只有在呼吸和循环功能均维持正常时，才会出现正常的CO_2波形。若肺内各部分的 V/Q 和时间常数差异不大，其肺泡内的CO_2浓度也相近，则肺泡平台就趋于平坦，否则就逐渐上升，其斜度增加，α角度增大。所以α角度的大小可以反映 V/Q 的变化，而β角增大说明有重复吸入。

67.5.2 异常呼气末二氧化碳波形图（图 67-8）

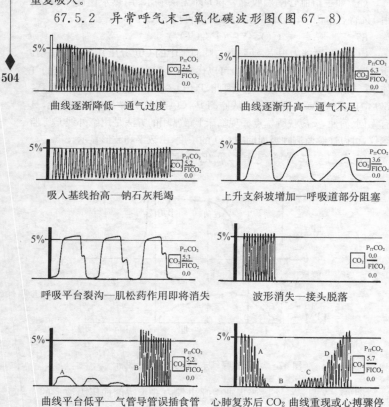

曲线逐渐降低—通气过度   曲线逐渐升高—通气不足

吸入基线抬高—钠石灰耗竭   上升支斜坡增加—呼吸道部分阻塞

呼吸平台裂沟—肌松药作用即将消失   波形消失—接头脱落

曲线平台低平—气管导管误插食管   心肺复苏后CO_2曲线重现或心搏骤停

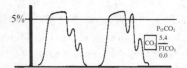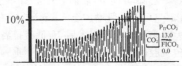

锯齿形波形—心脏收缩振荡曲线明显升高—CO_2产量增多(如恶性高热)

图 67-8 异常呼气末二氧化碳波形图

67.5.3 $Pa_{-ET}CO_2$

$PaCO_2$ 和 $P_{ET}CO_2$ 一般可相差 1～4 mmHg。青少年和孕妇(因肺血流增多)差别较小,老年人较大,但在有心、肺疾患时,其 $Pa_{-ET}CO_2$ 值增大,可高达 10～20 mmHg,$P_{ET}CO_2$ 不再能反映 $PaCO_2$,以免发生误导,应做血气分析。影响 $Pa_{-ET}CO_2$ 的病理因素有以下几方面。

(1) V/Q 大于 0.8,肺组织的通气大于灌注,肺泡死腔增加(V_D/V_T 增大)。此时低灌注的肺泡内的 PCO_2 可以下降至 0,与 V/Q 正常的肺泡气混合后,其中 CO_2 被稀释,使最后的平均 P_ACO_2 下降,所以测得的 $P_{ET}CO_2$ 也随之下降,但与此同时,体内的 CO_2 已经通气正常的肺泡排出,所以 $PaCO_2$ 仍能够维持于正常范围(即 $PaCO_2$ = V/Q 正常的肺泡的 P_ACO_2)。因此,最后结果为 $PaCO_2$ 大于 $P_{ET}CO_2$。上述情况可见于:① 肺血流减少:如休克、低心排、肺梗死和栓塞,肺血管收缩或扩张,以及心跳停止等。② 肺通气量过大:如正压通气,用 PEEP,肺气肿和支气管极度扩张时。

(2) V/Q=0,肺组织仅有灌注而无通气,肺内分流增加:正常 Qs/Qt 小于 5%。当肺内发生病理分流时,Qs/Qt 增加,体循环内的部分血流经没有通气的肺泡时,其中所含的 CO_2 没能及时排出,所以使 $PaCO_2$ 升高。而其他流经通气肺泡的血液的 $PaCO_2$ 和其 P_ACO_2 达到平衡,均维持正常。因为 $P_{ET}CO_2$ 是代表通气的肺泡的 PCO_2,所以其值也正常。因此,最后结果为 $PaCO_2$ 大于 $P_{ET}CO_2$,但是 Qs/Qt 增加对 $Pa_{-ET}CO_2$ 的影响较小。上述情况可见于:① 小气道梗阻。② 肺部疾病。肺实变,肺水肿,肺不张等。③ 心内右向左分流。④ 通气方式:小潮气量和快频率的通气。也可使 $PaCO_2$ 大于 $P_{ET}CO_2$。

(3) 局部小气道阻塞,呼出流速减慢,排出时间延迟,在呼气末最后才由气道排出,成为被测定的肺泡气。而这些气体并未能和其他肺泡气体充分混合。同时在呼气期中,血中的 CO_2 仍持续不断的弥散进入这些气道受阻的肺泡内,使其 P_ACO_2 持续上升,大于混合的肺泡气。所以监测到的 $P_{ET}CO_2$ 也必然较高。因为 $PaCO_2$ 和混合的肺泡气的 P_ACO_2 达到平衡。因此,其结果为 $PaCO_2$ 小于 $P_{ET}CO_2$,$Pa_{-ET}CO_2$ 呈负值,但两者的相差甚小,一般为 1～3 mmHg。多见于 V_T 较大和呼吸频率较慢时。文献报道运动时 $P_{ET}CO_2$ 可以大于 $PaCO_2$。

心肺功能正常者,于全身麻醉后,因肺内分流和死腔增加,$Pa_{-ET}CO_2$一般增加至 5 mmHg 左右,但老年患者,心肺疾患者可以相差甚多。心内直视术后,有低心排者,$Pa_{-ET}CO_2$ 可高达 13 mmHg;侧卧位胸腔内手术时,上悬肺大于下垂肺。在重症呼衰时,$Pa_{-ET}CO_2$ 差值是判断通气效果和 V_D/V_T 的有用指标。其差值增大,说明死腔通气增多。

67.5.4 临床意义

(1) 反映 $PaCO_2$,儿童、青年、孕妇、无明显心肺疾患患者,以及先天性心脏病儿童,由左向右分流者,$Pa_{-ET}CO_2$ 值很小,为 $1\sim5$ mmHg,$P_{ET}CO_2$ 可反映 $PaCO_2$。

(2) 监测机械通气时的通气量。可根据 $P_{ET}CO_2$,调节呼吸机和麻醉机的呼吸参数。一般维持于 35 mmHg 左右。患者自主呼吸恢复后,若能维持 $P_{ET}CO_2$ 于正常范围,即可停止辅助呼吸。用半紧闭装置时,可根据 $P_{ET}CO_2$ 调节氧流量,避免 $PaCO_2$ 升高。

(3) 发现呼吸意外和机械故障。呼吸管道脱落是机械呼吸时最常见的意外。呼吸管道漏气、阻塞或脱落以及活瓣失灵时,CO_2 波形变化或消失。

(4) 反映循环功能变化。如肺梗死、休克、心搏骤停时,$P_{ET}CO_2$ 立即下降,可至 0,变化早于 SaO_2 的下降。CPR 后,如 $P_{ET}CO_2$ 升高达 10 mmHg 以上,则可能心脏复跳成功。

(5) 确定气管导管位置。气管导管在气管内时才会有正常的 CO_2 波形。$P_{ET}CO_2$ 波形是确定气管导管在总气管内的最可靠指标。如果导管误入食管,则没有 CO_2 正常波形或其浓度极低。此外,经鼻盲插时,$P_{ET}CO_2$ 波形可指示导管前进的方向和正确位置。

(6) 体温升高和代谢增加时,$P_{ET}CO_2$ 升高是早期发现恶性高热的最敏感的监测指标。

(7) 心肺复苏时,若 $P_{ET}CO_2$ 不小于 $10\sim15$ mmHg,说明已有充分的肺血流,复苏应继续进行。而 $P_{ET}CO_2$ 小于 10 mmHg 者复苏均未获成功。

(8) $Pa_{-ET}CO_2$ 反映肺内 V/Q 关系,前者正常则 V/Q 适当。PEEP 可减少分流,改善 V/Q,使 $Pa_{-ET}CO_2$ 减少,PaO_2 升高,但 PEEP 压力过大,则影响心输出量,反而使 $Pa_{-ET}CO_2$ 增大。故 $Pa_{-ET}CO_2$ 最小时的 PEEP 压力值即为最佳 PEEP。此种关系仅供参考。

(皋 源 杭燕南)

68　心电图监测

68.1 适应证

麻醉及 ICU 中所有患者均应常规心电图监测,特别是以下患者。

(1) 心脏病患者施行心脏或非心脏手术。

（2）老年和重危患者。

（3）各类综合征如病窦综合征、Q-T间期延长综合征等患者。

（4）心律失常和传导阻滞患者。

（5）严重电解质紊乱和COPD及呼吸衰竭患者等。

68.2　方法

68.2.1　心电图监测仪

麻醉期间使用的心电图监测常与血压、SpO_2等其他生命体征监测组合在一起的多功能监测仪。ICU中通常由一台中心监测仪和多台床边监测仪组成。ECG监测仪具有以下功能：① 显示、打印和记录ECG波形和HR数字。② HR上下限声光报警，报警同时记录和打印，有心律失常ECG分析的监测仪，室性早搏每分钟大于5次即发生警报。③ 图像冻结可使ECG波形显示停下来，以供仔细观察和分析。双线ECG显示，接连下来的第二行ECG波形，可以冻结，并能及时记录。④ 数小时到24 h的趋向显示和记录。⑤ 可对多种心律失常做出分析，同时可识别T波，测量ST段，诊断心肌缺血。⑥ ECG监测仪也常与除颤器组合在一起，以便同步复律和迅速除颤，从而更好地发挥ECG监测的作用。

68.2.2　动态心电图监测仪（Holter心电图监测仪）

动态心电图监测仪分记录及分析两部分。其一为随身携带的小型ECG磁带记录仪，通过胸部皮肤电板慢速并长时间（一般24 h）记录ECG波形，可收录不同心脏负荷状态下的ECG，如在术前、术后及重症监测治疗病房内的患者，汇集包括白天或夜间、休息或劳动时的ECG变化，便于动态观察，并能发现某些一般ECG监测中不易察觉的改变。其二为分析仪，可用微处理机进行识别，节约人力和时间，也可人工观察。由于Holter记录仪在记录或放像时也可能产生伪差，所以最好能两者结合。Holter监测仪主要用于冠心病和心律失常诊断，也用于监测起搏器的功能，寻找晕厥原因及观察抗心律失常药的疗效。

68.2.3　心电图导联及其选择

手术室及重症监测治疗病房内使用的ECG导联有3只电极、4只电极、5只电极三种。3只电极分别放在左、右臂和左腿，第4只电极放在右腿，作为接地用，第5只电极放在胸前用于诊断心肌缺血。此外，还有特殊的食管和心内ECG探头等，ECG监测的导联有以下几种。

（1）标准肢体导联

Ⅰ导联：左上肢（＋）—右上肢（－）；Ⅱ导联：左下肢（＋）—右上肢（－）；Ⅲ导联：左下肢（＋）—左上肢（－）。Ⅱ导联的轴线与P波向量平行，极易辨认P波，虽然QRS综合波不一定显示很好，但仍然是ECG监测常用的导联之一，不仅可以监测心律失常，而且能发现左心室下壁的心肌缺血。

（2）加压单极肢体导联

aVL，aVR，aVF 分别代表左上肢、右上肢和左下肢的加压单极肢体导联。aVF 最易检测左心室下壁的心肌缺血。

（3）胸前导联（图 68-1）

有 V_1、V_2、V_3、V_4、V_5、V_6 等 6 个胸前导联，V_1、V_2、V_3 代表右心室壁的电压，V_4、V_5、V_6 代表左心室壁的电压。V_1 能较好显示 P 波和 QRS 综合波，是监测和诊断心律失常的导联。V_4、V_5、V_6 能监测左前降支及回旋支冠状动脉的血流，提示心肌有否缺血。

（4）改良胸前导联（CM 导联）

CM 导联为双极导联，如用 3 只电极的标准肢体导联线，可将正极分别移至 V 导联，负极放在胸骨上缘或锁骨附近，第三只电极为无关电极，置于正极对侧躯干或臀部的侧面。Ⅰ、Ⅱ、Ⅲ 导联的正负极和无关电极见表 68-1。

表 68-1　电极肢体导联和改良胸前导联的安置方法及监测范围

改良导联	右臂电极	左臂电极	左腿电极	选择导联	监测范围
Ⅰ	右臂（负极）	左臂（正极）	接地（无关电极）	Ⅰ	左心室侧壁缺血
Ⅱ	右臂（负极）	接地（无关电极）	左臂（正极）	Ⅱ	心律失常 左心室下壁缺血
Ⅲ	接地（无关电极）	左臂（负极）	左腿（正极）	Ⅲ	左心室下壁缺血
CM5	胸骨柄	V5 位置	接地	Ⅰ	左心室前壁缺血
CS5	右锁骨下	V5 位置	接地	Ⅰ	左心室前壁缺血
CB5	右肩胛	V5 位置	接地	Ⅰ	左心室前壁和侧壁缺血 心律失常
CC5	右腋前线	V5 位置	接地	Ⅰ	心肌缺血

实际应用时，如按下 Ⅰ 导联键钮，可把左上肢电极（LF）放在 V5 处，右上肢电极（RA）移至胸骨上缘或右锁骨附近，即为 CM 导联。其他 CM 导联可根据同样方法，变动电极位置。CM 导联在手术中应用不影响胸腹手术切口消毒，具有许多优点。CM 常用于识别心律失常，如 CM_5、CM_6 是监测左心室壁心肌缺血的最好导联。

68.3　正常心电图

心电图由一系列相同的波群构成，一个典型的心电图包括以下成分（图 68-1）。

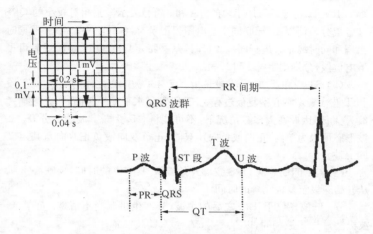

图68-1 常规心电图的波形组成和测量示意图

注：QRS起始部位为QRS波群、J点、ST段和T波振幅测量的参考水平。

（1）P波 代表左右心房除极的电位变化。心脏激动的起源为窦房结，最先传导至心房，所以在心电图的中首先出现的是P波。形态可以为单向（正向和负向）、双向。双向P波是指波的描迹线在参考水平线两侧各有一个转折点，起始转折在水平线以上称为正负（＋－）双向，起始转折在参考水平线以下称为负正（－＋）双向。如果正向P波终末部在参考水平线以下，但无转折，仍应称为正向P波；同样，如果负向P波终末部在参考水平线以上，但无转折，仍应称为负向波。

（2）PR段 是继P波之后，心脏沿心房肌（结间束）、经房室交界区下传至心室，产生PR段。由于激动经过这段传导组织时所产生的电位影响极为微弱，在体表心电图上表现为一段平直的线。

（3）TP（或Ta）波 代表心房复极。位于PR段（P波结束至QRS波开始），并延伸至QRS波中。通常TP（Ta）波不易观察到。房室阻滞或心房梗死时，TP（Ta）波可变得明显。

（4）QRS波 代表左右心室除极电位变化。QRS波群可由一个或多个成分组成。确定QRS波成分时，应以QRS波起始部作为参考水平线。第一个在参考水平线以上的QRS波成分称为R波；R波之前向下的波称为Q波；S波是继R波之后第一个向下的波；R′波是继S波之后向上的波；如R′波后有发生一个向下的波称为S′波；依次类推R″、S″波等。如QRS波只有向下的波，则称为QS波。QRS波结束点称为J点或"ST连接点"。特指某导联QRS波各成分时，可在波名后加上导联下标如 RV$_5$、SV$_1$ 等。可用小写的 q、r 和 s 符号表示振幅相对较小的 QRS 波各成分。使用 12 导联同步心电图仪记录时，各导联 QRS 波并非同时出现和同时终止。进行同步测量时，某些特定导联 QRS 波前或后可见等电位段，分别用字符 I 和 K 表示。

（5）ST 段和 T 波　ST 段是指 J 点与 T 波起点之间的一段。ST 段和 T 波代表左右心室复极过程。ST 段常呈水平或平缓倾斜，并逐渐过渡为 T 波，因此在大多数情况下，不可能将 ST 段与 T 波截然分开。T 波形态可以为单向（正向或负向）、双向（正负双向或负正双向），其定义同 P 波。

（6）QT 间期　从 QRS 波群开始至 T 波结束的时间，反映心室肌从开始除极至复极完毕的时间。

（7）U 波　位于 T 波之后的小波，其产生机制尚不清楚。正常 U 波极性常与 T 波相同，以 V$_2$、V$_3$、V$_4$ 导联 U 波较显著。

68.4　注意事项

（1）使用 ECG 监测仪前应详细阅读说明书，熟悉操作方法，一般应先插上电源，开机预热，贴好电极，接上电源导线，调整图像对比及明暗，使显示和记录清晰，每次心跳有声音发出，音响可适当调节，然后设置 HR 报警上下限，患者在治疗前或进入重症监测治疗病房时，做一次 ECG 记录，供对照和保存。

510

（2）造成 ECG 伪差的原因　① 肌颤可引起细小而不规则的波动，可被误认为房颤。麻醉期间，患者发生局麻药毒性或输液反应时，也可发生肌颤，致使观察和记录困难，但较好的 ECG 监测仪均有防止肌颤产生杂波的功能，而能获得清晰的图像。② 呃逆或呼吸使横膈运动增加，可造成基线不稳，同时影响 QRS 综合波的高度，尤其是 Ⅲ 和 aVF 导联较明显。呼吸还可使纵膈移位、静脉回流减少、心室末容量增多、QRS 综合波振幅高。失血可导致 QRS 综合波振幅减低。③ 电极与皮肤接触不好及导线连接松动或断裂，可使基线不稳，大幅度漂移或产生杂波。应将电极涂上电极膏，与皮肤必须紧密接触，接牢导线的接头，尽可能避免大幅度呼吸运动。④ 电灼器干扰，此种干扰是射频 800～2 000 Hz、交流电频率 60 Hz 及低频电流 0.1～10 Hz 的综合影响，使 ECG 波形紊乱，无法辨认，心率也不能计数。其他电器设备，如电风扇、照明灯、X 线机及电动手术床等，也可能干扰 ECG 监测。

（3）消除伪差和防止干扰，应采取以下各项措施：① 国产一次性使用电极，加用电极膏，皮肤用乙醇擦干净，减少皮肤电阻，干后电极紧贴皮肤，使用质量较好的氯化银电极。② 接紧各种接头，使电流传导良好。③ 暂拔除各种电器插头。④ 接好 ECG 监测仪的地线。

68.5 临床意义

(1) 术前 ECG 检查意义　① 可诊断心律失常　如心动过速或心动过缓,室性和室上性心律失常等。② 对缺血性心脏病如心肌缺血或心肌梗死有重要价值。③ 可判断心脏扩大:如与高血压有关左心室肥大,左心室扩大提示二尖瓣狭窄。④ 诊断心脏传导阻滞:窦房或房室传导阻滞,决定是否要安置起搏器。⑤ 对电解质紊乱和某些药物影响有一定意义:如低血钾和洋地黄中毒。⑥ 有助于心包疾病的诊断:如心包炎和心包积液等。

(2) 围术期及 ICU 心电图监测意义　① 持续显示心电活动,及时发现心率变化。② 持续追踪心律,及时诊断心律失常。③ 持续观察 ST 段、U 波等变化,及时发现心肌损害与缺血以及电解质紊乱等变化。④ 监测药物对心脏的影响,作为用药剂量的参考和依据。⑤ 判断心脏起搏器的功能,评估心脏起搏器的功能和药物治疗的效果等。

（黄　丹　陈　杰）

69　心血管功能监测

心血管功能监测可分为无创伤和创伤性两大类。

69.1　动脉压监测

动脉压(arterial blood pressure, BP)是反映心脏后负荷、心肌氧耗、做功,以及脏器灌注、周围循环的指标之一。

69.1.1　适应证

(1) 无创血压监测　是麻醉手术围术期的常规监测项目。

(2) 有创血压监测　① 复杂、重大手术,如体外循环下心脏直视手术或肝移植手术,需持续监测血压变化者。② 血流动力学不稳定的患者,如严重创伤、多脏器功能衰竭和各类休克患者。③ 术中需进行血液稀释、控制性降压的患者。④ 无法测量无创血压者。⑤ 指导心血管活性药物的使用及持续血药浓度的监测。⑥ 须反复抽取动脉血做血气分析等检查的患者。⑦ 在采血困难时,用此法获取大量血标本者。⑧ 通过动脉压力波形提供诊断信息。⑨ 根据收缩压变异度评价容量治疗的反应。

69.1.2　监测方法

69.1.2.1　无创血压测量法

(1) 方法　电子血压计:微型电动机自动充气至袖套内压高于 SBP 后自动放气。当动脉搏动震荡袖套,产生的第一个最明确的信号反映出 SBP。振荡幅度达到峰值时为平均动脉压(MAP),当袖套内压突然降低时为 DBP 并可测脉率。可按需自动定时或手动测压。

（2）注意事项 ① 袖套宽度要恰当,袖套过大,血压偏低,袖套较小,血压偏高。袖套松脱时血压偏高,振动时血压偏低或不准确。袖套宽应为上臂周径的 1/2,小儿需覆盖上臂长度的 2/3。放气速度以每秒 2～3 mmHg 为准。快速放气时收缩压偏低;放气太慢,柯氏音出现中断。高血压、动脉硬化性心脏病、主动脉狭窄、静脉充血、周围血管收缩、收缩压大于 220 mmHg 以及袖套放气过慢,易出现听诊间歇。肥胖患者即使用标准宽度的袖套,血压读数仍偏高,与部分压力作用于脂肪组织有关。测量时,血压计的零点须对准心脏水平,应定期用汞柱血压计作校正,误差不可大于 ±3 mmHg。② 收缩压小于 60 mmHg 时,振荡测压仪将失灵,即不适用于严重低血压患者。每次自动测压需时 2 min,无法连续显示瞬间的血压变化。因此,用于血压不稳定的重危患者,显然不够理想,特别是不能及时发生血压骤降的病情突变。

69.1.2.2 有创血压测量法

（1）测压途径 ① 桡动脉:为首选途径。② 股动脉:桡动脉穿刺困难时选用,因穿刺部位接近会阴区,应预防污染。③ 足背动脉:是下肢胫前动脉的延伸,并发症较少,但该动脉较细,有时不能摸及,给穿刺带来困难。

（2）器材和仪器 选择动脉测压的专用优质套管针,成人穿刺时用 20 G,小儿用 22 G,婴儿用 24 G。测压仪器主要有:① 配套的测压管道系统、肝素稀释液及防凝血冲洗装置。② 压力监测仪:包括压力数字和波形显示和/或记录仪,以及压力换能器。

（3）动脉穿刺置管术

1）常用左腕部桡动脉,桡动脉位于桡骨下端(茎突)和桡侧屈腕肌腱之间的纵沟内。桡动脉形成掌深弓,并与尺动脉汇成掌浅弓,掌浅弓血流 88% 来自尺动脉,故做桡动脉穿刺插管前,既往用 Allen's 试验估计来自尺动脉的掌浅弓血流。现在可用超声多谱乐来检测。

2）动脉穿刺前宜固定肢体,摸清动脉搏动,局麻下进行穿刺。套管针与皮肤呈 30°角,对准手指摸到的动脉向心方向刺入。① 穿透法:撤出针芯,缓慢后退套管,见搏动性喷血时,将套管向前推进。② 直接穿刺法:缓慢进针,当发现针芯有回血时,针尾压低向前推进 1～2 mm,退针芯至套管内,固定针芯,向前推送套管,撤出针芯。套管尾部向外搏动性喷血时说明穿刺成功,可接上测压导管系统,用肝素稀释液冲洗动脉套管以防止凝血,用一次性导管换能器装置连接,即可显示动脉压波形和各项数值。小儿、肥胖或穿刺困难者用超声引导(图 69-1)。

（4）注意事项 ① 有创直接血压测压较无创测压高 5～

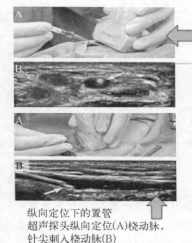

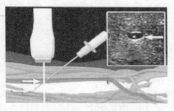

超声波探头横断面定位下(A)
穿刺针插入桡动脉(B,箭头)

正确鉴别针尖与针体成像:屏幕上
的白点是针体。此时,针尖很可
能已经穿过桡动脉刺入更深处组
织。屏幕上可见的是针体(白色
箭头)而非针尖(黄色箭头)。因此
将探头略微向远端移动,若点状
强回声即刻消失即可证明为针尖,
反之为针体。

纵向定位下的置管
超声探头纵向定位(A)桡动脉,
针尖刺入桡动脉(B)

图 69-1 超声引导下桡动脉穿刺置管

513

20 mmHg,股动脉压较桡动脉压高 10～20 mmHg,而舒张压低 15～20 mmHg。② 必须预先定标零点:将换能器接通大气,使压力基线定位于零点。③ 压力换能器应平齐于第 4 肋间腋中线心脏水平,低或高均可造成压力误差。④ 压力换能器和放大器的频率应为 0～100 Hz,测压系统的谐频率和阻尼系数为 0.5～0.7。阻尼过高增加收缩压读数,同时使舒张压读数降低,而平均动脉压变化较小。仪器需定时检修和校对,确保测压准确性和可靠性。⑤ 测压径路需保持通畅,不能有任何气泡或凝血块。经常用肝素盐水冲洗,冲洗时压力曲线应为垂直上下,提示径路畅通无阻。⑥ 测压装置的延长管不宜长于 100 cm,直径应大于 0.3 cm,质地需较硬,以防压力衰减,同时应固定好换能器和管道。⑦ 注意观察:一旦发现血栓形成和远端肢体缺血时,必须立即拔除测压导管。

69.1.3 临床意义

动脉血压反映心脏后负荷、心肌氧耗、做功及脏器和周围组织血流灌注,是判断循环功能的重要指标。组织灌注取决于血压外,还与周围血管阻力有关。若周围血管收缩,阻力增高,虽血压不低,但组织血流灌注仍然不足。不宜单纯追求较高血压。

(1) 正常值 随年龄、性别、精神状态、活动情况和体位姿势而变化。各年龄组的血压正常值(表 69-1)。

表 69 - 1　各年龄组的血压正常值

年龄(岁)	血压 mmHg	
	SBP	DBP
新生儿	70～80	40～50
小于 10	110	60～80
小于 40	140	70～80
小于 50	140	70～80
不小于 60	150	80～90

注：小儿 SBP=80+(年龄×2)，DBP 为 SBP 的 1/3～1/2；小于 1 岁 SBP=68+(月龄×2)(公式按 mmHg 计)。

（2）动脉血压组成成分

1）收缩压（SBP）　代表心肌收缩力和心输出量，主要特性是克服脏器临界关闭血压，以维持脏器血流供应。SBP 小于 90 mmHg 为低血压；小于 70 mmHg 脏器血流减少；小于 50 mmHg 窦房结灌注减少，易发生心搏骤停。

2）舒张压（DBP）　与冠状动脉血流有关，冠状动脉灌注压（CPP）＝DBP－PCWP。① 脉压：脉压＝SBP－DBP，正常值 30～40 mmHg，代表每搏量和血容量。② 平均动脉压（MAP）是心动周期的平均血压，MAP＝DBP+1/3（SBP－DBP）。

（3）有创血压监测的价值　① 提供正确、可靠和连续的动脉血压数据。② 可进行动脉压波形分析，粗略估计循环状态。③ 便于抽取动脉血进行血气分析。

69.1.4　创伤性测压的并发症

（1）血栓形成与动脉栓塞　血栓形成率为 20%～50%，手部缺血坏死率小于 1%。其原因有：① 置管时间过长。② 导管过粗或质量差。③ 穿刺技术不熟练或血肿形成。④ 重症休克和低心输出量综合征。⑤ 动脉栓塞发生率桡动脉为 17%，股动脉和足背动脉发生率较低。防治方法：① 用超声测定尺动脉血流。② 注意无菌操作。③ 减少动脉损伤。④ 经常用肝素稀释液冲洗。⑤ 发现末梢循环欠佳时，应停止测压，并拔除动脉导管，必要时可急诊手术取出血块等。现采用一次性压力换能器，带有动脉管路持续冲洗功能，安全性已大大提高。

（2）动脉空气栓塞　严防动脉空气栓塞，换能器和管道必须充满肝素盐水，排尽空气，应选用袋装盐水，外围用气袋加压冲洗装置。

（3）渗血、出血和血肿。

（4）局部或全身感染　严格无菌技术，置管时间最长 1 周，如需继续应更换测压部位。

69.2　中心静脉穿刺插管和测压

经颈内静脉或锁骨下静脉,将导管插至上腔静脉,也可经股静脉用较长导管插至下腔静脉,测量中心静脉压(central venous pressure, CVP),进行肺动脉插管,抽取静脉血,并可输液或输注高渗性溶液和特殊静脉用药。

69.2.1　适应证和禁忌证

(1) 适应证　① 大中手术,尤其是心血管、颅脑和腹部大而复杂的手术。② 大量输血。③ 脱水、失血和血容量不足。④ 各类休克。⑤ 心力衰竭。⑥ 老年危重患者等。⑦ 术后需长期输液或静脉抗生素治疗,以及全胃肠外营养治疗。⑧ 建立外周静脉通路困难或患者需要迅速补充血容量,而外周不能满足补液需要。

(2) 禁忌证　① 穿刺部位存在感染。② 患有上腔静脉综合征,不能行上肢静脉或颈内静脉穿刺置管。③ 近期安装过起搏器的患者慎用。④ 凝血功能障碍患者为相对禁忌证。

69.2.2　监测方法

经皮穿刺经右颈内静脉(图 69 - 2A)、右锁骨下(图 69 - 2B)以及左、右股静脉将导管插入至上或下腔静脉与右房交界处。

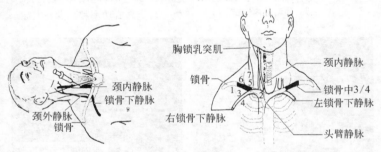

图 69 - 2A　颈内静脉中间　　　　图 69 - 2B　锁骨下径路穿刺
径路穿刺

(1) 器材和装置　① 质量较好的配套器材(穿刺针、钢丝、中心静脉导管、注射器、消毒巾等)。② 测压装置可采用压力监测仪,也可用简易的 CVP 测量装置。

(2) 中心静脉穿刺插管术　应熟悉静脉穿刺部位的解剖。以常用的右颈内静脉途径为例,颈内静脉从颅底颈静脉孔内穿出,颈内静脉、颈动脉与迷走神经包裹在颈动脉鞘内,静脉位于颈内动脉后侧,然后在颈内与颈总动脉的后外侧下行。当进入颈动脉三角时,颈内静脉位于颈总动脉的外侧稍偏前方,胸锁乳头肌锁骨头下方位于稍内侧。右颈内静脉穿刺径路分前侧、中间和后侧,而以中间径路为首选。即在颈动脉三角顶点穿刺进针,必要时让患者抬头,使三角显露清楚,于胸锁乳突肌锁骨头内侧缘,对向同侧乳头方向穿刺(图69-2)。通常先用细针试探颈内静脉,待定位无误,可改用14~18 G针,当回抽血确诊后,置入导引钢丝,再将专用静脉导管沿钢丝插入颈内静脉,并将静脉内导管与测压装置连接进行CVP监测。

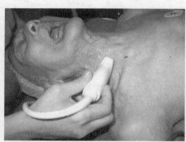

图69-3 颈内静脉解剖变异:动脉前外侧占92%,颈动脉外侧大于1 cm占1%,颈动脉内侧占2%

(3)注意事项 ① 操作前需签署知情同意书。② 判断导管插入上、下腔静脉或右房,决非误入动脉或软组织内。③ 将换能器或玻璃管零点置于第4肋间腋中线水平(右心房水平)。④ 确保静脉内导管和测压管道系统内畅通,无凝血、空气,管道无扭曲等。⑤ 严格遵守无菌操作。⑥ 操作完成后常规听双侧呼吸音,怀疑气胸者及ICU患者摄胸片。⑦ 穿刺困难时,可能有解剖变异(图69-3),应用超声引导(图69-4),提高成功率和减少并发症。

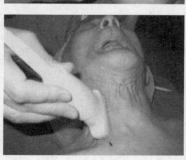

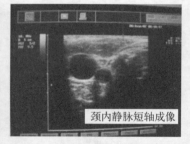

颈内静脉短轴成像

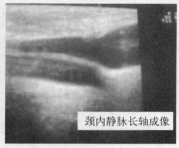

颈内静脉长轴成像

图69-4 超声引导颈内静脉穿刺

69.2.3 临床意义

(1) 正常值 CVP 的正常值为 5～12 cmH$_2$O,小于 5 cmH$_2$O 表示心腔充盈欠佳或血容量不足,大于 15～20 cmH$_2$O 提示右心功能不全或容量超负荷,临床上应动态地观察 CVP 的变化,同时结合动脉血压等综合判断,但 CVP 不能反映左心功能,LAP 和 CVP 的相关性较差。

(2) 影响 CVP 的因素 ① 病理因素:CVP 升高见于右心衰竭、心房颤动、肺梗死、支气管痉挛、输血补液过量、纵隔压迫、张力性气胸及血胸、慢性肺部疾患、心包压塞、缩窄性心包炎、腹内压增高等。CVP 降低的原因有低血容量及周围血管扩张,如神经性和过敏性休克等。② 神经体液因素:交感神经兴奋,儿茶酚胺、抗利尿激素、肾素和醛固酮等分泌增加,血管张力增加,使 CVP 升高。相反,扩血管活性物质,使血管张力减小,血容量相对不足,CVP 降低。③ 药物因素:快速输液,应用去甲肾上腺素等血管收缩药,CVP 明显升高;用扩血管药或心功能不全患者用强心药后,CVP 下降。④ 其他因素:缺氧和肺血管收缩,患者挣扎和骚动,气管插管和切开,正压通气时胸内压增加,腹腔手术和压迫等均使 CVP 升高,麻醉过深或椎管内麻醉时血管扩张,CVP 降低。

(3) CVP 波形分析 ① 正常波形:有 3 个正向波 a、v、c 和两个负向波 x、y。a 波由右心房收缩产生;x 波反映右心房舒张时容量减少;c 波是三尖瓣关闭产生的轻度压力升高;v 波是右心充盈同时伴随右心室收缩,三尖瓣关闭时心房膨胀的回力引起;y 波表示三尖瓣开放,右心房排空。右心房收缩压(a 波)与舒张压(v 波)几乎相同(图 69－5),常在 3～4 mmHg 以内,正常右心房平均压为 2～6 mmHg。② 异常波形:压力升高和 a 波抬高和扩大:见于右心室衰竭、三尖瓣狭窄和反流,心包压塞、缩窄性心包炎、肺动脉高压及慢性左心衰竭,容量负荷过多。v 波抬高和扩大:见于三尖瓣反流,心包压塞时舒张期充盈压升高,a 波与 v 波均抬高,右房压力波形明显,x 波突出,而 y 波缩短或消失,但缩窄性心包炎的 x 波均明显。呼吸时 CVP 波形:自发呼吸在吸气时,压力波幅降低,呼气时增高,机械通气时随呼吸变化更显著。

517

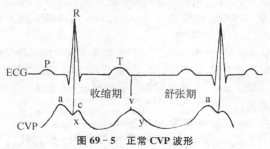

图 69－5 正常 CVP 波形

(4) CVP 与动脉血压相关变化的意义　表 69 - 2 示动脉血压与 CVP 相关变化的意义。通过其相关变化能反映循环改变,有助于指导临床治疗。

表 69 - 2　中心静脉压与动脉血压相关变化的意义

中心静脉压	动脉压	原　　因	处　　理
低	低	血容量不足	补充血容量
低	正常	心功能良好,血容量轻度不足	适当补充血容量
高	低	心功能差,心输出量减少	强心,供氧,利尿,纠正酸中毒,适当控制补液或谨慎选用血管扩张药
高	正常	容量血管过度收缩,肺循环阻力增高	控制补液,用血管扩张药扩张容量血管及肺血管
正常	低	心脏排血功能减低,容量血管过度收缩,血容量不足或已足	强心,补液试验,血容量不足时适当补液

518

69.2.4　并发症防治

近年文献报道,中心静脉置管的并发症率为 2% 左右,多数是由于操作失误引起,大部分是可以预防的。正规训练和正确定位以及对穿刺困难的患者常规使用超声引导是预防并发症的有效措施。

(1) 感染　发生率为 2%～10%,其中锁骨下静脉组、颈静脉组和股静脉组每 1 000 导管日感染率分别为 1.5、3.6 和 4.6($P=0.02$)。革兰阴性杆菌占 75%,阳性球菌占 25%。在操作过程中应严格遵守无菌操作,加强护理,每日要换敷料和输液器料,并用肝素冲洗导管一次。

(2) 出血和血肿　颈内静脉穿刺时,穿刺点或进针方向偏内侧时易穿破颈动脉,进针太深可能穿破颈横动脉、椎动脉和锁骨下动脉,在颈部可形成血肿,或凝血机能不好的患者更易发生。因此,穿刺前应熟悉局部解剖学,掌握穿刺要领,一旦误入动脉,应作局部压迫,对肝素化患者,更应延长局部压迫时间。

(3) 其他　包括气胸和血胸、气栓、血栓形成、栓塞、神经和淋巴管损伤等。发病率并不高,但后果严重,因此,必须加强预防措施,初学者应在指导下认真操作,上级医师需加强指导,一旦出现并发症,应即采取积极治疗措施。

69.3　肺小动脉插管和测压

漂浮导管临床应用已有 40 年,近 20 年来对该项监测技术能否降低危重患者的死亡率存在争议,因此临床应用逐年减少。有报道,5 051例应用肺小动脉导管的危重患者,其中 1/2 是外科患者,认为对死亡率和住院时间没有影响。

　　漂浮导管(Swan-Ganz 导管)经静脉(如右颈内静脉、股静脉)插入上腔或下腔静脉,又通过右房、右室、肺动脉主干和左或右肺动脉分支,直至肺小动脉,称为肺小动脉插管(plmonary arterial catheter, PAC)。而通过该导管可测得 CVP、右房压(RAP)、右室压(RVP)、肺动脉收缩压(PASP)、肺动脉舒张压(PADP)、肺动脉平均压(PAP)及肺小动脉压(pulmonary arterial wedge pressure, PAWP,又名肺毛细血管楔压,PCWP),可反映左心室前负荷和右心室后负荷,以评估左、右心室功能。通过 PAC 注射 0~4℃生理盐水,可测定心输出量。PAC 导管中加入光纤导管,能持续监测混合静脉血氧饱和度($S\bar{v}O_2$)。

69.3.1 适应证

　　(1)重危患者　ARDS 发生左心衰竭,低血容量休克,施行重大手术和高危患者。

　　(2)循环不稳定患者　应用增强心肌收缩性药和扩血管药等危重患者。

　　(3)急性心肌梗死　PAWP 与左心衰竭的 X 线变化有良好的相关性,根据 CI、PAWP,可对急性心肌梗死患者进行分级,可评估近期和远期预后。

　　(4)区别心源性和非心源性肺水肿　PAWP 和肺毛细血管静水压基本一致,其升高的常见原因为左心衰竭或输液过量。正常时血浆胶体渗透压(COP)与 PAWP 之差为 10~18 mmHg。当减至 4~8 mmHg则发生心源性水肿的可能性明显增加,小于 8 mmHg 不可避免发生心源性肺水肿,左心衰竭的 COP 与 PAWP 的阶差可呈负值。

　　2014 年 PAC 国内专家共识中的适应证:临床使用 PAC 需根据患者是否存在心肺等严重疾病;手术是否属于高风险手术;术者是否具有PAC 操作条件和能够准确解释 PAC 数据的能力这三方面来考虑,对PAC 的适应证可归纳为:强烈推荐、推荐和不推荐(表 69-3)。

表 69-3　决定使用肺动脉导管的影响因素

操作者因素	患者因素	外 科 因 素		
		低风险	中风险	高风险
熟悉	高风险	不推荐	推荐	强烈推荐
	中风险	不推荐	推荐	推荐
	低风险	不推荐	不推荐	推荐

操作者因素	患者因素	外　科　因　素		
		低风险	中风险	高风险
较熟悉	高风险	不推荐	推荐	推荐
	中风险	不推荐	不推荐	推荐
	低风险	不推荐	不推荐	不推荐
不熟悉	高风险	不推荐	不推荐	不推荐
	中风险	不推荐	不推荐	不推荐
	低风险	不推荐	不推荐	不推荐

69.3.2　禁忌证

PAC无绝对禁忌证,但对于三尖瓣或肺动脉瓣狭窄、右心房或右心室内团块、法洛氏四联症等病例一般不宜使用,如确需使用,必须权衡利弊并做好抢救准备。三尖瓣或肺动脉狭窄 PAC 不能通过狭窄的瓣膜,即使偶尔通过狭窄部位,也可加重阻碍血流通过。右心房或右心室内团块 插管时可致肿块脱落而引起肺栓塞或阵发性栓塞。法洛四联症 PAC 通过肺动脉时,可诱发右心室漏斗部痉挛而使发绀加重。

69.3.3　相对禁忌证

(1) 严重心律失常　插管过程中可引起严重心律失常。是否选用 PAC,需权衡其利弊。

(2) 凝血障碍　经大静脉穿刺插管时,可能会发生出血、血肿。伴凝血异常者应慎用。

(3) 近期置起搏导管者　施行 PAC 插管或拔管时可能使起搏导线脱落。

69.3.4　监测方法

(1) 器材和监测仪　① Swan-Ganz 漂浮导管,成人用 F7。导管顶端开口供测量 RAP、RVP 及 PAWP 等,及抽取血标本测 SO_2。导管近端开口(距顶端 30 cm)能测 CVP,并可注入冷盐水测量 CO(即温度稀释法)。第 3 个腔开口于靠近导管顶端的气囊内。于导管顶端近侧 3.5～4.0 cm 处安置热敏电阻,通过金属导线,与生理监测仪连接测 CO。② 配套的器材包括导管鞘、静脉扩张器和旁路输液管等。③ 监测仪包括:ECG、IBP、CO 或 CCO、混合静脉血氧饱和度($S\bar{v}O_2$)、氧供(DO_2)和氧耗(VO_2)等。

(2) PAC 插管方法　通常选择右颈内静脉,导管可直达右房。当颈内静脉穿刺成功后,将特制的导引钢丝插入,沿钢丝将导管鞘和静脉

扩张器插入静脉,然后拔除钢丝和静脉扩张器,经导管鞘将 PAC 插入
RA,按波形特征和压力大小,经 RV、PA 进入肺小动脉(图 69-6),相当
于左心房水平,PAC 即停留于肺小动脉内,可测得 PAWP、SO₂ 和 CO。

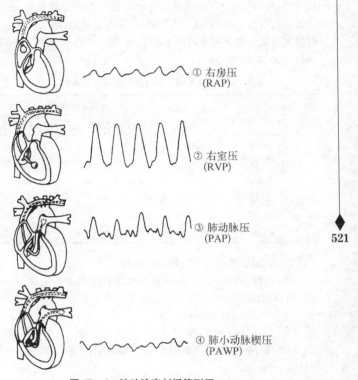

① 右房压
(RAP)

② 右室压
(RVP)

③ 肺动脉压
(PAP)

④ 肺小动脉楔压
(PAWP)

图 69-6　肺动脉穿刺插管测压

　　(3) 注意事项　① PAC 顶端应位于左心房同一水平,PAWP 才能
准确反映 LAP。② PAC 最佳嵌入部位应在肺动脉较大分支,当气囊充
气后生理盐水监测仪上即显示 PAWP 的波形和压力值,而放气后屏幕
上又显示 PA 波形和肺动脉收缩压(PASP)、肺动脉舒张压(PADP)、
PAP 值。③ 呼吸对 PAWP 有影响,用机械通气或自主呼吸时,均应在
呼气终末测 PAWP。④ 温度稀释法测 CO 时,注射液(又名指示剂)的
温度与受试者体温的差别应大于 10℃。通常采用 0~4℃ 生理盐水,注
射速度不可太慢,一般每秒 2 ml,连续测 3 次,取平均值。所选 PAC 规
格应与注射容量相匹配。⑤ 进行 SⅴO₂ 监测时,应先抽取肺动脉血做血
气,按血气 SⅴO₂ 为标准,对 SⅴO₂ 监测进行校正。

69.3.5　临床意义

(1) 估计左、右心室功能　PAWP 较左房压(LAP)高 1～2 mmHg,而 LAP 较左室舒张末压(LVEDP)高 2～6 mmHg,即 PAWP 约等于 LAP、LVEDP,由此可反映左心室前负荷和右心室后负荷,在肺与二尖瓣无病变时更正确,RAP、RVP、PAP 等的正常值(表 69-4)。但压力-容量关系受到以下因素的影响:① 肺高压。② 气道压力。③ 二尖瓣狭窄。④ 左心室顺应性。

表 69-4　右心腔和肺动脉正常值

	正常值 mmHg	
	平　均	范　围
RAP	4	−1～+8
RVP	24/4	15～18/0～8
PASP	24	15～28
PADP	10	5～16
PAP	16	10～22
PAWP	9	5～16

(2) 区别心源性和非心源性肺水肿

(3) 诊断心脏病　① 右心室血氧饱和度高于右心房时,可诊断为室间隔缺损(VSD)。② 压力波形出现"V"波为二尖瓣关闭不全。③ 计算心内分流 $= \dfrac{SaO_2 - SrO_2}{SaO_2 - S\bar{v}O_2}$。

(4) 指导液体治疗　根据 PAWP 对容量的反应,运用 7-3 法则可指导输液(表 69-5)。

表 69-5　7-3 法则指导液体治疗

开始时的 PAWP(mmHg)	输液量 ml/min
10	200/10
10～15	100/10
15	50/10

对输液反应 PAWP(mmHg)	处　理
↑大于 7	停止输液
↑3～7	等待 10 min
仍大于 3	停止输液
↑小于 3	继续输液

（5）估计心肌缺血　心肌缺血时，PAWP 波形中出现较高的 A＋V 波，可在 ECG 缺血改变之前出现，与心肌顺应性较差和乳头肌功能异常有关，但不及食管超声心动图敏感。

（6）指导药物治疗　了解药物效果，包括调整心脏前后负荷，增强心肌收缩性，增加心输出量，改善组织灌注和氧合。

（7）计算氧供和氧耗　① $S\bar{v}O_2$ 与 CO 的变化密切相关，吸空气时 $S\bar{v}O_2$ 正常值为 75％。② 氧供（DO_2）＝CO×Hb×1.38×SaO_2，正常值为 1 000 ml/min。

（8）确定最佳 PEEP。

（9）波形分析　PAWP 升高见于左心衰竭、二尖瓣狭窄和关闭不全、心包填塞、缩窄性心包炎和容量负荷过多等。① 二尖瓣狭窄：单纯狭窄，左房扩大，a 波明显升高，Y 波延迟。② 二尖瓣关闭不全：轻度关闭不全，左心室收缩时出现反流，V 波明显升高（图 69-7A）。③ 急性心肌梗死伴乳头肌断裂或左心衰竭产生巨大 V 波（图 69-7B）。④ 心包压塞、缩窄性心包炎和容量负荷过多，PAWP 的 a 波和 V 波均升高，心包压塞的 Y 波显著突出，而且两个下降支相等，呈 M 型。

523

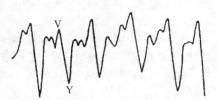

图 69-7A　二尖瓣关闭不全的 PAWP 波形图乳头肌断裂的 PAWP 波形（V 波明显变尖）

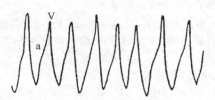

69-7B　心肌梗死后左心衰竭（V 波抬高，同时快速降为 P 波）

69.3.6　并发症防治

放置导管以及留置导管中，可以并发心律失常（5％～70％），而肺动脉破裂等的发生率虽低，但死亡率高达 53％。

（1）心律失常　当导管顶端通过右心时，易发生房性或室性心律失常。尤其常见于导管裸露的顶端触及心内膜时,故导管插入心房后,宜将气囊充气覆盖导管顶端。同时,插管中碰到阻力时不可用力。在 ECG 监测下,以室性早搏为最常见,可吸氧和静注利多卡因进行防治。

(2)气囊破裂 多见于肺动脉高压和重复使用气囊的患者,应注意检查和保护气囊:① 导管储藏的环境不宜大于 25℃,因在高温中乳胶气囊易破裂。② 从盒内取出及剥开塑料外套时需轻柔。③ 充气容量小于 1.5 ml,应间断和缓慢充气。有分流的患者可用二氧化碳充气。

(3)血栓形成和栓塞 导管周围的血栓形成可阻塞插入导管的静脉,出现上肢水肿、颈部疼痛和静脉扩张的患者,提示有深部静脉血栓形成和栓塞,低血压和高凝状态及抽取血标本后没有冲洗则易发生。栓子进入肺循环可引起肺栓塞。应注意经常用肝素生理盐水冲洗,保持导管通畅。

(4)肺栓塞 多见于导管插入较深,位于肺小动脉分支内,气囊过度膨胀或长期嵌入,血管收缩时气囊受压及导管周围血栓形成。所以应持续监测肺动脉压力和波形;充气小于 1.5 ml,必要时摄胸片,以检查导管顶端的位置及气囊充气情况。

(5)导管扭曲、打结、折断 出现导管扭曲时,应退出和调换。退管困难时,可注入冷盐水 10 ml;打结的处理更困难,可在 X 线透视下,放松气囊后退出。若不能解除,由于导管的韧性较好,能将打结拉紧,然后轻轻退出。退管时气囊必须排空,否则易损伤心内结构。导管折断较罕见,主要是导管放置太久,塑料老化,多次使用,可能折断,插管前需仔细检查导管质量。

(6)肺出血和肺动脉破裂 由于位于肺动脉内导管的气囊过度充气,肺高压患者的肺动脉壁脆而薄,则可致出血或破裂。因此不能过度充气,测量 PAWP 的时间应尽量缩短。

(7)感染 可发生在局部穿刺点和切口处,也能引起细菌性心内膜炎。所以操作过程必须严寒无菌原则,防止接触污染,加强护理和应用抗生素。

69.4 心输出量测定

心输出量(cardiac output, CO)是反映心泵功能的重要指标。可判断心脏功能,诊断心力衰竭和低排综合征,同时估计患者预后。根据 Startling 曲线,临床上能指导输血、补液和心血管药物治疗。

69.4.1 监测方法

69.4.1.1 无创伤监测法

(1)心阻抗血流图 Sramek 改良了 Kubicek 公式,应用 8 只电极分别安置在颈根部和剑突水平,根据生物电阻抗原理,测量胸部电阻抗变化,通过微处理机,自动计算 CO。

(2) 食管超声心动图(TEE)监测有：① 每搏量(SV)=舒张末期容量(EDV)-收缩末期容量(ESV)。② 左室周径向心缩短速率(VCF)，正常值为每秒 0.92±0.15 周径。③ 左室射血分数(EF)。④ 舒张末期面积(EDA)，估计心脏前负荷。⑤ 根据局部心室壁运动异常,包括不协调运动、收缩无力、无收缩、收缩异常及室壁瘤,监测心肌缺血。TEE 监测心肌缺血较 ECG 和肺动脉压敏感,变化出现较早。

(3) FloTrac/Vigileo 系统监测心输出量　是 2005 年诞生的血流动力学微创监测方法。根据动脉脉搏波形法连续心输出量测定(APCO)。应用 FloTrac 公式 APCO=脉率(PR)×SV。通过外周动脉置管与 FloTrac 传感器连接至 Vigileo 监护仪获取参数,SV 的测定以手动输入患者的信息包括年龄、性别、身高、体重为基础,通过两组数值获得。SV 与动脉压的标准差成正比,血管顺应性和血管阻力对 SV 的影响合成一个变量 X(搏动性,pulsatility),即 SV=动脉压力标准差(SDAP)×搏动性。动脉压以 100 HZ 的频率来取样,其标准差每 20 s 更新 1 次。X 通过主动脉顺应性、平均动脉压、压力波形的偏度和峰度及体表面积各参数的多元回归方程推算,不需要定标。

血管张力是决定每搏输出量与动脉压力之间关系的主要决定因素。FloTrac 对动脉脉搏波形分析法测定心输出量(SV×HR)中,还可以显示每搏量变异性(SVV),而 SVV 则是通过$(SV_{max}-SV_{min})/SV_{mean}$计算;每搏量变异性(SVV)的分析,如机械通气时有助于患者进行目标导向的液体治疗。主动脉阻抗的个体差异可能导致心输出量计算的不准确性。动脉压力波形的假象或变更,如动脉瓣膜疾病、运用主动脉球囊反搏装置或体循环血管阻力降低,都可能影响测定心输出量的准确性。

69.4.1.2　有创监测法

(1) 温度稀释法　利用 Swan-Ganz 导管施行温度稀释法测量心输出量(CO),是创伤性心血管功能监测方法,结果准确可靠,操作简便,并发症少。适用于心血管和急诊危重的患者。测量时,将 2～10℃冷生理盐水作为指示剂,经 Swan-Ganz 导管注入右心房,随血流进入肺动脉,由温度探头和导管前端热敏电阻分别测出指示剂在右心房和肺动脉的温差及传导时间,经心输出量计算机描记时间温度曲线的面积,自动计算心输出量,并显示和记录其数字及波形。注射应尽可能快速和均匀,理想速度为 10 ml/4～5 s(2 ml/s)。连续注射和测量 3 次,取平均值。

(2) 连续温度稀释法　采用物理加温作为指示剂来测定心输出量,可以连续监测 CO。连续温度稀释法采用与 Swan-Ganz 导管相似的导管(CCO mbo)置于肺动脉内,在心房及心室这一段(10 cm)有一加温系统,可使周围血液温度升高,然后由热敏电阻测定血液温度变化,加热是间断进行的,每 30 s 1 次,故可获得温度-时间曲线来测定心输出量。

开机后 3～5 min 即可报出心输出量,以后每 30 s 报出以前所采集的3～6 min 的平均数据,连续性监测。该仪器不需定标,加温系统是反馈自控的,温度恒定,导管加温部位表面温度为 44℃,功率为 7.5 W,仅有一薄层血液与之接触,至热敏电阻处血液温度仅高于体温 0.05℃(这微小温差在常规热敏电阻是无法测定的)。血液和心内膜长时间暴露在 44℃未发现有任何问题。目前导管增加了混合静脉血氧饱和度($S\bar{v}O_2$)测定。

(3) 脉搏轮廓分析连续心输出量测定(PiCCO) 采用成熟的温度稀释法测量单次心输出量(CO),并通过分析动脉压力波型曲线下面积与 CO 存在的相关关系,获取连续 CO。PiCCO 技术从中心静脉导管注射室温水或冰水,在大动脉(通常是主动脉)内测量温度-时间变化曲线,因而可测量全心的相关参数;更为重要的是其所测量的全心舒张末期容积(GEDV)、胸腔内血容积(ITBV)能更充分反映心脏前负荷的变化,避免了以往以中心静脉压(CVP)、肺动脉阻塞压(PAOP)等压力代容积的缺陷。根据温度稀释法可受肺间质液体量(即血管外肺水,EVLW)影响的特点(染料稀释法则无此特点),目前应用单指示剂(热稀释)法还可测量 EVLW,即 EVLW=胸腔总热容积(ITTV)－ITBV。

526

PiCCO 技术测量参数包括:AP、SVR、GEDV、ITBV、不间断容量反应(SVV,PPV)、全心射血分数(GEF)、心功能指数(CFI)、EVLW、肺血管通透性指数(PVPI)。PiCCO 技术还有以下优点:① 损伤小,只需建立一中心静脉导管和动脉通路,无需使用右心导管,更适合儿科患者。② 各类参数更直观,无需加以推测解释(如右心导管测量的 PCWP 等)。③ 可实时测量 CO,使治疗更及时。④ 导管放置过程简便,无需行胸部 X 线定位,容易确定血管容积基线,避免了仅凭 X 线胸片判断是否存在肺水肿引起的争论。⑤ 使用简便,结果受人为干扰因素少;导管留置可达 10 日,有备用电池便于患者转运。PiCCO 技术禁用于股动脉移植和穿刺部位严重烧伤的患者。对存在心内分流、主动脉瘤、主动脉狭窄者及肺叶切除和体外循环等手术易出现测量偏差。当中心静脉导管置入股静脉时,测量 CO 过高偏差 75 ml/min,应予以注意。

69.4.2 临床意义

(1) 无创伤方法正常值(表 69-6)。

表 69-6 心血管系功能参数正常值

作　者	Sramek	孙大金等
TFI(Ω)	男 24～33 女 27～48	26.9±0.9
LVET(s)	0.35±0.04	0.34±0.02

(续 表)

作 者	Sramek	孙大金等
HR(bpm)	60～80	73.6±9.6
SV(ml)		104.9±29
SI(ml/m²)	30～65(47)	64±10
CO(L/min)		7.3±2.0
CI(L/m²)	2.8±4.2(3.4)	4.41±0.7
SVR(kPa·s/L)		102.37±24.95
EVI(Ω/s) 女 大于 60 岁	1.0～2.0	1.79±0.5
小于 35 岁	1.2～2.5	2.33±0.6
男 大于 60 岁	0.8～1.5	1.43±0.8
小于 35 岁	1.1～2.2	1.9±0.5

(2) 血流动力学指标计算法(表 69-7)。

表 69-7 血流动力学指标正常值

527

血流动力学指标	公　　式	正常值
心输出量(CO)	$CO = SV \times HR$	4～8 L/min
心指数(CI)	$CI = \dfrac{CO}{BSA}$	2.5～4 L/(min·m²)
每搏量(SV)	$SV = \dfrac{CO}{HR \times 1\,000}$	60～90 m
每搏指数(SVI)	$SVI = \dfrac{SV}{BSA}$	40～60 ml/m²
每搏功(SW)	$SW = (MAP - PAWP) \times SV \times 0.136$	85～119 g
左室每搏功指数(LVSWI)	$LVSWI = \dfrac{1.36 \overline{MAP - PAWP}}{100} \times SVI$	45～60 g/m²
右室每搏功指数(RVSWI)	$RVSWI = \dfrac{1.36 \overline{PAP - CVP}}{100} \times SVI$	5～10 g/m²
体循环血管阻力(SVR)	$SVR(TPR) = \dfrac{MAP - CVP}{CO}$	90.0～150.0 kPa/(s·L)
肺循环血管阻力(PVR)	$PVR = \dfrac{\overline{PAP - PAWP}}{CO}$	15.0～25.0 kPa/(s·L)

(3) 判断心脏功能　① 诊断心力衰竭和低心输出量综合征,估计病情预后。② 绘制心功能曲线,分析 CI 和 PAWP 的关系,指导输血、补液和心血管治疗。

69.4.3　注意事项

69.4.3.1　心阻抗血流图法

(1) 选择导电性能良好,一次性使用的氯化银盘状电极,皮肤先用75％乙醇(酒精)清洁,然后贴紧电极,以增强与皮肤接触。

(2) 将一对白色电极置于两侧颈部根部,距 5 cm 处按放黑色电极,一对红色电极按放在两侧腋中线相当于剑突水平,下方距 5 cm 处按放绿色电极(以电极中心为准)。

(3) 准确测量"L"的距离,成人一般相当于身高的 17％,2 岁以下小儿应查表。

(4) 小儿电极为 6 只,黑色电极置于额部,绿色电极放在大腿一侧,白色电极置于两侧颈部,红色电极在腋中线剑突水平。

69.4.3.2　温度稀释法

(1) 生理盐水的温度　用 0～30℃生理盐水均可测得出 CO。生理盐水与肺动脉血的最佳温差为 10℃。室温和操作者的手温可影响温度稀释法的准确性,在正常操作的条件下,17.3％的温度稀释作用将消失。

(2) 导管和容量的组合　最大注射容量 F7 导管为 10 ml,F5 导管为 5 ml,容量太大和注射液温度过低,测到 CO 偏高;容量太小和注射液温度较高,温度变化就少,测到的 CO 偏低或测不到 CO。

(3) 注射速度　不可太慢,一般 4～13 s,否则测不到 CO 或读数偏低。此外,2 次测量的间隔不可太近,否则会出现基线不稳或呈负向基线,延长间隔时间,以使肺动脉血温回升,室温注射液需间隔 35 s,冰生理盐水间隔 70 s。

(4) 呼吸、心率、体外循环和肢体活动的影响　均使 CO 基线波动。呼吸使肺动脉血温变化 0.01～0.02℃,呼吸困难时则变化更大,应用PEEP 等均可影响测量结果。如不能停用呼吸机,应在 2 次呼吸之间,即呼吸末注射生理盐水测量 CO,取 3 次平均值。

(5) 测不到 CO 的原因　温度稀释法测量 CO 的范围是每分钟0.5～20 L。如果测不到 CO 应分析原因,可能系患者本身的 CO 较低,也可能测量技术有问题,如心脏扩大的患者,漂浮导管在较大的右心室内打圈,注入盐水随血流到肺动脉的时间延长,温差减小,会测不到CO,此时,应调整导管位置,并加大注射盐水的容量及降低盐水温度,可获得成功。

(6) 本法所测的是右心室 CO　正常情况下,左、右心室 CO 应相等,肺内分流(Qs/Qt)增多时,左、右心室的 CO 并不相等,可能发生误差,需要用 Qs/Qt 校正。

69.5　射血分数(ejection fraction, EF)

EF 为心室舒张末期容量(EDV)和收缩末期容量(ESV)之差与

EDV 的比值。正常值大于 0.55,小于 0.50 表示心功能减退。

69.5.1　监测方法

（1）无创性方法　可用同位素超声（如核听诊器）测量和计算 EF。超声心动图（VCG）测量左室舒张末期前后径（EDD）和收缩末期前后径（ESD）,$EF=\dfrac{(EDD)^3-(ESD)^3}{(EDD)^3}$。二维超声心动图能显示心室壁运动图像。此外,EF 也可用 STI 推算,即 $EF=1.25-1.125PEP/LVET$。

（2）温度稀释法　经技术改进的 Swan-Ganz 导管采用反应时间比普通 Swan-Ganz 导管快的热敏电阻,即可测定传统参数（如 RAP、PAP、PAWP 和 CO）,又可测得右心室容量和右心室射血分数（RVEF）,还可计算右心室容量的变化,能用于连续监测右心功能。

69.5.2　临床意义

可结合其他心功能指标,精确地进行心功能分级（表 69-8）。LVEDP 可用 PAWP 代替,经肺动脉导管测得。

表 69-8　用射血分数进行心功能分级

分　级	1	2	3	4	5
心功能分级	正常功能	用力时 轻度减退	出现症状 中度减退	休息时 出现症状	濒死
射血分数	正常大于 0.55	0.5~0.4	0.30	0.20	0.10
休息时 舒张期末压	正常 不大于 20 mmHg	异常 大于 20 mmHg			
运动时 舒张期末压	正常 不大于 20 mmHg	异常 大于 20 mmHg			
休息时 心脏指数	正常大于 2.5	2.5	2.0	1.5	1.0

69.6　心肌氧供需平衡

69.6.1　监测方法

（1）心率-收缩压乘积（rate-prssure product,RPP）　$RPP=SBP \cdot HR$,正常值小于 12 000,血压升高和心率加快,心肌耗氧量（MVO_2）增加,RPP 与心电图Ⅱ导联缺血性改变有一定关系,RPP 大于 12 000 提示心肌缺血,大于 15 000 可能出现心绞痛。

（2）三联指导数（triple index,TI）　$TI=RPP \cdot PAWP$,正常值150 000。

（3）张力时间指数（tension time index,TTI）　为心率和主动脉收缩压曲线以下部分面积和乘积,与 MVO_2 有密切关系。

（4）心内膜活力比值（endocardial viability rate,EVR）　$EVR=$

$$\frac{DDTI}{TTI} = \frac{(DBP-PAWP)Td}{SBP \times TS}$$，式中 Td 为舒张时间，TS 为收缩时间。

EVR 正常值大于 1.0，若 EVR 小于 0.1，提示心内膜下心肌缺血。

（5）冠状动脉灌流压（CPP）　CPP＝DBP－LVEDP。

69.6.2　临床意义

（1）心肌氧平衡的维持　维持心肌供氧和氧需平衡，才能有真正的心肌收缩功能。供氧取决于冠状动脉血流、氧输送、血氧饱和度和血细胞比容；氧需与心率、动脉压（后负荷）、心室容量（前负荷）和心肌收缩性有关。

（2）影响心肌氧需和供氧的因素（表 69-9）。

表 69-9　影响心肌氧需和供氧的因素

耗　氧　增　加	供　氧　减　少
心率增快	冠状动脉血流不足
前后负荷心室壁张力增加	心动过速；舒张压过低
心肌收缩性增加	前负荷过低；低碳酸血症
	冠状动脉痉挛
	氧供应减少
	贫血；缺氧；2,3-DPG 减少

（3）临床监测中，若发现 RPP 升高、MVO_2 增加等征象时，可及时采用药物治疗，如用硝酸甘油扩张冠状血管和普萘洛尔减慢心率等，维持心肌氧平衡，减少心肌缺血的发生率。

69.7　全身氧供需平衡

机体细胞活动有赖于持续不断的氧输送，氧耗量反映组织代谢的需求，要达到合适的氧供需取决于心、肺、血液系统功能的相互配合，良好的组织氧合依靠氧供和氧利用之间的动态平衡。机体的氧供需平衡状况可通过监测混合静脉血氧饱和度（SvO_2）、氧供（DO_2）、氧耗（VO_2）和血乳酸浓度测定来获得。

69.7.1　混合静脉血氧饱和度（SvO_2）监测

SvO_2 是反映组织氧供给和摄取关系的有用指标，即通过肺动脉漂浮导管测定肺动脉血中的血氧饱和度（SvO_2），可判断是否有假性呼吸性碱中毒，并分析与心脏指数（CI）之间的关系，可更好地反映患者的氧供与氧耗，但它不能直接测定组织的氧合情况。在脓毒血症、创伤和长时间手术等情况下，组织摄氧的能力下降，仅根据 SvO_2 很难对病情做出正确判断。SvO_2 测定需通过肺动脉导管，既可通过从肺动脉取混合静脉血样做血气分析，也可通过光纤肺动脉导管直接测定，重危患者 SvO_2

正常值为 70%,SvO$_2$ 变化原因见表 69-10。

表 69-10　SvO$_2$ 变化原因

临床 SvO$_2$ 范围	产生机制	原　　　因
增高 80%～90%	氧供增加	心输出量增加、吸入氧浓度提高
	氧耗减少	低温、脓毒血症、麻醉、肌松药
减少小于 60%	氧供减少	贫血、心输出量降低、低氧血症
	氧耗增加	发热、寒战、抽搐、疼痛、活动增多

69.7.2　血乳酸浓度

69.7.2.1　增加血乳酸的原因

引起血乳酸浓度增高的原因有两类:一类是氧的供/需失衡,包括: ① 休克。② 心搏骤停。③ 严重贫血。④ 严重低氧血症。⑤ 癫痫发作,强烈寒战。另一类是细胞代谢障碍,包括: ① 苯乙双胍中毒。② 酒精中毒。③ 维生素 B$_1$ 或生物素缺乏。④ 肿瘤性疾病。⑤ 输注果糖或山梨醇。⑥ 先天性代谢性疾病。⑦ 失代偿性糖尿病。

69.7.2.2　血乳酸检测方法的评价

(1)血乳酸自动分析仪可在床边进行血乳酸酸中毒测定,方法简便。正常浓度是 1 mmol/L。组织氧供减少到临界值以下,病理性氧供/需失衡会导致血乳酸浓度增加,当血乳酸浓度超过 1.5～2 mmol/L 时,应当考虑组织氧合不足。血乳酸浓度与循环衰竭具有相关性。通过自动分析仪连续测量血乳酸浓度判断组织氧合情况效果优于单次测量。

(2)血乳酸水平有助于判断 VO$_2$ 是否能满足有氧代谢的需求。因此,氧运输监测中加入乳酸指标时组织氧平衡的评估更趋完善。

(3)乳酸是唯一的对组织氧不足极为敏感的生化指标,也是灌注不足的早期指标。

(4)缺点 ① 肝功能衰竭能导致血乳酸浓度异常增高。② 血乳酸浓度的增高不仅见于循环衰竭引起的组织缺氧,也见于某些细胞代谢障碍、癫痫发作等情况。③ 在内毒素中毒时,即使没有组织缺氧,乳酸产生亦增加。

69.7.3　胃黏膜 pH(pHi)

69.7.3.1　测定方法

(1)方法　将尖端带有可透过二氧化碳的球囊的胃管送到胃内,球囊内充满生理盐水约 2.5 ml,与胃黏膜的二氧化碳取得平衡后(约 90 min),取盐水用血气分析仪测定 PCO,同时抽取动脉血气测定碳酸氢根离子浓度,以 Henderson-Hasselbatch 公式计算 pHi:

$$pHi = C(HCO_3^- / PCO_2)$$
$$pHi = 6.1 + log(HCO_3^- / PCO_2 \times 0.003)$$

C 是一个常数,HCO_3^- 是动脉血碳酸氢离子浓度,PO_2 是球囊内二氧化碳分压。pHi 正常表明内脏器官循环氧合良好。而 pHi 下降表明内脏器官氧合不足。

(2)**影响因素** ① 向球囊内注入生理盐水后,需要等到 30～90 min 才能测定,以使二氧化碳球囊与胃黏膜之间取得平衡,所以监测只能间断进行。② 一些因素对 pHi 有影响,包括可产生二氧化碳的抗酸药,经肠道营养和胃酸分泌的变化等。当胃黏膜 pH 用作组织氧合的标记时这种变化必须消除。常规剂量的组胺 H_2 受体阻滞剂不足以抑制胃酸。在测定前 1 h 静脉注射雷尼替丁 100 mg 能有效阻断胃酸分泌2～4 h。③ 系统酸-碱平衡紊乱也能影响胃黏膜 pH。④ 改用纤维光导敏感探头,能直接测出胃肠黏膜的 PO_2 和 PCO_2,以反映黏膜的供血情况。

69.7.3.2 临床意义

(1)在严重感染、创伤、休克等病理条件下,机体血流动力学的一个重要改变是血液的重新分布,使多个组织灌注显著减少,胃肠道是这种变化发生最早、最明显的器官。PHi 还可以指导复苏的治疗,并能预测休克患者的预后。

(2)PHi 是较敏感的指标,适用于重症患者监测,在其他全身血流动力学指标表明氧合良好的患者中,pHi 仍可检测出组织缺血。

69.7.4 氧耗监测方法

VO_2 测定的方法主要有两种:反向 Fick 法和直接测定法,基本原理都是根据质量守恒定律。

(1)**反向 Fick 法** 根据 Fick 原理,$VO_2 = (CaO_2 - CvO_2) = [(PaO_2 \times 0.003\ 1 + 1.34 \times SaO_2, \times Hb) - (PvO_2 \times 0.003\ 1 + 1.34 \times SvO_2 \times Hb)] \times CO \times 10$。$PaO_2$、$PvO_2$ 分别为动脉和混合静脉血氧分压(mmHg),SaO_2 和 SvO_2 分别为动脉和混合静脉血氧饱和度(%),Hb 为血红蛋白(g/L),CO 为心输出量(L/min),VO_2 单位为 ml/min。VO_2 精确度和误差取决于式中各参数测定的准确性。误差主要来源是 CO 的测定。

(2)**直接法** 由于气体分析技术的进步,已有持续测定 VO_2 的装置问世,包括 Deltatrac 代谢监测仪等,用这种方法测定的 VO_2 精确,变异系数小,测定误差小于 5%,但应注意当 F_IO_2 大于 60% 时,测定精确度下降。

(3)**两种方法的相关性及差异** 严重慢性衰竭的患者处于休息、活动或药物治疗过程中,两种方法所测值均呈良好的相关性。重危患者反向 Fick 法所测值中不包括肺的耗氧量,直接法所测值高于反向 Fick 法,差值为肺的耗氧量。

(何振洲 杭燕南)

70 凝血功能监测

麻醉与围术期合并凝血功能紊乱多见血液病患者,危重、休克、产科、肝病等患者,以及低温、体外循环心内直视手术、大量输血及大手术后等患者,需随时监测出、凝血功能指标,以便及时诊断及治疗。

70.1 出、凝血功能监测指标

70.1.1 出血时间(bleeding time,BT)

出血时间指皮肤破口出血到出血自然停止所需要的时间,用以测定皮肤毛细血管的止血功能。正常值 Duke 法为 1~3 min。BT 缩短,提示血液呈高凝状态,BT 延长,提示血液呈低凝状态,可见于遗传性出血性毛细血管扩张症、血小板减少症、血小板无力症和血管性假血友病等。

70.1.2 凝血时间(clot time,CT)

凝血时间指血液离体后至完全凝固所需要的时间,用以测定血液的凝固能力。正常值:毛细管法 3~7 min,试管法 5~12 min,玻片法 1 min 30 s~6 min 30 s。CT 延长,表示凝血功能障碍,或血中含抗凝物质(如肝素等)。CT 缩短,见于血液高凝状态。因采血不顺利而致血样中混入组织液时,CT 也缩短。

70.1.3 毛细血管脆性试验(capillary fragility test,CFT)

毛细血管脆性试验用暂时阻断肢体血运的方法使静脉充血和毛细血管内压增高,观察皮肤上新出现的出血点的数量及其大小,估计毛细血管的脆性。正常值:男性 0~5 个,女性 0~10 个。毛细血管脆性异常时,CFT 超过正常值,见于坏血病、血小板减少性紫癜、血小板无力等症。根据 CFT 不能鉴别毛细血管或血小板功能缺陷。

70.1.4 血小板计数(blood platelet count,BPC)

血小板计数正常值:$(100\sim300)\times10^9/L$。BPC 减少见于特发性血小板减少性紫癜、再生障碍性贫血、脾功能亢进、急性白血病等症。BPC 增加见于慢性粒细胞性白血病早期、脾切除、急性失血后、特发性血小板增多等症。

70.1.5 凝血酶原时间(prothrombin time,PT)

将过量的组织凝血活酶(兔脑)和适量的 Ca^{2+}:加入受检血浆,观察血浆的凝固时间,既为 PT;PT 是反映外源性凝血系统较敏感的筛选试验。PT 正常值:11.5~16 s。PT 延长(超过正常对照 3 s 以上),见于凝血酶原,因子Ⅴ、Ⅶ、Ⅹ缺陷,纤维蛋白原显著减少或抗凝血酶物质增加,维生素 K 缺乏等。PT 缩短(慢于正常对照 3 s 以上),表示因子Ⅱ、Ⅴ、Ⅶ和Ⅹ的单独或联合增多,见于因子Ⅴ增多症、高凝状态和血栓栓塞症等。不同实验室的 PT 结果差异较大,因此常用国际标准化比值(International Normalized Ratio, INR)表示,是从凝血酶原时间(PT)和测定试剂的国际敏感指数(ISI)推算出来的。INR 正常值 0.80～1.20,采用 INR 使不同实验室和不同试剂测定的 PT 具有可比性,便于统一用药标准。

70.1.6　部分凝血活酶时间(activated partial thromboplastin time, aPTT)

aPPT 是反映内源性凝血系统的指标,可检出Ⅶ因子之外任何血因子水平降低。正常值 24～39 s。凝血酶原时间(PT)和部分凝血活酶时间(aPTT)延长的原因见表 70-1。

表 70-1　凝血酶原时间(PT)和部分
凝血活酶时间(aPTT)延长的原因

PT	aPTT	原　　　因
延长	正常	遗传性 Ⅶ因子缺陷 获得性 获得性Ⅶ因子缺陷、轻度维生素 K 缺乏、肝病、华法林、Ⅶ因子抑制剂、狼疮抗凝物
正常	延长	遗传性 Ⅷ、Ⅸ、Ⅺ、Ⅻ因子缺陷 激肽释放酶原缺陷、高分子量激肽原缺陷 血管性血友病 获得性 肝素、直接凝血酶抑制剂(阿加曲班,达比加群酯) Ⅷ、Ⅹ、Ⅺ、Ⅻ因子抑制剂 获得性血管性血友病 狼疮抗凝物
延长	延长	遗传性 凝血酶原、纤维蛋白原、Ⅴ、Ⅹ因子缺陷、多种因子缺陷 获得性 肝病、弥散性血管内凝血、大剂量抗凝血药、严重维生素 K 缺乏、肝素和华法林复合治疗、直接Ⅹa因子抑制剂(利伐沙班、阿哌沙班)、磺达肝葵钠 血浆凝血酶原和纤维蛋白原抑制剂 Ⅴ、Ⅹ因子抑制剂 原发性淀粉样变伴有Ⅹ因子缺陷

70.1.7　凝血酶时间(thrombin time, TT)

将标准化凝血酶液加入受检血浆,观察血浆凝固所需的时间,即为

TT。检测凝血通路的最后一步,纤维蛋白原转化为纤维蛋白的功能。正常值为 16～18 s。TT 延长(超过正常对照 3 s 以上)提示血液含肝素或类肝素物质、纤维蛋白原减少或纤维蛋白降解产物(FDP)的抗凝活性增高。

70.1.8 纤维蛋白原(fibringen)

血浆加凝血酶后,纤维蛋白原变成纤维蛋白凝块。正常值:定量法 2～4 g/L;半定量法为 1：65。纤维蛋白原含量减少(小于 2 g/L,小于 1：32)见于 DIC 低凝血期及纤溶期、严重肝病、产科意外、低(无)纤维蛋白原血症等;纤维蛋白原含量增多见于高凝状态,如急性心肌梗死、深静脉血栓形成、烧伤等。

70.1.9 血浆鱼精蛋白副凝试验(Plasma Protamine Paracoagulation,3P 试验)

在高凝状态和继发性纤溶时,血浆含大量纤维蛋白单体,与纤维蛋白降解产物(FDP)结合,可形成可溶性复合物。此复合物与鱼精蛋白作用后,可析出纤维蛋白索状物。正常人 3P 试验为阴性;阳性者见于 DIC 早期,阳性率为 68.1%～78.9%。假阳性率较高,可见于上消化道大出血、外科大手术后、分娩、败血症等。3P 试验阴性除见于正常人外,还见于晚期 DIC、原发性纤维蛋白溶解症。

70.1.10 D-二聚体(D-Dimer)

D-Dimer(血浆 D-二聚体)是交联纤维蛋白的特异降解产物。凝血酶形成后激活因子ⅩⅢ成为ⅩⅢa,ⅩⅢa 使纤维蛋白单体形成的交链纤维蛋白,后者又经纤溶酶的作用降解成 X、Y、E 碎片。其中 2 个 D 碎片间由铰链形成 D 二聚体。因此,D 二聚体可作为体内高凝状态和纤溶亢进的分子标志之一。正常值为小于 250 μg/L 或小于 250 ng/ml,DIC 时升高。诊断肺栓塞(PE)有很高的阴性预测价值,用 ELISA 法测定小于 500 μg/L 可排除急性 PE,对 PE 的敏感性为 100%,特异性为 26%,阴性预测值 100%。可能引起 D-二聚体升高的疾病(表 70-2)。

表 70-2 可能引起 D-二聚体升高的疾病

动脉血栓栓塞性疾病
心肌梗死、卒中、急性肢体缺血、心房颤动、心内血栓
静脉血栓栓塞性疾病
深静脉血栓、肺栓塞
弥散性血管内凝血
先兆子痫和子痫
异常纤维蛋白溶解、溶栓药物的应用

心血管病、充血性衰竭
严重感染/脓毒症/炎症
手术/创伤(如组织缺血、坏死)
全身炎症反应综合征
镰状细胞病血管内闭塞
严重肝脏疾病(清除下降)
恶性肿瘤
肾脏疾病
肾病综合征(如肾静脉血栓形成)
急性肾功能衰竭
慢性肾功能衰竭与潜在的心血管疾病
妊娠
静脉畸形

70.1.11 纤维蛋白降解产物测定(fibrin degradation product,FDP)

纤维蛋白溶解时产生 FDP,具有与纤维蛋白原相同的抗原决定簇。利用纤维蛋白原抗血清与 FDP 起抗原-抗体反应,可检测 FDP。正常值:1~6 mg/L。FDP 增高(10 mg/L)见于原发性和继发性纤溶症或溶栓治疗。

70.1.12 纤溶酶原测定(profibrinolysin)

纤溶活性亢进时,纤溶酶原消耗增多,其血浆浓度减低;反之血浆浓度增高。正常值:15~200 mg/L。增高者表示纤溶活性减低,见于高凝状态及血栓栓塞病。降低者表示纤溶活性亢进。

70.1.13 激活凝血时间(activated coagulation time,ACT)

血液中加入惰性硅藻土,可增加血浆接触活性和加速血液凝结过程。从血液注入含硅藻土的试管开始,至有血凝块出现的时间,即为 ACT。测定 ACT 可了解凝血状况和监测肝素与鱼精蛋白的用量。正常值:60~130 s。体外循环心内直视手术注射肝素后,需每小时测 1 次 ACT,维持 ACT 在 400~600 s,可防止凝血和凝血因子的消耗。ACT 大于 600 s,易发生颅内出血。体外循环结束后测 ACT,根据 ACT 肝素剂量反应曲线(图 70-1)可计算出体内残留的肝素量,按肝素 125 u 给予鱼精蛋白 1 mg,直至 ACT 正常。

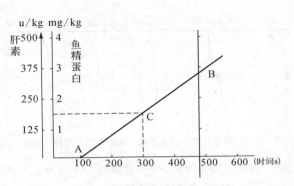

图 70-1 ACT 肝素剂量反应曲线

A 点：应用肝素以前的 ACT 值

B 点：应用肝素 375 u/kg 后 ACT 值；B 两点连线为 ACT 肝素剂量反应曲线

70.1.14 血栓弹性图(thromboelastogram，TEG)

TEG 是评估血块形成的一种检查方法（图 70-2）。在采血标本 30 min 即可诊断血小板功能异常、DIC 和纤溶等促凝血质缺陷；用此法可证实术中进行性失血并伴有增加血凝固性的趋势。几种凝血障碍的血栓弹性描记图的图解见图 70-3。

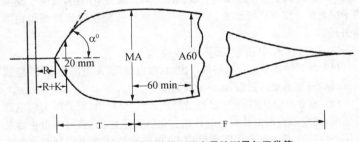

图 70-2 血栓弹性描记图变量的测量与正常值

R：为开始纤维蛋白形成反应时间 6～8 min

R+K：凝血时间 10～12 min

α⁰：血块形成率大于 500

MA：最大振幅 50～70 mm

A60：MA 后振幅 60 min

F：块溶解时间大于 300 min

缺乏凝血因子(血友病)其特点为 R 延长、缺乏 α⁰。血小板减少症或血小板功能障碍时表现为 R 延长，MA 及 α⁰ 降低。纤维蛋白溶解是

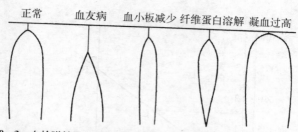

正常　　血友病　　血小板减少　纤维蛋白溶解　凝血过高

图70-3　血栓弹性图反映几种凝血液的图解与正常血栓弹性描记的比较

MA、α⁰及F均降低。凝血过高表现为R缩短,MA、α⁰及F均增加。

70.2　围术期出、凝血疾病的诊断

70.2.1　外科出血的常见原因

血管结扎不牢、脱结,血压升高致毛细血管压力增高等,以及合并出血性疾病:① 血小板异常如特发性血小板减少性紫癜、血小板无力症。② 血管性病变如过敏性紫癜、遗传性出血性毛细血管扩张症。③ 遗传性或后天性凝血因子缺乏如血友病、DIC 等。

70.2.2　出血性疾病的诊断(表70-3)

(1)血小板或血管性疾病　皮肤出现瘀点或瘀斑,常伴黏膜出血。血小板减少者常以瘀点为主,血管疾病者以瘀斑多见。

(2)凝血因子异常性疾病　表现深部组织或关节出血,发生于凝血因子缺乏症。皮下广泛出血、肌肉出血常由于抗凝物质和纤维蛋白溶解引起。

70.2.3　术中出凝血异常的诊治

(1)血管结扎不牢　观察伤口出血、渗血情况,衡量出血总量;监测血压、脉率;测定血红蛋白、血细胞比容等。

(2)原有出血性疾病(未经准备处理者)　分析出、凝血的实验室筛选结果,确定原有出血性疾病的诊断。血管因素性出血,可压迫止血及应用垂体后叶素。血小板因素性出血,可输注浓缩血小板制剂。免疫性血小板减少症出血,使用肾上腺皮质激素。凝血因子缺乏性出血,输注新鲜血浆及浓缩凝血因子制剂。

(3)手术失血、创伤导致 DIC 继度性纤溶　应做 DIC 实验检测。

(4)血型不合性溶血性输血反应　复核血型及交叉配血试验,证实者立即撤走不合血型的血袋和输血器,及时补液、利尿、保护肾功能和防治肾衰竭。

(5)输液输血所致的溶血性输血反应　取输液或血液样本检验;取患者血作细菌培养。

表 70 - 3 出血性疾病实验筛选结果分析

血小板计数	出血时间	凝血时间	毛细血管脆性试验	血块收缩试验	凝血酶原时间	白陶土部分凝血活酶时间	提示疾病	进一步检查
正常	正常或延长	正常	(+)或(-)	正常	正常	正常	血管异常	甲皱毛细血管镜检查
减少	延长	正常	+	不良	正常	正常	血小板减少性紫癜	骨髓巨核细胞数及成熟情况
正常或接近正常	延长	正常	(+)或(-)	不良	正常	正常	血小板功能缺陷	血小板功能试验
正常	正常	正常/延长	正常	正常	延长	正常	因子Ⅱ、Ⅴ、Ⅶ、Ⅹ缺乏如阻塞黄疸,肝病等	凝血酶原时间纠正试验
正常	正常	正常/延长	正常	正常	正常	延长	因子Ⅷ、Ⅸ、Ⅺ、Ⅻ缺乏如血友病	凝血活酶生成试验

（6）大量输血致稀释性凝血因子缺乏　作血小板计数、凝血时间、凝血酶原时间、纤维蛋白原测定，补充凝血因子。

（7）体外循环术中异常出血　可能与肝素过量或鱼精蛋白中和后反跳有关。体外循环转流中，每小时测 1 次 ACT，计算需追加的肝素量，以维持 ACT 在 $500\sim600$ s 为准。体外循环结束后测 ACT，计算体内残留肝素量及中和所需的鱼精蛋白剂量，直至 ACT 正常。术后如仍出血，而 ACT 大于 130 s 可用适量鱼精蛋白。

70.2.4　弥散性血管内凝血(DIC)

70.2.4.1　诊断依据

（1）存在 DIC 病因，如感染、败血症、大手术、创伤或恶性肿瘤等。

（2）存在全身广泛出血，长时间休克、栓塞或溶血，而不能用原发疾病解释者。

（3）存在下列三种以上异常　① 血小板计数低于 100×10^9/L，或呈动态下降。② 凝血酶原时间延长或缩短 3 s 以上，或动态性延长。③ 纤维蛋白原低于 1.5 g/L，或高于 4.0 g/L 或呈动态性变化。④ 3P 试验阳性或 FDP 高于 20 mg/L，或 D 二聚体水平升高（高于或等于 5 μg/kg）。⑤ 血片中破碎红细胞多于 2%。

（4）诊断有困难的病例再做下列检查　① 抗凝血酶Ⅲ含量及活性降低。② 血小板 β 球蛋白及血小板第 4 因子含量增高。③ 纤维蛋白原转换率增高。④ Ⅷ：C/ⅧR：Ag 比例下降。

70.2.4.2　监测重点

（1）注意引起 DIC 基础疾病和诱发因素的进展或解除情况。

（2）观察出血进展情况。

（3）必要时进行血涂片检查红细胞形态。

（4）测定血小板计数、凝血酶原时间、纤维蛋白原定量，每日或隔日 1 次。

（5）测定纤溶试验，包括 3P 试验、FDP 测定、KPTT 测定、优球蛋白溶解时间等，每日或隔日 1 次。

（6）采用肝素治疗者，每次给药前必须做试管法凝血时间测定（用 0.8 cm 直径试管，正常值是 $5\sim11$ min）。

70.3　麻醉与凝血功能障碍

70.3.1　术前准备

外科手术中可致出血，术后又可并发深静脉血栓塞。所有患者术前均要做出凝血试验，以免漏诊有止血异常者。有异常出血史者或某些遗传性血液异常者术前应做全面的系列出凝血功能检查以明确诊断，做好相应的术前准备。

（1）术前已有血小板减少者，一般血小板计数大于 50×10^9/L 时，出血机会较低,小于 $50\times10^9/L$,术中易发生渗血,小于 $20\times10^9/L$ 可严重出血。血小板小于 $75\times10^9/L$ 不可施行椎管内阻滞。若系免疫性血小板减少性紫癜,患者又有急症外科情况需要手术者,可给静脉滴注丙种球蛋白 400 mg/(kg·d),一疗程用药 5 d,必要时 1 周后再用原剂量加强 1 次。非免疫性血小板减少需紧急手术者,可输注单采血小板悬液,每单位(200 ml)可使外周血小板上升($20\sim30$)$\times10^9/L$。

(2)肝、胆疾病者易有凝血障碍。若有胆道病变,阻塞性黄疸可致维生素 K 依赖凝血因子缺乏,给予维生素 K_1 的疗效好。肝脏疾病者亦可有维生素 K 依赖性凝血因子缺陷,但给维生素 K_1 的疗效欠佳,则要补充缺乏的凝血因子。

(3)若术前已知或疑有血友病者,切勿轻率手术,必须做精确的检测,了解因子缺乏的程度,结合手术范围,计算用药量,治疗后再测因子的水平。这些应在血液科医师的指导下进行,凝血因子要提高到不出血水平,并一直维持到伤口愈合、拆线为止。如血友病甲,因子Ⅷ缺乏者,行大手术时,因子Ⅷ：C 水平需提高到 50%,行小手术时保持Ⅷ：C 水平在 $20\%\sim30\%$。

70.3.2 常用见抗凝药物对凝血试验的影响(表 70 - 4)

541

表 70 - 4 常用抗凝药物对凝血试验的影响

药物分类	药 物	PT	aPTT	抗Ⅹa因子活性
维生素 K 拮抗剂	华法林	↑	↑/—	
	醋硝香豆素	↑	↑/—	
肝素	普通肝素	—	↑	↑
	低分子肝素 依诺肝素 达肝素 那屈肝素	—	↑/—	↑
	磺达肝癸钠	—	↑/—	↑
直接凝血酶抑制剂	阿加曲班	↑	↑	
	达比加群酯	↑/—	↑	
直接Ⅹa因子抑制剂	利伐沙班	↑/—	↑	↑/—
	阿哌沙班	↑/—	↑	↑/—

70.3.3 麻醉药物的选择

(1)丙泊酚 对血小板的影响尚有争议。丙泊酚为疏水性乳剂,其中的乳化脂肪可能对血小板功能有一定的影响。丙泊酚对血小板聚集和 Ca^{2+} 活动的影响作用主要与剂量有关。体外实验证实,丙泊酚

5.81±2.73 μg/ml对血小板有明显抑制作用，而2.08±1.14 μg/ml则无抑制作用。因此认为，大剂量丙泊酚在体内外对血小板均有抑制作用，原因在于丙泊酚本身，而非乳化脂肪作用，其抑制效应为抑制Ca^{2+}的细胞内流入与流出，但对出血时间无影响。一般认为：丙泊酚对体内外血小板有抑制作用，但不损害临床止血功能，对有凝血障碍患者在控制用量下可以使用。

（2）吸入性麻醉药　异氟烷、七氟烷、地氟烷维持麻醉中未发现对凝血功能有抑制作用。氧化亚氮（N_2O）对血小板功能影响有争议。近年来的研究认为，N_2O合并氟烷类吸入或与静脉合并或交替给药，并不会给凝血障碍患者带来更多的不良反应。

（3）其他　静脉麻醉药中的镇痛性药物吗啡类（芬太尼、吗啡）、肌肉松弛药等在对血小板功能及出凝血时间等方面无明显影响。

70.3.4　术后血栓形成的预防

血栓形成的发生率随手术种类不同而异，多见于心脏、血管及肿瘤术后。血栓形成的机制有：① 血管壁损伤，血小板黏附于内皮下胶原组织，血小板激活，凝血途径激活，血栓形成。前列环素（PGI_2）及纤溶酶原活化剂（t-PA）的合成减少，但纤溶酶原活化剂抑制物（PAI）增多，使对抗血栓形成的功能减弱。② 血凝问题，表现在凝血途径激活，同时抗凝系统削弱，此乃由于术后AT-Ⅲ及纤溶酶原降低。③ 术中出血，麻醉均可致血压下降，导致血流减慢，血液淤滞，或过多地输注红细胞或血容量不足等亦使血流减慢，可易致血栓形成。术后卧床少动，特别是一些有高凝倾向的患者很易造成下肢静脉血栓。出现血栓及栓塞首先要鉴别是动脉还是静脉栓塞，再根据不同部位考虑治疗方案，首先要查原因，去除病因，重要器官血管栓塞者，有的需外科手术，有的可用重组组织纤溶酶原活化剂（t-PA）或尿激酶治疗。需抗凝治疗者可选用肝素或口服香豆素类抗凝剂。

70.3.5　心脏手术体外循环对凝血功能的影响

体外循环过程中导致的出血，涉及多方面的原因。

（1）血小板的量与质　转流过程中，血小板与人工心肺机及其管道接触产生黏附、聚集，引起血小板的破坏。血小板的激活，产生释放反应，进一步使血小板聚集，导致血小板的消耗，产生血小板减少。预充库血中几乎不含有血小板。预充库血量与血小板的影响呈正比。转流开始时血小板数即可下降，甚者可下降50%。随着体外循环时间的延长，血小板数有所回升。血小板减少于术后数日可恢复。此外，体外循环可引起血小板聚集功能降低，转流30 min后，血小板最大聚集率仅为转流前的30%。血小板的释放反应增强，血浆中血小板球蛋白，血小板第4因子及颗粒膜糖蛋白140均见升高。血小板功能缺陷的原因是转流过程中的纤溶系统被激活,纤溶酶使血小板膜上的糖蛋白 Ib 脱落而减少,影响了糖蛋白与 vWF 的结合,使血小板黏附功能降低。此外,纤溶激活后产生纤维蛋白(原)降解产物,可影响血小板与纤维蛋白原的结合,使血小板聚集功能下降。若出血系血小板数量减少,则可酌情输注单采血小板悬液,若系血小板功能缺陷,除输注血小板悬液外,可给予抑肽酶治疗。在体外循环时,由于纤溶系统的激活,纤溶亢进可影响血小板膜糖蛋白比,使血小板的黏附功能受损,导致创面渗血,而抑肽酶可以抑制纤溶酶的活性,因而可改善血小板的黏附功能。

(2)凝血因子　体外循环可使多种凝血因子降低至术前的 1/3～1/2。其中以纤维蛋白原、凝血酶原及因子Ⅷ、Ⅶ较为明显。其原因是:① 激活了凝血系统,使因子消耗而降低。② 灌注时应用库血,因子的降低与库血量有关,亦各因子的半衰期及库血保存时间有关。③ 肝素的应用,灭活凝血因子。④ 若并发 DIC,则更使凝血因子降低。

(3)纤溶亢进　体外循环可激活血小板和激活凝血因子,产生纤维蛋白,必然有纤溶激活,使纤溶酶原激活变为纤溶酶。导致纤溶亢进的原因是体外循环中内皮细胞释放组织纤溶酶原活化剂增多,血液与体外循环的心肺机接触后,使Ⅻ转变为Ⅻ a,同时血小板亦激活,一连串的内源性凝血途径的瀑布式反应即开始。若在体外循环中发生 DIC,则 DIC 的病理过程中有纤溶亢进,临床有一般 DIC 的表现及实验室阳性指标。

543

(4)肝素问题　体外循环时要应用肝素抗凝,结束时要用鱼精蛋白中和肝素,以保持正常的血凝,但有时临床可见出血又见加重,此乃肝素反跳现象,系鱼精蛋白作用消除后,与血浆蛋白结合的肝素又解离起抗凝作用,也可能是使用鱼精蛋白后有部分残留的肝素未被中和所致。

(陈锡明)

71　麻醉深度监测

麻醉镇静深度监测目的是指导全麻诱导和维持时调节麻醉深度和预防麻醉过深和术中知晓,从而达到理想的麻醉状态。也可用于 ICU 镇静深度监测。目前已有多种麻醉镇静深度监测方法和指标,如脑电双频指数(Bispectral Index, BIS)、熵指数(Entropy)、Narcotrend 指数、脑功能指数等等,目标管理数值需要达到无意识、无知晓、无回忆的要求。无意识和无知晓的标准对实施精确和舒适麻醉和一些特殊手术(如术中唤醒手术)十分重要。全身麻醉管理期间,维持正常范围的麻醉镇静深度非常重要,脑电监测参数过高和过低对于高危患者的转归均不利。

71.1 判断麻醉深度的临床体征(表 71-1)

表 71-1 判断麻醉度的临床体征

		浅 麻 醉	深 麻 醉
呼吸系统	每分钟通气量	增加	减少
	呼吸频率和节律	快而不规则	慢而规则→抑制
心血管系统	血压	升高	下降
	心率	增快	减慢
眼征	瞳孔	扩大	复合麻醉时变化不明显
	眼球运动	运动增多	运动减少直至固定
	流泪	泪珠增多,溢出眼眶	减少
皮肤体征		出汗,以颜面和手掌多见	
消化道体征	吞咽和呕吐	常发生	受抑制
	肠鸣音	减弱	进行性抑制
	唾液及其他分泌物	减少	进行性抑制
骨骼肌反应		体动	无体动

以上所列各种变化并非绝对,亦受肌松药、系统疾病、失血量、升压药和抗胆碱能药等影响,麻醉中应综合分析各种因素,才能正确判断麻醉深浅。

71.2 麻醉深度监测的方法

(1) 脑电双频指数(bispectral index, BIS) 是通过定量分析脑电图各成分之间相位耦联关系而确定信号的二次非线性特性和偏离正态分布的程度,主要反映大脑皮质的兴奋或抑制状态。并衍化出多个数量化参数,如双频指数(bispectral index, BIS)、边缘频率(spectral edge frequency, SEF)、中间频率(median power frequency, MF)等。用 0~100 分度表示,85~100 代表正常状态,71~85 代表镇静状态,40~71 代表麻醉状态,低于 40 可能出现爆发性抑制。BIS 与麻醉剂和镇静剂产生的催眠和麻醉程度的变化密切相关。

(2) 听觉诱发电位(auditory evoked potentials, AEP) 是指听觉系统在接受声音刺激后,从耳蜗至各级听觉中枢,产生的相应电活动。包括三个部分:脑干听觉诱发电位(BAEP),中潜伏期听觉诱发电位(MLAEP),长潜伏期听觉诱发电位(LLAEP)。MLAEP 与大多数麻醉药成剂量依赖性变化,监测麻醉镇静深度更为敏感。临床上根据

MLAEPs 得出的 ARX index 称为 AAI，AAI 值 60～100 代表清醒状态，40～60 代表嗜睡状态，30～40 代表浅麻醉状态，小于 30 代表临床麻醉状态，小于 10 是深麻醉状态。

（3）熵指数监测（Entropy）　是采集原始脑电图和肌电图的信号，通过熵运算公式和频谱熵运算程序计算得出。临床采用的 S/5TMM-Entropy 模块，分为反应熵（Response Entropy）和状态熵（State Entropy）。RE、SE 值 85～100 代表正常清醒状态，40～60 代表麻醉状态。在全麻期间，如果麻醉深度适当，RE 与 SE 相等；如果疼痛刺激使面部肌肉出现高频活动，反映熵则迅速发生变化。

（4）Nacrotrend 指数　欧洲已用于临床，并已通过美国的 FDA。是一个基于定量脑电图模式识别的新指数，将原始的脑电图时间点分为从 A（清醒）到 F（渐增的对等电位的爆发抑制）六个阶段（ABCDEF），重新形成从 0（清醒）到 100（等电位）的指数。在屏幕显示波形、ABCDEF 双 0～100，形象化指示麻醉深度，如显示 D 为麻醉深度适当。Narcotrend 指数和预测的异丙酚效应室浓度之间密切相关。Narcotrend 分级和指数能更好地反映药物浓度变化。采用预测概率（PK 值）衡量，Narcotrend 和 BIS 在预测麻醉诱导时从有意识到无意识或者麻醉恢复时从无意识到有意识的效能是相似的。Narcotrend 和熵指数呈直线相关。

（5）患者状态指数（patient state index，PSI）　PSI 用于临床麻醉管理和危重医学中。其计算原理主要是依据麻醉诱导和唤醒期间意识发生改变时，脑电信号枕向向额叶发生的空间变化，以及两侧大脑半球的同步性变化，采用对称放置的 4 个电极记录 4 条通道的脑电图，通过其功率、频率和位相的定量脑电图计算，获得的麻醉深度指数。其数值和 BIS 相同，其范围也是 0～100，其中 25～50 为麻醉状态。已有的研究证实，其对于麻醉手术中的意识状态变化具有较好的预测能力。

（6）脑状态指数（cerebral state index，CSI）　CSI 是评价麻醉镇静催眠深度的指标，每秒钟测量 2 000 次脑电活动，将数个脑电图的子参数结合在自适应的神经模糊推论系统，用 0～100 的数字反映麻醉镇静深度，数值越小，镇静程度越高，40～60 为适合的麻醉镇静深度。它对脑电图信号的 α 率、β 率、β-α 率和爆发抑制的四种子参数进行计算。研究证实，CSI 在反映麻醉镇静深度方面和 BIS 和 OAA/S 评分具有很高的相关性，能够体现患者的麻醉镇静深度变化。CSI 也能够反映异丙酚靶控输注的药物浓度。其电极放置的部位分别是前额正中、左额部和左乳突，可以使用普通的心电图电极片。

（7）SNAP 指数　SNAP 指数是一个单通道脑电图装置，通过对原始脑电图信号分析采集，特定的计算，分析低频（0～20 Hz）和高频

(80～420 Hz)脑电信号，得出 SNAP 指数。其范围同样是 0～100，随着镇静深度的增加，数值逐渐降低。与 BIS 相比，麻醉中 SNAP 指数的适宜范围是 50～65，大约是 BIS 的 1.3 倍。研究证实，其能够反映麻醉镇静深度和患者的意识变化。

71.3　麻醉镇静深度监测的临床意义

（1）镇静程度的评估　对意识水平和脑电镇静深度监测的有一定价值。可用来测定药物的镇静和催眠作用，BIS 值越小，镇静程度越大，两者的相关性良好。① 局麻患者用咪达唑仑镇静，根据清醒/镇静（OAA/S）评分标准定时对患者镇静水平进行评定，随镇静程度的加深，BIS 呈进行性下降，两者相关性良好。② 丙泊酚麻醉时 BIS 值较血浆丙泊酚浓度能更准确地预测患者对切皮刺激的体动反应。BIS 与 OAA/S 镇静水平相关程度较丙泊酚血药浓度好。③ BIS 不能反映氯胺酮的麻醉深度。上海交通大学医学院附属仁济医院麻醉科在用咪达唑仑或丙泊酚复合氯胺酮麻醉时也出现类似现象。当用咪达唑仑或丙泊酚麻醉，患者 BIS 值下降到 70 以下时，再用氯胺酮麻醉，患者 BIS 值会上升到 80 甚至 90 以上，但患者仍呈睡眠状态。④ BIS 与吸入麻醉药之间存在线性相关，BIS 对吸入麻醉深度的判断及避免麻醉过浅产生术中知晓较 MAP 和 HR 更有意义、更科学。异氟烷镇静的患者，应用 BIS 判断镇静深度同样有效。地氟烷和七氟烷在镇静剂量下随着浓度增加，BIS 明显下降，几乎呈线性相关，但 BIS 不能用于评价 N_2O 的镇静效果，有报道丙泊酚麻醉加用 N_2O 后，BIS 值上升而患者镇静仍良好。⑤ BIS 与芬太尼、阿芬太尼等麻醉性镇痛药的相关性较差。BIS 不能预测芬太尼的镇静和麻醉深度，但在丙泊酚麻醉后用芬太尼或瑞芬太尼可使 BIS 下降。

（2）提高临床麻醉管理质量　估计麻醉药量 BIS 能很好地预计患者对切皮的体动反应。异氟烷麻醉患者对切皮刺激无体动反应时的 BIS 值为 55.3±6.3，产生体动反应的 BIS 值为 77.4±3.2。丙泊酚和阿芬太尼或异氟烷和阿芬太尼麻醉时切皮无体动反应的 BIS 值为 55.0±8 和 63±10，有体动反应的 BIS 值分别为 69±9 和 78±8。这说明用肌松药后应用 BIS 来预计麻醉深度仍有一定意义。300 例因不同种类手术而接受全身麻醉的大型随机研究结果显示：BIS 监测组，术中滴注丙泊酚使 BIS 值介于 45～60，手术结束前 15 min 使 BIS 回升至 60～70。对照组通过观察临床体征控制滴注丙泊酚，不监测 BIS。结果使用 BIS 监测的丙泊酚用量明显较少，清醒和撤离 PACU 较早，总体恢复评分也较好，术中没有低血压、高血压或体动反应等发生。BIS 监测提高了麻醉的质量。

（3）判断意识恢复　BIS 用于全麻意识恢复的判断，具有一定的实用意义。BIS 值小于 71 时在 50 s 内意识恢复的可能性不到 5%，没有一个对指令有反应的患者能回忆起这段情节。当 BIS 上升大于 60 时，意识恢复是同步的，BIS 在 70 左右拔除气管导管，血流动力学变化较小。BIS 大于 80 时，50%以上的患者能唤醒。BIS 大于 90 时，几乎所有患者都可唤醒，但有学者发现应用丙泊酚后恢复期的 BIS 值会突然恢复至基础水平，预计性较差。这可能与丙泊酚的药理作用有关。

（4）促进新型手术的开展,提高心肺脑复苏患者的救治成功率　皮质脑电图是脑细胞基础生理功能和代谢活动的综合反映，其脑电信号的强弱与脑组织的氧供水平密切相关，因此脑电镇静深度监测系统能够用于一些特殊手术的安全开展，如颈动脉内膜剥离术、心脏和大血管手术、特殊体位手术等存在脑缺氧损伤的手术操作。临床急救和心肺脑复苏过程中，床旁持续的脑电图监测能够实时客观评价患者的脑功能恢复程度和治疗效果，指导调整治疗方案，提高早期救治的成功率。2012 年发表的最新研究也证实持续脑电图监测可以早期预测心脏停搏复苏后患者的转归，因此有学者主张在 ICU 开展床旁的连续 EEG 监测。

（5）预防术中知晓　术中知晓的发生率为 0.1%～0.2%，心脏手术患者术中知晓的发生率为 0.4%～1%，儿童术中知晓的研究显示，其发生率为 0.8～1.1%。创伤休克患者手术、全麻剖宫产、支气管镜手术患者及心脏手术患者易发生术中知晓，气管插管及肌松药过量时术中知晓比较常见。世界性多中心研究,2 503 名术中清醒高危人群患者随机进行普通麻醉或 BIS 指导下的麻醉，研究显示 BIS 减少术中知晓发生率 82%。上述情况推荐使用 BIS 监测，但必须注意监测仪总是滞后于麻醉实时状态 15～30 s。因此在诱导前开始使用，一般 BIS 维持在 60 以下。

（6）ICU 镇静　有报道在 ICU 中,BIS 监护不能很好反映有脑病或神经系统损伤患者真实的神志清醒程度。由于自主神经运动对 EEG 的干扰，许多患者测得的 BIS 值高于经临床评估所预测的程度。BIS 在 ICU 患者镇静中应用有待进一步研究。

（7）影响患者的术后转归　意识水平的脑电麻醉镇静深度监测对于患者术后转归的影响主要体现在长期和短期转归，前者关系到患者的术后死亡率和严重并发症发生率，后者主要有术后的恶心呕吐、术后谵妄等，而术后认知功能障碍是贯穿短期和长期转归的一种重要的术后神经系统并发症。美国克利夫兰医学中心于 2012 年发表在《Anesthesiology》杂志上的论著为这方面的争论给出了很好的解释，就麻醉手术期间的"三低"（低血压、低 BIS、低 MAC）患者术后 30 d 内的死亡率是非"三低"患者的 4 倍。这些研究结果提示，过低的脑电镇静深度监测数值与患者体质和脏器灌注功能低下互为因果关系。麻醉深度监测在这方面能够发挥一定的作用。研究显示,术中维持相对较深的麻醉镇静深度(BIS 维持在 30～40)和术中维持相对较浅的麻醉深度(BIS 维持在 55～65)相互比较,对于神经外科手术患者术后 1 周 POCD 的影响,较深麻醉镇静深度水平的患者 POCD 发生率更低。虽然这类的临床研究结果也存在较多的争议,但是从控制中枢神经炎症反应的程度来看,麻醉镇静深度对于 POCD 的预防效果值得期待。

脑电镇静深度监测指导麻醉手术期间合理使用全身麻醉药,术后睁眼时间和气管导管拔除时间,以及出麻醉后苏醒室的时间都缩短。术后恶心呕吐的发生率降低。这些对于患者术后短期转归均具有积极的作用。

71.3.2 诱发电位监测

脑的电活动有自发脑电活动和诱发脑电活动。外周神经或脑神经受到外界刺激后,在神经传导通路上任何一点所记录到的电位变化,即称为诱发电位。诱发电位可分为躯体感觉诱发电位、听觉诱发电位和视觉诱发电位。多种吸入和静脉麻醉药对上述三种诱发电位都有剂量相关的影响,即随麻醉药剂量或浓度的增加诱发电位的潜伏期延长和波幅下降。只有少数静脉麻醉药如丙泊酚、依托咪酯、咪达唑仑等可使诱发电位第一个正波幅增加,其余的波同样表现为潜伏期延长和幅度减小。中潜伏期听觉诱发电位(MLAEP)较 AEP 中的其他成分更适合于麻醉深度的判断。MLAEP 在声音刺激后 10～100 ms 内出现,由 Na、Pa、Nb 和 P1 等一系列组成,反映原始听皮质的电活动。氟烷、安氟醚呼气末浓度与 Pa、Nb 潜伏期、波幅的变化呈线性关系。异氟烷的研究结果也与此相同。呼气末异氟烷浓度为 2.72%,Pa、Nb 波几乎变平。对静脉麻醉药的研究也表明 Pa、Nb 的变化与血药浓度呈线性相关,但氯胺酮除外。

听觉诱发电位指数(auditory evoked potential index, AEPindex)可反映 AEP 波形形态,其计算方法为波形上相隔 56 ms 的数个点,每相邻两点振幅绝对差的平方根之和。

(1) AEPindex 与意识的关系　在整个麻醉诱导和维持过程中,有意识和无意识状态下,AEPindex 平均值分别为 74.5 和 36.7,BIS 分别为 89.5 和 48.8。麻醉恢复期 BIS 逐渐升高,而 AEPindex 从无意识向有意识转变的瞬间突然升高。当有意识时唤醒中枢处于"开启"状态,无意识时处于"关闭"状态。BIS 反映皮质 EEG,与稳态下在脑内代谢的麻醉药量相关,麻醉结束后,随着脑内麻醉药的代谢清除,BIS 逐渐升高,此时虽然 EEG 活动逐渐增多,但直到意识恢复前唤醒中枢仍处于"关闭"状态,因此一个监测皮质 EEG 活动的指标(如 BIS)只能显示恢复期麻醉深度的渐进变化,恢复期 AEPindex 的突然升高表明其能监测唤醒中枢活动,即预测意识的恢复。

(2) AEPindex 对体动的预测 AEPindex 是预测体动的可靠指标,50%患者发生体动时的 AEPindex 值为 45.5,其小于 33 发生体动的可能性不到 5%。BIS 是一个准确的镇静深度监测指标,它不能预测七氟烷麻醉切皮时的体动反应,BIS 与麻醉中的镇静催眠程度相关,而在镇静催眠程度相同的情况下,BIS 不能预测对伤害刺激的体动反应。因此,AEPindex 在预测体动方面较自发 EEG 信号(BIS、SEF 和 MF 等)更好。

(3) AEPindex、BIS 与血药浓度的关系 丙泊酚麻醉恢复期,以呼之睁眼作为判断意识恢复的标准,记录睁眼前后 BIS、SEF、MF 及 AEPindex 值,与丙泊酚血药浓度进行比较,其中 BIS 的相关性最好,而 AEPindex 与丙泊酚血药浓度不相关。比较睁眼前后这四个指标,发现 BIS、SEF 和 MF 无显著性变化,而 AEPindex 变化明显。睁眼后 AEPindex 迅速增高与临床上意识出现相一致,这提示 AEPindex 比血药浓度能更好地反映意识水平。BIS、SEF 和 MF 主要反映皮质脑电活动,停药后血药浓度与脑内药物浓度同步下降,因此,它们与血药浓度相关性良好。而 AEPindex 反映皮质和皮质下电活动,较好地预测到意识的恢复,与临床情况一致。

(4) AEPindex 与 BIS 用于监测麻醉深度的区别 麻醉由镇静、镇痛、肌松和对伤害反应的抑制四部分构成。BIS 只监测镇静催眠药的作用(A 点),即只监测镇静深度;而 AEPindex 能提供手术刺激、镇痛、镇静催眠等多方面的信息(B 点)。当伤害性刺激得到完全阻滞时,只用少量的镇静药就可以获得稳定的麻醉深度,同时麻醉深度的监测只监测镇静深度,用 BIS 即可做到;如伤害性刺激未得到充分阻滞时,其刺激可激动交感神经系统和提高患者的清醒水平,发生术中知晓及体动。使用大量镇痛药后,BIS 又难于预测体动,在这种情况下,只有 AEPindex 才能全面反映麻醉深度,预测体动和术中知晓。

(薛庆生 王珊娟)

72 氧和麻醉气体浓度监测

72.1 适应证

(1) 氧疗或人工呼吸和机械通气。

(2) 应用强效挥发性吸入麻醉药。

(3) 紧闭低流量吸入全麻,监测 O_2、CO_2、N_2O 等浓度。

(4) 麻醉机和呼吸机的定期检测。

(5) 挥发罐输出浓度的定期检测。

72.2 方法

72.2.1 监测仪

(1) 氧浓度监测 氧监测仪是发现吸入低氧混合气体的重要仪器。监测氧浓度传感器目前主要分为两种：① 氧电池传感器：较常用，一般使用1年左右需更换氧电池，不使用时将传感器脱离高浓度氧可延长使用时限。② 顺磁式氧传感器：使用快速震荡的磁室连续监测每次呼吸的氧浓度，使用时限较长。

(2) 麻醉气体监测 根据分析的原理和方法不同可分为：① 红外线麻醉气体浓度分析仪：采用分光色谱法和Beer定律连续监测混合气体中麻醉气体和其他气体的浓度，使用方法简便，但仪器的专用性强。② 气相色谱仪：通用性强，只能间断采样测定各种不同气体的浓度。③ 质谱仪：同时连续监测呼吸气中多种气体的浓度，费用较高，维护较复杂。④ 瑞利折射仪：根据混合气体对光的折射率不同的原理连续监测呼吸气中吸入麻醉药浓度，仪器小巧、操作简便，但需要一定操作经验。

72.2.2 测定步骤

常用红外线分析仪：① 仪器预热。② 选定拟测气体的按钮和峰值钮。③ 按下检测钮，采样管通大气，调节零点。④ 采样管与麻醉机通气环路连接，如接在呼气端，测呼气末浓度；如接在吸入端，测吸入气浓度。⑤ 数字显示浓度值。

现代麻醉机多功能监护仪多已整合了循环和呼吸功能的常用监测模块，还包括氧和麻醉气体浓度等监测，仪器可自动调零和识别气体，并能连续显示各种气体在呼吸周期中的浓度曲线，使用十分方便。

72.3 注意事项

保持采样管和除水器干燥，监测仪应定期用标准气样进行定标和校核，及时更换有故障的配件。

72.4 临床意义

72.4.1 氧浓度监测

(1) 为麻醉机和呼吸机输送合适浓度的氧提供保证，防止仪器故障和气源错误，保障患者生命安全。

(2) 输送精确浓度的氧，以适应治疗患者的需要和防止氧中毒并发症。

(3) 测定吸入氧浓度(F_IO_2)，计算患者P_AO_2、呼吸指数等呼吸功能参数，为病情估计和预后提供有用指标(见70凝血功能监测)。

(4) 测定吸入氧浓度和呼气末氧浓度差($F_{I-ET}DO_2$)，可早期发现通气不足、氧供需失衡和缺氧。

72.4.2 麻醉气体监测

(1) 监测吸入气和呼出气中麻醉药浓度，可了解患者对麻醉药的摄取和分布特征,正确估计患者接受麻醉药的耐受量和反应,在低流量、重复吸入或无重复吸入装置中,安全地使用强效挥发性麻醉药。

(2) 最低肺泡有效浓度(minimal alveolar concentration, MAC)是反映吸入麻醉药效能的指标,指在一个大气压下 50% 的患者对切皮无运动性反应的肺泡麻醉气体最低浓度。MAC 值越低,相对麻醉作用越强,两种麻醉药合用时,其 MAC 值相加。MAC_{95} 指 95% 的患者于切皮时不发生体动运动反应的肺泡气浓度,通常相当于 1.2~1.3 MAC,即临床麻醉浓度。MACawake 是指停止麻醉后,使 95% 的患者对简单指令(如睁眼、抬头、点头)有正确应答时的肺泡气浓度,为 0.4~0.6 MAC;MAC EI_{50} 半数气管插管肺泡浓度,指吸入麻醉药使 50% 患者于喉镜暴露声门时,容易显示会厌,声带松弛不动以及插管时或后不发生肢体活动所需要的肺泡麻醉药浓度。MAC_{EI95} 指吸入麻醉药肺泡浓度使 95% 的患者达到上述气管内插管指标的药物浓度;MAC_{BAR50} 和 MAC_{BAR95} 分别是使 50% 和 95% 患者在切皮时不发生交感、肾上腺素等内分泌应激反应所需要的肺泡气麻醉药浓度;0.72 MAC 是较为常用的亚 MAC(Sub MAC)剂量;超 MAC(super MAC)一般指 2 MAC。MAC 系数计算方法:某吸入麻醉药麻醉 MAC 系数 = 呼气末浓度/1 MAC 时的浓度,如 1 MAC 异氟烷浓度为 1.3%,测得某一患者的呼气末异氟烷为 1.7%,则 1.7%/1.3% = 1.3,该患者的麻醉药浓度相当于 1.3 MAC。

(3) 影响 MAC 的因素 ① 降低 MAC 的因素:$PaCO_2$ 在 90 mmHg 以上或 10 mmHg 以下;PaO_2 在 40 mmHg 以下;代谢性酸中毒;贫血;MAP 小于 50 mmHg;老年人;使中枢儿茶酚胺减少的药物(利舍平等);术前给巴比妥类及安定药;并用其他麻醉药;妊娠;低体温。② 升高 MAC 的因素:体温升高;使中枢儿茶酚胺增加的药物(右苯丙胺);脑脊液中 Na^+ 增加;长期饮酒者。

(4) 连续测定吸入气和呼气末麻醉气体浓度,可计算麻醉气体药物代谢动力学的参数,为麻醉气体药物的临床药理学研究提供计算参数。

(5) 吸入气中的 O_2/N_2O 比例如发生改变,挥发罐输出麻醉蒸汽的浓度也随之发生变化,因此,监测是非常必要的。

(6) 对专用挥发罐性能有怀疑时,应随时监测其输出的麻醉药浓度。

(7) 可及时发现挥发罐的故障或操作失误。

(陈锡明)

73 肌张力监测

据我国多中心研究全麻气管拔管时肌松药残余作用(TOF 小于

0.9)发生率为 57.8%,因此,肌张力监测十分必要,尤其是老年和肝肾功能不全等患者的麻醉。

73.1　目的和适应证

73.1.1　目的

（1）决定气管插管和拔管时机。

（2）维持适当肌松,满足手术要求,保证手术各阶段顺利进行。

（3）指导使用肌松药的方法和追加肌松药的时间。

（4）避免琥珀胆碱用量过多引起的Ⅱ相阻滞。

（5）节约肌松药用量。

（6）决定肌松药逆转的时机及拮抗药的剂量。

（7）预防肌松药的残余作用所引起的术后呼吸功能不全。

73.1.2　适应证

下列情况应加强肌张力监测:

（1）肝、肾功能明显减退、严重心脏疾病、水与电解质紊乱及全身情况较差和极端肥胖患者。

（2）特殊手术需要　如颅内血管手术、眼科或其他精细手术等。

（3）血浆胆碱酯酶异常的患者。

（4）恢复室内患者尚未清醒。术毕呼吸抑制延长可区别原因,如果是肌松药残余作用引起,则应使用拮抗。

73.2　肌张力监测方法

73.2.1　肌张力监测仪器

73.2.1.1　神经刺激器

要求操作简单及安全可靠。脉冲宽度 0.2～0.3 ms,单相正弦波,电池使用时间长。理想的神经刺激器应是恒流,呈线性输出,不受其他电器干扰,输出电压限制在 300～400 V,当皮肤阻抗为 0～2.5 Ω时,输出电流 25～50 mA,最大电流 60～80 mA,但末梢较冷时,皮肤阻抗增大大于 2.5～5 kΩ,则输出电流减少,对刺激的反应降低。为克服上述缺点,神经刺激器应有电流水平指示及低电流报警,避免判断错误。使用一次性涂胶氯化银表面电极,直径 7～8 mm。安放电极位置十分重要,远端电极放在距近端腕横纹 1 cm 尺侧屈腕肌桡侧,近端电极置于远端电极近侧 2～3 cm 处。对腕部尺神经进行超强刺激,产生拇指内收和其余 4 指屈曲,凭视觉或触觉估计肌松

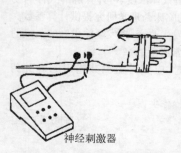

神经刺激器

图 73 - 1　尺神经刺激时表面电极的贴放位置

程度。

73.2.1.2 TOF-WATCH

应用加速度仪基本原理,根据牛顿第二定律,即力等于质量和加速度的乘积,公式为:$F＝ma$,因质量不变,力的变化与加速度呈正比,即加速度可以反映力的变化。测定时应用压电陶瓷薄片制成微型加速度换能器,体积 $11\times26\times25$ mm^3,用胶布粘贴在大拇指端腹侧,同时将其他 4 指和前臂用弹性绷带固定在木板上,将温敏电极置于大鱼际处,监测体温不低于 32℃,另用 2 个一次性涂胶氯化银表面电极置于尺神经表面,刺激方法与神经刺激器相同,技术要求恒流 60 mA,阻抗小于 5 kΩ,脉冲时间 4.2~4.3 ms,重复刺激无危险。当尺神经受刺激后,拇指移位经换能器转换为电信号,输入加速度仪进行分析,可手控和自动,显示各项参数并有图像、数据、趋向连续打印。TOF-WATCH 的特点是:① 可与电脑连接。② 不用记忆卡。③ 可作为神经刺激器使用。④ 体积稍小,操作简便。

73.2.2 电刺激的类型和方式

(1) 单次颤搐刺激(single twich stimulation)　应用单次超强电刺激,频率 0.1~1.0 Hz,刺激时间 0.2 ms,一般每隔 10 s 刺激 1 次,以便使神经肌肉终板功能恢复至稳定状态。电刺激的频率越快,肌肉收缩幅度降低越明显,贮存的乙酰胆碱消耗也越快,衰减与频率呈正比,频率达 1 Hz 时,可缩短超强刺激的时间。单次颤搐刺激需要在用肌松药前测定反应对照值,用药后测定值以对照值的百分比来表示神经肌肉功能的阻滞程度。其优点是简单及可用于清醒患者,并做反复测试。缺点是敏感性较差,终板胆碱能受体有 75％～80％被阻滞时,颤搐反应才开始降低,90％ 受体被阻滞时才完全消失(图 73-2)。因此,单次颤搐刺激恢复到对照值水平时,仍有可能存在非去极化肌松药的残余作

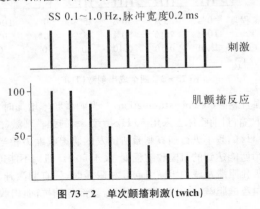

SS 0.1~1.0 Hz,脉冲宽度0.2 ms

刺激

肌颤搐反应

100

50

图 73-2　单次颤搐刺激(twich)

用。单次颤搐刺激恢复到对照值水平时,仍有可能存在非去极化肌松药的残余作用。单次颤搐刺激可用于监测非去极化和去极化肌松药对神经肌肉功能的阻滞作用,特别适用于强直刺激后计数。

（2）四个成串刺激(train of four stimulation, TOF)　TOF又称连续4次刺激,频率2 Hz,每0.5 s一次的4个超强刺激,波宽0.2～0.3 ms,每组刺激是2 s,两个刺激间相隔12 s,以免影响4次颤搐刺激的幅度,在给肌松药前先测定对照值,4次反应颤搐幅度相同,即TOFr $(T_4/T_1)=1.0$。用非去极化肌松药和琥珀胆碱引起的Ⅱ相阻滞时,出现颤搐幅度降低,第4次颤搐反应(T_4)首先发生衰减,第1次颤搐反应(T_1)最后发生衰减,根据TOFr(T_4/T_1)比值,判断神经功能阻滞类型和深度。T_4消失表明阻滞程度达75%,T_3和T_2消失阻滞程度分别达80%和90%,最后T_1消失,表明阻滞程度达到100%。如4次颤搐反应都存在则表明阻滞程度不足75%。去极化肌松药阻滞时,使4次颤搐反应同时降低(图73-3),不发生顺序衰减,如剂量过大,可发生Ⅱ相阻滞,T_4/T_1比值小于50%并有强直后增强现象。TOF是临床应用最广的刺激方式,可在清醒时取得对照值,即使没有对照值,也可直接读数。

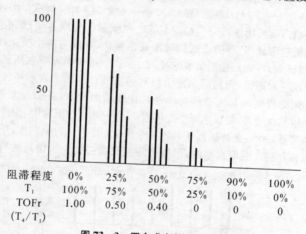

阻滞程度	0%	25%	50%	75%	90%	100%
T_1	100%	75%	50%	25%	10%	0%
TOFr (T_4/T_1)	1.00	0.50	0.40	0	0	0

图73-3　四个成串刺激(TOF)

（3）强直刺激(tetanic stimulation)　当刺激频率增加时,肌肉可以发生强直收缩,目前临床上采用50 Hz持续5 s的强直刺激(图73-4),因为以50 Hz的频率进行强直刺激所诱发的肌肉收缩力相当于人类自主用最大力所能达到的肌肉收缩程度,大于50 Hz肌肉不能迅速做出反应。非去极化阻滞及琥珀胆碱引起Ⅱ相阻滞时,强直刺激开始,神经末梢释放大量乙酰胆碱,神经肌肉功能阻滞被部分拮抗,肌肉收缩反应增强,然后,乙酰胆碱释放量下降,肌松作用增强,出现衰减现象(fade)。衰减程度取决于神经肌肉功能阻滞的深度,刺激频率和次数。停止强直刺激后,乙酰胆碱的合成量增多,颤搐反应增强,称为强直后增强(post-tetanic potenitation),但在部分非去极化阻滞时,用强直刺激后,因乙酰胆碱的合成和消除率加快,肌颤搐幅度可增强1倍以上,即谓强直后易化现象(post-tetanic facillitation,简称 PTF),PTF 的时间和程度取决于神经肌肉功能的阻滞深度,强直刺激通常在 60 s 内消失。因强直刺激能引起刺激部位疼痛,清醒患者难于忍受。

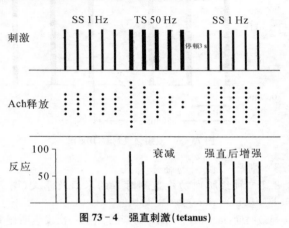

图 73-4 强直刺激(tetanus)

(4) 强直刺激后计数(post tetanic count stimulation, PTC) 当肌松药作用使 TOF 和单次颤搐刺激反应完全消失时,在此无反应期间,先给 1 Hz 单次颤搐刺激 1 min,然后用 50 Hz 强直刺激 5 s,3 s 后用 1 Hz 单次刺激共 16 次,记录强直刺激后单次颤搐刺激反应的次数,称 PTC,每隔 6 min 进行 1 次(图 73-5)。PTC 与 T_1 开始出现时间之间的相关性很好,可以预计神经肌肉收缩功能开始恢复的时间。

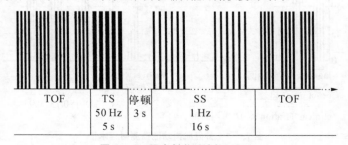

图 73-5 强直刺激后计数(PTC)

(5) 双短强直刺激(double burst stimulation，DBS)　连续 2 组 0.2 ms 和频率 50 Hz 的强直刺激，每 2 次间相隔 20 ms，两组强直刺激间相隔 750 ms，如每次短阵强直刺激有 3 个脉冲，则称为 $DBS_{3,3}$(图 73 - 6)，但也有学者研究 $DBS_{3,2}$ 及 $DBS_{4,3}$。DBS 的衰减与 TOF 的比值密切相关，应用 DBS 的目的是便于临床在没有记录装置时能更敏感地用拇指感觉神经肌肉功能的恢复程度。

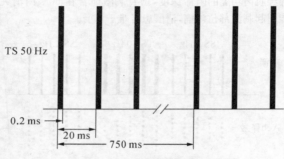

TS 50 Hz

0.2 ms

20 ms

750 ms

图 73 - 6　双短强直刺激(DBS)

73.3　肌张力监测的临床意义

73.3.1　神经肌肉功能监测时程的术语及意义(图 73 - 7)

(1) TOFr(TOF ratio)为 T_4/T_1 比值。

(2) 显效时间(lag time)　从注药毕到 T_1 第一次发生明显下降(降幅为 5%)的时间。代表从肌松药进入体内到神经肌肉接头开始发生阻滞的时间。

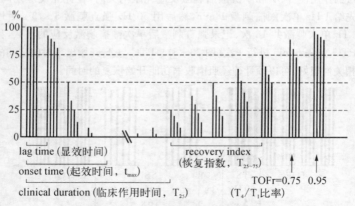

%

lag time (显效时间)

recovery index
(恢复指数，T_{25-75})

onset time (起效时间，t_{max})

TOFr=0.75　0.95

clinical duration (临床作用时间，T_{25})　　(T_4/T_1比率)

图 73 - 7　神经肌肉功能监测时程术语

（3）起效时间（onset time）　从注药毕到 T_1 达到最大抑制程度的时间。代表从肌松弛药进入体内到神经肌肉接头达到最大阻滞程度的时间。

（4）最大阻滞程度（Tmax.）　给予肌松药后，T_1 颤搐幅度受到最大抑制的程度，如 T_1 大于 0，T_1 颤搐幅度需在同一水平稳定出现 3 次以上才能作为最大阻滞程度。如 T_1 小于 0，则用 PTC 或 PTBC 表示最大阻滞程度。最大阻滞程度代表肌松药对终板的阻滞深度。

（5）临床作用时间（clinical duration）　从注药毕到 T_1 恢复到基础值 25% 的时间。代表肌松弛药临床有效作用时间。

（6）恢复指数（recovery index, RI）　T_1 从基础值的 25% 恢复到 75% 的时间。如恢复指数采用其他量度，RI 后必须用右下标注明量程，例如，$RI_{5\sim95}$ 代表该恢复指数是 T_1 从基础值的 5% 恢复到 95% 的时间；$RI_{20\sim80}$ 代表该恢复指数是 T_1 从基础值的 20% 恢复到 80% 的时间。

73.3.2　指示肌松程度，颤搐高度与肌松程度的关系见表 73-1

557

表 73-1　颤搐高度与肌松程度的关系

与对照值比较	肌　松　程　度
100%	无肌松现象
50%	轻度肌松，VT 与 VC 减少
40%	轻度肌松，可施行不需充分肌松的手术
25%	中度肌松，腹肌松弛，可施行腹部手术
5%	横膈无活动，下颌及咽肌松弛，可施行气管插管
0%	横膈活动完全消失，呼吸停止

73.3.3　判断肌松消退情况

强直刺激后如不出现衰减，说明神经肌肉功能已经恢复，患者能抬头 5 s 以上、伸舌、睁眼及咳嗽，Vc 及最大通气量已恢复至正常的 90%。非去极化神经肌肉功能阻滞，主要用 TOF 监测，一般从注药到 TOF 完全消失为起效时间，TOF 消失期间为无反应期，T_1 消失为中度阻滞，注药到 T_4 出现为 T_1 高度 25% 恢复，T_1 高度 25%～75% 的时间为恢复率或称恢复指数（RI）。TOF 仅有一次反应为 90%～95% 阻滞，TOF 的 4 次反应都出现，指示神经肌肉功能 60%～95% 恢复（表73-2）。

表 73-2　TOF 比值恢复与临床征象的关系

TOF 比值	临　床　征　象
25%	T_4 出现,肌松作用开始恢复,可以用拮抗药
40%	不能抬头和举臂
50%	开始睁眼、伸舌
60%	能咳嗽、抬头和举臂 3 s,Vc 及用力吸气负压仍低于正常
70%～75%	能咳嗽、完全睁眼和伸舌、抬头、举臂 5 s
80%	Vc、用力吸气负压及呼气流速基本正常,神经肌肉功能恢复正常

　　应用肌松药后判断横纹肌收缩功能恢复的传统方法是患者能咳嗽、睁眼、伸舌和持续抬头 5 s。Brand 在研究中发现当患者出现上述征象时,TOFr 已恢复到 0.7,平均潮气量(TV)＝17 ml/kg,最大吸气负压(MIP)＝－22 cmH_2O。因此确定 TOFr 小于 0.7 为神经肌肉阻滞的恢复标准。在没有记录的情况下,目测或用拇指感觉不能精确地估计起效和恢复时间,其价值只能监测肌松药用量过多,不能完全排除肌松药的残余作用。临床上应用 $DBS_{3,3}$,由于其刺激频率较强,手法估计的 2 次短阵强直刺激的比值可提高到 60% 以上,以利判断术后患者神经肌肉功能的恢复程度,但是多数学者认为 TOFr 恢复至 0.7 时,未被肌松药分子占据的受体不足 30%,MIP 仅达到 15～25 cmH_2O,V_T 为 6～7 ml/kg,Vc 为基础值的 50%～70%,神经肌肉传递功能仍未能恢复到正常,所以用 TOFr＝0.7 作为神经肌肉阻滞的恢复标准是不安全的。只有当 TOFr 恢复到 0.9 时,肌松药的残余作用基本消除,自主呼吸时 $PETCO_2$ 和 SpO_2 保持正常,握力已达到基础值的 83.3%,吸气负压达正常水平。因此,应把 TOFr 恢复标准提高到 0.9,确保应用肌松药后患者的安全。

73.3.4　琥珀胆碱双相阻滞

73.3.4.1　Ⅰ相阻滞

　　静注琥珀胆碱 0.5～1.5 mg/kg 后,产生典型的去极化神经肌肉功能阻滞(图 73-8)。TOF 和强直刺激反应没有衰减,无强直后易化现象。

73.3.4.2　Ⅱ相阻滞

　　血浆胆碱酯酶异常,用小剂量琥珀胆碱及正常患者持续静滴琥珀胆碱过量,可发生非去极化Ⅱ相阻滞,又称脱敏感阻滞,TOF 及强直刺激反应发生衰减,并出现强直后易化现象。用琥珀胆碱持续静滴,TOF 监测可避免用量过多,胆碱酯酶正常的患者发生Ⅱ相阻滞,可谨慎地用新斯的明拮抗,但胆碱酯酶异常者拮抗无效。图 73-9 显示的

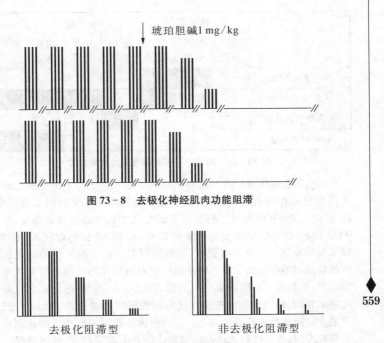

图 73 - 8　去极化神经肌肉功能阻滞

去极化阻滞型　　　　　　　　非去极化阻滞型

图 73 - 9　去极化Ⅱ相阻滞

是静注较大剂量琥珀胆碱后发生的典型的去极化Ⅱ相阻滞,其肌松效应明显延长。

73.3.5　PTC 的临床意义

PTC 的临床意义包括：① 判断非去极化肌松药的阻滞深度：一些复杂精细的外科手术和眼科手术,必须防止患者突然移动,应维持PTC＝0,保证患者没有咳嗽和呃逆,横膈肌完全麻痹。② 指导非去极化肌松药的连续输注：根据 PTC 的数目调节肌松药输注速度。PTC 数目减少表示神经肌肉阻滞深度增加,PTC 小于 10,TOF 消失,PTC＝5~10,可保证适当深度的阻滞。③ 了解肌松药作用的恢复时间：PTC与第一次 TOF 反应出现时间的关系,可以了解神经肌肉功能阻滞的恢复时间,以便追加肌松药或应用拮抗药。

73.4　肌张力监测的注意事项

(1) 适当选用各种刺激方法　麻醉诱导和气管插管时选用单次颤搐和 TOF,手术期间中度阻滞及恢复期用 TOF 监测,如需深度阻滞则采用 PTC,在恢复室患者应用 TOF 和 DBS(图 73-10)。

	诱导期			手术期			苏醒室
	诱导用药	超强刺激	气管插管	深度阻滞	中度阻滞	阻滞恢复	
单次颤搐时间		■	■				■
4 个成串刺激			■		■	■	■
强直刺激后计数				■			
双短强直刺激						■	■

图 73 - 10 围术期不同时期选用的刺激方法

(2)非去极化肌松药对不同肌群的作用 由于非去极化肌松药对不同肌群的作用有所差别,因此不能单凭临床征象来判断肌松程度。① 膈肌:用膈肌肌电图或跨膈肌压的变化来判断膈肌收缩强度,并以 TOF 刺激尺神经,结果发现膈肌的 ED50 和 ED90 比拇内收肌大得多。结果提示要达到同等阻滞强度,膈肌所需非去极化肌松药的剂量比拇内收肌所需的剂量大。非去极化肌松药对膈肌作用的起效时间比拇内收肌短,达到最大阻滞的时间仅为拇内收肌的 1/3,但达到最大阻滞程度基本相同,膈肌反应的速度亦比拇内收肌快得多。② 咬肌:咬肌达到最大阻滞比拇内收肌快,因此,监测拇内收肌反应如果已经达到最大阻滞程度时,提示咬肌也已经达到相应的最大阻滞程度,这对选择气管内插管的时机有重要意义。③ 喉部肌群:维库溴铵、米库氯铵和罗库溴铵阻滞声带肌群的起效时间和 T_1 恢复时间都比拇内收肌早且快,但最大阻滞程度却比拇内收肌明显低,提示喉部肌群对非去极化肌松药的敏感性比拇内收肌低。④ 其他横纹肌:腹直肌达到最大阻滞程度所需时间及恢复速度都比拇内收肌早且快。综上所述,利用拇内收肌反应作为临床肌松监测指标时,应考虑与其他肌群敏感性差异,以便较好掌握气管插管时机,调整肌松药剂量及判断肌松恢复程度,拇内收肌反应与胫后肌反应相似,刺激尺神经有困难时,可改用刺激胫后神经。

(3)熟悉肌张力监测仪性能 多数情况下应用神经刺激器,目测和拇指感觉判断肌松程度,但需备有能记录神经肌肉功能分析仪,尤其适用于肝肾疾患和神经肌肉病变以及肌松药持续输注的患者。

(4)电极安放部位必须正确 皮肤表面先用乙醇擦净,并可涂电极胶,皮肤阻抗减小,刺激后可取得良好反应,使结果正确可靠。刺激神经以尺神经为最常选用,也可刺激胫后神经、腓总神经和面神经等,后者的负电极放在面神经额支表面,正电极置于前额。

(5)先测定对照值 在使用肌松药前先测定单次颤搐刺激和 TOF 反应的对照值,以便肌松程度及恢复期进行比较。

(6) 注意其他药物对肌松作用的影响　对有可能发生神经肌肉功能阻滞延长的患者,应加强肌松作用监测,并注意全麻药、局麻药及抗生素等与肌松药的相互作用,排除其他影响因素,在监测结果指导下,正确使用肌松药拮抗药。

（闻大翔　怀晓蓉　杭燕南）

74　血气分析

血气分析能全面精确地判断患者的呼吸功能,包括通气、换气、组织供氧和氧耗,是麻醉和重症患者诊治中的一项重要监测项目。

74.1　适应证

(1) 重危患者术前进行呼吸功能估计。

(2) 术中需精确调节,术后需指导气管导管拔除的场合。

(3) 各类呼吸衰竭时人工呼吸器的使用及撤离。

(4) 心搏骤停复苏。

(5) 心内直视手术及其他大手术围术期。

(6) 其他需严密监测和纠正氧合状态和通气效果的场合。

74.2　方法

74.2.1　监测原理　微量动脉血或混合静脉血注入血气分析仪,由 pH、CO_2 和 O_2 三个电极系统测定出 pH、PCO_2 和 PO_2,再通过计算显示其他血气和酸碱平衡的参数。

(1) pH 电极系统　用毛细血管玻璃电极作为测量电极(即指示电极),用饱和氯化钾甘汞电极作为参比电极,将血液的 pH 转换成电势,输入电势测量部分,可直接显示血液的 pH。

(2) PCO_2 电极系统　PCO_2 电极是一种改良的 pH 电极,即以玻璃电极和甘汞参比电极测定 PCO_2 电极的外溶液 pH。外溶液与测量室的血样由硅胶膜隔开,硅胶膜仅允许 CO_2 透过,而 H^+ 甚难透过。电极外溶液 pH 的变化与 PCO_2 呈线性关系,经仪器转换而显示 PCO_2 值。

(3) PO_2 电极系统　O_2 电极以铂丝为阴极、Ag/AgCl 为阳级,用聚丙烯薄膜与血样隔开。血样中的氧分子透过薄膜,电解产生与氧浓度成比例的电解电流,经放大由仪器显示 PO_2 值。

74.2.2　血样采集

血样为动脉或混合静脉血,采集时大多选择体表较易扣及或较暴露部位动脉进行穿刺或从动脉留置套管采动脉血或经肺动脉导管采取混合静脉血。采血所用的注射器必须用肝素液进行抗凝处理,其目的是：① 防止在分析和传递过程中的血液凝结。② 在注射管壁形成液体膜,以防止大气和血样的气体交换。③ 填充死腔,通常 0.05～0.1 mg/ml

是必需的,多余的肝素应排出,否则会影响 PCO_2 和 PO_2 的测量。气泡会导致 PO_2 的升高和 PCO_2 的下降,所以采得血样后应及时排出气泡,并加塞封闭,以避免空气进入而影响测定的结果。如暂不送检,应置于 $4℃$ 以下冰箱保存,以减少因血细胞代谢而造成的影响。

74.2.3　测量方法

为使测量结果准确可靠,应注意对电极的保养。对于免保养电极,应注意适时的更换。测量时首先预热仪器,校正温度,将患者体温输入仪器,注入血样后,按规程操作,仪器会自动输出温度校正后的 pH、PCO_2 和 PO_2 值,并计算与输出其他多项参数。

74.3　注意事项

(1) 为使仪器的工作状态稳定,仪器最好是 24 h 的持续通电运转,随时备用。若不能 24 h 运转,使用前应预热 1 h 以上,否则可能出现明显的漂移现象。

(2) 三个基本参数的定标液或气体,必须符合标准,否则将严重影响结果的准确性。

(3) 测定前需充分混匀血样,特别是在那些能测定血红蛋白的全自动血气分析仪,否则血红蛋白浓度测不准,还会影响到剩余碱、氧饱和度、氧含量等结果的可靠性。

(4) 为判断所用仪器的质量时,除可将结果与往日数据进行比较外,还可用质控物来进行质控检验,以衡量血气分析仪的准确与精确与否。

74.4　临床意义

由血气分析仪直接测定的参数有 pH、PCO_2 及 PO_2,其他参数则是分析计算产生。其中 PCO_2、pO_2 属于血气分析,而 pH、PCO_2 属于酸碱平衡监测的参数。

74.4.1　血气分析的参数

74.4.1.1　氧分压(PO_2)

PO_2 是指血液中物理溶解氧的分压。

(1) 动脉血氧分压(PaO_2)

在海平面呼吸空气(氧21%)时的 PaO_2 正常值为 80～97 mmHg,PaO_2 低于 80 mmHg 为缺氧。随着年龄的增长,PaO_2 有进行性下降趋势,可由公式计算:$PaO_2 = 13.6～0.044X$ 年龄(岁)。不同年龄的人对最低 PaO_2 的耐受程度也不一样。PaO_2 70～80 mmHg 为轻度低氧;61～70 mmHg 为中度低氧;低于 8.1 kPa(61 mmHg) 为重度低氧血症。PaO_2 小于 6.7 kPa(50 mmHg),一般可出现发绀;小于 4 kPa(30 mmHg)提示生命面临极度危险;小于 2.7 kPa(20 mmHg)时,脑组织就失去了从血液中摄取氧的能力,组织细胞处于无氧代谢。PO_2 的降低常见于：① P_1O_2 过低，如高原、误吸或其他气体的吸入浓度过高（N_2 O、NO、N_2、CO_2 等）。② 肺泡通气量的不足，如阻塞性的通气障碍等。③ 肺泡-动脉氧分压差（$A-aDO_2$）增大，如肺泡弥散障碍、肺内分流增加或通气血流比例失调等。提高 F_1O_2 可使 PO_2 升高，吸纯氧时，PO_2 甚至可达到 66.67 kPa（500 mmHg），但长时间吸纯氧可使肺泡表面活性物质遭到破坏。若提高 F_1O_2 不能使低 PO_2 得到改善，则提示有肺部严重疾病存在（除外心排血量和代谢率等肺外因素）。

（2）混合静脉血氧分压（$P\bar{v}O_2$）　PvO_2 的正常值范围是 5.33～8.0 kPa（40～60 mmHg）。由于正常人都存在着解剖分流，患者还可能同时有功能性分流存在，因此 $P\bar{v}O_2$ 的降低会使 PO_2 降低，可反映组织细胞的呼吸功能。当 $P\bar{v}O_2$ 小于 40 mmHg 时提示组织摄氧增加，低于 4.0 kPa（30 mmHg）时提示细胞缺氧。

（3）动静脉氧分压差［$Pa-\bar{v}O_2$］　正常人在吸入空气时 $Pa-\bar{v}O_2$ 是 20～60 mmHg，反映组织对氧的利用能力，差值大说明组织摄氧能力增加，差值小则为组织摄氧能力受到损害（如氰化物中毒）。

74.4.1.2　二氧化碳分压（PCO_2）

PCO_2 是指物理溶解在血浆中的二氧化碳的分压。由于二氧化碳分子具有很强的弥散能力，故动脉血 PCO_2（$PaCO_2$）基本上反映了肺泡的 PCO_2（$PaCO_2$），正常值为 40 mmHg，正常值范围为 35～45 mmHg。$PaCO_2$ 小于 35 mmHg 为低碳酸血症，反映通气过度。PCO_2 大于 45 mmHg 属高碳酸血症，反映肺泡通气不足。$PaCO_2$ 是反映呼吸性酸碱失衡的重要指标，也是人体血气内环境与酸碱内环境的联系环节。高碳酸血症和低碳酸血症对机体的影响见表 74-1。

表 74-1　高碳酸血症和低碳酸血症对机体的影响

高 碳 酸 血 症	低 碳 酸 血 症
pH 降低：组织酸中毒	pH 升高：组织碱中毒
$PaCO_2$ 升高：PaO_2 降低	氧离曲线左移：组织缺氧
脑组织缺氧：乳酸酸中毒	脑血管收缩：血流量降低
脑血管扩张：血流量升高	脑组织缺血缺氧：脑组织酸中毒
脑水肿脑压升高：肺性脑病 心率增快：心输出量增加、血压升高	心输出量降低：冠状动脉血流量降低、心肌缺氧、心律失常
心肌缺氧游离钙升高：心律失常	游离钙降低：抽搐
肾血流量和尿量减少、电解质紊乱	肾回收 HCO_3^- 减少：电解质紊乱

74.4.1.3 氧饱和度(SO_2)和血氧含量($C-O_2$)

(1) 氧饱和度(SO_2) SO_2指血红蛋白被氧饱和度的百分比,亦即血红蛋白的实际氧含量与能结合的氧总量(氧容量)之百分比。动脉血氧饱和度(SaO_2)的正常值为92%～98%,混合静脉血氧饱和度($S\bar{v}O_2$)的正常值为64%～70%。SO_2与PO_2呈氧解离曲线关系(图74-1):① PO_2从100 mmHg 降至70 mmHg 时,SaO_2只降低约5%,故在高原低氧环境中,患者仍能保持携氧能力。② PaO_2从55 mmHg 降至30 mmHg,SaO_2降低约30%;若吸氧使PaO_2从30 mmHg 回升到55 mmHg,SaO_2和CaO_2可明显提高,组织缺氧得到明显改善。

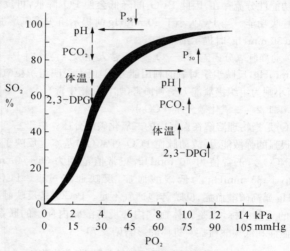

图74-1 正常人血的氧解离曲线及其影响因素
(曲线的宽度表示个体差异范围)

(2) 血氧含量($C-O_2$) $C-O_2$指血液中所含氧量的总和。除了溶解于血液中的氧量之外,还包括与血红蛋白相结合的氧量,以容积%或ml/dl 为单位。每1 g 血红蛋白如完全与氧结合,可结合氧1.34 ml,如果按血红蛋白150 g/L 计算,则可携带氧201 ml/L。$C-O_2$可按公式计算:

$$血氧含量(Vol\%) = (1.34 \times Hb \times SO_2) + (0.023 \times PO_2)$$

$C-O_2$与PO_2存在一定关系。当血PO_2超过100 mmHg 后,SO_2已达100%,与血红蛋白相结合的氧量已不随PO_2的升高而有所增加,此时全血$C-O_2$与血浆中物理溶解氧量的增加却呈现平行的比例关系。PO_2每上升7.5 mmHg,每升血中可溶解0.23 ml 氧。CaO_2(动脉血氧含量)正常值为 15~23 ml/dl;C$\bar{v}$O$_2$(混合静脉血氧含量)为 11~18 ml/dl;Ca-vO$_2$(动静脉氧含量差)为 4~6 ml/dl。PaO$_2$ 低于正常,或虽不低,但 CaO$_2$ 低于正常,都为低氧血症。CaO$_2$ 降低,常见于:① 严重贫血。② 血红蛋白功能障碍(一氧化碳或硝酸盐中毒)。PaO$_2$ 大于 61 mmHg,SaO$_2$ 大于 90 时,每增加血红蛋白 10 g/L,每升动脉血 CaO$_2$ 增加 12 ml。氧供取决于 CaO$_2$ 与心排血量(Qt)的乘积。

74.4.1.4 P$_{50}$

P$_{50}$ 是指血红蛋白 50% 被氧饱合时的氧分压数,代表了 Hb 与氧亲和力的状况,是观察氧解离曲线是否向左、右偏移的指标。正常人在 pH=7.4、PCO$_2$ 40 mmHg、BE=0,37℃体温时,P$_{50}$ 值是 26.3 mmHg。P$_{50}$ 升高,氧解离曲线右移,氧与 Hb 亲和力降低,Hb 易释放氧;P$_{50}$ 降低时,尽管 SO$_2$ 较高,而实际上组织同样缺氧。影响 P$_{50}$ 的因素很多(表 74-2)。P$_{50}$ 测定比较麻烦,一般可按公式计算:

$$P_{50} = 5.33 \times PO_2C/PO_2S(标准氧分压)$$

PO$_2$(校正氧分压)按 pH7.40、T37℃ 校正后的 PO$_2$。

表 74-2　血红蛋白对氧的亲和力的影响因素

氧解离曲线左移(亲和力增加)	氧解离曲线右移(亲和力减少)
碱中毒	酸中毒
低碳酸血症	高碳酸血症
温度降低	温度升高
2,3-DPG 减少	2,3-DPG 增加
一氧化碳升高	
败血症	

74.4.1.5 肺泡-动脉血氧分压差(A-aDO$_2$)

A-aDO$_2$ 是判断肺换气功能正常与否的依据。在心、肺复苏中,A-aDO$_2$ 是反映预后的一项重要指标。正常人吸入空气时,也存在一定量的 A-aDO$_2$,约为 20 mmHg 以下,随着年龄的增长而增加,60~80 岁时可达 24 mmHg,但一般不会超过 30 mmHg。年龄参考公式 A-aDO$_2$=2.5+(0.21×年龄)mmHg。

吸纯氧后,A-aDO$_2$ 可达 6.67 kPa(50 mmHg)左右。A-aDO$_2$ 不能直接测定,而是通过公式计算得出:A-aDO$_2$=P$_A$O$_2$-PaO$_2$。

$$P_AO_2(mmHg) = \frac{PB-47}{100} \times F_IO_2 - PaCO_2(mmHg) \times 1/R$$

式中:PB:大气压;F$_I$O$_2$=吸入氧浓度;R:呼吸商,以 0.8 计算;

"47"＝水蒸气气压(mmHg)(37℃时)。呼吸商在不同的代谢情况下有不同的值,一般取值为0.8。

临床上计算 $A-aDO_2$ 时,应对 F_1O_2 进行直接测定,以使 $A-aDO_2$ 的结果可靠。在复苏抢救中,应根据 F_1O_2 的基准对 $A-aDO_2$ 进行动态监测,这对于患者的预后判断极有价值,尤其是 $A-aDO_2$ 进行性增大时,预后大多较差。

影响 $A-aDO_2$ 的因素有: F_1O_2 、心排血量、V/Q(通气血流比例)、Qs/Qt(解剖分流)、弥散功能、氧解离曲线部位、氧耗量。当 $A-aDO_2$ 病理性增大时,主要有三个因素: ① V/Q 失调。② Qs/Qt 增加。③ 肺泡-毛细血管屏障的弥散障碍。由肺内短路所致 $A-aDO_2$ 增大,如肺不张和 ARDS 等,同时伴有 PaO_2 的降低,这种低氧血症通过吸纯氧是不能纠正的;如果 $A-aDO_2$ 正常,只是表现有 PaO_2 降低,提示病变多半不在肺内,而是吸入氧浓度低(如高原性低氧血症)或肺泡通气不足(中枢、神经肌肉病变)所致。

74.4.1.6 动脉血氧分压与肺泡氧分压差(a/A , PaO_2/P_AO_2)

a/A 正常值约为 0.75,全身麻醉下大于 0.5 可视为正常。在不同 F_1O_2 下, a/A 比例保持相对不变,仍可进行比较。 a/A 比例下降反映肺换气功能和肺内分流增加。 a/A 比例可用作测定 P_1O_2 变动后患者的 PaO_2 数值。

74.4.1.7 动脉血氧分压与吸入氧分数比(PaO_2/F_1O_2)

正常值为 398~503 mmHg,临床意义与 a/A 比例相同,但计算更为简便。 PaO_2/F_1O_2 小于 300 mmHg,提示肺的换气功能降低或肺内分流增加。 PaO_2/F_1O_2 也可用于测定 F_1O_2 变动后的 PaO_2 值。此指标受大气压和 PaO_2 的影响,所计算的 PaO_2 可能会出现误差。

74.4.1.8 呼吸指数(RI)

$RI=A-aDO_2/PaO_2$,正常值为 0~0.3。RI 可作为肺内氧合力的指标,不受 F_1O_2 的影响,即使用不同 F_1O_2 求得 RI 仍可进行比较。RI 与 ARDS 患者的存活率呈反比,RI 小于 1.0,95％存活;RI 小于 4,73％存活;RI 大于 6,只有 12％存活。

74.4.2 酸碱平衡的参数

74.4.2.1 pH(酸碱度)

pH 即氢离子活性 a[H]的负对数,是判断血液偏酸或偏碱的指标。正常动脉血 pH 为 7.40(7.35~7.45),静脉血 pH 低 0.05。一般情况下,由于呼吸性和代谢性因素的相互补偿,pH 可保持相当稳定,一旦 pH 超出正常范围,说明酸碱紊乱已达显著程度。pH 没有单位,具有非线性的性质,今后将恢复[H],以 nmol 作单位。简易的 pH 与 a[H]换算方法是 pH 以正常值 7.40,每偏离 0.3,a[H]即由正常值 40 nmol/L

减少或增加 1 倍(表 74-3)。温度对 pH 的校正系数是 $-0.014\ 6$ ℃,即每降 1 ℃,pH 升高 0.014 6。pH 的升高可能与蛋白阴离子浓度增加有关。

表 74-3　pH 与 a[H] 换算表

pH	a[H](nmol/L)	附　注
6.1	800	$K'=a[H]$
6.8	160	
7.1	80	生理最低血 pH
7.35	45	
7.4	40	正常参考范围
7.45	36	
7.7	20	
7.8	16	生理最高血 pH
8.0	10	

74.4.2.2　BB(缓冲碱)

BB 指全血内所有缓冲系的阴离子浓度的总和,包括血浆中和细胞内的碳酸阴离子(HCO_3^-)、血浆蛋白阴离子(Pr^-)、血红蛋白阴离子(Hb^-)、一价磷酸根($H_2PO_4^-$)和二价磷酸根(HPO_4^{2-})。BB 正常值为 $45\sim50$ mmol/L。BB 反映机体对酸碱紊乱时总的缓冲能力。若 BB 降低而 SB 正常,说明碳酸缓冲系的碱储备 HCO_3^- 正常,而其他碱储备不足,如血浆蛋白降低(营养不良)或血红蛋白低(严重贫血)。

74.4.2.3　SB(标准碳酸氢)

在 37 ℃,PCO_2 5.3 kPa 及血红蛋白完全氧合的条件下,测得的全血 HCO_3^- 浓度即为 SB。SB 正常值为 24(22~27) mmol/L。SB 是判断代谢性酸碱紊乱的可靠指标。

[AB(实际碳酸氢)]

AB 为血浆中 HCO_3^- 的实际含量,受呼吸、代谢双重影响。正常时 AB 和 SB 值很接近,为 24(22~27) mmol/L。

74.4.2.4　BE(剩余碱)

在 37 ℃氧合全血、PCO_2 平衡至 5.3 kPa 的条件下,将全血的 pH 滴定到 7.40 所需的酸或碱量。正值升高说明碱贮备增多;负值增高,说明碱贮备减少。在血红蛋白浓度正常时,BE 和 SB 保持一定的比例,即 $BE=1.2\times\Delta SB$(ΔSB 为 SB 的实际值与正常值之差)。

74.4.2.5　AG(阴离子间隙)

AG 为血中 Na^+ 与 Cl^-、HCO_3^- 浓度之差,即 $AG=Na+-[Cl^-+$

HCO_3^-],反映血中未测定的阴离子浓度,AG 正常值为 $10\sim14$ mmol/L。大于 14 mmol/L 提示代谢性酸中毒。

74.4.2.6 TCO_2(二氧化碳总量)

指血浆中 HCO_3^-、H_2CO_3 和氨基甲酸中 CO_2 的总和,受呼吸和代谢的双重因素的影响。TCO_2 正常值为 $28(24\sim32)$ mmol/L。TCO_2 增加提示 CO_2 潴留或 HCO_3 增加;TCO_2 减少提示 CO_2 减少或 HCO_3^- 减少。当呼吸性酸中毒(CO_2 潴留)伴有代谢性酸血症/HCO_3^- 减少时,虽然 pH 严重下降,但 TCO_2 却在正常范围。

74.4.2.7 CO_2-CP(二氧化碳结合力)

指 $PaCO_2$ 为 5.3 kPa,温度为 25℃时,全血所能结合的 CO_2 量。可取静脉血测试,正常值为 $22\sim31$ mmol/L($50\sim70$ ml/dl)。CO_2-CP 受 $PaCO_2$ 及 HCO_3^- 的影响,代谢性酸中毒时 CO_2-CP 下降;吸性酸中毒时 CO_2-CP 升高。当呼吸及代谢性酸中毒同时存在时,pH 严重下降,但 CO_2-CP 却在正常范围。

74.4.3 血气分析的判断

血气分析主要用于判断患者的呼吸功能。

74.4.3.1 肺的通气与换气功能

(1)肺通气功能:肺泡通气量(VA)与体内 CO_2 的产生量(VCO_2)呈正比,而与单位时间内呼出空气中的 P_AO_2 呈反比。VA = VCO_2/P_AO_2。在 VCO_2 不变或变化较小的情况下,$PaCO_2$ 反映着肺的通气功能。肺通气与 P_AO_2 亦有一定关系。通气不足时,P_AO_2 下降;但在过度通气时,P_AO_2 并不能显著升高。因此,P_AO_2 作为通气功能的指标有一定的局限性。肺的通气效率常可用 VD/VT(死腔量与潮气量的比值)进行判断。VD/VT =($PaCO_2$ - P_ECO_2)/$PaCO_2$(其中 P_ECO_2 为混和呼出气 CO_2 分压),正常值是 $0.2\sim0.35$。

(2)肺换气功能:肺换气功能障碍包括肺泡膜病变或肺通气/血流比例失调,造成 PaO_2 明显下降。低氧血症是肺弥散障碍的主要早期征象。当通气/血流比例失调时,PaO_2 下降,A-aDO_2 增大,Qs/Qt 比例亦增加。

74.4.3.2 氧的传输

氧进入血浆后,大部分红细胞与血红蛋白相结合,仅极少量溶解在血浆中。氧供还与循环功能密切相关。氧供 = CaO_2 × CO(心输出量)。若以 CaO_2 = 20 ml/dl、CO = 5 L/min 计算,则氧供为 1 000 ml/min。血红蛋白浓度、F_IO_2、通气弥散功能以及血流状态等均影响氧供。

74.4.3.3 组织呼吸

P_{50} 可作为向组织供氧的指标。Pa-vO_2 可以反映组织对氧的摄取率,若 $Pa\text{-}\bar{v}O_2$ 减少,说明组织摄取的氧减少。

74.4.4　酸碱状态的判断

根据 pH、PCO_2、BB、SB、BE,判断以下 5 方面问题:

(1)偏酸或偏碱　pH 小于 7.35 为酸中毒;pH 大于 7.45 为碱中毒。

(2)酸碱紊乱性质　判断是代谢性或呼吸性。可通过:① $PaCO_2$ 反映呼吸变化,$PaCO_2$ 大于 45 mmHg 为呼吸性酸中毒,小于 35 mmHg 为呼吸性碱中毒。② BB、SB、BE 反映代谢性变化,其中 BE 反映体内缓冲后的总情况。BE 大于 ±3 mmol/L 为代谢性碱中毒,小于 ±3 mmol/L 为代谢性酸中毒。

(3)酸碱紊乱的程度　根据 $PaCO_2$ 及 BE 的量:① $PaCO_2$ 越高,说明呼吸性酸中毒的程度越重。② BE 越低,说明代谢性酸中毒的程度越重。

(4)代偿情况　呼吸性和代谢性因素互相代偿。因此,即使存在呼吸性或代谢性酸碱紊乱、pH 仍保持相对稳定,说明机体仍处于代偿状态;反之,pH 严重偏移,反映机体失代偿、衰竭。

(5)碳酸缓冲系以外的碱储备情况　当 BB 减少,而 SB 正常,提示血浆蛋白减少(营养不良)或血红蛋白减少(严重贫血)。

569

(陈锡明)

75　体温监测与调控

人体通过体温调节系统使产热和散热保持动态平衡,维持中心体温在 $37\pm0.4℃$。麻醉状态下各种因素可影响患者体温而发生体温升高或降低,引起相应的生理变化。

75.1　体温监测

75.1.1　体温监测装置

麻醉期间如偶尔需测量体温可用简易的液晶温度计或红外线传感温度计,经口、鼻或鼓膜测量。玻璃管型汞温度计一般不用于麻醉手术测温。麻醉手术期间用监护仪上的电子测温计。测量精确,可直接连续读数,还可同时测量几个部位体温。

75.1.2　测温部位

可经耳鼓膜、口腔、鼻咽和深部鼻腔、皮肤、肌肉、腋窝、食管、直肠、膀胱和肺动脉等部位测量,人体各部的温度并不一致。直肠温度比口腔温度高 0.5～1.0℃,口腔温度比腋窝温度高 0.5～1.0℃。体表各部位的皮肤温度差别也很大。当环境温度为 23℃时,足部温度为 27℃,手为 30℃,躯干为 32℃,头部为 33℃。中心温度比较稳定。由于测量部位不同,体温有较大的变化。在长时间手术、危重及特殊患者的体温变化更大。因此,围术期根据患者需要可选择不同部位连续监测体温。

75.2 低温对生理功能的影响

低温的主要优点是降低氧耗量(VO_2),体温每下降 1℃,VO_2下降约 7%,有利于神经外科和主动脉内膜剥离术等手术的开展;低温可用于脑复苏和移植器官的冷却保存,低温可预防恶性高热发生,如一旦发生恶性高热也可显著减轻其严重并发症。低温对人体生理功能的影响见表 75 - 1。

表 75 - 1 低温对人体生理功能的影响

组织系统	低 温 影 响
心血管	34℃ 血管收缩,心脏后负荷增加
	32℃ 抑制心肌应激性
	31℃ 传导异常
	30℃ J 波、心室游走节律
	28℃ 室性纤维颤动
	(心肌缺血、心绞痛后负荷增加,复温后血管扩张)
呼吸	削弱低氧性血管收缩
	降低 CO_2 产生(高流量机械通气致呼吸性碱中毒)
	通气减少可产生低氧和高 CO_2 血症
	氧离曲线左移,组织缺 O_2
神经	34℃ 脑代谢降低
	33℃ 反应迟钝,麻醉苏醒延迟
	30℃ 昏迷、瞳孔扩大
	20～18℃ 脑电波呈一直线
血液	体温每下降 1℃,血液黏度升高 2.5%～5%
	(淤血、低灌注、缺血、血栓形成)
	血小板及凝血因子减少
	凝血机制受损,出血时间延长
代谢	高血糖(儿茶酚胺释放,胰岛素释放受抑)
	甲状腺素、促甲状腺激素释放增加
肾脏	肾血流量减少
	多尿(Na^+重吸收增加)
肝脏	代谢率、清除率降低
	麻醉药蓄积或作用延长

75.3 围术期低温

体温低于36℃称体温过低。当体温在34～36℃时为轻度低温,低于34℃为中度低温。麻醉期间体温下降可分为三个时相,第一时相发生早且体温下降快,通常发生在全身麻醉诱导后40 min内,中心体温下降近1℃。第二时相是以后的2～3 h,每小时丢失0.5～1.0℃。第三时相是患者体温与环境温度达到平衡状态时的相对稳定阶段。常见围术期低温的原因如下。

(1)术前体温丢失 手术区皮肤用冷消毒液擦洗,如裸露皮肤的面积大,时间长,通过皮肤的蒸发,辐射丢失热量。

(2)室温 对患者的体温影响较大,当室温21℃时,散热明显增加。通过皮肤,手术切口、内脏暴露以及肺蒸发增加。

(3)麻醉影响 全麻使体温调节的阈值改变,冷反应自37℃降至34.5℃,热反应则自37℃增至38℃,阈间范围增大。吸入麻醉药产生一定程度的肌肉松弛,并抑制产热。芬太尼、舒芬太尼和阿芬太尼抑制机体对低温的交感反应。肌松药降低肌肉张力和抑制寒战,促使热量丢失。局部阻滞麻醉由于阻滞区内肌肉松弛,热量生成减少,而阻滞区内血管扩张,热丢失增加。蛛网膜下腔或硬膜外腔注入局麻药或镇痛药可降低脊髓温度调节中枢作用。末梢温度感受区亦能被局部或区域阻滞麻醉所阻断。

(4)患者产热不足 危重患者失去控制热丢失和产生热量的能力,往往体温过低,则死亡率增加。严重创伤患者可发生低温,且创伤程度和中心体温呈负相关。休克时伴有体温过低死亡率明显升高。当皮肤的完整性受到损害如严重烧伤、剥脱性皮炎等使皮肤温度感受器受损、截瘫、尿毒症、糖尿病患者对寒冷刺激明显敏感,热量丢失增加。黏液性水肿、肾上腺功能不足导致产热减少。

(5)年龄 ① 老年患者体温调节功能较差,其原因包括肌肉变薄、静息的肌张力较低、体表面积/体重之比增大、皮肤血管收缩反应能力降低及心血管储备功能低下。② 早产儿及低体重的新生儿体温失调更易发生,过多的热量丢失是由于体表面积/体重之比较大,呼吸水分丢失较多,代谢率低,皮下组织较少及缺乏寒战反应。

(6)术中输血补液 通常输入1 L室温晶体液或一个单位4℃库血可使体温下降0.25℃。当大量快速输血,以每分钟100 ml 4℃库血连续输注20 min,体温可降至34～32℃。在经尿道前列腺电切除术(TURP)、大量室温液体冲洗胸腔或腹腔、肝移植术时冷灌注液冲洗后供肝植入及大量输血均可使体温降低。

(7)术后热量丢失 术后将患者从手术室运送到麻醉后苏醒室或病房,热量会丢失。当手术后引起患者体温下降的原因已不存在时,而患者的中心体温仍在继续下降,称为迟发性体温下降。

75.4 体温调控

75.4.1 保温措施

75.4.1.1 术前评估和预热

术前根据患者的病情、年龄、手术种类、胸、腹腔内脏暴露的面积、手术时间、皮肤的完整性(如烧伤、皮炎、皮疹、压疮)等来评估手术期间是否有体温下降的可能,以及其下降的程度,并制订保温措施,记录基础体温。

75.4.1.2 体表加热

(1) 体表保暖 由于代谢产生的热量大部分是通过皮肤丢失,因此,有效的无创性保温可降低皮肤热丢失。

(2) 红外线辐射器 红外线辐射器应放在近患者约 70 cm 处,对成人很少有用,因其暴露于红外线辐射范围内的体表面积相对小,而且设备庞大,造成手术人员不便。然而对小儿保温有用,目前国内常用于剖宫产新生儿的保温。

(3) 循环水毯 常用 54 cm×15 cm 可流动的循环水毯,水温可调控在 40℃,垫在手术台上,保温效果较好。

572

(4) 压力空气加热器 由空气注入用塑料/纸制作的间隙中,使患者体表周围形成一个暖空气外环境。成人型压力空气加热器有"低"(≈33℃)"中"(≈38℃)"高"(≈43℃)三档。低中档和循环水毯可使体表热损耗减至接近零,可使具有正常基础代谢率的术后患者的平均体温增加约1℃/h。"高"档是最有效的加热手段,可使患者平均体温增加近1.5℃/h。循环水毯和压力空气加热器内的温度不可过高,以免皮肤烫伤。可设置温度上限及高温报警。

75.4.1.3 术中预防热量丢失

(1) 皮肤消毒液及冲洗液应加热 手术期间应用热盐水纱布垫盖在暴露的浆膜面上。切口手术巾的血液及时吸引并用干暖纱布覆盖,切口周围保持干净。

(2) 液体和库血加温 应用血液加温器,效果较好。

(3) 胸、腹腔冲洗液,老年前列腺电切术膀胱灌注液都应加温后应用。

75.4.2 低温治疗

(1) 呼吸支持 已发生低温的患者往往易发生低氧血症。因此必须保持呼吸通畅,同时吸氧,对情况紧急的患者应行气管插管机械通气维持呼吸功能。

(2) 心血管治疗 30℃以上的患者心律失常发生率不高,严重心动过缓的患者用阿托品。如发生心室纤维颤动立即电除颤。循环功能不稳定可用正性肌力药物。

（3）**药物治疗**　① 积极复温同时抑制寒战：静注哌替啶 0.5～1 mg/kg 是对寒战有抑制作用的最有效的药物之一。② 氢化可的松 200 mg 或甲泼尼龙 4 h 内静滴 30 mg/kg，可以稳定溶酶体膜，补充低温引起的肾上腺皮质激素，抑制肾上腺素，预防脑水肿。③ 甲状腺功能低下引起低温可使用碘塞罗宁。

75.4.3　复温措施

（1）**常用的方法**　外部复温和内部复温见表 75 - 2 和表 75 - 3。

表 75 - 2　体表复温方法

方　法	优　点	缺　点
热化环境	不需外加设备	在热环境中工作不适
毛　毯	医院均有	仅减少温度下降，不能有效升高深部温度
遮盖头部	头部可使全身热量丢失 60%	家人及患者感觉不太美观
液循环毯	恒温	在无热装置时，水温下降
辐射热	热环境直接包围患者	患者必须暴露于此光照中

表 75 - 3　体内复温方法

方　法	优　点	缺　点
心肺转流	血液加热	需要转流泵和管道，特需时使用
热化气体	术后氧气可被加热	常需湿化器
热化液体	有助于机体深部复温	需复温器，常为麻醉科专用
血　透	直接使血液复温	可能引起严重血流动力学变化，术后需肝素化
腹　透	直接使腹膜加热	增加外周阻力和减少心排血量而影响血流动力学，可致肺水肿
直肠冲洗	内脏加热	患者不便于改变体位
胸腔冲洗	直接使纵隔和喉部加热	难以准确估计胸腔引流量

（2）**复温注意事项**　包括：① 操作处理宜轻柔，避免诱发心律失常。② 保证充分氧供，密切监测 pH，防止发生酸碱紊乱。③ 注意血钾变化。④ 复温可引起外周血管明显扩张，血容量相对减少，伴充盈压和全身血压降低，称为复温性休克。如发生复温性休克，应及时补充血容量和应用血管活性药。复温速度不宜过快，以 0.5～1.0℃/h 为宜。⑤ 意外深低温患者复温后常易发生肺炎，可使用抗生素。

75.5 围术期体温升高

围术期体温升高后新陈代谢相应增高，体温每升高 1℃，新陈代谢增高 10％；而新陈代谢增高，体热产生也增加，体温更升高，两者互为恶性循环。体温升高使氧耗量增高，产生呼吸性及代谢性酸中毒，增加呼吸和心脏做功，同时由于蒸发出汗过多，造成血容量减少和电解质紊乱。由于上述病理生理，使心脑等重要器官缺氧，可产生低血压、面肌抽搐、惊厥等征象，严重缺氧可引起不可逆组织损害，甚至死亡。恶性高热死亡率更高。故麻醉手术期间应重视体温监测，如有体温升高，必须积极采取措施降温。

（1）围术期引起体温升高的因素　① 手术室温度及湿度过高：室温高妨碍辐射传导和对流散热，湿度高影响蒸发散热，引起体温升高，小儿手术较多见。随着手术室空调设备的配置，夏季也可保持室温在 25℃，相对湿度 60％～70％。② 手术时消毒巾覆盖过多，使皮肤辐射、传导、对流散热均难以进行，只能通过蒸发出汗散热。长时间手术灯光的辐射热可使患者体温升高，胸腹腔手术用热盐水灌洗或盐水纱布热敷，均可使体温升高。③ 麻醉影响：阿托品抑制汗腺分泌，影响蒸发散热。全麻时诱导不平稳或麻醉浅，肌肉活动增加，产热增加，气管导管过细或未作控制呼吸，呼吸肌做功增加，气管导管过深、单肺通气，尤其是小儿 CO_2 潴留，更使体温升高。④ 患者情况：术前有发热、感染、菌血症、脱水等，均使体温升高。甲亢进手术中如发生甲状腺危象，体温可显著升高。脑外科手术在下视丘附近操作也可出现体温升高。骨髓腔放置骨水泥可因化学反应引起体温升高。术中输血输液可引起发热反应。⑤ 保温和复温过度。⑥ 恶性高热。

（2）围术期高热的防治原则　① 正确连续测温可做到早期发现体温升高，是预防术中高温的先决条件。② 术前根据患者的病情、年龄、麻醉及手术方式，正确选用抗胆碱能药物，术前已有发热的患者，应针对病因进行相应处理后再麻醉。③ 手术室温度应控制在 23～25℃，需采取的保温和复温的患者应适度。④ 麻醉诱导及维持力求平稳，麻醉不过浅。维持正常的呼吸和循环功能，避免缺氧和 CO_2 积蓄。⑤ 术中胸、腹腔各种冲洗液、输血补液及吸入气体的加温应适度。⑥ 由于脱水、输血补液反应等引起的高热作相应的处理。⑦ 一旦发生高热先用体表物理降温。用冰水湿敷前额及大血管处（颈部、腹股沟、腋窝等）或头下置冰袋，亦可用 75％酒精擦浴，物理降温时适当加深全麻，清醒患者需镇静或冬眠治疗，以免发生惊厥。目前已广泛应用变温毯体表降温，降温效果确切且可控性能好，不良反应少。

（杨立群　尤新民）

VII

重病治疗技术

76　氧治疗

氧治疗是提高吸入氧浓度增加血氧分压,纠正或缓解缺氧状态,预防重要器官的缺氧性损伤及代谢障碍,但这只是防止组织缺氧的一种暂时性措施,不能替代病因的特殊治疗。

氧治疗对换气障碍所致的缺氧有良好效果;对通气障碍、贫血和心源性低氧血症,应在治疗原发病的基础上给予氧疗。对严重右向左分流引起的低氧血症则效果不显著。

76.1　适应证

(1) 低氧血症。

(2) 心肌梗死、循环衰竭、心搏骤停、低血压、一氧化碳及其他药物中毒、高热患者。

(3) 全麻、部位麻醉和大手术以后,以及严重贫血、脑血管缺血。

76.2　低氧诊断

(1) 临床症状　烦躁、呼吸加深加快、心率增快、血压增高、发绀。

(2) 动脉血气分析　① 轻度低氧血症 PaO_2 50~60 mmHg。② 中度低氧血症,PaO_2 30~49 mmHg。③ 重度低氧血症 PaO_2 小于 30 mmHg。

(3) 血乳酸测定和阴离子间隙　血乳酸增高可能存在无氧代谢;阴离子间隙正常值 12~14 mmol/L,若超过 25 mmol/L,提示乳酸中毒。

76.3　氧疗方法

76.3.1　分类

(1) 控制性氧疗　吸入氧浓度小于 35%,适用于 COPD 患者。

(2) 中等浓度氧疗　吸入氧浓度为 35%~50%,适用于急性肺水肿、心肌梗死、休克、严重贫血等患者。

(3) 高浓度氧疗　吸入氧浓度大于 50%,适用于 ARDS、CO 中毒、心肺复苏等患者。

76.3.2 给氧装置和方法

76.3.2.1 非控制性氧治疗

（1）鼻导管法 ① 鼻咽导管法：导管用水溶性胶冻润滑后，插入鼻孔，直至顶端可在软腭下看见，在上唇或鼻部固定，常用流量为 2～3 L/min，吸入氧浓度在 30% 以下。② 鼻前庭导管法：导管置于鼻孔内 1 cm，由弹性胶布固定，氧流量可达每分钟 6～8 L，吸入氧浓度可达 35%～50%，又能发挥鼻腔的湿化作用。还有一种采用长度约 1 cm 的导管塞于单侧或双侧鼻孔，此法较安全舒适，又很少为分泌物堵塞。经鼻给氧法方便安全，但氧浓度不稳定，故适用于轻症及呼吸衰竭恢复期的患者。鼻导管至少每日换 1 次，如有分泌物或结痂，更需勤换。

（2）面罩法 ① 简单面罩：可无阀门。当氧流量为 6～10 L/min，可使 F_IO_2 达 35%～50%。氧流量必须超过患者每分钟通气量，以减少呼出气的再吸入。② 部分重呼吸面罩：无阀门和储器，与氧气皮囊连接，患者呼吸皮囊内的气体。优点在于尽可能节约氧源，可提高 F_IO_2。通过合理使用该装置可达到平均 F_IO_2 为 70%～85%。③ 非重复呼吸面罩：在面罩两边有单向阀门，使呼出气溢出，且避免吸入室内空气；另一种单向阀门使贮气袋与面罩分离，以防止呼出气反流。氧流量需适量，以维持贮气袋容量。正常使用该系统可使平均 F_IO_2 达到 80%～95%。④ 空气进入面罩（即 Venturi 面罩）：面罩内充入高流量的气体。当高速气流从喷口射入时，周围空气进入稀释纯氧。高流量混合气体进入面罩超过患者的每分钟通气量。吸入氧浓度可调；空气面罩供氧使 F_IO_2 维持在 24%～50%。⑤ 特殊面罩：可用于面部烧伤和气管切开患者。

（3）氧气帐法 在密闭高流量（20 L/min）时，能达到 60% 的氧浓度，此法不方便，易漏气，目前仅用于婴幼儿。

（4）气管内给氧法 ① 气管插管：适用于病情较重，神志不清，必要时需做人工呼吸的患者。经口插管不超过 3 d，经鼻插管不超过 1～2 周。② 气管切开：估计病情非短期（3～5 d）可以好转者应及早考虑气管切开，但一般不宜做急诊手术，必要时先气管插管后再行气管切开以防止严重缺氧导致心搏骤停。此法易于护理，但要注意继发肺部感染。气管内供氧可采用 T 管，颈罩，气管内小导管。简易呼吸囊或人工呼吸器可作辅助呼吸或控制呼吸。

76.3.2.2 控制性氧治疗

适用于严重通气功能不全，既存在严重缺氧又有 CO_2 潴留的患者。治疗的目标是使 PaO_2 维持在 55～60 mmHg，SaO_2 为 90% 以上。

（1）Venturi 面罩法 吸入氧浓度可按需调节并保持稳定，适用于严重的呼吸衰竭患者。

（2）鼻导管控制性氧疗法　其氧浓度可按下列公式计算：鼻导管吸氧的氧浓度（％）＝21＋4×氧流量（L/min）。

76.4　停止氧治疗的指征

原发病和全身情况好转，并达到以下指征可停止氧治疗，但在停止氧疗前，应该间断吸氧数日，使用呼吸机者应有脱机训练过程，方可完全停止氧疗。

（1）发绀消失，SaO_2 大于 90％。

（2）神志清醒，精神状态好。

（3）血气分析满意，PaO_2 上升到 60～70 mmHg，并保持稳定。

（4）无呼吸困难症状。

（5）循环稳定。

76.5　注意事项

（1）注意观察氧疗后患者的神志、面色、咳嗽和排痰能力、发绀程度、呼吸幅度和节律。

（2）经常检查瞳孔、呼吸音、心音、心律、血压、血气和电解质。氧疗后若 $PaCO_2$ 增高大于 10 mmHg，应改善通气。

（3）监测吸入氧浓度。

（4）胃管、吸氧管要做好标记，以防误将氧气接入胃管内。

（5）加温湿化时温度应控制在 40℃以下，以防呼吸道灼伤。

（6）监测氧合效果。

76.6　防止氧治疗的并发症

（1）CO_2 麻痹　依靠低氧刺激的通气障碍患者（特别多见于老年性慢性支气管炎患者），若给予非控制性高浓度吸氧时，可发生严重呼吸衰竭，失去意识，甚至死亡。如发生此事件，氧气不应立即中断，以防 PaO_2 急剧下降。对这些患者应鼓励呼吸，如意识丧失，应立即加强通气，必要时行控制呼吸。

（2）氧中毒　长期吸入高浓度氧可造成氧中毒，如神经系统损害，肺损害，小儿气管肺发育异常，晶体后的纤维化。为防氧中毒，应注意：① 低浓度吸氧（小于 28％）无氧中毒的危险。氧浓度在 30％～40％也无严重后果。吸入氧浓度为 50％不得超过 1 周，60％不宜超过 1 d，纯氧不得超过 4～6 h。② 长时间氧治疗浓度不得超过 45％，必要时可采用 PEEP 或 CPAP 以提高氧合。

（皋　源）

77　　起搏、复律和除颤

严重的心律失常会导致血流动力学显著改变，从而影响重要脏器的供血，甚至危及生命。起搏、复律和除颤是治疗严重心律失常的一种应急和有效的方法，也是心肺复苏中必不可少的手段。

77.1 心脏起搏

心脏起搏器（pacemaker）是产生人工脉冲的装置，由起搏发生器和电极导线组成。起搏电极分心外膜电极、心肌电极、胸壁电极和心内膜电极（电极导线）。发生器发放起搏脉冲，经电极导线传到心肌，引起心肌兴奋和收缩。

77.1.1 起搏器性能和分类

77.1.1.1 体外起搏器（临时起搏器）

（1）单腔起搏器（心室或心房起搏）：通过感知灵敏度旋钮的选择可按所需频率起搏及固定频率起搏。起搏频率范围 30～180 次/min，也可通过超速抑制而终止快速心律失常。

（2）双腔起搏器（房室顺序起搏）：主要用于心脏手术引起的暂时性房室传导阻滞，能使心房和心室顺序收缩以维持心功能正常。

77.1.1.2 埋藏式起搏器（永久起搏器）

国际统一用五位字母代码命名法（表 77-1）。

表 77-1 起搏器五位字母代码命名法

位置	第Ⅰ位	第Ⅱ位	第Ⅲ位	第Ⅳ位	第Ⅴ位
功能	起搏心腔	感知心腔	应答方式	程控、频率适应和遥测功能	抗心动过速和除颤功能
代码	O	O（无）	O（无）	O（无）	O（无）
	A（心房）	A（心房）	T（触发）	P（程控频率及/或输出）	P（抗心动过速起搏）
	V（心室）	V（心室）	I（抑制）	M（多项参数程控）	S（电击）
	D（双腔）	D（双腔）	D（T 和 I）	C（通讯）R（频率适应）	D（两者都有）

（1）单腔起搏器 ① 非同步型起搏器（VOO，AOO）：频率固定无感知功能，现已不作为单独的起搏器存在。② 同步型起搏器：分为心室同步型起搏器（VVT，VVI）和心房同步型起搏器（AAT，AAI）。有感知功能，可避免竞争心律发生。感知自身搏动后的反应方式有两种：触发型同步起搏器（VVT，AAT），现已少用；抑制型同步起搏器（VVI，AAI），又称按需型起搏器，是目前应用最多的一种起搏器。心搏频率低于起搏器预设的起搏频率，起搏器将按预定的起搏频率起搏心脏，并可避免竞争心律。当存在外界持续强电磁干扰时，起搏器将转为固定频率（相当于 VOO，AOO）起搏以避免窦房结时间抑制而导致的心动过缓和心搏暂停。

VVI 单纯起搏心室，失去正常房室顺序收缩，使心排血量降低。另外，对于房室传导正常的患者，可发生房室逆传，引起心房逆行充盈和排空,并消除或减弱压力感受器的反射,使外周血管阻力下降和大脑灌注不足。两者相加就可能引发"起搏器综合征",表现为头晕、气急、心悸、低血压、甚至心衰、休克、晕厥等,适用于房室传导阻滞患者;AAI 由于通过自然房室传导途径激动心室,不存在发生"起搏器综合征"的可能,适用于病窦综合征而房室传导正常的患者。

(2) 双腔起搏器 ① 心房同步心室起搏器(VAT):心房感知心室起搏,形成人工 PR 间期,符合生理起搏,但缺乏心室感知功能,可引起心室竞争心律,已少用。② 心房同步心室按需型起搏器(VDD):和 VAT 相比,VDD 对心房和心室均有感知功能,可避免心室竞争心律,但可引起由起搏器诱发的环路性心动过速。③ 心室按需型房室顺序起搏器(DVI):心房电极只有起搏功能,心室电极则兼有起搏和感知功能,心房和心室脉冲发放的统一由心室电极感知 R 波来控制,因而保证了房室顺序收缩,避免了房室逆传诱发的环路性心动过速;但可诱发室上性心动过速或偶可诱发房颤。基本不用作永久起搏模式,只作为 DDD 起搏器的一种程控模式。④ 房室全能型起搏器(DDD):具有房室双腔顺序起搏、房室双重感知及触发与抑制双重反应,并取 DVI、AAI 和 VDD 等各种起搏器优点。适用于病窦综合征伴或不伴房室传导阻滞、永久性或间歇性房室传导阻滞、双束支传导阻滞等,但 DDD 也会引起起搏器环路性心动过速或串活抑制现象。⑤ 频率应答式起搏器:一种新型的生理起搏器,它应用不同的生理生化指标,如体动、呼吸频率、心内温度和 pH、心内血氧饱和度、右心室收缩力,以及起搏引发的 QT 间期等作为感知参数,自动调节起搏频率。也就是在原有起搏器的功能上,具有频率应答功能,如 AAIR、VVIR、DDDR 等。⑥ 抗快速心律失常起搏器:近年来开展的新型起搏,具有感知和及时终止心动过速,以及在心动过速终止或超速抑制时,可按需起搏。目前多限于治疗药物引起的室上性心动过速,而治疗室性心动过速时可诱发室颤。

(3) 心脏再同步化治疗(cardiac resynchronization therapy,CRT) CRT 在传统右心房、右心室双腔起搏的基础上增加左心室起搏,以恢复房室、室间和室内运动的同步性,通过多部位起搏恢复心室同步收缩,减少二尖瓣反流,增加心排血量。对于心力衰竭伴心室失同步的患者,这种治疗可以改善患者的心脏功能,提高运动耐量以及生活质量。

(4) 埋藏式自动心脏转复除颤器(ICD) 用于自动检测并终止危及生命的室性快速心律失常,包括高能量除颤、低能量同步电转复和抗心动过速起搏等功能。

77.1.2 适应证

77.1.2.1 临时性起搏器

(1) 阿-斯综合征发作:紧急心脏起搏绝对指征。

(2) 急性心肌梗死、急性心肌炎、药物中毒(如洋地黄中毒)、电解质紊乱(如高钾血症)引起的缓慢性心律失常：① 严重窦性心动过缓或窦性停搏，阿托品治疗无效的心动过缓。② Ⅱ度Ⅱ型或Ⅲ度房室传导阻滞。③ 急性双束支传导阻滞及三束支传导阻滞。

(3) 安置永久起搏器植入前临时起搏以确保安全。

(4) 快速心律失常，药物治疗无效。

(5) 心脏术后心动过缓或房室传导阻滞。

(6) 触电、溺水所致的心跳停止。

77.1.2.2 永久性起搏器

(1) 病态窦房结综合征。

(2) 完全性房室传导阻滞，阿-斯综合征，心率小于 40 次/min。

(3) 双束支和三束支传导阻滞，症状明显者。

(4) 手术损伤传导系统引起房室传导阻滞。

(5) 长 QT 综合征。

(6) 肥厚性梗阻性心肌病。

(7) 双心室起搏治疗心力衰竭。

(8) 植入式心脏复律除颤器(ICD)预防心脏性猝死。

77.1.3 起搏方式

77.1.3.1 静脉内起搏法

(1) 临时性经静脉心内膜起搏 用单电极导线经周围静脉送至右心室，电极接触心内膜，起搏器置于体外而起搏。

(2) 永久性经静脉心内膜起搏 用双电极导线从头静脉、锁骨下静脉、颈外静脉送至右心室，接触心内膜，导线连接起搏发生器，起搏发生器埋藏在胸壁胸大肌前皮下组织中而起搏。锂电池供电，一般可用 6～8 年。

77.1.3.2 静脉外起搏法

(1) 胸壁外起搏 在 ICU 的备用的除颤仪上有起搏功能，需要特殊起搏电极。将后方电极置于患者背部肩胛骨和脊柱的心脏水平位置，前面电极置于心前区位置(女性在左乳房下缘)，导线连接好电极后接上起搏器，起搏器按需输出起搏脉冲。设置心率较患者自身心率快 10 次/min，电流 20～80 mA，逐渐增加。用于永久起搏器失效或心脏手术后心表面起搏导线脱落以及阿斯综合征急救时使用，一般使用 24～48 h。

(2) 食管电极起搏 食管电极经口或鼻至食管心脏水平，连接起搏器，起搏器发出脉冲起搏心肌。根据电极的深度，分为经食管心房起搏和经食管心室起搏。适用于心搏骤停的紧急起搏或超速抑制终止快速性心律失常。

（3）心外膜起搏　将心外膜电极导线固定于右心室心外膜上,导线接上起搏发生器,起搏器可按需同步输出起搏脉冲。适用于心脏手术患者预防和治疗心脏复跳后心律失常,如心动过缓及房室传导阻滞等。

77.1.4　注意事项

（1）掌握性能和操作方法　使用或安装前,对起搏器进行安全检查。永久性起搏器应注意电池能源的检测。

（2）加强监测　使用过程中密切注意血压、ECG变化,注意起搏器诱发的新的心律失常。术中用电灼时,应将起搏器调到非同步。

（3）调节起搏频率、电流和电压　体外临时起搏频率成人80～100次/min,小儿100～120次/min,起搏阈值电流3～5 mA,电压3～6 V,按需调节。永久性体内起搏阈值电流0.5～1.0 mA,电压0.5～1.0 mV,如安置时电流或电压过高,可致起搏器失灵。

（4）起搏失灵的原因：① 电极位置不当或导线接触不良。② 血钾浓度影响。③ 心肌梗死及心肌电位抑制。④ 强电磁场或电刀干扰。⑤ 起搏器电池能源不足。

77.1.5　起搏并发症

经静脉心内膜起搏法可引起心脏穿孔、心包填塞,膈肌、胸壁或腹肌抽动,血栓栓塞,心律失常,气胸,血胸,局部神经损伤,局部感染和"起搏器综合征"等。

77.1.6　围术期起搏器放置患者的处理要点

77.1.6.1　术前

了解患者起搏器的使用病因,确认起搏器的生产厂商和类型。请相关科室或起搏器的专家会诊测试起搏器工作是否正常、起搏器电源是否充足、患者在短时间脱离起搏器条件下是否可以维持循环稳定,围手术期起搏程序重设。与手术医师讨论手术类型和手术范围,有条件时应使起搏发生器距离手术野25 cm以上。将一些功能（如抗心律失常等）置于关闭状态。应该关闭心率增强或心率感知装置。确定有起搏系统依赖的患者可能需要将程序重设为非同步起搏模式。脐以上手术需用单极电刀时植入临时起搏装置（经过测试,可能需要程序重设）。重大手术为保证充分氧供,可考虑提高起搏心率下限。

77.1.6.2　术中

严密监测心率和心律,将心电图监护仪的滤波功能关闭。必要时请相关专家会诊,根据患者情况开启相关术前关闭的功能。通常,大多数ICD在外科手术尤其是计划使用单极电刀时应关闭抗快速心律治疗功能。用程序关闭比磁体放置更可靠,磁体只能在咨询ICD专家后使用。最好使用双极电刀和电凝,如果只能使用单极设备,电切比电凝对起搏器影响较小,同时注意电刀回路最好远离心脏。头颈部手术,电极

581

片应放置在发生器对侧的肩部后上方。发生器对侧的胸壁外科手术（例如乳房切除术）也采用同样的肩部位点放置电极片。对于发生器同侧的胸壁外科手术,电极片应放置在同侧臂部。如有必要,回路导线应在相应区域,并进行消毒或者铺巾。这样消毒导线可以很好地顺着手臂至肩部,然后固定,一直连接到电刀发生器。手术室护士不管手术部位,常规把电极片放在患者大腿。当单极电刀在脐以上使用时,这种放置位置产生的电刀电流回路可能将发生器、电极或两者都包括在内。电刀产生的强电磁干扰是植入的发生器的最主要的干扰源,电流回路电极片应放置在防止诱发电极电流发生的位置。术中应加强心电图和血压监测,如有变化,应立即停用电刀。长间隙 QT 综合征患者避免使用氟哌利多及七氟烷、异氟烷、地氟烷等吸入麻醉剂。带心脏发生器(起搏器和除颤器)患者围手术期指南见表 77－2。

表 77－2　带心脏发生器(起搏器和除颤器)患者围手术期指南

术前要点	术中要点
• 麻醉前让有资格的权威机构对起搏器或除颤器进行检测	• 利用指脉搏氧饱和度仪或动脉波形监测心脏节律和外周脉搏
• 获得检测报告的复印件,确保装置在适当的安全范围起搏心脏	• 关闭 ECG 监测仪的"干扰过滤"作用
• 当患者计划行大手术或在发生器 25 cm 范围内手术时,在接近其择期更换期限内可考虑更换装置	• 避免单极电刀的使用
• 判断患者的自主心律/心率,决定其是否需要起搏支持	• 如有可能,使用双极电刀;如不可能,"单纯切割"(单极电刀)比"混合"或者"电凝"好
• 如果有磁体模式存在,并计划使用磁体时,确认磁体存在时的心率和心律	• 放置电刀电流回路电极片的方式应防止电流跨越发生器-心脏回路。如果电极片必须放置在前臂远端,导线用消毒铺巾覆盖
• 如果有分钟通气量感知,应通过程序关闭	• 如果电刀导致室性过感知,起搏静止或快速心律,应限制无节律期或对心脏发生器进行程序重设
• 通过程序关闭所有心率增强功能	
• 考虑增加起搏心率以优化大手术时的组织氧供	**术后要点**
• 如果是除颤器应关闭抗快速心律治疗功能	• 术后由权威资格机构进行装置检测,某些心律增强可以重新启动,确定最佳心率和起搏参数。ICD患者应监护至抗快速心律治疗恢复为止。

77.1.6.3　术后

术后应检测装置,可以清除发生器记忆中的任何数据(例如误认为心律失常或电极问题的干扰信号)。任何通过程序关闭快速型心律失常治疗功能的带 ICD 病例术后必须监测装置,应该成为对受到过电磁干扰患者的处理标准。对于不使用单极电刀、无输血、少量输液治疗、无重大问题发生的病例,作者在实际工作中也不要求术后对发生器进行检测。术后将起搏程序恢复至术前常规模式。

77.2　复律和除颤

心脏电复律(cardioversion)与除颤(defibrillation)是利用高能电脉冲直接或经胸壁作用于心脏来治疗异位性心律失常,使之转复为窦性心律的方法。

77.2.1　作用机制

应用物理学强电流抑制原理,以短暂高能量的脉冲电流通过心肌,使所有心肌在瞬间同时除极,抑制心肌中各种异位兴奋灶和折返途径,从而使窦房结的正常冲动得以再次控制整个心脏的活动,恢复窦性心律。心脏复律和除颤必备条件:① 窦房结功能正常。② 心肌纤维一次全部除极。

目前所用的心脏除颤器为直流除颤器,由心电图示波仪、记录仪、胸内外除颤器以及同步触发、电极和电源等部件组成。必须具备:① 能将数 10 KV 的高压直流电并贮存在大电容中,在 2～4 ms 内向心脏放电,电功率可达 360～400 J。② 同步除颤脉冲应落在 R 波的下降支上(绝对不应期),避开 T 波顶峰附近的易损期。③ 非同步除颤可在任何时间放电。除颤器的基本波形有:① 衰减的半正弦波。② 近似方形的菱形波,波宽 4～12 ms。③ 具有双向波形。

583

双向波除颤是近年来投入临床的新技术,具有首次除颤低能量(150 J)、不逐级增加(150 J - 150 J - 150 J)、根据阻抗调节波形等优点。与传统直流(单相波)除颤器相比,对患者心脏影响小,除颤效率高,除颤后心律失常复发率低。

77.2.2　适应证

(1)电复律适应证:① 房颤　包括:心室率快、药物治疗无效,病程在一年以内,预激综合征合并快速房颤。② 房扑　慢性房扑、药物治疗效果较差,可首选。尤其是伴有心室率快、血流动力学恶化的患者,如房扑 1∶1 传导。③ 室上性心动过速:当刺激迷走神经、维拉帕米、升压药或洋地黄治疗无效或合并血流动力学不稳时选用电复律治疗。④ 室性心动过速:心室率大于 150 次/min,药物治疗不佳或血流动力学不稳。⑤ 预激综合征伴心动过速。⑥ 病情危急,而心电图无法立即识别的快速心律失常。

(2)除颤适应证:室颤和室扑。

77.2.3　电复律禁忌证

(1)房颤未用洋地黄治疗,室率小于 50～60 次/min,或洋地黄中毒引起的房颤。

(2)室上性心律失常伴完全性房室传导阻滞。

（3）伴有病窦综合征的异位快速心律失常。

（4）复律后在奎尼丁或胺碘酮的维持下又复发房颤或不能耐受药物维持治疗。

（5）近期有动脉栓塞或超声心动图发现心房内有血栓而未进行抗凝治疗者。

（6）严重水电解质紊乱，尤其是低血钾未纠正者。

（7）心脏明显增大者，或心力衰竭未纠正，或有风湿活动，或有急性心肌炎者。

（8）拟进行心脏瓣膜置换手术者。

77.2.4 使用方法

77.2.4.1 复律

复律当日早晨禁食，术前肌注咪达唑仑 3～5 mg。复律过程中应有 ECG 和血压监测。麻醉药首选依托咪酯 0.3 mg/kg，也可小剂量丙泊酚。

房颤、室上性或室性心动过速采用同步复律。体外复律先用 100～150 J（房扑 25～50 J），以后可每次增加 50～100 J，最多不超过 300～400 J。负极放在左肩后，正极置于胸骨中段，或负极放在心尖区，正极置于胸骨左缘第 2 肋间。安放好电极板后同步放电，重复进行时，每次间隔 3 min 以上，最多 3～4 次。

77.2.4.2 除颤

除颤器均在紧急情况下使用，故常规应充足电池，消毒电极板。使用前测试除颤器，充电 50 ms，机内放电后指针回到零点则说明除颤器正常。胸外除颤时电极放在心前区，另一电极放在心脏背后。胸内除颤电极板紧压在心脏左右两侧。能量从小剂量开始，胸外：成人 360 J，双向波除颤 200 J，小儿 2 J/kg。胸内：成人 15～30 J 或 20～40 J，小儿 5～20 J。

77.2.5 注意事项

（1）复律和除颤时要加强呼吸和循环监测，密切观察 ECG 变化。

（2）电能应从小剂量开始，避免造成心律失常及心肌损害。

（3）复律后发生心律失常应用药物治疗。

77.2.6 并发症

并发症一般不多，也不严重。主要有皮肤灼伤、心律失常、心肌损害、栓塞、急性肺水肿和呼吸抑制等。

（周仁龙　杭燕南）

78　围术期液体治疗

外科疾病、手术创伤和体外循环、麻醉后血管扩张，经皮肤隐性失水,均可影响患者的体液和电解质平衡。

围术期液体治疗的主要目的是维持有效循环血容量,保证重要器官和组织的氧供,维持水、电解质和酸碱的平衡,血液稀释和节约用血以及维持正常凝血功能。手术麻醉期间补液主要包括每日正常生理需要量、术前禁食后液体缺少量、麻醉手术前存在的非正常液体丢失、失血量、呼吸道蒸发,以及手术期间液体在体内的再分布与创面蒸发、失血量。

78.1 液体种类选择(见16 晶体液和胶体液)

(1)晶体液 主要成分是水和低分子的电解质,含或不含葡萄糖。可分为平衡盐溶液、高渗和等渗盐溶液。用于维持机体水和电解质平衡,以及扩充血管内容量。

(2)胶体液 是相对高分子量的溶液,在血管内半衰期较长。胶体液有潜在的的不良反应。使用胶体液的指征是:① 有严重低血容量,如失血性休克和严重烧伤等,在获取血液之前,液体复苏。② 严重低蛋白血症时,有大量蛋白丧失。液体治疗时补充失血量和蛋白质,维持胶体渗透压。③ 预防可能出现的低血压如蛛网膜下腔阻滞、硬膜外阻滞。④ 体外循环:人工心肺机内预充液。⑤ 血液稀释。胶体液禁忌证包括:① 循环超负荷。② 水潴留。③ 肾功能不全、严重脓毒血症和脓毒性休克。④ 明胶或羟乙基淀粉过敏者。⑤ 凝血功能障碍。

585

78.2 液体治疗监测

(1)血流动力学:常规监测心率、血压和 CVP,重危患者,必要时考虑特殊监测,如有创血压、PCWP、SV、SVV、CO 等。

(2)液体出入量 出血量、引流量、输液量和尿量。

(3)实验室检查:HCT、RBC、血气分析、电解质、血糖、血乳酸及中心静脉血氧饱和度、血浆胶体渗透压。

(4)其他:肺水监测、血容量测定、SpO_2 和 $P_{ET}CO_2$。

78.3 不同手术患者液体治疗特点

78.3.1 腹部手术围术期的液体治疗

78.3.1.1 手术前

(1)择期手术 大手术病例术前 1 日的肠道准备及禁食可使其失水,导致细胞外液容量不足。一旦麻醉后手术开始可发生血压下降、心率增快和少尿。择期腹部大手术病例必要时应在术前 1 日下午开始,持续输注平衡盐溶液。

(2)急诊手术 术前皆有不同程度失水。尤其是重症腹膜炎、重症胰腺炎或肠梗阻等腹部外科急诊重症患者,术前必须足量输入平衡盐溶液,待尿量、HCT 和 HB 接近正常后手术,否则术中、术后同样导致收缩压下降、心动过速，甚至休克。严重低血容量休克病例，术前或紧急手术时静脉注射胶体液或高渗盐水。

78.3.1.2 手术日

手术日禁饮食，液体治疗主要补充第三间隙丢失的液体，另外包括尿量、非显性失水、引流和失血。液体平衡与手术创伤大小有关，如择期腹部中等手术当日可输注 10 ml/(kg·h)，如出血较多应另外输胶体和血液。尿量也因手术大小而异，一般中小手术要求 30～50 ml/h，而重症及大手术持续输液须维持尿量不小于 100 ml/h。非显性失水中皮肤及呼吸道蒸发以每日 400 ml/m² 计，手术创面蒸发按 300 ml/h 计，以 5% 葡萄糖液补充。术中失血可粗略估计，是否输血据 HCT 结果决定：HCT 不小于 30% 不输血，不大于 25% 考虑输血，不大于 20% 必须输血。创面引流及各种体液引流按记录量用平衡液补充。术中除平衡液中含钾外，血钾测定正常不另外补钾。术后循环稳定、尿量足够时，按每日 1 mmol/kg 补钾。一般 2 h 之内的腹部手术，如出血不多，从麻醉诱导开始至手术结束输液为 1 500～2 000 ml，其中晶体为 1 000～1 500 ml，胶体为 500 ml。

78.3.1.3 手术后

术后第 1 日，除皮肤呼吸道非显性失水外，液体丢钾、尿量及引流损失均用平衡液补充。手术 36～72 h 后，液体治疗中的正平衡转为负平衡。尤其是重症、大手术病例，表现为输液 2 000～2 500 ml/d，而尿量高达 3 000 ml/d 以上，同时全身水肿消退。此时毛细血管通透性恢复正常，根据患者术前和术后营养状况可输入白蛋白或开始静脉内营养支持。

78.3.2 胸部手术麻醉中输液

（1）食管手术 食管癌多数为老年患者，术前有消瘦、贫血、低蛋白血症、脱水和电解质紊乱。麻醉前需测定中心静脉压，补液以扩充血容量，预防因麻醉药、体位改变及开胸对循环功能影响。开胸手术失血量较多，正确估计失血量，应及时输血。必须充分重视水与电解质平衡，纠正脱水和酸血症，保持血容量、尿量正常。术毕监测 CVP 及做血气分析，纠正内环境紊乱。

（2）肺切除 近年胸腔镜下肺段及肺叶切除术大量增多，早期及中年患者较多，一般术中输液 1 500 ml 左右。开胸手术及全肺切除术则对液体管理要求较高，应监测心率、血压及 CVP，根据手术时间、失血量等适当输液和输血，维持血流动力学稳定。同时避免输入液体过多，以预防术后发生肺水肿，尽管肺水肿有多种病因引起，包括输液过多，尤其是晶体液，肺淋巴损伤，肺内皮细胞损伤，肺过度膨胀致右心室功能异常，但适度的欠量输液可能更有利。肺切除术的液体治疗一般第 1 个

24 h补液量应控制在1 500 ml(20 ml/kg)左右。如需增加组织灌注,应有CVP监测,必要时应用正性肌力药支持循环。另外,术后应有效镇痛,避免低氧、高或低碳酸血症。

78.3.3 老年手术患者液体治疗

老年患者心血管储备能力降低,重要脏器功能减退,对脱水、失血或液体负荷过多的代偿能力较差。麻醉期间需反复全面评估血容量,除密切观察心率、血压、尿量、静脉压指标外,必要时进行无创或有创监测,如心输出量和肺动脉压。补液的速率和容量都要仔细慎重地考虑,既要及时补充失液,又不可过量。选用胶体和晶体,必要时也可使用高渗液,围术期常规晶体液推荐使用乳酸林格液。近年大多主张对一般老年患者,如能保持血细胞比容在30%~32%以上,血红蛋白在100 g/L以上,就可以不输血或少输血,但对心室功能不全的老年患者,在血液稀释时难以增加心率和心肌收缩力来增加心输出量作为代偿,应尽可能使血红蛋白维持在正常范围内。对老年贫血而心功能不全患者,可考虑在输血的同时用利尿剂防止容量负荷过度。

78.3.4 神经外科患者的液体治疗

神经外科患者常伴有颅内高压和脑水肿,液体管理的总目标是维持正常的血容量,形成一个合适的高渗状态。

(1)急症脑外伤患者应尽量避免血浆胶体渗透压降低,为达到血流动力学稳定和尽快扩容,以输注胶体液和血液制品比晶体液更合适。

(2)伴有低血容量性休克时采用快速扩容,高渗晶胶混合液较合适,注意严格不用低渗溶液。

(3)保证血流动力学稳定和正常脑灌注压。

(4)除非特殊需要(如治疗低血糖),对神经外科患者应限制使用含糖溶液。

78.3.5 创伤患者的液体治疗

明确出血部位和出血量是创伤患者液体复苏的首要步骤。美国外科医师学会(American College of Surgeons,ACS)根据患者的临床症状和体征将急性出血分为4级(表78-1)。

表78-1 ACS急性出血分级

症状与体征	分　级			
	Ⅰ	Ⅱ	Ⅲ	Ⅳ
失血量/总血量(%)	小于15	15~30	30~40	大于40
失血量(ml)	小于750	750~1 500	1 500~2 000	大于2 000
脉率(次/min)	大于100	大于100	大于120	大于140

（续　表）

症状与体征	分　　　级			
	Ⅰ	Ⅱ	Ⅲ	Ⅳ
血压	正常	正常	降低	降低
脉压	正常或增高	降低	降低	降低
毛细血管充盈试验	正常	阳性	阳性	阳性
呼吸频率(次/min)	14～20	20～30	30～40	大于 35
尿量(ml/H)	不小于 30	20～30	5～15	无尿
意识状态	轻度焦虑	焦虑	精神错乱	精神错乱或昏迷

早期液体复苏的目标为：收缩压(SBP)80～100 mmHg；血细胞比容(HCT)25%～30%；凝血时间(PT)和部分凝血活酶时间(KPTT)在正常范围；维持血小板计数大于 50×10^9/L；SpO_2 大于90%；中心温度大于35℃；血浆钙离子在正常范围；防止酸血症加重和血清乳酸水平增加。

复苏终点的判定指标除了收缩压大于 100 mmHg，维持血红蛋白在输血阈值(70 g/L)以上，维持正常的尿量、体温、凝血功能和电解质平衡外，评估以下指标：

（1）超常氧运输指标：CI 大于 4.5 L/(min·m²)、氧供大于600 ml/(min·m²)、氧耗大于 170 ml/(min·m²)。

（2）混合静脉氧饱和度(SvO_2)达到 70%。

（3）血乳酸(BL)1～2 mmol/L。

（4）碱剩余(BD)±3 mmol/L。

（5）胃黏膜 pH 大于 7.30。

创伤患者液体复苏应遵循先纠正容量，再恢复血细胞比容，最后考虑凝血功能和水、电解质与酸碱平衡的原则。

（1）出血量小于 750 ml，仅用晶体(3∶1)。

（2）出血量 750～1 500 ml，联合应用晶体和胶体(常用 2∶1)。

（3）血红蛋白大于 100 g/L，不输血；小于 70 g/L，输浓缩红细胞；70～100 g/L，根据患者代偿能力、一般情况和其他器官功能决定是否输红细胞。

（4）血小板小于 50×10^9/L，输注血小板；明显大量出血，应以 1∶1(浓缩红细胞∶血浆)的比例输入血浆。

78.3.6　心脏病患者行非心脏手术的液体治疗

心脏病患者常伴有不同程度的心功能受损，使心脏对前负荷的变化缺乏正常的代偿功能,对过量输液及血容量不足的耐受力均差;且多数患者术前长期服用利尿剂、硝酸酯类及 ACEI 类药物等,使机体的容量、电解质和酸碱状况更趋复杂化,并且各种心脏病对容量负荷的要求也不尽相同,因此需要熟悉各种心脏病的病理生理改变,在仔细评估患者状况及密切监测血流动力学的情况下慎重输血输液。术中液体管理建议如下。

（1）液体补充并非按照常规模式,而是有明确的目标,机械通气时每搏量指数（SVI）及心脏每搏量变异度（SVV）监测是评估心脏病患者液体治疗的较好指标,结合病情、心率、血压和中心静脉压综合考虑,决定输液种类、速度和容量。

（2）容量最佳化时,用胶体液扩容比用晶体液能更好地减少术后并发症的发生,可能与胶体液减少肠水肿的发生有关。限制晶体液的输入和用胶体进行个体化的容量最佳化治疗是互补的策略。

78.4　目标导向液体治疗

围术期液体治疗时保证组织灌注和细胞氧合为目标的治疗策略是一个有效方法,评价内脏组织灌注和氧合程度的指标如下。

（1）血流动力学指标:心率、平均动脉压、心脏指数、尿量。

（2）氧合及其衍生指标:动脉氧分压 PaO_2、动脉血氧饱和度 SaO_2、混合静脉血氧饱和度 SvO_2、氧输送 DO_2、氧耗量 VO_2 等。

（3）代谢性指标:动脉血 pH、静脉血 pH、碱剩余 BE、血乳酸、ADP/ATP、pHt（组织 pH,如 pHi）等。

（4）连续监测指标:SVV 是指在机械通气（潮气量大于 8 ml/kg）时,在一个呼吸周期中心脏每搏量（SV）的变异度。据研究此指标对判断血容量有很高的敏感性（79%～94%）和特异性（93%～96%）。SVV 是通过 FLoTrac 计算动脉压波形面积得到,$SVV = (SV_{max} - SV_{min})/SV_{mean}$,SW 正常值为 10%～15%,通常把小于 13% 作为指导液体复苏的目标值,大于 13% 提示循环血容量不足。脉搏灌注变异指数（Pleth Variability Index,PVI）、收缩压变异度（systolic pressure variation,SPV）、脉压变异度（pulse pressure variation,PPV）与 SVV 具有相似临床指导意义。然而如何才能获得最优化的液体治疗,"目标导向性液体治疗"的"目标"又该如何界定、以何种可以方便测得的量化指标来反映容量状态,都是目前没有明确的标准,仍需要进一步研究和实践。

（张　晖　黄贞玲　江　伟）

79 电解质紊乱和酸碱平衡

79.1 钠代谢紊乱

79.1.1 类型、原因和治疗原则 (表 79-1)

表 79-1 钠代谢紊乱类型、原因和治疗原因

类型	低钠血症 (Na⁺小于 135 mmol/L)			高钠血症 (Na⁺大于 150 mmol/L)		
类型	细胞外液减少(低渗性脱水)	细胞外液正常	细胞外液增多	细胞外液减少(高渗性脱水)	细胞外液增多	原发性高钠血症
原因	①肾外性丢失 胃肠道消化液丢失 体腔大量液体丢失或分隔丢失 经皮肤丢失 ②肾性丢失 长期使用高效能利尿药 肾脏实质性疾病	①ADH 分泌异常增多 ②肾上腺或甲状腺功能低下	①功能衰竭、肝硬化腹水、肾病综合征 ②肾功能衰竭	①水摄入不足 ②水丢失过多	①医源性 ②原发性醛固酮增多症和库欣综合征	下丘脑病变、渗透压感受器阈值升高
特征	①失钠多于失水，尿钠小于 10 mmol/L ②尿钠大于 20 mmol/L	钠重吸收减少，尿钠 20 mmol/L	①水潴留大于钠潴留，尿钠小于 20 mmol/L ②尿钠大于 20 mmol/L	①失水多于失钠 ②单纯失水丢失		
治疗原则	以等张盐水补充钠和水不足	①限制水摄入 ②可用的松或甲状腺素	①限制水摄入，用髓袢利尿药 ②限制水摄入	①补等张液体改善循环后，再补水 ②补水	①用髓袢利尿药排钠 ②补水	①用髓袢利尿药 ②补水

79.1.2 临床表现

79.1.2.1 低钠血症

(1) 由水向渗透压相对较高的细胞内转移,进入脑及其他组织细胞引起,常是非特异性的。

(2) 患者易疲乏,表情淡漠、头痛、视力模糊,并有肌肉痛性阵挛、运动失调、腱反射减退或亢进。

(3) 严重时谵妄、惊厥、昏迷以至死亡。

(4) 低渗性脱水患者,常有明显的血容量不足,出现细脉、体位性低血压及直立性昏厥。

79.1.2.2 高钠血症

(1) 口渴是早期突出症状,尿量明显减少,重者眼球凹陷、恶心、呕吐、体温升高,晚期可出现周围循环衰竭。

(2) 高渗状态使脑细胞脱水,早期嗜睡、软弱无力及烦躁、易激动、震颤、腱反射亢进、肌张力增高,进一步发展为惊厥、昏迷及死亡。

79.1.3 麻醉要点

79.1.3.1 低钠血症

591

(1) 中枢神经抑制,甚至脑水肿,对镇静、镇痛和麻醉药的反应敏感,麻醉用药量减少,并易引起术后苏醒延迟。

(2) 伴有细胞外液减少的低钠血症,有效血容量明显减少,低钠使心肌抑制,麻醉药的心血管抑制作用增强,椎管内阻滞易引起循环抑制。

(3) 心血管系统对儿茶酚胺类升压药的敏感性下降;对局麻药的敏感性增加,易引起局麻药中毒。

(4) 避免血钠进一步降低的因素,不可输入单纯不含钠的液体及低渗液体,维持适当的麻醉深度,减少应激等以避免 ADH 释放增多,而使水排出减少。如血钠小于 130 mmol/L,继续进行补钠治疗。

79.1.3.2 高钠血症

(1) 避免血钠及渗透压进一步增高的因素,术中禁用高渗盐水和高渗葡萄糖。

(2) 对术前未能纠正的高钠血症患者,术中按前述原则和方法予以纠正。

(3) 细胞外液减少的高钠血症,麻醉药的麻醉作用及对循环的抑制作用增强。细胞外液增多的高钠血症,对镇静、镇痛和麻醉药的需要量增加。

79.2 钾代谢紊乱
79.2.1 类型、原因、临床表现和治疗(表79-2)

表79-2 钾代谢紊乱类型、原因和治疗原因

类型	低钾血症(K^+小于3.5 mmol/L)	高钾血症(K^+大于5.5 mmol/L)
原因	① 摄取不足 长时间禁食或少食、消化道梗阻性疾病、昏迷等长时间不能进食，慢性消耗性疾病晚期 ② 排出增加 肾脏失钾：排钾利尿药、糖尿病、用甘露醇等引起渗透性利尿、盐皮质激素过多、缺镁 消化道失钾：呕吐、胃肠减压、腹泻 皮肤失钾：大量出汗 ③ 钾向细胞内转移 胰岛素治疗、碱血症、甲状腺功能亢进性周期性麻痹 低温麻醉、某些麻醉药如羟丁酸钠、硫喷妥钠和氟烷	① 肾排钾减少 急性肾衰竭少尿期或慢性肾衰竭晚期；肾上腺皮质激素不足，如Addison病；长期应用保钾利尿剂，如螺内酯 ② 细胞内的钾移出 溶血，组织损伤，肿瘤或炎症细胞大量坏死，组织缺氧，休克，烧伤，肌肉过度挛缩等；酸中毒；高血钾周期性麻痹；注射高渗盐水及甘露醇后，由于细胞内脱水，改变细胞膜的渗透性或细胞代谢，使细胞内钾移出 ③ 含钾药物输入过多 ④ 输入库存血过多 ⑤ 洋地黄中毒
临床表现	① 心血管系统 心动过速、房性及室性早搏，甚至室速及室颤，ECG为ST压低、T波低平、双向或倒置，出现U波 ② 神经肌肉系统 精神抑郁、嗜睡、表情淡漠、严重精神错乱，肌无力，甚至肌麻痹 ③ 消化系统 肠蠕动减弱，甚至肠麻痹 ④ 泌尿系统 缺钾性肾病和肾功能障碍，增加对HCO_3^-重吸收	① 心血管系统 心跳缓慢和心律失常，严重者室颤和心跳停止，ECG随血K^+逐渐升高表现为对称高尖T波、QT间期缩短、P波降低至消失、PR间期延长、QRS变宽、R波降低、S波加深与T波相连融合 ② 神经肌肉系统 早期肢体感觉异常、麻木、肌肉酸痛，当K^+大于8 mmol/L，出现肌肉软弱无力及麻痹，中枢神经系统表现为烦躁不安，昏厥及神志不清

（续 表）

类型	低钾血症(K$^+$小于 3.5 mmol/L)	高钾血症(K$^+$大于 5.5 mmol/L)
治疗	① 治疗原发病 ② 补钾个体化,原则不宜过快、过急和过多,尿量大于 500 ml/d 可予补钾 ③ 血容量不足或循环衰竭,待补充血容量,尿量大于 40 ml/h,再补钾 ④ 轻度缺钾时口服补钾,不能口服或严重缺钾时静脉补钾,3~5 g/d,严重及继续失钾时补 12~15 g/d ⑤ 氯化钾稀释至 20~40 mmol/L(每克氯化钾约含钾 13.4 mmol)静滴,或微量泵输注,速度小于 20 mmol/h。对不易纠正或有缺镁因素的低钾应同时补镁	① 治疗原发病 ② 用葡萄糖酸钙拮抗高钾的心脏毒性 ③ 静注 5%碳酸氢钠 40~60 ml,继之缓慢静滴 125~250 ml 碱化血液。或每 3~4 g 葡萄糖加胰岛素 1 U 静滴等方法促进钾向细胞内转移 ④ 用排钾利尿药促进排出体外 ⑤ 严重高钾血症或其他治疗方法效果不佳,可用腹膜或血液透析

79.2.2 麻醉要点

79.2.2.1 低钾血症

（1）加强术中血钾监测。

（2）避免进一步降低血钾的因素 ① 术中输入大量不含钾液体,葡萄糖可使钾向细胞内转移。② 碱血症使钾向细胞内转移,此外一些麻醉药如羟丁酸钠、硫喷妥钠、氯丙嗪类、氯胺酮和地西泮等也可使血钾降低。③ 脱水利尿药使钾排出增加。

（3）术中根据血钾监测情况继续静脉补钾,每 500 ml 液体加氯化钾 1~1.5 g,或用微量泵输钾,一般输注 10%氯化钾 10~20 ml/h。

（4）低血钾对麻醉用药的影响:① 非去极化肌肉松弛药的作用增强。② 洋地黄类药物毒性增强。③ 全麻醉药作用增强。

79.2.2.2 高钾血症

（1）加强术中血钾监测

（2）避免或减少术中进一步升高血钾的因素:① 减少或避免输库血。② 脊髓损伤、截瘫、肌肉萎缩、烧伤、多发性硬化症。帕金森病和严重感染等病变。③ 禁用琥珀胆碱。④ 术中避免二氧化碳蓄积和缺氧等使血 pH 下降的因素。⑤ 避免使用含钾药物或液体。

（3）术中根据高血钾的程度及其心脏毒性症状,应用术前方法拮抗高钾的心脏毒性、使钾向细胞内转移和促进钾排出体外。麻醉药羟丁酸钠、硫喷妥钠、氯胺酮和地西泮等具有降低血钾的作用。

（4）注意高血钾对麻醉用药效应的影响 高血钾减弱非去极化肌肉松弛药的作用,增强局麻药毒性及静脉、吸入全麻药钙通道阻滞剂等药物的心脏抑制作用。

79.3 镁代谢紊乱

镁代谢紊乱类型、原因、临床表现和治疗见表 79-3。

表 79-3　镁代谢紊乱类型、原因和治疗原因

类型	低镁血症(Mg^{2+} 小于 0.8 mmol/L)	高镁血症(Mg^{2+} 大于 1.25 mmol/L)
原因	① 摄入不足：长期营养不良，禁食、厌食，长期静脉营养而未注意补镁 ② 丢失过多和/或吸收减少：胃肠引流、小肠或胆瘘、严重腹泻等使消化液丢失过多，吸收不良综合征、肝硬化、胆疾病等影响镁吸收 ③ 经肾排出过多：高钙血症，大量脱水利尿药、甲状腺功能亢进、严重甲状腺功能减退、原发性醛固酮增多症等各种原因引起的多尿 ④ 需镁增加：青春发育、妊娠、哺乳期	① 排出减少 　急、慢性肾功能衰竭少尿期 ② 医源性用镁 ③ 锂盐治疗、甲状腺功能减退
临床表现	① 神经肌肉系统 　早期抑郁、麻木感、记忆力减退，肌震颤或抽搐。严重出现精神错乱，定向障碍、幻觉或狂躁、运动失调 ② 消化系统 　食欲不振、弥漫腹痛、腹泻或便秘 ③ 心血管系统 　各种心律失常，严重出现室速、室颤及心脏猝死 ④ ECG PR 及 QT 间期延长，QRS 增宽，ST 段下移，T 波增宽、低平或倒置	① 血镁大于 2 mmol/L 才有症状和体征 ② 神经肌肉系统 　镇静、嗜睡、甚至昏迷，肌无力，甚至麻痹、呼吸抑制 ③ 心血管系统 　初期心动过速，继之心动过缓、传导阻滞，血管扩张，严重出现完全性传导阻滞和心脏停搏
治疗及麻醉特点	① 积极治疗原发病 ② 纠正低血镁的同时注意纠正低血钙和低血钾 ③ 轻度缺镁可口服补镁。不能口服或严重低镁及围术期宜静脉补镁，补镁应缓慢，避免过量而抑制呼吸和循环。如过量可用钙剂拮抗 ④ 术中避免或减少血镁进一步下降的因素 ⑤ 低镁血症对局麻药、洋地黄类药敏感性增加，易中毒。抗心律失常药治疗效果不明显或无效	① 积极治疗原发病 ② 停止镁摄入、利尿促进镁排出，必要时透析治疗 ③ 用钙剂拮抗高镁的作用 ④ 高镁血症增强镇静药及麻醉药的作用及心血管的抑制作用，增强非去极化肌肉松弛药的作用

79.4　钙代谢紊乱

钙代谢紊乱的类型、原因、临床表现和治疗见表 79-4。

表 79-4　钙代谢紊乱类型、原因和治疗原因

类型	钙血症(Ca²⁺小于 2.2 mmol/L)	高钙血症(Ca²⁺大于 2.75 mmol/L)
原因	① 维生素 D 缺乏或代谢障碍 ② 甲状旁腺功能减退、镁缺乏及某些肿瘤 ③ 慢性肾功能衰竭 ④ 胃及小肠部分切除 ⑤ 大量快速输血及蛋白质 ⑥ 碱中毒	① 原发或继发性甲状旁腺功能亢进 ② 某些恶性肿瘤,如骨转移性肿瘤、血液病 ③ 肾上腺皮质功能减退、肾脏疾病
临床表现	① 神经肌肉系统 疲乏、易激动、记忆力减退、意识模糊、幻觉和抑郁。手足抽搐、肌痉挛、喉鸣和惊厥 ② 血管系统 心肌兴奋性和传导性升高,心肌收缩力下降。ECG 为 QT 间期延长,ST 延长及 T 平坦或倒置	① 神经肌肉系统 乏力、淡漠、腱反射抑制,腹痛,精神障碍以至昏迷 ② 心血管系统 传导阻滞,严重可出现各种心律失常。ECG 为 QT 缩短、ST-T 改变 ③ 泌尿系统 主要为肾小管损害症状。严重者渐致肾功能衰竭
治疗及麻醉特点	① 积极治疗原发病 ② 口服补钙,根据需要补充维生素 D ③ 症状严重、抽搐或术中均应静脉补钙 ④ 术中过度通气或用碳酸氢钠碱化血液,大量输血及蛋白质进一步降低血钙应补钙 ⑤ 低血钙增强麻醉药的心肌抑制作用	① 积极治疗原发病 ② 大量输入盐水并同时用袢性利尿药,禁用噻嗪类利尿药促进钙排泄 ③ 根据不同病因选用降钙药:糖皮质激素和降钙素。必要时透析 ④ 术中避免用钙剂,继续补盐水利尿,应避免低血容量或过负荷 ⑤ 需同时预防低血钾和低血镁

595

79.5　酸碱平衡紊乱

79.5.1　单纯型酸碱紊乱

单纯酸碱紊乱类型、原因、诊断及治疗原则见表 79-5。

表 79-5　单纯酸碱紊乱类型、原因、诊断及治疗原则

	代谢性酸中毒 (原发性 HCO_3^- 减少)	代谢性碱中毒 (原发性 HCO_3^- 升高)	呼吸性酸中毒 (原发性 $PaCO_2$ 升高)	呼吸性碱中毒 (原发性 $PaCO_2$ 降低)
原因	正常 AG 小于 12 mmol/L ① 血清 K^+ 明显减少 碳酸酐酶抑制剂(乙酰唑胺) 胃肠道 HCO_3^- 丢失(呕吐、肠瘘) ② 血清 K 正常或偏高 输入盐酸、盐酸精氢酸、氯化铵;肾小管酸中毒;尿路梗阻 高 AG 大于 12 mmol/L ① 内源性酸产生 糖尿病酮症酸中毒(饥饿、酒精中毒) ② 外源性酸进入 水杨酸中毒,乙烯中毒 乳酸中毒 酸排出减少(肾衰)	① 胃酸丢失 持续呕吐,胃肠减压 ② 大量利尿剂的应用 ③ 慢性高碳酸血症后的缓解 ④ 腹泻 ⑤ 库欣综合征 ⑥ 严重低血钾 ⑦ 醛固酮增多	① 呼吸中枢抑制 ② 呼吸运动受限 ③ 神经肌肉疾病 ④ 呼吸肌力下降 ⑤ 呼吸道阻塞 ⑥ 肺功能损害	① 各种原因引起的过度通气、包括疾病本身引起的过度通气如失血性休克、癔症发作、呼吸窘迫综合征早期等 ② 医源性呼吸过度机械通气、代谢性酸中毒纠正过快
症状	呼吸深快,呈 Kussmaul 呼吸,恶心呕吐,面色潮红,嗜睡甚至昏迷。这些症状在全麻状态下均被掩盖	呼吸浅慢,面色发绀,神经兴奋性增强,如四肢麻木、抽搐。全麻状态下均被掩盖	急性有窒息、缺氧症状,慢性有发绀、头痛、胸闷及慢性肺病症状	呼吸深而快,胸闷、气急,头痛、麻木、口周和四肢有针刺样异常感、手足搐搦

(续 表)

	代谢性酸中毒（原发性 HCO₃⁻减少）	代谢性碱中毒（原发性 HCO₃⁻升高）	呼吸性酸中毒（原发性 PaCO₂升高）	呼吸性碱中毒（原发性 PaCO₂降低）
实验检查	① pH 小于 7.35 ② BE 小于 -3 ③ $PaCO_2$ 代偿性↓ ④ BB、SB、AB↓ ⑤ AG 正常或增加 ⑥ 常有电解质异常	① pH 大于 7.45 ② BE 大于 3，HCO_3^- 大于 27 mmol/L ③ $PaCO_2$↑，AB、SB、BB↑，AB 大于 SB ④ 常伴低钾、低氯和低钙血症	① pH 小于 7.35 ② $PaCO_2$ 大于 45 mmHg ③ AB 大于 SB，均代偿性增高 ④ 常伴血钾升高	① pH 大于 7.45 ② $PaCO_2$ 小于 35 mmHg ③ AB 小于 SB，均代偿性下降
治疗原则	① 治疗原发病，纠正水、电解质紊乱 ② 应用碱性药 常用药物有 5%碳酸氢钠和 11.2%乳酸钠。补碱量（mmol）=（正常 BE 值-实测 BE 值）×体重（kg）×0.3。急时用 5%碳酸氢钠 2～4 ml/kg，11.2%乳酸钠 1～4 ml/kg 或 3.6% THAM 2～3 ml/kg，待血气分析结果再计算用量 ③ 补钾 酸中毒纠正后，钾移细胞内，血钾降低，应监测血钾，根据需要补充	① 治疗原发病 ② 轻度代谢性碱中毒补充生理盐水加氯化钾 纠正代谢时应注意电解质的补充 ③ 重度代谢性碱中毒可经中心静脉缓慢补充盐酸 0.1～0.2 N	① 治疗原发病 ② 解除呼吸道梗阻，改善肺通气和气体交换，促进 CO_2 排出 ③ 不宜盲目补碱，如血 pH 过低，给不产生 CO_2 的 THAM ④ 伴有缺氧时，吸氧浓度应小于 40%	① 治疗原发病 ② 神经系统、器质性心脏病可吸入含 5%CO_2 的氧气 ③ 全麻或其他状态下机械通气时，可降低通气量 ④ 抽搐者静注钙剂

注：AG：阴离子间隙，BE：剩余碱，AB：实际碳酸氢盐，SB：标准碳酸氢盐，BB：缓冲碱。

79.5.2 复合型酸碱紊乱

同时有两种或到上单纯型酸碱失衡存在,称为复合型酸碱紊乱。分析复合型酸碱紊乱的一般原则: ① 分析原发病因,某些病因常导致一些特定的酸碱紊乱。如呼吸道梗阻缺氧易导致呼吸性合并代谢性酸中毒。② 原发性呼吸性酸碱紊乱,HCO_3^-超过或低于代偿极限;原发性代谢性酸碱紊乱,$PaCO_2$超过或低于代偿极限,则有复合性酸碱紊乱存在。③ 酸碱平衡紊乱患者,如$PaCO_2$与HCO_3^-是反向改变时,有复合性酸碱紊乱存在。

79.5.2.1 二重性酸碱紊乱类型、原因、诊断和治疗(表79-6)

79.5.2.2 三重酸碱紊乱

三重酸碱紊乱分呼吸性酸中毒和呼吸性碱中毒型,即代谢性酸中毒＋代谢性碱中毒＋呼吸性酸中毒,代谢性酸中毒＋代谢性碱中毒＋呼吸性碱中毒。诊断主要依据: ① 原发病、病程和治疗情况。② 血气分析和电解质检查。治疗包括: ① 积极治疗病因。② 分清酸碱紊乱的主、次,首先处理主要矛盾。③ 注意纠正一种失常对他种失常的影响。④ 建立动态分析,根据病情变化随时修正治疗方案。

(封小美 于布为)

80　输血及合理用血

输血可补充血容量,改善循环,增加携氧能力,提高血浆蛋白质,增强免疫和凝血功能。然而,输血也可带来严重并发症。因此,尽可能减少异体输血,合理和节约用血是当今医学发展的要求。

80.1　输血适应证及注意事项

80.1.1　适应证

2000年由卫生部制定颁布《临床输血技术规范》,在附件三《手术及创伤输血指南》中规定的输血指征是: Hb大于100 g/L不必输血,Hb小于70 g/L应考虑输注浓缩红细胞,Hb在70～100 g/L,根据患者的贫血程度、心肺代偿功能、有无代谢率增高以及年龄等因素决定。2006年美国麻醉医师学会(ASA)制订的输血指南中对于术中术后失血患者的建议是: Hb小于60 g/L,特别是急性失血需考虑输注红细胞;大于100 g/L通常无需输入红细胞,对ICU的患者可提高到110 g/L;Hb在60～100 g/L是否输血应根据是否存在进行性器官缺血、出血、血管内容量不足和氧合不佳等危险因素决定。

(1)创伤、手术和失血　失血量小于全身血容量10%,可由组织液进入循环代偿;失血超过血容量20%～30%,可输注乳酸钠林格液、血浆代用品,必要时输红细胞及血浆;失血大于30%,除输注以上成分外,应输全血,使血细胞比容维持在30%左右;失血达血容量50%,可加用浓缩白

表79-6 二重性酸碱紊乱类型、原因、诊断和治疗

类型	代谢性酸中毒合并呼吸性酸中毒	呼吸性碱中毒合并代谢性碱中毒	代谢性酸中毒合并呼吸性碱中毒	代谢性碱中毒合并呼吸性酸中毒	代谢性酸中毒并代谢性碱中毒
原因	①呼吸道阻塞性病症 ②严重支气管哮喘 ③严重肺水肿 ④心跳呼吸停止	①严重创伤 ②人工呼吸过度通气 ③肝功能衰竭 ④脓毒血症 ⑤心力衰竭过度通气并用利尿剂	①感染性休克 ②麻醉中代谢性酸中毒同时过度机械通气 ③糖尿病酸中毒 ④肝功能衰竭合并肾功能衰竭综合征 ⑤肝功能衰竭伴高热	①麻醉手术中呼吸抑制加用碳酸氢钠 ②慢性阻塞性肺疾病并用利尿剂 ③CO_2潴留纠正过快	①代谢性酸中毒,伴反复呕吐或过量应用碳酸氢钠 ②慢性肾功能衰竭伴呕吐 ③腹泻伴呕吐
诊断	①pH↓↓ ②AG↑,HCO_3^-↓,AB>SB,$PaCO_2$↑ ③常有高血钾和高血氯	①pH↑↑ ②HCO_3^-↑,AB<SB,$PaCO_2$↓ ③易合并低血、低镁血症	①pH可正常 ②HCO_3^-、$PaCO_2$、BE降低或超过代偿的限度 ③AB与SB比值不定	①pH可高、低或正常 ②HCO_3^-降低超过代偿限度 ③AB与SB比值不定 ④低钾和低氯血症	①高AG代谢性酸中毒+代谢性碱中毒 ②正常AG代谢性酸中毒+代谢性碱中毒
治疗	①积极治疗原发病 ②补碱纠正pH的严重下降,并同时改善通气。如不能应用或禁用碳酸氢钠,而用THAM ③纠正水、电解质紊乱,尤其是高血钾	①治疗原发病 ②纠正pH,可用盐酸 ③吸入CO_2或降低机械呼吸时的通气量,增加$PaCO_2$ ④纠正水、电解质紊乱	①治疗原发病 ②纠正水、电解质紊乱,一般不必纠正pH ③过度通气致呼吸性碱中毒,可用镇静剂或减少机械通气量 ④纠正低氧血症	①治疗原发病,改善通气,不用碳酸氢钠纠正呼吸性酸 ②慎用利尿剂,肾上腺皮质激素 ③纠正低血钾和低氯、补充血容量、促进碳酸氢盐经肾排出	①主要病因治疗 ②一般不用碱性或酸性药,避免出现新的酸碱紊乱

蛋白;达80%时,还需加凝血因子和浓缩血小板以改善凝血机制。

(2)贫血或低蛋白血症　贫血可输注浓缩或洗涤红细胞,使血红蛋白提高至90 g/L以上;低蛋白血症应补充血浆或白蛋白,血浆蛋白总量不低于50～60 g/L。

(3)凝血功能异常　肝功能减退及肝脏移植手术凝血因子合成减少,体外循环心脏手术可使血小板大量破坏,血友病及纤维蛋白原缺少症等,应根据需要输注新鲜血浆、血小板、冷沉淀物或纤维蛋白原制剂。

(4)严重感染或烧伤　输血可提供抗体、补体及蛋白质等,以增加抗感染能力。经抗生素治疗无效的严重感染,可输注浓缩白细胞。

80.1.2　注意事项

(1)术前评估　了解有无输血史,询问有无输血并发症;有无血液疾病;告知患者及家属输血的风险及益处,并签署《输血治疗同意书》。

(2)查对血型　输血前严格核对患者姓名、性别、年龄、住院号、血型和交叉试验等,检查血液制品有无包装破损或污染,是否有凝块或溶血等。Rh阴性和其他稀有血型患者术前应备好预估的需要血量。

(3)过滤库血　可滤除各种聚集体或不定型颗粒,若不经过滤输入人体,会造成肺脑肾等重要脏器部位栓塞。输注红细胞悬液4～5 U更换1次输血器,每次输注血小板悬液前均应更换输血器。

(4)伴随输注液体　除生理盐水外,不能向血液中加入药物或液体,以免引起细胞外液渗透压和pH变化,造成红细胞破裂或聚集。

(5)调节输血速度　根据出血量及循环动力学变化,调整输血速度;对婴幼儿、老年患者及心肺功能不全者,应控制输血速度。

(6)密切观察输血反应　发现异常情况应立即停止输血,寻找原因,进行适当处理。

80.2　输血不良反应及并发症

(1)枸橼酸盐中毒　大量输库血时,枸橼酸盐和血中游离钙结合,使血浆钙浓度降低,引起低钙血症,尤其易于发生在肝病患者。临床特征表现为肌肉震颤、心肌收缩力和心排血量降低,心电图QT间期延长。治疗采用10%葡萄糖酸钙或10%氯化钙静注。应根据血钙测定结果予以补充。

(2)血钾改变和酸碱平衡紊乱　大量输库血,可引起血钾改变和酸碱失衡。高钾或低钾都可产生严重后果,应做动脉血气分析,根据结果进行相应处理。

(3)低温　大量输未加温库血,可使体温降低,增加心肌敏感性,易诱发心律失常,甚至心搏骤停,尤其在小儿心血管手术及老年患者更应注意;低温不利于氧的释放。加温输血可防止低温。

(4)栓塞　库血中的微聚物可引起肺、脑等重要脏器的栓塞。孔径为 170 μm 的标准化滤器可有效滤除库血中的微聚物,避免器官栓塞。

（5）输血相关性急性肺损伤　是一种输血后数小时出现的非心源性肺水肿,病因是某些白细胞抗体导致的免疫反应。表现为输血后出现低氧血症、发热、呼吸困难、呼吸道出现液体。

（6）循环超负荷　过量输血可引起左心衰,表现为急性肺水肿。尤其见于心脏病、老年患者或小儿。治疗包括立即停止输血、半坐位、吸氧、利尿和强心。

（7）变态反应和过敏反应　变态反应主要表现为皮肤红斑、荨麻疹和瘙痒,这可能由于供血者血浆蛋白和受血者 IgE 抗体之间相互作用所致,处理方法为暂停输血和使用抗组胺药。过敏反应通常在抗 IgA 抗体的 IgA 缺乏患者,可与供血者血浆中 IgA 发生反应,表现为呼吸困难、喘鸣、颜面潮红、伴荨麻疹以及休克等,治疗首先停止输血,肾上腺素静滴或皮下注射,支持循环功能。静注甲泼尼龙或氢化可的松,有会厌水肿而影响呼吸时,应立即行气管切开。

（8）急性溶血反应　供血者与受血者 ABO 或 Rh 血型不合、血液保存时间过长或受到损伤等,都可引起急性溶血反应,是最严重的并发症。表现为输血后突发寒战、发热、腰背酸痛、精神不安、皮肤苍白、血压下降、酱油色尿等;全麻患者可出现原因不明的术野渗血和低血压。处理原则为:① 立即停止输血,输入血浆、胶体液和白蛋白,纠正血容量,支持循环功能。② 碱化尿液,促使血红蛋白结晶溶解,防止肾小管阻塞。③ 循环稳定后,快速利尿,保护肾功能。④ 应用糖皮质激素。⑤ 渡过休克期后,后期无尿可行血液透析。⑥ 防治弥散性血管内凝血。

（9）输血传染性疾病　病毒性肝炎、获得性免疫缺陷综合征（AIDS）、其他如疟疾、梅毒等。加强血液管理和检测可预防或减少。

80.3　合理用血

合理用血是指充分利用宝贵血液资源,尽可能减少异体输血,从而减少输血并发症和输血性传播疾病。主要措施有成分输血、血液稀释和自体输血技术。

80.3.1　全血

用于急性大量血液丢失可能出现低血容量休克的患者,或患者存在持续活动性出血,估计失血量超过自身血容量的 30%。

对下列情况可考虑输入新鲜全血:① 新生儿,特别是早产儿需要输血或换血者。② 严重肝肾功能障碍需要输血者。③ 弥散性血管内凝血需要输血者。

80.3.2 成分输血

成分输血就是将血液中的各种血细胞和血浆成分分离出来,制成各种高纯度和高浓度的血液制品,根据患者具体情况,选择输注。

(1) 成分输血优点 成分输血具有疗效好、输血并发症少、节约血液资源、减轻患者经济负担以及便于保存和运输等优点,已成为现代输血发展的重要组成部分。

(2) 血液成分制品及临床应用,见表80-1。

80.3.3 自体输血

自体输血是指采集患者自身的血液并保存,以供围术期自身输用,可节约用血。有三种方法:贮存式自体输血、血液稀释及回收式自体输血。

80.3.3.1 贮存式自体输血

(1) 适应证 ① 稀有血型或对异体蛋白容易过敏的需血者。② 红细胞增多症患者。③ 可能有大量出血的手术。④ 外伤及其他原因的大量出血。⑤ 为避免异体输血引起的感染和免疫抑制等。⑥ 拒绝异体输血者。

(2) 禁忌证 血红蛋白在 100 g/L 或血细胞比容 30% 以下者,以及心血管功能障碍、低蛋白血症、肝肾功能或肺功能不全者不宜施行;老年患者和小儿慎用。方法:在术前每隔 5～7 d 采集 1 次患者自体血,每次 200～400 ml,可连续采集 3～5 次。为了使采集的血液不致保存过久,可于第二次采集后将上次采集的血液输回患者,第二次采血量可为 2 次采集的总量,这样在术前 3 周可采集自体血 1 000～1 200 ml。

80.3.3.2 回收式自体输血

(1) 适应证 ① 预出血量大于 1 000 ml 的各类手术(感染、污染、肿瘤手术除外)。② 稀有血型手术患者。

(2) 禁忌证 ① 血液流出血管外超过 6 h。② 怀疑流出的血液含有癌细胞。③ 怀疑流出的血液被细菌、粪便或羊水等污染。④ 流出的血液严重溶血。⑤ 和白细胞滤器联合使用可适当放宽使用适应证。

(3) 非洗涤法 适用于紧急情况下单纯出血的患者,如大动脉破裂出血、宫外孕或脾破裂的患者等。其优点为:对急救患者非常有效,保留了更多的凝血因子和血浆中的有效成分,迅速及时,方法简单,成本低。方法:① 负压吸引患者术野或创面的血液,负压不超过200 mmHg,以减少红细胞的破坏,同时尽量避免混入空气。② 加入抗凝剂:可选用 ACD 保养液或肝素抗凝。③ 过滤:用涂有抗凝剂的滤过膜或双层纱布,将收集的血液滤过到贮血罐内。④ 收集的血液回输。

表 80-1 成分输血的临床应用

品名	特点	保存方式及保存期	作用、适应证	备注
1. 红细胞			作用:增强携氧能力 适用:① 血红蛋白小于 70 g/L。② 术前有症状的难治性贫血患者。③ 血红蛋白低于 80 g/L 并伴有症状(胸痛、心功能Ⅲ～Ⅳ级、心脏病患者(充血性心力衰竭、心绞痛)及对铁剂,叶酸和维生素 B$_{12}$ 治疗无效者。④ 术前心肺功能不全,严重低血压或体位性低血压,体位性低血压,对液体复苏反应迟钝的患者。⑤ 对于围术期严重出血的患儿,建议血红蛋白维持高于 80 g/L 的水平(80～100 g/L)以保证心脏足够的氧输送。 临床工作中可按下述公式大约测算浓缩红细胞补充量: ① 成人:浓缩红细胞补充量 =(Hct$_{实际测定值}$×55×体重)/0.60; ② 小儿:红细胞补充量 =(Hb$_{预计}$ − Hb$_{实际测定值}$)×体重×5(Hb 单位为 mg/dl) 注意事项:① 不能依赖输红细胞替代容量治疗。② 少白细胞用于产生白细胞抗体患者。③ 洗涤红细胞适用于自身免疫性溶血和对血浆蛋白有过敏反应的患者。④ 对于心脏手术的患者,建议输注去白细胞的红细胞。⑤ 高原地区酌情提高输血反应。⑥ 急性大失血无同型血源时,可适量输人 O 型血浓缩红细胞,并密切监测溶血反应	
浓缩红细胞(CRC)	规格:110～120 ml/袋。其中血浆 30 ml 及抗凝剂 8～10 ml,Hct 70%～80%	4±2℃ ACD: 21 日 CPD: 28 日 CPDA: 35 日	适用:① 急性失血。② 慢性贫血。③ 高钾血症、肝、肾及心功能障碍者输血。④ 小儿、老年人输血。	交叉配血试验
红细胞悬液	规格:由 400 ml 或 200 ml 新鲜全血制备	同 CRC	适用:同 CRC	交叉配血试验
洗涤红细胞(WRC)	规格:由 400 ml 或 200 ml 新鲜全血制备。几乎不含白细胞、血小板和血浆成分,并能除去大部分肝炎病毒、抗 A 及抗 B 抗体	同 CRC	适用:① 血浆蛋白过敏的贫血病人。② 自身免疫性溶血性贫血病人。③ 阵发性睡眠性血红蛋白尿症病人。④ 高钾血症、肝,肾及心功能障碍者输血	主侧配血试验

（续表）

品名	特点	保存方式及保存期	作用,适应证	备注
冰冻红细胞(FTRC)	规格:200 ml/袋。去除血浆的红细胞加甘油保护剂,在-80℃保存,解冻后洗去甘油,加入100 ml无菌生理盐水或红细胞添加剂或原血浆	解冻后4±2℃ 24小时	适用:①同WRC。②稀有血型病人输血。③新生儿溶血病换血。④自体输血。	加原血浆需做交叉配血试验;加生理盐水悬浮需做主侧配血试验
2. 血小板	作用:止血 适用:用于血小板数量减少或功能异常伴渗血的患者 ①术前血小板计数在(50～100)×10⁹/L之间,应根据是否有自发性出血或伤口渗血征决定是否输注血小板,经血的影响比临床血小板计数更重要 注意事项:①手术类型和范围、出血速率、控制出血的能力、出血所致的后果以及影响血小板功能的相关因素(如体温、体外循环、肾衰、严重肝病等),都是决定是否输血小板的指征。②小儿输注血小板5 ml/kg,可使外周血血小板增加约(20～50)×10⁹/L血小板数量		适用:血小板减少或血小板功能异常所致的出血	①术前血小板计数小于50×10⁹/L,应考虑输注血小板(产妇血小板可能低于50×10⁹/L而不一定输注血小板)。②血小板。③如术中出现不可控性渗血,应根据是否有自发出血或伤口渗血上述指征征到限制。④血小板功能低下(如继发于术前阿司匹林治疗)对出血
机器单采浓缩血小板	规格:150～250 ml/袋。血小板大于2.5×10¹⁰	22±2℃(轻振荡) 24 h普通袋 5日(专用袋)	适用:血小板减少或血小板功能异常常所致的出血	ABO血型相同。每份机采浓缩血小板可使成人增加约(7～10)×10⁹/L血小板数量
3. 浓缩白细胞(机器单采)(GRANs)	规格:200 ml,100 ml/袋。含白细胞大于1.0×10¹⁰	22±2℃ 24 h	作用:提高机体抗感染能力。适用:中性粒低于0.5×10⁹/L,并发细菌感染经抗生素治疗48小时无效者	交叉配血试验

（续表）

品名	特点	保存方式及保存期	作用、适应证	备注
4. 新鲜冰冻血浆（FFP）	规格：100 ml，200 ml/袋。含有全部凝血因子，血浆蛋白60~80 g/L，纤维蛋白原2~4 g/L	−20℃ 一年（三联袋）	作用：扩充血容量，补充凝血因子。适用：①PT或APTT大于正常1.5倍或INR大于2.0，创面渗漏性渗血。②患者急性大出血输入大量库存全血或浓缩红细胞（出血量或输血量相当于患者自身血容量）。③病史或临床过程表现有先天性或获得性凝血功能障碍。④紧急对抗华法令法的抗凝血作用（FFP，5~8 g/kg）	ABO血型相同或相容；37℃摆动水浴融化。注意事项：①新鲜冰冻血浆内含全部凝血因子及血浆蛋白。②每单位（相当于200 ml）新鲜冰冻血浆可使成人增加约2%~3%的凝血因子，应用时需要根据临床症状和监测结果来及时调整剂量。③普通冰冻血浆用于因子Ⅷ和Ⅷ以外的凝血因子缺乏患者的替代治疗。④不应该将血浆作为容量扩张剂。⑤小儿使用FFP有致严重不良反应的风险
5. 凝血因子	作用：补充纤维蛋白原和（或）Ⅷ因子。适用：①存在严重创伤口渗血且纤维蛋白原浓度小于80~100 mg/dl。②儿童及成人轻型甲型血友病纤维蛋白原浓度。③血友病需加用Ⅷ因子浓缩剂。注意事项：围术期纤维蛋白原浓度应维持在100~150 mg/dl，一般不输注冷沉淀。蛋白原浓度大于150 mg/dl，要的纤维蛋白原浓度		①存在严重创伤口渗血且已大量输血，无法及时测定纤维蛋白原浓度。②存在严重创伤口渗血浓度小于100~150 mg/dl之上，应根据创伤口渗血及出血情况决定冷沉淀的补充量。纤维蛋白原含250 mg纤维蛋白原，使用20单位冷沉淀可恢复到必	维蛋白原，血管性血友病，纤维蛋白原Ⅷ缺乏症患者。④严重甲型血友病及出血情况决定冷沉淀的补充量。纤维蛋白原一个单位冷沉淀约含250 mg纤维蛋白原，使用20单位冷沉淀可恢复到必要的纤维蛋白原浓度

(续 表)

品 名	特 点	保存方式及保存期	作用/适应证	备 注
冷沉淀物 (Cryoprecipitate)	规格：20 ml/袋。含有凝血因子 80~100 μ，纤维蛋白原约 250 mg 以及 VWF	-20℃ 一年	作用：增强凝血能力 适用：① 血友病甲。② 血管性血友病(vWD)。③ 纤维蛋白原缺乏症	ABO 血型相同或相容
冷沉淀抗血友病因子 (Cryoprecipitate antihemophilic factor)	规格：100 ml/袋。含有因子Ⅷ 35 μ和纤维蛋白原 80 mg	-20℃ 一年	作用：补充因子Ⅷ 适用：血友病甲有出血或需外科手术者	ABO 血型相同或相容
凝血酶原复合物制剂 (Prothrombin complex)	含有凝血因子Ⅱ、Ⅶ、Ⅸ和Ⅹ	-20℃ 一年	作用：增强凝血能力 适用：① 危重患者创伤或手术时。② 因子Ⅸ缺乏的患者(血友病乙)。③ 先天性Ⅶ因子或Ⅹ因子缺乏者	ABO 血型相同或相容 注意事项：若出现出血倾向增加和凝血时间延长的情况，建议使用凝血酶原复合物(20~30 IU/kg)。如需接受口服抗凝药治疗的患者，在运用其他凝血药品处理固术剔严重出血之前，应给予凝血酶原复合物浓缩物(PPC)和维生素 K
冻干人纤维蛋白原 (Freeze-dry fibrinogen)	自健康人血浆中提取，并冻干处理。主要成分为纤维蛋白原	-20℃ 一年	作用：补充纤维蛋白原，促进凝血 适用：心脏手术引起的纤维蛋白原缺乏所致的凝血障碍	ABO 血型相同或相容 注意事项：血浆纤维蛋白原水平小于 1.5 g/L 或凝栓标力图指示功能性纤维蛋白原不足时使用，初次输注的纤维蛋白原浓缩物剂量为 25~50 mg/kg

（4）**洗涤法** 目前使用的血液回收机有进口（Haemonetics Cell Saver 5）及国产京精等。自动洗涤后的血细胞比容可达 50%～60%。血液回收过程如下：

血液回收 ➡ 抗凝 ➡ 过滤 ➡ 离心 ➡ 清洗 ➡ 血液回输

（5）**注意事项** ① 大量出血回收、洗涤、回输过程中会造成血浆、血小板、凝血因子丢失或破坏，引起低蛋白血症和凝血功能障碍，应适当补充胶体、白蛋白、新鲜血浆和血小板。② 大量浓缩红细胞回输时，术中应监测凝血功能，若 ACT 明显延长，可给予小剂量鱼精蛋白（5～10 mg）拮抗，以防术中止血困难或术后渗血。③ 术后 3 d 内至少每日检查 2 次血常规和血气分析，必要时复查凝血功能，及时纠正异常情况。

80.3.4 血液稀释

血液稀释是指在采集自体血后，或失血之前或当时，输入一定量的晶体、胶体液以维持血容量。常可单独使用或配合自体输血，减少异体输血及其并发症。

（1）**适应证** 采集自体血、大量失血或休克、体外循环预充。

（2）**禁忌证** 严重贫血、凝血异常、充血性心力衰竭或近期有过心肌梗死、严重肺疾患、严重肝肾疾患、微血管病及妊娠、冠状动脉疾病伴不稳定性心绞痛。

（3）**方法** ① 急性等容量血液稀释（AHA）：全麻诱导后，经桡动脉或中心静脉放血，同时经静脉等速输入等量的胶体或 3 倍的晶体或不同晶胶比例的混合液。术中出血为稀释血，术毕再将保存的自体血全部输回。② 急性高容量血液稀释（AHH）：全麻诱导后，经静脉输入 10～20 ml/kg 的胶体液或晶胶混合液，使血液稀释。由于血容量增加，故对心、肺功能减退的患者慎用。③ 急性非等容量血液稀释：在血液稀释过程中，可先采集一定数量的未稀释血，再补充等量的胶体液或 3 倍的晶体液，以后再按等容性血液稀释进行。这种方法可获得部分高质量的血液，可用于术后回输，有助于术后凝血功能的恢复。

（周仁龙 杭燕南）

81 小儿输血与输液

围术期液体管理不当，在婴幼儿较成人更易威胁生命的安全。液体输入过多或未及时纠正水与电解质紊乱，均可引起诸多问题。例如足月新生儿超量输入 100 ml 液体，相当于成人多输 1 000～2 000 ml；同样，在 1 000 g 的早产儿，如失血 45 ml，已相当于其循环血容量的 50%。

81.1 术中输液

择期手术的患儿，因术前禁食多有轻度液体不足。减少禁食时间，术前 2 h 饮用清饮料，可以让患儿更舒适并使机体不缺水，这对于婴幼儿更为重要。术前有发热、呕吐和腹泻等临床情况者可伴有不同程度的脱水。婴幼儿可通过观察黏膜、眼球张力和前囟饱满度对脱水程度进行粗略评估。在小儿手术期间，如出现血流动力学不稳定的征象，如尿量减少、心动过速、轻度低血压或末梢灌注不良等，应首先考虑扩容治疗。

小儿围术期液体治疗的主要目标在于提供基础代谢的需要（生理需要量），补充术前禁食和手术野的损失量，维持容量和电解质平衡，继而维持心血管系统的稳定、器官灌注和组织氧合。

81.1.1 输液量的确定

（1）维持性输液 在于补偿生理需要量，包括隐性失水（呼吸道、皮肤）、尿及粪便排出，可根据体重、热量消耗和体表面积来计算。在手术期间，维持体内正常功能所需的液体量可根据体重按小时计算（表 81-1）。

表 81-1 小儿维持液需要量

体 重	每小时液体需要量	每日液体需要量
0～10 kg	4 ml/kg	100 ml/kg
10～20 kg	40 ml+2 ml/kg*	1 000 ml+50 ml/kg*
大于 20 kg	60 ml+1 ml/kg**	1 500 ml+25 ml/kg**

注：*（体重大于 10 kg）部分，每千克增加量；**（体重大于 20 kg）部分，每千克增加量。

按公式计算的每日或每小时液体需要量仅供临床参考。在实际应用时，需要根据患儿对液体治疗的反应加以调整。

（2）补充性输液 在于补偿不正常的失水，包括消化液丢失（腹泻、呕吐、胃肠引流等）、手术创伤导致的局部液体丢失或失血。

首先考虑补充因术前禁食引起的失水量，即生理需要量×禁食（禁饮）时间。计算得出的液体丢失量，在手术第 1 个小时补充半量，其余的液量在随后的 2 h 内输完。

其次，应补充不同手术创伤引起的液体丢失，如体腔开放、浆膜下液体积聚等（表 81-2）。

表 81-2 补充手术创伤引起液体丢失的原则

腹部手术	6～10 ml/(kg·h)
胸部手术	4～7 ml/(kg·h)
浅表和神经手术	1～2 ml/(kg·h)

81.1.2 输液种类

围术期可供选择的液体包括晶体液和胶体液，应根据患儿的需要，并考虑液体的渗透压及含糖量等进行选择。

(1) 低渗性补液 原则上维持补液可选用轻度低张液,如0.25%～0.5%氯化钠溶液。

(2) 等渗性补液 等渗液的丢失继发于创伤、烧伤、腹膜炎、出血和消化道的液体丢失,术中所有的体液丢失都应以等渗溶液(林格液、复方电解质溶液和生理盐水)补充。

补充溶液的选择取决于手术时间和丢失的液量多少(表81-3)。短小手术,患儿一般情况良好,如门诊手术,可不必进行输液。若手术超过1 h或术前禁食禁饮时间较长,应静脉输液为宜。如有小肠暴露或肠梗阻,第三间隙的丢失较多,可能需要额外输注等渗溶液 10 ml/(kg·h)。

表81-3 根据手术部位及手术时间估计补充液体

短时手术伴轻微至中等第三间隙丢失	5%GS+等渗溶液用于维持量与第三间隙丢失量的补充(15～20 ml/kg 为限,以避免高血糖症)
长时间手术伴中等至严重第三间隙丢失	5%GS+0.25%NS 用于维持量的补充;等渗溶液用于补充第三间隙丢失量
严重第三间隙丢失	丢失量的 1/3～1/4 以 5%白蛋白补充

为便于计算,Berry 建议在第 1 h 内,4 岁以下儿童术中补液给予25 ml/kg(表81-4),4 岁以上给予 15 ml/kg(表81-5)。

表81-4 4 岁以下儿童术中输液量标准

(1) 第 1 h:补充液体 25 ml/kg
(2) 其后小时:
维持输液 4 ml/kg
维持输液＋创伤补液
4 ml/kg＋轻度创伤 2 ml/kg＝6 ml/(kg·h)
4 ml/kg＋中等创伤 4 ml/kg＝8 ml/(kg·h)
4 ml/kg＋重度创伤 6 ml/kg＝10 ml/(kg·h)
(3) 补偿失血:全血或 3 倍于全血的晶体液

表81-5 4 岁及以上儿童术中输液量标准

(1) 第 1 h:补充液体 15 ml/kg
(2) 其后小时:同 4 岁以下
(3) 补偿失血:同 4 岁以下

(3) 葡萄糖液 大多数儿童对手术刺激有高血糖反应,而输入含糖溶液将加重血糖的升高。小儿手术过程中不建议常规输注葡萄糖液,

但要注意：① 多数患儿术中给予无糖溶液，因此需要监测血糖水平。② 低体重儿、新生儿或长时间手术的患儿应采用含糖(1%～2.5%葡萄糖)维持液，并应监测血糖。③ 早产儿、脓毒症新生儿、糖尿病母亲的婴儿及接受全肠道外营养的儿童，术中可用 2.5%～5%葡萄糖溶液，应监测血糖水平，避免单次静注高渗葡萄糖。④ 术前已输注含糖液的早产儿和新生儿，术中应继续输注含糖液。⑤ 糖原累积综合征的患儿术前禁食容易导致低血糖，应监测血糖并输注含糖液。

81.2　输血

81.2.1　术前估计

择期手术患儿要求血红蛋白大于 100 g/L(新生儿 140 g/L)，低于此标准，麻醉危险性增加。贫血患儿应在纠正贫血后进行择期手术，某些贫血患儿需行急症手术时，术前可输浓缩红细胞。输注 4 ml/kg 的浓缩红细胞可增高血红蛋白 10 g/L；1 ml/kg 浓缩红细胞可使血细胞比容增加 1%～1.5%(血红蛋白含量：库血 120 g/L；浓缩红细胞 240 g/L；去除白细胞的洗涤红细胞 280 g/L)。

预计手术出血可能达血容量 10%或以上者，术前应查血型并充分备血。对低血容量及/或术中可能需大量输血者，应预先置入中心静脉导管。

610

81.2.2　血容量估计

了解血容量(EBV)范围以及血容量的丢失情况在小儿尤为重要，因为按体重计算血容量随年龄增长而相对减少(表 81-6、表 81-7)，同样容量的失血对小儿的影响明显高于成人，在判断小儿血容量时还需考虑患儿的个体差异。

表 81-6　与年龄相关的血容量

年　龄	血容量/体重(ml/kg)
早产儿	90～100
足月新生儿	80～90
小于 1 岁	75～80
1～6 岁	70～75
大于 6 岁和成人	65～70

表 81-7　与年龄相关的血细胞比积和血红蛋白平均值($\bar{x}\pm s$)

年　龄	Hct(%)	Hb(g/L)
1～3 d	56±5	185±20
2 周	53±4	166±16

年　　龄	Hct(%)	Hb(g/L)
1 个月	44±5	139±16
2 个月	35±4	112±9
6 个月	36±3	126±7
6～24 个月	36±2	120±8
2～6 岁	37±2	125±5
6～12 岁	40±3	135±10
12～18 岁	43±4	145±7
成人	41±2	140±10

81.2.3　估计失血量

小儿术中应尽量精确估计失血量,但小儿失血量的精确估计较困难,可采用纱布称量法、手术野失血估计法(可在测定值上增加 10%～30% 以防低估失血量)等估计失血量。应使用小型吸引瓶,以便于精确计量,对吸引瓶中的血液、消毒巾、敷料上的血液均应计入总失血量。术中可使用简易血细胞比容和血红蛋白测定,确定丢失红细胞的情况;心动过速、毛细血管再充盈时间和中心-外周温差是较可靠的参考体征。

此外,应注意可能存在的体腔内(腹腔、胸腔)积血。小婴儿的某些诊断性操作抽血,如心导管术中各心腔及大血管留取血样行血气分析,可能会造成明显的失血,应予以限量。

81.2.4　术中输血

手术期间应根据患儿年龄、术前血红蛋白、手术出血量及患儿的心血管反应等决定是否输血。

(1)可接受的 Hct　通常将 30% 作为血细胞比容(Hct)可接受的下限,但 Hct 随小儿的病理情况和年龄而有变化(表 81-8)。罹患累及呼吸系统或心血管系统疾病(如发绀型先天性心脏病)的婴幼儿,可能需较高的 Hct,以增强心输出量和氧合血红蛋白的能力,保证组织的氧供。

表 81-8　小儿正常 Hct 和可接受的 Hct

	正常 Hct(%)		可接受的 Hct(%)
	均值	范围	
早产儿	45	40～45	35
新生儿	54	45～65	30～35
3 个月	36	30～42	25
1 岁	38	34～42	20～25
6 岁	38	35～43	20～25

（2）估计的血细胞比容（ERCM）和可接受的红细胞丢失量（ARCL）

ERCM＝EBV×Hct/100

ARCL＝ERCM－ERCM（可接受的 Hct 时的 ERCM）

（3）允许失血量（ABL）

$$ABL＝EBV×\frac{Hct_1－Hct_2}{(Hct_1＋Hct_2)/2}或\ ABL＝ARCL×3$$

Hct_1 基础血细胞比容　　　Hct_2 希望达到或能接受的血细胞比容

（4）最大允许失血量（MABL）　　MABL＝EBV×（患儿 Hct－25）/患儿 Hct

当失血量在 MABL 以下，可用等渗液或胶体液补充。如失血量小于 MABL 的 1/3，可输注林格液或复方电解质溶液；如失血量大于 MABL 的 1/3，可输注胶体液，如羟乙基淀粉或 5％白蛋白；如失血量大于 MABL，应输注浓缩红细胞，同时应用晶体液作为维持液。

总之，小儿输液的安全范围小，婴幼儿更为明显，即液体最小必需量与最大允许量之比较小，两者绝对值的差更小。在手术期间的液体管理需注意输液量和输液速度的控制，特别是单位时间内的输液速度及输入的液量。建议小于 10 kg 的婴幼儿术中补液使用微泵控制或选用带有标记的输液器，精确计量，避免输液过量、过快。在小儿麻醉期间应加强监测，常规做心前区听诊、ECG、血压测量和体温监测。根据外科手术的性质和时间长短、失血量的预估、有无严重的心脏和呼吸变化等，必要时可选择有创监测。在婴幼儿，收缩压常是反映血容量是否充分的有效指标。尿量也能较好地提示输液是否合宜，至少应能维持 1 ml/（kg·h）的尿量。必要时，还应测定血气、血糖和血细胞比容等。

（陈怡绮　张马忠）

82　反流、误吸和吸入性肺炎

择期手术反流、误吸成人发生率是 1/2 000 到 1/3 000、儿童是 1/1 200到 1/2 600。急诊手术的发生率可能比择期手术高 3～4 倍。

82.1　原因和诱因

82.1.1　胃肠扩张

（1）麻醉后胃肠蠕动减弱。

（2）术中胃肠道腺体仍在分泌。

（3）麻醉气体大量摄入。

（4）应用肌松药诱导后经面罩加压通气。

（5）氧化亚氮向胃肠道弥散。当肺泡气氧化亚氮浓度达到75％时，肠容积将每小时增加 0.5 L。

(6) 对术前已有胃肠扩张、腹膜炎或伴有肠梗阻者,麻醉后反流的发生率大大增加。

82.1.2 食管下括约肌紧张度降低

(1) 反流的危险性主要取决于食管下括约肌和胃内压之间差值。

(2) 琥珀胆碱、泮库溴铵、抗胆碱酯酶药、甲氧氯普胺(胃复安)、抗酸药使肌张力增加;地西泮、阿片类药、硫喷妥钠、吸入麻药、多巴胺和抗胆碱能药则使肌张力下降。

82.1.3 食管上括约肌紧张性改变

(1) 主要为环咽括约肌,通过封闭食管上部,防止反流。

(2) 除氯胺酮外,多数麻醉药物均降低食管上括约肌张力,使用非去极化肌松药可使肌张力消失,造成食管至下咽腔的反流概率增加。

82.1.4 胃内容物的容量和性质

(1) 胃内容物容量的多少与吸入性肺炎的发展有关。

(2) 胃内容物的酸度与吸入性肺炎的发生率有关系,酸度越大发生率越高,损害程度越严重,pH 小于 2.5 时对肺损害明显较 pH 大于 2.5 重。

(3) 豆或乳制品种类与肺损伤程度有关。肺损害严重性依次为人奶大于其他奶制品大于豆制品。

82.1.5 气道保护性反射受损

(1) 围术期气道保护性反射受损,成为误吸的危险因素。

(2) 随着年龄增加,气道反射灵敏性逐渐下降,老年人气道反应性差,是误吸的高危人群。

(3) 门诊全麻手术苏醒后,即使患者被允许回家,气道反射灵敏性也仍未恢复至正常。

(4) 气道反应性的下降,不仅出现在手术中,也可出现在术前用药后,以及麻醉恢复时,甚至在麻醉恢复后(即使各项指标已达到正常值)。

82.1.6 患者生理解剖改变

(1) 增大子宫的压迫和血内高孕酮水平对括约肌的影响,使得妊娠患者围术期误吸的发生率和死亡率较其他手术高。

(2) 创伤后误吸的发生率增加,尤其是颅脑外伤的患者,主要为饱食、意识障碍、气道反射降低、交感肾上腺素紧张致胃肠运动减少等因素所致。Glasgow 评分小于 8 分者,误吸的发生率可达到 38%。

(3) 胃食管交接处解剖缺陷如膈疝患者,易发生反流。

(4) 肥胖患者因腹部脂肪堆积、腹压增高和药物代谢异常,可使其反流的危险增大。

(5) 糖尿病患者因自主神经病变引起胃排空时间延长,而易发生反流。

613

82.1.7 麻醉手术方面

长时间用喉罩通气、麻醉手术后吞咽受损、麻醉时间较长（如大于200 min）、腹部手术（尤其是幽门梗阻和肠梗阻手术）等均有易致反流、误吸发生率增加的风险。

82.2 临床表现

82.2.1 急性呼吸道梗阻

（1）反流、误吸胃内容物可致急性呼吸道梗阻，造成缺氧和二氧化碳潴留。

（2）发生呼吸道梗阻时，清醒患者主诉有呼吸困难甚至窒息的感觉。

（3）若有自主呼吸时，可见其用力呼吸、大汗淋漓、面色发绀，伴"三凹征"、喘鸣音。

（4）机械通气时，可出现气道压力剧增，通气维持困难。

（5）缺氧早期呈血压、心率增加，晚期可出现心律失常、心动过缓、血压下降等。

（6）患者可因吸入物刺激引起迷走兴奋而突发心搏骤停导致死亡。

82.2.2 Mendelson 综合征

（1）误吸综合征由 Mendelson 首先提出，称为 Mendelson 综合征。

（2）误吸后患者可出现支气管痉挛、低氧、咳嗽、呼吸困难、哮鸣音和啰音等征象。

82.2.3 吸入性肺不张、肺炎

（1）反流物可直接堵塞支气管引起吸入性肺不张。

（2）误吸后增多的分泌物也易聚积在小支气管和肺泡内，堵塞后引起肺段、肺叶萎陷。

（3）若发生大面积肺不张，大片萎陷肺泡丧失通气功能，无法进行正常气体交换，最终可导致严重的呼吸和循环障碍。

（4）反流物的化学性损害、肺不张和引发的病菌感染都是导致吸入性肺炎的重要因素。

（5）胸部 X 线片的特点为肺野呈散在、不规则、边缘模糊的斑片状阴影。

82.3 预防措施

82.3.1 术前禁食

术前禁食的最终目的是避免反流和误吸，但是过长时间禁食会导致脱水、低血糖等不适症状，禁食时间并非一致，通常会制订一个安全下限，根据不同的疾病状态和不同的年龄组而有所改变。

82.3.1.1 清流质

（1）清流质包括水、水果汁、不含果肉碳酸饮料、茶和咖啡等。

（2）术前禁饮时间有所争议，一般认为成人或学龄儿童禁清水的限制时间为 2 h，稀薄食物禁食 6 h。

82.3.1.2 乳类

ASA 建议，母乳喂养者术前需禁食 4 h，非人奶和配方奶喂养者术前需禁食 6 h。

（1）儿童中低脂奶和人奶的胃排空时间为 2.75 h，而葡萄糖为 1.75 h。

（2）不同的乳液由于组成不同，胃排空时间也有差异，以乳清为主的奶制品类似人奶，从胃排空的速度相对较快，以酪蛋白为主的奶制品类似牛奶，在胃内形成不可溶的凝乳后消化吸收较慢，不同乳液的胃排空速度由快到慢依次为：人奶、以乳清为主的配方奶、以酪蛋白为主的配方奶、牛奶。

（3）在低体重儿中，与母乳喂养相比，强化母乳喂养（增加能量、蛋白质、碳水化合物、维生素和矿物质）在胃排空上并无显著差异。

82.3.1.3 固体食物

固体的胃排空取决于其性状和数量，相对于液体而言时间更长，在 ASA 制订的准则中，对成人少量用餐后，固体禁食时间为 6 h，而对于丰盛的用餐可能需要更长的禁食时间。

615

（1）进食一顿简单的少量用餐（2 个鸡蛋）后，胃排空时间至少要 5 h 以上。

（2）进食不消化的食物（如 10 颗无毒聚乙烯胶囊），胃排空时间为 34 h。

（3）进食了一顿早餐包括 1 片含果浆的吐司，1 杯不加糖和奶的清咖啡和 1 杯不含果肉的橘子汁，超声显示在胃清除固体粒子时，至少需要 34 h，若为一顿丰盛的食物，至少要再增加 9 h，才能使胃排空。

（4）糖尿病患者胃排空延迟，推荐用胃动力药。

82.3.2 降低胃液的酸度

常用药物有 H_2 受体拮抗剂和 H^+ 泵抑制剂。由于误吸的发生率相对较低（围术期中小于 5%），而且与此相关的因素很多，目前仍缺乏通过增加胃内容物 pH 能足以降低误吸发生率和死亡率的临床依据，因此，在 ASA 指导方针中并不提倡常规使用这些药物，认为仅在需要治疗时再给予应用。

82.3.2.1 H_2 受体拮抗剂（如雷尼替丁和法莫替丁等）

（1）同样的血药浓度下，其抑酸作用有较大的个体差异。

（2）使用一段时间后，会出现耐药性。

（3）在血药峰值浓度和最大抑制胃酸分泌效应之间无时间上的关联。

（4）术前用于无相关疾病的患者中,其效果是肯定的,但在患有消化道溃疡和反流性食管炎的患者中,其疗效还需进一步证实。

82.3.2.2 H^+-K^+ 泵抑制剂(如兰索拉唑和奥美拉唑等)

（1）药物代谢中有明显的个体差异。

（2）血药峰值浓度和最大抑制胃酸分泌效应之间无时间上的相关性。

（3）在血药浓度已经不可测时仍有持续的抑制胃酸分泌作用。

（4）在术前治疗方面,H^+-K^+ 泵抑制剂的效果比 H_2 受体拮抗剂好,它在缓解症状、提高治愈率、降低复发率上均明显优于后者。

82.3.3 排空胃液

（1）对有误吸可能的患者,通常插入鼻胃管以排空胃液,但对防止反流和误吸的作用,尚有争议。

（2）麻醉前应用鼻胃管能清空胃液,但也可能削弱食管上括约肌和下括约肌的功能,甚至还有报道,使用鼻胃管可能会促进反流。

（3）临床实验证实,减小鼻胃管的尺寸并不能降低反流、误吸的发生率。

（4）对可能发生胃食管反流又使用 LMA 的患者,采用带套囊的鼻胃管有助于减少误吸的危险。

82.3.4 保持食管括约肌张力

（1）对于有潜在饱胃可能的患者,在麻醉诱导时压迫环状软骨,该法能防止胃内充气,增加食管上括约肌的张力,但没有足够证据表明压迫环状软骨能降低误吸的发生率和死亡率。

（2）压迫环状软骨能降低食管下括约肌的张力,而放松后能回到基础水平,提示在咽部可能存在机械性刺激感受器,调整食管下括约肌的反射性的松弛,但并不能在健康清醒志愿者中促进胃食管反流。

（3）对环状软骨施压的大小只需防止误吸,而不应用力太大,以免导致气道阻塞或呕吐时造成食管破裂,建议使用适当的压力。全麻患者平均胃内压为 $4\sim19$ mmHg,急诊剖宫产患者的胃内压力小于 25 mmHg,该压力运用于临床麻醉中尚需谨慎。

（4）压迫环状软骨的方向应该是向上向后,以改善喉镜的暴露视野,若须施行人工通气时,方向则应改为向后,否则可能会导致潮气量减少。

82.3.5 昏迷和鼻饲患者

（1）昏迷和鼻饲患者如存在上述引起反流误吸的因素,应给予分析和采取相应的预防措施。

（2）不管有否气管插管或气管切开,均需经常吸除咽喉部分泌物。

（3）肠内营养液应按患者胃肠功能情况调整总量和滴速,一般小于

100 ml/h。

82.3.6 气道管理

82.3.6.1 气管内插管

(1) 对于全麻患者,施行气管内插管是保护气道的最佳方法。

(2) 套囊充气可以封闭气管防止液体下漏,但有研究证实,使用高容量低压套囊时,在声门下套囊和气管黏膜之间有很小的通道,使得分泌物可通过套囊的纵向皱襞漏到气管,从而发生微量的误吸,这也是所谓机械通气导致呼吸机相关肺炎的重要病因。

(3) 在困难气道患者中,给予镇静药和局麻下施行气管插管,反流和误吸的危险也会增加。

82.3.6.2 喉罩

(1) 喉罩全麻患者中,自主呼吸或正压通气下,应用喉罩均有可能促使胃食管反流的发生,因为自主吸气时可产生较大的胸内负压,而正压通气时可使胃内充气导致胃内压力的增高。

(2) 全麻正压通气下,使用喉罩较带套囊气管导管的反流发生率高。

(3) 全麻自主呼吸下,使用喉罩患者食管下括约肌的屏障压力较用面罩者明显降低,前者食管下段反流的比例明显升高,喉罩通气可能引起食管下括约肌张力下降。

(4) 全麻自主呼吸下,使用喉罩或面罩患者中,食管中段反流的发生率相当低;喉罩患者处于截石位与仰卧位相比,截石位患者食管上段和喉部反流的发生率明显增高。

(5) 全麻结束后,拔除喉罩时机的选择对避免发生反流有一定影响,完全清醒后再拔除喉罩的患者,反流的发生率明显低于患者有烦躁、吞咽、挣扎时即拔除喉罩的患者。

(6) 双管型喉罩可插入胃管以排出胃内容物,可有效减少正压通气时胃内充气的发生率。

82.4 治疗措施

(1) 保持气道通畅 气管插管前及拔管后患者置于头低位,吸除口咽部的分泌物。气管插管期间应充分吸除气管内分泌物,以保持气道通畅。

(2) 气道吸引和冲洗 气管插管后,用生理盐水 5～10 ml 注入气管内,反复冲洗、吸引,可稀释反流的胃酸性液体,这种方法更适用于以液体反流为主的患者,但也有争议,认为可能误吸冲洗到更小气道,所以不主张使用。

(3) 气管镜或支气管镜检查 用于清除气管或支气管内的黏稠液和固体食物或异物,以减轻气道梗阻症状和预防肺不张的发生。

（4）呼吸支持和氧疗　反流的酸性胃内容物损害肺泡表面物质和Ⅱ型细胞，可造成肺泡萎陷、肺透明膜形成，呼吸支持采用呼吸末正压通气，以使小气道和肺泡膨胀，改善氧合。

（5）糖皮质激素。

（6）抗感染治疗　不推荐预性使用，主要用于治疗肺部继发感染。

（7）纠正水、电解质和酸碱平衡紊乱。

（8）防治其他并发症。

（姜　虹）

83　休克治疗

休克是各种有害因素侵袭机体后发生的一种以全身组织灌注不足而导致的临床综合征，是以各重要器官代谢紊乱和结构损伤为特征的全身性病理过程。诊断标准为收缩压低于 90 mmHg，或高血压患者血压下降达 20%，或脉压低于 20 mmHg。

83.1　按血流动力学变化的休克分类（表 83-1）

表 83-1　休克分类

	心源性休克	容量性休克	分布性休克	梗阻性休克
病理生理改变和病因	心肌收缩性下降（急性心肌梗死、扩张性心肌病等） 心脏机械结构异常（严重二尖瓣关闭不全、大室缺、室壁瘤、严重左心室流出道梗阻等） 严重心律失常（尤其室性心律失常）	血管内容量不足（失血性休克、创伤性休克、烧伤性休克、失水性休克等）	外周血管失张及阻力血管小动脉失张，大血管不能维持其内压，容量血管失张使回心血量锐减，血流淤滞在毛细血管和静脉中或重新分布，致微循环有效灌注不足（感染性休克、过敏性休克等）	心外因素引起血流受阻使左心室舒张期不能充分充盈，致心输出量下降循环衰竭（急性心包压塞、缩窄性心包炎、肺动脉主干内梗死、原发性肺动脉高压、主动脉缩窄等）
特点	左心室功能衰竭	低血容量	微循环有效灌注不足	心输出量下降

83.2　监测

83.2.1　血流动力学

（1）动脉压　① 动脉压的高低与心输出量、血容量、外周血管阻力、血管壁的弹性及血液的黏稠度等的改变密切相关。② 麻醉状态下因患者代偿功能下降，低血压是较早出现的信号，而清醒状态下心率变化出现较早。根据血压和心率可判断患者的失血量。正压通气时，收缩压下降超过 10 mmHg 提示血容量减少超过 10%，较中心静脉压敏感。③ 在严重休克时使用有创血压监测比较准确。同时可抽取动脉血作血气分析。

（2）中心静脉压动脉压在血容量严重不足前由于人体的代偿机制，尚可维持正常，而中心静脉压在出血早期即有下降。出血 500～800 ml，中心静脉压可下降 7 cmH$_2$O。而在心源性休克时中心静脉压正常或下降。休克时应根据中心静脉压监测结合心率、血压和尿量等综合因素，及时调节补液的速度和补液量。

（3）肺动脉压和肺毛细血管嵌入压　左心功能不全的患者，CVP 不能反映左心室的情况，需监测肺动脉压和肺毛细血管嵌入压，用温度稀释法测定心输出量，并计算外周血管阻力和肺血管阻力，全面了解左心室的功能，在心功能不全并伴有低血容量时有特殊价值。

（4）各类休克血流动力学变化特点见表 83－2。

表 83－2　各类休克血流动力学变化特点

指　标	低血容量休克	感染性休克	心源性休克	过敏性休克	神经源性休克
BP	↓	↓	↓	↓	↓
HR	↑	↑	↑—↓	↑↓	↑
CO	↓	↑—↓	↓	↓	↓
SVR	↑	↓	↑（多数）	↓	↓
CVP	↓	↑—	↑—	↓	↓
循环血容量	↓	↑—↓	—	—	—

（5）脉搏氧饱和度　CVP 为 8 cmH$_2$O，正压通气时很少见到波形变化，当 CVP 降至 5～6 cmH$_2$O 时，SpO$_2$ 可随正压通气产生波形变化。

（6）尿量　尿量可反应血容量和心输出量，直接与组织灌注有关。休克早期即有尿量减少。正常非麻醉患者尿量为 1 ml/(kg·h)，如小于 0.5 ml/(kg·h) 则提示存在肾脏低灌注。收缩压低于 70 mmHg 时，肾小球滤过率降低，出现少尿。正常成人每小时尿量大于 30 ml，小儿 1 ml/(kg·h)，尿量是判断休克病情轻重的良好指标，在中度或严重失血性休克时几乎无尿液。

83.2.2　体温

中心体温和指温之差应小于 2℃，如大于 3℃，表示外周血管极度收缩，休克时皮肤温度降低，常低于 30℃，与中心温度差值显著增加，低灌注时皮温的降低与血中乳酸升高及 pH、心输出量等的降低是一致的。

83.2.3　血气分析

动脉和中心静脉的血气分析，中心静脉血气可较早的反映组织缺氧和高碳酸血症,当 PvO_2 降至 20 mmHg,$PvCO_2$ 升至 60 mmHg,即使动脉血气无变化,也提示组织缺氧和酸中毒,混合静脉血氧饱和度 SvO_2 可反应组织的灌注情况,是休克监测时的良好手段。

83.2.4　胃肠黏膜 pH(pHi)

休克时胃肠黏膜因缺血缺氧而最先发生变化,复苏后恢复也最迟。其正常值为 7.38 ± 0.03,小于 7.32 表示胃肠道黏膜酸血症,pHi 与病死率和休克复苏预后密切相关。因此 pHi 可作为反映局部组织灌注和氧合的敏感指标,在休克和危重患者中的应用得到重视。近年来,研究认为 $P(t-a)CO_2$ 比 pHi 更能反映出黏膜灌注状况。

83.2.5　氧供和氧耗监测

(1)氧输送　为心脏每分钟向外周组织输送的氧量,由心排血量及动脉血氧含量(CaO_2)所决定,常用氧供(DO_2)表示。$DO_2=CO\times Hb\times1.38\times SaO_2$。贫血时,用增加吸入氧浓度的方法,增加物理溶解的氧,提高 CaO_2 而增加氧供。

(2)氧摄取率(OER%)　$OER\%=(CaO_2-CvO_2)/CaO_2$,简化为 VO_2/DO_2。

(3)氧消耗(VO_2)是机体实际消耗的氧量。在正常情况下,反映机体对氧的需求。$VO_2=CO\times Hb\times1.38\times(SaO_2-SvO_2)$。

(4)正常情况下循环中 25% 的氧被组织利用,SvO2 维持在 75%,如 DO_2 降低而组织氧耗量不变,则 OER 增加以避免无氧代谢,表现为 SvO_2 下降。提高 Hb 可增加 DO_2,但 Hb 过高可使血液黏稠度增加反而不利于组织灌注,因此可使 Hct 保持在 30% 或 Hb 保持在 100 g/L。通过增加 SaO_2 来提高 DO_2 有限,最有效的途径是提高 CO。影响 VO_2 的因素很多,如进食、精神活动、环境温度、肌肉活动等,麻醉状态下 VO_2 降低。

(5)正常情况下,DO_2 在一定范围内变化,而氧耗恒定,即氧供增加,氧摄取率下降,氧供下降,氧摄取率增加,机体通过氧摄取率的变化代偿氧供的改变,只有在 DO_2 降低至临界水平以下时,机体的氧摄取率增加至最大,随着氧供的减少,氧耗随之下降发生酸中毒,称为生理性氧供依赖。在一些危重患者,其 DO_2 处于正常或高于正常时,VO_2 就表现为氧供依赖,DO_2 上升或下降,OER 均保持不变,VO_2 与 DO_2 呈线性关系,称为病理性氧供依赖。多见于感染性休克、低血容量性休克和 ARDS 等。此时应增加氧供、降低氧耗,如增加 Hb、CO 和 SaO_2 及控制体温等。

(6)动静脉二氧化碳分压差也是反映氧供需平衡的重要指标。

83.2.6　血乳酸浓度监测

组织氧供降低至临界水平以下,或病理性氧供依赖时,血乳酸浓度增加。其升高与休克患者的存活率呈负相关。

83.2.7　心功能监测

动脉血压和中心静脉压可间接反映心功能,有时可直接测定心排血量来评判心功能。当 CO_2 产生与分钟通气量恒定,$P_{ET}CO_2$ 直接与心排量正相关。

83.2.8　血细胞比容监测

不同原因的休克血细胞比容不同,此监测可用于指导容量治疗和液体选择。

83.3　治疗

治疗的目标不仅包括大循环的复苏而且应尽量实现微循环乃至细胞亚细胞水平的复苏。应达到尽快控制病因,尽早稳定呼吸和循环功能以恢复细胞氧供。应用药物改善微循环,并联合应用血管内皮细胞保护药、自由基清除剂、抗血小板药、花生四烯酸代谢产物拮抗药以及重要脏器的支持和保护等。

治疗目标为:MAP 大于 60 mmHg,HR 在 80~120 次/min,SaO_2 大于或等于 90%,PCWP 维持在 10~18 mmHg 之间,CI 在非感染性休克时达到每平方米 2.2 L/min,在感染性休克中达到大于每平方米 4 L/min 等,也有将 DO_2 持续大于 600 ml/min,使血乳酸、碱缺失、pHi 恢复正常为治疗目标。

83.3.1　控制病因

控制病因是休克治疗的根本措施。创伤性休克应止痛,失血性休克应尽早控制出血,纠正低血容量;感染性休克应控制感染,必要时手术。急性心包压塞应做心包引流;心肌损害引起的休克应维持冠脉血流与氧供,减轻心脏做功,采取支持疗法等。

83.3.2　纠正低血容量

足够的血容量是休克治疗的首要条件,其目的是改善和优化循环功能和氧输送的指标。血容量高、低的判断见表 83-3。

表 83-3　血容量高、低的判断

CVP	PAWP	MAP	原　因　判　断	处　理　原　则
低	低	低	严重血容量不足	充分补液
低	低	正常	血容量不足	适当补液
高	高	低	心功能不全或血容量相对过多	给正性肌力药,纠酸、血管扩张剂
高	高	正常	容量血管过度收缩	扩张血管
正常	正常	低	心功能不全或血容量不足	补液试验

83.3.3　调整前负荷

(1) 根据 CVP 和 PAWP 调节　如 CVP 已达 12 cmH$_2$O,血压仍不能提升应考虑有无心功能不全。左心室的主要指标是 PAWP,理想的范围是 15～18 mmHg。

(2) 液体选择　容量补充的基本原则是尽可能恢复有效血容量,液体补充的速度及用量比液体选择更为重要。此外,应考虑到出血时细胞外液的减少:① 晶体溶液:不宜单纯使用晶体液,小剂量高张晶-胶体溶液能够迅速恢复血容量、改善循环功能、减轻组织水肿并改善组织和器官的氧供。② 胶体溶液:较晶体有效,仅需晶体液的 1/3～1/4 即可,但受到一些因素的影响,如过敏、凝血、肾功能等因素的影响。③ 目前认为两种液体应同时使用,晶胶比为 3～4∶1。如 Hct 小于 25%,应尽早输血,将 Hct 维持在 30% 以上,大量输血后的患者应及时补充血小板和新鲜全血或新鲜冰冻血浆,并应根据血气分析及时纠正酸中毒。

(3) 目标导向液治疗　创伤性及失血性休克应评估失血量及在心率、血压和 CVP 监测下输液,并达到血 pH 和乳酸值在正常范围。有时需反复"滴定",正确应用"液体负荷试验"非常重要。必要时按 CVP 小于 8 cmH$_2$O,10 min 内可补充 200 ml 液体;CVP8～14 cmH$_2$O,可补充 100 ml;CVP 大于 14 cmH$_2$O,可一次性补充 50 ml。如 CVP 升高大于 5 cmH$_2$O,输液暂停或减慢;如 CVP 升高大于 2 cmH$_2$O,可继续冲击补液。心源性休克和心功能不全的患者,需监测 PAWP,如小于 12 mmHg,可 10 min 内补液 200 ml;如小于 16 mmHg,可输 100 ml;如小于 17 mmHg,可输 50 ml。输液后如 PAWP 升高大于 7 mmHg,应停止输液;如升高大于 3 mmHg 而小于 7 mmHg,应等待 10 min,如仍大于3 mmHg,应继续等待;如升高小于 3 mmHg,应继续输液。在补液期间,应使用正性肌力药物或降低后负荷的扩血管药,改善心功能,在监测下继续输液。输液同时,应注意一些重要脏器的水肿和右心功能。对重度和难治性休克患者监到 SV 和 CO 及以 S$_V$O$_2$ 或 S$_{cv}$O$_2$ 大于 65%。容量正常或者较高的患者,其 SVV 均大于 13%,在 15 分钟内给予 200 ml 的容量补充,SVV 介于 8%～13%,观察每搏量的增加值,如果每搏量增加值大于 10%,继续补液,小于 8%,继续监测 SVV 以及 SV。

83.3.4　调整前负荷和药物治疗兼用

在调整前负荷的同时常需联合应用心血管活性药物,增加心脏功能、维持适当的前后负荷。低血压和低外周阻力的患者推荐用去甲肾上腺素 0.2～0.4 μg/(kg·min),一般小于 0.8 μg/(kg·min)。传统用小剂量的多巴胺 2～5 μg/(kg·min),和心肌收缩减弱时用多巴酚丁胺 2～10 μg/(kg·min);合并左心衰急性肺水肿的患者还可加用硝酸甘油或硝普钠

$0.1\sim2\ \mu g/(kg \cdot min)$,还可应用氨力农或米力农强心和降外周阻力。

83.3.5 纠正酸中毒

早期可表现为呼吸性酸中毒,随病情进展,引起代谢性酸中毒。轻度酸中毒可在改善组织灌注后恢复,重症酸中毒,可用 5% 碳酸氢钠,计算公式为 $NaHCO_3^-$ 需要量(ml)= 实测 $BE\times2\times$ 体重(kg),pH 大于7.20 和碳酸氢根大于 10 mmol/L 对机体影响不大。一般先给计算量的 $1/3\sim1/2$。注意在给碳酸氢钠时应保证足够的通气,又因 5% 碳酸氢钠的渗透浓度为 1 190 mmol/L,应注意大量快速输入时,可发生致命高钠和高渗血症。首次剂量应小于 75 ml。

83.3.6 其他抗休克的治疗

(1)改善血液流变学和疏通微循环 包括降低血液黏稠度、防止血栓形成。常用药物包括右旋糖苷、抗血小板聚集药,抗 TXA_2 合成药及防止 DIC 的肝素等。

(2)保护血管内皮细胞 包括有 PGI_2 替代物可增强 PGI_2 的作用,以及 NO 供体、PAF 拮抗药、氧自由基清除剂等,但尚无明确疗效。

(3)肾上腺皮质激素 目前认为在感染性休克的早期,在应用足够抗生素的前提下,目前主张用氢化可的松 $200\sim300$ mg/24 h 或甲泼尼龙 $40\sim80$ mg/24 h,共用药 $2\sim3$ d。

623

(3)抗休克药物 纳洛酮、钙通道阻滞剂、促甲状腺激素、极化液、抑肽酶等也在抗休克治疗中有一定的应用价值。

83.4 各类休克治疗原则

根据病因、病理生理和血流动力学变化,可将休克分为低血容量性、心源性和再分布性休克。后者包括感染性、神经源性和过敏性休克。

83.4.1 低血容量性休克

(1)去除病因。

(2)扩容治疗,补足丧失的血液和液体,注意第三间隙失液量。

(3)综合治疗措施。

(4)根据全身情况、心率、血压、CVP 和尿量及时间调整血容量和用药方法。

83.4.2 感染性休克

(1)消除感染病灶,必要时进行外科手术。

(2)全身和局部使用抗生素。

(3)应用综合抗休克措施,尤其是维持水电解质和酸碱平衡。

(4)支持呼吸和循环功能,根据高排低阻或低排高阻的特点进行血流动力学调控(图 83-1)。

(5)防治呼吸和肾脏功能衰竭等并发症,提高组织氧供和增加组织摄氧。

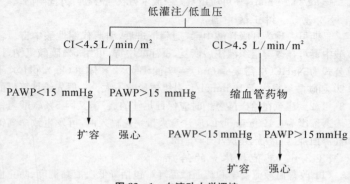

图 83-1　血流动力学调控

83.4.3　心源性休克

(1) 治疗原发病。

(2) 调整前负荷,增强心肌收缩力。

(3) 加强心功能监测,维持心率和血压稳定,减少心肌氧耗,增加心肌供氧。

(4) 应用心肌保护药物。

83.4.4　过敏性休克

(1) 去除致敏源,支持呼吸和循环功能。

(2) 使用肾上腺素。

(3) 应用血管收缩药物如去氧肾上腺素和间羟胺等,必要时用去甲肾上腺素和血管加压素。

(4) 激素和抗组胺药物。

(5) 扩容。

(6) 氯化钙 0.5～1 g、碳酸氢钠 1～2 mmol/kg。

(曲冬梅　于布为)

84　机械通气和呼吸支持

机械通气是抢救呼吸衰竭患者常用的有效治疗方法,可以改善患者的氧合和通气,减少呼吸做功,支持呼吸功能。

84.1　机械通气目的

(1) 提供足够的肺泡通气。

(2) 使组织充分氧合。

(3) 促进患者呼吸与呼吸机同步性,并逐渐恢复正常的自主呼吸。

（4）应用呼气末正压（PEEP）维持肺泡复张。

（5）尽可能降低吸入氧浓度，避免产生内源性 PEEP。

84.2 适应证

以下情况均需要应用机械通气：① 呼吸频率大于 35 次/min,潮气量小于 5 ml/kg,肺活量小于 10～15 ml/kg。② 吸氧后 PaO_2 小于 50 mmHg。③ $PaCO_2$ 大于 50 mmHg 伴 pH 小于 7.30。④ PaO_2/F_1O_2 小于 300 mmHg。⑤ V_D/V_T 大于 0.6。⑥ 最大吸气负压大于 —25 cmH_2O。机械通气的应用范围：① 心肺复苏。② 呼吸衰竭。③ 麻醉手术中应用。④ 大手术后呼吸支持。⑤ 气道保护。

84.3 呼吸机构造

（1）呼吸机有气动和电动两种。气压提供膨胀肺所需能量,气流可通过电子设备（微处理器）控制（图 84-1）。

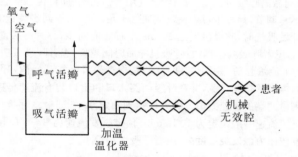

图 84-1 呼吸机结构示意图

（2）吸气活瓣在吸气相时控制流量和压力,呼气活瓣在吸气相时关闭。

（3）呼气活瓣控制 PEEP,在呼气相时吸气活瓣关闭。

（4）呼吸机环路在呼吸机与患者之间运送气流　① 由于气体可压缩和回路有弹性,呼吸机提供的气体容量有一部分并未被患者吸入。此压缩容量为 3～4 ml/cmH_2O。呼吸机应对压缩容量有代偿功能。② 患者重复吸入回路内容量为机械无效腔,应小于 50 ml。

（5）吸入气体应主动或被动地进行湿化　① 主动湿化器将吸入气体经过一个加热的水箱进行湿化,湿化器的加热环路可减少环路内凝结水滴。② 被动湿化器（人工鼻）置于呼吸机环路与患者之间。可回收呼出气的热量及湿度,再转至吸气系统。被动湿化对多数患者效果良好,但比主动湿化效果差,并增加吸入及呼出阻力,增加机械无效腔。③ 在吸气环路近端（或应用被动湿化器时气管导管近端）可见水滴,表明吸入气湿化程度充分。

84.4 呼吸时相

84.4.1 起动(initiating)或触发(trigger)

是指使呼吸机开始送气的驱动方式。起动有3种方式:时间起动、压力起动和流量起动。

(1) 时间起动 用于控制通气,是指呼吸机按固定频率进行通气。当呼气期达到预定的时间后,呼吸机开始送气,即进入吸气期,不受患者吸气的影响。

(2) 压力起动 用于辅助呼吸,是指当患者存在微弱的自主呼吸时,吸气时气道内压降低为负压,触发(trigger)呼吸机送气,而完成同步吸气。① 呼吸机的负压触发范围(灵敏度,sensitivity)为$-1\sim-5\,cmH_2O$,一般成人设置在$-1\,cmH_2O$以上,小儿在$-0.5\,cmH_2O$以上。② 辅助呼吸使用压力触发时,能保持呼吸机工作与患者吸气同步,以利撤离呼吸机。③ 当患者吸气用力强弱不等时,传感器装置的灵敏度不易调节,易发生过度通气或通气不足。④ 由于同步装置的限制,患者开始吸气时,呼吸机要迟20 ms左右才能同步,称为呼吸滞后(lag time)。患者呼吸频率越快,呼吸机滞后时间越长,患者呼吸做功越多。

(3) 流量起动 用于辅助呼吸,是指在患者吸气开始前,呼吸机输送慢而恒定的持续气流,并在呼吸回路入口和出口装有流速传感器,由微机测量两端的流速差值。若差值达到预定水平,即触发呼吸机送气。持续气流流速一般设定为10 L/min,预定触发流速为$3\sim5$ L/min。流量触发较压力触发灵敏度高,患者呼吸做功较小。

84.4.2 控制

正压通气时,整个吸入过程中应保持呼吸参数恒定。最常见的是容量控制和压力控制。

(1) 容量控制通气(定容型) 特点:① 不管气道阻力或呼吸系统顺应性大小,容量控制通气保持潮气量恒定。② 呼吸系统顺应性下降或气道阻力升高,在容量控制通气时可导致气道峰压升高。③ 不管患者呼吸能力如何,吸入流量在容量控制通气时保持恒定,这样可造成患者与呼吸机不同步。④ 吸气流量波型包括恒定流量(方波)、减速流量和正弦波型流量。⑤ 吸气时间取决于吸气流量、吸入气流波型和潮气量。⑥ 分钟通气量恒定时,最好选用容量控制通气(如颅内高压患者)。

(2) 压力控制通气(定压型) 特点:① 不管气道阻力或呼吸系统顺应性如何,压力控制通气时,应用恒定气道内压力。② 在压力控制通气中,吸气流量为减速波型,并取决于压力设定、气道阻力和呼吸系统顺应性。当呼吸系统顺应性降低,如ARDS,流量迅速降低;当气道阻力高,如COPD时,流量缓慢减速。③ 在压力控制通气中,影响潮气量的因素包括顺应性、气道阻力和压力设定。④ 与容量控制不同,在压力控制通气中,吸气流量是可变化的。当患者呼吸动作增强时,可增加呼吸机输送的流量及潮气量。⑤ 流量的变化可改善人-机同步性。⑥ 吸气时间可在呼吸机上设定。⑦ 对急性肺损伤的患者,因气道压力不能高于设定压力,可避免肺泡过度膨胀。

84.4.3 限定(limited)

正压通气时,为避免对患者和机器回路产生损害作用,应限定呼吸机输送气体的量。

(1) 容量限定 预设潮气量,通过改变流量、压力和时间三个变量来输送潮气量。

(2) 压力限定 预设气道压力,通过改变流量、容量和时间三个变量来维持回路内压力。

(3) 流速限定 预设流速。通过改变压力、容量和时间三个变量来达到预设的流速。

84.4.4 切换(cycling)

指呼吸机由吸气期转换成呼气期的方式。

(1) 时间切换 达到预设的吸气时间,即停止送气,转回呼气。

(2) 容量切换 当预设的潮气量送入肺后,即转向呼气。

(3) 流速切换 当吸气流速降低到一定程度后,即转向呼气。

(4) 压力切换 当吸气压力达到预定值后,即转向呼气。

627

84.5 机械通气分类

84.5.1 负压通气与正压通气

(1) 铁肺和胸甲可在吸气相在胸廓周围形成负压,虽然这些装置对有些患神经肌肉疾病需长期机械通气的患者有用,但在 ICU 已不再应用。

(2) 正压通气指在吸气相对气道施以正压。

(3) 正压通气和负压通气中,呼气均是被动的。

84.5.2 有创通气与无创通气

(1) 有创通气通过气管内导管或气管造口导管进行。

(2) 可迅速恢复的患者,如 COPD 加重期或急性充血性心衰,可成功地进行无创正压通气(NPPV)。无创通气可采用鼻面罩或口鼻面罩,压力支持通气最常用于 NPPV。

84.5.3 全部通气与部分通气

(1) 全部通气支持 在患者和呼吸机无相互作用情况下提供全部分钟通气量,需进行镇静,有时应用肌松药,常用于患严重呼吸衰竭、血流动力学不稳定和所有应用肌松药的患者。

(2) 部分通气支持 只提供部分分钟通气量,而其余部分靠患者自主呼吸,此时患者于呼吸机之间的相互作用十分重要。部分通气支持常用于恢复期脱机。其优点包括：避免长期机械通气造成的肌肉萎缩，保存通气驱动和呼吸方式，减少镇静药及肌松药需求量，对正压通气有较好的血流动力学反应。

84.6　机械通气的生理影响

(1) 机械通气使支气管和肺泡扩张，气道阻力降低，并易保持呼吸道通畅。

(2) 呼气末正压(PEEP)时，功能残气量增多，肺充血和水肿减退，肺弹性改善，顺应性提高。

(3) 患者与呼吸同步，在阻力降低和顺应性改善的同时，能量消耗和呼吸做功明显减少。

(4) 机械通气时，气体分布在下垂区及边缘肺组织气体分布减少，而无关区则较多。

(5) 由于肺内压和胸内压的升高，产生跨肺压，传递至肺血管和心腔，可引起复杂而与自主呼吸完全不同的心血管功能变化：回心血量减少，右心室后负荷升高；左心室前、后负荷降低。

(6) 正压通气后肺泡扩张，刺激了肺的牵张感受器，通过传入神经，抑制吸气。因此，尤其是潮气量较大时，可致自主呼吸停止。

628

(7) 用 PEEP 时，特别是高水平 PEEP、大于 20 cmH_2O，头部静脉回流受阻，静脉压上升，血液淤积在头部，脑容量增多，ICP 升高。

(8) 机械通气妨碍了下腔静脉的回流，下腔静脉淤血、胃肠静脉充血、门脉压升高，还可引起应激反应，可能诱发消化道出血或应激性溃疡等。

84.7　机械通气模式

84.7.1　容量预置模式

84.7.1.1　机械控制通气(control mechanical ventilation, CMV)

(1) 最常用和最基本的通气模式。

(2) CMV 是时间起动、容量限定、容量或时间切换。

(3) 在吸气时由呼吸机产生正压，将预设容量的气体送入肺内，气道压力升高；呼气时肺内气体靠胸肺弹性回缩排出体外，气道压力回复至零(图 84-2)。

(4) CMV 时若 PEEP=0，又称为间歇正压通气(intermittent positive pressure ventilation, IPPV)。若 PEEP 大于 0，则称为持续正压通气(continuous positive pressure ventilation, CPPV)。

(5) CMV 时，呼吸机完成全部的吸气呼吸功，是一种完全呼吸支持模式。其吸气相是定时起动的，与患者的自主呼吸周期无关，即是非同步的，但目前多数呼吸机配置同步装置，使得 CMV 转变成下面介绍的辅助控制通气(Assisted/control ventilation, A/C)。

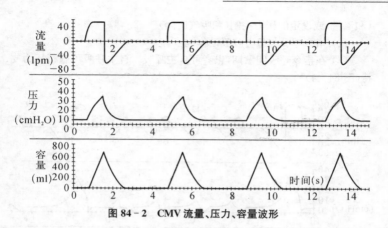

图 84-2 CMV 流量、压力、容量波形

84.7.1.2 辅助控制通气（Assisted/control ventilation，A/C）

（1）是一种压力或流量起动、容量限定、容量切换的通气方式。

（2）A/C 可保持呼吸机与患者吸气同步，以利患者呼吸恢复，并减少患者做功。

（3）辅助/控制呼吸可自动转换，当患者自主呼吸触发呼吸机时，进行辅助呼吸。当患者无自主呼吸或自主呼吸负压较小，不能触发呼吸机时，呼吸机自动转换到控制呼吸（图 84-3）。

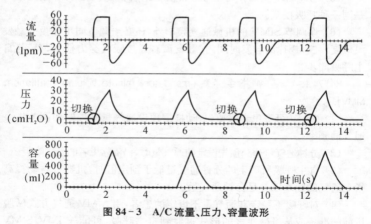

图 84-3 A/C 流量、压力、容量波形

（4）辅助控制呼吸通气方式适用于需全部呼吸支持的患者。

84.7.1.3 同步间歇指令通气（synchronized intermittent mandatory ventilation，SIMV）

（1）SIMV 时，患者能按呼吸机设定次数接受指令设定的潮气量

(和流量)或设定的压力控制(和吸气时间)。

(2) 指令呼吸与患者呼吸动作同步。

(3) 在指令呼吸间歇期,患者可自主呼吸。自主呼吸可施行压力支持(图84-4)。

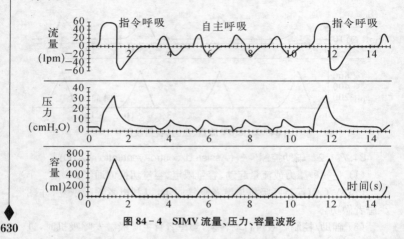

图84-4 SIMV流量、压力、容量波形

(4) 在指令呼吸和自主呼吸中,患者吸气用力和呼吸做功相同。

(5) 若患者不能切换呼吸机(如患者用肌松药),则 A/C 和 SIMV 是同一种呼吸模式。

(6) 除调节 SIMV 的机械通气频率外,还必须调节同步呼吸的触发灵敏度,在有规律的触发时间内(触发窗),通过吸气努力使 SIMV 与自主呼吸同步。

84.7.1.4 分钟指令通气(mandatory minute volume ventilation, MMV)

(1) MMV 可按患者需要,自动根据预设通气量来控制和调节指令通气的频率。

(2) 分钟通气量达到预先设定的通气量时,仍依靠患者的自主呼吸。

(3) 自主呼吸所产生的分钟通气量低于预定值时,机器可自动提高指令通气的频率以补足分钟通气量。

(4) 对呼吸不稳定和通气量不恒定的患者,用 MMV 通气方式做脱机前的准备或从机械通气的形式过渡到自主呼吸,可能较 IMV/SIMV 更安全。

84.7.2 压力预置模式

84.7.2.1 压力限制通气(Pressure Limited Ventilation, PLV)

(1) 压力限制通气通过限定气道压力,可"降低"气道峰压而不减少潮气量。

（2）通常设置的吸气峰压（PIP）＝平台压（EIP）＋3 cmH₂O，最高报警压设置为 PIP＋10 cmH₂O。

（3）当气道压力达到设置的 PIP 值时，流量减慢，延长供气时间，将剩余潮气量慢慢送入肺内。

（4）PLV 有两个优点：① 降低气道峰压，减少气压伤和气管损伤的危险。② 递减流量减少了在不等量分配通气期间通气良好的肺组织过度通气的现象。

84.7.2.2　压力控制通气（pressure controlled ventilation，PCV）

（1）压力控制通气时气道压力迅速上升到预设峰压，后接一个递减流量波形以维持气道压力于预设水平。

（2）降低气道峰压，减少气道压过高的危险性。

（3）气体分布更加均匀，改善气体交换。

（4）适用于儿童、不带套囊的气管导管及有瘘管的患者。

（5）PCV 时，若肺顺应性或气道阻力发生改变时，潮气量即会改变。所以，使用该通气模式时应严密监测气道压力和呼气潮气量，并保持报警系统工作正常。

84.7.2.3　压力支持通气（pressure support ventilation，PSV）

（1）压力支持通气时，以呼吸机设定的压力辅助患者吸气动作。

（2）呼吸机只有对患者呼吸动作产生反应时，才能进行呼吸，因此呼吸机必须设定恰当的呼吸暂停报警。

（3）当流量降至呼吸机设定值时（如 5 L/min 或 25％吸气峰流量），呼吸周期切换为呼气相。

（4）PSV 模式时，潮气量、吸气时间，呼吸次数均可变化。

（5）潮气量取决于压力支持水平、肺机械运动、患者吸气用力情况。

（6）因 PSV 是以流量为周期切换，若存在漏气（如支气管胸膜漏）则导致呼吸周期异常，下一个时间周期将在 3～5 s（根据呼吸机设置）内中止吸气。

（7）若患者主动呼气，呼吸机将迫使周期切换至呼气相。

（8）PSV 的主要优点是减少膈肌的疲劳和呼吸做功。

（9）PSV 是一种辅助通气方式，预置压力水平较困难，可能发生通气不足或过度、呼吸运动或肺功能不稳定者不宜单独使用。

84.7.2.4　压力调节容量控制（pressure regulated volume control，PRVC）

（1）PRVC 设预置潮气量，先给第一次控制呼吸（吸气压为 5 cmH₂O），后根据呼吸机自动连续测定胸肺顺应性和容量/压力关系，调节第二次呼吸的潮气量和通气压力（为上述计算值的 75％），依次类推,直至第四次呼吸后,通气压力峰值达到 100%,使实际潮气量与预置潮气量相同。

（2）吸气峰压在预置下 5 cmH_2O 时,可自动调节,两个相邻吸气峰压超过预置压力 50% 时,可自动转换为呼气,以防发生气肺气压伤。

（3）PRVC 主要用于无自主呼吸的患者,可加用 PEEP。

84.7.2.5　容量支持通气(volume support ventilation, VSV)

（1）容量支持通气工作原理与 PRVC 基本相同,不同的是 VSV 仅用于自主呼吸的患者,需调节吸气负压灵敏度才能启动。

（2）呼吸频率和吸/呼比率由患者自主呼吸控制,当吸气减慢至流速 50% 吸气时间超过预置呼吸周期 80% 时,吸气停止,转换为呼气。

（3）吸气压力支持也可随自主呼吸增强而自动降低,而且当呼吸暂停时间成人超过 20 s,儿童超过 15 s,新生儿超过 10 s 时呼吸机可自动将 VSV 转换为 PRVC。

（4）VSV 主要用于存在自主呼吸而尚不完善的患者,麻醉和手术后呼吸支持、COPD 伴呼吸功能不全及撤离呼吸机时,并可与其他通气方式联合使用。

80.7.2.6　气道压力释放通气(airway pressure release ventilation, APRV)

（1）气道压力释放通气采用将气道压力从预置（高）CPAP 压力值瞬变到较低的 CPAP 值的方法来达到让自主呼吸的患者有更多的呼气。

（2）APRV 允许患者在整个呼吸周期自主呼吸。

（3）由于从 CPAP 的较高压力降低到较低压力,也方便了气体交换,且无需患者自主努力。

（4）通常采用的方法是：尽可能保留患者的自主呼吸,CPAP20～25 cmH_2O,维持 2～3 s。压力降低到 0（维持 0.5 s）,减压时间短使肺泡不会萎陷,使 CO_2 容易排出。

（5）使用 APRV 平均气道压降低,但对氧合、静脉回流、心脏指数或组织氧合影响不显著。

84.7.2.7　双气道正压通气(Bi-phasic positive airway pressure, BiPAP)

（1）双气道正压通气允许在通气周期的任何时间进行不受限制的自主呼吸,不需要用极度的镇静和肌松药来抑制自主呼吸。

（2）BiAP 是一种对 CPAP 采用时间切换的连续 CPAP 系统。

（3）如在压力控制、时间切换方式中一样,每一相的持续时间（Thigh 和 Tlow）,以及相应的压力（Phigh 和 Plow）均可分别进行调整。

（4）BiPAP 是一种适合于整个机械通气期的方式,甚至能使大多数通气状况受到损伤的患者自由地呼吸。

(5) BIPAP 的气道压力的调整：Plow 按照容量控制通气时的 PEEP 调整，Phigh 按先前所用 IPPV 的平台压调节。Thigh 和 Tlow 分别与容量控制通气时的吸气时间和呼气时间相符。

84.7.2.8　呼气末正压(positive end-expiratory pressure, PEEP)

(1) 呼气末正压指在控制呼吸呼气末，气道压力不降低到零，而仍保持一定的正压水平。

(2) 其产生原理是借助 PEEP 阀，在呼气相使气道仍保持一定的正压。

(3) PEEP 可增加 FRC，使原来萎陷的肺再膨胀，同时肺顺应性也增加，因此，改善通气和氧合，减少 Qs/Qt，提高 PaO_2。是治疗低氧血症，尤其是 ARDS 的主要模式之一。

(4) 大多数患者可在机械通气开始时，至少应用 $3\sim5$ cmH$_2$O。

(5) PEEP 增加了气道内压力，可影响心血管功能，临床应用时需选择最佳 PEEP，以减轻对循环功能的抑制。

84.7.2.9　持续气道正压(continuous positive airway pressure, CPAP)

(1) CPAP 是指在患者有自主呼吸的情况下，在整个呼吸周期，由呼吸机向气道内输送一个恒定的新鲜正压气流，正压气流大于吸气气流。

(2) 呼气活瓣系统对呼出气流给予一定的阻力，使吸气期和呼气期气道压均高于大气压。

(3) 呼吸机内装有灵敏的气道压测量和调节系统，随时调整正压气流的流速，维持气道压基本恒定在预调的 CPAP 水平。

(4) CPAP 时，吸气期由于正压气流大于吸气气流，患者吸气省力，自觉舒服，呼气期气道内正压，起到 PEEP 的作用。

(5) CPAP 时，呼吸机不提供吸气辅助。

(6) CPAP 可用于插管患者，也可经面罩或鼻塞使用。

84.7.3　可自动调节模式

84.7.3.1　自动转换模式(automode)

(1) 是机械通气模式自动化、智能化的新尝试。

(2) 特点是当患者的吸气用力可触发呼吸机时，呼吸机即从控制通气模式自动转换为支持通气模式，但如果患者停止呼吸，或无力触发呼吸机，呼吸机立即转换回控制转换模式。

(3) 自主呼吸和机械通气能很好协调，减少两者的对抗而使患者感觉舒适。可减少或避免应用镇静剂的需要，也可缩短患者应用机械通气的时间。

(4) 在应用支持通气模式的全过程,有控制模式作为后盾,从而可有效地保证患者的通气安全。

84.7.3.2 适应性支持通气(adaptive support ventilation, ASV)

(1) 在 ASV 模式通气时,呼吸频率和潮气量是由理想体重以及达到预置目标通气所测得患者的肺部机能来决定的。

(2) 临床上应用 ASV 模式时需设置。

(3) 体重(bodywt):用于在 ASV 模式时计算每分钟通气量和潮气量的限值;

(4) 每分钟通气量(%Minvol):用于调节呼吸机释出的每分钟通气量。成人总的目标每分钟通气量,可按每千克体重 100 ml 计算:① 流量触发/压力触发(flow trigger/pressure trigger)。② 压力斜坡(Pramp):在压力控制或支持通气中可决定所释出压力的上升时间。③ 呼气触发灵敏度(ETS):在压力支持的自主呼吸中决定呼出气的标准。

(5) ASV 可自动调节适应患者的通气需要。避免发生压力伤、容量伤、防止窒息和呼吸频速,预防内源性 PEEP(PEEPi)发生。

(6) 可提供安全的最低每分钟通气量。可用作自动撤机支持系统。

84.8 实施方法

84.8.1 建立通畅呼吸道

(1) 短期使用机械通气,可选用经口气管插管,需要长期治疗者可选用经鼻气管插管或气管切开。

(2) 经口气管插管方法简便、迅速。避免气管切开的并发症,但影响进食、患者极不舒服,需用较多镇静药,长期插管可损伤咽喉部,使气管黏膜糜烂、感染坏死。经鼻插管有利于导管固定和口腔卫生,但吸痰困难,也有引起鼻出血和副鼻窦炎的顾虑。

(3) 气管插管能保持多久,取决于导管质量和护理工作,一般可放 1～2 周,应定期换管。

(4) 气管插管后应常规摄胸片,以证实气管导管位置。

(5) 气管切开的优点在于分泌物容易清除,呼吸道阻力及死腔明显减少,可以进食,不必多用镇静药,适于长时间机械通气,其缺点是丧失了呼吸道的保温、保湿功能,增加呼吸道感染机会,时间长久易致气管出血、溃疡和狭窄。

(6) 为严重缺氧和二氧化碳潴留患者作气管切开,有心跳骤停的可能,可先用面罩加压供氧,然后在喉上神经及舌咽神经阻滞下施行气管插管,吸净分泌物,充分供氧,待病情稳定后再按指征作气管切开。

(7) 为避免气道漏气,应用带套囊的导管,套囊的充气量以刚能阻止漏气为度,每 4 h 开放套囊 5 min,以免气管壁长时间受压导致坏死。

84.8.2 呼吸参数调节

84.8.2.1 通气量

(1) 正确估计和调节通气量是保证有效机械通气的根本条件,每分钟通气量 VE＝潮气量(V_T)×呼吸频率(RR)。

(2) 应用保护性肺通气策略(lung protective entilatory strategy, LPVS)。维持正常氧合(SpO_2 大于 95%)和通气($P_{ET}CO_2 = 35 \sim 45$ mmHg)。尤其是长期机械通气、肺气肿及 ARDS 的患者,潮气量不宜过大,以免发生肺损伤。

(3) 吸/呼比率的呼气时间延长有利于 CO_2 排出和静脉回流。

(4) 预计值的通气效果如何,应密切观察临床征象。

84.8.2.2 吸/呼比率

(1) 可调的 I/E 比率为 $1:1\sim1:4$,一般 I/E 为 $1:2$,吸气时间为 $1\sim1.5$ s。

(2) 慢性阻塞性肺部疾病及高碳酸血症患者呼气时间宜长,用 $1:2.5\sim1:4$,以利 CO_2 排出。

(3) 限制性呼吸功能障碍及呼吸性碱中毒患者用 $1:1$,使吸气时间适当延长。

84.8.2.3 吸入氧浓度(F_1O_2)

(1) 原则上在 SaO_2 大于 90% 的情况下,应尽量降低吸入氧浓度。

(2) 用 F_1O_2 大于 70% 并超过 24 h 易致氧中毒。

(3) 如 $F_1O_2 = 60\%$,低氧血症仍不改善,不要盲目提高吸入氧浓度,可试用:① PEEP 或 CPAP。② 加用 EIP。③ 延长吸气时间。

84.8.2.4 PEEP

从低水平开始,根据压力-容积曲线,或肺顺应性的变化,以及 SaO_2、血压、心率的变化逐渐过渡到"最佳水平"。

84.8.2.5 根据血气分析结果调节各项呼吸参数(表 84-1)。

表 84-1 血气分析结果和各项参数调节

血 气 变 化	呼 吸 参 数 调 节
$PaCO_2$过高,PaO_2变化不大	V_T↑,RR↑,Paw↓
$PaCO_2$过低	V_T↓,RR↓,Paw↓
$PaCO_2$过高	V_T↑,RR↑,PEEP↓
PaO_2过低	F_1O_2↑,PEEP↑,吸气时间↑,加用 EIP
$PaCO_2$过高＋PaO_2过低	V_T↑,RR↑,PEEP↑,吸气时间↑,F_1O_2↑
$PaCO_2$过高＋PaO_2正常	V_T↑,RR↑,Paw↑,PEEP↓

84.9 脱机和拔管

呼吸和/或循环功能不全应用呼吸机支持呼吸的患者,其脱机往往需要一个过程,一般来说,患者原发疾病和全身情况好转,就应考虑逐渐停用机械通气。

84.9.1 脱机指征

(1) 患者安静、无出汗、末梢红润、循环功能稳定。

(2) $F_1O_2 = 60\%$,CPAP 小于 5 cmH_2O,PaO_2 大于 70～90 mmHg。

(3) 吸空气或 40%氧气时 $PaCO_2$ 小于 45 mmHg 和 pH 大于 7.35。

(4) 呼吸功能参数达到以下要求(表 84-2),即可考虑逐渐停机。

表 84-2 脱机的呼吸参数

呼 吸 参 数	脱 机 标 准	正 常 值
氧合指数(PaO_2/F_1O_2)	大于 300 mmHg	大于 400 mmHg
潮气量(V_T)	5～6 ml/kg	5～8 ml/kg
呼吸频率(RR)	小于 25 次/min	14～18 次/min
呼吸频率/潮气量(RR/V_T)	小于 100/min/L	小于 50/min/L
肺活量(Vc)	大于 15 ml/kg	65～75 ml/kg
最大吸气负压(PI_{max})	−25 cmH_2O	大于−90 cmH_2O(女) 大于−120 cmH_2O(男)

84.9.2 脱机方法

(1) 直接停机法 不经过任何器械或脱机方法完成整个脱机过程。短期机械通气患者,特别是外科手术后患者,非常容易脱机和拔管。

(2) 自主呼吸试验法(spontaneous breathing test, SBT)自主呼吸试验是指运用 T 管或低水平支持的自主呼吸模式于接受有创机械通气的患者,通过短时间(30 min～2 h)的动态观察,以评价患者完全耐受自主呼吸的能力,借此达到预测撤机成功可能性的目的。SBT 的试验方法有三种:T 管试验、低水平(5 CmH_2O)CPAP 和低水平(5～7 CmH_2O)PSV。

行 SBT 前提条件包括:

(1) 清醒。

(2) 血流动力学稳定(未使用升压药)。

(3) 无新的潜在严重病变。

(4) 需要低的通气条件及 PEEP。

(5) 面罩或鼻导管吸氧可达到所需的 FiO_2。

SBT 成功的标准:

(1) 试验过程中及结束时患者主观上感觉舒适。

（2）生理参数稳定。

（3）潮气量大于 5 ml/kg。

（4）血气显示无严重代谢性酸中毒和低氧血症或达到病前稳定水平。

SBT 失败的标准：

（1）患者不能咯痰，出现明显胸闷、出汗或发绀并有精神症状等。

（2）生理学参数明显变化如 RR 大于 30 次/min，HR 大于 100 次/min 或较试验前增加 20 次/min 以上，收缩压较试验前升高或下降大于 2.67 kPa（1 kPa＝7.5 mmHg）。

（3）潮气量小于 5 ml/kg，SpO_2 小于 0.90，PaCO 较试验前增加大于2.67 kPa。

84.9.3　脱机困难的原因

（1）肺部疾病尚未纠正。

（2）呼吸肌疲劳。

（3）循环功能不全。

（4）营养不良及全身情况衰弱。

（5）低磷、低镁和低钾血症。

（6）呼吸机调节不当。

（7）气管导管口径较细。

637

84.9.4　拔管

（1）患者脱机成功以后，尚未完全清醒或分泌物较多而排除困难，则可暂时留管，待好转后再拔管。

（2）如果对患者呼吸功能估计不足，拔除气管导管后，有可能再插管。

（3）拔管后 90％以上患者存在喉水肿，但上呼吸道阻塞发生率不到 2％。如有严重的上呼吸道阻塞征象，则应立即再插管。

84.10　机械通气并发症

84.10.1　呼吸机相关的肺损伤

84.10.1.1　不正常的跨肺压增高可发生过度膨胀肺损伤

（1）过度膨胀损伤可导致炎症和肺泡—毛细血管膜通透性增加。

（2）因为潮气量在肺内的分布尚不清楚（即健康的肺泡可接受较多的潮气量而变得过度膨胀），所以潮气量并不是过度膨胀肺损伤的良好危险指标。

（3）推荐平台压应维持在 35 cmH_2O 或更低，以防止过度膨胀损伤。

（4）因过度膨胀肺损伤的危险性主要与跨肺压有关，故在胸壁顺应性减低时（如腹膨隆、胸壁烧伤、胸壁水肿、肥胖），较高的平台压可能是安全的。

84.10.1.2 复张性损伤

(1) 若 PEEP 不足以维持肺泡不萎陷,可导致每一次呼吸周期中肺泡张开和关闭的交替。这样会产生炎症及增加肺泡—毛细血管膜通透性。

(2) ARDS 患者,可通过应用适宜水平的 PEEP 避免此种损伤,通常用 15 cmH_2O,偶尔可用 15～20 cmH_2O。

84.10.1.3 氧中毒

(1) 长期吸入高浓度氧可引起肺损伤。

(2) 尽管在维持动脉氧合充分的前提下,谨慎地减少 F_IO_2 是明智的举措,但对急性肺损伤患者,氧中毒的明确机理尚不清楚。

(3) 应吸入适宜的氧浓度,不应惧怕氧中毒而不吸氧。

84.10.2 人与呼吸机不同步

84.10.2.1 吸气切换不同步。

(1) 切换敏感度设置过低可造成切换不同步,可通过调节切换敏感度纠正。

(2) 可试用其他切换方法,如用流量代替压力切换。

(3) 引起切换不同步的一个常见原因是存在自动 PEEP。若存在自动 PEEP,患者必须在切换发生之前产生足够的吸气动作来克服内源性 PEEP。应使用降低内源性 PEEP 水平的技术(如服用支气管扩张药,延长呼气时间),在呼气受限的患者(如 COPD),提高呼吸机设定的 PEEP 可抵消内源性 PEEP 并改善切换同步性。

84.10.2.2 流量不同步

(1) 在容量控制型通气中,呼吸机的流量固定,可能无法满足患者吸气流量的要求。吸气压力波形会显示特征性的扇贝状。

(2) 容量控制型通气中,增加吸气流量或改变吸气流速方式可改善流量不同步。

(3) 从容量控制切换至限压型通气,可能有所帮助。

84.10.2.3 换气切换不同步

切换不同步发生于呼吸机送气尚未结束时患者开始呼气。在容量控制型通气或压力控制型通气,当设置的吸气时间太长时常可发生切换不同步。

(1) 当气道阻力增高和肺顺应性增高(如 COPD)时,在压力支持过程中,需延长吸气时间以便呼吸机的吸气流量减少到设定的流量切换值。如该送气时间比患者自主吸气时间长,患者将主动呼气以终止吸气相。这种情况可通过压力控制而不能用压力支持加以避免。吸气时间的设定,应以流量至零或在患者主动呼气之前终止吸气相为准。

(2) 新研制的呼吸机允许医师在压力支持过程中调节呼气触发灵

敏度来改善同步性。

（邓宇霄　皋　源）

85　围术期呼吸衰竭防治

呼吸衰竭（respiratory failure）是指各种原因的肺换气和/或通气功能严重损害，导致缺氧和/或二氧化碳潴留，并引起一系列生理功能和代谢紊乱的临床综合征。如不及时处理，会发生多脏器功能损害，乃至危及生命。文献报道围术期呼吸系统并发症的发生率为 $20\%\sim25\%$，死亡率近 $3\%\sim5\%$。其中老年患者胸腔手术和腹部大手术后发病率较高。这些并发症包括肺不张、肺炎、支气管炎、支气管痉挛、低氧血症及呼吸衰竭等。

85.1　呼吸衰竭的病因

（1）呼吸道病变舌根后坠、咽后壁软组织塌陷、喉水肿、支气管痉挛、呼吸道分泌物或异物阻塞，引起通气不足，常伴有气体分布不均。

（2）肺组织病变肺炎、肺气肿、肺水肿、肺损伤、肺不张等，引起肺容量、有效弥散面积减少，通气与血流灌注比例失调，肺内右向左分流增加，可发生缺氧，严重者可合并高碳酸血症。

（3）肺血管病变肺血管栓塞、肺血管炎、多发性微血栓形成，使肺换气功能损害，以低氧血症为主。

（4）胸廓病变胸廓外伤、畸形、手术创伤、气胸或胸腔积液等，影响胸廓活动和肺扩张，导致通气减少，吸入气体分布不均和通气与血流灌注比例失调。

（5）神经肌肉疾病脑血管病变、脑外伤、电击、药物中毒等直接或间接抑制呼吸中枢；脊髓灰质炎及多发性神经炎所至的神经损害，影响神经的传导功能；重症肌无力、肌肉萎缩可导致呼吸肌收缩无力等，引起通气不足。

85.2　呼吸衰竭的诊断

呼吸衰竭的诊断除呼吸困难、发绀等症状外，主要以动脉血气为标准。海平面呼吸空气时，PaO_2 小于 60 mmHg，单凭一项就可诊断。$PaCO_2$ 的标准依急、慢性呼吸衰竭而不同，急性呼吸衰竭 $PaCO_2$ 大于 50 mmHg，慢性呼吸衰竭 $PaCO_2$ 大于 55 mmHg。

85.3　呼吸衰竭的分类

85.3.1　根据病程分类

（1）急性呼吸衰竭　患者既往无或有呼吸系统疾病，由于突发因素导致呼吸动力不足、阻力增加或换气功能损害，因机体难以代偿，病理生理改变较严重，如不及时治疗，会危及患者生命。

（2）慢性呼吸衰竭　患者并发呼吸道感染，或其他原因增加呼吸负

639

荷,如发生失代偿,则出现严重缺氧、二氧化碳潴留和酸中毒的临床表现。

85.3.2　根据病理生理分类

(1) Ⅰ型呼吸衰竭一般指通气与血流灌注比率失调、弥散功能障碍、肺内右向左分流增加所致。表现为仅有低氧血症,二氧化碳正常或降低。

(2) Ⅱ型呼吸衰竭一般指肺泡通气不足所致,表现为二氧化碳潴留,伴或不伴有低氧血症。

85.4　呼吸衰竭的临床表现

(1) 呼吸困难表现为呼吸频率、幅度和节律的改变。周围性则表现为浅、快型呼吸和辅助呼吸肌参与呼吸,如点头、张口或提肩样呼吸;中枢性则表现为呼吸减慢、减弱或呼吸节律改变。

(2) 发绀缺氧使氧饱和度小于85%时往往出现唇和指甲发绀,但严重贫血者可无发绀。

(3) 神经精神症状急性严重缺氧可立即出现精神错乱、烦躁、抽搐等症状,慢性缺氧者多有智力或定向力功能障碍。

(4) 肺动脉高压表现长期缺氧、二氧化碳潴留可引起肺动脉高压,产生右心功能不全的临床表现。

(5) 其他严重缺氧和二氧化碳潴留　会导致肝、肾功能异常;因消化道黏膜充血水肿、糜烂、溃疡而导致消化道出血。

85.5　术前肺功能评估

85.5.1　病史与临床症状

(1) 对患者临床状况的正确评估与术后患者肺部并发症发生率有直接关系。病史询问在评估中起重要作用。

(2) 呼吸疾病的主要症状为咳嗽、咳痰、咯血、喘鸣和呼吸困难等。

(3) 咳嗽咳痰表明气道黏膜受刺激,气道分泌物增加,气道纤毛传递分泌物功能障碍。应了解咳嗽起始时间、严重程度,痰量和颜色、痰的黏稠度和规律性及与体位的关系等。

(4) 吸气性呼吸困难伴喘鸣提示上气道狭窄,如喉头水肿、喉与气道炎症、肿瘤或异物。慢性支气管炎、支气管哮喘和肺水肿患者的细支气管阻力增加或痉挛,其呼吸困难呈呼气性。

(5) 必须询问患者吸烟史以及累计吸烟量。

85.5.2　体格检查

(1) 观察呼吸困难的表现,包括辅助呼吸肌是否参与,呼吸的节律和深度。

(2) 嘴唇和指甲有无发绀、患者肥胖程度、听诊有无哮鸣音、气管插管条件如何等。

(3) 体格检查可以基本确定有无肺实变、肺气肿、肺水肿和支气管哮喘等,特别是确定有无支气管痉挛对术前评估有特殊意义。

85.5.3 常规实验室检查

(1) 慢性呼吸系统疾病患者血液血红蛋白大于 160 g/L,血细胞比容大于60%往往提示有慢性缺氧,血液白细胞及中性粒细胞增加可能提示肺部感染。

(2) 胸部正侧位 X 线检查。有无气管偏移或狭窄、气道阻塞等对选择麻醉方式有重要的意义。肺实质改变者可能存在通气与灌注比例失调及肺内分流。约有 10%动脉血气异常患者,其胸部 X 线表现却无异常。

(3) 心电图改变,如电轴右偏、肺性 P 波、右心室肥厚及右束支传导阻滞者提示肺动脉高压及肺心病。心肌缺血和心脏扩大患者应估计到患者对麻醉药的耐受性较差。

85.5.4 动脉血气分析

(1) 动脉血气分析是评价肺功能最有效的定量指标。了解患者术前通气状况、酸碱平衡、氧合状况及血红蛋白浓度,还可了解患者的肺疾患严重程度、病程的急慢性和肺功能的基础水平。

(2) 大手术患者术前 $PaCO_2$ 大于 45 mmHg,PaO_2 小于 50 mmHg 为高危者,术后常需较长时间的呼吸支持,尤其是胸部与上腹部手术者。

85.5.5 评价肺功能的简易试验

(1) 屏气试验正常人的屏气试验可持续 30 s 以上;20 s 以上者,麻醉无特殊困难;如小于 10 s,则提示患者心肺贮备能力很差,常不能耐受手术与麻醉。

(2) 胸腔周径法测量深吸气与深呼气时,胸腔周径的差别大于 4 cm 以上者,提示无严重的肺部疾患和肺功能不全。

(3) 火柴火试验患者安静后,嘱深吸气,然后张口快速呼气,能将置于 15 cm 远的火柴火吹熄者,提示肺贮备功能好,否则提示贮备下降。

85.5.6 肺功能测定

(1) 阻塞性肺功能障碍时呼气流速减慢,导致 FEV1、FEV1/FVC 和 MMFR 下降,而肺总容量(TLC)增加。

(2) 限制性肺功能障碍患者 FVC 和 FEV1 降低,FEV1/FVC 近乎正常,而肺总容量降低。

(3) 大手术患者术前 FVC 小于预计值的 50%,FEV1 小于 2 L 或 FEV1/FVC 小于 50%,MVV 小于 50 L/min 或预计值的 50%,RV/TLC 大于 50%为高危者,术后可能需长时间呼吸支持或难以脱离呼吸机。

(4) 肺手术患者术前肺功能往往已有不同程度的下降,因此,必需仔细评估肺手术后患者肺功能的代偿能力。肺功能测定结合上述动脉血气分析可较好地评价、预测这类患者的术后肺功能(表85-1)。

表 85-1 各种肺切除术的肺功能检测最低标准

检 测 指 标	正常	一侧全肺切除	肺叶切除	活检或肺段切除
MMV(L/min)	大于 100	大于 70	40~70	40
MMV(%)	100	大于 55	大于 40	大于 35
FEV$_1$(L)	大于 2	大于 2	大于 1	大于 0.6
FEV$_1$(%)	大于 100	大于 55	40~50	大于 40
FEV$_{25\%\sim75\%}$(L)	2	大于 1.6	0.6~1.6	大于 0.6

85.6 术前准备

85.6.1 病情分析

(1)通过详细的病史与症状、体格检查及必要的肺功能测定等了解患者的术前肺功能状况,综合分析进行良好的麻醉和术前准备。

(2)可逆性的阻塞性肺疾患包括支气管痉挛、肺炎等;可逆性的限制性肺疾患包括心源性的肺水肿、胸腔积液、肺实质感染及胸壁损伤等;其他可逆性的肺疾患包括碳氧血红蛋白血症和其他的血红蛋白异常。如为可逆性损害,则术前需进行必要的病因和对症治疗,以充分改善肺功能。不可逆性的阻塞性肺疾患包括肺气肿、肺癌等;不可逆性的限制性肺疾患包括先天性胸部畸形、脊髓损伤、肺纤维化等。

(3)如果可逆性的肺疾患能够治疗,则择期手术必须延迟,如合并心源性肺水肿和肺炎等。胸腔积液必须明确其病因,尽可能地进行病因治疗;如果胸腔积液已经影响肺功能,则必须进行胸腔抽液。过度肥胖的患者减肥对肺功能的恢复是有利的。

(4)慢性高碳酸血症患者必须认真评估,可从呼吸、循环、神经系统、原发病、手术方式等方面考虑,围术期尽量维持其基础水平。

85.6.2 常规准备

(1)戒烟时间越长越有利。终止吸烟可以减少呼吸道刺激和气道分泌物,降低血中碳氧血红蛋白的浓度,提高血红蛋白的携氧能力,降低肺部并发症。研究表明戒烟48 h后碳氧血红蛋白即明显下降至正常水平,1~2周后咳痰量减少,4~6周后呼吸道症状与肺功能改善,8周后术后肺部并发症显著降低,此时间与气管支气管清除能力和小气道功能恢复有关。

(2)通过体位引流、胸背部拍击、定期雾化吸入、胸部物理治疗、鼓励咳嗽等措施促进气道分泌物的排出。同时可应用祛痰药。

(3)其他包括指导患者呼吸锻炼,练习深而慢的腹式呼吸;纠正营养不良;吸入低浓度氧、应用利尿药、洋地黄等治疗肺心病。

（4）呼吸衰竭的治疗原则：① 病因治疗。② 建立通畅气道。③ 合理氧疗和增加通气量，纠正二氧化碳潴留。必要时行机械通气。④ 纠正酸碱平衡失调和电解质紊乱。⑤ 抗感染治疗。⑥ 防治消化道出血。⑦ 营养支持。

85.6.3　控制呼吸道感染

（1）对呼吸道细菌感染的患者应选用广谱抗生素，或根据痰细菌培养和药物敏感试验，选择敏感的抗生素，以控制炎症。

（2）近期呼吸道感染包括病毒性感染的患者易诱发支气管痉挛，尤其是有哮喘史者，这类患者应经治疗待症状消失后 2～3 周方宜进行择期手术。

85.6.4　解除支气管痉挛

（1）支气管痉挛是围术期最常见的可逆性的肺疾患，可见于哮喘、慢性阻塞性肺疾患等。

（2）解除支气管痉挛首选 β_2 受体激动剂，如沙丁胺醇、特布他林、氯丙那林等。可采用静脉、口服或局部给药。

（3）抗胆碱能药物如溴化异丙托品吸入剂，特别是老年或吸烟的支气管痉挛患者。有过敏体质的年轻人可用色甘酸钠预防哮喘的发作。

（4）治疗支气管痉挛的二线药物是氨茶碱。如果此类患者已用茶碱类药物，且无不良反应，则应该于围术期继续应用并监测血药浓度。术前口服的拟交感神经药物应停用，但必须用吸入剂替代治疗。

（5）应用 β_2 受体激动剂、抗胆碱能药物和茶碱类药物时，应密切观察这些药物对心血管系统的影响，特别是联合用药时。

（6）糖皮质激素虽然不能扩张支气管，但是可以减轻气道黏膜水肿，抑制或减少支气管收缩介质的释放，亦是围术期支气管痉挛治疗的一线药物，尤其是气道炎症明显者。术前 24～48 h 应给予糖皮质激素，如每日 1 次口服泼尼松 40～60 mg；不能口服者可每 8 h 静注 1 次氢化可的松 100 mg，一直应用至术后 1～2 d。短期全身应用糖皮质激素与术后感染或手术创口愈合无关。症状严重的哮喘患者主要靠吸入或口服激素来治疗，围术期激素不可停药。

85.7　术中处理

（1）麻醉技术影响术后肺部并发症，全身麻醉药均可抑制呼吸，即使在停用以后，麻醉药可降低黏膜清除率、FRC、气管平滑肌收缩性及低氧和高二氧化碳对呼吸的动力作用。

（2）丙泊酚、七氟烷、地氟烷和瑞芬太尼等，从理论上讲可减少术后呼吸抑制及呼吸并发症的危险，但临床效应尚待进一步证实。

（3）上腹部使用硬膜外麻醉复合全麻可减少全麻药物的用量，促进膈肌功能恢复及良好的疼痛控制可减少术后肺部并发症。

（4）合理使用肌松药有益于减少术后肺部并发症及低氧血症，术后残余神经肌肉阻滞可引发的肺部并发症也增加，其机制可能与对低氧反应性降低、呼吸肌功能及气道保护功能减弱有关。肌松药作用监测有利于减少术后肺部并发症。

85.8 术后早期呼吸治疗

鼓励患者呼吸或术终肺膨胀可减少术后肺部并发症。同时行术前呼吸功能锻炼、术后呼吸治疗及术后镇痛将更为有益。

85.8.1 物理治疗

（1）术后物理治疗包括分泌物的吸引和清除，高风险的腹部手术患者应增强其肺膨胀功能。呼吸治疗可使高风险患者术后肺部并发症的发生率从 $60\%\sim85\%$ 降低至 $19\%\sim30\%$。

（2）使肺充分扩张的最佳方法是进行深呼吸，也可使用 IPPV 或 CPAP。

（3）早期活动与胸部物理治疗可增加肺容量和提高肺分泌物清除率。采用半卧位 PaO_2 较卧位高，同时 P_A-aO_2 较低。

85.8.2 术后镇痛

（1）术后镇痛能增加正常肺的扩张功能，阿片类药物加局麻药行硬膜外镇痛使患者活动时疼痛减轻，加深自主呼吸、可能早期活动及维持肺组织扩张，硬膜外镇痛也可减少术后膈肌功能紊乱，膈神经活动及增强膈肌功能。减少手术后肺并发症。

（2）硬膜外注射局麻药镇痛可调节气体交换，硬膜外镇痛达 T4 时不影响 PaO_2、$PaCO_2$ 或 FRC，上腹部手术后使用硬膜外镇痛也无 PaO_2 或 P_A-aDO_2 的改变，疼痛减轻时 FRC 也无变化。与吗啡相比，上腹部手术后使用布比卡因镇痛对 PaO_2、P_A-aDO_2、$PaCO_2$ 或峰值呼气流速均无明显影响，但也有认为可引起 P_A-aDO_2 降低，可能与同时使用胃肠外吗啡镇痛或镇痛药剂量较大有关，但大部分患者表现为中等度过度通气。

（3）大手术后持续静脉输注吗啡的患者，可有 SpO_2 下降、阻塞性呼吸暂停、反常呼吸和呼吸频率减慢，而硬膜外腔使用局麻药或肋间神经阻滞镇痛时则无此变化。

（4）硬膜外阿片类药镇痛有发生呼吸抑制的危险，注药后可引起早期（1～2 h）和延迟性（6～24 h）呼吸抑制，早期呼吸抑制可能与阿片类药物的血液吸收有关，多见于脂溶性的哌替啶和芬太尼，延迟性呼吸抑制是由于吗啡等水溶性药物在脑脊液中向头侧扩散有关。影响因素包括年龄、剂量、体位，以及是否同时使用胃肠外镇痛药或其他呼吸抑制药物，此外，患者对镇痛药耐受、腹内和胸腔内压力增加、原有肺部疾患或硬膜穿破等因素也有关。

85.8.3 氧治疗

常规手术后吸入 $F_iO_2＝35\%$ 的氧足以纠正低氧血症,但老年或其他特殊患者有必要提高 F_iO_2,上腹部手术后呼吸空气时：$PaO_2＝85－(0.28×年龄[岁])mmHg,F_iO_2$ 在 $35\%\sim40\%,PaO_2＝166－(1.12×年龄[岁])mmHg$。必须考虑患者实际吸入的氧浓度。低流量氧输送系统：鼻导管、面罩和带有贮气囊的面罩均属于低流量氧输送系统。在吸氧时可为患者提供一个氧贮气囊,当总通气量超过贮气囊的容量时,室内空气进入患者的气道,吸入氧浓度由氧贮气囊的容积、贮气囊的充盈速度以及患者本身的通气要求决定。

85.8.4 气道管理

85.8.4.1 无气管插管时的气道管理

取决于口咽、鼻咽和喉部的通畅程度。无气管插管时的几种临床情况应加强气道管理：① 镇静镇痛药,局部麻醉、神经阻滞和硬膜外麻醉及麻醉前用药或术后镇痛,均可能引起呼吸抑制和气道阻塞,特别是剂量过大,易发生低氧血症或高碳酸血症。② 全麻诱导之前及气管拔管之后,易发生气道阻塞或喉痉挛,严重者可窒息致死。③ 不用肌松药的麻醉诱导和维持。

(1) 自主呼吸 ① 自主呼吸时气道管理应使头后仰、托起下颌和向前上抬高颏部。② 张口吸除口腔和喉部分泌物、血液或异物。同时经鼻吸氧,放置口咽通气道且经口吸氧。③ 口咽通气道适用于麻醉和神志不清的上呼吸道阻塞患者,但清醒和浅麻醉患者不易耐受,并可引起恶心、呕吐,无门齿、门齿松动或假牙患者,则有断裂或脱落的危险,必要时改用鼻咽通气道。④ 双侧鼻咽通气道接上双腔气管导管接头,同时可吸氧或通气。清醒或浅麻醉上呼吸道阻塞患者鼻咽通气道比口咽通气道容易耐受,但也应防止插入过深或引起出血和损伤。

(2) 面罩通气 ① 面罩最好透明,能观察口唇颜色和口鼻腔是否有分泌物或胃内容物涌出。② 面罩通气是抢救重危患者和施行吸入麻醉的重要手段,主要适用于复苏和无创全麻诱导,以及任何原因引起的呼吸抑制,但是饱胃患者、颈椎畸形或手术禁忌长时间施行面罩通气。③ 面罩使用方法不正确或质量差,可发生漏气或压迫损伤面颊部等并发症。通气过程中,如通气阻力较大,可能有分泌物或反流,应立即吸除,肥胖舌大的患者应放置口咽通气道。此外,急救复苏时可应用特殊的食管阻塞导管面罩(EGTA),操作简便,既能通气,又能吸出胃内容物。

(3) 喉罩通气 ① 喉罩可进行常规通气,代替或协助气管插管,在麻醉和急救医学中应用。其优点为 90\% 以上患者可获得满意通气,患者保留自主呼吸,插入时心血管反应小,以及术后喉痛的发生率低。

② 使用过程中应注意喉罩位置安放正确,防止漏气及反流和误吸(见82反流、误吸和吸入性肺炎)。

85.8.4.2　气管插管和气管切开的气道管理

(1) 吸引和冲洗　是保持呼吸道通畅的重要手段和基本方法,操作前预先吸100%氧,然后间断吸引,时间不可太长,以免发生缺氧。痰液、血液和异物经冲洗后可能被吸出。一般用生理盐水 5～10 ml,冲洗后可注入抗生素或扩张支气管和激素等药物。如冲洗和吸引效果较佳,则气道压力可明显降低。

(2) 换管和拔管　气管导管或气管切开套管因气囊漏气或导管阻塞等原因需要更换,更换时应注意患者情况变化,监测 HR、BP 和 SpO_2,换管前应充分做好准备工作。气管切开套囊更换较方便,有两种方法,一种为明视法;另一种用换管通芯,在分泌物吸净后,可将较气管导管小 2～3 mm 而较气管导管长的通芯(或专用的换管器)插入气管导管,然后拔除气管导管,再在通芯引导下,插入新的气管导管。机械通气或人工呼吸停止后,患者呼吸良好(呼吸平稳、呼吸音正常、频率小于 20～24 次/min、幅度满意、患者安静合作)、SpO_2 大于 95%、F_IO_2 小于 40%。$P_{ET}CO_2$ 和血气分析正常则可以拔管,拔管前后应充分吸净分泌物,拔管后仍需密切观察病情变化。

(李　雯　皋　源)

86　急性呼吸窘迫综合征

急性呼吸窘迫综合征(acute respiratory distress syndrome, ARDS)为多种病因引起、以非心源性肺水肿、严重低氧血症和弥漫性肺间质实变为主要特征的一类综合征。年患病率为 3～5/100 000,病死率高达40%以上。近年来,尽管在其病理生理学方面的研究取得了巨大的进展,但临床上仍以支持性治疗为主。由于重症监测治疗学的进步和一些新方法的应用,ARDS 的病死率已有下降趋势。

86.1　病　因

肺部感染、吸入性肺炎和肺挫伤等肺部病变、腹腔感染、急性胰腺炎和创伤是 ARDS 的常见原因(表 86-1)。由于上述原因的临床表现变化无常,ARDS 患者的临床表现可有较大的差别。

表 86-1　急性呼吸窘迫综合征的常见原因

休克
严重感染
多发性创伤、烧伤
急性胰腺炎

误吸或化学性肺炎等
肺部感染、吸入性肺炎
肺挫伤,胸部穿透伤
淹溺
脂肪栓塞
DIC
大量输血输液
其他(如长时间体外循环手术)

86.2　发病机制

ARDS 的本质是巨噬细胞、中性粒细胞、内皮细胞等多种炎症细胞释放的炎症介质和细胞因子所介导的肺组织急性炎性反应。炎症细胞的活化和炎症介质/细胞因子的释放是该过程的关键环节。具体机制包括补体系统、凝血-纤溶系统、环加氧酶和白三烯途径、氧自由基、一氧化氮(NO)及环磷酸鸟苷(cGMP)途径的活化等。

86.3　病理特征及分期

647

ARDS 的病理特征为弥漫性肺泡损伤所致的肺组织充血水肿和肺泡腔内透明膜形成。病理过程大致可分为渗出期、增生期和纤维化期三个阶段,各阶段的病理变化过程可相互重叠,同时存在。

(1) 渗出期　发病 24～96 h 肺组织表现为肺微血管充血、出血及微血栓形成,肺间质和肺泡腔内渗出富含蛋白质的水肿液和炎症细胞。48～72 h 后肺泡内形成由血浆蛋白、纤维素以及细胞碎片等形成的透明膜,伴肺泡萎陷以及肺组织实变。

(2) 增生期　发病 3～7 d 后坏死的Ⅰ型肺泡上皮细胞脱落,由Ⅱ型肺泡细胞增生并修复肺组织。部分肺泡上皮细胞通过上皮细胞间充质转化(epithelial mesenchymal transtion,EMT)过程形成肺成纤维细胞。同时肺间质中出现中性粒细胞浸润。

(3) 纤维化期　肺组织局部的肺成纤维细胞,以及通过 EMT 过程转化或来自循环纤维细胞转化而来的肺成纤维细胞发生增殖及活化并分泌胶原蛋白,胶原蛋白沉积引起广泛的肺间质及肺泡内纤维化。以往认为纤维化期产生于 ARDS 发病后 2～4 周,属于 ARDS 的晚期病理过程,但目前的研究表明肺纤维化过程在 ARDS 早期(发病 72 h)即已经启动,是与肺组织炎性渗出以及增殖过程共同发展的病理过程。

86.4　病理生理改变特点

86.4.1　肺容积减少

ARDS 由于肺表面活性物质减少,肺泡表面张力增高,引起肺泡萎陷;小气道痉挛和肺间质水肿压迫引起细支气管塌陷,导致局部肺泡不张;肺泡内炎性液体渗出以及透明膜形成引起肺实变。以上因素综合作用最终导致肺容积不同程度的降低,表现为功能残气量、潮气量以及肺活量等肺功能指标下降,引起呼吸窘迫。

86.4.2 肺顺应性下降

由肺泡塌陷引起的肺不张、肺水肿、肺出血、肺泡透明膜形成以及肺纤维化过程均是 ARDS 肺组织顺应性下降的重要原因。肺顺应性下降可以引起吸气时气道压力增高,加重肺损伤过程。

86.4.3 通气/血流比值失调

小气道痉挛、肺泡萎陷、肺不张等病理改变能引起肺内分流增加;肺微血管痉挛/狭窄、肺栓塞及肺微小动脉血栓形成均可以引起肺泡周围血流灌注减少,导致无效腔通气。以上因素均可导致通气/血流比值失调,引起低氧血症。

86.4.4 肺动脉压增高

低氧可引起肺血管痉挛;正压通气引起肺血管受压、高碳酸血症以及缩血管药物等均可引起肺动脉高压,进而导致右心功能不全。

86.5 临床表现

(1)呼吸困难 其特点是起病急、呼吸急促大于 30 次/min、呼吸困难呈进行性加重、低氧以一般方法给氧无法缓解。

(2)随着病情发展,两肺可闻及干湿啰音、哮鸣音,后期可出现肺实变体征,如呼吸音降低或水泡音。

(3)胸部 X 线早期可无异常或是轻度间质性改变,表现为边缘模糊、肺纹理增多,24～48 h 后可出现斑片状以至融合大片阴影。随着病情发展和加重,双侧肺部可出现弥漫性浸润阴影。

86.6 诊断标准

随着对 ARDS 发病过程认识的不断深入,目前已经认识到 1994 年欧美联席会议推荐的 ARDS 诊断标准存在一些不足,ARDS 的定义正在不断完善。2012 年欧洲重症医学学会(European Society of Intensive Care Medicine,ESICM)在德国柏林发布了新的 ARDS 定义(即"柏林定义"):

(1)明确诱因下 1 周内出现的急性或进展性呼吸困难。胸部 X 线片/CT 显示双肺浸润影,不能完全用胸腔积液、肺叶/全肺不张和结节影解释。

(2)呼吸衰竭不能完全用心力衰竭和液体负荷过重解释。如果没有临床危险因素,需要采用客观检查(如超声心动图)来排除心源性肺水肿。

(3)存在轻、中、重不同程度的低氧血症:

轻度:PEEP/CPAP 不小于 5 cmH$_2$O 时,200 mmHg 小于 PaO$_2$/

FiO_2 不大于300 mmHg。

中度：PEEP 不小于 5 cmH_2O 时，100 mmHg 小于 PaO_2/FiO_2 不大于 200 mmHg。

重度：PEEP 不小于 5 cmH_2O 时，PaO_2/FiO_2 不大于 100 mmHg。

如果海拔高于 1 000 mm，PaO_2/FiO_2 需依照以下公式进行修正：

$$PaO_2/FiO_2＝(PaO_2/FiO_2)×(所在地大气压值/760)$$

86.7 ARDS 的治疗

86.7.1 一般治疗措施

（1）诊断和治疗其原发疾病及其他重要器官的衰竭。

（2）液体管理　目前对于 ARDS 液体管理策略的实施尚有争议。有研究推荐在 ARDS 不同阶段实施"差异化"液体治疗策略：即在 ARDS 早期采用积极的液体复苏策略以补充血容量，增加心输出量，改善组织灌注；在 ARDS 中晚期采用相对保守的液体治疗策略以减少肺组织渗出，改善肺水肿。但目前临床指南更推荐限制性补液策略。

（3）加强监测　动脉插管测压并监测动脉血气。肺动脉插管对维持血流动力学稳定可能有用。经胸或经食管超声心动图用于评价心功能和容量状态。

（4）早期控制全身性炎性反应和感染病灶。在细菌培养和抗生素敏感试验指导下使用敏感抗生素。

（5）早期开始营养支持，首选肠内营养。

（6）避免医源性并发症　包括氧中毒，呼吸机相关性肺损伤（VILI）、液体过负荷以及盲目使用广谱抗生素所致细菌耐药和真菌二重感染。

86.7.2 肺保护性通气策略

肺保护性通气策略是采用相对小的潮气量限制吸气末肺的过度扩张，并施以恰当的 PEEP 阻止呼气末肺泡的塌陷，基本内容包括：① 限制潮气量和气道压即采用小潮气量进行机械通气。② 在吸气时采用足够的压力使萎陷的肺泡复张（肺复张术），呼气时采用适当的 PEEP 保持肺泡开放，即"肺开放"策略（open lung concept，OLC）。肺保护性通气策略应作为基础治疗在确定 ARDS 诊断的同时立即执行。

86.7.2.1 小潮气量和气道平台压的选择

2006 年中华医学会重症医学分会在《急性肺损伤/急性呼吸窘迫综合征诊断和治疗指南》中建议"对 ARDS 患者实施机械通气时应采用肺保护性通气策略，气道平台压不超过 30～35 cmH_2O"。2012 年 ESICM 会议推荐将小潮气量（6～8 ml/kg）通气用于所有分层水平的 ARDS 患者。

由于 ARDS 肺容积明显减少，为限制气道平台压，有时不得不将潮气量降低，允许动脉血二氧化碳分压（$PaCO_2$）高于正常值，即所谓的允许性高碳酸血症。允许性高碳酸血症是肺保护性通气策略的结果，并非 ARDS 的治疗目标。目前尚无明确的二氧化碳分压上限值标准，一般认为 $PaCO_2$ 允许达 80 mmHg 左右，国内外指南主张保持 pH 在 7.20 以上，否则可考虑静脉输注碳酸氢钠。

86.7.2.2　肺复张术

肺复张术（recruitment maneuver，RM）是指使具有复张潜力的肺组织开放的一系列手段。由于 ALI/ARDS 病变的不均一性，低垂受压部位的肺组织容易发生塌陷。充分复张 ARDS 塌陷肺泡是纠正低氧血症和保证 PEEP 效应的重要手段。

目前临床常用的肺复张术包括控制性肺膨胀法（sustained inflation，SI）、压力控制通气（PCV）及 PEEP 递增法。其中控制性肺膨胀法较为常用，该方法采用持续气道内正压通气（CPAP）方式，推荐吸气压为 30～45 cmH_2O，持续时间为 30～40 s。

86.7.2.3　PEEP 的选择

在充分复张塌陷肺泡后，应选择适当水平的 PEEP 以防止呼气末肺泡塌陷而预防 VALI，但目前对于 ARDS 患者最佳 PEEP（即能维持组织最佳氧合状态而副作用最小的 PEEP）的选择目前仍存在争议。以往有研究建议参照肺静态压力-容积（P-V）曲线低位转折点压力＋2 cmH_2O 来选择 PEEP。目前多数研究认同施行肺复张术并随后逐步降低 PEEP 而调定达到 PEEP 的最佳水平的方法，一般使用的 PEEP 在5～15 cmH_2O 之间，合理选择 PEEP 的目标是尽可能防止肺泡萎陷并将 PEEP 对机体的不良影响降到最低。2012 年 ESICM 会议推荐轻-中度 ARDS 患者使用低水平 PEEP，中-重度患者使用高水平 PEEP。

86.7.3　其他机械通气及呼吸支持策略

86.7.3.1　无创机械通气（non-invasive ventilation, NIV）

NIV 可避免气管插管和气管切开引起的并发症，近年来受到了广泛的重视。2012 年 ESICM 会议推荐将 NIV 用于轻症 ARDS 患者（即氧合指数 PaO_2/FiO_2 位于 200 mmHg 和 300 mmHg 之间的患者）。

应用 NIV 治疗 ARDS 时应严密监测患者的生命体征及治疗反应。如 NIV 治疗 1～2 h 后，低氧血症和全身情况得到改善，可继续应用 NIV；若低氧血症不能改善或全身情况恶化，应及时改为有创机械通气。

ARDS 患者在以下情况时不适宜应用 NIV：① 意识不清。② 血流动力学不稳定。③ 气道分泌物明显增加，而且气道自洁能力不足。④ 因脸部畸形、创伤或手术等不能佩戴鼻面罩。⑤ 上消化道出血、剧烈呕吐、肠梗阻和近期食管及上腹部手术。⑥ 危及生命的低氧血症。

86.7.3.2　俯卧位通气

由于 ARDS 肺组织中肺水肿和肺不张在肺内呈现"不均一"性分布,即在重力依赖区(仰卧位时靠近肺部的肺区)以肺水肿和肺不张为主,通气功能极差,而在非重力依赖区(仰卧位时靠近前胸壁的肺区)的肺泡通气功能基本正常。俯卧位通气通过降低胸腔内压力梯度、促进分泌物引流和促进肺内液体移动,而明显改善氧合。2012 年 ESICM 会议推荐重症 ARDS 患者(即氧合指数 PaO_2/FiO_2 小于 100 mmHg 的患者)可考虑采用俯卧位通气,但关于实施俯卧位通气的持续时间以及治疗间隔时间尚未达成共识。目前的研究表明俯卧位通气能显著改善重症 ARDS 患者的氧合情况,但是尚不能改善患者预后。

实施俯卧位通气时必须使用深度镇静和肌松剂以减少人机对抗,改善患者舒适程度,同时需注意预防体位改变过程中可能发生如气管插管及中心静脉导管意外脱落等并发症的发生。

86.7.3.3　高频振荡通气(high frequency oscillatory ventilation, HFOV)

高频振荡通气(HFOV)是在平均气道压基础上建立高频率(180～900 次/min)和小潮气量(1～2.5 ml/kg)的通气从而产生一定水平的驱动压以保持肺泡持续处于膨胀状态,避免肺泡反复塌陷复张导致的肺损伤,也避免了由于部分肺泡塌陷所致的肺内分流,有助于改善 ARDS 患者的氧合。目前 HFOV 尚不能作为 ARDS 患者的常规通气模式,2012 年 ESICM 会议推荐重症 ARDS 患者可考虑采用 HFOV。

86.7.3.4　体外膜肺氧合技术(extracorporeal membrane oxygenator, ECMO)

ECMO 主要通过体外膜氧合代替或部分代替心肺功能,纠正低氧血症,避免机械通气可能造成的呼吸机相关性肺损伤,降低肺动脉压力,减轻右心后负荷,有利于心肺功能的恢复。有研究表明:与常规的机械通气技术相比,ECMO 可以使严重 ARDS 患者住院病死率由 80％下降到 21％。2012 年 ESICM 会议推荐将 ECMO 技术用于常规治疗手段无效的部分重症 ARDS 患者。

86.7.4　*药物治疗*

86.7.4.1　肾上腺皮质激素

目前对于使用肾上腺皮质激素能否改善 ARDS 患者生存情况尚存在争议。中华医学会重症医学分会《急性肺损伤/急性呼吸窘迫综合征诊断和治疗指南》中明确指出"不推荐常规应用糖皮质激素预防和治疗 ARDS",但对于过敏原因导致的 ARDS 患者,早期应用糖皮质激素经验性治疗可能有效。此外,感染性休克并发 ARDS 的患者,如合并有肾上腺皮质功能不全,可考虑应用替代剂量的糖皮质激素。

651

86.7.4.2　一氧化氮(nitric oxide, NO)吸入

NO 吸入可选择性扩张肺血管,而且 NO 分布于肺内通气良好的区域,可扩张该区域的肺血管,显著降低肺动脉压,减少肺内分流,改善通气/血流比例失调,减少肺水肿形成。由于目前的一系列随机对照临床试验均未证实 NO 与传统的机械通气相比可以改善 ARDS 患者的存活率,且有荟萃分析提示 NO 治疗有使死亡率增加的趋势并增加肾功能不全的风险,故吸入 NO 不宜作为 ARDS 的常规治疗手段,仅在一般治疗无效的严重低氧血症时考虑应用。

86.7.4.3　抗凝治疗

ALI/ARDS 过程中存在促凝系统激活,促凝系统天然抑制物缺失引起血液的高凝状态,同时由于纤溶系统失衡导致肺泡内大量纤维蛋白沉积引起 ALI/ARDS 的病理改变。因此抗凝治疗(如肝素雾化吸入)可能对 ARDS 患者有益。

86.7.4.4　乌司他丁

乌司他丁主要是通过抑制急性肺损伤炎症细胞聚集和激活以及伤炎症介质、细胞因子及氧自由基的释放而发挥肺保护作用。部分临床研究在一定程度上肯定了该药在改善 ARDS 近期临床疗效指标方面的积极作用,但尚需更大规模研究进一步证实。

86.7.4.5　他汀类药物

近年来的研究发现他汀类药物具有潜在抗炎症及促进内皮细胞修复作用,同时有研究提示,辛伐他汀治疗可减少 ALI 患者肺部与全身性炎症反应,改善器官功能障碍并且安全有效。

86.7.5　ARDS 的"六步法"综合治疗策略

2010 年 Janet 和 Matthay 等人根据现有临床指南及临床经验等资料归纳了重症 ARDS 治疗的具体方法,共分六个步骤实施(简称"六步法"):

步骤一:小潮气量肺保护性通气(6 ml/kg,如果气道平台压仍高于 30 cmH_2O,则潮气量可逐渐降低至 4 ml/kg)。

测量气道平台压力。如果小于 30 cmH_2O,进入步骤二(a)。如果大于 30 cmH_2O,则进入步骤二(b)。

步骤二(a):实施肺复张和/或单独使用高 PEEP。

步骤二(b):实施俯卧位通气或高频振荡通气。

步骤三:评价氧合改善效果,静态顺应性和无效腔通气。如果改善明显则继续上述治疗。如果改善不明显,则进入步骤四。

步骤四:吸入一氧化氮;如果数小时内氧合及顺应性改善不明显,则进入步骤五。

步骤五:小剂量糖皮质激素(须权衡利弊)。

步骤六：考虑实施体外膜氧合。入选患者高压机械通气时间小于7 d。

六步法使得重症医师在及时、准确判断 ARDS 患者病情严重程度的基础上，规范、有序地实施小潮气量通气、肺复张等治疗措施。该方法将提高 ARDS 规范化治疗的可行性和依从性，有望降低患者死亡率。

（何征宇　皋源）

87　ICU 中镇静和镇痛

ICU 中的危重患者常有焦虑、紧张、不安、疼痛和不适，少数患者可伴发精神症状和躁动，加之机械通气患者气管插管的影响，需要镇静和镇痛，但随着药物作用增强，可产生不良反应。因此，应严密监测，精确实施，确保患者安全。

87.1　镇静

轻度镇静是患者可对语言和指令刺激做出适当的反应。深度镇静是对语言刺激无反应，但对触摸、疼痛或其他伤害刺激有反应。多数 ICU 患者通常达到轻度镇静水平，既能保持患者镇静而又能被容易唤醒，以维持正常的睡眠苏醒周期。有些患者可能需要深度镇静以便实施机械通气。理想的镇静水平应随时评估患者的临床状态，调控适当的镇静水平。

87.1.1　焦虑、谵妄和躁动

（1）焦虑　指没有认知障碍的、令人不愉快的情绪及情感的改变。

（2）谵妄　具有不愉快的情绪改变。不同之处是谵妄伴有急性精神错乱状态及认知功能障碍。

（3）躁动　无论焦虑或谵妄常伴有躁动，是由不适所引起的过分活动。躁动可伴随谵妄、疼痛以及恐惧感等。躁动可对患者产生有害影响：导致呼吸机不同步，耗氧量增加，无意识的拔除导管等。

87.1.2　焦虑和躁动

50% 的 ICU 患者有焦虑症状，71% 的患者至少发生过一次躁动。当患者出现焦虑和躁动时，首先需确认并处理紊乱的生理状况，例如低氧血症、低血糖、低血压、疼痛和酒精及其他药物的戒断反应。

87.1.2.1　原因

（1）持续噪声（来自仪器的报警和工作人员的谈话）。

（2）持续的周围灯光的过度刺激、频繁测量生命体征、变换体位、缺乏活动和室温变化等。

（3）打扰睡眠。

（4）疼痛。

（5）恐惧。

（6）对自身疾病的担心可以增加患者的焦虑。

87.1.2.2　镇静和躁动的主观评估

（1）经常性评估镇静深度和躁动程度有利于调整镇静药物及其剂量以达到预期目标。

（2）Riker 镇静躁动评分（SAS）从七项不同患者行为中给患者的意识和躁动水平打分（表 87-1）。

（3）肌肉活动评分法（MAAS）自 SAS 演化而来，对危重病患者也有很好的可靠性和安全性。MAAS 有七项指标分别描述患者对刺激的行为反应（表 87-1）。

（4）Ramsay 评分用六级分别反应三个层次的清醒状态和三个层次的睡眠状态（见表 87-1）。Ramsay 和 SAS 一样，都被认为是可靠的镇痛评分标准，但 Ramsay 缺乏明显的辨别力和特殊的指标来区分不同的镇静水平。尽管如此，Ramsay 评分仍可用在对比性镇静试验，并且在临床上广泛应用。

表 87-1　镇静和躁动评分方法

分　数	描　述	定　义
Riker 镇静和 躁动评分 SAS		
7	危险躁动	拉扯气管内插管，试图拔导管，爬床栏，敲打医务人员，翻来覆去
6	十分躁动	不顾经常语言提醒，镇定不下来，需要身体限制
5	躁动	焦虑或轻微躁动，试图坐起。语言指导后可镇静
4	安静和能合作性镇静	镇定，容易唤醒，听从命令
3	镇静	不易唤醒，语言刺激或轻轻摇动可醒但重又入睡，听从简单命令
2	十分镇静	物理刺激苏醒，不能交流及听从命令，可自主移动
1	不能唤醒	对恶性刺激轻微或无反应，不能交流及听从命令
肌肉运动评估 评分 MAAS		
6	危险躁动	无外界刺激就有活动，不配合，拉扯气管插管及导管，翻来覆去袭击医务人员，试图爬出床栏，要求时不能安静下来

（续 表）

分 数	描 述	定 义
5	躁动	无外界刺激就有活动,试图坐起或向床外伸出肢体,不一致性的听从命令(如要求就躺下但马上恢复并想坐起或向床外伸出肢体)
4	烦躁配合	无外界刺激就有活动,患者摆弄床单或插管,暴露自己,听从命令
3	镇定配合	无外界刺激就有活动,患者有目的的整理床单或衣服,听从命令
2	触摸、叫名字有反应	睁眼,抬眉,向刺激方向转头,触摸或大声叫名字时移动肢体
1	只对恶性刺激反应	睁眼,抬眉,向刺激方向转头,恶性刺激时移动肢体
0	无反应	恶性刺激时无活动
Ramsay 评分		
1	醒着	患者焦虑、躁动或烦躁,或两者都有
2		患者配合,有定向力,安静
3		患者只对命令有反应
4	睡着	对眉间灯光或大声听觉刺激有敏捷反应
5		对眉间灯光或大声听觉刺激有迟钝反应
6		对眉间灯光或大声听觉刺激无反应

655

注：恶性刺激＝吸痰或 5 s 的用力按压眼眶、胸骨或甲床。

87.1.2.3 镇静的客观评估

（1）过度镇静或当治疗性使用肌肉松弛药掩盖患者动作行为时,客观测试患者的镇静水平是有帮助的。

（2）客观镇静评估方法可使用心率变化和食管下段收缩性等指标,但是大部分是以脑电图（EEG）变化为基础。如双谱指数（BIS）。

（3）尽管 BIS 可能是一个客观评估镇静或催眠药物效果的有前途的方法,但在 ICU 环境中却有局限。在相同的主观镇静水平下,会得到不同 BIS 评分,而在轻度镇静时主观评分可能有更好的可重复性。如果患者使用肌肉松弛药,肌肉的电活动可以干扰性地提高 BIS 评分。

87.1.2.4 常用镇静药物（表 87 - 2）

（1）苯二氮䓬类药物 是较理想的镇静剂和催眠剂,产生顺行性遗

表 87-2 常用镇静药物的药理学

药物	静注后起效时间	半衰期	活性代谢产物	特殊不良反应	间断用药	持续注射用药(常用)
地西泮	2~5 min	20~120 h	有(镇静延长)	静脉炎	0.03~0.1 mg/kg q0.5~6 h	
劳拉西泮	5~20 min	8~15 h	无	溶剂相关酸性中毒和肾衰(大剂量时)	0.02~0.06 mg/kg q2~6 h	0.01~0.1 mg/(kg·h)
咪达唑仑	2~5 min	3~11 h	有(镇静延长尤其肾衰)		0.02~0.08 mg/kg q0.5~2 h	0.04~0.2 mg/(kg·h)
丙泊酚	1~2 min	26~62 h	无	甘油三酯升高,注射部位疼痛	1~3 mg/kg	0.5~4 mg/(kg·h)
氟哌啶醇	3~20 min	18~54 h	有(EPS)	QT间期延长	0.03~0.15 mg/kg q0.5~6 h	0.04~0.15 mg/(kg·h)

注:EPS=锥体外系症状。

忘,但不造成逆行性遗忘。无镇痛作用,但与阿片类镇痛剂具有协同作用,可大大降低阿片类镇痛剂的用量。老年患者对苯二氮䓬类药物及其活性代谢产物清除缓慢,且有较大的药物分布容积,易导致明显的药物清除延长。肝肾功能损害亦会减慢苯二氮䓬类药物及其活性代谢产物的清除。

血流动力学不稳定的患者当镇静开始时常会出现低血压。对于需要频繁用药才能保持镇静效果的患者,可以改用静脉持续输注。持续注射应谨慎使用,药物及其活性代谢产物的蓄积会产生药物过量。经常评估患者的镇静水平和主动减少输注速率可以防止镇静作用过长。经几小时或几日之内的治疗后,苯二氮䓬类药物耐受性会产生。轻度镇静时会观察到的躁动,可能是药物导致的遗忘或定向力障碍的结果。

(2) 苯二氮䓬类的拮抗药 在长期苯二氮䓬类药物治疗的患者中,不推荐常规应用苯二氮䓬类的拮抗剂,如氟马西尼。因为 0.5 mg 的氟马西尼就有诱导戒断症状和增加心肌耗氧量的风险。对接受咪达唑仑输注的患者静脉使用 0.15 mg 氟马西尼产生很少的戒断症状。如果要测试苯二氮䓬类治疗几日后的延长镇静效果,推荐使用氟马西尼单剂。

657

(3) 丙泊酚 小剂量丙泊酚可表现镇静和催眠的特性,丙泊酚无镇痛特性。丙泊酚起效快,一旦停止用药镇静很快消失。丙泊酚是磷酸酯为载体的一种乳剂形式,由脂肪提供 4.602 kJ/ml 的热量,是一个热量来源。长期或大剂量注射可导致高甘油三酯血症。丙泊酚的其他常见不良反应包括低血压,心动过缓和外周静脉注射疼痛。发生低血压与剂量相关且多见于单次注射用药时。对血管收缩剂和强心剂需求增加。丙泊酚用于神经外科患者的镇静可以减轻颅内压(ICP)的升高。治疗严重脑外伤时,使用丙泊酚和吗啡比单独用吗啡可以更好地控制 ICP。

(4) 右美托咪定 是高选择性 α 受体激动剂,证实具有镇静作用并有镇痛效应,可短期小于 24 h 应用于初期使用机械通气的患者。右美托咪定可减少镇静镇痛药的需要量,并具有抗焦虑作用。右美托咪定注射后可引起短暂升高血压,但血管内容量不足或交感神经兴奋时,患者持续使用右美托咪定可出现心动过缓和低血压。近年来右美托咪定用于 ICU 镇静逐渐增多,具体用法为:用右美托咪定成人镇静剂量:先以 1 μg/kg 静脉输注 10 min,然后以 0.2～0.6 μg/(kg·h) 维持。一般使用 24 h。

87.1.2.5 镇静药物的选择

应根据患者的具体情况及药物的药代动力学,包括血浆半衰期、分布容积;活性代谢产物的形成;药效动力学、不良反应和价格等选用。

根据众多评估方法和治疗处理原则,美国危重病学会推荐以下一套机械通气患者镇静镇痛流程图(图 87-1)。

658

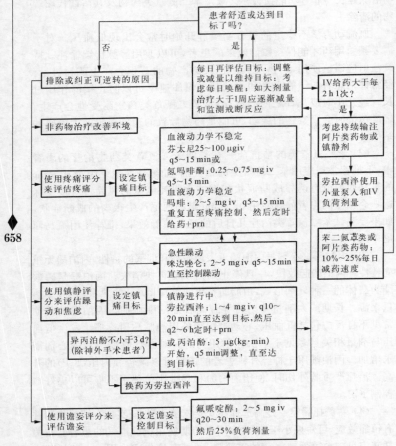

图 87-1 机械通气患者镇痛镇静流程图

87.1.3 谵妄

谵妄可增加 POCD 发生,而且术后日常生活功能状态较差。一般 2~3 d 内自愈,持续 4~5 d,很少持续至第 7 日。美国危重病学会 (Critical care medicine,CCM)2013 版成人 ICU 疼痛躁动及谵妄管理指南(PAD 指南)指出:谵妄与成人 ICU 死亡率增加有关、与 ICU 住院时间及总住院时间延长有关、与成人 ICU 患者入住 ICU 后认知障碍发生有关。至今谵妄的发病机制未完全明了,也无肯定有效的预防治疗措施,鉴于上述原因,术后谵妄是目前研究的重点和热点。

87.1.3.1 发生率和临床特点

(1) 发生率 术后谵妄的发生率报道不一,在 10%～51%,全麻大手术后谵妄总发生率为 28%。ICU 机械通气患者谵妄发病率高达 70%～80%,进入 ICU 时老年患者谵妄总的发生率为 31%。

(2) 临床特点 为精神状态突然改变或情绪波动,注意力不集中,思维紊乱和意识状态改变,伴有或不伴有躁动状态。停留 ICU 的患者会加重谵妄的临床症状。谵妄通常表现为整个白天醒觉状态波动,睡眠清醒周期失衡或白天夜晚睡眠周期颠倒。谵妄也可以是情绪过于低沉或过于兴奋或两者兼有。情绪低沉型谵妄往往预后较差,表现为精神活动迟钝,如表情安静,注意力不集中,活动下降,少数表现呆滞。情绪活跃型谵妄比较容易识别,如言语激越,攻击性行为,定向力差,给镇静剂后出现精神错乱。

87.1.3.2 谵妄评估

(1) 诊断谵妄的金标准仍然是依据临床检查及病史。ICU 患者精神错乱评估法(CAM - ICU)是一种适用于在 ICU 床边进行,专门为使用呼吸机患者诊断谵妄的方法。

(2) CAM - ICU 主要包含以下几个方面:患者出现突然的精神状态改变或精神状态波动;注意力不集中;思维紊乱和意识清晰度下降。

(3) 按 CAM - ICU 标准,87% 的 ICU 病会被诊断为谵妄,平均出现时间是入 ICU 后第 2 日,持续时间是 4.2 ± 1.7 日。谵妄的原因及治疗效果目前正在进行临床研究。

87.1.3.3 谵妄治疗

(1) 氟哌啶醇 不适当的使用镇静镇痛药物可能会加重谵妄症状,接受镇静剂时会变得迟钝或思维混乱,导致躁动。目前常用氟哌啶醇,作用比氟哌利多强,临床使用氟哌啶醇是间断静注。氟哌啶醇有很长的半衰期(18～54 h),对于急性发作谵妄的患者要给负荷剂量,以取得快速疗效。首剂负荷 2 mg,然后若躁动症状不缓解,每 15～20 min 重复 1 次 4 mg。谵妄症状受到控制,规律用药(如每 4～6 h 1 次)要继续几日,然后逐渐减量。也有用静脉持续泵入 3～10 mg/h,达到更加恒定的血浆药物浓度。主要不良反应:① 恶梦较氟哌利多发生多。② 低血压:由于其直接扩张血管和抗肾上腺素能作用而致。③ 剂量相关的 QT 间期延长,增加室性心律失常的危险(如尖端扭转性室速)。有报道氟哌啶醇累计用量达 35 mg 就有可能引起明显的 QT 间期延长,静注 20 mg 左右,几分钟内就会出现心律失常。已有心脏病史的患者更易出现此类不良反应。与氟哌啶醇有关的尖端扭转性室速发生率目前尚不

659

清楚,有回顾性病例对照研究,发生率为 3.6%。心脏病患者、QT 间期延长和心动过缓患者禁用氟哌啶醇。④ 椎体外系症状(EPS),与氟哌啶醇的一种活性代谢产物有关。有报道静注氟哌啶醇,在减量和停药后,自限性运动失常还会持续数日至 2 周。治疗 EPS 的方法是停药,试用苯海拉明或甲磺酸扎托品。

(2) 右美托咪定　常规剂量 0.2~0.6 μg/(kg·h)起治疗作用。能降低 ICU 患者谵妄的发生率。

87.2　镇痛

镇痛指减轻或消除对疼痛或恶性刺激的感觉。未缓解的疼痛可造成睡眠不足,进而造成疲劳和定向力障碍。ICU 患者的躁动可由于镇痛不全。还可引发心动过速、心肌耗氧增加,高凝状态,免疫抑制和持续分解代谢等应激反应。镇静镇痛药物的联合使用可抑制危重病患者的应激反应。有效的镇痛可防止术后患者的肺部并发症。

87.2.1　疼痛原因

有许多因素可引起 ICU 患者的疼痛和身体不适,例如原发疾病、手术后、侵入性操作或外伤。患者的疼痛或不适也可能是由于监护和治疗设备(例如导管、引流、无创呼吸设备和气管内插管)以及日常护理操作(例如气道吸痰、物理治疗、换药和患者活动)和长期制动。

660

87.2.2　疼痛评估

最可靠和有效的疼痛指标是患者的主诉。疼痛评估应包括疼痛的部位、特点,加重及减轻因素和强度。

(1) 疼痛评估法　语言评分法(VRS)、视觉模拟法(VAS)和数字评分法(NRS)。在危重病患者中 NRS 比 VAS 更适合。

(2) 行为—生理学评分法　当危重患者如被镇静、麻醉或接受神经肌肉阻滞剂时常常不能表达疼痛的强度。在这种情况下 VAS 或 NRS 也不能解决这个问题,因为必须依赖于患者和医护人员之间的交流能力。在这些患者中各种行为—生理学评分也许能用于评估疼痛。

87.2.3　疼痛治疗

(1) 非药物性干预　包括注意患者适当的体位,骨折的固定和消除物理刺激(如呼吸机管道的适当放置,以避免气管内插管的牵拉)。使用加热和降温治疗也会有帮助。

(2) 药物性治疗包括阿片类药物,非甾体类抗炎药和对乙酰氨基酚类。阿片类药物通过作用于不同的中央和外周阿片受体来镇痛。目前主张多模式镇痛(见 94 术后镇痛)。

87.2.3.1　阿片类药物

(1) 选择药物主要依据药理学特性和潜在的不良反应。理想的阿片类药物应具有以下优点：起效快、易调控、较少的药物及其代谢产物的蓄积和费用低廉。

（2）预防疼痛比治疗疼痛更有效。如果患者在"按需"的基础上使用药物，他们可能接受更少的处方剂量和推迟镇痛的时间，但是这对患者的预后没有影响。

（3）每个患者都应建立疼痛治疗计划和治疗目标，并随临床情况的变化重新评估和调整。

（4）镇痛药应该持续或定时间断使用，必要时再补充追加剂量。静脉用药常比肌肉用药需更少和更频繁用药来达到患者的舒适。因为局部的灌注不良和吸收不确定，不推荐对血流动力学不稳定的患者采用肌肉注射方式。

（5）当应用持续静脉注射时，包含每日定时唤醒计划可达到更有效地镇痛控制和更小的吗啡总剂量。每日唤醒还和缩短机械通气时间和ICU 停留期相关。

（6）阿片类药物的不良反应在 ICU 患者中是最常见的。最主要的问题是对呼吸、血流动力学、中枢神经系统和胃肠道的作用。

（7）阿片类药物诱导的意识状态抑制可能干扰对危重病患者病情的判断，且在一些患者中引起幻觉或加重躁动。

（8）在非危重病患者中，使用患者自控镇痛法（PCA）可达到稳定的药物浓度，高质量的镇痛、更轻的镇静、更小的阿片类药物消耗和更少的潜在不良反应，包括呼吸系统并发症等。另外，保持一个基本给药频率或持续注射模式就可用于睡眠期持续镇痛。使用 PCA 时患者有用药时间决定权是重要的，但应特别关注患者的认知能力，血流动力学储备和既往的阿片类药物用量。

（9）阿片类药物的拮抗剂　如纳洛酮，不能使用于长期镇痛的患者，因为它能诱发戒断反应及造成恶心，心脏应激和心律失常。同时具有激动—拮抗作用的镇痛药，也能引发戒断症状，在长期使用阿片类药物的患者身上应尽量避免使用。

87.2.3.2　非阿片类镇痛药

NSAIDs 通过非选择性、竞争性抑制在炎症反应中的关键性酶——环氧化酶（COX）达到镇痛效果。NSAIDs 可能造成明显的不良反应，包括胃肠道出血，血小板抑制后继发性出血和出现肾功能不全。低血容量或低灌注患者，老年人和有既往肾功能障碍的患者更易于发生 NSAIDs 引发的肾功能损害。酮咯酸长期使用大于 5 d 会增加 2 倍的肾功能衰竭风险和增加胃肠道或手术部位出血的风险。NSAIDs 不能用于哮喘和阿司匹林过敏的患者。使用 NSAIDs 可减少阿片类药物的需要量。

661

87.2.3.3 ICU常用镇痛药物(表87-3)

表87-3 ICU常用镇痛药物

药 物	消除半衰期	持续输注时有无蓄积	不良反应	剂量和用法	注意事项
芬太尼	1.5~6 h(185~219 min)	有	大剂量时胸肌强直	0.35~1.5 μg/kg iv q0.5~1 h 0.7~1 μg/(kg·h)	长时间使用可考虑选用短效阿片类药物
氢吗啡酮	2~3 h	无		10~30 μg/kg iv 1~2 h 1 次 7~15 μg/(kg·h)	
吗啡	3~7 h(114 min)	有(特别在肾功能不全时)	组胺释放	0.01~0.5 mg/kg 0.07~0.5 mg/(kg·h) iv 1~2 h 1 次	
哌替啶	3~4 h(180~264 min)	有,神经兴奋特别在肾功能不全	避免 MAOIs 和 SSRIs	不推荐	不推荐
可待因	3 h	有,镇静和镇痛	组胺释放	不推荐	不推荐

（续 表）

药 物	消除半衰期	持续输注时有无蓄积	不 良 反 应	剂 量 和 用 法	注 意 事 项
瑞芬太尼	3～10 min	无		0.05～2 μg/kg·min	
舒芬太尼	(148～164 min)			0.05～0.25 μg/(kg·h)	
酮咯酸	2.4～8.6 h	无	出血,消化道和肾不良反应	15～30 mg iv q6 h年龄大于 65 岁或体重小于 50 kg 或肾衰反应减量,避免用药大于 5 d	
氟比洛芬酯（凯纷）	5.8 h			每次 50 mg iv,100～150 mg/d	老年人慎用;不可与第三代喹诺酮类抗生素合用
帕瑞昔布（特耐）	8 h			首次剂量 40 mg iv,随后 40 mg/12 h,连续用药不超过 3 d	该类药物过敏者禁用

注:MAOI=单胺氧化酶抑制剂;SSRI=选择性血管紧张素摄取抑制剂。

（泉 源）

663

88　围术期心律失常处理

88.1　围术期心律失常的原因

88.1.1　术前疾病或并存症

(1)心血管疾病　缺血性及瓣膜性心脏病、心肌病、心衰、高血压病及心律失常。

(2)肺部疾病　COPD、肺心病、哮喘和呼吸道梗阻、缺氧或高碳酸血症。

(3)内分泌疾病　嗜铬细胞瘤、甲亢等。

(4)神经系统疾病　颅内高压、脑血管意外、脊髓损伤等。

(5)严重烧伤等组织损伤。

(6)术前洋地黄治疗或发生洋地黄中毒。

(7)应用拟交感神经药可增加儿茶酚胺释放,易引起心律失常。

88.1.2　全麻药与心肌应激性

(1)氟烷降低心肌室颤阈值而致心律失常,氟烷麻醉时禁用肾上腺素。合并二氧化碳潴留时,可引起室性心律失常。甲氧氟烷高浓度时,可引起心动过速。

(2)恩氟烷和异氟烷　恩氟烷诱发心律失常时其肾上腺素浓度较氟烷高5倍,异氟烷比恩氟烷略小,合用肾上腺素时较少发生室性心律失常,但可使 Q-T 间期延长。

(3)七氟烷和地氟烷　地氟烷和七氟烷都比较安全,不易诱发心律失常。

(4)静脉麻醉药　硫喷妥钠使血压下降而引起反射性心动过速;氯胺酮刺激交感神经致心动过速;羟基丁酸钠可使副交感神经活动亢进使心率减慢;依托咪酯和异丙酚对心率和心律的影响较小。氟哌利多可引起 QT 间期延长。

88.1.3　局麻药的心脏毒性

局麻药抑制心肌的自律性和传导性,可降低心肌的应激性,有抗异位及快速型心律失常作用。局麻药过量可致心血管抑制,发生心动过缓、房室传导阻滞,布比卡因和依替卡因的心脏毒性较强,对钠通道特别有亲和力,意外注入血管内可引起严重的心脏毒性,表现 PR 和 QT 间期延长、QRS 波增宽、AV 传导阻滞、结性心律失常、严重的室性心律失常,甚至心搏骤停。

88.1.4　肌松药

(1)琥珀胆碱　重复注射琥珀胆碱,易引起心动过缓,在高钾情况下易发生心律失常;烧伤、大面积肌肉损伤、神经肌肉疾病、颅脑闭合伤和肾功能不全患者静注琥珀胆碱后,细胞内钾释放过多,可发生威胁生命的心律失常,甚至心搏骤停。

(2)非去极化肌松药 潘库溴铵交感神活动增强,大剂量或快速静注阿曲库铵均使心率增快。

88.1.5 电解质紊乱与心律失常

(1)低钾 可诱发房性或室性早搏及房室传导异常。特别在洋地黄中毒时,低钾也可增强迷走神经兴奋作用。严重低血钾的血钾低于 2 mmol/L,心律失常发生率更高。此外,在尿毒症、严重酸中毒等情况下可出现高血钾症,高血钾引起窦房传导阻滞或窦性停顿,房室传导阻滞,甚至室颤及心脏停搏。

(2)低镁和低钙 术前低钾患者中,低镁者可达 38%～42%,低血镁可引起各种心律失常,以室性心律失常最常见;低血钙可导致 QT 间期延长和 ST 段抬高。

88.1.6 缺氧和二氧化碳潴留

(1)缺氧 通过颈动脉体化学感受器,使脑干血管收缩中枢兴奋,交感神经传出纤维的活性增强,内源性儿茶酚胺分泌增多,发生心动过速,严重缺氧时心动过缓,进而发展为室性心律失常和室颤。

(2)二氧化碳潴留 直接作用于血管运动中枢,同时自主神经系统平衡失调,心肌的应激性增加,易致心律失常。

88.1.7 体温降低

体温低于 34℃,室性心律失常发生率增加,低于 30℃时,室颤阈降低。随体温逐渐下降,心率可逐渐变慢,PR、QRS、ST、QT 间期均可逐渐延长。降温过程中,心电图变化的一般规律如下:

(1)低温抑制自律性 降温至 29℃时心率呈线性减慢。

(2)低温抑制传导性 随体温下降,PR 间期及 QT 间期的延长,较心房内或心室内传导时间的延长(P 波及 QRS 波的增宽)为明显。

(3)低温影响心脏复极 T 波改变随体温下降由直立转为低平、平坦及倒置。

(4)低温增高异位兴奋性和降低室颤阈值 最多的为早搏(69.3%),室性多见。频发室性早搏是心室纤颤的预兆。32～22℃时心房纤颤的发生率较高,在 26～23.5℃(心率 40～50 次/min)时,开胸手术多见。在 29℃以上很少出现心室纤颤。

88.1.8 麻醉操作和手术刺激

气管插管心血管反应、中心静脉穿刺、胆心反射、眼心反射、刺激骨膜、肺门周围操作、后颅窝及脑干手术,特别是心脏手术,当器械接触心肌,即可引起早搏等各种心律失常。心内手术常可引起各种传导阻滞及心房或心室纤颤。

88.1.9　再灌注心律失常

冠状动脉再通后出现的心律失常,冠脉溶栓和冠脉搭桥术以及心脏手术中心肌保护不佳等原因,导致心肌再灌注损害,引起再灌注心律失常,多出现在再灌注后即刻至12 h,表现为快速自主心律及室性早搏。

88.2　围术期常见的心律失常

88.2.1　窦性心律失常

窦性心律的正常心率为60～100 次/min,心电图显示P波在Ⅰ、Ⅱ、aVF导联直立,aVR导联倒置。PR间期为0.12～0.20 s。

（1）窦性心动过速　心率快于100 次/min,若不超过130 次/min,血压正常,可暂不予处理,查明原因,特别是缺氧、低血容量、电解质紊乱等,经相应处理仍不好转,可使用β受体阻滞剂或维拉帕米等缓慢静注,若伴有心衰者,则给予洋地黄。

（2）窦性心动过缓　心率慢于60 次/min,多见于颅脑手术中颅内压增高、疼痛、胃肠道等反射引起的迷走神经张力增高,窦房结组织损伤、缺血、电解质及酸碱紊乱等,持续时间长,可引起血流动力学变化,应用阿托品;反应欠佳者,用异丙肾上腺素或考虑安置心脏起搏器。

（3）窦性停搏　窦性心律时出现长间歇的PP间期与基础窦性PP间期无倍数关系(图88-1)。常见于颈动脉窦过敏,急性心肌梗死、心肌炎及药物中毒等,短暂出现无临床意义,如心室停搏时间过长,可引起昏厥,甚至阿-斯综合征,处理同窦性心动过缓。

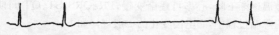

图88-1　窦性停搏,时间大于3 000 ms,停搏后为交界区逸搏

（4）窦房阻滞　是指窦性激动传出受阻或延迟(图88-2),发病原因及处理同窦性心动过缓。

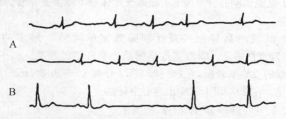

A

B

图88-2　A Ⅱ度窦房传导阻滞Ⅰ型(文氏现象),图中显示两组4∶3的窦房传导阻滞,规则的窦房结激动周期为0.86 s,产生在P波前0.08 s处,以后由于窦房传导的逐渐延迟,而使第4个窦房结的激动未能下传至心房引起P波。B Ⅱ度Ⅱ型窦房传导阻滞,窦性周长800 s,略有不齐,长间歇为窦性周长的2倍,第4个QRS波为交界区逸搏。

（5）**病态窦房结综合征**　是由于窦房结或其周围组织的器质性病变导致了窦房结激动形成失常或窦房传导障碍，出现持久和显著的窦性心动过缓、窦性停搏、窦房阻滞，还可出现心动过缓-心动过速综合征，常见于冠心病、心肌病或窦房结区退行性病变所致，以及甲状腺功能减退及药物中毒等，病情较重者需安装永久心脏起搏器，如并发心动过速，还需加用抗快速心律失常药物。

88.2.2　房性心律失常

（1）**房性早搏**　系窦房结以外的心房起搏点提前自发性除极引起的心律失常。心电图显示：① 提前出现的 P 波，与窦性 P 波不同。② PR间期大于 0.12 s。③ 房性 P 波后可有一个正常的 QRS 波，或无 QRS 波，或宽大畸形的 QRS 波。④ 代偿间歇多不完全（图 88-3）。见于心肌炎、心肌缺血及手术在心房中操作时，亦可由于精神情绪紧张，烟酒茶过量等诱发的无明显器质性心脏病者。房早一般不需治疗，可给予镇静剂，如房早频发症状明显者，防止其发展为快速性心律失常，可用普鲁帕酮、维拉帕米等治疗。

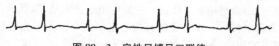

图 88-3　房性早搏呈三联律

（2）**房性阵发性心动过速**　① 阵发性房性心动过速，常发生在器质性心脏病患者，围术期发生持久性房速者很少，可用维拉帕米、普鲁帕酮终止其发作，药物治疗无效，可电击复律。② 自律性房性心动过速，系由异位自律性增高所致，常见于洋地黄中毒或严重心脏病。③ 紊乱多源性房性心动过速（图 88-4），多见慢性阻塞性肺部疾病和充血性心衰的老年人，治疗原发病，补充钾盐和镁盐可抑制心动过速，也可用维拉帕米和胺碘酮等治疗。

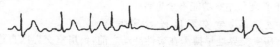

图 88-4　多源性房性心动过速，P' 波有多种形态

（3）**心房扑动**　频率为 250～350 次/min，快速而规则，常呈连续的锯齿状波形，QRS 波形状及时限多正常，室律不齐（图 88-5）。常见于风心病、冠心病、肺心病和心肌病，偶见于无心脏病者，治疗可用洋地黄，维拉帕米，艾司洛尔，最有效的疗法是使用直流电复律终止房扑。

（4）**心房颤动**　指心房肌纤维出现每分钟 350～600 次/min 的不协调、不规则乱颤，是常见的心律失常，随年龄增加而增加，多见于风湿

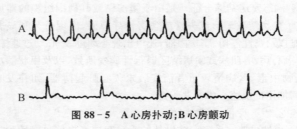

图 88-5 A 心房扑动;B 心房颤动

性心脏病、缺血性心脏病、甲状腺功能亢进,在房间隔缺损、心包炎、慢性肺疾病充血性心衰也常见,急性缺氧、高碳酸血症、脑血管意外亦可发生。房颤可分为阵发性房颤、持续性房颤和永久性房颤。房颤治疗的目标除了预防并发血栓栓塞以外,仍为满意控制心室率、恢复窦性心律并防止其复发。用于房颤的抗心律失常药物有两类:① 转复房颤,恢复窦性心律和预防复发的药物,现应用 I$_c$ 类(如普罗帕酮)和 III 类(胺碘酮)。主要作用于心房,以延长心房不应期或减慢心房内传导。② 减慢心室率的药物,包括 β 受体阻滞剂、非双氢吡啶类钙拮抗剂(维拉帕米和地尔硫草)以及洋地黄类药物。主要作用于房室结,以延长房室结不应期,增加隐匿传导。以往曾将减慢心室率的药物误解为有转复或预防房颤复发的功能,如洋地黄类(去乙酰毛花苷丙、地高辛)、非双氢吡啶类(维拉帕米和地尔硫草)和 β 受体阻滞剂。一些随机双盲的研究表明,去乙酰毛花苷丙与安慰剂比较,其复律的有效率和恢复窦性心律与距开始给药之间时间无显著差异。围术期新发生的快室率心房颤动,可伴有明显的血液动力学紊乱,首要治疗目的是恢复和维持窦性心律。48 h 内可用直流电复律,房颤 48 h 以上则必须先抗凝治疗至少 3 周或药物复律。药物复律常用胺碘酮、普罗帕酮或索他洛尔;胺碘酮对术后预防房颤的效果较好。对于基本病因无法纠正、陈旧性房颤的患者,治疗的目标是适当控制心室率和减少体循环栓塞的危险性,但钙拮抗剂不宜用于心衰和左室功能不全患者。

88.2.3 房室交界区性心律失常

(1) 房室交界性早搏 在窦性冲动之前,由房室交界区自律性增高发放提前冲动而引起的早搏(图 88-6)。一般无需治疗。

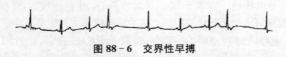

图 88-6 交界性早搏

(2) 房室交界性逸搏及逸搏心律 前者为在一个较窦性周期更长的心室间歇之后出现 1、2 个逸搏(图 88-7),后者为出现连续多个逸搏。见于高血钾、洋地黄或奎尼丁中毒,窦房结或心房损伤或病变。主要为病因治疗,如心率过慢,需用异丙肾上腺素静滴以提高窦率,改善房室传导,必要时可安装起搏器。

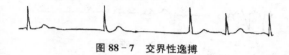

图 88-7　交界性逸搏

（3）阵发性房室交界区心动过速　由房室结区自律性增高所致,QRS 波形态正常,心率 70～140 次/min（图 88-8）,常见于洋地黄中毒,心肌炎及急性下壁心肌梗死。主要针对病因治疗。

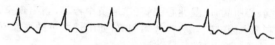

图 88-8　阵发性房室交界性心动过速,
QRS 波后出现倒置 P 波

88.2.4　室性心律失常

（1）室性早搏　由希氏束分支以下异位起搏点提前产生的心室激动。心电图特点：① 提早出现的 QRS-T 波群,其前没有和其有关的异位 P 波。② QRS 形态畸形,间期大于 0.12 s。③ 代偿间期完全（图 88-9）。早搏可见于正常人,因机械、电和化学刺激或感染所诱发,精神情绪紧张、烟茶过量而触发；各种器质性心脏病,尤其是病情变化及手术时常有室性早搏发生,许多室性早搏不需治疗,如有症状,主要治疗为消除症状和诱因；如有器质性心脏病,且室性早搏性质复杂,应积极控制室性早搏,并积极治疗原发病；如出现室性早搏二联律、三联律、多源性室性早搏、RonT 现象,都是疾病严重的信号。

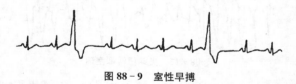

图 88-9　室性早搏

（2）室性逸搏　室率缓慢,常小于 40 次/min（图 88-10）,多发生在窦房结、心房、交界区起搏点自律性降低,或有房室传导阻滞等情况下,应及时给予阿托品或异丙肾上腺素治疗,严重者需植入心脏起搏器。

（3）室性心动过速　是严重的心律失常,基本心电图特征为：① 连续出现 3 个或 3 个以上的室性早搏,QRS 波宽大畸形,时限大于 0.12 s,

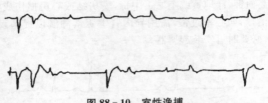

图 88 - 10　室性逸搏

其前无 P 波。② 频率大于 100 次/min,一般为 100～280 次/min。
③ 大多数患者 RR 间期规则。④ 大多数患者的窦性 P 波与 QRS 波之
间无固定关系,呈房室分离。⑤ 部分可出现房室逆行传导,有时可见心
室夺获和室性融合波(图 88 - 11)。室速多见于急性心肌梗死,慢性缺
血性心脏病、心肌病、风湿性心脏病、洋地黄中毒等,当出现室速时,需
立即静注利多卡因、胺碘酮、普鲁帕酮等,如出现严重的血流动力学改
变,可迅速给予直流电复律。

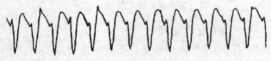

图 88 - 11　室性心动过速

　　(4) 尖端扭转型室性心动过速　是指室速发作时,QRS 波主波方
向围绕基线扭转,并伴有频率和振幅周期性改变(图 88 - 12),可致阿-
斯综合征发作,甚至导致猝死。多发生于儿童和青少年,情绪激动和运
动易诱发。防治主要是避免情绪激动,给予 β 阻滞剂治疗,发作时也可
给予利多卡因和硫酸镁治疗。

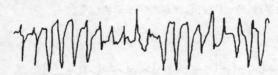

图 88 - 12　尖端扭转型室速

　　(5) 心室扑动和颤动　是致命性心律失常,心室扑动的心电图特点
为规则、快速、大正弦图形,QRS 波和 T 波分辨不清,频率为 150～250
次/min,持续时间较短暂,易转为心室颤动(图 88 - 13);心室颤动为
QRS 波及 T 波完全消失,代之以形态不一、大小不同、极不规则的颤动
样波形,频率为 250～500 次/min(图 88 - 14)。多发生于抗心律失常药
物中毒、严重心肌缺氧、缺血、电击伤、预激综合征伴快速室率的房颤及

各种疾病的临终前；发作后患者立即意识丧失、抽搐、呼吸停止甚至死亡，应迅速电击除颤及进行心肺复苏等抢救。

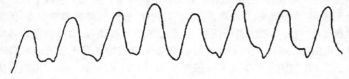

图 88 - 13　心室扑动

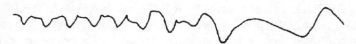

图 88 - 14　心室颤动

88.2.5　预激综合征

是指心房通过附加旁道提前激动心室，或心室激动反向提前激动心房。典型的心电图特点为：① PR 间期缩短，小于 0.12 s，一般在 0.06～0.10 s。② QRS 波增宽，大于 0.10 s。③ 出现预激波（QRS 波起始部粗钝，又称 Delta 波）。④ PJ 间期恒定（约为 0.27 s）。⑤ ST - T 呈继发性改变，与预激波方向相反（图 88 - 15）。多发生于无器质性心脏病者，少数可发生于三尖瓣下移畸形、三尖瓣脱垂及扩张型心肌病等。

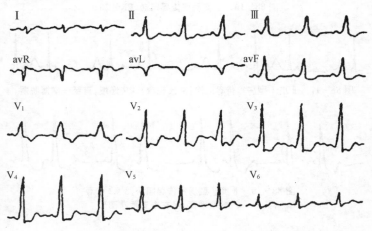

图 88 - 15　典型预激综合征，P - R 0.1 s，QRS 波起始部
有预激波，有继发性 ST - T 改变

88.2.6 房室传导阻滞

指因房室交界区不应期延长所引起的房室间传导延迟或阻断。阻滞部位可发生在房室结、希氏束及束支等不同水平。常见于急性下壁心肌梗死、病毒性心肌炎、急性风湿热、心肌病；严重低氧血症和酸中毒；低血钾和高血钾；传导系统退行性变，以及心脏手术损伤等。I度房室传导阻滞心电图诊断要点：① 心律规则。② 每个 P 波均伴有正常波形的 QRS 波。③ PR 间期大于 0.20 s，一般在 0.24～0.40 s(图 88-16)。Ⅱ度Ⅰ型房室传导阻滞心电图诊断要点：① 心房率不受影响，心房律规则；心室律不规则，室率少于房率。② QRS波正常。③ PR 间期进行性延长终至脱漏，以后周而复始。④ 脱落前后的 R-R 间期小于 2 倍前周期(图 88-17)。Ⅱ度Ⅱ型心电图诊断要点：① 带有多于一个的连续脱漏，而脱漏前的 PR 间期可不延长或略有延长，但保持固定。② 通常一侧束支完全阻滞而对侧呈间断性传导中断，因此 QRS 波增宽，若阻滞部位在希氏束，QRS 正常(图 88-18)。Ⅲ度房室传导阻滞如发生在房室结，交界逸搏起搏点将启动心室除极，频率每分钟 40～60 次，QRS 波形态正常；如发生在结下水平，则频率低于 40 次/min，QRS 波增宽，形态变异，此外可出现室性停搏。若室率不慢，不需治疗，若室率过慢，或伴有血流动力学障碍，应积极治疗，静注阿托品或异丙肾上腺素，必要时心脏起搏。

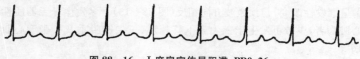

图 88-16　Ⅰ度房室传导阻滞，PR0.26 s

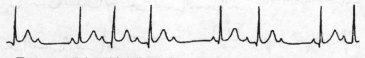

图 88-17　Ⅱ度Ⅰ型房室传导阻滞(文氏现象)，PR 递增，直至一室搏脱落

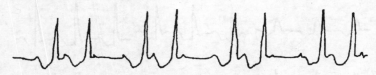

图 88-18　Ⅱ度Ⅱ型房室传导阻滞，3∶2 传导，
QRS 波增宽，呈左束支阻滞图形

88.2.7　电解质紊乱引起的心律失常

(1) 高血钾症　血钾在 5.5 mmol/L 时，T 波高尖，QTc 缩短；血钾在 6.5 mmol/L 时,QRS 波开始增宽;血钾在 7 mmol/L 时 P 波变宽,PR 延长,QRS 波变宽;血钾在 8.5 mmol/L 时,P 波消失,QRS 波明显增宽,ST 段向下偏移,近似心肌损伤图形;血钾达 12 mmol/L 时,可出现室性停搏及心室纤颤(图 88 - 19)。

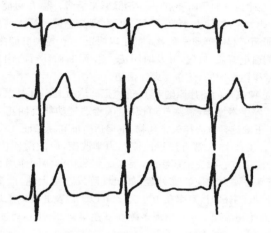

图 88 - 19　血钾升高的心电图,血钾 7.3 mmol/L,P 波降低,
T 波异常升高,尖耸,以 $V_4 \sim V_6$ 明显

(2)低钾血症　心电图诊断要点:① ST 段压低 0.5 mm 或更多。② U 波高于 1 mm 以上。③ 同一导联中,U 波高于 T 波(图 88 - 20)。

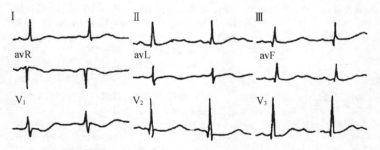

图 88 - 20　低钾血症,血钾 2.2 mmol/L,QT 明显延长,
V_3 导联 T - U 呈驼峰状

(3)高或低钙血症　主要表现 QT 间期缩短;低血钙时,ST 段平坦和 QT 间期延长。

（4）低镁血症　早期 T 波高尖，QT 间期正常，后期 PR 间期延长，QRS 综合波增宽，ST 段压低和 T 波低平。

88.3　围术期心律失常的治疗

主要方法为抗心律失常药物治疗和电学治疗。

（1）心律失常的预防要点　① 消除紧张情绪。② 尽可能避免应用能诱发心律失常的药物，术前应用洋地黄、拟交感神经药术前应尽可能停药；利尿药引起电解质紊乱者术前予以纠正。③ 控制麻醉深度，充分给氧，监测血电解质、血气，并及时纠正。④ 阻断循环行心内直视手术者，尽量减少阻断时间，防止再灌注损伤。

（2）心律失常的治疗原则　① 迅速正确诊断。② 了解病因和消除诱因，如暂停手术操作，解除气道梗阻，改善通气功能及纠正电解质紊乱等。③ 正确选择抗心律失常药物，掌握适应证和禁忌证，以及药物的相互作用。④ 心律失常有严重血流动力学改变，应做循环功能支持。⑤ 在联合应用抗心律失常药物时，要考虑到药物的协同作用和拮抗作用。⑥ 特殊心律失常应特殊处理，如出现阵发性室上速、严重心动过缓、心房扑动或室颤时，室率在 100 次/min 以上以及 Ⅱ 度以上房室传导阻滞等均需药物治疗。一旦出现多源性室性早搏、室性心动过速，应紧急处理。

（3）心律失常的药物治疗（表 88 - 1）和特殊心律失常药物治疗（表88 - 2）。

表 88 - 1　常见心律失常的药物治疗

心律失常类型	常用药物	剂量和用法（静注）	备　注
窦性心动过速	维拉帕米	2 mg 稀释后缓慢静注 1～4 μg/(kg·min) 静滴	P-R 间期延长，适于室率较快病人，哮喘者慎用
	艾司洛尔	0.5 mg/kg 静注，50～200 μg/(kg·min)静滴维持	消除快速，P-R 间期延长，注意心动过缓，支气管痉挛，严重心衰禁用
心房扑动 心房颤动	去乙酰毛花苷丙	0.4 mg 葡萄糖溶液稀释后静注，必要时重复	预激综合征、QRS 增宽禁用
	胺碘酮	150 mg 静注，1 mg/min 静滴	QRS 和 Q-T 间期延长
	维拉帕米	2 mg 稀释后缓慢静注，1～4 μg/(kg·min)静滴	QRS 和 Q-T 间期延长总量暂时减慢心室率，有很强扩血管作用，注意血流动力学改变
	腺苷	6 mg 静注(最大 12 mg)	
	艾司洛尔	0.5 mg/kg 静注，50～200 μg/(kg·min)静滴维持	消除快速，P-R 间期延长，注意心动过缓，支气管痉挛，严重心衰禁用

心律失常类型	常用药物	剂量和用法(静注)	备 注
阵发性室上性心动过速	艾司洛尔	0.5 mg/kg 静注,50~200 μg/(kg·min)静滴维持	消除快速,P-R 间期延长,注意心动过缓,支气管痉挛,严重心衰禁用
	去乙酰毛花苷丙	0.4 mg 葡萄糖溶液稀释后静注,必要时重复	预激综合征、QRS 增宽禁用
	胺碘酮	150 mg 静注,1 mg/min 静滴,12 h 后 0.5 mg/min 静滴	QRS 和 Q-T 间期延长 QRS 延长,适于预激综合征时室上速
	普罗帕酮	1~1.5 mg/kg 输注	
室性早搏	利多卡因	1~2 mg/kg 或 1~4 mg/min 静脉输注	QRS 延长
室性心动过速	胺碘酮	150 mg 静注,1 mg/min	QRS 和 Q-T 间期延长,多用利多卡因无效时
	苯妥英	50~100 mg 缓注5 min,20~50 mg/min,最大1 000 mg	QRS 延长,用于洋地黄中毒
	维拉帕米	2 mg 稀释后缓慢静注,1~4 μg/(kg·min)静滴	用于体外停机且利多卡因无效时
	艾司洛尔	0.5 mg/kg 静注,50~200 μg/(kg·min)静滴维持	儿茶酚胺引起的室速消除快速,P-R 间期延长,注意心动过缓,支气管痉挛,严重心衰禁用
	硫酸镁	1~3 g 稀释静注10 min以上,后可 1 mg/min 静滴	
窦性或交接性心动过缓	阿托品	0.5~1.0 mg 必要时可重复	多用于心脏移植术后
	异丙肾上腺素	2~8 μg/min 静滴	
Ⅱ度、Ⅲ度房室传导阻滞	阿托品	0.5~1.0 mg 必要时可重复	常用于起搏器前使用
	异丙肾上腺素	2~8 μg/min 静滴	
心室颤动	肾上腺素	0.01~0.02 mg/kg,可重复用药	静注或心内注射或气管内注入,开胸时心内注入
	胺碘酮	150 mg 静注,1 mg/min 静滴	用于心跳骤停
	利多卡因	1~2 mg/kg 静注	

表88-2 特殊心律失常的药物治疗

特殊心律失常类型	药 物	剂量和用法	注 意 事 项
Q-T间期延长综合征伴严重室性心律失常	首选β受体阻滞剂：艾司洛尔 左侧星状神经节阻滞	0.5 mg/kg静注,50～200 μg/(kg·min)静滴	与其他室性心律失常治疗不同
尖端扭转性室速	异丙肾上腺素	0.5 mg加入葡萄糖液静注,2～8 μg/min	奎尼丁禁用
	阿托品	1 mg,间隔2～3 min可重复	
	胺碘酮	1～3 mg/kg缓注,后900 mg静滴(24 h)	
	硫酸镁	1.0～2.5 g稀释至20～40 ml缓慢静推,或2.5 g加入500 ml葡萄糖液静注	
预激综合征伴快速室上性心律失常	胺碘酮	150 mg静注,1 mg/min静滴	伴房颤或房扑且循环障碍时,宜尽快电复律；洋地黄、维拉帕米禁用
	普罗帕酮	1～2 mg/kg静注	
	利多卡因	1～2 mg/kg静注,以后2～4 mg/min静滴	

（赵贤元　杭燕南）

89　急性肺水肿

急性肺水肿是指短时间内由不同因素造成肺泡及肺间质水分增加,严重影响呼吸功能的一类疾病。主要的临床表现为呼吸困难和低氧血症；治疗不当后果将十分严重,必须紧急处理。

89.1　病因

89.1.1　肺毛细血管静水压增高

（1）心源性　二尖瓣狭窄、左心室衰竭、左心房黏液瘤、三腔心及心肌病等；常见的诱发因素有：① 患者焦虑不安。② 用药不当致心动过速。③ 体位变换。④ 应用抑制心肌的麻醉药或α-兴奋药。⑤ 心功能不全的患者术前准备不充分。⑥ 气管插管引起应激反应。⑦ 体外循环心脏手术后。

（2）输液过量超过循环代偿能力,尤其在存在急性心力衰竭的情况下。机体水排除障碍,发生急性循环容量扩张加重心肺负担导致急性肺水肿。尤其对于老年、新生儿、小儿以及合并心肺功能不全、肾功能不全的患者,短时间内输入液体过多,而机体不能及时代偿常可发生。

89.1.2　血管通透性增加

(1) 感染　肺炎球菌性肺炎等。

(2) 有毒气体吸入　光气、氯气、二氧化氮等。

(3) 毒血症　蛇毒、细菌内毒素等。

(4) 反流误吸酸性胃内容物。

(5) 急性放射性肺炎。

(6) 内源性血管活性物质释放。

(7) 弥散性血管内凝血(DIC)。

(8) 免疫反应、过敏性肺炎、药物(琥珀胆碱,吗啡,升压药过量,吸入不纯的氧化亚氮,新斯的明和 β 受体阻滞剂的应用不当)等。

(9) 急性呼吸窘迫综合征(ARDS)。

(10) 急性重症胰腺炎。

89.1.3　淋巴引流障碍

(1) 肺移植术后。

(2) 淋巴癌。

(3) 纤维性淋巴炎。

89.1.4　胶体渗透压降低

(1) 肝肾疾病所致的低蛋白血症。

(2) 营养缺乏和肠道蛋白的丢失。

89.1.5　肺组织间隙静水压下降

(1) 上气道梗阻后肺水肿,又称负压性肺水肿,梗阻后负压大于 $-50\,cmH_2O$,浅麻醉发生喉症挛时可引起。

(2) 肺复张引起肺水肿,胸腔巨大肿瘤切除或迅速大量排除胸腔积液、积气以及突然用力吸气,使萎陷肺在短时间内突然复张,多为单侧发病,也可累及对侧引起急性肺水肿。称为复张性肺水肿,病死率为20%左右。复张性肺水肿是急性间质性肺水肿。其发病机制目前还不十分清楚,可能与肺毛细血管通透性增加有关。

89.1.6　其他

(1) 高原性肺水肿可能与肺动脉高压有关。

(2) 神经性肺水肿,中枢神经系统损伤如脑损伤、脑血管意外、脑肿瘤等,中枢交感神经兴奋,使外周血管收缩(间质负压增高)。

(3) 体外循环后和心肺复苏后。

(4) 子痫。

89.2　发生机制

在肺血管与肺泡、肺组织间隙及肺淋巴管之间的液体渗出与吸收处于动态平衡。由于上述平衡失调,即液体渗出速率超过吸收速率,将导致肺水肿的发生。肺水肿的形成主要取决于下列因素。

(1) 肺毛细血管静水压　肺水从毛细血管进入肺间质的主要驱动力,正常值为 $4\sim12$ mmHg,比左房压高 $1\sim2.7$ mmHg。当左房压大于 30 mmHg 时,大量液体进入肺泡和肺间质形成急性肺水肿。

(2) 肺毛细血管胶体渗透压　由血浆蛋白形成,正常值约为 22 mmHg,下降时可促使肺水肿形成,在降低的情况下,左房压稍有升高即可形成肺水肿。

(3) 肺间质静水压　正常值为 $-8\sim-18$ mmHg,其负值形成与淋巴回流对肺间质"吸引"、肺的机械运动以及肺的弹性回缩有关,使毛细血管和肺泡腔内液体向组织间隙转移并经淋巴引流。肺间质静水压显著增加,肺泡内可出现积液。

(4) 肺间质胶体渗透压　由血管外蛋白质及透明质酸形成,正常值为 $12\sim13.5$ mmHg,是调节血管内液体渗出的重要因素。

(5) 通透性　反映肺毛细血管膜和肺泡上皮的屏障作用,通透性增加至一定程度可出现肺水肿。

(6) 肺泡表面活性物质。

(7) 淋巴引流　正常淋巴管内静水压低于大气压,有利于肺组织间隙和肺泡内液体引流,淋巴引流受阻可促使肺水肿的发生。

89.3　急性肺水肿对肺功能的影响

(1) 肺顺应性　肺容量下降和肺弹性改变使顺应性下降,出现肺"僵直",以致出现呼吸增快和呼吸困难。

(2) 闭合容量　闭合容量增加,常超过功能余气量(FRC)。

(3) 呼吸做功增加　可达正常人的 $2\sim3$ 倍,从而增加能量消耗和肌肉疲劳。

(4) 通气与灌流　通气与灌流比率失衡、肺内分流增加,致低氧血症。

89.4　诊断和鉴别诊断

89.4.1　诊断

主要根据临床表现、体征和 X 线表现。先驱症状为恐惧、面色苍白、心动过速、血压升高、出冷汗等,以后不同阶段可出现相应症状(表 89-1)。

表 89-1　肺水肿分期及特点

分　期	特　点
间质肺水肿	频繁刺激性咳嗽 胸闷、呼吸急促,心率增快、颈静脉怒张 可闻及哮鸣音、干湿啰音 胸片可见肺纹理模糊,Kerley A 线和 B 线 PaO_2 下降、$PaCO_2$ 正常

（续　表）

分　期	特　　点
肺泡肺水肿	呼吸困难 肺部广泛湿啰音 咳粉红色泡沫痰 末梢发绀 胸片显示两肺广泛絮状阴影 PaO_2下降、$PaCO_2$升高
休克期	上述症状加重 全身发绀 血压下降、四肢湿冷 代谢性及呼吸性酸中毒
临终期	休克及缺氧加重 酸中毒加重 昏迷 心律失常、心跳停止

89.4.2　鉴别诊断

心源性与非心源性肺水肿（负压性、复张性、高原性、神经源性）在病因、病理生理及治疗上完全不同，因此鉴别诊断很重要（表89-2）。

表89-2　心源性与非心源性肺水肿的鉴别

项　　目	心源性肺水肿	非心源性肺水肿
病史	有心脏病史	无心脏病史，有其他基础疾病史
体征	有心脏病体征	无心脏病体征
X线表现	自肺门向周围蝶状浸润，肺上野血管影增深	肺门不大，两肺周围弥漫性小片阴影
水肿液蛋白含量	蛋白含量低	蛋白含量高
水肿液胶体渗透压/血液胶体渗透压	小于0.5	大于0.7
肺毛细血管楔压	大于18 mmHg	小于18 mmHg
肺动脉舒张压-肺毛细血管楔压	小于5 mmHg	大于5 mmHg

89.5　治疗

89.5.1　病因治疗

是缓解和消除肺水肿的积极措施，如心源性肺水肿，应以强心、利尿和扩血管为原则。

89.5.2 清除气道水肿液,维持气道通畅

(1)清除气道内泡沫样分泌物,可选用75％酒精或二甲硅油去泡沫剂。

(2)对中心静脉压大于12 mmHg,肺毛细血管楔压大于15 mmHg,应限制输液并同时利尿,使静水压下降,气道水肿液减少。

(3)血管扩张药如酚妥拉明等可阻断血管活性物质对血管的收缩反应,解除肺小动、静脉痉挛,降低外周血管阻力,增加心排,从而减轻肺水肿。

(4)胆碱能阻滞药如山莨菪碱,治疗肺水肿有效。一般剂量为0.5～1.0 mg静注,可反复应用或加大剂量。

89.5.3 纠正低氧血症

(1)吸氧 轻度缺氧可鼻导管给氧6～8 L/min;重度缺氧可用面罩高浓度吸氧。

(2)应用适当的PEEP或CPAP,其作用为:① FRC增加。② 肺顺应性改善。③ 改善通气与血流比值。④ 增加气道内压和肺间质静水压。PEEP从5 cmH$_2$O开始,逐渐增加至10 cmH$_2$O,根据循环功能,重度ARDS可调至15 cmH$_2$O以上。

680

89.5.4 减轻容量负荷

(1)利尿 静注呋塞米20～40 mg,以减少血容量,减轻心脏负荷。应注意防止大量利尿时所伴发的低血钾症和低血容量。

(2)减少静脉回流 患者取坐位或卧位,两腿下垂,以减少静脉回流,必要时,可加止血带于四肢,轮流结扎3个肢体,每5 min换一肢体,平均每个肢体扎15 min,放松5 min,以保证肢体循环不受影响。

89.5.5 呼吸和循环功能的支持

(1)面罩供氧难以纠正的低氧血症,可行气管插管或切开辅助或控制呼吸。

(2)肺水肿伴中心静脉压增高时,可使用利尿剂或硝酸甘油。

(3)使用正性肌力药物及抗心律失常药物维持循环功能。

(4)非心源性肺水肿若血容量过低,应及时补充血浆或全血,血容量纠正后可根据情况使用扩血管药物以降低心脏后负荷。

89.5.6 其他治疗

(1)激素治疗 激素有抗过敏和改善毛细血管通透性的作用,常用氢化可的松100～200 mg静滴或甲泼尼龙40～80 mg静注。如有支气管痉挛可缓慢静注氨茶碱250 mg,心动过速及有心律失常时禁用。

(2)预防和控制感染、维持水和电解质平衡。

(邢顺鹏　杭燕南)

90　肺栓塞

肺栓塞(pulmonary embolism,PE)是内源性或外源性栓子堵塞肺动脉引起肺循环障碍的临床和病理生理综合征,肺栓塞引起的肺出血或坏死称为肺梗死(pulmonary infarction)。常见的栓子是血栓,其余为少见的新生物细胞、脂肪滴、气泡、静脉输入的药物颗粒甚至导管头端引起的肺血管阻断。

国外肺栓塞的发病率很高,美国每年发病率约 60 万,其中 1/3 死亡,占死因第三位。也有报道近年来随着成人接受抗凝治疗的增加,发病率呈减少趋势。我国尚无确切的流行病学资料,2001 年中华医学会呼吸病分会公布的《肺血栓栓塞症的诊断与治疗指南(草案)》以来,部分医院病例增长 10 倍。最新的前瞻性研究显示急性 PE 的致死率为 7%～11%。

90.1　病因

(1)血栓形成　肺栓塞常是静脉血栓形成的并发症。栓子来源于下肢和骨盆的深静脉,通过循环到肺动脉引起栓塞,但很少源于上肢、头和颈部静脉。血流淤滞、血液凝固性增高和静脉内皮损伤是血栓形成的促进因素。因此,创伤、长期卧床、静脉曲张、静脉插管、盆腔和髋部手术、肥胖、糖尿病、避孕药或其他原因的凝血机制亢进等,容易诱发静脉血栓形成。早期血栓松脆,加上纤溶系统的作用,故在血栓形成的最初数日发生肺栓塞的危险性最高。

(2)心脏病　各类心脏病,房颤、心力衰竭和亚急性细菌性心内膜炎者发病率较高。细菌性栓子除见于亚急性细菌性心内膜炎外,亦可由于起搏器感染引起。前者感染性栓子主要来自三尖瓣,偶尔先心患者二尖瓣赘生物可自左心经缺损分流进入右心而到达肺动脉。

(3)肿瘤　以肺癌、消化系统肿瘤、绒癌、白血病等较常见。恶性肿瘤并发肺栓塞仅约 1/3 为瘤栓,其余均为血栓。多见于化疗患者。

(4)妊娠和分娩　孕妇肺栓塞的发生率较同龄人高数倍,产后和剖宫产术后发生率最高。妊娠时腹腔内压增加,血管平滑肌松弛及盆静脉受压可引起静脉血流缓慢,加重静脉血栓形成。此外,伴凝血因子和血小板增加,血浆素原-血浆素蛋白溶解系统活性降低。羊水栓塞也是分娩期的严重并发症。

(5)围术期危险因素　① 高危因素:长骨骨折(脂肪栓塞)、髋或膝关节置换、普外科大手术、大的创伤、脊髓损伤。② 中危因素:关节镜膝部手术、中心静脉置管、多见慢性心衰或呼吸衰竭、恶性肿瘤、瘫痪、妊娠/产后、既往静脉血栓栓塞症(VTE)病史。③ 低危因素:卧床长于 3 d、高龄、腔镜手术(空气栓塞)、肥胖、静脉曲张。④ 骨科大手术是肺栓塞症(PTE)的极高危因素,手术操作、体位改变、置入骨水泥、使用下肢驱血

681

带、止血带放气等可引起血管损伤或血栓脱离；手术创伤和应激反应使患者呈现高凝状态；术前活动减少、术中静止不动和长时间手术、术后制动和长期卧床及围术期低血压使血流缓慢等原因均可引发 PTE。

90.2　病理

（1）病理改变　大多数急性肺栓塞可累及多支肺动脉，栓塞的部位为右肺多于左肺，下叶多于上叶，但少见栓塞在右或左肺动脉主干或骑跨在肺动脉分叉处。血栓栓子机化差时，通过心脏途径中易形成碎片栓塞在小血管。若纤溶机制不能完全溶解血栓，24 h 后栓子表面即逐渐为内皮样细胞被覆，2～3 周后牢固贴于动脉壁，血管重建。早期栓子退缩，血流再通的冲刷作用，覆盖于栓子表面的纤维素、血小板凝集物及溶栓过程，都可以产生新栓子进一步栓塞小的血管分支。栓子是否引起肺梗死由受累血管大小、阻塞范围、支气管动脉供给血流的能力及阻塞区通气适当与否决定。梗死区肺表面活性物质丧失可导致肺不张，胸膜表面常见渗出，1/3 为血性。

（2）生理改变　生理死腔增加，通气效率降低，但急性肺栓塞可刺激通气，增加呼吸频率和每分钟通气量，抵消了生理死腔的增加，P_aCO_2 通常降低，但有些神经肌肉疾患，胸膜剧烈疼痛和肺栓塞严重患者，因增加通气不能代偿增加的生理死腔时，可出现 CO_2 潴留。急性肺栓塞时常见 P_aO_2 降低，通气/血流比值失调。如果心输出量不能满足代谢需要，混合静脉血氧分压降低，进一步加重通气/血流比值失调和低氧血症。

（3）肺循环血流动力学反应　肺栓塞的机械性直接作用和栓塞后化学性与反射性机制引起的血流动力学反应是比较复杂的。数目少和栓子小血流动力学改变不明显。如肺血管床阻塞大于 30% 时，平均肺动脉压开始升高，大于 35% 时右房压升高，肺血管床丧失大于 50% 时，可引起肺动脉压、肺血管阻力显著增加，心脏指数降低和急性肺心病。反复肺栓塞产生持久性肺动脉高压和慢性肺心病。在原有心肺功能受损患者，对肺栓塞的血流动力学影响更为严重。

90.3　临床表现

症状与栓子大小、栓塞发生速度及基础心、肺功能相关，可从无症状到咯血乃至猝死。

（1）呼吸困难　呼吸困难发生率高达 84%～90%，为劳力性呼吸困难。应注意诱因、性质、程度和持续时间。以胸闷为主诉的呼吸困难须与劳力性心绞痛鉴别。

（2）胸痛　发生率 40%～70%。多为胸膜痛，突然发生者常提示肺梗死。膈胸膜受累可向肩或腹部放射。4%～12% 患者表现为"心绞痛样痛"，可能由于冠状动脉痉挛或右心室肥厚缺血所致。

（3）咯血　发生率 11%～30%，血量不多，鲜红色，数日后变为暗红色,提示有肺梗死。呼吸困难、胸痛和咯血,称为典型的肺梗死三联征(不足30%)。

(4)其他症状 有咳嗽,发生率53%,多为干咳,伴哮鸣音;惊恐,发生率55%,由胸痛或低氧血症所致。当大块肺栓塞或重症肺动脉高压时,可引起一过性脑缺血,表现为晕厥,其发生率11%~20%,晕厥常是肺梗死的征兆。

(5)体征 呼吸增快、发绀、肺部湿啰音或哮鸣音,肺血管杂音,胸膜摩擦音或胸腔积液体征。循环系统体征有心动过速、P2亢进及休克。约40%患者有低至中等度发热,少数有高热。血压下降通常提示大块肺栓塞,发绀提示病情严重。

(6)下肢深静脉血栓形成(deep venous thrombosis,DVT)对诊断肺栓塞有重要意义。DVT可表现为双下肢非对称性水肿、小腿或整个下肢肿胀,疼痛剧烈,肢体肌肉僵硬,浅静脉扩张,皮肤色素沉着,甚至溃烂。

90.4 诊断

(1)常规 ECG和血气,分析P波高尖或有心律失常。P_aO_2和$P_{ET}CO_2$降低,$P_{a-ET}CO_2$差值增大。

(2)血浆D-二聚体(D-dimer) 是纤维蛋白胶连蛋白的降解产物,存在于血栓栓塞性疾病患者的血浆中。急性肺栓塞时血浆含量增加,敏感性为92%~100%,特异性为40%~43%,应排除手术、外伤和急性心肌梗死。如D-dimer低于500 $\mu g/L$,可排除急性肺栓塞诊断,不必做肺动脉造影。

(3)X线胸片 最常见的征象为肺纹理稀疏、减少,通透度增加和肺血分布不匀。偶见形状不一肺梗死浸润影;典型表现为底边朝向胸膜或膈肌上的楔形影,有少至中量胸腔渗液。此外,还可见气管移向患侧,膈肌抬高。当并发肺动脉高压或右心扩大或衰竭时,上腔静脉影增宽,肺动脉段凸出,右肺下动脉增宽,右心室扩大。X线胸片可为诊断提供初步线索。

(4)放射性核素肺通气/灌注扫描(ventilation-perfusion ratio,V/Q) 是目前临床上广泛应用的首选无创伤检测方法,适用于血流动力学相对稳定的患者。V/Q发现栓塞后继发的肺实质灌注缺损,但特异性不高,因许多肺部疾病也可以影响其数值。V/Q对诊断亚段及以下的肺栓塞和慢性肺栓塞性肺动脉高压有很高价值。过度吸烟、慢性阻塞性肺疾病或左心衰竭可引起的肺灌注显像改变,应注意鉴别。

(5)超声心动图 属于无创检查,可经胸部或经食管反复多次检查,可显示肺动脉主干及分支栓塞部位,评估右心室功能,对PE诊断和预后判断有良好前景。超声心动图对病情危重、血流动力学不稳定的可疑急性大而积肺栓塞有诊断价值,可列入首选,在患者就诊2 h内完

683

成,待病情稳定后行 CT 肺动脉造影(computer tomography pulmonary angiography,CTPA)。下肢静脉超声可发现下肢深部静脉血栓形成。

(6)螺旋 CT、磁共振血管造影(MRA) 作为无创检查,具有很高的诊断价值。其敏感性和特异性较高,可与肺动脉造影媲美。

(7)肺动脉造影(computer tomography pulmonary angiography,CTPA) 肺动脉造影是诊断肺栓塞的"金标准",敏感性 98%,特异性 95%~98%,但它属于有创检查,应严格掌握适应证。利用 CTPA 可做栓塞的定量分析,结果与临床严重程度相关性好,诊断肺栓塞的敏感性和特异性达 95%。

90.5 诊断程序

PE 诊断的同时应进行危险分层及制定治疗决策。危险分层的步骤:首先进行血流动力学状态的评估,出现休克或持续性低血压(SBP 小于 90 mm Hg,或者血压 15 min 下降不小于 40 mmHg 以上,且非心律失常、低容量或败血症所致)或危及生命的需立即处理的症状均诊为高危。在血压正常的非高危 PE 中,若伴 RVD 和/或心肌损伤标志物阳性为中危,且两者均为阳性的危险性更大,血流动力学稳定且两者均阴性为低危。患者疑为急性 PE 时,中华医学会呼吸病分会推荐的诊断程序如下(图 90-1、图 90-2)。

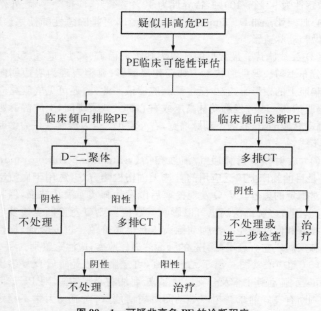

图 90-1 可疑非高危 PE 的诊断程序

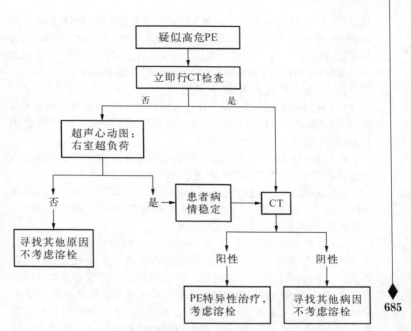

图 90-2 可疑高危 PE 的诊断程序

90.6 治疗

90.6.1 支持呼吸和循环功

肺栓塞治疗目标是抢救生命,稳定病情,使肺血管再通。一般性支持疗法包括改善心肺功能、辅助通气和吸氧等。

90.6.2 抗凝疗法

有助于防止新的血栓形成和漫延扩展,可降低 PE 复发率。常用抗凝剂有肝素,成人每日用量为 25 000 U(约 1 000 U/h),持续 7～10 d。用药期间,需监测激活部分凝血时间(APTT)。华法林于应用肝素后3～4 d,同时开始服用,首次剂量加倍,以后逐减,持续服用 3～6 个月。需监测凝血酶原时间(PT)延长到正常对照值的 1.5～2.5 倍。新型抗凝药物,LMWH 能够替代普通肝素,使用方便,安全,不需要监测血液凝血指标。抗血小板药物如阿司匹林不适合单独作为静脉血栓栓塞症的抗凝治疗。

90.6.3 溶栓疗法

主要用于血流动力学不稳定者的急性大面积肺栓塞。早期应用溶栓药物,可使肺动脉内血栓溶解,改善肺组织血液灌注,降低肺循环阻力和肺动脉压力,改善右心功能;溶解深静脉系统血栓,可减少栓子来源,降低 PE 复发率和病死率。制剂包括尿激酶和重组组织纤溶酶原激活剂(rt - PA)。尿激酶一般首次冲击剂量为 4 400 IU/kg,10 min 内静脉输注,维持剂量为 4 400 IU/kg,12～24 h 静脉滴注。rt - PA 是最新一代溶栓药,剂量为 100 mg 于 2 h 内静脉滴注,临床见效快。

90.6.4 介入和外科手术治疗

(1) **球囊导管取栓术** 需要使用特殊的球囊导管,在 X 线荧光屏幕监视下,经股或颈静脉穿刺插管,取栓或粉碎血栓后吸出碎片,但技术设备还有待于进一步改进和完善。

(2) **肺动脉取栓术** 仅适用于特别危重的病例,如栓塞早期就陷入垂危状态的患者且保守治疗失败或不宜药物治疗的大块 PE 者。

(3) **肺动脉血栓内膜剥脱术或肺移植手术** 适用于慢性 PE,肺动脉高压者。近年来,随着 PE 防治技术水平的提高,中远期效果也已有明显提高,国内外都有成功手术的报道。

(4) **腔静脉滤网(VCF)** 适应证:① 对抗凝药物治疗禁忌者。② 抗凝治疗中出现严重并发症如消化道出血者。③ 正规抗凝治疗无效者。有下列情况者,宜考虑选用:① 广泛漂浮性髂股静脉血栓形成者。② DVT 伴慢性梗阻性的肺部疾病和心肺功能低下者。③ 肺动脉取栓术前或术后复发性肺梗死病例。④ 妊娠妇女,器官移植和肿瘤患者伴静脉血栓性栓塞者。⑤ 高危骨科患者和外伤患者的肺梗死预防。一般认为 VCF 置放术是防治 PE 的有效方法,近期随访疗效良好,长期有效性和安全性有待于进一步探索。

(丁 佳 皋 源)

91 心力衰竭和循环支持

心力衰竭(heart failure)是由于心肌收缩力下降和/或舒张功能障碍,心输出量减少不能满足机体组织细胞代谢需求,导致血流动力学和神经体液活动失常等一系列症状和体征的临床综合征。

随着心室充盈压的增高与舒张末期心肌纤维长度的增加,心搏量可相应增加,但有一定的限度。当左室舒张末压达 15～18 mmHg 时,心搏量不再进一步增加,甚至反而降低。左室舒张末压增高可引起左房压、肺静脉压和肺毛细血管楔压升高,当后者超过 18 mmHg 时,即可出现肺循环淤血的症状和体征。当右室舒张末压和右房压升高使中心静脉压超过 12 mmHg 时,可出现体循环淤血的症状和体征。当心指数小于 2.2 L/(min·m²) 时,即出现低心输出量的症状和体征。

91.1 心力衰竭的病因

91.1.1 基本病因

(1) **心肌收缩功能障碍** 如心肌梗死、心肌炎症、变性或坏死、心肌代谢改变。

（2）心肌负荷过重　包括压力和容量负荷过重,前者为高血压、肺动脉高压、主动脉瓣或肺动脉瓣狭窄、左室或右室流出道狭窄等,后者为瓣膜关闭不全、先天性房间隔或室间隔缺损、贫血、甲亢等。

（3）心脏充盈受限　如心脏压塞、缩窄性心包炎、限制性心肌病、梗阻性心肌病、二尖瓣狭窄等。

91.1.2　诱因

（1）感染(尤其是肺部感染)、妊娠和分娩、过度的体力活动或情绪激动引起心率增快。

（2）严重心律失常使心排量减少。

（3）钠盐摄入过多、输液过多或过快增加前负荷。

（4）贫血或大量失血,电解质酸碱平衡失调。

（5）使用奎尼丁、普萘洛尔、普鲁卡因胺等药物,心肌收缩力减弱。

（6）洋地黄过量,抑制心肌收缩力。

（7）应用血管收缩药使心脏后负荷增加等。

91.2　临床表现

91.2.1　左心衰竭

（1）呼吸困难　早期表现为劳力性呼吸困难,休息后可消失。随着右心衰竭的加重,较轻的体力劳动即可引起呼吸困难,严重者休息时也可出现呼吸困难。典型者表现为阵发性夜间呼吸困难,有时呈端坐呼吸。

（2）咳嗽　特征为咳出粉红色泡沫样痰,并可咯血。

（3）其他症状　心动过速、肢端发冷和出汗、乏力、倦怠、发绀,脑缺氧严重时可出现嗜睡、烦躁、意识障碍等。

（4）体格检查　双肺底细湿啰音;以左心室扩大为主,可闻及第三心音、第四心音、舒张期奔马律和二尖瓣反流性杂音等。

91.2.2　右心衰竭

（1）主要症状　体循环淤血所致食欲不振、恶心、呕吐、上腹胀痛、尿少、水肿、失眠、嗜睡,严重者可发生精神错乱等。

（2）心脏增大　以右心室增大为主者可伴有心前区抬举性搏动、心率增快,部分患者可在胸骨左缘相当于右心室表面处听到舒张早期奔马律。

（3）静脉充盈　颈静脉怒张为右心衰竭的早期和最明显的表现,严重者手背静脉和其他表浅静脉也充盈,并可见静脉搏动。

（4）脏器肿大　淤血性肝肿大伴有压痛,肝颈静脉反流征阳性,后期可出现心源性肝硬化和黄疸。

（5）水肿　其特点是下肢凹陷性水肿,受体位影响,是静脉淤血和

687

水钠潴留的结果。病情严重者可发展到全身水肿，少数患者可出现胸水、腹水。

（6）发绀　表现为甲床、面部毛细血管扩张、青紫和色素沉着，是周围循环血流减少、血管收缩，加之供血不足时组织摄取血氧相对增多、静脉血氧低下所致。

91.2.3　全心衰竭

兼有左心、右心衰竭的表现，但也可以一侧为主。左心衰竭肺充血的临床表现可因右心衰竭的发生而减轻。由于右室壁较左室壁薄，易于扩张，全心衰竭时右心衰竭的表现常比左心衰竭明显。

91.3　诊断与监测

对心力衰竭的诊断应从病史、体征及实验室检查来确立，并确定心力衰竭的程度。另外，需要查明导致心力衰竭的病因，这对治疗很有意义。

（1）病史　有无劳力性或夜间阵发性呼吸困难、咳嗽、泡沫样痰、咯血、疲倦，有无少尿、夜尿增多、双下肢水肿，有无心脏病史如风湿性心脏病、先天性心脏病、冠心病、心包炎等。

（2）体格检查和X线检查　呼吸的形式和状态，肺底干、湿啰音及其分布情况。能否平卧，有无发绀、颈静脉怒张、肝肿大等。听诊心脏舒张期奔马律及病理性杂音。X线检查：肺门动脉和静脉均有扩张，两侧肺门阴影范围和密度均增加；肺淤血的X线表现先于肺部啰音。

（3）影像学检查　超声心动图、核素心血管造影的EF值可辅助用于心功能判定。运动峰耗氧量能客观地反映心脏储备功能，又可定量分级。

（4）脑钠肽（BNP）和N端脑钠肽前体（NT-proBNP）检测　脑钠肽（brain natriuretic peptide，BNP）又称B型利钠肽（B-type natriuretic peptide）与心功能分级呈正相关，对心衰的早期诊断、早期干预以及预后有很大帮助。在2001年修订的欧洲心脏病学会心衰诊疗指南中，已经把BNP作为心衰诊断的工具。2005年欧洲和美国的指南，均进一步肯定了BNP在心衰诊断中的作用。BNP正常人小于200 pg/ml，严重心功能不全大于500 pg/ml，心力衰竭大于1 000 pg/ml，心肌梗死大于1 800 pg/ml。

NT-proBNP是BNP激素原分裂后没有活性的N-末端片段，与BNP相比半衰期更长更稳定，其浓度可反映短时间内新合成而不是贮存的BNP释放，因此更能反映BPN通路的激活。NT-proBNP小于300 pg/ml为正常，可排除心衰，其阴性预测值为99%。心衰治疗后NT-proBNP小于200 pg/ml提示预后良好。NT-proBNP正常值与年龄有关，小于450 pg/ml（小于50岁），小于900 pg/ml（50～75岁），小于1 800 pg/ml（大于75岁）。

在临床中,从心衰诊断的角度来讲 BNP 和 NT‑proBNP 没有区别。

(5)监测 ① 心电图(ECG),有助于发现和治疗各种心律失常。② 中心静脉压(CVP),可了解前负荷变化和右心室功能,常大于 $15\,cmH_2O$。③ 桡动脉穿刺直接测压。④ 抽取动脉血做血气分析和电解质测定。⑤ 留置导尿管,监测 24 h 尿量等。⑥ 重症患者应用肺动脉导管,测定心排量(CO)、肺动脉压(PAP)、肺毛细血管楔压(PCWP)。

91.4 治疗

治疗原则:① 减轻心脏负荷,包括前负荷和后负荷。② 增强心肌收缩力,增加心排血量。③ 控制体内的水和钠。

91.4.1 一般治疗

(1)休息 可降低机体基础代谢率,减少器官组织所需的血流量,减轻心脏负荷。

(2)吸氧 有呼吸困难表现或伴肺炎、急性肺水肿而有明显发绀者,应给予吸氧治疗。

(3)镇静剂 对气急或烦躁不安者皮下注射吗啡,成人量每次 5~10 mg。主要作用是降低呼吸中枢的敏感性,从而中断反射性换气过度及控制烦躁不安,但在肺源性心脏病患者禁用。

689

(4)诱发因素治疗 包括控制感染、纠正电解质紊乱与酸碱平衡失调、治疗快速型或缓慢型心律失常、避免输血输液过多过快等。

91.4.2 增强心肌收缩

正性肌力药物包括强心苷和非苷类正性肌力作用药,前者有地高辛、洋地黄毒苷、去乙酰毛花苷、毒毛花苷 K 等,后者有 β 受体激动剂、磷酸二酯酶抑制药和钙增敏药等(见 13 抗心律失常药)。这类药物可以增强心肌收缩力、增加心排量、降低肺毛细血管压,可以应用于肺充血和外周低灌注的心衰患者。

91.4.3 血管扩张剂

合理应用血管扩张剂可降低心脏前后负荷,改善心功能,降低心肌氧耗量和减轻体、肺循环淤血。血管扩张剂种类很多,根据其血流动力学特点可分为三类:扩张小动脉为主;扩张静脉为主;同时扩张小动脉和静脉。临床常用血管扩张剂的分类和用法详见"15 激素和抗组胺药"。

血管扩张剂对冠心病、心肌梗死、心肌病、急性心肌炎、高血压心脏病、二尖瓣或主动脉瓣关闭不全等引起的心力衰竭均有效,主动脉瓣狭窄者不宜使用。血管扩张剂对肺毛细血管压升高的心衰患者有益,用于正性肌力药物和利尿剂等疗效不佳者,但应用时必须监测血压和心率,防止因血管过度扩张、心脏充盈不足而引起血压下降和心率增快等不良反应。多数情况下,需根据患者具体情况调整输注速度。危重患者静脉给药时最好有血流动力学监测以获得最大效益。若出现血容量不足、血压下降,不宜应用血管扩张剂。

91.4.4　控制体内的水和钠

(1) 钠盐的限制　正常人每日氯化钠摄入量约为 10 g,轻度心衰患者限量 5 g,中度心衰者限量 2.5 g,重度心衰者不能超过 1 g。应用利尿剂大量排尿时,可不严格限制钠盐摄入。

(2) 利尿剂　心衰时利尿剂的治疗作用主要是:减轻心脏前负荷,缓解体循环和肺循环充血症状;纠正由代偿机制造成的水钠潴留。临床常用的利尿剂有三类:袢利尿剂,作用于髓袢升支髓质和皮质部,如呋塞米、依他尼、布美他尼(丁尿胺或丁苯氧酸)等,为强效利尿剂;噻嗪类利尿剂,作用于远曲小管近端,如氢氯噻嗪、氯噻酮,为中效利尿剂;保钾利尿剂,作用于远曲小管远端和集合管,如螺内酯和氨苯蝶啶等,为弱效利尿剂(见 20 硬膜外阻滞)。

用于急性左心衰竭、急性肺水肿的利尿药物首选呋塞米,0.5～1 mg/kg静注;丁苯氧酸的利尿作用更强,可用于呋塞米无效的患者,急性肺水肿时用量为静注每次 1～3 mg/kg。利尿剂可使体内潴留的液体排出,减轻器官组织水肿,减少体液容量和血容量,从而减轻心脏前负荷。应用时需避免水电解质平衡失调尤其是低钾血症和循环血容量减少,前者可诱发洋地黄中毒的心律失常,后者可加重心力衰竭。

690

91.4.5　血管紧张素转换酶抑制剂(ACEI)

ACEI 治疗心力衰竭有两方面作用:① 血流动力学效应:扩张动脉血管,减轻心脏后负荷,抑制醛固酮,减少水钠潴留。② 神经内分泌抑制作用:抑制肾素血管紧张素及醛固酮系统活性,降低心血管紧张素 II 水平,从而延缓心室重塑、防止心衰发生发展、降低心衰死亡率。

ACEI 适用于所有级别的左心功能不全患者,包括有症状及无症状的心力衰竭患者,并应掌握早期使用、长期使用的原则。严重肾功能损害(血肌酐大于 3 mg/dl)、高血钾症(血钾大于 5.5 mmol/L)、双侧肾动脉狭窄、妊娠等禁忌使用,休克或血压过低患者在血流动力学稳定后考虑使用。

常用制剂有卡托普利(开搏通)、依那普利(悦宁定)、苯那普利(洛丁新)、福辛普利(蒙诺)、西拉普利(一平苏)等。从小剂量开始,逐渐增至最大耐受量或靶剂量。如能耐受,终身应用。

91.4.6　改善心肌营养代谢

心力衰竭时心肌细胞内能量产生与利用障碍、离子转运失常、蛋白合成异常,心肌代谢赋活剂可以改善能量代谢,从而减轻心衰。目前常用的有极化液(GIK)、1,6-二磷酸果糖、辅酶 Q_{10}、能量合剂等。

糖皮质激素可改善心肌代谢、纠正心衰时肾上腺功能不全,有利于减轻肺水肿等心衰症状。肝素能抑制血小板聚集、降低血液黏度、改善微循环,可用于心衰辅助治疗。前列腺素 E_1 具有扩张血管、排钠利尿、增强心肌收缩力、改善心肌灌注、稳定溶酶体膜等作用,可改善心衰症状。

91.4.7　非药物性治疗

根据引起心衰的病因可进行相应的非药物性治疗。缺血性心脏病所致的心衰和心源性休克可应用机械辅助循环治疗如主动脉内球囊反搏术(IABP),瓣膜疾病所致的心衰可进行介入治疗如二尖瓣球囊扩张成形术等。

91.5　急性心力衰竭抢救措施

(1) 采取坐位或半卧位,两腿下垂,这样可减少静脉回流以降低前负荷,增加肺活量并改善通气/血流比值。

(2) 高流量吸氧(6～8 L/min),必要时用面罩或辅助呼吸。

(3) 对血压正常而无明显呼吸衰竭或神志障碍者可立即皮下或肌内注射吗啡 5～10 mg,消除患者的烦躁不安,同时扩张静脉和动脉,降低心脏前、后负荷。

(4) 呋塞米 20～40 mg 静注,不仅有快速利尿作用,尚可扩张静脉和改变肺部血流的再分布,减轻肺水肿。

691

(5) 血管扩张药物,血压正常者缓慢静注酚妥拉明 2～3 mg,以后用 0.3 mg/min 速度输注。急性心衰时的剂量见表 91-1。

表 91-1　急性心力衰竭(AHF)时血管扩张剂的指征和剂量

血管扩张剂	指　征	剂　量	主要不良反应	其他
硝酸甘油	AHF,当血压适当时	开始时 5 μg/min,增加至200 μg/min	低血压,头痛	持续使用耐受
硝酸异山梨酯	AHF,当血压适当时	开始 1 mg/h,增至 10 mg/h	低血压,头痛	持续使用耐受
硝普钠	高血压危象、心源性休克,联合使用正性肌力药	0.3～5 μg/(kg·min)	低血压,氰化物中毒	药物对光敏感
奈西立肽	急性失代偿心衰	2 μg/kg iv,0.015～0.03 μg/(kg·min)	低血压	

(6) 奈西立肽(nesiritide)已用于治疗急性心力衰竭(AHF)。

(7) 快速洋地黄制剂,0.2～0.4 mg 静注。

(8) 主动脉内球囊反搏术(IABP)可减少左室做功,增加心排血量,降低左室充盈压力。支持心血管功能,可为其他更加明确有效的治疗措施如冠状动脉成形术或冠状动脉搭桥术等争取时间。

91.6　心室舒张功能障碍性心力衰竭

心室舒张功能不全是指在心室压力正常的情况下,心室充盈功能障碍,充盈速度减慢,导致心房压力代偿性增高,即使在左室收缩功能正常的情况下,也可导致肺循环或体循环淤血。临床上对表现有心衰症状但心室收缩功能正常的患者,要考虑心室舒张功能障碍性心衰的可能,但诊断比较困难,需注意排除其他疾病如肺部疾病、肥胖等引起的呼吸困难。对怀疑单纯心室舒张功能障碍性心衰的患者,最好进一步行超声心动图、放射性核素等检查测定心室舒张功能。

单纯心室舒张功能障碍性心衰的治疗措施包括以下几种。

(1) 去除引起舒张功能障碍的因素,如积极控制血压、改善心肌缺血等。

(2) 调整心率和心律　心动过速时,舒张期充盈时间缩短,窦性心律对维持房室同步、增加心室充盈十分重要。因此应尽量维持较慢的窦性心律。

(3) 松弛心肌　钙拮抗剂有正性拮抗作用,对部分患者有效。

(4) 减轻心室肥厚,改善舒张功能　已知 ACE 抑制剂、钙拮抗剂、β受体阻断剂有逆转心室肥厚的作用,ACE 抑制剂、醛固酮拮抗剂对心肌间质纤维化有一定的预防和消退作用,可根据病情选用。

(5) 治疗肺淤血　症状明显者,可应用静脉扩张剂或利尿剂以降低前负荷,但长期治疗时应注意不能使前负荷过度降低,对于单纯心舒张功能障碍性心衰患者,心室充盈压需要高于正常才能维持每搏量。

91.7　循环支持

91.7.1　主动脉气囊反搏术(IABP)

91.7.1.1　基本原理

主动脉内气囊充气膨胀及放气萎陷与心脏的舒张及收缩同步。当心脏舒张时,主动脉瓣关闭,气囊迅速膨胀(时间与 ECG 上 T 波的后半部一致),促使血液反流到主动脉根部,舒张压提高 10~20 mmHg,增加冠状动脉血流。当心脏开始收缩时(主动脉瓣开放前瞬间),气囊突然萎陷,造成主动脉腔内瞬间减压,降低了主动脉开放前所需的压力和左心室射血阻力,减轻左心室收缩负荷,心肌氧供需平衡和心室功能得以改善。

91.7.1.2　主要组成部分

(1) 气囊导管　单向双气囊导管,充气时近侧气囊先膨胀,完全阻断降主动脉的管腔,接着靠近导管头部的气囊充气膨胀,产生一种反搏力,将该气囊周围的血液推向升主动脉根部。两个气囊的充气均在心脏舒张期内完成。当心脏收缩时,两个气囊都必须同时处于排气萎陷状态,使左心室排血畅通无阻。

（2）驱动控制系统　包括心电图触发装置、时间和频率的调节装置、电动气泵、二氧化碳钢筒、报警和显示系统。气囊使用的气体是CO_2，即使发生气囊漏气或破裂，能很快在发生并发症之前被吸收。

91.7.1.3　实施方法

（1）如果两侧股动脉搏动均好，则选择左侧股动脉，否则选择搏动较强的一侧。插管前经静脉注射肝素 5 000 U（40 mg），以后根据患者体重每隔 4～6 h 给 5 000～7 500 U。成人一般选用 30 ml 容量气囊，如患者体重较大而股动脉较粗，可选用 35～40 ml 气囊。导管可经皮穿刺插入，若股动脉硬化狭窄或低血压时股动脉波动扪不清或经皮穿刺失败，应解剖股动脉做直视插入法。

（2）准确调节气囊膨胀、萎陷时间：在监测屏幕上，将机内产生的信号和心电图波形重叠前后调节，以便确定气囊在每一心动周期内的最佳膨胀点和萎陷点。气囊在 ECG 上 T 波峰值处膨胀（主动脉瓣关闭），在 PR 期间（QRS 波出现前）萎陷（主动脉瓣即将开放）。

（3）反搏满意的临床表现为　①患者神志清醒。②尿量增加。③中心静脉压、左心房压在正常范围内。④升压药物大量减少甚至可以完全撤除。⑤反搏时可见动脉收缩波降低而舒张波明显上升，这是 IABP 辅助有效的最有力的根据。

（4）停用或减少升压药后，血压和尿量满意，无严重心律失常，稳定 24 h 后可停止反搏。在准备停止反搏前可采用两种方法：①减少充气频率，从跟踪每次心搏变为每隔一次或多次搏动后充气，如 1∶1 到 1∶2 或 1∶4。②减少充气容量。循环稳定则拔除导管，若血压下降、心排血量减少、尿量减少，表明不能停止反搏。

91.7.1.4　适应证、禁忌证和并发症

（1）适应证　急性心肌梗死并发心源性休克、顽固性快速性室性心律失常药物治疗无效者、难治性左心衰竭或弥漫性冠状动脉疾病伴顽固性心绞痛、心脏直视术后严重低心排综合征、心脏移植术前需要 IABP 辅助作为过渡手段。

（2）禁忌证　严重冠状动脉关闭不全、主动脉瘤或主动脉夹层动脉瘤、心脏停搏、室颤、严重低血压、不可逆的脑损伤、周围血管疾病、心动过速超过 130 次/min 或严重心律失常等。

（3）并发症　插管侧下肢缺血、切口部位感染、插管部位出血、血栓形成、动脉破裂、血小板减少、气囊破裂而发生气栓等。

91.7.2　离心泵左心转流辅助循环

91.7.2.1　左心转流的原理

左心转流能降低左心室的前负荷，减低左心舒张末期压，明显减少心肌收缩期阶段性缩短，在心脏做功减少的情况下维持主动脉压，因此

使左心功能获得逐步恢复。在心肌缺血时,左心辅助有利于血流在心脏的分布,在替代心肌维持循环的同时,使心脏得到充分的休息,从而使病变、缺血的心肌得到康复直至最后脱离辅助装置。

91.7.2.2 实施方法

目前常用的左心转流离心泵连接方法为开胸做左心房和升主动脉分别插管,做左心房-离心泵-主动脉连接,也可做左心房-离心泵-髂外动脉或股动脉连接。

91.7.2.3 适应证、并发症

(1)适应证 心内直视术后低心输出量、心脏移植术后早期心衰、各种原因引起的心源性休克如 PTCA 中意外、急性心肌梗死、难治性心律紊乱等。

(2)并发症 插管部位和胸骨切口出血、肾功能不全或衰竭、呼吸功能不全或衰竭、心衰、脓毒血症、离心泵机械故障等。

(赵延华 王祥瑞)

92 心肺脑复苏

心搏骤停患者的神志在 $10\sim15$ s 内就可丧失,5 min 内大脑细胞能量贮备就全部耗竭。所以在 4 min 内实施心肺复苏(CPR),8 min 内能获得进一步生命支持的患者预后较好。CPR 主要包括 C(Circulation)电击除颤和胸外心脏按压建立人工循环;A(Airway)保持气道通畅;B(Breathing)有效人工呼吸三大要素,及时和正确实施 CPR,可使患者抢救率大大提高。

92.1 心脏骤停原因

近 20 年来由于呼吸和循环等监测手段普及应用,术中心脏骤停的主要常见原因已演变为不能控制的外科出血,但术后恢复室内心脏骤停的主要原因还是气道问题。发生心脏骤停的原因如下。

(1)心电活动的障碍 ① 心室纤颤。② 心搏停止。③ 室性心动过速。④ 完全性传导阻滞。

(2)心肌收缩乏力 ① 心肌梗死。② 心力衰竭。③ 缺氧。④ 酸中毒。⑤ 电解质失衡。⑥ 药物的作用。

(3)静脉回血和心输出量不足 ① 低血容量。② 心包压塞。③ 静脉容量增加。④ 腔静脉受压。⑤ 肺栓塞。⑥ 心肌破裂。⑦ 室壁动脉瘤。

92.2 心搏骤停类型

(1)心室纤维性颤动(ventricular fibrillation, VF)心肌纤维失去了协调一致的有力收缩,而呈现极不规律的快速颤动(每分钟 600 次以上),因而心脏不能有效地排出血液。

（2）无脉性室速（pulseless ventricular tachycardia）：出现快速致命性室性心动过速不能启动心脏机械收缩，心排血量为零或接近为零，以致患者意识丧失，大动脉搏动消失，呼吸停止。

（3）心搏停止（asystole）此时心脏的一切活动消失，心电图上无心室活动波型，呈等电位线型。

（4）无脉性电活动（pulseless electrical activity，PEA）指心肌完全停止收缩（8%），心电机械分离24例（9.2%）。引起心搏骤停的彼此影响、互相转换的4个基本环节见图92-1。

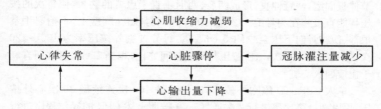

图 92-1 引起心脏骤停的彼此影响、互相转换的四个基本环节

92.3　诊断

（1）神志突然消失。

（2）呼吸微弱，继之停止。

695

（3）摸不到大动脉（颈动脉或股动脉）搏动及心音消失。

其中最重要症状是大动脉搏动消失。检查婴儿或幼儿也可用颈动脉，但最好是检查肱动脉或股动脉、腹主动脉或心前区搏动。瞳孔扩大也是重要的征象，系心脏骤停的继发征象，一般在脑部血流停止45 s瞳孔开始扩大，在复苏过程中，瞳孔由大缩小的变化是CPR有效的参考标志之一。

92.4　初期复苏

论何种原因所致的心脏骤停，现场抢救时的基础生命支持措施相同。

92.4.1　建立人工循环（circulation）

（1）心前区捶击　对心室纤颤患者，有电除颤条件的应先进行电除颤，在没有除颤器条件下，施行捶击是可行的；对其他心律失常如室性心动过速患者，不可盲目进行捶击，因为有可能引起心室纤颤的危险。对叩击有效患者，如骤停复发，可重复施行。若叩击无效（3～5次），则应立即进行胸外或胸内心脏按压。

（2）胸外心脏按压（cardiac compression）正确地施行胸外按压，可使收缩压的峰值达100 mmHg，但颈动脉平均压不超过40 mmHg，颈动脉血流只达正常值的1/4～1/3。

《2015年美国心脏协会心肺复苏及心血管急救指南》主张以每分钟至少100～120次按压的速率进行胸外按压,但不超过140次/min。成人的按压幅度至少约5 cm,但不超过6 cm,保证每次按压后胸廓回弹,尽可能减少胸外按压的中断,并将中断时间控制在10 s以内。胸外心脏按压时可与人工通气同时进行,可增加脑灌注压。无论是单人还是双人操作时,按压-通气比率均为30∶2。

具体方法是,患者取水平仰卧,胸背后衬以硬板:① 术者用手掌根部压在患者的乳头连线中点水平处,另一手重叠在此手之上。两肘关节伸直固定,两臂伸直,形成两肩、两肘垂直于患者的胸骨,使每次的按压均能直接施在胸骨上。② 按压时两手要紧贴在胸壁上,不抬起手掌根部,使胸骨向下压至少约5 cm。③ 每分钟胸外按压率为100～120次,但不超过140次。④ 按压与间歇时间之比,相当1∶1,间歇期有利于血液回入心脏。

单人CPR:① 施胸外按压,以每分钟100次连续做30次心外按压,再以30∶2比率进行2次通气。② 按照上述CPR的操作程序进行5次之后,探查患者的颈动脉搏动恢复与否。无搏动时则继续进CPR。有搏动时则进一步检查呼吸是否已恢复,无呼吸则继续进行每分钟10～12次的人工通气,若呼吸也已恢复,则应严密观察呼吸和脉搏。③ 在患者呼吸心跳都恢复之前,中断CPR,不要超过7 s。

双人CPR:一人位于患者的身旁进行胸外按压,另一人在患者头旁负责保持气道通畅、人工通气,并监测颈动脉搏动情况。① 双人CPR按压的频率为每分钟100次,按压与通气之比率为30∶2,儿童和婴儿15∶2,暂停按压进行通气,每次吹气每6～8 s一次呼吸。② 患者已行气管内插管或食管堵塞器导气管,则通气时不必停止心脏按压,10～12次/min通气。③ 疲劳时,2位急救者可互换位置操作。

胸内心脏按压指征:鸡胸或严重桶状胸;多发性肋骨骨折或胸壁贯通伤;连枷胸或胸腔积血;心包填塞或心包积血;高压性气胸;高度左房室瓣狭窄;晚期妊娠;继发于深低温的心脏停搏;对体外除颤无效的心室纤颤。具体操作:① 备有锐利的手术刀,力求先行皮肤消毒。② 切口部位从左第Ⅳ或第Ⅴ肋间胸骨旁2.5 cm开始,直至腋前线或中线。③ 切开胸膜后,用牵开器拉开肋骨,不切开心包,以术者右手伸入心脏后侧,把两心室把握在掌中,进行挤压。挤压时手指要并拢,靠手掌的力量,如此可防止指尖穿入心壁。④ 挤压数分钟后心脏仍未起搏,则可切开心包,在直观下使挤压更为有效。⑤ 挤压频率60～80次/min,每次挤压后要迅速松开手掌。⑥ 心搏恢复满意后,至少要观察30 min后关胸缝合。⑦ 心包不必完全缝合,留有引流裂口。⑧ 缝合胸壁前,注意完善止血和留置引流管。

92.4.2 保持气道通畅(airway)

意识不清患者气道阻塞最常见的原因是舌后坠。务必用纱布等或吸引器清理口咽、鼻腔的异物或呕吐物。患者处于平卧位,使头后仰,将下颌下颏前移向前向上托起,使牙齿几乎闭合或呈反咬合状态,随着舌离开咽后壁而开放气道。也可采用双手托颌手法,一面使头后仰,一面将下颌骨向前向上移。头后仰、颌抬起保持呼吸道通畅见图92-2。

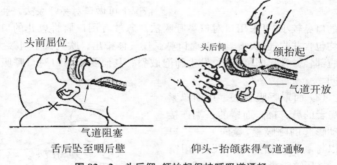

头前屈位

头后仰　颌抬起

气道开放

气道阻塞
舌后坠至咽后壁

仰头-抬颌获得气道通畅

图92-2　头后仰、颌抬起保持呼吸道通畅

92.4.3 有效人工呼吸(breathing)

(1) 口对口人工呼吸法此法最适宜于现场抢救,其操作步骤如下:① 患者仰卧并使头部后仰,迅速解开衣扣和裤带以免障碍呼吸动作,急救者以一手按住额部,另一手抬起颈部。② 如果患者牙关紧闭或下颌松弛,将颈下之手移来支持下颌,并使口部微张,以便于吹气。③ 急救者吸一口气后,以嘴唇密封住患者的口部(对婴儿或小孩则封住口鼻)。然后用力吹入,对儿童则是缓慢吹入。吹气量不可过大,以免急救者因过度通气而致呼吸性碱中毒。④ 当见到患者胸部上升时停止吹气。此时松开捏住患者鼻孔的手,或抬起头以松开压住鼻孔的脸颊,让患者被动地呼出气体。⑤ 呼气完毕后,给予另一次吹气。吹入的气量远比频率重要,一般为每次吹气量成人500~600 ml,儿童8 ml/kg(150~200 ml)左右,婴儿30~50 ml,太多易造成胃扩张。心脏按压与呼吸的比率为单人复苏30:2,双人复苏15:2。

　　口对口人工呼吸法是简便有效的现场急救人工通气法。一般健康人的呼出气中含氧量为15%~18%;二氧化碳的含量为2%~4%,适度深呼气可使呼出气中的氧浓度增加至18%;二氧化碳的含量降至2%。由于吹出气的开始部分为其解剖无效腔气(空气),它首先进入肺泡,稀释患者肺泡气的二氧化碳浓度,形成有利于血中二氧化碳排出的 PCO_2

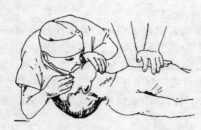

图 92 – 3　口对口人工呼吸

梯度。同时也可产生约大于 80 mmHg 的肺泡氧分压。如果没有严重的肺泡动脉血氧差加大,则动脉血氧分压可接近正常。口对口人工呼吸见图 92－3。

(2) 口对鼻及口对口人工呼吸法对于牙关紧闭的患者或口唇有创伤者,在确保呼吸道通畅的情况下可做口对鼻呼吸法。婴幼儿的口鼻较小,可采用口对口鼻呼吸法。急救者用口唇将患儿的口和鼻均包含并吹气,吹气毕立即离口鼻。任气体排出。吹气量不可过大,胸腹部轻微升起即可,以免发生肺泡破裂。其他要求与口对口呼吸法相同。

(3) **面罩呼吸囊法**　用面罩紧扣患者的鼻、口部,面罩的一端连接自动膨起的呼吸囊,囊的另一接口可以与氧气源相接,也可以采用空气。挤压呼吸囊 10～12 次/min,避免过度通气。用简易呼吸器行人工呼吸(图 92－4)。

(4) 气管插管条件允许下,也可先用面罩通气数次后,进行气管内插管,然后进行手法或机械性人工呼吸;有利于对患者充分供氧。无论采用何种手法通气方法都应防止胃膨胀、胃液反流和胃内容物的误吸。

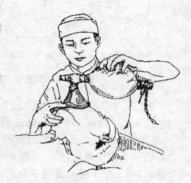

图 92 – 4　用简易呼吸器行人工呼吸

92.4.4　电除颤

存活链(chain of survival)的概念包括早期诊断、早期 CPR、早期电击除颤及早期进一步治疗 4 项,而早期电击除颤是患者存活的关键。如心室颤动为细颤,应立即注入肾上腺素(0.1%1 mg),使细颤变成粗颤,再电击除颤才能更有效。体外除颤时双向波高能量除颤能量用 200 J,单向波使用最高剂量;对于儿童患者,尚不确定最佳除颤剂量。有关最低有效剂量或安全除颤上限的研究非常有限。可以使用 2～4 J/kg 的剂量作为初始除颤能量,但为了方便进行培训,可考虑使用 2 J/kg 的首剂量。对于后续电击,能量级别应至少为 4 J/kg 并可以考虑使用更高能量级别,但不超过 10 J/kg 或成人最大剂量。溴苄胺增加心室肌纤颤阈值,提高除颤成功率,所以电击前可静注 5～10 mg/kg。早期 CPR 除

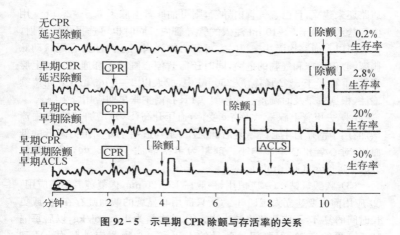

图 92－5 示早期 CPR 除颤与存活率的关系

颤与存活率的关系见图 92－5。

92.4.5 监测

在施行心肺复苏的同时进行心电活动、有创动脉压、血气、呼出气二氧化碳（$P_{ET}CO_2$）监测。心电图显示室颤可立即进行体外电击除颤，动脉压波形指示心脏按压效果，当动脉压较低时，可短期用肾上腺素升高血压，增加冠状动脉灌注压。若血气分析可代谢性酸中毒，应立即静注碳酸氢钠。$P_{ET}CO_2$ 能反映心输出量，观察患者动态 $P_{ET}CO_2$，把 $P_{ET}CO_2$ 作为观察复苏是否有效的客观指标，具有方便、准确、动态和无创的优点。

92.5 后期复苏

92.5.1 呼吸支持

呼吸支持：① 对心脏骤停复苏后患者，都要给以高浓度氧治疗，即使恢复了自主呼吸和神志，也要以面罩和鼻管每分钟 4～6 L 流量供氧。② 对通气不足、昏迷或反射消失的患者，应留置气管内导管，以保证人工通气的进行。③ 对已进行气管内插管的复苏患者，初 24 h 不要急于拔管，可以继续给予辅助通气。④ 通过高浓度供氧未能达到比较满意的氧合，对此要进一步查清原因，区别是肺通气或氧合不足，还是心功能欠佳。

92.5.2 维护循环的常用的药物

（1）肾上腺素 主要作用：① 提高灌注压。② 使心室细颤变为粗颤。③ 刺激自发的或增强心肌收缩，适用于心室纤颤、心脏停搏和电机械分离。剂量：肾上腺素 1.0 mg 静注，5 min 1 次。大剂量肾上腺素 0.1～0.2 mg/kg，可提高心脏复苏率，但不一定能提高存活率。当静脉通路还未建立,且已置气管内导管,则可抽取肾上腺素 0.5～2.0 mg 用生理盐水稀释至 5～10 ml 注入气管导管内。同时也可选择骨内注射,只有当以上通路均无法施行时方可行心内注射。心内注射有冠状动脉撕裂、心包压塞和气胸的危险,同时还需暂停心脏按压和通气。肾上腺素 1 mg 稀释于 5％葡萄糖液 250 ml 中,成人以 2～8 $\mu g/min$ 开始持续输注,根据效果及时调整。2015 年 CPR 指南主张早期应用肾上腺素。

(2)去甲肾上腺素　兴奋 α 受体,血压升高,SVR 增加,但冠脉血流增加;用于治疗自主心跳恢复后低血压,尤其适用于外周阻力降低的低血压,对心率和心律影响小。剂量为单次静注 5～15 μg,持续输注 0.02～0.4 $\mu g/(kg \cdot min)$。

(3)碳酸氢钠　① 应慎用,一般在 15～20 min 内复苏者不需应用。② 应用前先要建立人工通气。③ 只适用有显著的酸血症存在时,或更长时间的复苏,不应快速静脉推注。④ 首次量为 1 mmol/kg,以后每隔 10 min 再给药时,不要超过此量的 1/2。⑤ 必须测定动脉血 pH 和 $PaCO_2$ 来指导此药应用。

(4)多巴胺　兴奋 α、β 和多巴胺受体,当用量在 10 $\mu g/min$ 以下,主要是兴奋 β 受体,使心输出量增加;超过 10 $\mu g/min$ 以上,则外周血管收缩,肺毛细血管楔压显著升高,以 α 受体的兴奋为突出。初始量以 2～5 $\mu g/(kg \cdot min)$ 进行静脉点滴,调节速率以达到最佳的血流动力学效应。

(5)多巴酚丁胺　以兴奋 β 受体为主,增强心肌收缩力,引起反射性周血管扩张,适于治疗心力衰竭或低心输出量综合征。与硝普钠并用有协同作用。常用量为 2～10 $\mu g/(kg \cdot min)$,用大剂量时,需行血流动力学的监测。

(6)异丙肾上腺素　适用于心动过缓且对阿托品疗效差的患者,在置起搏器治疗之前,采用的临时性措施。它不适用于缺血性心脏病患者,有加重心肌缺血和心律失常的可能。也不适用心脏停搏的患者。常用以异丙肾上腺素 1 mg 加于 5％葡萄糖液 250 ml 中,静脉滴注速率为 2～10 $\mu g/min$,依据心率和心律的反应加以调节,需要床旁监测。

(7)钙剂　除非证实有严重高血钾、低血钙或钙拮抗药过量引起的心脏停搏外,一般不用钙剂。纠正低钙血症,以氯化钙 5～10 mg/kg 用量就能达到治疗的目的。

(8)利多卡因　为治疗室性心动过速和心室纤颤的首选药物。它对血流动力学影响小,可逆转缺血或梗死引起的室颤阈值下降,但也增大除颤阈值。利多卡因需达到并维持有效的血浓度,静注量 1 mg/kg,需要时可每 8～10 min 再给予 0.5 mg/kg,直至总量达 3 mg/kg。复苏成功后可以 2 mg/min 速率静脉维持。24 h 后应减量或监测血浓度。

（9）胺碘酮　二项双盲随机对照临床研究指出，在院外用胺碘酮300 mg 处理难治性室颤和无脉性室速，与安慰剂或利多卡因 1.5 mg/kg 比较可以提高入院后患者的存活率。另有研究证明，胺碘酮可改善室颤和室速对除颤的反应。心搏骤停室颤和室速患者，初始剂量为300 mg，溶于 20～30 ml 生理盐水或葡萄糖液内静注。对不稳定或反复顽固性的室颤和室速，应增加剂量再静注 150 mg，随后按 1 mg/min 的速度静滴 6 h，再减至 0.5 mg/min，每日最大剂量不超过 2 g。

胺碘酮的主要不良反应是低血压和心动过缓，预防的方法是减慢给药速度，也可通过补液，给予升压药等治疗。

（10）血管加压素（vasopressin，AVP）　AVP 用于 CPR 的前瞻性研究，有 40 名院外发生室颤的患者除颤无效，使用肾上腺素（1 mg iv）或 AVP（40 U iv）治疗。结果显示使用血管加压素组复苏成功及存活超过 24 h 的病例数超过肾上腺素组。200 名在住院期间进行 CPR 的患者随机分为 2 组，分别接受肾上腺素（1 mg iv）或 AVP（40 U iv）治疗，并没有发现两者在维持自主循环及生存率方面的差异。冠心病患者用 AVP 不增加心肌耗氧但增加冠脉灌注、重要脏器血流和大脑氧供。一次用量 20～40 U 或 0.8 U/kg。血管加压素可能对心跳停搏和电机械分离有效，可作为除肾上腺素外的另一种备选药物，40 U 即可替代首剂量或第二次剂量的肾上腺素。

701

（11）阿托品　对窦性心动过缓和发生在窦房结的房室传导阻滞治疗有效，对室性心搏停顿者可以试用，对有急性心肌缺血或梗死时慎用。窦性心动过缓治疗以 0.5 mg 静注，随之每 5 min 注射 1 次，直至达到疗效或总量 2 mg。阿托品经稀释后，也可行气管内给药。

（12）溴苄铵　能降低缺血和正常心肌间的折返，静注可引起去甲肾上腺素释放（延迟性），其优点是能逆转缺血引起的室颤值降低，但不改变除阈值。由于可能产生低血压，所以不作 CPR 一线用药。只用于利多卡因和电除颤不能逆转的心室纤颤，利多卡因不能控制的再发性室颤患者。用法：① 静注溴苄铵 5～10 mg/kg 或连续点滴 2 mg/（kg·min）。② 无反应性室颤，可静注溴苄铵 5 mg/kg 后再行电除颤；仍未达到疗效时，可增到 10 mg/kg，并相隔 15～30 min 再次注射。

（13）纳洛酮　分次静注 0.8～2.0 mg。改善脏器功能。用于心肺脑复苏的作用：① 能逆转 β-EP 所介导的心肺脑功能抑制，儿茶酚胺释放增加，使复苏中外源性肾上腺素效应更好发挥作用；同时能增加脑缺血区血流量、减轻脑水肿，促进复苏成功。② 具有抗氧化作用。③ 稳定肝溶酶体膜，减少生物活性因子（如心肌抑制因子）的释放。④ 抑制花生四烯酸代谢，减少血栓素 A2 和白三烯的合成和释放，抑制血小板聚集，防止 DIC 的发生。⑤ 恢复膜泵 Na^+-K^+-ATP 酶功能，使离子转运正常进行,解除细胞内钙离子超载,减少或避免细胞死亡。⑥ 直接加强心脏肾上腺素 β 受体的效应。

92.5.3 低温和脱水为主的综合性脑复苏治疗

(1)浅低温恢复脑血流和脑氧供需平衡是脑复苏的重要因素。低温可降低脑组织氧消耗和代谢率,并有稳定生物膜和维持离子通道整性,抑制磷脂酶活化,减少氧自由基和脂质过氧化反应,以及多种内源性介质释放,因而减轻脑水肿。浅低温(食管温度 34～36℃),在呼吸心跳停止后,CPR 同时立即放置冰帽,实施头部重点低温,也可以头、颈、腋窝及腹股沟放置冰袋。特别是患者有发热时,一定要施行有效降温,维持浅低温。能有效地减轻神经元损伤和复苏轻伤神经元,其主要机制为稳定细胞膜和阻断高代谢状态。再灌注开始时,还能遏制常温再灌流损伤,使之产生相当程度的逆转且保存未受损神经元。要做到"及早降温,深度适当,持续降温"。

(2)利尿脱水是减轻脑水肿和改善脑循环的有效措施。可先用呋塞米 20～40 mg,快速输注甘露醇时不会引起 ICP 升高,并使利尿效果更好。然后用甘露醇 0.5～1.0 g/kg,每 8 h 1 次。在利尿脱水时,应加强动脉压和中心静脉压监测,维持血压正常和中心静脉压在正常低值。

(3)解痉应用地西泮或咪达唑仑,可缓慢静注地西泮 3～5 mg,咪达唑仑 1～3 mg,然后持续输注,地西泮 24 h 可用至 50～150 mg,咪达唑仑 3～5 mg/h。一般均能控制惊厥。必要时也可加用硫喷妥钠或非去极化肌松药。虽然有文献报道硫喷妥钠可降低 ICP,但复苏效果没有提高。

(4)大剂量肾上腺皮质激素可减轻毛细血管通透性,维持血脑屏障完整性,使 CSF 生成减少,减轻脑水肿,还有清除氧自由基和维持膜稳定作用。每天用地塞米松 1 mg/kg 或甲基泼尼松龙 5 mg/kg,共用 3 d,其确切疗效尚无定论。

(5)高压氧治疗　可增加脑和脑脊液氧含量,使氧能达到脑细胞,脑血管收缩而降低颅内压,同时改善全身缺氧。因此,有条件时应该早期使用,但其缺点易发生氧中毒和肺部感染。

92.6 脑死亡的判断及心肺脑复苏终止抢救的标准(do not resuscitate orders,DNR)

92.6.1 脑死亡的判断

(1)判定的先决条件　① 昏迷原因明确。② 排除了各种原因的可逆性昏迷。

(2)临床判定　① 深昏迷。② 脑干反射消失。③ 无自主呼吸,靠呼吸机维持通气,自主呼吸激发试验证实无自主呼吸。以上 3 项临床判定必须全部具备。

(3) 确认试验 ① 短潜伏期体感诱发电位(SLSEP)、正中神经SLSEP 显示双侧 N9 和(或)N13 存在,P14、N18 和 N20 消失。② 脑电图:脑电图显示电静息。③ 经颅多普勒超声(TCD)显示颅内前循环和后循环血流呈振荡波、尖小收缩波或血流信号消失。以上 3 项确认试验至少具备 2 项。

(4) 判定时间 临床判定和确认试验结果均符合脑死亡判定标准者可首次判定为脑死亡。首次判定 12 h 后再次复查,结果仍符合脑死亡判定标准者,方可最终确认为脑死亡。心肺脑复苏终止抢救的标准。

92.6.2 心肺脑复苏终止抢救的标准

院前基础心肺复苏的终止。

(1) 恢复有效的自主循环。

(2) 治疗已转交给高级抢救队伍接手。

(3) 抢救人员由于自身精疲力竭不能继续复苏,继续复苏将致抢救人员于危险境地时。

(4) 发现不可逆死亡的可靠和有效标准。

703

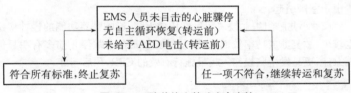

图 92-6 院前终止基础生命支持

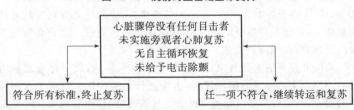

图 92-7 院前终止高级生命支持的原则

院内终止心肺复苏原则不明确:院内终止复苏由抢救医师决定,做决定是应考虑许多因素,包括心脏骤停时有无目击者、CPR 的时间、心脏骤停前状态以及复苏构成中是否出现过 ROSC 等。院内复苏终止的临床决定规则对缩小决策差异性非常有帮助,但具有可靠性的证据非常有限,规则的实施应有前瞻性研究确认。

(曹建国　皋　源　杭燕南)

93　　新生儿和小儿心肺复苏

新生儿和小儿的心肺复苏,有其不同于成人的自身特点。2015年,美国心脏协会新的儿童基础和高级生命支持指南发布(下文简称2015年指南)。本章在原有心肺复苏的概念上加入了2015年指南的新观点。

93.1　小儿心肺复苏的特点

(1)器官功能不成熟,易受体内外环境的影响,年龄愈小,心搏呼吸骤停的发生率愈高,以新生儿和婴儿多见。

(2)由于小儿呼吸中枢神经元较大脑皮质有更强的缺氧耐受力,故心搏停止后可以短时间保留叹息样呼吸动作,但很快出现呼吸停止。

(3)小儿心跳停止,绝大多数系呼吸道阻塞和呼吸抑制引起的低氧血症所致。呼吸衰竭(窒息),气道梗阻(喉痉挛,喉水肿,胃食管反流,气管异物,哮喘持续状态)严重低血压和心脏疾患(心肌炎、心律失常、阿斯综合征)等是心跳呼吸骤停的主要原因。

(4)小儿常因严重缺氧后心动过缓而致心搏骤停,与成人不同,很少由于室颤引起。

(5)小儿脑组织对缺氧耐受性比成人强,影响脏器功能的慢性疾病也较少,故复苏成功率较成人高。但是,小儿在心跳停止前多有明显低氧血症,更易发生脑损伤。越早施行有效的 CPR,预后越好。

93.2　新生儿复苏

美国心脏学会和儿科学会推荐新生儿复苏应在 1 min 内完成三个步骤,即① 擦干新生儿皮肤,以减少热量丧失,将新生儿放置于红外线保温床上,并吸引口鼻分泌物,此步骤应在 20 s 内完成。② 评估呼吸并及时处理,应在 30 s 内完成。③ 评估心率。

新生儿复苏的主要对象是呼吸停止和窒息缺氧,故以呼吸复苏为重点。当心率减慢或心搏骤停时,也需进行心脏按压。对有羊水污染史的胎儿,出生后常需在喉镜直视下做气管内吸引,而对双胎者应准备好两套新生儿复苏设备。

93.2.1　新生儿出生时评分

Apgar 评分是判断新生儿出生时状态的传统指标,可作为评价新生儿状态和指导抢救的一种简单和实用的指标。

93.2.1.1　Apgar 评分标准

Apgar 评分有五个临床体征,满分为 10 分(表 93-1)。一般在出生后 1 min 和 5 min 分别进行评分。

表 93-1　Apgar 评分标准

体　征	评　　分		
	0	**1**	**2**
心率	无	小于 100/min	大于 100/min
呼吸	无	慢,不规则	好,哭泣
肤色	紫灰,苍白	躯体粉红,肢体紫灰	全身粉红
对刺激的反应	无	有痛苦表情	哭闹,咳嗽
肌肉张力	软弱	肢体不同程度的弯曲	良好

(1) 心率　新生儿正常心率为 120～160 次/min,心率小于 100 次/min 预示循环功能不良。新生儿每搏量固定,心排血量依赖于心率,心率缓慢,心排血量减少,组织灌流量不足。

(2) 呼吸动作　新生儿一般在出生后 30 s 开始呼吸,正常频率为 30～60 次/min。在吸气和呼气之间无停顿。出现呼吸暂停和呼吸缓慢多由于严重的酸中毒、窒息、产妇应用药物、感染和中枢神经系统损伤所致。

(3) 肌肉张力　大部分新生儿,包括早产儿,出生后均有自主活动,并有一定的肌肉张力。窒息、产妇用药、中枢神经系统损伤及重症肌无力均会使肌肉张力降低。

(4) 对刺激的反应　轻弹新生儿的肢体可引起其活动;将吸痰管插入鼻腔可以引起新生儿痛苦表情或啼哭。低氧血症、酸中毒、产妇应用镇静药物、中枢神经系统损伤和先天性肌病可使这些反射消失。

(5) 颜色　新生儿刚娩出时,皮肤呈浅紫色。60 s 后,除手和脚外,身体其他部位均为粉红色。如果躯干呈青紫色超过 90 s,应考虑有窒息、肺水肿、呼吸窘迫、吸入综合征,心排血量低以及先天性心肺膈畸形等异常情况。

93.2.1.2　评分的临床意义

(1) Apgar 8～10 分　90% 的新生儿均在此范围,除鼻腔和口腔吸引、擦干皮肤和保持体温外,无需其他处理。

(2) Apgar 5～7 分　在出生前有轻度窒息,通常对弹脚底等强刺激和吸氧有良好的反应。

(3) Apgar 3～4 分　呈中度抑制,表现有发绀、呼吸无力,但对面罩或呼吸囊通气尚有反应。如无自发呼吸或仅有无效呼吸,应行气管内插管和人工通气。经处理 1～2 min 后仍无自发呼吸或心率持续降低至 60～80 次/min,应立即进行心脏按压。

（4）Apgar 0～2 分　呈严重窒息状态，需立即进行 CPR。

93.2.1.3　新生儿呼吸心跳停止的常见原因（表 93－2）

表 93－2　新生儿呼吸心跳停止的常见原因

分　类	原　　因
窒息	呼吸道梗阻，吸入综合征，脐带脱垂、绕颈、打结等，产伤致脑水肿、脑出血
产妇因素	妊娠中毒，急性失血、严重贫血、心脏病，传染病，麻醉和镇痛药物应用不当，胎盘血供障碍
感染	败血症、脑膜炎、肺炎
先天性疾病	先天性心脏病、食管闭锁、气管食管瘘、膈疝、鼻后孔闭锁、巨舌

93.2.2　复苏方法

93.2.2.1　保持呼吸道通畅

新生儿出生时呼吸动作弱或有上呼吸道梗阻体征者，应立即行口咽、鼻咽吸引，去除血液、黏液及胎粪。同时在肩或后枕部垫一薄枕，将头向前向上方，呈嗅物势。如嗅物位不能使呼吸道通畅，应将下颌向前上方抬起，使舌体也上抬。保障呼吸道通畅的最可靠方法是气管内插管。气管导管型号应适当，一般体重小于 1.5 kg 者，用内径 2.5 mm 的导管；1.5～2.5 kg 者，用 2.5～3.0 mm；大于 2.5 kg 者，用 3～3.5 mm 的导管。导管尖端在声门下 1～2 cm。足月新生儿，声门到隆突的距离为 5 cm，导管尖端应在声门下 2.0 cm，插入的深度大约自牙槽嵴9.0 cm；早产儿，声门到隆突的距离小于 5.0 cm，插入的总深度大约自牙槽嵴 7.0 cm。导管要妥善固定，并随时检查导管深度。

93.2.2.2　建立人工通气

无自发呼吸或呼吸弱者，应立即行人工控制或辅助通气。可先以呼吸囊或面罩行人工通气，最初的肺膨胀压峰值可高达 25～30 cm H_2O，频率 30～40 次/min。如通气或全身状况无改善，应行气管内插管，潮气量 10 ml/kg，频率 30～60 次/min，气道压力小于 25 cmH_2O，可加用呼气末正压（PEEP）2～4 cmH_2O，以利于肺膨胀和气体交换及去除肺内液体。吸气时如一侧胸腔扩张大于另一侧，可能气管导管误入了支气管，或出现了气胸，或有肺的先天性异常。新生儿胸腔较小，呼吸音传导较好。双侧听到呼吸音，并不一定表明通气均匀，而双侧呼吸音不同，则表明通气异常。在心率减慢的患儿，建立人工通气后出现心率加快是通气足够的有效表现。通气过程中应用纯氧还是空气一直存在争议,有研究认为氧气可能会对肺组织和脑血管产生负面影响,而氧自由基也会引起组织损伤。研究表明新生儿复苏期应用空气的效果等于或好于应用氧气。持续的中央型发绀患儿可以考虑应用氧气,但需要监测氧饱和度,以免发生高氧。对于一些特殊的导管依赖性先心病,如室间隔完整的大血管错位和室间隔完整的肺动脉闭锁,高氧更可能导致赖以生存的动脉导管关闭,致使此类患儿病情急剧恶化,危及生命。在早产儿,尤其要避免氧浓度过高造成的损伤。此外,在避免吸入高浓度氧的同时也需要避免过度通气和低二氧化碳血症。

93.2.2.3　肺内注入肺泡表面活性物质

可使早产新生儿的预后有显著改善,注入肺泡表面活性物质后,肺气体泄漏、透明膜样病、支气管肺发育不良及肺间质气肿的发生率下降,新生儿死亡率也降低。通常在出生后将肺泡表面活性物质液按 5 ml/kg 剂量注入气管内,注入后短暂时间可使氧饱和度降低,但随后大部分患儿因肺顺应性增加,动脉血氧饱和度迅速增加。肺顺应性增加后肺泡过度扩张,此时应降低通气压力,否则可引起肺损伤或肺气体泄漏。

707

93.2.2.4　建立人工循环

患儿心率小于 60 次/min,经人工通气治疗 30 s 后,仍无好转者,应行胸外心脏挤压。常用方法为环抱胸廓法:双手拇指放于胸前,其余手指环抱新生儿的胸廓,双手拇指挤压的部位为双侧乳头连线中点向下 1～2 cm 处(胸骨中下 1/3),下压胸骨 1～2 cm 或胸廓前后径的 1/3 深度,挤压频率 90 次/min。同时与人工通气相配合,挤压:通气比为 3:1。以呼吸囊或面罩行人工通气时,应协调挤压与通气。每 30 s 用听诊器检查 1 次心率。股动脉、肱动脉有搏动,患儿皮肤颜色改善,说明挤压有效。可通过动脉压、血气分析以及瞳孔变化来判断挤压效果。理想情况下,每次胸外心脏挤压应产生 80 mmHg 的收缩压和 20～25 mmHg 的舒张压,以维持冠脉灌流,舒张压小于 10 mmHg 提示冠脉灌注不良。瞳孔缩小、居中说明挤压有效,如瞳孔散大,又未用阿托品,提示脑血流和氧供不足。经 30 s CPR 后,仍无心跳和自发呼吸,应给予适当的药物治疗。胸外心脏挤压需持续到自主心率增加到 60 次/min。

93.2.2.5　复苏用药

(1) 常用药物　新生儿 CPR 中,常用药物有肾上腺素、阿托品、多巴胺、多巴酚丁胺、去甲肾上腺素、葡萄糖酸钙和碳酸氢钠(表 93-3)。严重酸中毒不仅对中枢神经系统有害,也影响心肌功能,引起肺血管收缩,还可降低上述药物的效力,应尽快将 pH 升高到 7.20 以上。各种药物应以较小容积输入,以减少血容量过多的危险。

表 93-3 新生儿 CPR 常用药物

药 物	浓 度	剂 量	适 应 证
肾上腺素	0.1%	0.02 mg/kg	心搏停止、心动过缓、室颤
阿托品	0.5 mg/ml	0.01 mg/kg	窦性心动过缓、房室传导阻滞
多巴胺	1%	3～5 μg/(kg·min)	扩张肾动脉、利尿
		大于 10 μg/(kg·min)	低血压、血管性休克
多巴酚丁胺	1%	1～15 μg/(kg·min)	心源性休克、低心输出量
利多卡因	2%	1 mg/kg	室性心律失常
氯化钙	10%	0.1 ml/kg	低血钙、高血钾、高血镁
碳酸氢钠	5%	1 ml/kg	代谢性酸中毒
纳洛酮	0.4 mg/ml	0.1 ml/kg	出生前 4 h 母体曾用吗啡类药物

（2）给药途径 新生儿最方便和快捷的方法是经脐静脉给药,其次可经手背静脉,肘前静脉和隐静脉给药。经气管导管给药也是一种快捷的给药途径,肾上腺素、阿托品、利多卡因可经气管导管注入,然后正压通气,使药物扩散到肺泡吸收入血。

93.2.2.6 保暖

新生儿对寒冷环境耐受性差,在寒冷环境下,代谢亢进,全身氧耗量增加,体温下降使肺血管收缩,增加右向左分流,加重了窒息新生儿的低氧血症和代谢性酸中毒。体温下降使新生儿对复苏的反应降低或推迟,甚至毫无反应,故新生儿复苏中保暖的好坏直接关系到复苏的成败,必须重视。产房及手术室温度应保持在 26～27℃,使皮肤温度与室温之间温差减小,氧耗量可以降低,体温亦可维持,应注意不可有对流风。新生儿出生后应立即放置于红外线辐射保温床上或电热毯上,用棉垫擦干体表羊水,并用棉毯包裹全身保温。当皮肤擦干后,蒸发散热即减少。如无红外线辐射保温床或电热毯,也可借助照明灯光保暖,但要注意与新生儿保持一定距离,以免造成灼伤。应注意在新生儿转运至婴儿室途中,也要防止热丧失,重度窒息新生儿应在保暖箱中运送。

93.2.2.7 纠正酸中毒

控制通气纠正呼吸性酸中毒。输入碳酸氢钠纠正代谢性酸中毒时应注意：① 碳酸氢钠系高渗液,如大量快速输注会引起血管内容量迅速增加和高血钠。② 氢离子与碳酸氢钠反应产生 CO_2,如通气不当,$PaCO_2$ 会明显升高。③ 酸中毒时,末梢血管收缩以维持血压;纠正酸中毒后,末梢阻力会降低,可出现低血压。④ 碳酸氢钠干扰心肌功能,过量后还会影响中枢神经系统功能。⑤ 碳酸氢钠使氧离曲线左移,氧释放减少。Apgar 评分在 2 min 时小于 2 分,或 5 min 评分小于 5 分者,应给予碳酸氢钠纠正,同时进行控制呼吸。

93.2.2.8　扩充血容量

早产儿及窒息新生儿为了早期复苏,脐带结扎及切断常较早,故出生时 60% 有低血容量。足月新生儿如有脐带钳夹过早(可损失血液达 30 ml/kg)、脐带绕颈、胎盘早期剥离、产前及产时出血过多等情况,可发生低血容量。低血容量可由测定动静脉压、观察皮肤色泽、毛细血管充盈时间、脉搏容量及四肢温度等而诊断。

低血容量治疗的关键是补充血容量,常用乳酸钠复方氯化钠液 10~15 ml/kg 静脉输注,也可用全血或血浆 10 ml/kg 或 5% 白蛋白 10 ml 静脉输注。可事先与母亲配血,紧急时也可回收胎盘血,经过滤及抗凝后,回输给新生儿。补充血容量时应加强监测,动态观察中心静脉压(CVP)能更好地反映血容量和指导补液。新生儿的正常值为 4~12 cmH$_2$O。CVP 小于 4 cmH$_2$O 提示低血容量。不要扩容过度,引起高血容量及高血压。窒息新生儿的脑血管自动调节功能丧失,血容量过多引起颅内压过高,以致发生脑水肿和脑出血。早产儿过度的快速扩容会导致脑室内出血。低血糖、低血钙、高镁血症也可引起低血压。高镁血症经扩容治疗,低血压可以纠正,而用多巴胺静脉输注效果更好。

93.2.2.9　复苏成功的指征

① 自主呼吸恢复,呼吸规律,通气量满意。② 心血管系统稳定,收缩压 8.0 kPa(60 mmHg)以上,心率 120 次/min 以上。③ 末梢循环恢复,肢体变温暖,颜色转红润。④ 神经反射出现。⑤ 血气分析接近正常。新生儿复苏成功后,应在 ICU 继续监测治疗,防止脑水肿,以期完全康复。

93.2.2.10　复苏后的注意事项

体温的控制是复苏后护理的关键。高热可能会增加死亡率。选择性的头部降温可以降低脑病的发生。此外,需要监测血糖,治疗低血糖。

93.2.3　CPR 新生儿的预后

新生儿复苏成功与否与出生前诊断、CPR 是否及时有效有关,还与新生儿的胎龄和体重密切相关。体重大于 1 500 g 者绝大部分复苏成功;体重小于 500 g 者几无复苏成功。CPR 30 min 后仍无心跳、呼吸恢复,再进一步抢救多已无效。只要心跳存在,尽管无自主呼吸,应继续进行 CPR。

93.3　婴幼儿及儿童心肺复苏

93.3.1　心跳呼吸骤停的原因

93.3.1.1　常见原因(表93-4)。

表93-4　婴幼儿及儿童心跳呼吸骤停病因

分　　类	疾　　病
呼吸系统疾病	窒息、气道异物、急性喉梗阻、肺炎、肺水肿、呼吸衰竭、肺出血、气胸
心血管疾病	严重先天性心脏病、心肌炎、心律失常及心力衰竭
中枢神经系统疾病	颅内高压或脑疝、缺氧性脑病、惊厥持续状态、婴儿猝死综合征
急性中毒及意外	溺水、触电、创伤、烧伤、药物或毒物中毒、过敏、手术、麻醉意外
代谢性因素	低糖血症、高钾血症、低钙血症、严重酸中毒
其他	各种休克、毒血症、多脏器功能衰竭、低温

93.3.1.2　麻醉期间心跳呼吸骤停的原因

(1)药物逾量或误用　如吸入麻醉药过量,尤其是氟烷可引起室性心律失常、缺氧、困难气道、气管导管堵塞、误入食道、气管导管脱开或低通气量。

(2)药物过敏　抗生素和肌松药。

(3)出血、低血容量。

(4)直接心脏刺激。

(5)局麻药误入血管。

(6)其他　误吸、迷走刺激、司可林诱发的心搏骤停。

93.3.2　诊断要点

(1)临床表现　患儿突然面色苍白,口唇发绀,意识丧失。双瞳孔散大,无对光反应。大动脉(颈总动脉、肱动脉或股动脉)搏动消失或心音消失。自主呼吸消失或呈浅弱,不规则呼吸。

(2)心电图或心电监护　心电波形呈等电线或室颤波。

93.3.3　初期复苏

复苏开始越早,存活率越高。4 min内复苏者半数能存活,4~6 min开始复苏者仅10%能救活,超过10 min多无存活。

93.3.3.1　保障呼吸道通畅

将患儿的头转向一侧,采取抬颈提颏或下颏前推法开放气道,防止舌根后坠,迅速吸出口鼻分泌物或清除气道异物。较大儿童可放置口咽通气道。如仍不能使呼吸道通畅,或已发生误吸,应立即气管内插管。

93.3.3.2　建立人工呼吸(通气)

在呼吸道通畅的情况下,可先口对口,或用呼吸囊、面罩进行人工通气,婴幼儿 30 次/min,儿童 20 次/min。呼吸囊通气很有效,应注意面罩的密闭性能。气管内插管的患儿,应确认导管尖端的位置,听两肺呼吸音,观察胸廓起伏情况。需长时间人工通气者,应放置胃管。因小儿腹腔容积小,少量气体也会使腹部胀满,膈肌上移,影响换气。潮气量 10 ml/kg,呼吸频率 15~40 次/min,再按情况适当调整。CPR 期间,最好以纯氧进行人工通气,以促进氧合。

93.3.3.3　建立人工循环

经过几次人工通气后,应触摸大动脉,确认有无搏动。婴儿因颈部过短颈动脉不易触摸,可触摸肱动脉或股动脉。如无脉搏或心动过缓(心率小于 60~80 次/min),且对人工通气无反应,应当开始心脏挤压,建立人工循环。体重 5 kg 及以下的婴儿,采用环抱胸廓法挤压心脏;体重大于 5 kg 的患儿,可置于稳定的平板上,用三个手指或用手掌挤压胸廓;幼儿及儿童的胸外心脏挤压法与成人相同,挤压胸骨中、下 1/3 处。2015 版指南推荐:为达到有效胸外按压,新指南再次强调胸外按压质量,即"快速"按压和"用力"按压,每次按压后使胸壁完全回弹,尽量减少按压中断及过度通气。推荐按压频率至少以 100 至 120 次每分钟的速率按压,按压深度使胸廓下陷最少达前后径的 1/3(婴儿胸骨下陷 4 cm,儿童 5 cm)。有效心脏按压的表现为:① 按压时可触及颈动脉或股动脉搏动,收缩压在 60 mmHg 以上。② 口唇、甲床转红。③ 扩大的瞳孔缩小,光反射恢复。④ 恢复自主呼吸。当病情不适合胸外按压或 10 min 无效时可进行开胸心脏按压。2010 版指南已推荐:心肺复苏操作顺序由 A-B-C 调整为 C-A-B。婴儿和儿童的 CPR 首先进行胸外按压。如果是单人进行复苏,首先予 30 次胸外按压;如果是双人进行复苏,首先予 15 次胸外按压。其后再打开气道,给予 2 次人工呼吸。将 CPR 的顺序由 A-B-C 修改为 C-A-B 引起了很大争议,原因在于儿童的心跳骤停大多数是由于呼吸问题而非原发的心脏疾病(成人心脏骤停的主要原因)引起,临床资料和研究均证实了同时进行人工呼吸和胸外按压的重要性,因此欧洲心肺复苏协会的指南中仍保留了 A-B-C 的顺序。2010 版的指南将 CPR 的顺序改为 C-A-B,很大部分原因是很多目击者不愿意进行人工呼吸而错过了 CPR 的最早时机。

特殊人群:2015 版指南对将先天性心脏病患儿的复苏单独列出,提出由于特殊的解剖异常,此类患儿有其独特的病理生理基础,因此常规复苏方法有时难以成功。对此类患儿采用常规 CPR 方法复苏无效可尽早应用体外膜肺支持治疗。

93.3.4 二期复苏

93.3.4.1 紧急气管插管的作用

（1）能迅速建立通畅的气道和直接气管内吸痰（或反流物）。

（2）利于有效给氧，如气囊加压给氧，高频喷射或机械通气。

（3）纠正心肺复苏后呼吸衰竭。

93.3.4.2 有效氧疗和辅助通气

心搏骤停，全身供血供氧停止，心脑等重要脏器严重缺血缺氧，即使口对口人工呼吸方法正确，胸外心脏按压无误，肺泡氧分压也不超过 10.6 kPa(80 mmHg)。复苏开始用纯氧，然后根据病情决定给氧方式。若经基本生命支持在较短时间内即恢复了有效心跳和平稳呼吸，宜鼻导管给氧 6 小时。如气管插管后患儿出现了不甚规则的自主呼吸，可采用辅助呼吸，如间歇指令通气(SIMV)、压力支持(PS)、持续气道正压给氧(CPAP)等，至呼吸平稳后拔管，若恢复有效心跳后仍无自主呼吸，则需机械通气，多采用间歇正压通气(IPPV)，选择定容的通气方式，以保证每分通气量和充足的肺泡氧合。可吸入纯氧 2 h，在前 6 h 内宜较高，以 F_IO_2 0.8 左右为宜。根据血气调整呼吸参数，加强气道管理，尽早撤机。

93.3.4.3 建立静脉通道或骨内髓

宜选择上腔静脉系统的静脉（如头、面部及上肢）为宜，切勿中断 CPR，通道建立后供静脉给药和输液用。静脉穿刺失败者可以建立骨髓内注射通道。自主循环恢复后可插入中心静脉导管以测定中心静脉压和取血样作各种分析测定。插管可以从颈内静脉颈、颈外静脉或上臂静脉进入上腔静脉，锁骨下静脉仅做最后选择。某些患者还需动脉内置管和肺动脉插管(Swan-Ganz 导管)测压。

93.3.4.4 复苏药物的合理应用

首选周围静脉或中心静脉给药，肾上腺素、阿托品和利多卡因等药物可经气管导管给药。一般将这些药物用生理盐水稀释成 5 ml 溶液，也可以小容量直接注入气管导管的远端。尽量避免心内注射（表 93-5）。

表 93-5　常用复苏药物用法与剂量

复苏药物	剂量及给法	适应证	注意事项
肾上腺素	0.01～0.02 mg/kg, iv 或 it	心搏骤停	快速推注，3～5 min 可重复，总量可达 10 mg 左右
	0.01 mg/kg, iv	心动过缓	由 0.1 μg/(kg·min)速度开始
	0.05～1 μg/(kg·min), iv gtt	低血压	

复苏药物	剂量及给法	适应证	注意事项
溴苄胺	$3\sim5$ mg/kg,iv	室速	10 min 后重复 1 次
10%氯化钙	20 mg/kg,iv	低钙高钾引起的心律失常	静脉缓注(最大小于 10 ml/次)
多巴胺	$5\sim20$ μg/(kg·min),iv gtt	低血压	一般不超过 20 μg/(kg·min)
多巴酚丁胺	$2\sim10$ μg/(kg·min),iv gtt	心衰	根据需要调节剂量
利多卡因	$1\sim2$ mg/kg,iv $20\sim50$ μg/(kg·min),iv gtt	室速,室颤	维持 $10\sim55$ μg/(kg·min),iv gtt
碳酸氢钠	1 mmol/kg 稀释后 iv 或 iv gtt	代谢性酸中毒	按 BE ×体重× 0.3 (mmol)计算,注意有效通气
葡萄糖	$0.5\sim1$ g/kg,iv 或 iv gtt	低血糖	
呋塞米	1 mg/kg,iv 或 im	脑水肿,心衰	可重复应用(q6~12 h)
地塞米松	$0.3\sim0.5$ mg/kg,iv 或 im	脑水肿	
纳洛酮	$0.01\sim0.03$ mg/kg,iv 或 im	阿片中毒	10 min 可重复

注：It：气管内给药。

（1）肾上腺素　肾上腺素的 α 受体作用,使血管收缩,增加全身及冠脉的灌注压和氧的释放,β 受体作用可增加心肌收缩力和心率,心肺复苏期间,肾上腺素以 α 受体兴奋为主。大剂量肾上腺素目前已经不推荐使用,除了治疗大剂量的 β 受体阻滞剂中毒。

（2）多巴胺　在持续的低血压和长时间组织灌注较差的情况下,可以选择运用 $5\sim20$ μg/(kg·min)的多巴胺,根据需要调整滴注速度。

（3）钙剂　下列情况可应用钙剂,① 低钙性心跳停止。② 高血钾性心律失常。③ 钙拮抗剂过量。④ 电机械分离伴宽 QRS 波群。心跳停止后,心肌细胞的钙离子紊乱,钙离子聚积引起心律失常,使缺血组织内的细胞死亡。因此,钙剂应用需慎重。

（4）碳酸氢钠　要于长时间 CPR,出现代谢性酸中毒或危及生命的高血钾。CPR 时,乳酸的产生是由于组织缺氧所致,应用碳酸氢钠并不能逆转潜在的组织缺氧,也不能改善患者的临床状况。因此,CPR时,首先应改善通气和循环、纠正病因;应用碳酸氢钠前,应保持适当通气。它还可被用于治疗高钾血症,高镁血症或者三环类抗抑郁药的过量。

(5)葡萄糖　高血糖不小于 11.12 mmol/L 在低氧时会增加脑缺血性损害和增加死亡率。CPR 中,尽量避免应用高渗糖,除非有低血糖证据(如低体重新生儿或母亲患有糖尿病的婴儿)。CPR 期间,应监测血糖,以指导治疗。

(6)其他强心药　血管活性药等参见有关章节。

93.3.4.5　液体疗法

输液的目的是:① 心脏停搏后扩充 10%血容量(10 ml/kg)以补充血管扩张、静脉淤血及毛细血管渗漏的"丢失"。② 有体液丢失者能立即恢复正常循环血量。③ 供给机体基本的水、电解质,渗透压和糖的需要。④ 保持尿量大于 25 ml/h。⑤ 适合特殊要求,如渗透疗法、全静脉营养等。液体疗法 CPR 一开始就进行,根据监测的动脉血压、尿量、心电图、血气分析、电解质和渗透压及中心静脉压来指导输液。液体量以每日 70~100 ml/kg 为宜。液体以乳酸钠林格液为首选,视病情还可补充血浆、白蛋白等胶体液,尽量避免应用高渗糖。

714

93.3.4.6　心电监护与除颤

心电监护判断患者的心电图类型。小儿常在严重缺氧后发生极度窦缓而停搏,而很少发生室颤。如发现室速或室颤可直流电击除颤,能量 2~3 J/kg,成人 300~400 J/次,无效时可加倍重复电击 1 次,2 次无效可加用药物。除颤器的胸部除颤盘直径为 4.5 cm(婴幼儿)、8 cm(大儿童)和 14 cm(成人),开胸直接电击者分别为 2 cm、4 cm、6 cm,宜在室颤开始 30~60 s 内电击,负极盘(黑色)放在胸骨上 1/2 右侧锁骨下,正极盘(红色)放在心尖左侧或左乳头下,电极盘与皮肤间可涂导电糊或放入盐水浸湿的海绵增强导电性,压紧电极盘后再确定一下室速或室颤。电击复律应加利多卡因或溴苄胺提高室颤阈值,防止复发。尽量缩短除颤和按压之间的时间停顿可以最大限度地改善除颤预后,2010年版指南强调除颤前应持续肠外按压,除颤后立即继续 CPR,2 min 后再评估心率是否恢复,1 岁以内婴儿最好使用手动除颤仪,1~8 y 的儿童可选用有能量调节功能的 AED。

93.3.4.7　复苏后的注意事项

复苏后需要注意的是:① 不需要过度通气,保持正常的二氧化碳分压。② 在复苏后的 12~24 h 内将仍处在昏睡中的患儿的体温控制在 32~34℃,避免高热的发生。③ 血糖控制在正常范围。④ 控制液体的量。⑤ 较早的对神经系统进行评估,保证足够的脑灌注,惊厥和抽搐用苯巴比妥或苯妥英钠对症治疗。

93.3.5　脑复苏

心肺脑复苏的目的是使患儿尽可能康复,恢复生活能力,减少致残和脑死亡。目前尚无治疗缺血缺氧性脑损害的特异性药物和方法。脑复苏的基础是脑以外各器官功能的稳定,在缺血缺氧的后期,应采用现有的、最有效保护脑细胞,促进脑功能恢复。决定脑功能预后的因素除原发病外,主要与开始 CPR 的时间有关。心跳停止后 2 min 内开始CPR,可使脑血流达到正常的 50%;5 min 后开始 CPR,只能供给25%～30%的脑血流量;10 min 后开始 CPR,几无脑血流。因此,尽早开始CPR 至关重要。

93.3.5.1　控制颅高压,降低脑代谢

心脏停搏复苏后 6～8 h 为脑水肿高峰,因此,采取防治脑水肿和颅高压的措施十分重要,将 ICP 控制在不大于 15 mmHg 以下。

(1)过度换气　是控制 ICP 的有效措施,使 $PaCO_2$ 维持在 25～30 mmHg,还可抵消脑酸化,克服"偷漏"现象。

(2)利尿剂　可迅速和有效地减轻脑水肿,只要循环稳定,应立即开始应用。20%甘露醇 0.5～1 g/kg 快速静脉滴注,20 min 产生降颅压作用,2 小时达高峰,可维持 4～6 h。颅内压高时可加大剂量并与呋塞米每次 1 mg/kg 交替应用,但不能盲目使用,宜监测血浆渗透压、电解质。

715

(3)肾上腺皮质激素　具有稳定细胞膜、防止组胺释放、扩张血管和保护毛细血管的完整性,能清除自由基,治疗脑水肿,作常规短期应用。地塞米松首次 1 mg/kg,以后每次 0.2～0.5 mg/kg,6～8 h 静注 1次,共 1～3 d。

(4)降低脑代谢　低温可降低脑代谢,减少脑耗氧和减慢乳酸血症的发展而保护脑细胞。体温低于 37℃时,每降低 1℃其脑组织代谢率降低 6.7%,ICP 降低 5.5%。部分心肺复苏患儿因体温调节中枢功能障碍而在复苏后不久出现高热或超高热。一般以头部降温为主。但也需避免体温过低发生心律失常、血黏度增加等并发症,以肛温降至 35℃左右为宜。控制惊厥时应用咪达唑仑 0.1～0.2 mg/kg,缓慢静注。

93.3.5.2　保护脑细胞的功能

(1)自由基清除剂　CPR 时的缺血再灌注损害与自由基的参与有关,自由基清除剂已应用于脑复苏,如超氧化物歧化酶(SOD)、过氧化氢酶、谷胱甘肽、L-蛋氨酸、大剂量维生素 C、维生素 E。

(2)钙拮抗剂:缺血脑细胞钙内流使神经元损害,钙拮抗剂能扩张脑血管,增加脑血流而有助于神经功能恢复。

(3)能量合剂　ATP,辅酶 A,细胞色素 C,维生素 C,维生素 B_1,维生素 B_6,维生素 B_{12},葡萄糖、γ-氨酪酸、脑活素、胞磷胆碱、1,6-磷酸果

糖等药物对保护和维持脑代谢功能有益。

(4) 其他　纳洛酮,前列腺素合成抑制剂,抗凝药等也已用于临床研究。

93.3.5.3　维持内环境的稳定

(1) 控制平均动脉压　复苏后要求立即恢复并维持正常或稍高的平均动脉压 90~100 mmHg。低血压时脑灌注不足,高血压增加 ICP。预防低血压可用血浆等渗晶体液(10~20 ml/kg)提高血容量,以中心静脉压、肺动脉楔压监测指导输液,或以不发生肺水肿为原则,同时持续静滴多巴胺 8~15 $\mu g/(kg \cdot min)$,支持心脏功能。

(2) 呼吸支持　保证全身有效供氧,观察患儿的呼吸运动、呼吸音强弱、气管分泌物涂片与培养、胸片检查和血气分析。复苏后至少 2 h 以上控制维持正常氧合和通气。自主呼吸恢复后由控制通气改为间歇指令通气,停用 PEEP 后 F_1O_2 0.5 时 PaO_2 大于 100 mmHg、$PaCO_2$ 和 pH 正常者可停用呼吸机。积极防治肺部感染和加强呼吸道管理。

(3) 纠正内环境失衡:记录 24 h 出入水量,动态测定血清电解质、血糖和尿素氮,血尿渗透压和血气,及时了解肾脏功能并防治肾功能衰竭。每日出入水量略呈负平衡状态,注意纠正酸中毒、低血钾。保证热量供应,无腹胀、应激性溃疡和胃潴留时以鼻饲为主,否则需进行全静脉营养,输注葡萄糖时按 3~4 g 加入 1 U 胰岛素。

93.3.5.4　预后评价

心跳呼吸骤停的持续时间,复苏的充分性和并发症可影响患者的预后,昏迷患者应每 6~24 h 进行 1 次 Glasgow-pittsburgh 评分直到清醒,神经系统检查和 EEG 改变无预测价值,脑脊液中酶的活性(如 CPK-BB)很有希望。CPR 后意识不清,1~2 周仍有恢复的可能。一般来说,眼和上呼吸道反射迅速恢复者预后良好,持续昏迷、瞳孔反射消失者示预后不良,瞳孔大小、眼和上睑运动、EEG 和自主呼吸的恢复时间不能作为预后的指标,脑死亡是停止复苏的指征。

(孙　瑛　张马忠)

VIII

疼痛治疗

94 术后镇痛

术后疼痛通常持续不超过 7 d,其性质为需紧急处理的急性伤害性疼痛。如果不能在初始状态下充分被控制,可发展为慢性疼痛,也可能转变为神经病理性疼痛或混合性疼痛,持续疼痛时间长达半年至数十年。术后急性疼痛的处理十分重要,已列入麻醉科的重要常规工作。术后镇痛应根据患者的年龄、体质、并发症、手术部位、种类及创伤程度等情况选择最适宜的方法。

94.1 术后疼痛的分类与影响因素

94.1.1 分类

(1)躯体疼痛(创口疼痛) 为手术直接涉及的部位,如皮肤、肌肉、筋膜、关节、韧带、骨骼及神经等组织损伤的疼痛,表现为限局性、表浅性伤口处疼痛,定位准确,其疼痛程度与创伤程度密切相关。

(2)内脏疼痛(牵拉疼痛) 内脏手术或牵拉到内脏所致的内脏疼痛,一般为深在性钝痛,其疼痛强度和内脏的敏感性有关。

94.1.2 影响术后疼痛的因素

(1)患者因素 包括患者的性别、年龄和社会文化背景、受教育的程度、道德修养等。男性对疼痛的耐受性较强,一般老年人及小婴儿对疼痛反应较为迟钝。此外,患者的心理因素在疼痛中起着十分重要的作用。

(2)手术因素 与手术种类、手术创伤的程度和部位有关。胸腔、上腹部手术患者切口疼痛较重,自行限制呼吸运动以减轻疼痛,故常见肺不张及肺部感染。其次为四肢手术,头、颈和体表手术后疼痛较轻。

94.2 术后疼痛的全身反应

(1)中枢神经系统 术后急性疼痛对中枢神经系统产生兴奋或抑制,长期慢性疼痛可致精神抑郁。

(2)心血管系统 术后疼痛可使心电图出现 T 波及 ST 段的变化,尤以冠心病患者更应予以注意。脉搏增快常见于浅表疼痛,深部疼痛则脉搏徐缓,高血压患者因疼痛而使血压骤升,心率增快。反之,强烈的深部疼痛可使血压下降甚至发生休克。

(3)呼吸系统 疼痛强时呼吸快而浅。胸腹部手术的疼痛引起的肌张力增加可造成患者总肺顺应性下降,通气功能减低,可能引起术后肺不张,导致缺氧和二氧化碳蓄积。在大手术或高危患者,术后疼痛可使功能残气量明显减少(仅为术前的 25%～50%)。术后疼痛可延缓术后患者呼吸功能恢复,引起呼吸系统并发症。

(4)内分泌系统 ① 自交感神经末梢和肾上腺髓质释放儿茶酚胺。② 从肾上腺皮质释放醛固酮和皮质醇。③ 下丘脑释放抗利尿激素。④ 激活肾素-血管紧张素系统,促肾上腺皮质激素(ACTH)、生长激素(GH)和高血糖素也增多。

(5)胃肠道及泌尿系统 疼痛引起的交感神经兴奋可能反射性地抑制胃肠道的功能,平滑肌张力降低,而括约肌张力增高,表现为术后腹痛、腹胀、恶心、呕吐等不良反应;膀胱平滑肌张力下降导致术后尿潴留,增加泌尿系统感染的发生率。

(6)免疫功能 疼痛的应激反应可使机体淋巴细胞减少,白细胞增多和网状内皮系统处于抑制状态。此外,麻醉恢复期患者体内的中性白细胞的趋化性减弱,从而抑制了单核细胞的活性。使术后患者对病原体的抵抗力减弱,感染和其他并发症的发生率增高。肿瘤患者术后疼痛应激反应的结果可使体内杀伤性 T 细胞功能减弱、数量减少。应激引起的内源性儿茶酚胺、皮质类固醇激素和前列腺素的增加造成机体免疫机制的改变,甚至使残余的肿瘤细胞扩散。

(7)凝血功能 疼痛的应激使血小板黏附功能增强,纤溶活性降低,机体处于高凝状态。可能引起的并发症如血栓形成所致的心、脑血管意外。血管手术患者的血栓形成,可影响手术效果。

(8)其他影响 疼痛尚可使手术部位的肌张力增加,可能影响机体的恢复过程。同时使患者失眠、焦虑,延缓患者术后的康复过程。术后疼痛控制不佳是发展为慢性疼痛的危险因素,术后长期疼痛(持续 1 年以上)是行为改变的风险因素。

94.3 术后镇痛的原则

(1)术后疼痛较剧烈的患者,在麻醉药物作用未完全消失前,应主动预先给药,如手术结束后定时向硬膜外间隙注入小剂量长效局麻药或小剂量麻醉性镇痛药。称为预防性镇痛(preventive analgesia)。从强调治疗时间的术前镇痛转移到采用持续的、多模式的、阻止痛敏感状态形成的预防性镇痛。

(2)术后应首先采用非麻醉性镇痛药和镇静药联合应用,尽量避免或少用麻醉性镇痛药。

（3）镇痛的药物应从最小有效剂量开始。

（4）手术后应用镇痛药物前，应观察和检查手术局部情况，以明确疼痛的发生原因。

（5）镇痛药用药间隔时间应尽量延长，以减少用药次数；用药时间通常不应超过 48 h。

94.4 术后镇痛的常用方法

94.4.1 口服用药

一般认为对手术后中、重度急性疼痛的患者不宜采用口服镇痛药物。非肠胃道小手术可口服给药。常用麻醉性镇痛药如吗啡控释片，非麻醉性镇痛药如吲哚美辛、双氯芬酸二乙胺乳胶等。

94.4.2 皮下注射镇痛

吗啡镇痛作用开始快而维持时间短，皮下注射 10 mg，5 min 起效，维持 2 h。哌替啶 50 mg，持续时间长达 4～6 h。

94.4.3 肌内注射镇痛

肌内注射吗啡或哌替啶之后，患者血浆药物浓度的差别可达 3～5 倍，药物的峰作用时间从 4～108 min 不等。这些因素可导致某些患者镇痛不全或并发症发生。

94.4.4 静脉注射镇痛

COX 抑制药用于术后镇痛的主要指征：① 中小手术后镇痛。② 大手术与阿片类药物或曲马多联合或多模式镇痛，显著减少的阿片类药使用。③ 大手术后 PCA 停用后，残留痛的镇痛。④ 术前给药，发挥术前抗炎和抑制超敏作用。⑤ NSAIDs 药物均有"封顶"效应，故不应超量给药，缓慢静脉滴注不易达到有效血药浓度，应给予负荷量。

表 94 - 1 注射用 NSAIDs 类药物

注射液	剂量范围 (mg)	起效时间 (min)	持续时间 (h)	用法和用量
氯诺昔康	8～24	20	3～6	iv：每次 8 mg，2～3 次/d，每日剂量不应超过 24 mg
酮咯酸	30～120	50	4～6	im/iv：开始每次 30 mg，以后 15～30 mg/6 h，最大量每日 120 mg，连续用药不超过 2 d
氟比洛芬酯	50～200	15	8	iv：每次 50 mg，3～4/d，也可 50 mg 首剂，100～150 mg/d
帕瑞昔布	40～80	7～13	12	im/iv：首次剂量 40 mg，随后 40 mg/12 h，连续用药不超过3 d

94.4.5　神经阻滞镇痛

(1) 肋间神经阻滞　胸腹部手术后的疼痛可以通过阻滞支配切口区域及其相邻的上下各一条肋间神经而达到有效的镇痛,但不能阻断来自内脏或腹膜的深部疼痛。为解除深部疼痛还需配合应用镇痛药。一般用 0.25% 布比卡因每日注射 1 次,持续 2~4 d。肋间神经阻滞后,患者能进行深呼吸,并能有效地咳嗽排痰。

(2) 臂丛神经阻滞　臂丛神经阻滞对上肢术后疼痛很有效,可置管分次或连续注射,尤其在断肢再植手术中应用,既可镇痛又可解除血管痉挛,效果满意。

(3) 下肢神经阻滞　对下肢术后疼痛很有效,可置管分次或连续输注,术后早期活动,如全膝置换术后关节活动,有利于恢复功能。

(4) 椎旁阻滞　除头部外,身体其他部位疼痛均可采用椎旁阻滞。此法可阻滞除迷走神经以外的所有(包括来自内脏的)疼痛感觉神经纤维。乳腺和胸腔手术后椎旁阻滞镇痛效果较好,不良反应少。

94.4.6　椎管内注药镇痛

94.4.6.1　硬膜外间隙镇痛

(1) 硬膜外导管位置　硬膜外注入亲水性阿片类镇痛药如吗啡后约 94 min,CSF 中吗啡浓度达峰值,仅有少量的脂溶性非离子化的成分存留于硬膜外间隙,而 CSF 中高浓度的吗啡易于向头侧扩散而产生广泛的镇痛作用,吗啡用于硬膜外镇痛,可使其起效时间缩短,效能增强,但不良反应如皮肤瘙痒、恶心呕吐等发生率增高。亲脂性药物如芬太尼能与脊髓的脂质结合而趋向于产生节段性镇痛作用。因此,当选用亲脂性药物时,硬膜外穿刺置管位置应在相应的手术切口神经分布的区域。

(2) 阿片类药物剂量和镇痛强度之间的关系　剂量愈大则镇痛作用愈长,剂量和镇痛强度的关系有一定范围,剂量不应太大,以免引起严重的不良反应。

(3) 硬膜外镇痛药物的选择(表 94-2)。

94-2　硬膜外镇痛药物的选择

药　物	单次剂量	镇　痛　作　用		
		起效时间(min)	峰作用时间(min)	作用时间(h)
吗啡	1~3 mg	15~30	30~60	12~30
芬太尼	25~75 μg	4~10	20	2~5
舒芬太尼	5~8 μg	5~10	15~30	3~10

(4) 硬膜外阿片类药物镇痛效应和其他镇痛方法的比较　硬膜外

注射阿片类镇痛药物可以有效地缓解术后患者的内脏疼痛以及躯体疼痛,有利于患者术后生理功能的恢复。硬膜外注射吗啡的患者,其FEV_1可恢复至对照值的67%,而静脉注射吗啡仅使FEV_1恢复至对照值的45%。胸部手术后患者分别接受硬膜外吗啡镇痛或静脉注射吗啡镇痛,前者可使呼吸功能明显改善。在关节手术后的患者,分别经硬膜外注射或肌注等剂量(0.05 mg/kg)的吗啡。前者的镇痛效果更为满意,作用时间也较长。术后硬膜外给药镇痛较肌内或静脉注射更为安全有效。

(5)硬膜外镇痛的安全性问题 硬膜外镇痛的严重并发症包括误将药物注入蛛网膜下腔、呼吸抑制、硬膜外血肿或感染等。为减少这些并发症,应注意:① 采用低浓度的局麻药与阿片类镇痛药联合应用。② 每日检查硬膜外导管的置入部位,一旦疑有与硬膜外导管有关的感染征象,立即拔除导管。③ 抗凝治疗和凝血功能异常禁用硬膜外镇痛。④ 在硬膜外给药后最初的24 h以内,应每小时观察患者的呼吸频率和镇静状态的改变,以后每4 h监测记录1次。呼吸抑制是硬膜外镇痛较为严重的并发症,对年龄较大、用药量大以及全身情况较差(尤其有肺功能减退和肝肾功能障碍患者),应特别注意呼吸抑制的发生,减少麻醉性镇痛药剂量,建立常规的血氧饱和度监测。

94.4.6.2 蛛网膜下隙注药镇痛

单次蛛网膜下间隙注射阿片类镇痛药可提供长时间的镇痛作用,其起效时间与所给药物的脂溶性成正相关,而作用时间长短取决于药物的亲水成分。单次注射的缺点在于药物剂量难以筛选,需反复给药增加了感染的发生率,同时需较长时间的监测。此外,由于蛛网膜下腔镇痛并发症发生率较高,术后可能引起延迟的呼吸抑制,故而临床上更多采用硬膜外镇痛术。

94.4.7 患者自控镇痛(PCA)

94.4.7.1 分类

(1)患者静脉自控镇痛(PCIA) 操作简单,适用药物较多,麻醉性镇痛药、非麻醉性镇痛药、非甾体抗炎药,以及具有镇痛作用的麻醉药如氯胺酮等均可使用。PCIA起效快、效果可靠、适应证广泛,如癌性疼痛、术后疼痛、创伤疼痛、烧伤后疼痛及炎症疼痛均可使用,但其用药针对性差,对全身影响较大,并发症较多,其镇痛效果略逊于PCEA。

(2)患者硬膜外腔自控镇痛(PCEA) 最早使用局部麻醉药为布比卡因和利多卡因,目前多选用0.25%罗哌卡因或0.125%~0.25%布此卡因与麻醉性镇痛药物联合使用,具有协同作用,可降低两药用量,减少药物的毒性和不良反应,更好地阻断伤害性刺激引起的不良代谢和内分泌反应。PCEA用药量较PCIA明显减少,止痛效果可靠持续时间长久,且作用范围局限,对全身影响相对较小,可用胸腹部、下肢术后急性疼痛,但其操作相对较复杂,无菌要求较高,麻醉性镇痛药物,尤其吗啡硬膜外腔注射有发生延迟性呼吸抑制的危险,故 PCEA 的应用具有较高的选择性。

(3) 患者神经阻滞自控镇痛(PCNA)   自控注射局麻药进行外周神经阻滞治疗肢体术后疼痛,可将药液注入臂丛鞘、股神经鞘、腰丛或坐骨神经处,如以 0.25% 罗哌卡因或 0.125% 布比卡因 2~5 ml/h 持续臂丛神经阻滞,亦可在局麻药中加入小剂量吗啡或丁丙诺啡。

(4) 患者皮下注射自控镇痛(PCSA)   可用吗啡、丁丙诺啡、氯胺酮等行 PCSA。

94.4.7.2 给药模式

(1) PCA 的给药模式   ① 单纯 PCA:即患者完全自控,感觉疼痛时可自行按压单次给药(blous)钮。② 持续给药＋PCA:用持续方法给一定剂量的基础药物,感觉疼痛时自行给药。③ 负荷剂量＋持续剂量＋PCA(简称 LCP):先给一个负荷量,再给持续剂量的药物,患者感觉疼痛时再自行给药。④ 神经阻滞＋PCA:在手术结束时先行区域性神经阻滞使用上述模式的 PCA,这样可明显减少镇痛药的用量。

研究表明:用负荷剂量镇痛效果明显优于无负荷剂量组,PCA 使用 LCP 模式给药具有以下优点:① 负荷剂量能使血液中快速达到最低有效镇痛浓度,持续用药能使血液镇痛药浓度更为恒定。② 能提高镇痛效果,尤其是便于睡眠期间的镇痛维持。③ 患者易于通过间断按压单次给药追加药物达到满意的镇痛效果,LCP 模式的缺点主要表现在由于个体差异难以确定合适的持续给药剂量和速度,尤其是睡眠状态患者,可能出现用药过量。

94.4.7.3 PCA 药物剂量

(1) PCIA 常用麻醉性镇痛药剂量(表 94-3)。

表 94-3 麻醉性镇痛药临床常用 PCIA 用药剂量

药　物	负荷剂量	Bolus 剂量	锁定时间	持续输注	备　注
吗啡 1 mg/ml	1~ 3 mg	1~ 2 mg	10 min	0.5~ 1.5 mg/h	腹部及整形外科大手术
芬太尼 20 μg/ml	25~ 75 μg	10~ 30 μg	10 min	10~ 15 μg/h	起效快,需持续背景剂量
舒芬太尼 2 μg/ml	5~ 8 μg	2~ 4 μg	10 min	1~ 2 μg/h	镇痛强度强,持续时间长

（续 表）

药 物	负荷剂量	Bolus 剂量	锁 定 时 间	持续输注	备 注
曲马多 5～10 mg/ml	50～ 100 mg	20～ 30 mg	10 min	10～ 15 mg/h	可用于呼吸功能 不全患者
羟考酮	1～ 3 mg	1～ 2 mg	10 min	0.5～ 1 mg/h	
布托啡诺	0.25～ 1 mg	0.2～ 0.5 mg	10～ 15 min	0.1～ 0.2 mg/h	

（2）PCEA 吗啡注入硬膜外腔后通过三种途径到达中枢神经系统：① 经静脉丛到达脑内。② 透过硬膜外渗入脑脊液到达脊髓后角胶质内。③ 渗入脑脊液后上行到达延髓网状结构,吗啡注入硬膜外腔后很快能在脑脊液中测到吗啡,可持续达 6～7 h 之久,但血液中测不到吗啡。当脑脊液吗啡消失后,由于吗啡从脊髓作用部位清除缓慢,临床镇痛作用仍能持续达 18 h 之久。因此,硬膜外吗啡镇痛属直接镇痛,既能在脊髓水平阻断伤害性刺激向中枢的传导,又能激活内源性镇痛系统,临床镇痛效果确切。

723

但不同麻醉性镇痛药物椎管内使用时,止痛作用机制并非完全相同,一般认而椎管内吗啡止痛使用量较静脉使用量低 70%。高脂溶性镇痛药舒芬太尼,由于椎管内有效止痛的血药浓度及用药量与静脉注射时相差无几,舒芬太尼为高脂溶性药物,椎管内使用时主要作用部位仍在大脑,其在硬膜外腔使用意义稍逊于吗啡。然而,由于此类药物毒性小,镇痛快速效力强,且 PCEA 可间断追加给药。PCEA 常用麻醉性镇痛药的剂量见表 94-4。

表 94-4 麻醉性镇痛药临床常用 PCEA 剂量

药 物	浓 度	负荷剂量	PCA 剂量	锁定时间	持续输注
吗啡	20～40 μg/ml	1～2 mg	2～4 ml	10～15 min	5～8 ml/h
芬太尼	2～5 μg/ml	10～20 μg	2～4 ml	10 min	5～8 ml/h
舒芬太尼	0.5～1 μg/ml	4～8 μg	2～4 ml	10 min	5～8 ml/h

94.4.8 多模式术后镇痛

多模式镇痛是为了达到镇痛作用相加和不良反应不相加(剂量减小,不良反应低)的效果。在术后镇痛的多模式对策中也可以实施阶梯治疗：① 轻度疼痛的小型体表手术：如活检、甲状腺手术、腹股沟修补术、静脉曲张手术、腹腔镜检查、髓核摘除及门诊、日间小手术等,可使用 NSAIDs、氟比洛芬酯(凯纷)、帕瑞昔布钠(特耐)、曲马多、地佐辛、甲泼尼龙、芬太尼贴片（多瑞吉）及必要时使用局麻药伤口浸润或神经阻滞。② 中度疼痛的较大手术：如乳房手术、髋关节置换术、子宫切除术、颌面外科手术、颅脑手术及心脏手术等。可用氟比洛芬酯（凯纷）、帕瑞昔布钠（特耐）、曲马多、NSAIDs 或阿片类药物患者静脉自控镇痛（PCIA），也可用局麻药伤口浸润或外周神经阻滞（单次或持续注射）或多模式镇痛。③ 重度疼痛的更广泛手术：如矫形外科手术、上腹部手术或胸腔手术，其术后疼痛可能更加严重。可用 PCEA 复合静脉阿片类或非阿片类，或外周神经阻滞复合阿片类或非阿片类。

94.5 术后镇痛中阿片类药物常见不良反应及处理（表94-5）

表94-5 不良反应处理原则

不良反应		处 理 原 则
镇静	评分＝3	立即停用阿片类药物，紧急呼叫麻醉科
呼吸	呼吸频率不大于8次/分或SpO$_2$ 小于94%	立即停用阿片类药物，强疼痛刺激，给氧，机械通气，静注纳洛酮，每次 0.1～0.2 mg，直至呼吸频率大于 8 次/min，SpO$_2$ 大于94%
循环	血压或心率变化大于±30%或基础值	消除原因，对症处理
恶心呕吐	VAS 评分不小于4分	地塞米松 2.5 mg 或甲泼尼龙 20～40 mg 每日或氟哌利多 1～1.5 mg 每日或 5-HT$_3$ 受体阻断药
瘙痒		小剂量纳洛酮小于 0.05 mg 或布托菲诺 1 mg 或缓慢静注丙泊酚 10～20 mg
运动障碍	评分不小于1分	停用硬膜外镇痛，评估所用镇痛药物和方法是否恰当，排除其他可能原因并严密观察病情
感觉异常	有	
尿潴留	有	对症处理

（曹建国 陈 杰）

95 分娩镇痛

分娩镇痛是指应用各种镇痛方法消除分娩时的疼痛，或将产痛降到最低程度。理想的分娩镇痛应具备下列特征：① 对母婴影响小。② 给药方便，起效快和作用可靠。③ 满足整个产程镇痛的需要。④ 避免运动阻滞，不影响宫缩和产妇运动。⑤ 孕妇清醒，可参与分娩过程。⑥ 必要时满足手术的需要。

95.1 分娩产程和疼痛传导途径(图 95-1)

第一产程 指从有规律的宫缩开始到宫口开全,一般不超过 12 h。此期疼痛始于宫颈和子宫下段的扩张以及子宫体部的收缩。从宫颈、子宫而来的疼痛刺激通过宫颈旁区域并结合腰交感纤维经 T10～L1 神经的白交通支传入脊髓。分娩初期只有 T11 和 T12 神经根介入传导,但在后期 T10～L1 神经也加入疼痛传递。分娩第一产程痛主要是内脏痛,一般定位不明确,是一种钝痛。子宫的运动由 T7 和 T8 支配。因此,感觉神经阻滞平面不超过 T10 的椎管内麻醉均可产生良好的分娩镇痛效果。

第二产程 指从宫口开全到胎儿娩出的过程,一般不超过 2 h。此期疼痛由胎儿经产道下降过程导致。下腹软产道、外阴部、会阴伸展时,通过感觉神经(阴部神经)传递而产生。其感觉神经纤维主要来自 S2～S4 骶神经以及阴部神经。第二产程的疼痛性质与第一产程时不同,多为定位准确的躯体痛。

第三产程 指胎盘娩出的过程,一般不超过 30 min。此期痛主要为胎盘娩出时宫颈扩张和子宫收缩所引起的疼痛。

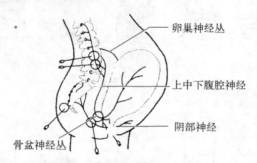

图 95-1 分娩中周围疼痛传导途径

卵巢神经丛

上中下腹腔神经

阴部神经

骨盆神经丛

95.2 分娩疼痛的特点

多数产妇(约 60%)认为分娩疼痛非常剧烈,甚至难以忍受。事实上,分娩疼痛的程度往往超过严重的背痛、癌痛、幻肢痛和疱疹后神经痛等慢性痛和骨折及撕裂伤等创伤后疼痛。而分娩产程的不同阶段,疼痛的性质、特点也有所不同。见表 95-1 和图 95-2。

表 95-1 分娩疼痛的特点

子宫收缩痛(第一产程)	娩出阶段痛(第二产程)
内脏痛(子宫平滑肌等长收缩,宫颈扩张,宫颈下段退缩)	躯体痛
弥散,定位不明确	定位准确,由躯体神经传导

（续　表）

子宫收缩痛(第一产程)	娩出阶段痛(第二产程)
钝痛,模糊(绞痛、痉挛样或压榨样痛)	尖锐,明确
有牵涉痛,涉及内脏	无牵涉痛,可有皮肤表面痛
与宫内压力有关	与宫内压力无关
随收缩强度而变化,周期性	持续性疼痛,逐渐能够耐受
有恶心、呕吐的感觉	恶心只在严重躯体痛时才发生
引起全身自主神经反应	间断性的 Valsalva 手法引起全身循环改变
对中枢神经镇痛药敏感	对中枢神经镇痛药不敏感

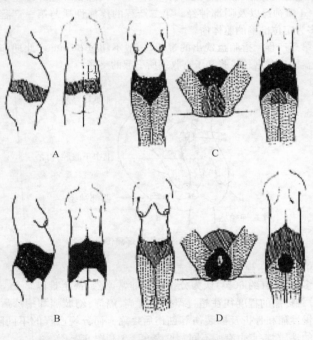

疼痛程度:　　轻度　　　中度　　　重度

图 95 - 2　产程不同阶段疼痛的程度与分布

A. 第一产程早期,疼痛牵涉到 T11～T12 皮肤表面;B. 第一产程晚期,疼痛累及 T10～L1 皮肤表面;C. 第二产程早期,疼痛以宫缩痛为主,胎先露压迫盆底产生中度疼痛;D. 第二产程晚期,疼痛主要集中在会阴部。

95.3　分娩疼痛的影响因素

分娩疼痛的影响因素包括孕妇的生理、心理、情绪、人文和神经体液方面的因素。

(1) 生理因素　高龄或低龄孕妇、初产妇、胎儿较大者疼痛较明显。第一产程宫口扩张速度快,子宫收缩间隔时间短,胎先露异常者产痛较剧烈。如果孕妇有痛经史,产痛也往往更明显。

(2) 心理因素　对分娩的态度;以往疼痛的经历;对分娩过程的了解程度;对产痛的预计值;对自然分娩的自信心以及周围环境、文化及受教育程度等都会使孕妇对产痛的耐受程度造成影响。

(3) 神经体液因素　内源性阿片类物质的产生;妊娠过程中激素变化;胎盘内物质以及体内 P 物质均是孕妇痛阈值提高和痛觉减退的神经体液因素。

95.4　分娩疼痛致继发性生理、生化改变

分娩疼痛可导致机体继发性生理生化改变(图 95-3),对母体和胎儿产生不良影响。良好的镇痛可以抑制及消除这些改变,从而使分娩过程更安全,更舒适。

95.5　分娩镇痛的方法

分娩镇痛的方法有很多种,目前认为椎管内阻滞的方法镇痛效果最好,明显优于非药物治疗、全身药物治疗及吸入麻醉镇痛。

95.5.1　非药物治疗

主要包括心理安慰、催眠术、按摩及抚摸、水中分娩、经皮电神经刺激、水针治疗、针刺、针压法及音乐疗法等。非药物镇痛仅适用于疼痛较轻的患者,如产痛较剧烈,则需改用椎管内阻滞镇痛。

孕妇的疼痛程度个体差异很大,很大程度与孕妇的紧张和焦虑情绪有关。让孕妇了解分娩是一种自然的生理过程,以及分娩中可能要进行的操作或检查,可以让孕妇主动地配合产程的进展和分娩的进行。同时配合呼吸训练、营造宽松舒适的气氛以及让丈夫或家人陪同分娩,或由拥有分娩经验的导乐陪护,给予孕妇最大程度的鼓励,均可以让孕妇减轻紧张和焦虑,增加自然分娩的信心。

经皮电神经刺激(TENS)是一种用于减轻分娩时子宫收缩痛的无创镇痛方法。是由无害的电刺激不断作用于较大的传入神经纤维($A_α$和$A_β$),使疼痛传入通道关闭,同时低频高强度刺激可激活体内内啡肽的产生,从而起到镇痛作用。使用时将两个刺激电极分别置于 T10～L1 和 S2～S4 水平椎旁,孕妇可以自己调节刺激强度、频率和刺激方式。

95.5.2　药物镇痛

(1) 哌替啶　常用 50～100 mg 间断肌注,24 h 后重复。少量多次给药优于间隔较长时间大剂量给药。哌替啶也可以静脉用药,每次

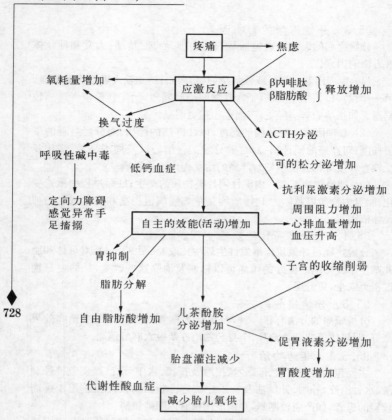

图 95-3 分娩疼痛引起的继发性生理改变

0.5 mg/kg,间断 1～2 h 重复注射,用药后几乎即刻起效,半衰期在母体为 2.5 h,而在新生儿为 13 h。胎儿娩出前 2～3 h 不宜使用。

(2) 布托啡诺 1～2 mg 相当于哌替啶 40～60 mg。研究示其新生儿呼吸抑制发生率较哌替啶为少,但需注意两药切勿同时应用,避免布托啡诺拮抗哌替啶的镇痛作用,但有关于应用布托啡诺后出现胎儿心率变化的报道。

(3) 芬太尼 常用 50～100 μg 静注,根据需要 1 h 后重复给药。注意事项:① 镇痛效果有时不理想,孕妇在宫缩期仍感疼痛,而间歇期嗜睡。② 静脉用药过程中需避免药物过量引起孕妇通气不足,以及胎儿、新生儿呼吸抑制。

95.5.3 吸入麻醉镇痛

指以前使用的经面罩或经口吸入亚麻醉浓度的氧化亚氮、恩氟烷或异氟烷,单独应用或与区域阻滞或局部阻滞合用,以达到良好的镇痛效果,此方法适用于有一定程度的疼痛而又拒绝椎管内镇痛的孕妇。较常用的吸入镇痛法是用50%氧化亚氮和50%氧气的混合气体,孕妇在宫缩痛时自己吸入,由于氧化亚氮的半衰期较短,分配系数低(0.4)、吸入和排出均较快,混合气体氧浓度较高,能明显改善胎儿氧合,故在有些国家有一定的使用率,尤其是欧美国家。

(1) 优点 ① 满意的镇痛效果及遗忘作用。② 低浓度下孕妇清醒,可保持自主呼吸。③ 疼痛减轻后有利于孕妇用力屏气。④ 吸入镇痛联合阴部神经阻滞可满足产钳助产时的镇痛需要。⑤ 高浓度氧可提高母体的 PaO_2。

(2) 缺点 ① 有些孕妇镇痛效果欠佳。② 过量吸入后产妇可能产生意识消失,减少气道保护性反射,有胃内容物反流致误吸的危险。③ 需要特殊的吸入装置。④ 可能会造成空气污染。

95.5.4 椎管内阻滞镇痛

95.5.4.1 硬膜外阻滞

无痛分娩的"标准"模式。

(1) 优点 ① 减少疼痛引起的内源性儿茶酚胺释放,增加胎盘灌注。② 避免因孕妇疼痛致过度通气引起的呼吸性碱中毒。③ 减少全身镇痛药用量。④ 孕妇清醒,可配合产程的进展。⑤ 满足整个产程的需要,可在剖宫产时直接改行硬膜外阻滞麻醉,满足手术的需要。⑥ 与全麻相比,误吸风险小。⑦ 避免阿片类药物引起的新生儿呼吸抑制。⑧ 提供会阴切口部位麻醉。

729

(2) 缺点 ① 低血压时可造成子宫胎盘灌注不足。② 起效较慢,需 5～10 min。③ 可能发生局麻药的毒性反应。④ 可能造成硬膜穿破后头痛。

(3) 禁忌证 ① 孕妇拒绝。② 凝血功能障碍(如血小板低、胎盘早剥或重度子痫前期等)。③ 置管部位感染。④ 低血容量。

(4) 实施步骤 ① 无阴道分娩及硬膜外分娩镇痛禁忌证产妇,其产程进入活跃期,宫口开至2～3 cm。② 孕妇或家属签署分娩镇痛同意书。③ 建立静脉输液通道(18 G 套管针),予 500～1 000 ml 乳酸林格氏液预防低血压。④ 孕妇取侧卧位或坐位,取 L2～L3/L3～L4 间隙常规消毒行硬膜外腔穿刺,到达硬膜外腔后,置入硬膜外导管 3～5 cm。⑤ 监测包括:用药后最初 15 min 内每 3 min 测定血压、母体 ECG、SpO_2、胎儿心率连续监测和注意观察孕妇反应。⑥ 用药:试验量1%利多卡因＋1/200 000 肾上腺素,出现相应感觉平面阻滞且无血压升高及心率增快的情况下,追加相应局麻药或局麻药配伍镇痛药使感觉阻滞平面达 T10(对针尖或冰瓶感觉消失)。如果试验量无效,考虑重新置管。如果感觉平面改变不对称,将导管脱出 0.5～1 cm 后追加 3～5 ml 相应药物。如果阻滞平面仍旧不确切,建议重新置管。⑦ 产程中孕妇取左侧卧位或向左半侧卧位,避免子宫压迫主动脉或腔静脉,影响胎盘灌注。⑧ 阻滞平面固定后可每 5～15 min 测定 1 次母体血压,每小时测定镇痛平面改变,胎心率仍需连续监测。⑨ 药物的追加方法可为间断推注、连续输注或患者自控镇痛,直至分娩结束。

(5) 常用药物 硬膜外分娩镇痛中常用局麻药和/或阿片类药物,后者主要用于第一产程早期的内脏痛,对第二产程的躯体痛效果不明显,故于第一产程晚期或第二产程疼痛较剧烈时,需加用局麻药。

低浓度的局麻药配伍小剂量镇痛药,既可以降低局麻药浓度,减少低血压的发生,减少运动阻滞,有利于第二产程孕妇用力屏气,降低器械助产的发生率,又可改善镇痛效果,减少大剂量镇痛药引起的瘙痒、呼吸抑制和恶心、呕吐等不良反应的发生。常用药物浓度为:0.062 5%～0.125%布比卡因或 0.1%～0.2%罗哌卡因＋1～2 $\mu g/ml$ 芬太尼或0.2～0.33 $\mu g/ml$ 舒芬太尼,4～8 ml 间断推注或持续输注。

(6) 用药方法 持续输注硬膜外镇痛(CEIA):与间断推注相比,其优点在于维持镇痛平面恒定,母婴耐受良好,可减少医务人员的工作量,并在很大程度上减少了由于单次推注大剂量药物产生的全脊麻或循环虚脱。缺点是产程中镇痛需求发生变化时难以及时调整给药量,实际用药量可能超过实际需要量。

自控硬膜外镇痛(PCEA):指孕妇可根据自己的疼痛程度按需追加药物,自己控制用药量,减少医护人员的工作负荷,但此方法的应用需要孕妇的理解与配合。用药方法:确定硬膜外镇痛起效后,设定单次用药量为 0.125%布比卡因或罗哌卡因＋1～2 $\mu g/ml$ 芬太尼 4～5 ml,锁定时间 15 min,或持续背景输注上述药物 4～8 ml/h,PCA3～4 ml,锁定时间 15 min,4 h 最大允许剂量限于 80 ml。

(7) 并发症 ① 低血压:为压迫腔静脉或主动脉引起,可用乳酸林格氏液预处理,避免仰卧位,必要时给予麻黄碱 5～10 mg 静注或肌注 30 mg。② 硬脊膜穿破后头痛:其发生率为 1.5%～11.2%。首选卧床休息,多进水及应用镇痛药,保守治疗 24～48 h,无效者以硬膜外注入 20 ml 生理盐水或血液补丁治疗。③ 药物误注入血管:可因药物中肾上腺素的作用引起血压升高或心动过速而被发现。此时应立即停止注药,给予孕妇面罩吸氧,并观察胎儿心率变化。一过性症状之后如无特殊,且在孕妇同意的情况下,重新放置硬膜外导管。出现毒性症状者治疗方法见硬膜外阻滞。④ 全脊麻:孕妇出现恶心、血压下降、意识丧失,如不及时处理,可继发呼吸、循环骤停。此时需面罩给氧作辅助/控制通气,并行气管插管,快速输液及给予麻黄碱纠正低血压。应预防全脊麻的发生。

(8) 注意事项 ① 病史及体检：需对无痛分娩孕妇了解相关病史及进行针对性体检，包括母体健康情况、与麻醉有关的产科病史、气道检查、基础血压测量及穿刺部位检查等。② 关于禁食：要求禁食固体食物，但无产科并发症的孕妇可进食中等量的清流质，如水、果汁(不含果肉)、碳酸饮料、清茶和咖啡(不加奶)等，液体的量不及液体的种类来得重要，但如果患者有误吸危险因素，如病态肥胖、糖尿病，或有可能要行剖宫产的患者，则要求根据孕妇具体情况禁食。③ 急救设备及人员：由于分娩镇痛大多情况下是在产房内进行，所以除了常规监护设备以外，必须配备相应的急救设备，并且保证在出现紧急情况时，相关人员要迅速到场进行处理。④ 对产程及分娩方式的影响：目前对硬膜外分娩镇痛是否影响产程持续时间、器械助产及剖宫产率仍存在争议，但可以肯定，硬膜外分娩镇痛方法并不是影响这些问题的唯一的重要因素。

95.5.4.2 脊麻——硬膜外阻滞联合镇痛(CSE)

是临床上可供选择的又一种有效的分娩镇痛方法，此方法可应用于产程的早期或晚期，用药后短时间即出现镇痛效果(3~5 min)，效果确切，血压波动小，运动阻滞少，硬膜外导管用药可持续至分娩结束。

适应证：① 疼痛剧烈的孕产妇。② 第一阶段的分娩晚期。③ 既往硬膜外置管效果不满意。

(1) 实施步骤 基本步骤及监测方法与硬膜外分娩镇痛基本相同，不同的是腰硬联合镇痛用"针套针"的方法，即孕妇取侧卧位或坐位，取L2 以下部位硬膜外腔穿刺成功后，从该针内放入 24~27 G 蛛网膜下腔穿刺针，见脑脊液顺畅回流后注入药物，拔除腰麻针后，从硬膜外针内置入硬膜外导管 3~5 cm。

(2) 用药方法 产程早期蛛网膜下腔单用阿片类镇痛药，如短效脂溶性镇痛药舒芬太尼 5 μg 或芬太尼 25 μg，可维持镇痛 1~1.5 h，如加用 0.25%布比卡因 1 ml，可延长作用时间 20~30 min。可在蛛网膜下腔镇痛药效果减退之后或尚未减退之时，从硬膜外导管内加入相应药物，作硬膜外腔镇痛，方法如上所述，但注药之前要仔细回抽，确认无血液或脑脊液回流后，才注入试验量药物，无异常后追加相应硬膜外腔镇痛药。

(3) 可行走的硬膜外镇痛(ambulatory or walking epidural) 指使用适当的药物配伍减轻孕妇的运动阻滞程度，使孕妇在产程早期能够下床活动，以提高孕妇的自控能力和自信心。对分娩来说直立体位较半卧位更自然，此体位可缓解疼痛，缩短产程，改善胎儿循环，减低因长时间镇痛后器械助产的机会，提高自然分娩率。同时孕妇下肢可活动，减少导尿管的置入概率。CSE 的方法使可行走的硬膜外镇痛成为可能,建议产程早期蛛网膜下腔给予镇痛药,之后硬膜外腔联合应用低浓度局麻药与小剂量镇痛药间断推注或患者自控给药,可避免或减少运动阻滞的发生,但目前此方法仍有待于进一步完善。必须注意的是,局麻药和镇痛药会引起孕妇低血压、头晕及行走能力减弱,在直立位或行走前时应仔细检查孕妇下肢肌力(表 95 – 2),且产妇行走一定要有人陪伴。

表 95 – 2　临床运动神经及肌群测试

运　动　功　能	所测试神经根
髋屈曲	L1~L3
直腿抬高	L1~L4
膝伸展	L2~L4
踝背曲	L4~L5
大脚趾背曲	L5
踝及足前段背伸	L5~S1
足外翻	L5~S1
盆底肌及括约肌	S2~S4

(4) 缺点　①“针套针技术”可能增加硬膜外导管移位进入蛛网膜下腔的机会。② 硬膜外腔药物渗入蛛网膜下腔的机会可能增加。③ 可能增加蛛网膜下腔感染的机会。④ 在“针套针”操作中,腰麻针在套入硬膜外针时可能将金属微粒带入蛛网膜下腔。

95.5.5　椎管内麻醉对子宫收缩的影响

子宫收缩是胎儿娩出的主要动力,因此分娩镇痛对子宫收缩力的影响一直是被关注的热点。采用低浓度局麻药行椎管内阻滞虽然对运动神经无明显影响,但对子宫收缩有一定的影响。临床观察显示,硬膜外给予局麻药(特别是首剂)后,子宫收缩力会出现一定程度的减弱,其下降程度与局麻药的浓度、剂量以及给药的快慢都有一定关系,但其具体机制目前尚不明确,可能与阻滞 T12~L2 交感神经有关。需要指出的是,尽管椎管内阻滞可能对子宫收缩存在一定程度的影响,但并不妨碍椎管内阻滞在分娩镇痛中的广泛应用。临床研究已证明,椎管内阻滞所引起的子宫收缩乏力完全可以用缩宫素来代偿。

(周　洁　王珊娟)

96　小儿疼痛治疗

小儿疼痛治疗的观念常常被曲解和忽略使其承受了不必要的痛

苦。大量资料显示,新生儿能感知疼痛,对于新生儿究竟是否需要镇痛曾经存在的一些陈旧观念影响了疼痛治疗的开展。

96.1　小儿疼痛评估

小儿对疼痛的生理反应与成人相似,包括皮肤发红;心率、血压和呼吸频率增加;氧饱和度下降;颅内压波动;烦躁不安;出汗及瞳孔扩大,见表96-1。然而,至今尚无一种完美的疼痛评估方法适用于不同年龄组小儿。

表 96-1　小儿对疼痛刺激的行为反应

年　龄	对疼痛刺激的行为反应
婴儿小于 6 个月	面部扭曲,哭声响亮,遍布全身的动作,下颌颤动
6～12 个月	激惹,焦虑不安,乱蹦乱跳,紧闭双眼,局部反射消退,受干扰的睡眠模式
幼儿(1～3 岁)	哭泣,尖叫,挣脱束缚,不易安抚,可能有行为上的倒退,可能表达"受伤"或"哎唷",建立睡眠模式被干扰
学龄前(3～5 岁)	哭泣,尖叫,挣脱束缚,直接的进攻性行为,疼痛时用肢体及语言表达,低挫伤水平,对周围环境的兴趣和日常动作减少
学龄儿童	
6～9 岁	消极抵抗,紧握拳头,恳求,哭泣,尖叫,表达局限性疼痛,保持某一动作不变
10～12 岁	可能为表现勇敢而假装舒适,很容易地表达不适,挂念和抗议,能描述疼痛的程度,有助于评估疼痛治疗的方法
青少年(13 岁以上)	面部扭曲,肌肉僵硬,可能发哼声,呻吟或哭泣,声调变化,变得轻柔或易怒,睡眠不安,激惹,苛求

733

96.1.1　行为评估

行为评估主要适用于 3 岁以下婴幼儿和智障患者。主要方法有以下几种。

(1) CRIES　用于新生儿疼痛评估。评估哭吵、氧需、生命体征变化、面部表情、睡眠的各方面变化,分别给出 0～2 的评分(表96-2)。

表 96-2　CRIES 新生儿疼痛评估表

	评　　分		
	0	1	2
哭泣	无	大声哭泣但可被抚慰	不易被抚慰
Sat 大于 95%是否需要吸氧 Requires oxygen for Sat 大于 95%	无	FiO$_2$小于 30%	FiO$_2$大于 30%

（续 表）

	评 分		
	0	**1**	**2**
生命体征变化 Increased vital signs	无	HR 或 BP 升高 小于 20%	HR 或 BP 升高 大于 20%
表情 Expression	无	表情痛苦	表情痛苦和呻吟
入睡困难 Sleepless	无	经常醒来	始终清醒

（2）NIPS 新生儿及 1 岁以下婴儿的疼痛评估方法。评估面部表情、哭吵、呼吸模式、手臂、腿部和清醒状态，评分大于 3 表示疼痛。

（3）FLACC：适用年龄 2 个月至 7 岁，包含面部、腿、活动性、哭吵和情绪安抚 5 个项目，每个项目评分为 0～2，总分 0～10（表 96-3）。

96-3 FLACC 疼痛评分表

	评 分		
	0	**1**	**2**
面部表情 Face	微笑或无异常表情	偶尔面露痛苦或皱眉，沉默，冷漠	持续面露痛苦或皱眉，下巴颤抖，紧闭双唇
双腿 Leg	姿势正常或放松	无法放松，不时移动，紧绷	蹴踢，屈腿
行为 Activity	安静平躺，姿势正常，活动自如	扭动，转体，紧绷	躯体如弓，僵硬或抽动
哭泣 Cry	清醒不哭，安睡	呻吟或啜泣，偶有哭诉	持续哭泣，尖叫，频繁哭诉
抚慰 Consolability	安稳，放松	抚摸，拥抱或言语可抚慰	无法安抚

（4）CHEOPS：对哭泣、面部表情、语言表达、躯体运动、触摸和腿部位置进行评估，评分不小于 4 表示疼痛。用于 1～7 岁小儿的疼痛评估。

96.1.2 自我评估

3 岁以上的小儿可以借助一些评估工具表达他们所经历的疼痛。

（1）视觉模拟评分法 ① 面部表情评分：用图列出不同表情的 6 张脸谱，分别代表不同疼痛程度，0 为无痛，10 为剧痛，让小儿选择最符合其疼痛程度的脸谱（图 96-1）。② 直尺数字评估：一条长 10 cm 直尺，0 端表示无痛，10 端表示剧痛。在 0，2，4，6，8，10 处分别列出从安静微笑至剧哭的 6 张儿童面部照片，由患儿自己确认分值。

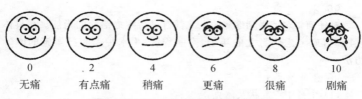

图 96-1 Wong-Baker 脸谱疼痛评分表

（2）数字等级评分　向患儿说明"0"表示无痛，"10"表示剧痛，然后由患儿自己确认相应的分值。

（3）Eland 彩色评分法　小儿选出代表最痛的一支有色笔，然后是次一等疼痛的颜色，依此类推，直至选出四种颜色；然后让小儿给身体涂抹颜色以显示疼痛部位及不同的疼痛程度。

上述评估方法在实施中存在一定局限性，例如患儿对脸谱的分析可能与实际状况存在差异，Eland 彩色评分法缺乏可靠和确切的数据。

临床上只有在一定镇静条件下，才能取得满意的镇痛效果。因此，对小儿镇痛效果的评定，往往需同时评定其镇静效果（表 96-4）。

表 96-4　Comfort 镇静评分

	1	2	3	4	5
警觉性	深睡	浅睡	嗜睡	完全清醒，警觉	高度警觉
平静或激惹	平静	轻度焦虑	焦虑	很焦虑	恐惧
呼吸反应	无咳嗽，无自主呼吸	很少或无自主呼吸	偶有咳嗽或通气对抗	频繁通气对抗和咳嗽	通气对抗，咳嗽或窒息
身体运动	无运动	偶尔轻微运动	经常轻微运动	肢端剧烈运动	包括躯干和头部的剧烈运动
血压	低于基础水平	保持基础水平	偶尔升高15%或以上	经常升高15%或以上	持续升高大于15%
肌张力	肌肉完全松弛，无肌张力	肌张力减低	肌张力正常	肌张力增高，手指和脚趾屈曲	肌肉极度强直，手指和脚趾屈曲
面部紧张度	面部肌肉完全放松	面部肌张力正常，面部无明显肌紧张	一些面部肌肉张力明显	整个面部肌肉张力明显	面部肌肉扭曲，痛苦

96.2 适应证

对任何 1 名感受到疼痛的患儿都有进行疼痛治疗的指征。在具体实施时,应考虑到患儿的年龄、疼痛程度、手术种类和已实施的麻醉方法。

96.3 禁忌证

(1) 全身中毒症状及休克。

(2) 昏迷。

(3) 对所使用的药物过敏。

(4) 阿片类药物禁用于 3 岁以下患儿。

96.4 小儿镇痛的常用药物

(1) 剂量和注意事项(表 96 - 5)。

表 96 - 5　小儿镇痛的常用药物

药　物	剂　　量	注　意　事　项
醋氨酚	PO：10～15 mg/kg q4～6 h 最大剂量：75～100 mg/(kg·24 h)	缺乏 NSAIDs 的末梢抗炎活性
布洛芬	PO：4～10 mg/kg q6～8 h 最大剂量：40 mg/(kg·24 h)	可制成口服的液体制剂
酮咯酸	iv：单次剂量 0.3～0.5 mg/kg q6 h 最大剂量：2 mg/(kg·24 h)	抑制与炎症及疼痛相关的前列腺素的产生,术后患者短期应用(48～72 h)不会产生呼吸抑制或镇静；有封顶效应
可待因	口服：0.5～1 mg/kg q4～6 h	适用于中等程度的疼痛。由于其组胺释放和心血管副作用,不予静脉给药
吗啡	婴儿：SQ/im iv(慢)：0.05～0.2 mg/kg q4 h；儿童：SQ/im iv：0.1～0.2 mg/kg q2～4 h；或 10～30 μg/(kg·h)持续输注,最大剂量：15 mg；PO：0.2～0.5 mg/kg q4～6 h；PO(缓释)：0.3～0.6 mg/kg q12 h	3～6 个月时,呼吸抑制可能较严重
氢吗啡酮	iv：15 μg/(kg·次) q 4～6 h 持续输注：2～3 μg/(kg·h) Po：0.04～0.08 mg/kg q3～4 h	效价约为吗啡的 5～7 倍
芬太尼	iv：0.5～2 μg/kg q2～4 h 持续输注：0.2～1 μg/(kg·h)	在麻醉中和重症监护室应采样较大的剂量,与吗啡作用相似(效价为其 50～100 倍)

（续　表）

药　物	剂　　量	注　意　事　项
舒芬太尼	iv：0.025～0.05 µg/kg 持续输注：0.05 µg/(kg·h)	镇痛作用最强的阿片类药物，镇痛强度为吗啡的1 000倍，芬太尼的7～10倍
美沙酮	口服：0.1～0.2 mg/kg q 6～12 h	口服给药生物利用度高；清除缓慢，注意防止药物的延迟效应
曲马多	iv：1～2 mg/kg 或 0.25 mg/(kg·h)静脉持续输注	相对较弱的镇痛药物，常用于治疗轻到中度术后疼痛
咪达唑仑	术前镇静：PO：0.4～0.5 mg/kg（最大剂量 15 mg）；im：0.05～0.1 mg/kg；iv 大于2～3 min：0.035 mg/kg 持续镇静：iv：负荷剂量0.05～0.2 mg/kg，以后1～2 µg/kg输注至效果满意	在麻醉中和重症监护室应采样较大的剂量，具有镇痛、遗忘和抗焦虑作用 对疼痛性操作，应联合使用阿片类药物。应仔细监测心率，呼吸和氧饱和度
EMLA（局麻药的混合物）局麻药	对1岁以上的小儿，推荐剂量为2～2.5 g	由利多卡因和丙胺卡因混合制成，必须在穿刺前60 min涂抹于计划进行穿刺部位并用不透气敷料覆盖

注：Po，口服；im，肌注；iv，静注；SQ，皮下。

（2）不同年龄阿片类药的消除半衰期见表96－6。

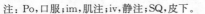

表96-6　不同年龄阿片类药的消除半衰期(h)

药　物	小于7天	6个月	1～6岁	7～10岁	成人
吗啡	74.9	2.1	3.3	2.8	
芬太尼	5	3.9	4.5	3.5	2.2
舒芬太尼	12.3	3.6	2.3	3.5	2.6

（3）阿片类药物不良反应及治疗（表96－7）。

表96-7　阿片类药物不良反应的治疗

不良反应	治　疗	处　理
瘙痒	纳洛酮 0.5 µg/kg iv.	减慢速率10%～20%或降低阿片类药物浓度
恶心、呕吐	禁食24 h；纳洛酮0.5 µg/kg iv. 甲氧氯普胺 0.1～0.15 mg/kg iv.，6～8次/h	减慢速率10%～20%或降低阿片类药物浓度

(续 表)

不 良 反 应	治 疗	处 理
尿潴留	导尿,纳洛酮 0.5 μg/kg iv.,留置导尿	降低阿片类药物浓度
镇静过度,呼吸频率及深度降低,但能唤醒,有反应	纳洛酮 0.5 μg/kg iv.	减慢速率 20%～50%或降低阿片类药物浓度
呼吸抑制,不能唤醒	面罩吸氧,必要时辅助通气纳洛酮 0.5 μg/kg iv.,	
低氧血症,高碳酸血症或呼吸暂停	可用纳洛酮 5 μg/(kg·h)	

96.5 镇痛方法

96.5.1 非药物镇痛

非药物镇痛方法包括物理、认知和心理治疗等。尤其是那些多次经历疼痛的,认知-行为干预对于缓解患儿的焦虑和紧张十分有效。

96.5.1.1 物理疗法

按摩;拥抱;体位;通风,环境温度;安抚奶嘴;减少刺激(噪声、强光)等。

96.5.1.2 认知疗法

恢复信心;分散注意力(玩耍,音乐)。

96.5.1.3 心理评估

评估患儿是否需要心理干预或者可以自我调节。

96.5.2 药物镇痛

96.5.2.1 口服给药

口服给药具有简单、安全、舒适和血流动力学稳定等优点。对于轻度疼痛或不宜其他途径给药者,可采用口服给药。

96.5.2.2 肌内和皮下注射

肌内注射不仅会增加患儿疼痛,而且给药后会出现的血药浓度高峰和低谷,用药不当易致过量或不足,故不推荐。

阿片类药物连续皮下注射产生的血药浓度近似于同等剂量静脉注射。

96.5.2.3 静脉注射

(1) 间歇静脉注射 间歇静脉注射往往不能达到稳定的血药浓度,易出现过度镇静或镇静不足,较少用于术后镇痛。

(2) 连续静脉输注 小儿对低氧和高二氧化碳的通气反应并不成熟,比年长儿更易发生呼吸抑制。鉴于术后疼痛程度逐日减轻,采用逐日减量的方案能以较小的药量取得满意的效果(表96-8)。

表96-8　小儿术后镇痛方案*

药　物	第1日	第2日	第3日
硬膜外镇痛 **			
芬太尼	$0.3 \sim 0.4\ \mu g/(kg \cdot h)$	首剂70%	首剂60%～70%
布比卡因	$0.125 \sim 0.375\ mg/(kg \cdot h)$	同首剂	同首剂或首剂70%
静脉镇痛			
芬太尼	$0.5\ \mu g/(kg \cdot h)$	$0.4\ \mu g/(kg \cdot h)$	$0.4\ \mu g/(kg \cdot h)$

注：* 输注速度为2 ml/h；** 负荷量为0.125%布比卡因0.3～0.5 ml/kg。

96.5.2.4　患者自控镇痛(PCA)

一般认为7岁以上儿童已能学会使用,必要时可借助于父母或护士的帮助。尽管有多种药物可供选择,但由于临床上很难明确哪种药物更好,因此医护人员的个人习惯通常就成为药物选择的重要依据。PCIA常用药物的一些参数见表96-9。不同年龄组的患者自控静脉镇痛(PCIA)或持续输注方案参见表96-10。

表96-9　常用药物的PCIA参数

药　物	单次推注 (μg/kg)	输注速率 μg/(kg・h)	4 h最大量 (μg/kg)
吗啡	50	10～20	300
氢吗啡酮	5	2～3	60
芬太尼	0.5	0.15	4

表96-10　小儿吗啡PCIA或持续输注方案

小于7岁,溶液浓度0.2 mg/ml	
项　　目	剂量(mg/kg)
基础速率(每小时)	0.01～0.03
每小时限量	0.03
单次推注(每5 min 1次,直至安静)	0.02
最大单次注射量	0.1
疼痛加剧	2～3倍基础速率

7～11岁,溶液浓度0.2 mg/ml			
年龄(岁)	估计体重(kg)	自控给药容量(ml)	锁定间隔时间(min)
7～8	20	1	6
9～11	30	2	6

12～15岁,溶液浓度 1 mg/ml			
年龄(岁)	估计体重(kg)	自控给药容量(ml)	锁定间隔时间(min)
12～14	40～50	0.5	6
15	大于50	1	6

96.5.2.5 区域阻滞和镇痛

(1)单次阻滞 用于镇痛时间不长或估计疼痛程度不太严重,常用 0.1%～0.125%布比卡因,最大剂量 2.5～3 mg/kg。小儿髂腹股沟神经及髂腹下神经阻滞对腹股沟斜疝一类手术能提供良好的镇痛效果。股神经及踝神经阻滞、臂丛神经阻滞分别用于下肢及上肢镇痛,肋间神经阻滞常用于胸部及腹部术后疼痛。

(2)导管连续法 只要手术期间阻滞效果良好,都能取得满意的术后镇痛(表 96-11)。

表96-11 硬膜外镇痛方案

药物:小于 1 岁～0.1% 布比卡因
　　　1～7 岁～0.1% 布比卡因+3 μg/ml 芬太尼
　　　大于 7 岁或成人～0.1% 布比卡因+10 μg/ml 芬太尼
注速:开始 0.1 ml(kg·h) 使用上述年龄相应溶液
　　　疼痛加剧时注速加快可达 0.3 ml/(kg·h)

96.5.2.6 局部镇痛

为了减轻小儿在免疫接种或静脉注射时的针刺痛,可以采用一些局部麻醉药物。除了前面所提到的 EMLA 软膏,还有氯乙基喷雾、利多卡因乳膏、离子电渗疗法等。

96.6 并发症

(1)皮肤瘙痒、尿潴留和恶心。

(2)呼吸抑制。

(3)感染。

(4)椎体外系症状。

96.7 注意事项

96.7.1 镇痛与年龄

(1)婴幼儿阶段通常不使用阿片类药物。

(2)学龄儿童通常已能使用 PCA 技术。

(3)青少年可采用任何方式镇痛,有时由他们参与决定镇痛方法,效果会更好。